乳腺 MRI 诊断学

编著 程流泉 龙莉艳

科学出版社
北京

内容简介

本书介绍了乳腺 MRI 的检查与诊断，内容包括乳腺 MRI 的临床适应证、乳腺疾病的临床概述、乳腺 MRI 的检查技术、BI-RADS 的字汇解析和分类诊断等。书中收录大量典型病例解析，图文并茂、内容新颖实用，是可供乳腺疾病诊疗、影像科医师参考的重要工具书。

图书在版编目（CIP）数据

乳腺 MRI 诊断学 / 程流泉，龙莉艳编著. —北京：科学出版社，2018.3
ISBN 978-7-03-056791-8

Ⅰ. ①乳⋯　Ⅱ. ①程⋯ ②龙⋯　Ⅲ. ①乳房疾病—核磁共振成象—诊断学　Ⅳ. ① R655.804

中国版本图书馆 CIP 数据核字 (2018) 第 048776 号

责任编辑：李　玫 / 责任校对：何艳萍
责任印制：肖　兴 / 封面设计：吴朝洪

版权所有，违者必究，未经本社许可，数字图书馆不得使用

科学出版社 出版
北京东黄城根北街 16 号
邮政编码：100717
http://www.sciencep.com

北京汇瑞嘉合文化发展有限公司 印刷

科学出版社发行　各地新华书店经销

*

2018 年 3 月第 一 版　开本：889×1194　1/16
2019 年 6 月第二次印刷　印张：25 1/4
字数：708 000

定价：230.00 元
（如有印装质量问题，我社负责调换）

前 言
FOREWORD

《乳腺 MRI 诊断学》是 2013 年出版的《乳腺 MRI 手册》的升级版本。5 年来众多读者对《乳腺 MRI 手册》寄予关注、支持、包容和质疑，激励我改进更正。这两本书都是我一字一句写出来的，费了不少心血，但疏漏难免。写作过程中，我在大量的文献观点和自己经验的兼顾中挣扎，当部分有冲突的观点逐渐在文献中找到了支持后，坚定了我的学术自信，在同事们的帮助下进一步收集、积累大量的数据和实例以修正和充实自己的观点。在拟定《乳腺 MRI 诊断学》的撰写计划时，我将写作重点转移到分享自己的观点和经验上，与文献求同存异。

在多年的乳腺 MRI 技术推广交流过程中，我将积累的经验概括为 3 句话：①与其说是受经济制约，不如说是缺乏观念更新。这是与乳腺外科医师交流的主题，介绍乳腺 MRI 的价值。②与其说是看出病灶，不如说是做出病灶。这是说与磁共振技师的，强调检查和处理的技巧。③与其做出组织学诊断，不如给出合理建议。这是说与放射科医师的，强调影像诊断的规范化。

从推广的实例中，我深刻感受到改脉冲序列容易，改阅片习惯很难，要让更多的同行知其道用其妙，还需要更多的努力。而我自己也需要不断地去寻找创新点和增长点，不做学术的守财奴。本书中的所有数据真实可靠，但是必须承认数据抽样偏倚性和认识的局限性，希望读者在参考本书时，能积极反馈、帮助改进。

真诚地感谢解放军总医院乳腺疾病多学科团队（MDT）的外科学李席如教授、王建东教授、张艳君副教授、郑一琼博士，病理学刘梅副教授，肿瘤学杨俊兰教授、赵卫红教授、李瑛副教授，放射治疗学马林教授、刘芳副教授，医学统计学曹秀堂教授，中医学张印博士，心理学崔红教授，影像学李俊来教授、王知力教授、邢宁副教授、张爱莲副主任技师、李颖博士和李梦露技师，以及帮助我收集了大量病例的进修医师姚明、李艳辉、姚晓群、姚艳琴、张宝英、谢宗玉、雷小勇、周欣、龚良庚、汪家章、白志勇等，感谢他们对本书的出版给予的支持、帮助！

程流泉 教授
解放军总医院
2018 年 1 月

目录 CONTENTS

第一章　乳腺 MRI 的临床适应证 ... 1
第一节　诊断与筛查 ... 1
第二节　术前评估 ... 32
第三节　治疗后评价 ... 45

第二章　乳腺影像的临床基础 ... 76
第一节　乳腺的解剖与生理 ... 76
第二节　乳腺的病理概述 ... 89
第三节　乳腺疾病的活检 ... 144
第四节　乳腺疾病的外科治疗 ... 147
第五节　乳腺癌的放射治疗、化学治疗与内分泌治疗 ... 155

第三章　乳腺 MRI 检查技术 ... 162
第一节　乳腺 MRI 检查的基本要求与准备 ... 162
第二节　DWI 扫描与 ADC 值测量 ... 168
第三节　T2WI 与 T1WI 扫描 ... 181
第四节　动态增强扫描与后处理 ... 187

第四章　BI-RADS MRI 字汇解析 ... 213
第一节　纤维腺体组织类型 ... 220
第二节　背景实质强化 ... 225
第三节　点状强化 ... 237
第四节　肿块 ... 242

第五节	非肿块样强化	258
第六节	时间信号曲线（TIC）	279
第七节	不强化肿块、含脂肪的病灶、假体	290
第八节	伴随征象	290
第九节	病灶的综合判断	291

第五章　BI-RADS MRI 分类诊断 306

第一节	BI-RADS 分类评估与处理建议	306
第二节	BI-RADS 分类评估的 MRI 诊断指标	332
第三节	积分分类方式的诊断效能验证	375

第六章　磁共振成像的基本原理 380

第一节	磁共振现象	380
第二节	脉冲序列	384
第三节	磁共振信号的病理生理基础	389
第四节	磁共振造影剂	392
第五节	乳腺磁共振检查的注意事项	394

参考文献 395

第一章 乳腺 MRI 的临床适应证

乳腺 MRI 的应用推广，与其说是医疗经济问题，不如说是技术差别和理念的问题。经过 10 余年的技术改进和临床应用研究，MRI 对乳腺疾病的诊断价值基本达到共识，总的趋势是 MRI 在乳腺癌诊疗过程中的作用越来越受到重视，甚至不可或缺。在综合各种学术组织的文献荟萃、指南、共识和评论的基础上，笔者将乳腺 MRI 的临床适应证按照诊断与筛查、术前评估、治疗评价三个任务进行阐述，目的是让放射科医师明确乳腺 MRI 的检查目的，为临床诊疗提供针对性的服务，同时让临床医师了解 MRI 在乳腺疾病诊疗中的作用，合理利用 MRI 提供的信息。

第一节 诊断与筛查

用 MRI 进行乳腺疾病的诊断与筛查的任务包括：①鉴别诊断，对临床触诊（clinical breast examination，CBE）、超声（ultrasound，US）和乳腺 X 线摄影（X-ray mammography，XMG，俗称钼靶）不能确诊或诊断意见不一致的病灶进一步明确诊断；②筛查，指对具有高危乳腺癌患病因素的群体用 MRI 筛查；③隐匿癌排查，对腋窝出现淋巴结转移而 US、XMG 未能确定病变的隐匿性病例进行排查；④引导活检，对 US 和 XMG 不能定位的病灶在 MRI 引导下活检以明确诊断。

一、乳腺疾病的鉴别诊断

对病灶进行诊断和鉴别诊断是影像学诊断的基本工作任务。乳腺的影像检查措施主要是 XMG、US 和 MRI，其他的如红外线成像、CT 和核医学检查都没有足够的敏感性和特异性，或因辐射问题而不能成为临床常规选择。XMG、US 和 MRI 成像原理不一样，因此显示的内容也不一样，各有优势和不足。2005 年，国际专家共识将 MRI 作为"当 CBE、XMG 和 US 不能明确或诊断意见不一致或不确定、无法完成引导定位和活检时的诊断措施"，但是在 2009 年的共识内容中此条款被删除，因为没有足够的循证医学证据支持在 XMG 和 US 不能确定病灶、无法引导活检的条件下进行乳腺 MRI 检查的必要性。而在笔者看来，这一点正是选择 MRI 进一步检查的可操作性依据，是临床医师面对 US 和 XMG 不同诊断结论报告时的合理选择,笔者将其细化为表1-1。国外不选择MRI作为乳腺疾病诊断措施的一个主要原因是卫生经济因素,在国内由于MRI收费并不高,如果在US与XMG不确定的情况下选择乳腺活检或手术,可能导致病灶被高估而带来过度处理,同样也是医疗损失。无论是从医疗创伤还是卫生经济角度,MRI都应该是一个更合理的选择。但是,没有足够的循证医学和卫生经济学证据将MRI上升为筛查措施,因此笔者仍然保留此内容作为乳腺MRI检查的适应证,并简化表达为"刀下留乳二阶筛查",即在US和(或)XMG拟进行活检或切除之前用MRI进行再确认,使临床医师把握乳腺MRI适应证更具有可操作性的执行参考。根据笔者的研究数据和临床经验,将乳腺影像检查的路径归纳如图1-1。

表1-1 推荐选择MRI作为鉴别诊断的参考

CBE扪及包块、发现乳头溢液,尤其是黄色或血性溢液,US和(或)XMG阴性
XMG提示致密型或多量混杂型纤维腺体,可能导致病灶遗漏
US检查提示3类或以上病灶,需要进一步确诊
US与XMG检查结果不一致,且其中之一为4类,需要进一步明确
XMG检查提示不对称密度、结构扭曲、可疑钙化,US不能确认
不存在经济问题而对潜在乳腺病灶比较焦虑

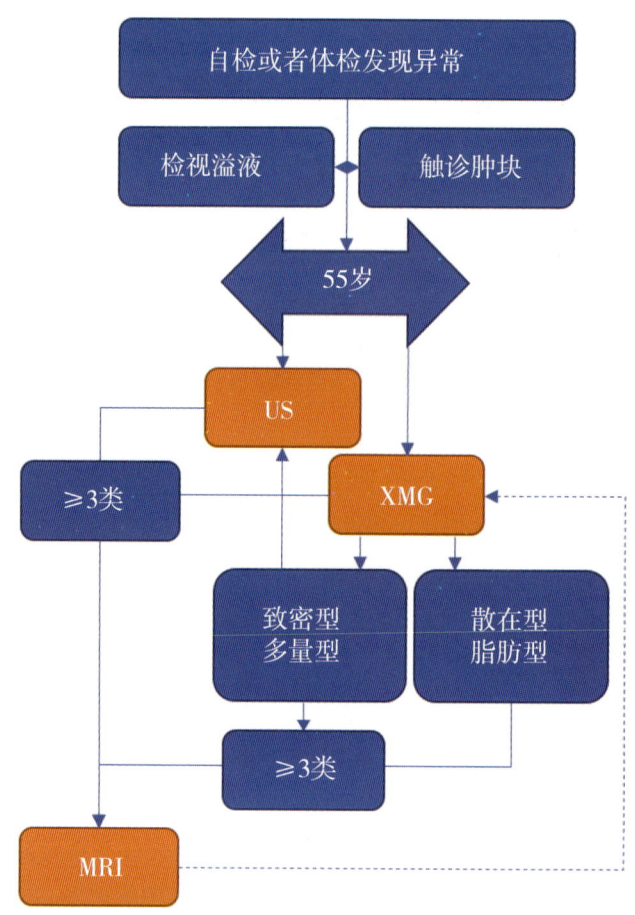

图1-1 乳腺影像检查措施的选择路径

当CBE发现乳腺溢液或扪及肿块等需要影像学检查时,55岁以下患者建议首选US而非XMG,55岁以上患者可以考虑首选XMG,这是由55岁以下患者致密型和多量混杂型纤维腺体占80%以上的数据决定的。检查过程中,如果XMG检查提示为致密型或多量混杂型纤维腺体时,改用US或直接选择MRI;US和XMG评价为3类或以上时,无论是基于鉴别诊断还是术前评估目的,均建议MRI检查

(一)乳腺 X 线摄影

依靠组织的 X 线衰减差异成像,是单一参数成像,是乳腺组织密度在单个方向的投影叠加,图像灰阶度由组织密度和厚度共同决定。多数情况下,纤维腺体组织和肿瘤实质的密度十分接近,其对比差异不足以被分辨,只有在脂肪背景衬托下可以突出显示;而肿瘤在 XMG 能被检出的一个关键因素是厚度差异,即肿瘤组织相对致密,但是在致密型和多量混杂型腺体类型中,纤维腺体组织密度会掩盖肿瘤而导致漏诊,或者正常的腺体组织重叠形成肿瘤假象,这些因素从成像原理的角度形成了 XMG 的假阴性和假阳性表现(图 1-2~图 1-7)。在 XMG 的诊断中,钙化密度显著高于纤维腺体和脂肪,因而钙化及其形态也就成为 XMG 诊断的关键线索之一,但是钙化现象并非肿瘤独有,更非恶性肿瘤的特征,仅凭钙化来判断病灶良恶性的观念应该摒弃,更不能以钙化作为手术切除的指标之一。数字乳腺断层摄影(digital breast tomothynthesis, DBT)及锥形束 CT(cone-beam CT,CBCT)可以降低厚度的干扰,从笔者会诊的经验看,可以显著改善病灶的显示,但是无法改变组织自身的密度差异,遇到等密度的病灶仍然存在分辨困难,可能需要借鉴 MRI 的增强模式,其临床应用效能有待进一步的观察论证。在 XMG 与 MRI 的比较方面,笔者总结了一组 138 个病灶的 MRI 和 XMG 的匹配对照研究,MRI 和 XMG 分别由 2 名医师各自独立评价,两者的符合情况见表 1-2。两者分类诊断一致率为 27.5%(38/138),其中可追溯到病理证实的 34 个病灶,病理检查"良性—危险—恶性"与"≤3 类—4 类—5 类"的匹配符合率 MRI 为 94.1%(32/34),XMG 为 67.6%(23/34);以 MRI 发现的病灶为参照,XMG 的假阳性率和假阴性率均接近 10%。

(二)超声

超声依靠组织回声差别进行成像,不同组织的超声回声特性是不同的,液体、脂肪、纤维腺体、钙化等在图像上形成灰阶的低回声、中等回声、高回声及声影等。US 是一种断层成像方式,可以用探头对目标组织进行逐层扫描分辨,具有更好的空间定位和实时成像能力,是引导穿刺活检的首选措施。当肿瘤组织和纤维腺体组织缺乏回声差别时,也存在对比分辨困难,因而 US 也在引进对比剂以改善对比差异。与 MRI 比较,US 主要是非肿块强化(non-mass enhancement,NME)的回声对比差异分辨不足而难以检出,或者无法分辨肿块周围的非肿块强化成分而低估病变范围(图 1-8~图 1-10),这是 US 和 XMG 漏诊和低估病变的主要原因。龚良庚与笔者合作回顾性统计分析 80 例 NME 类病灶的 MRI、US 和 XMG 的诊断效能(表 1-2,表 1-3),病理证实良性病灶 29 例,恶性病灶 51 例。如果单纯统计漏诊,XMG 报告阴性 43 例,漏诊率 53.8%,其中恶性病灶漏诊 20 例(39.2%),良性病灶漏诊 23 例(79.3%);US 报告阴性 16 例,漏诊率 20%,其中恶性病灶漏诊 6 例(11.8%),良性病灶漏诊 10 例(34.5%)。MRI 对 NME 病变的良恶性预测的敏感性为 90.2%,特异性为 72.4%,准确性为 83.75%。MRI 与 XMG 和 US 的对病变的显示差异从 XMG、US 和 MRI 的 BI-RADS 字汇分类中可以更好地理解(表 1-4),NME 在 US 没有对应的描述词汇,在 XMG 可见表现为结构扭曲、不对称密度,不足以定性诊断。随着技术改进,US 开始向多参数成像方式发展,如彩色多普勒检测血流、组织弹性成像、超声造影,提供组织的多模态信息,显著地改进了超声的成像和诊断效能。三维超声的出现也使乳腺超声的扫描摆脱个体差异,向标准化发展,提高了超声诊断的效能。

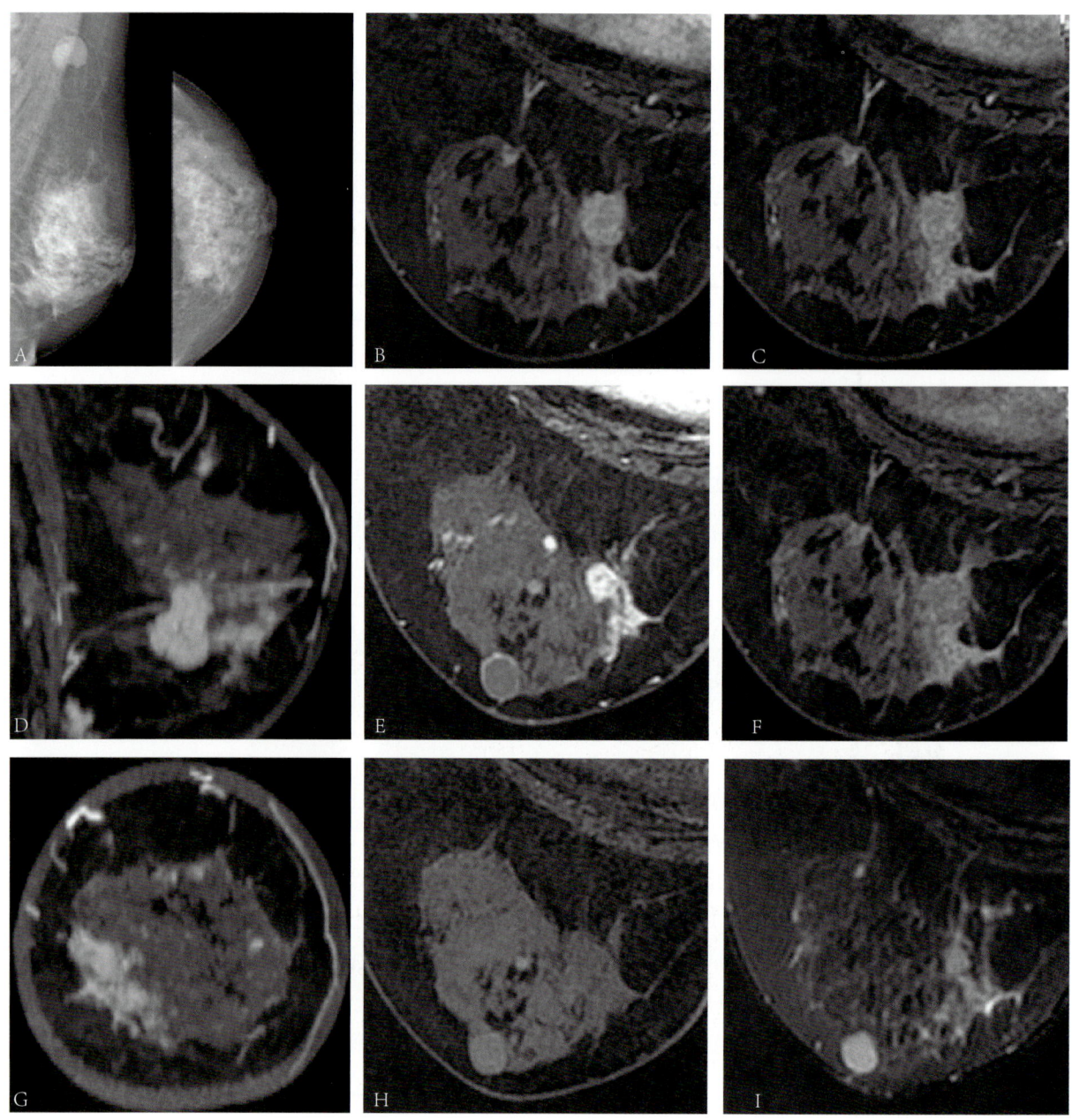

图 1-2 XMG 的密度与厚度

通过 MRI 与 XMG 的配对分析，XMG 显示左侧乳腺乳头后方簇集样分布的钙化和腋窝的淋巴结边缘部分钙化（A），是通过组织自身的密度差别对比显示的。内下象限的不规则肿块（B-D）是因为肿瘤实质的厚度差异显示的，对应 MRI 显示的类圆形肿块部分；MRI 显示的肿块周围的非肿块样强化成分（E-G）因为没有密度和厚度差异在 XMG 上则无法显示，也就无法准确界定病灶的大小、边界和分期。MRI 也不是通过肿瘤和纤维腺体的自身对比差异显示病灶的，在平扫的 T1WI 和 T2WI 上也缺乏对比分辨而无法显示肿瘤（H、I），通过注射对比剂凸显肿瘤和纤维腺体的血供差异可显示病灶及其形态。在定性诊断上，XMG 报告簇集样钙化为 5 类，肿块为 4 类；而 MRI 报告肿块与非肿块样强化为 5 类，对应簇集样钙化为 2 类（囊肿）。病理检查示：左侧乳腺浸润性乳腺癌，合并周围弥漫导管内癌；乳头后方积乳囊肿。在病灶定性和肿块范围的界定方面，XMG 和 MRI 存在明显的差别

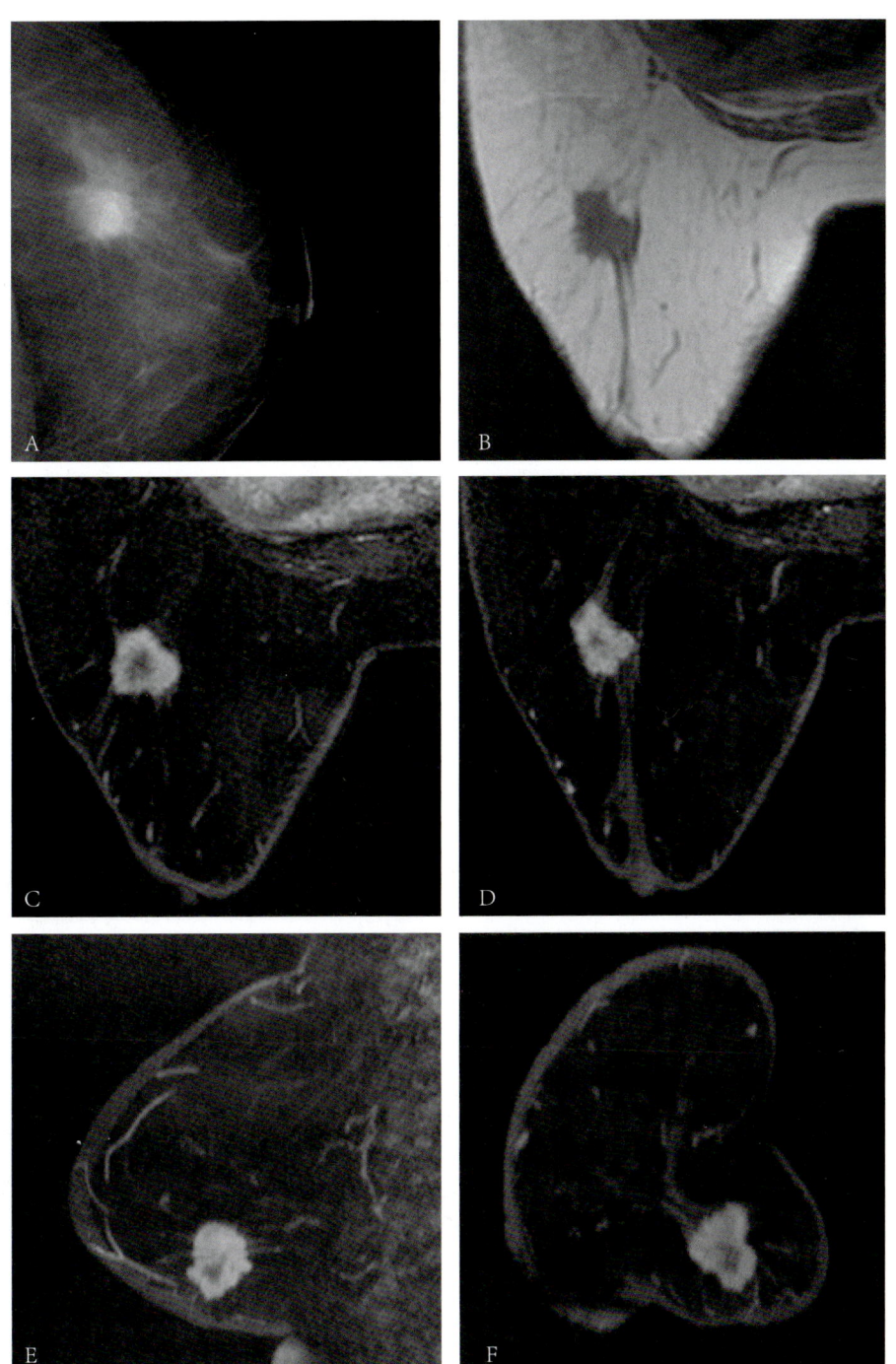

图 1-3 XMG 显示的乳腺癌

在脂肪型纤维腺体背景下,右侧乳腺肿块的形态及毛刺等细小结构显示清晰(A),其形态学特征与 MRI 接近(B-F),MRI 可见不规则环形强化的肿块,周围毛刺。一般认为,在脂肪型纤维腺体背景下,XMG 与 MRI 对病灶的显示和诊断接近

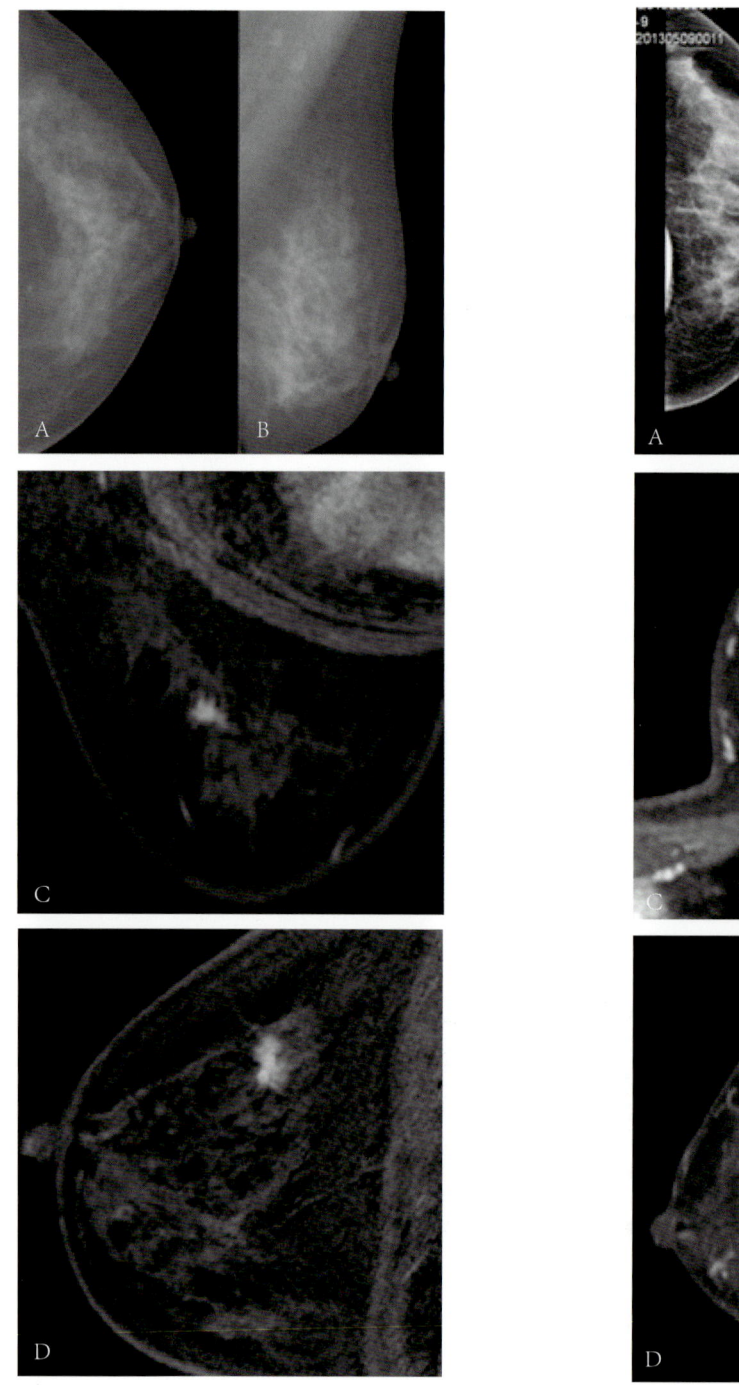

图 1-4　XMG 乳腺癌灶被遮盖

在混杂型纤维腺体背景中，XMG 未能显示任何病灶（A、B）。MRI 显示左侧乳腺不规则小肿块（C、D），直径 8mm，高分辨率成像显示病灶边缘有毛刺征象，DCE-TIC 平台型，判读为 BI-RADS 5 类。但是病灶太小，即使在 MRI 图像引导下超声靶扫描亦不能显示病灶。手术根据 MRI 提供的位置盲切，病理检查在相应位置找到浸润性导管癌

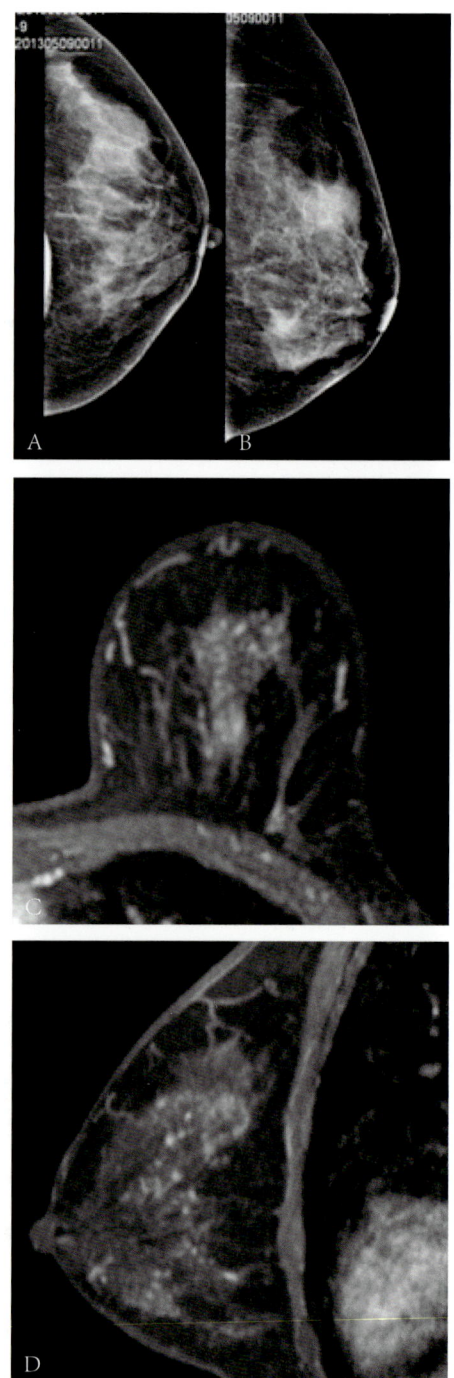

图 1-5　XMG 假阳性

患者 47 岁，临床诊断乳腺增生。XMG 显示左侧乳腺外上象限不规则肿块（A、B），报告 BI-RADS 4 级，建议 MRI 检查。MRI 显示左侧乳腺（C、D）外上局限性腺体增多，形成 XMG 上的假肿块征象。乳腺内多发的点状强化，BI-RADS 3 级，建议随访观察

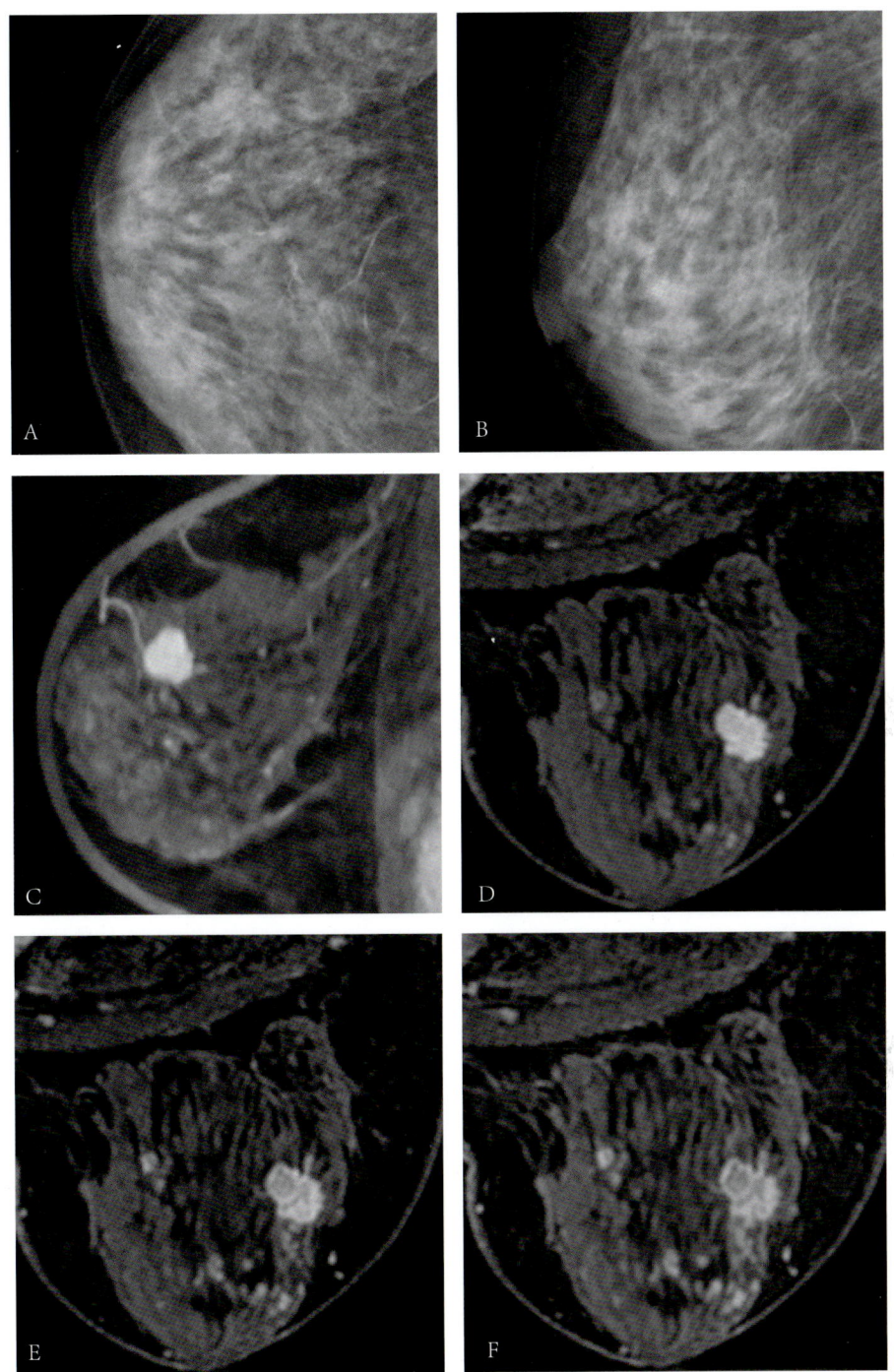

图 1-6 致密型腺体的 XMG 检查

XMG 检查显示致密型纤维腺体，在 CC 位显示右侧乳腺外侧象限不规则肿块（A），在 RLO 位显示不十分明确（B），在首次 XMG 报告中此病灶被忽视。MRI 显示为不规则肿块并边缘毛刺（C-F），环形强化，廓清型曲线，BI-RADS 5 类。病理检查示：浸润性乳腺癌。XMG 由于投影重叠及病灶自身密度的对比差异，在致密型乳腺中有很高的漏诊风险，MRI 显示的病灶周围多发点状强化在 XMG 则无法显示，因此不建议致密型腺体的患者采用 XMG 做评估

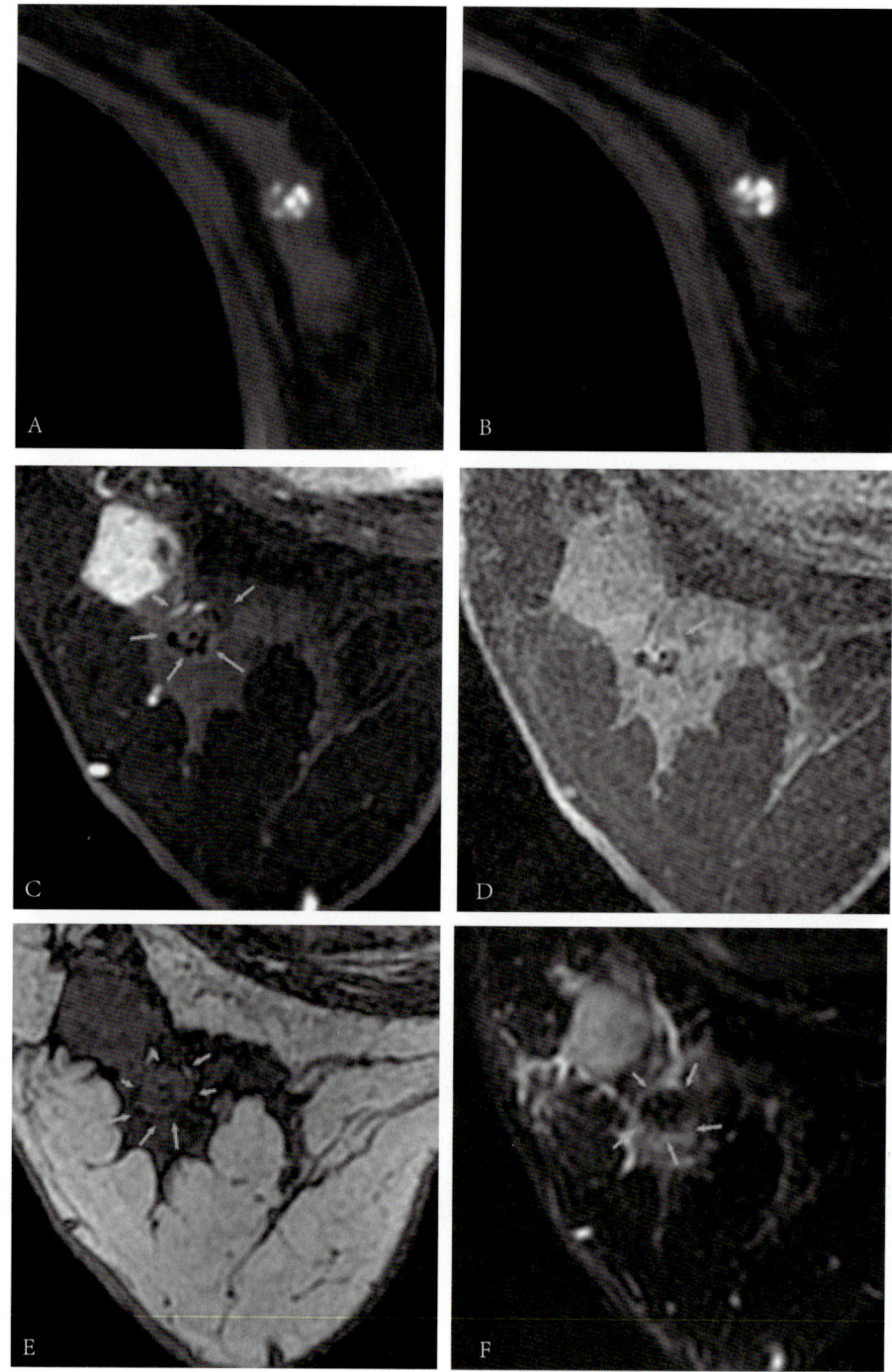

图 1-7 投影与断层

患者 64 岁，发现左侧乳腺肿物 1 周。体检时 CT 胸部检查（A、B）发现乳腺爆米花样钙化，申请乳腺 MRI 检查。粗大的钙化在 MRI 各个序列均呈低信号（箭），病理证实为纤维腺瘤。MRI 检查发现钙化旁类圆形肿块，显著均匀强化，平扫 T1WI、T2WI 信号与腺体接近（C-F）。但是相应位置 CT 与周围纤维腺体没有密度差异而不能识别。病理检查示：左侧乳腺浸润性乳头状癌，分化中等，其中部分呈包裹型乳头状癌，浸润癌范围 2cm×2cm×1cm，周围见极少量中等级别导管原位癌（<1%）。免疫组化染色浸润癌：PR（+<1%），ER（-），SM-MHC（-），Ki-67（+>90%），p63（-），CK5（-），AR（-），HER-1（2+），HER-2（0）。另见乳腺纤维腺瘤，间质伴玻璃样变性及钙化，肿瘤大小 1.5cm×1.5cm×1.2cm。由本病例推测，在 XMG 检查中，厚度和密度差异是检出病灶的必要条件，DBT 和 CBCT 虽然解决了厚度重叠问题，但是没有改变密度差异，可能也需要补充对比剂才能更有效地显示乳腺病灶

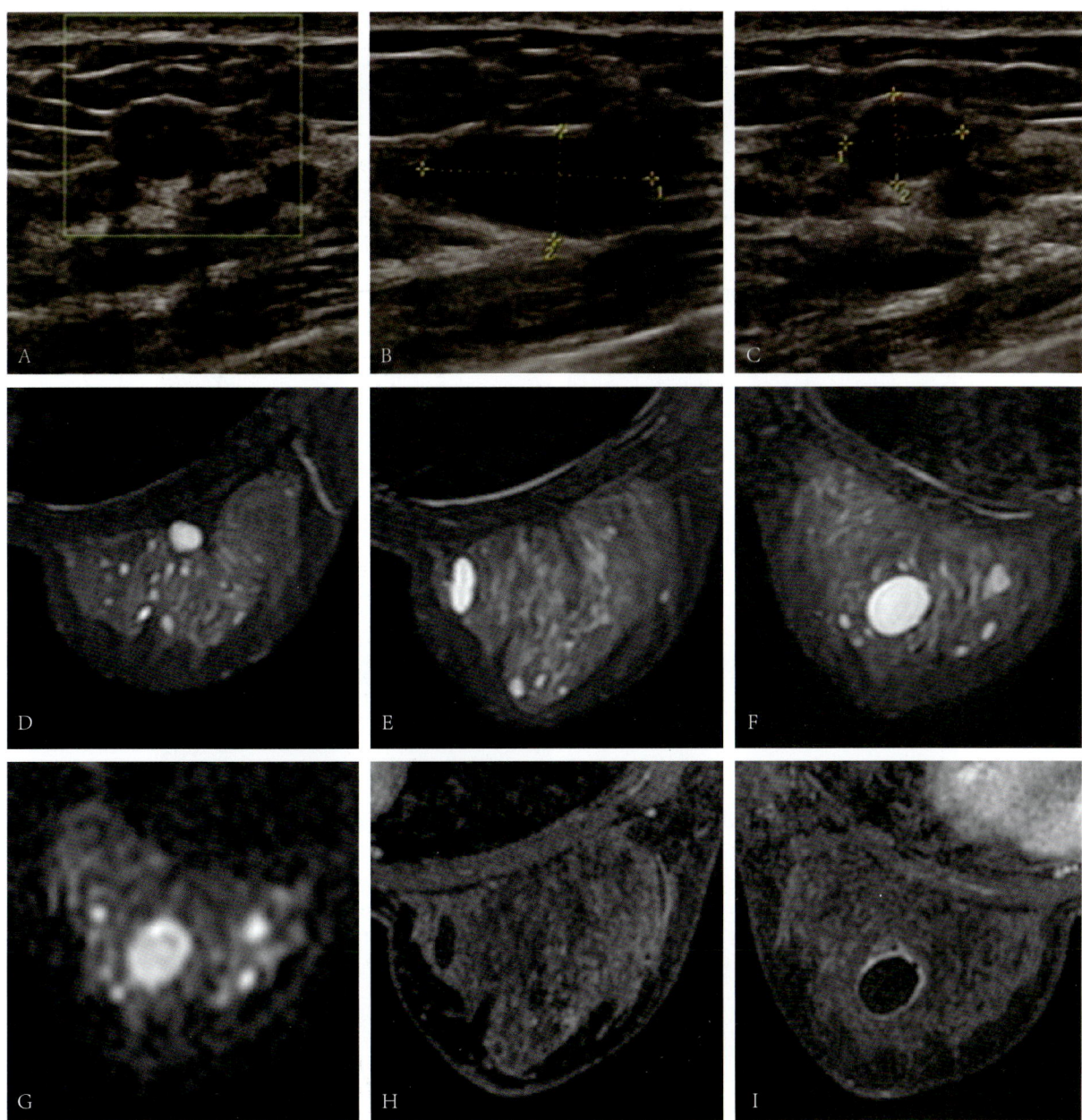

图 1-8 囊肿的 US 表现

US 对囊肿是可以直接诊断的，境界清晰，回声均匀（A~C），诊断准确性很好，无须 MRI 再次确认（D~I）。部分超声报告的囊肿在 MRI 没有报告主要是因为没有强化而被忽略，另有部分小的囊肿在 MRI T2WI 呈等信号、未强化（H、I）而不显示

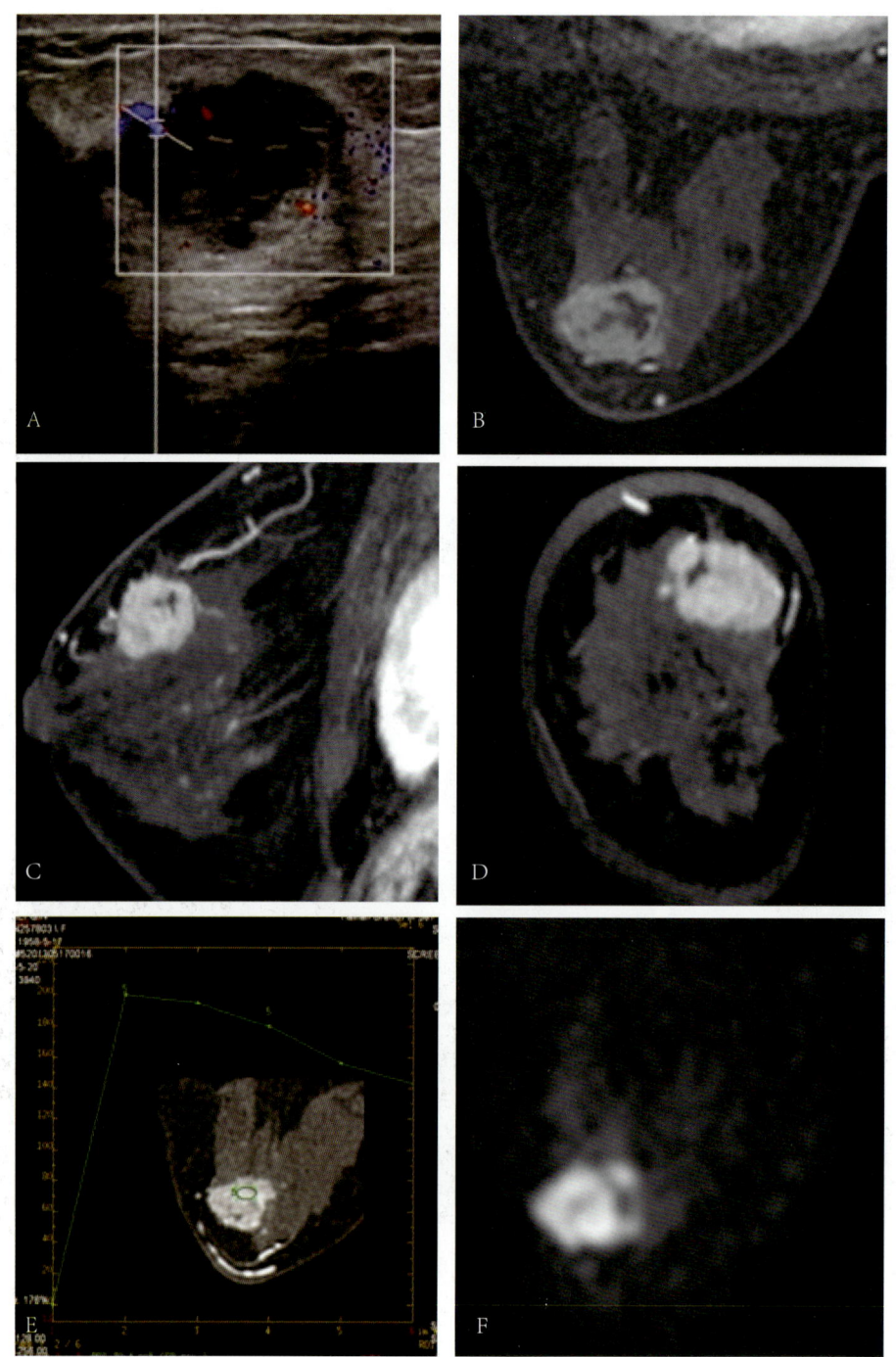

图1-9 US显示肿块

患者55岁，发现肿块1周。超声检查示：左侧乳腺12点位置距乳头约1cm处可见一不均质低回声结节，大小约3.1cm×2.5cm×1.7cm，边界欠清，形态不规则，呈分叶状。CDFI示其内及周边可见血流信号（A）；左侧乳腺不均质低回声结节，考虑BI-RADS 5类，建议超声引导下穿刺活检；左侧腋下多发低回声结节，为异常肿大淋巴结。外院XMG报告左侧乳腺外侧不规则肿物伴钙化，乳腺癌待排查，建议MRI并活检；双侧乳腺增生，部分囊性增生；双腋下淋巴结肿大。MRI显示类圆形分叶状肿块（B-D），边缘光滑，TIC廓清型（+1）（E），DWI-ADC$_{min}$=0.80×10^{-3}mm^2/s（+1）（F），判断5类，但是MRI未报告淋巴结增大。手术切除的左侧乳腺及腋下脂肪组织，总大小为20cm×20cm×4.5cm，梭形皮肤面积为12cm×3.5cm，乳头大小为1.2cm×1.2cm×0.8cm，近外上象限距乳头3cm处皮下方可见一结节状肿物，肿物大小为2.8cm×2.5cm×2cm，肿物切面呈灰白色间灰红色，实性，质硬；与周围组织界线不清，其余乳腺切面呈灰白色、质韧。腋窝下检出淋巴结21枚，大者为1.5cm×1cm×0.5cm，小者为0.3cm×0.2cm×0.2cm。左侧乳腺浸润性导管癌，SBR分级为Ⅲ级，肿瘤大小为2.8cm×2.5cm×2cm，周围乳腺呈增生性腺病改变，未累及乳头及皮肤，基底未见癌，腋窝淋巴结未见转移癌（0/21）。一般认为，肿块在超声可以被准确显示，淋巴结不以大小作为转移的依据，高分辨率超声对显示淋巴结形态更有优势

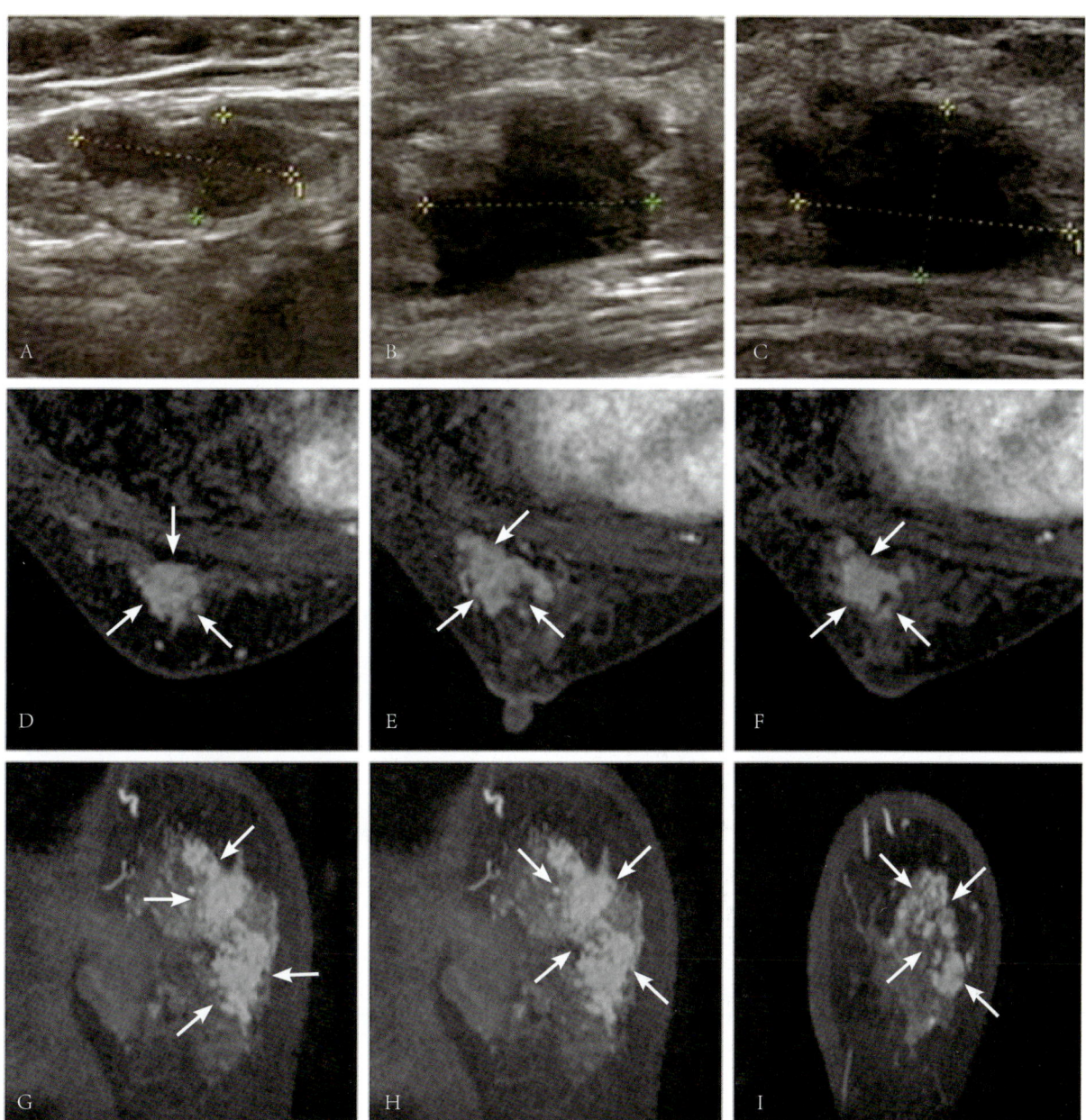

图 1-10 US 显示非肿块强化

US（A-C）显示左乳 1 点位置距离乳头 2cm 处有一 1.7cm×1.0cm×1.4cm 结节，边缘不规则，CDFI 少量点状血流，BI-RADS 5 类；病灶周边多个小结节，较大者为 0.7cm×0.6cm，边缘不规则。而 MRI（D-I）显示左侧乳腺非肿块强化，范围占整个乳腺体积的 1/2，区域分布。比较 US 与 MRI 图像，US 显示病灶中形成肿块的部分，而病灶周围的非肿块强化成分在 US 缺乏组织对比度，因而不能被检测到，US 低估了病灶的范围。超声造影剂的使用可能会改善这种组织对比状况。病理检查：左侧乳腺浸润性乳腺癌并弥漫导管内成分

表1-2　138例XMG与MRI匹配对照的分类诊断

MRI 分类	XMG 分类						
	5类	4类	3类	2类	1类	未报告	合计
5类	9	18	2	2	1	0	32
4类	0	10	3	2	2	2	19
3类	0	13	10	7	3	2	35
2类	0	5	9	7	1	6	28
1类	0	2	4	4	2	3	15
未报告	0	3	3	3	0	0	9
合计	9	51	31	25	9	13	138

注：此数据只能保证乳腺左右侧匹配，而不能保证XMG和MRI在各象限位置完全匹配

表1-3　80例NME病变MRI、US和XMG的诊断比较

影像诊断		病理诊断	
		恶性	良性
XMG	恶性	21	1
	良性	30	28
US	恶性	19	2
	良性	32	27
MRI	恶性	43	10
	良性	8	19

表1-4　BI-RADS基本疾病分类中MRI、XMG和US的比较

MRI	XMG	US
肿块（mass）	肿块	肿块
非肿块强化（nme）	结构扭曲	
	特殊情况	特殊情况
点状（focus）	钙化	钙化
伴随发现	伴随发现	伴随发现

注：肿块在MRI、XMG和US的描述是一致的，有一定的可比性；非肿块强化NME是MRI的专有名词，US和MG都没有对应的字汇，只是在排除肿块后，把US和XMG的"特殊情况""钙化"和XMG的"结构扭曲"或"不对称密度"勉强与MRI的NME建立对应关系，缺乏特异性。多数情况下，MRI上的肿块在US和XMG有对应发现，而MRI上的NME类病灶容易被US和XMG漏报，当MRI、US和XMG三者的诊断结果不一致时，可以从MRI上病灶的特征回溯US或XMG漏诊的客观原因，从而给出更加合理的处理建议。例如，MRI报告的3类及以下的肿块可以建议US随访而不必过多使用MRI

(三) MRI

MRI 成像原理比较复杂，组织对比分辨力高、多参数成像、无辐射检查是其经典的优势。乳腺检查序列有 T1 加权成像（T1WI）、T2 加权成像（T2WI）、扩散加权成像（diffusion weighted imaging，DWI）、磁共振波谱（MR spectroscopy，MRS）、动态增强（dynamic contrast enhancement，DCE）、各种形式的灌注成像与功能成像等，临床常用主要是 T2WI、T1WI、DWI 和 DCE。T2WI、T1WI、DWI 提供基本的组织 T2、T1 弛豫特征与组织水分子的弥散特征，但是约 50% 的肿瘤在 T2WI、T1WI、DWI 上与纤维腺体组织信号交叉，甚至不能被对比显示，单纯平扫检查不足以完成乳腺疾病的诊断。DCE 借助注射 Gd- 对比剂提供组织的血流动力学特征和渗透特性，MRI 通过 DCE 病灶的异常血供进行形态学显示和血流动力学分析，当乳腺病变与正常组织不存在信号差异和血供差别时，可能会导致病灶的遗漏（图 1-11）。MRI 的不足是不能显示钙化，但是钙化并非诊断中不可或缺的指标。文献报道，MRI 对病灶良、恶性预测的敏感性为 81%~93%，特异性为 67%~87%，阴性预测值达到 99%，但是仍然有少量的导管内癌是不强化的，这种现象在笔者的临床工作中几乎没有遇到，即使偶尔的遗漏在回顾性分析中都能发现病灶的异常强化。据笔者经验，XMG 发现可疑钙化，如果 MRI 在对应位置无可疑强化，可以采取随访而不是过度处理（图 1-12），一些基于免疫组化和基因类型的研究认为，没有血供的癌灶侵袭性低，可能是惰性的。

二、乳腺癌危险因素的筛查

乳腺癌在全世界范围内都是女性最常见的恶性肿瘤，已成为威胁女性健康的主要病因。乳腺癌筛查是通过有效、简便、经济的检查措施，对无症状妇女开展筛查，以期早期发现、早期诊断及早期治疗。目前 XMG 是唯一被认可的乳腺筛查措施，MRI 仅推荐作为高危乳腺癌人群的筛查措施。作为大范围人群的筛查措施，MRI 价格昂贵是不可不考虑的卫生经济因素，因此只建议适用于下列被认为是具有高度罹患乳腺癌概率的人群：BRCA1 和 BRCA2 基因突变的携带者及其未做基因检测的一级亲属（母女、姐妹），其他的纳入危险人群的对象包括 TP53 突变（Li-Fraumeni）、CHEK2、ATM 或 BRIP1 突变、Cowden、Bannayan-Riley-Ruvalcaba 综合征，以及接受胸部放射性治疗的年轻患者，此类人群终身罹患乳腺癌的概率为 50%~60%，所有的乳腺癌病例中来自此类高危人群的占 3%。美国癌症协会（American Cancer Society，ACS）建议对 BRCA1 和 BRCA2 基因突变的携带者及其一级亲属、其他终身罹患乳腺癌概率为 20%~25% 的患者从 30 岁开始每年做 1 次 MRI 筛查，并且认为在乳腺癌的预防和治疗上这种筛查的支出/能效比（cost/benefit）是值得的。

如何合理地选择筛查方法切实关系着诊断的准确性和患者的切身利益。筛查（screening）与诊断（diagnosis）是两个不同的概念，但是很难把乳腺 MRI 的诊断效能和筛查效能进行准确的区分界定。根据流行病学和循证医学资料报道，西方发达国家的乳腺癌病死率下降得益于大范围的乳腺 XMG 筛查。大规模的 XMG 筛查使乳腺癌的病死率降低 25%~66%，MG 检出乳腺癌病灶的特异度为 75%~85%，灵敏度范围较大，从少量腺体型乳腺的 98% 到致密型腺体的 36%。在讨论乳腺癌的筛查效能时，使用的指标是"降低乳腺癌导致的病死率"，而不是诊断试验常用的准确率、敏感性、特异性、阳性预测值、阴性预测值、假阳性率、假阴性率指标。从检出乳腺癌到患者因乳腺癌死亡的过程中干扰因素太多，如病灶分期、组织学类型、治疗等，并不能归因于 XMG 的检出，评价影像筛查措施采用这样一个指标似有舍近求远之嫌。最近几年，对采用 XMG 筛查效能的质疑开始出现，XMG 虽然帮助一些乳腺癌实现早期检出，但是其假阳性带来的过度诊断更值得关注，这种过度诊断带来不必要的频繁随访、活检甚至切除，以及患者的焦虑等心理问题，同样是一个严重的卫生经济问题（图 1-13）。

从 MRI 和 XMG 的比较看，XMG 不仅存在假阳性的过度诊断问题，还存在密度重叠、遮盖导致假阴性问题，有文献报道，约有 20% 的浸润性乳腺癌病灶会在 XMG 检查中被漏诊。XMG 筛查是通过每年或每 2 年一次的随访，弥补假阴性的不足，但是这同样带来卫生经济负担和心理焦虑等问题。所以，笔者对首选 XMG 作为筛查措施一直持保留态度。

在没有足够的循证医学数据支持前，我们依旧认可 XMG 是唯一被认可的乳腺筛查措施，MRI 是针对高危乳腺癌人群，没有证据支持使用近红外线扫描、核素扫描（图 1-14，图 1-15）、导管灌洗、血氧检测等检查作为乳腺癌筛查方法。对于未接受基因检测的人群，主要是根据流行病学和病因学的文献因素进行描述。文献中关于乳腺癌患病概率的表述和乳腺癌风险评估主要来自美国国家癌症研究所（National Cancer Institute，NCI）和美国国家外科辅助乳房及胃肠计划（National Surgical Adjuvant Breast and Bowel Project，NSABP）生物统计中心推荐的改良 Gail 模型，变量包括年龄、初潮、首次生育或哺乳年龄、有乳腺癌的一级亲属的数量、既往结果良性的乳腺活检次数、既往乳腺活检不典型增生、种族，但是不适用于基因突变、明确卵巢癌和乳腺癌家族史患者和 LCIS 患者。此评价模型已经将亚洲人种纳入，因此中国人可以使用，患者在网站（http://www.cancer.gov/bcrisktool/Default.aspx）可以实现自我评估。

根据 Gail 模型评估结果划分为两个层次：常规风险和风险增加。20~39 岁常规风险的女性每 1~3 年做 1 次临床乳腺触诊，40 岁及以上的女性每年 1 次临床乳腺触诊和 XMG 筛查，一般认为筛查没有年龄上限。风险增加指 Gail 改良模型预测 35 岁及以上的女性 5 年风险大于 1.7%，需要纳入风险控制观察对象，每半年或每年 1 次临床乳腺触诊。文献报道，这种风险增加的高危人群预防性乳腺切除后隐匿癌的检出率达到 5%，甚至更高。事实上，ACS 和 USPSTF 等已经开始调整使用 XMG 进行乳腺筛查的策略。2009 年，使用 XMG 筛查的对象被调整为年龄 42 岁以上，每 2 年 1 次；2016 年 XMG 筛查的受益人群主要是 49~74 岁，而笔者认为将来的乳腺 XMG 筛查受益对象将被调整为疏松型或者脂肪型腺体的人群（图 1-16）。《中国抗癌协会乳腺癌诊治指南与规范》（2015 版）认为，XMG 筛查对 40 岁以上亚洲妇女准确性高，但对年轻致密乳腺组织穿透力差，故一般不建议对 40 岁以下、无明确乳腺癌高危因素或临床体检未发现异常的妇女进行乳腺 X 线检查，虽然 XMG 的辐射并不是考虑因素；对 50 岁以下的中国女性，建议 US + XMG 联合筛查，50 岁以上的非致密型乳腺可以考虑 XMG 筛查。这个年龄数据与笔者的研究数据十分接近，在一组 665 例 MRI 检查患者的统计中，年龄在（45.7±11.4）岁，致密型和多量型腺体的比例占 81.3%；另一组没有年龄加权的包括 XMG 和 MRI 检查的患者中，致密型和多量型腺体的比例占 87.3%（图 1-17）。这一数据是笔者认为对 55 岁以下的中国女性不首选 XMG 筛查的依据，对已经明确为致密型或多量型腺体的人群建议首选 US。从 2007 年开始用 MRI 作为解放军总医院员工 XMG 和 US 筛查后进一步确认的效能看，体检发现的乳腺癌患者数量在逐年下降，2007 年检出 9 例，2011 年检出 3 例，且多数在早期即被检出予以处理。但是，最近几年检出的数量虽然下降，却多数是进展期乳腺癌，分析认为与 XMG 和超声的假阴性预测有关。目前国内没有系统的乳腺 MRI 筛查数据，根据国内的情况，是否将致密型乳腺和具有重度 BPE 的患者纳入乳腺筛查范围，有待进一步的数据统计。鉴于 MRI 对乳腺疾病诊断的敏感性和特异性，且没有明确副作用，可以根据首次筛查的结果，延长筛查和随访的间期，实现良好的医疗和卫生经济效益。

对于上述的高危人群，即使是 BRCA1 或者 BRCA2 基因突变的携带者，在没有经过 MRI 和 XMG 检查发现 BI-RADS 3 类以上病灶的前提下，不建议做预防性的乳腺切除，也不建议对未发现 BI-RADS 3 类以上的对侧乳腺进行预防性切除。在一组 529 例高危患者的预防性乳腺切除病例中，阴性乳腺癌的检出率为 5%，其中 178 例术前有 MRI 检查，MRI 检出 6 例中的 4 例隐匿性乳腺癌，这些多数是乳腺导管内原位癌（DCIS）。

三、隐匿性乳腺癌的排查

隐匿性乳腺癌的定义是指组织病理学已经有腋窝淋巴结转移癌，而 CBE 及 XMG 和（或）US 均未发现乳腺内原发癌灶，也有部分是确认远处其他器官发现乳腺转移癌灶，而乳腺找不到原发癌灶。隐匿性乳腺癌的定义是随着技术改进而不断变化的。早期隐匿性乳腺癌指 CBE 检查阴性，不包括使用 XMG 和 US 检查，在这个标准下隐匿性乳腺癌的患病率占同期乳腺癌的 0.3%～0.8%，国内报道为 0.7% 左右。其中的 1/3 可以被钼靶发现；当前临床实践中实际采用的纳入标准是 CBE、XMG、US 均阴性，当怀疑隐匿性乳腺癌而 XMG 和 US 都未能发现病灶并进行定位病灶时，建议使用 MRI 进行筛查，因此更进一步的隐匿性乳腺癌定义应该将 MRI 阴性作为纳入标准。有关隐匿性乳腺癌 MRI 检测文献报道的结果不一致，75%～86% CBE、XMG 和 US 不能发现的隐匿性原发性乳腺肿瘤，乳腺 MRI 可以确诊，最高的隐匿性乳腺癌的检出率为 61%，也有发现真阴性的，在预防性乳房全切除以后病理学没有找到癌灶的，MRI 的阴性预测值达到 67%。Olson 等对 40 例传统检查方法诊断为隐匿性乳腺癌的患者进行 MRI 检查，发现 22 例可疑癌灶，21 例（95%）被证实，12 例 MRI 阴性 5 例接受手术，4 例（80%）未找到癌灶。笔者临床中遇到的所谓隐匿性乳腺癌，多数是 XMG、US 检查遗漏所致（图 1-18）。回顾病例库中 MRI 阴性的隐匿性乳腺癌 11 例，其中 7 例乳腺切除后病理未找到乳腺癌灶（图 1-19），1 例在 XMG 显示可疑钙化灶而多点活检未发现病灶，1 例导管内癌显示为延迟期的区域强化而低估，1 例导管内癌掩盖在扩张的乳管高信号中未做图像减影显示而漏诊，1 例采取随访观察。由于已经发现腋窝淋巴结转移癌，这类患者具有很高的局部复发风险，临床医师一般不推荐单纯的随访观察。采取的治疗措施包括全乳切除、保留乳房联合全乳放射治疗、腋窝淋巴结清扫，以及新辅助或辅助全身化学治疗。目前有更多的学者支持 MRI 阴性的隐匿癌考虑乳腺全切应该谨慎；针对 MRI 不能显示细微钙化的缺陷，MRI 阴性患者仍建议补充 XMG 检查。

四、MRI 引导的乳腺活检

影像引导活检获得组织病理确认是诊断的重要工作之一。MRI 引导穿刺活检的必要性是因为 MRI 发现了很多 US 和 XMG 不能定位的病灶，尤其是 BI-RADS 4 类的病灶，临床处理很棘手，利用 MRI 引导完成定位、辅助穿刺活检是主要目的。在 NCCN 指南中，MRI 引导的活检是医疗单位开展乳腺 MRI 检查的必要条件。在国外乳腺影像中心，MRI 引导的活检穿刺已经成为标准配置，但是在国内几乎没有开展，这其中包括经济和技术两个方面的因素。笔者基于临床可行性论证的 10 例测试（图 1-20～图 1-24）也发现了一些问题，其中主要问题包括：①乳腺体积小固定困难；②磁兼容性穿刺针锐利度不够，穿刺致密型腺体发生移位；③压迫固定后乳腺厚度不能满足真空活检器材的需要。无论是国外引进的产品还是仿制或者改进的产品都存在类似的问题。从这个角度讲，乳腺固定的方式需要改进。另外，因为 MRI 环境对穿刺材料有磁兼容的要求，耗材代价不菲，所以没有大范围推广应用。因此，笔者暂停 MRI 引导的活检业务后，主要精力在于寻求替代的方法。

从操作的便利性、可靠性考虑，US 是引导穿刺活检的最好选择，US 引导的穿刺活检在实时断层图像下操作，可以根据需要灵活控制穿刺角度，对多发病灶可以多次反复穿刺取样；不足之处是超声对病灶的检出和定位能力较差，活检误差大，尤其是 NME 类型的病灶。目前，笔者在临床实践中，采取结合 MRI 进行 US 再定位，解决了部分 US 早期遗漏病例的活检问题。XMG 引导的穿刺活检与 MRI 有相似之处，两者都需要加压固定，但是 MRI 固定装置压力有限，不能达到固定的目的；

在穿刺器械方面，XMG 引导的穿刺针锐利，穿刺操作导致的移位小，但是仍然囿于 XMG 对病灶的显示能力，一般主要针对可疑钙化进行活检。无论 XMG 还是 US，都存在穿刺活检取样的误差，结合 MRI 十分必要。

在不具备 MRI 引导的穿刺活检装置条件时，采取随访观察不失为一种合适的处理措施，尤其是被判断为 4 类或 3 类的病灶，按照 NCCN 建议采取定期随访，既不贻误病情，也不会造成过度处理。笔者回顾分析了 79 例随访病灶，第一次诊断为 BI-RADS 3 类或 4 类，部分病灶因无法引导活检而采取随访方式观察，在明确告知随访的风险后，患者随访 3 周至 48 个月不等，中位数为 10 个月，65 例患者随访 1 次，6 例患者随访 2 次，6 例患者随访 3 次，1 例患者随访 4 次。随访期间出现病灶增大、DCE-TIC 曲线升级或 DWI-ADC 值降低均会导致上调分类级别，反之降低分类级别。经病理证实的 29 个病灶，其中恶性病变 22 例，占 76%，良性病变 7 例，占 24%。首次诊断为 4 类且有病理证实的病变恶性占 87.5%（21/24），随访升级的病变 93.8% 为恶性（15/16）（图 1-25）；首次诊断为 3 类的病变 1 例为恶性，且在随访后升级为 4 类（图 1-26）。所有经病理证实的 19 例升级病灶中，恶性 16 例；病灶升级对恶性预测的敏感性为 100%，阳性预测值均为 84.2%（16/19）。2 例在随访期间病灶增大，因为短期增大较快，前瞻性诊断考虑乳腺炎并活检证实；1 例患者随访 36 个月，双侧乳腺均接受手术切除病理证实为导管内癌（图 1-27）。与第一次随访比较，没有患者因为随访期间范围增大而扩大切除范围。

当不具备 MRI 引导的活检措施时，我们给出的解决方案如图 1-28 所示。对于单发的 4 类病灶，如果能在 US 上定位，应首选 US 引导下活检；对多发的 3 类和 4 类病灶，如果不能从 US 定位病灶进行活检，采用随访可能比盲目活检或切除更合理（图 1-29）。采用 MRI 随访可以评价病灶的大小、形态、DCE-TIC 和 DWI-ADC 值的稳定性，从动态观察的角度提高诊断准确性，避免对病灶过度处理。

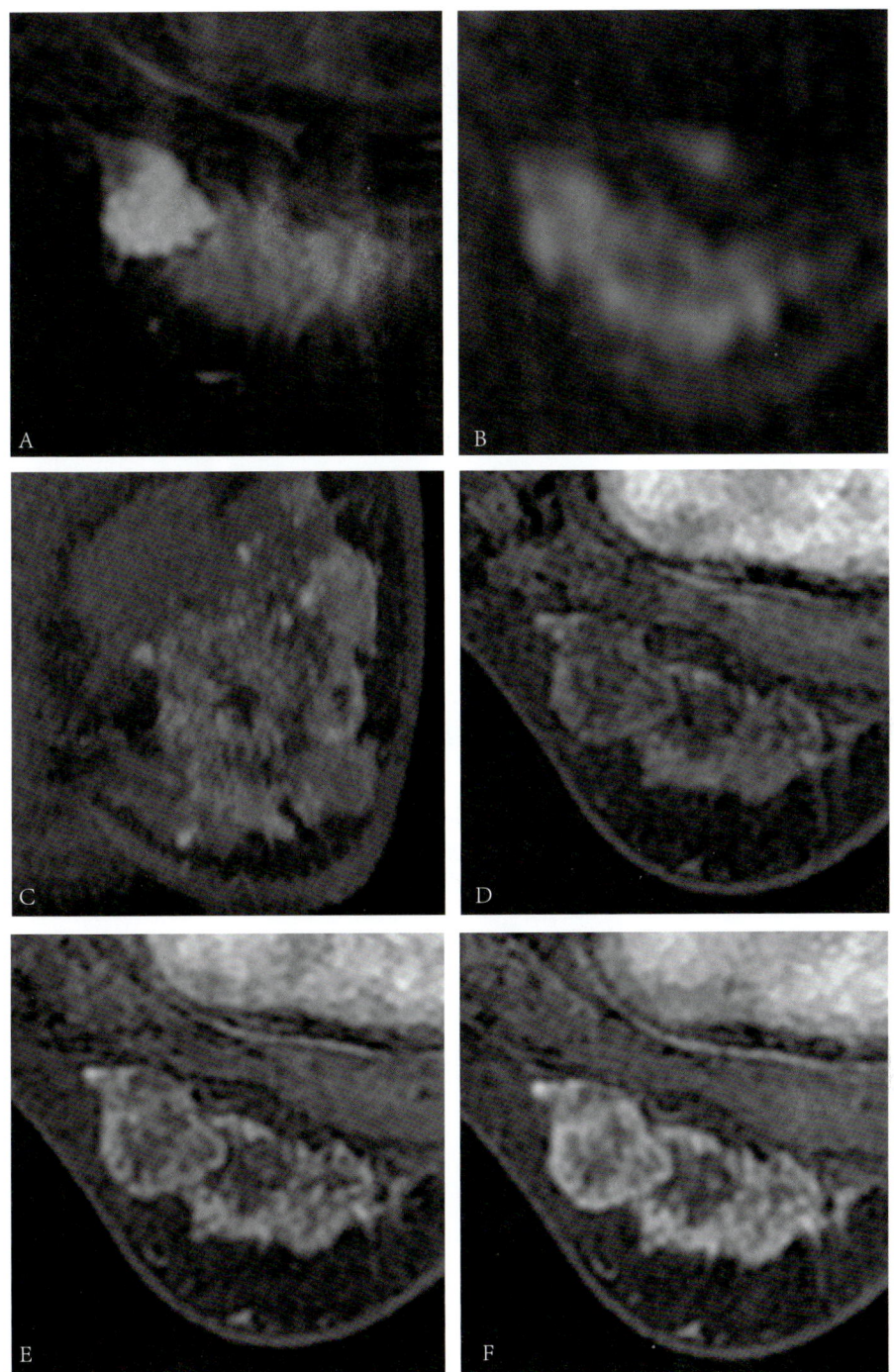

图 1-11 基于血供的 MRI 诊断

患者 40 岁，左乳肿物 3 年。肿块在 T2WI 呈高信号（A），DWI 呈高或等信号（B），增强早期的横轴位（C）和冠状位（D）与乳腺背景强化十分接近，由于只关注到增强早期导致被漏诊；病灶在延迟期（E、F）呈渐进性、向心性强化。病理检查示：左侧乳腺黏液性癌，肿瘤大小为 2.7cm×2cm×1.7cm。免疫组化结果：ER（+95%），PR（+95%），HER-2（3+），Ki-67（+8%），HER-1（-），PD-L1（-），CK5（-），CD31（血管内皮+），P53（+45%），PD-1（-）

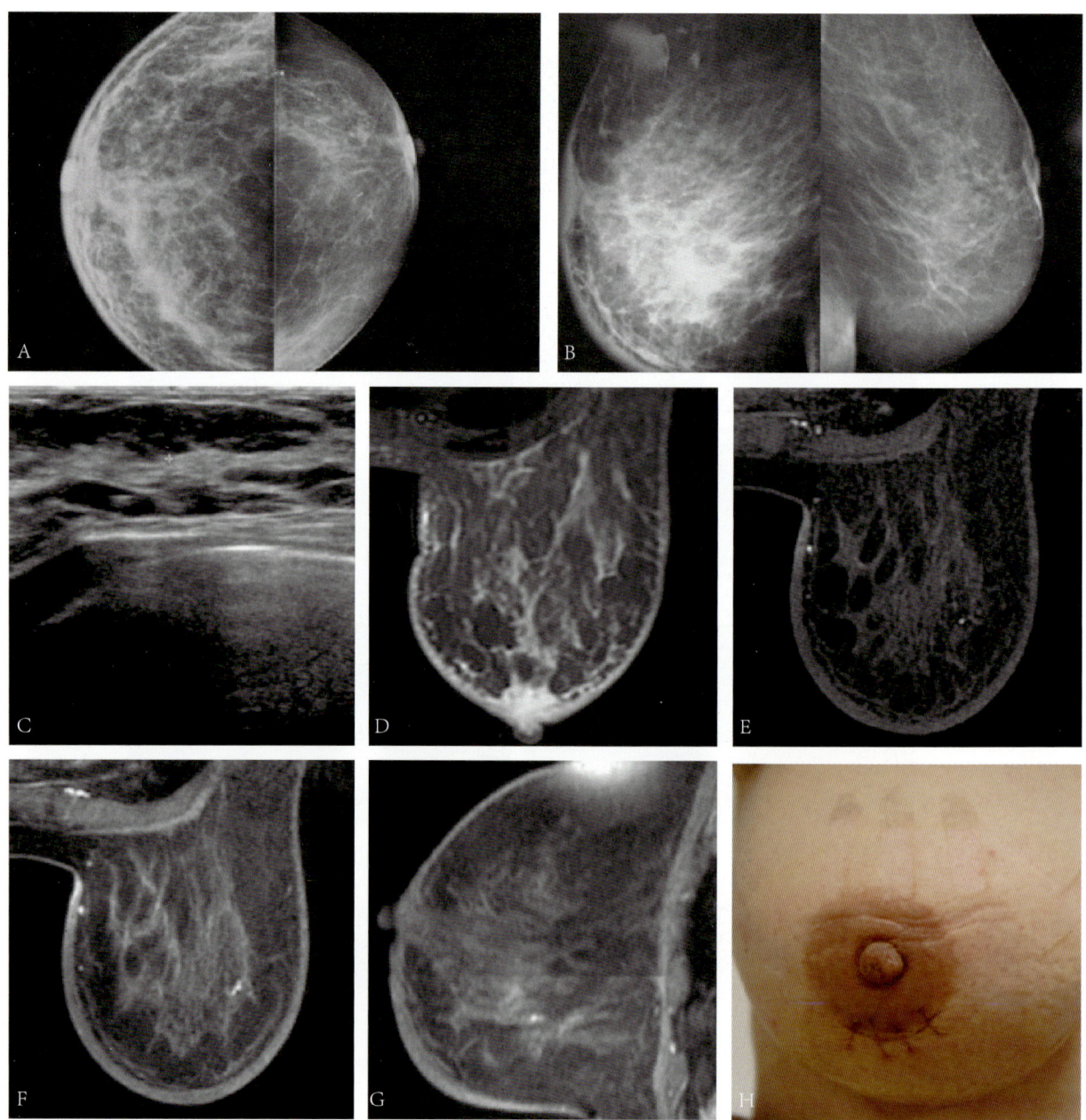

图 1-12　MRI 与 XMG、US 的差异

右侧乳腺红肿 8 个月进行检查。外院 XMG 示多发散在的点状钙化和皮肤增厚（A、B），怀疑佩吉特（Paget）病；US（C）提示右侧乳腺皮下组织增厚，未见明确占位。查体右侧腋窝多发淋巴结增大，但是 US 和 XMG 均未提及。MRI T2WI（D）显示乳腺实质水肿，纤维间隔增厚，皮肤增厚并水肿。增强早期（E）未见异常对比强化，延迟期仅见外下象限点状强化（F、G），未见淋巴结增大，考虑 BI-RADS 2 级。患者行开放多灶活检均未见恶性病灶（H），随访观察

第一章 乳腺MRI的临床适应证

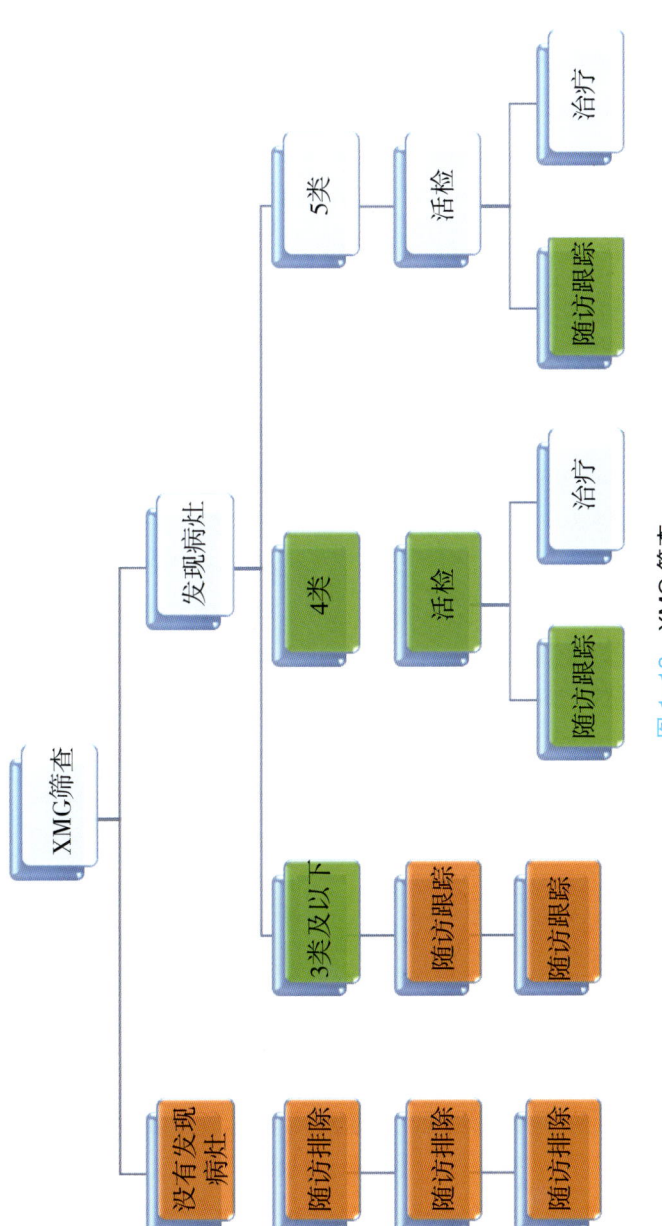

图1-13 XMG筛查

筛查过程中可能存在过度诊断和低估漏诊的环节，XMG未发现明确病变时通过每年1次或每2年1次的随访排除实现假阴性的控制，这个随访排除的过程是一个基于大量群体的过程（黄色部分），而当XMG发现病灶后，继之以随访跟踪（绿色部分）和不必要的活检，这些在卫生经济学上都是过度处理的环节

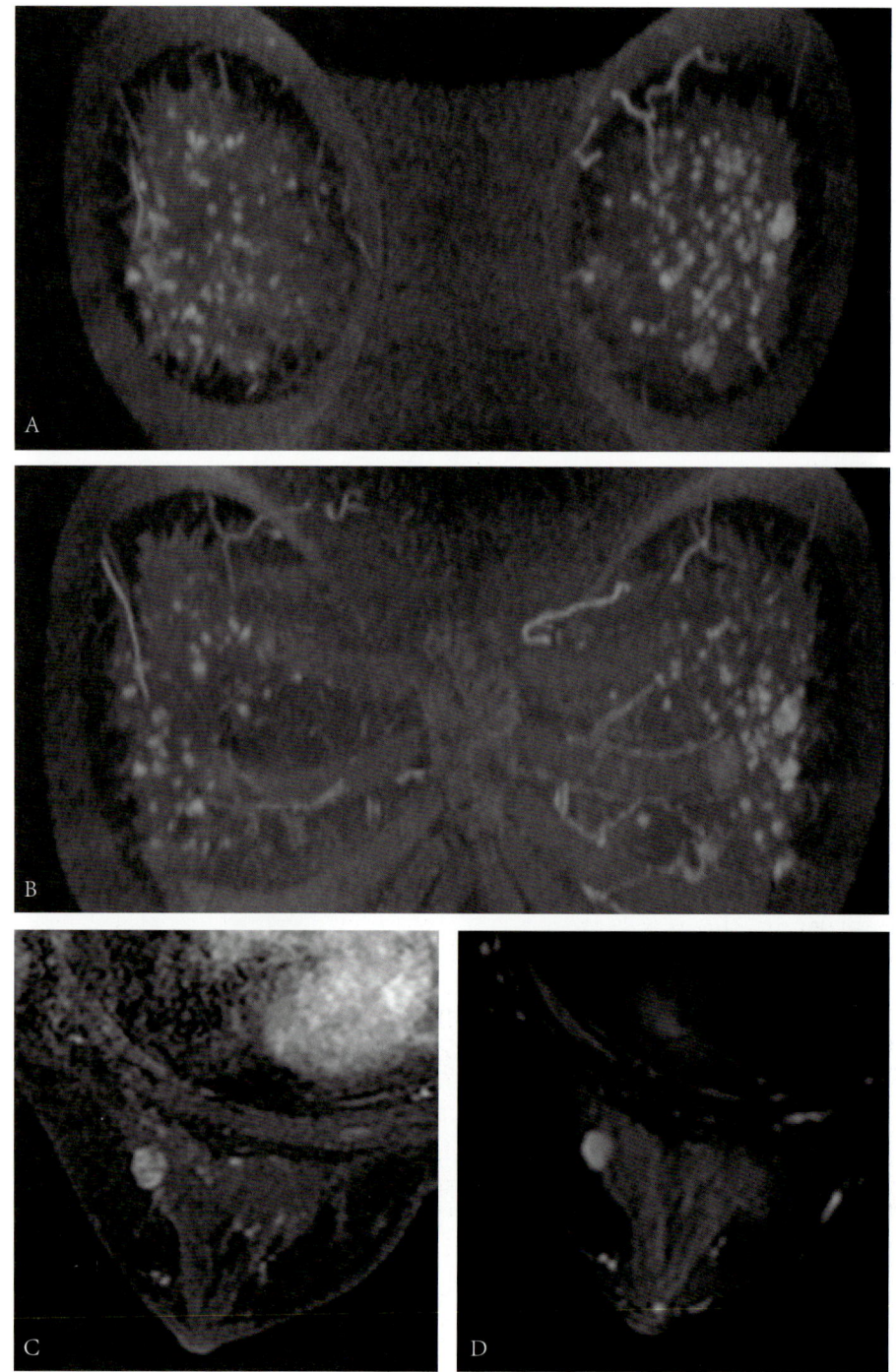

图 1-14 核医学检查

PET-CT 体检时发现左侧乳腺外侧象限高代谢病灶，MRI 检查冠状位 MIP 图像（A、B）显示双乳多发点状强化，在左侧乳腺外侧象限对应位置显示圆形肿块，边缘光滑，不均匀强化（C），T2WI 呈高信号（D），MRI 评估 BI-RADS 3 级，考虑腺瘤。患者选择局部切除，术后病理检查示：纤维腺瘤。在乳腺的医学影像检查中，钼靶、超声和 MRI 是常规检查手段，PET 等核医学检查受空间分辨率的限制，不主张作为乳腺疾病诊断的首选

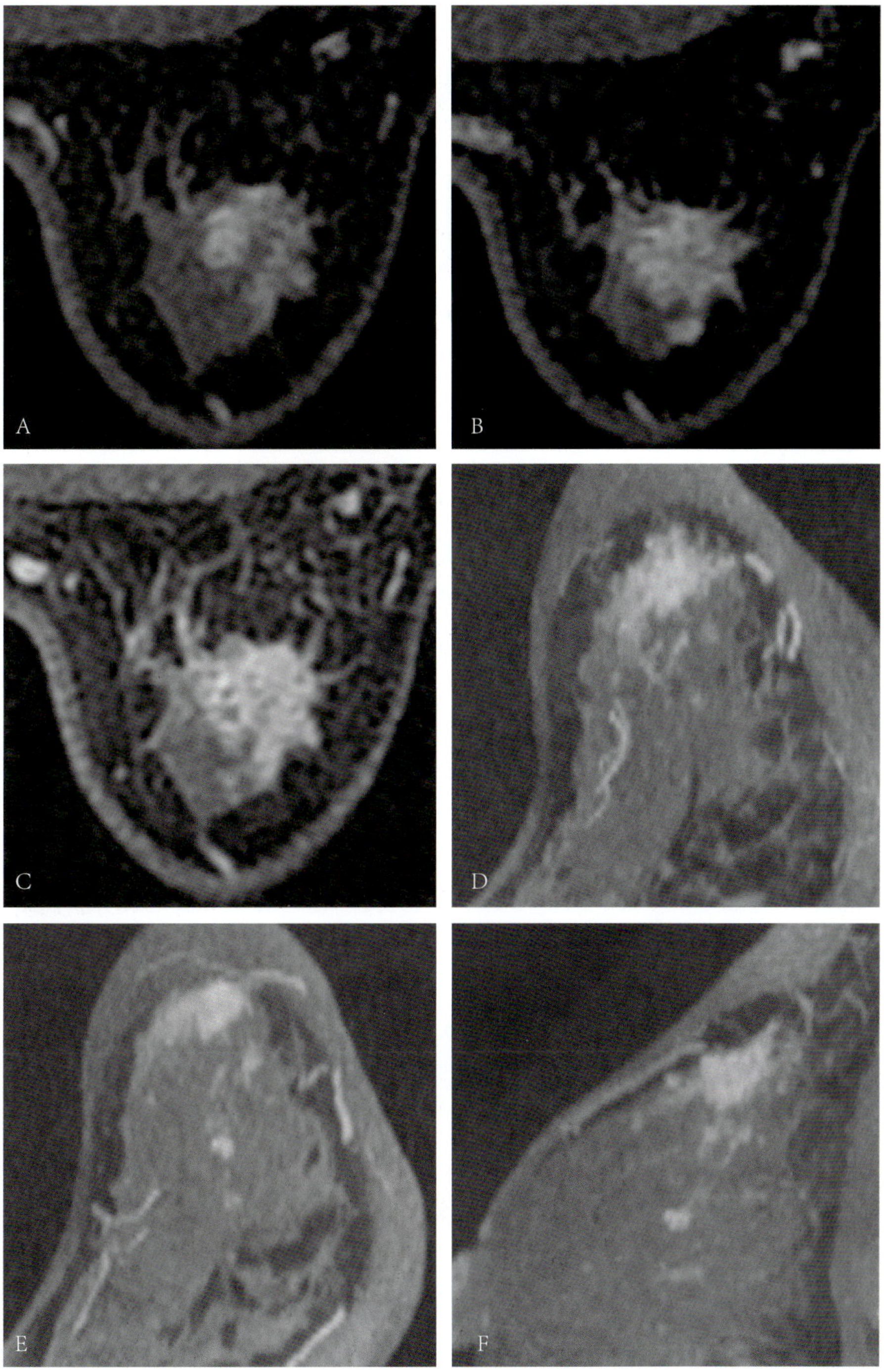

图 1-15　乳腺 PET 检查

患者 54 岁，因甲状腺肿瘤手术 PET-CT 检查发现右侧乳腺外上轻度放射性浓聚，SUV_{max}=1.47，考虑恶性病变不能除外。MRI 显示右侧乳腺外上象限区域分布的非肿块样强化，判断为 4 类。病理检查示：右乳腺浸润性小叶癌，肿瘤大小约 2.5cm×1.5cm×1.5cm。癌组织呈多灶分布，未累及皮肤、乳头，基底切缘未见癌。周围乳腺呈腺病改变，部分导管扩张。送检（右侧前哨）淋巴结再取组织内见转移癌（1/6），自取乳腺周围淋巴结未见转移癌（0/8）。免疫组化染色结果：Cyclin D1（+80%），CK5（-），ER（弱 +55%），PR（+>95%），HER-1（-），Ki-67（+30%），HER-2（2+，建议做 FISH 检测），Topo-Ⅱα（+20%），p120（浆 +），E-cadherin（-），CD10（-），Vimentin（-），p53（散在 +），PAX-8（-），CK（淋巴结内 +）

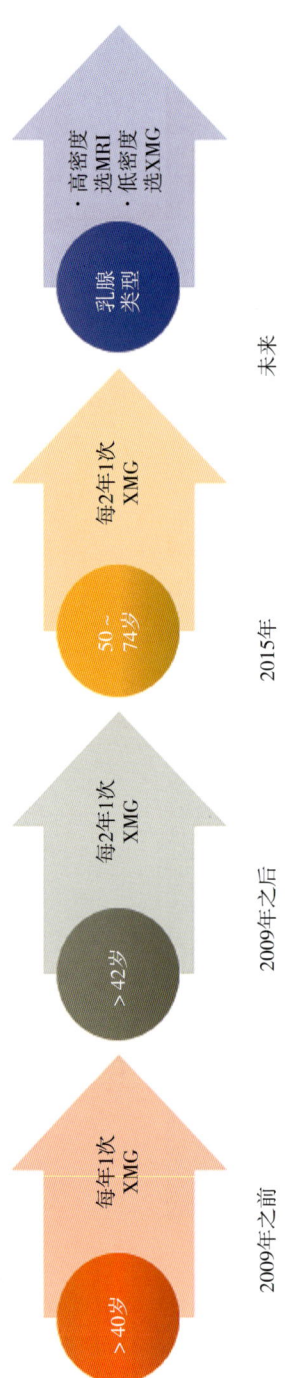

图1-16 乳腺癌XMG筛查策略调整的历史

2009年之前,乳腺癌筛查建议40岁以上女性每年做1次XMG,2009年之后调整为42岁以上每年做1次,2015年建议获益人群调整为50～74岁,每2～3年做1次。而笔者认为,乳腺MRI的筛查应该根据乳腺纤维腺体类型,高密度乳腺选用MRI,低密度乳腺可以选择XMG,当然其中需要MRI的技术改进和卫生经济的负担

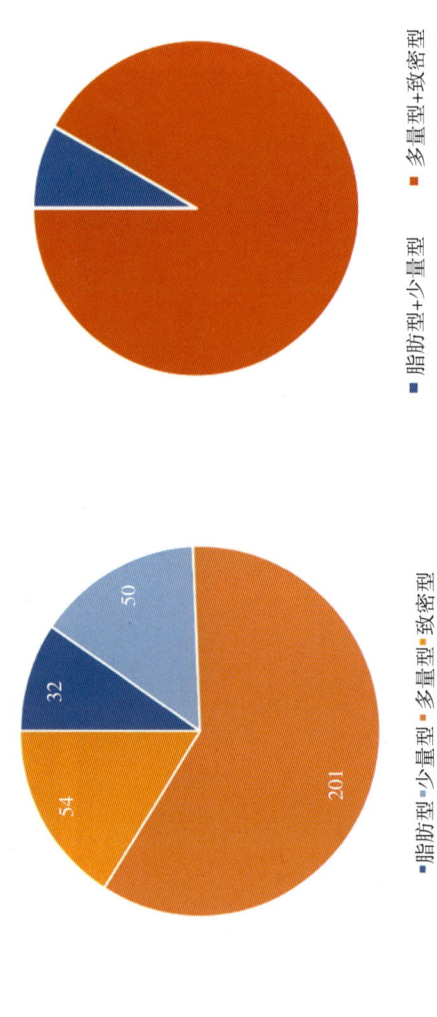

图1-17 乳腺纤维腺体类型比例

抽样调查解放军总医院2015年5月、10月、11月XMG和MRI检查乳腺纤维腺体类型,左图为XMG数据:多量型+致密型占80%,少量型+脂肪型占20%;右图为MRI数据:多量型+致密型约占90%,少量型+脂肪型占10%。此数据是采用55岁为分界型的依据,但是样本量仍不足

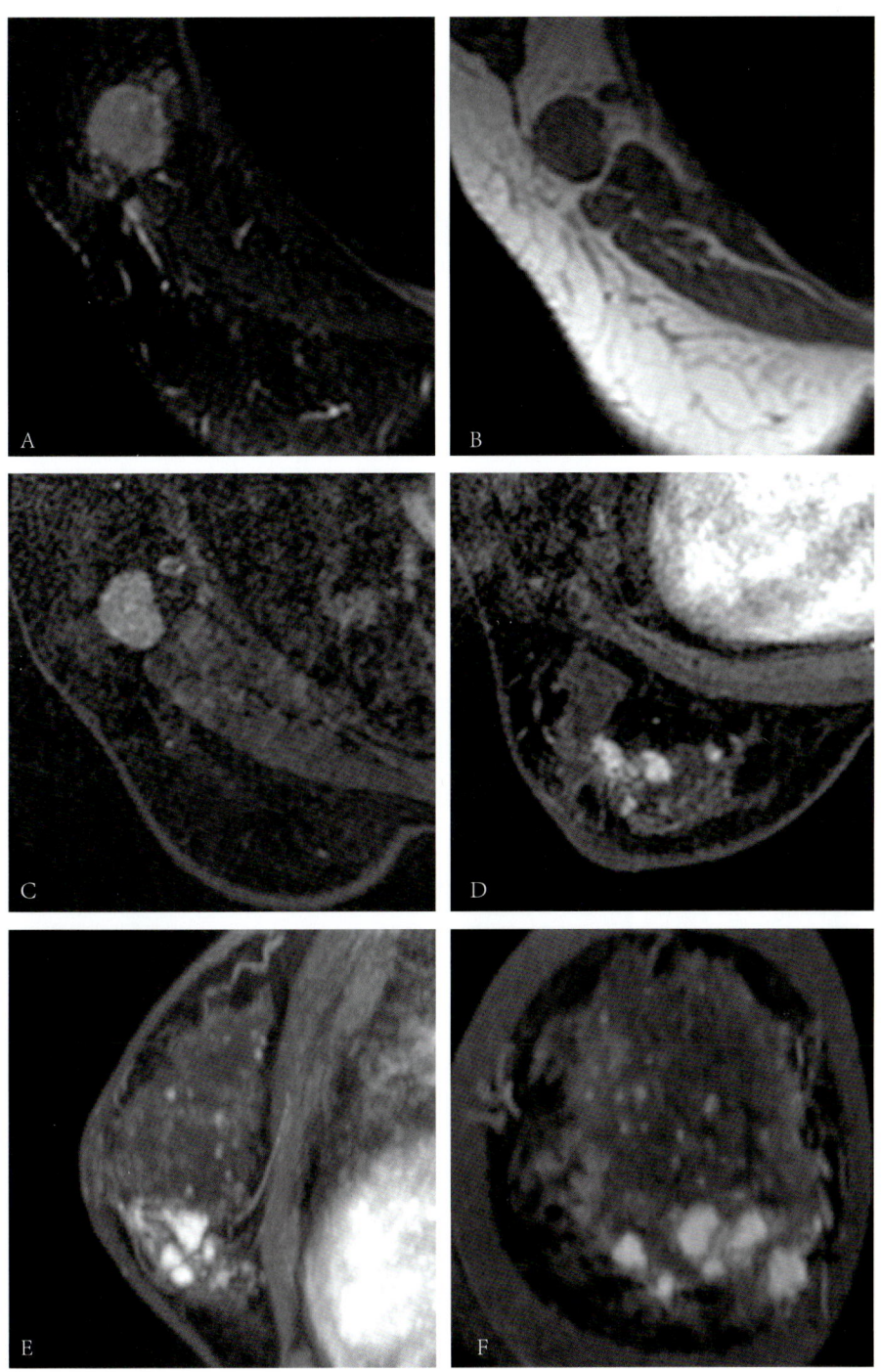

图 1-18 隐匿性乳腺癌

患者 3 个月前在外院行左乳肿块切除，自述手术病理为腺瘤；1 周前发现腋窝增大的淋巴结，病理活检为转移性腺癌。MRI 检查显示左侧腋窝淋巴结增大，A、B、C 增大的淋巴结呈椭圆形、内部无脂肪信号并显著异常对比强化。在左侧乳腺内下象限和外下象限可见小叶节段分布的 NME（D-F），簇集样强化。病理检查示：浸润性导管癌。本病例的隐匿性乳腺癌是术前检查不充分或漏诊所致

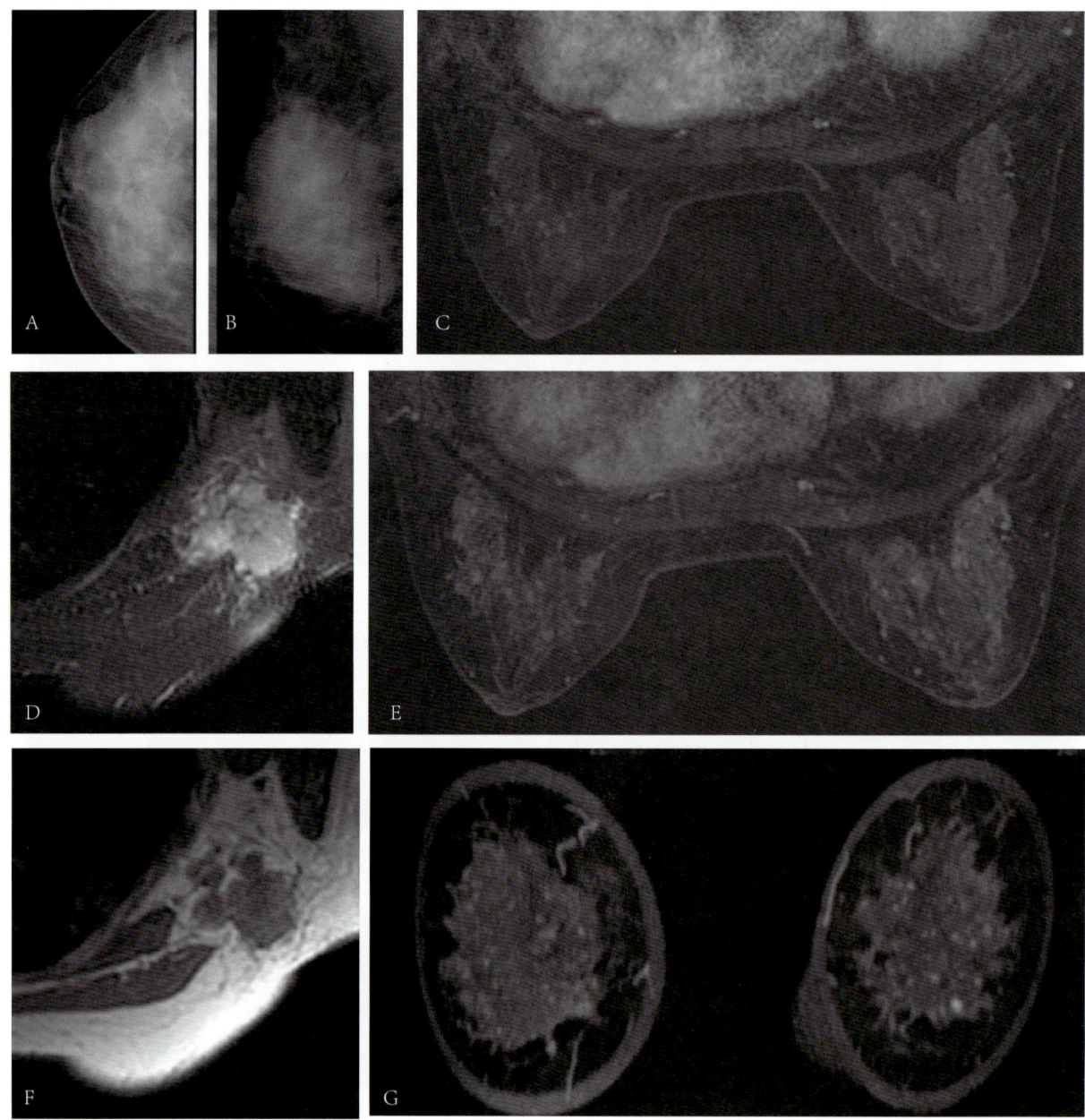

图 1-19 MRI 阴性的隐匿性乳腺癌

患者在进行乙肝疫苗注射时发现腋窝淋巴结增大，病理活检提示转移性腺癌，结合免疫组化结果符合转移性浸润性乳腺癌，HER-2（+++）、PR（+35%）、ER（-）、Ki-67（+10%）、TopIa（15%）。XMG 未见明确肿块、钙化或局部不对称（A、B）。MRI 显示腋窝增大的淋巴结（D、F），周围脂肪组织浸润。乳腺仅见少量点状强化和延迟期描点样强化（C、E、G）。患者采取根治性切除，术后对乳腺标本进行详细检查，报告为乳腺腺病，少数导管囊状扩张伴导管上皮大汗腺化生，局部见纤维腺瘤和局部导管上皮筛状增生。标本经多人、多次、多处取材未见浸润性癌。腋窝淋巴结转移癌（8/24）。如果 MRI 未能显示病灶，且钼靶没有显示恶性钙化征象，腋窝转移性腺癌是否采取预防性的乳腺切除，有待商榷

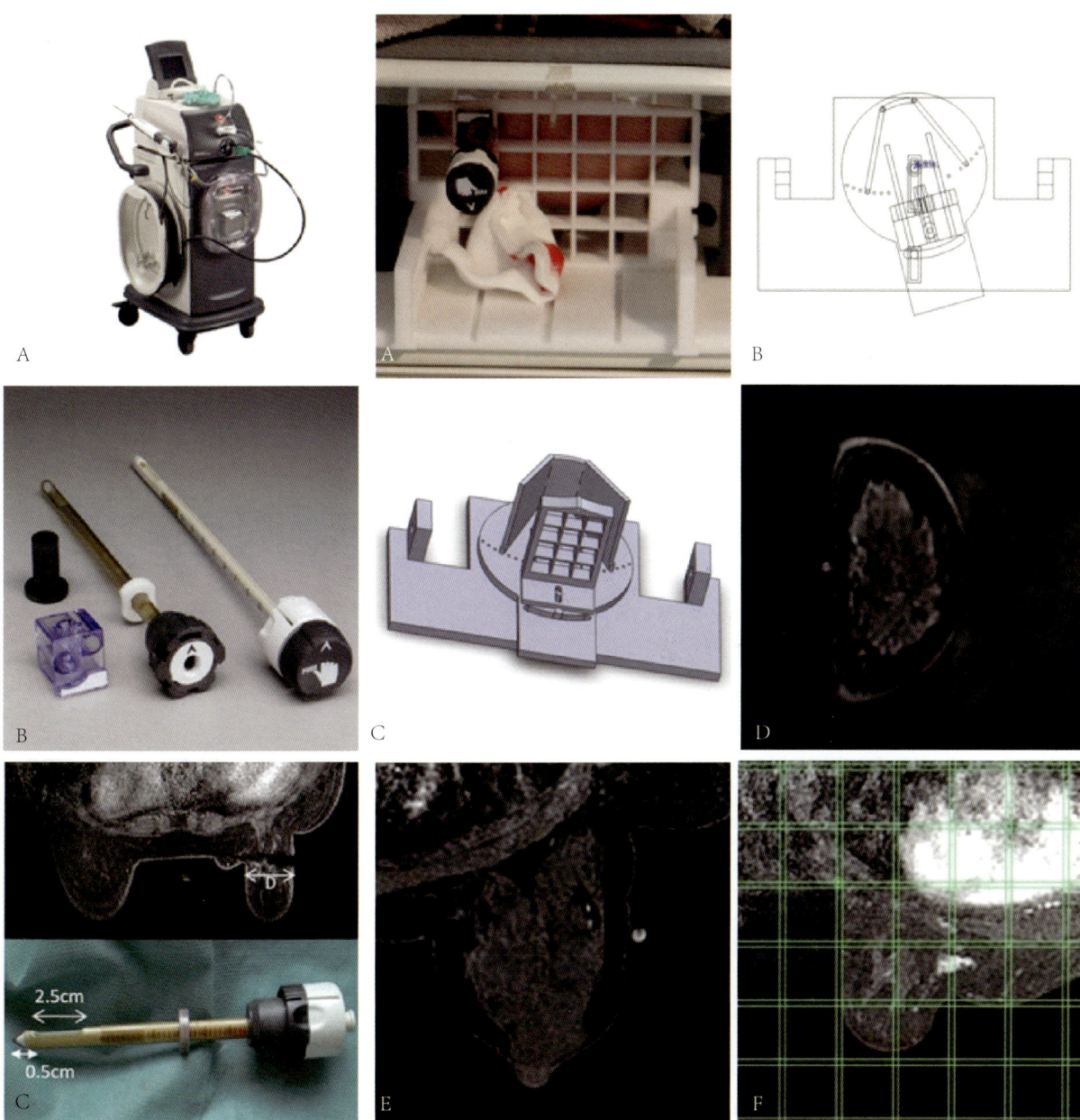

图 1-20 MRI 引导活检的装置

A. 强生公司提供的负压泵，因为是铁磁电子产品，放置在 MRI 室外，通过导管将负压吸引传递进入 MRI 室内进行操作；B. 穿刺套件，包括定位的游标（蓝色正方体）、穿刺针外套和磁共振兼容的非金属穿刺针；C. 穿刺针的几何参数，穿刺头长度为 0.5cm，穿刺槽口长度为 2.5cm，两者合计 3cm，乳腺压迫后的厚度必须 >3cm，否则就会穿透或伤及穿刺点的皮肤

图 1-21 压迫方式的改进

A. 为仿制的平板压迫方式，多数乳腺厚度均不能满足固定要求。B、C. 为笔者自行设计的固定方式，可以旋转和挤压，在穿刺方向上形成理想的厚度，如图 D 和 E 形成的弧形，改进后从两个侧面分别挤压乳腺使病灶处于穿刺中心，并可以调整穿刺角度，从而满足穿刺条件。F. 为笔者设计的与之匹配的图像定位软件

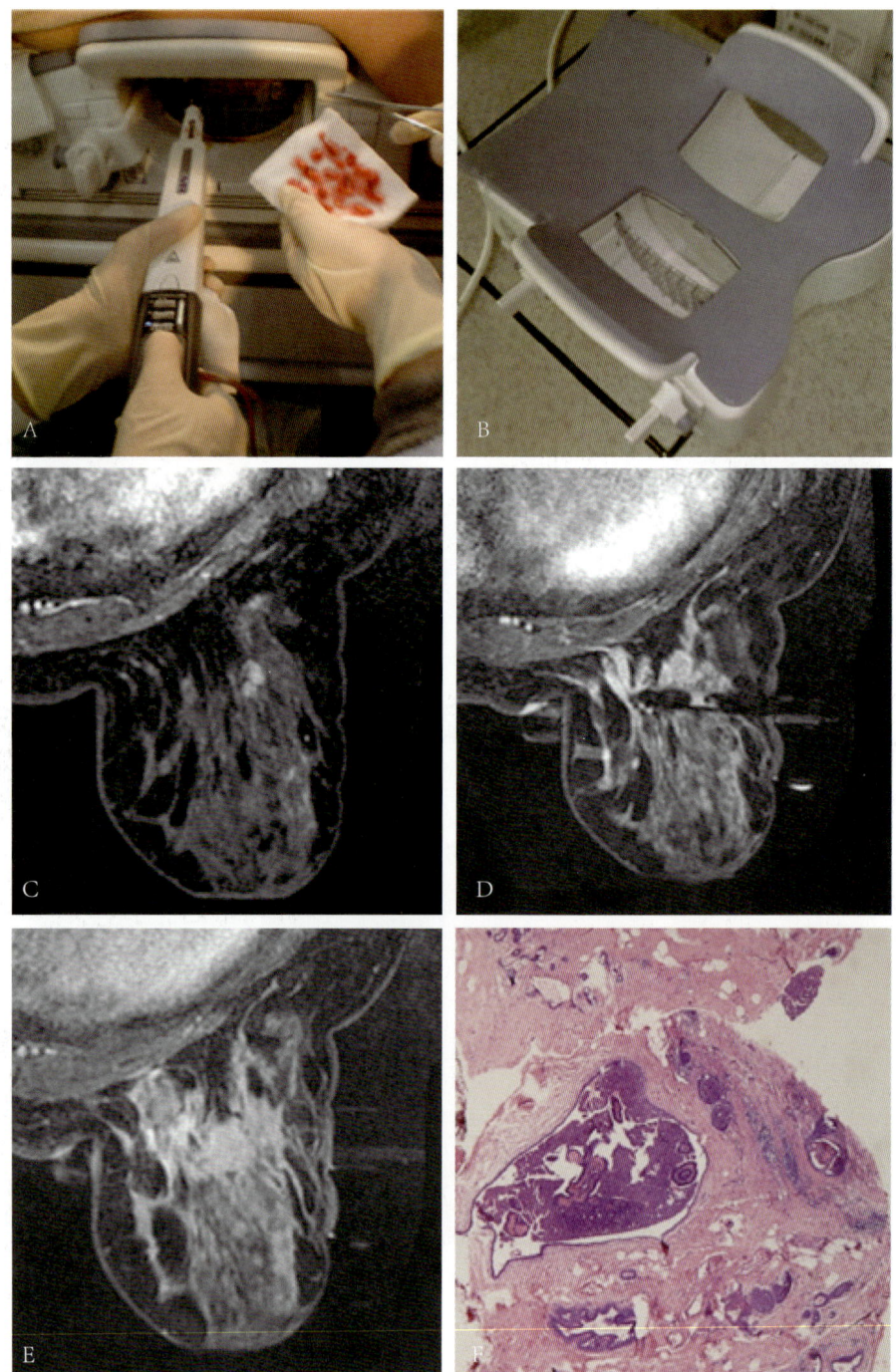

图 1-22 MRI 引导的乳腺麦默通（mammotome）穿刺活检

早期挑选乳房较大的志愿者纳入测试，使用 GE 8 通道的线圈和固定架（A、B），其内外侧压迫板的最短距离为 5cm，不能满足多数中国女性乳腺大小的压迫固定要求。病灶为小肿块性病变，TIC 平台型，BI-RADS 4 级（C），患者自愿参与测试。穿刺后经图像确认在目标点（D），穿刺针槽口内被血液填充，穿刺后在局部形成血肿（E）。病理检查示：导管内乳头状瘤病（F）

第一章 乳腺MRI的临床适应证

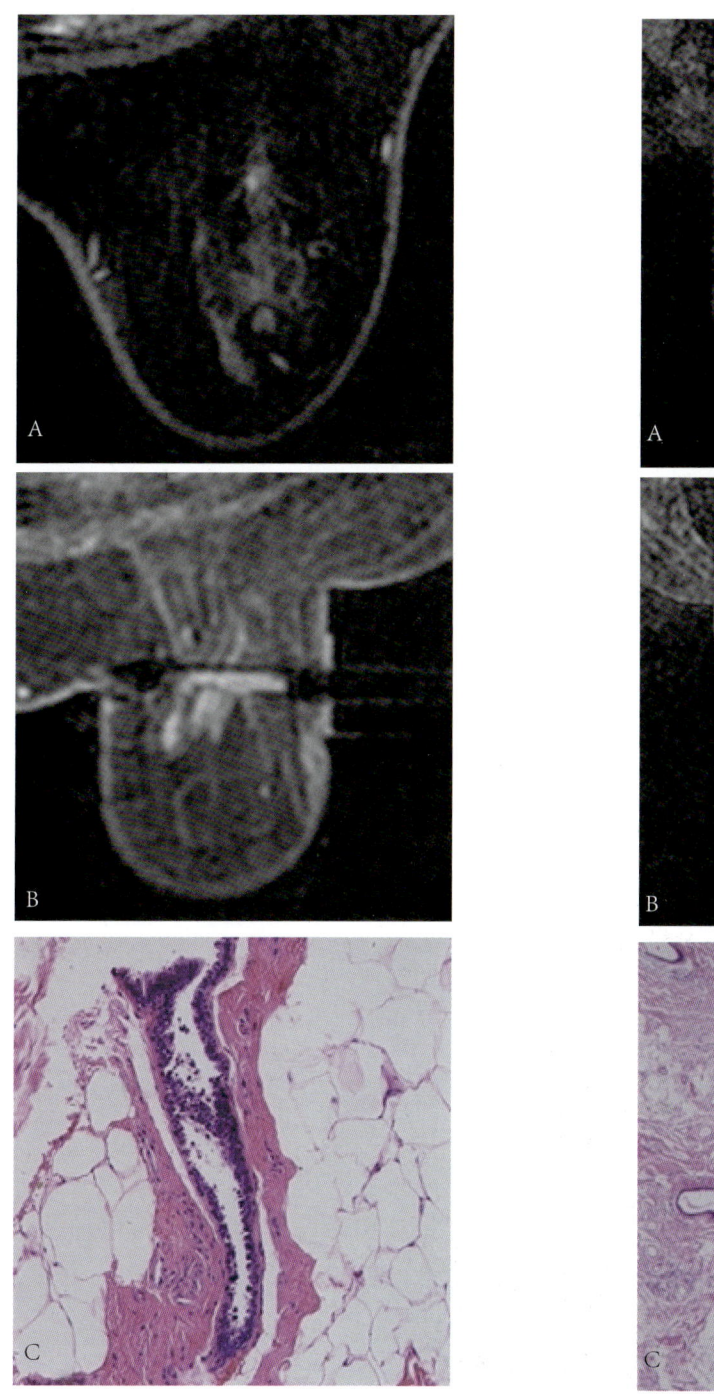

图 1-23　点状病变穿刺活检

病灶直径约 3mm（A），预测 BI-RADS 3 级，建议追随观察。患者自愿选择 MRI 引导的穿刺活检成为笔者实施的首例 MRI 引导活检病例（B）。穿刺病理检查示：平坦型不典型增生（C）

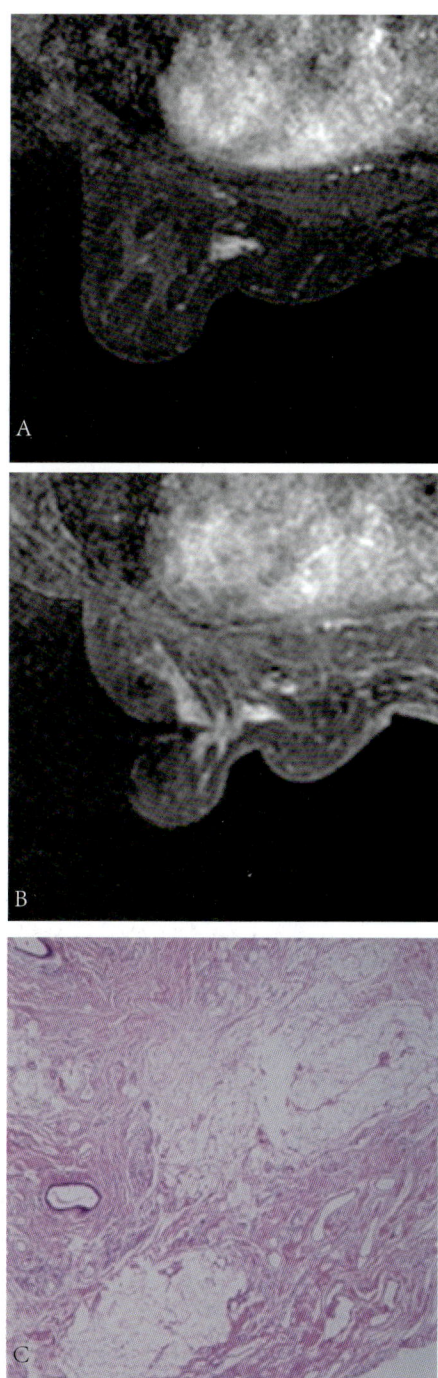

图 1-24　MRI 引导的乳腺穿刺

MRI 显示左侧乳腺内侧象限 NMLE 病灶，局灶分布、不均匀强化（A）；XMG 和 US 均不能显示和定位病灶。患者同意纳入测试对象。由于乳腺小而硬，压迫变形导致穿刺需要调整进针深度（B），经反复图像确认取到病灶。病理检查示：窦样血管增生（C）

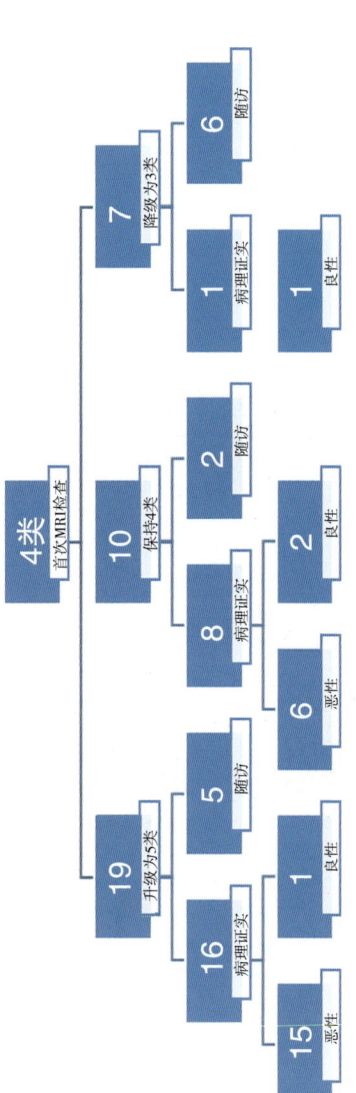

图 1-25 BI-RADS 4 类病灶的随访处理结果

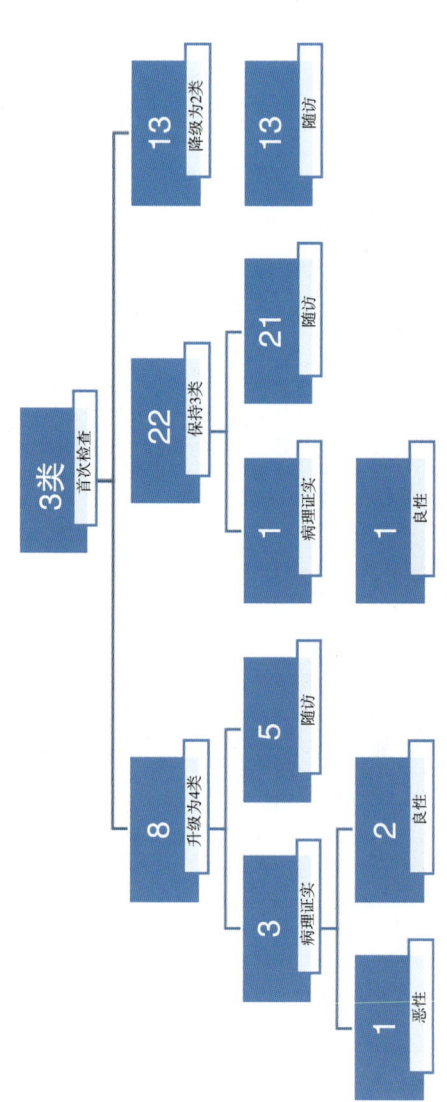

图 1-26 BI-RADS 3 类病灶的随访处理结果

随访过程中出现病灶增大、ADC 值降低、TIC 廓清等升级因素的病灶 93.8% 为恶性（15/16），不变的也存在 75%（6/8）是恶性。因此，MRI 初始诊断为 4 类的病灶，即使在不具备 MRI 引导活检的条件下，也建议在图像对照下采取超声或 XMG 引导活检。只有在多数病灶或者不可定位时，建议短期随访

首次诊断为 3 类的病变仅 1 例升级后活检确认为恶性，因此 MRI 预报的 3 类病灶，可以采取随访而不必过度处理

第一章 乳腺 MRI 的临床适应证

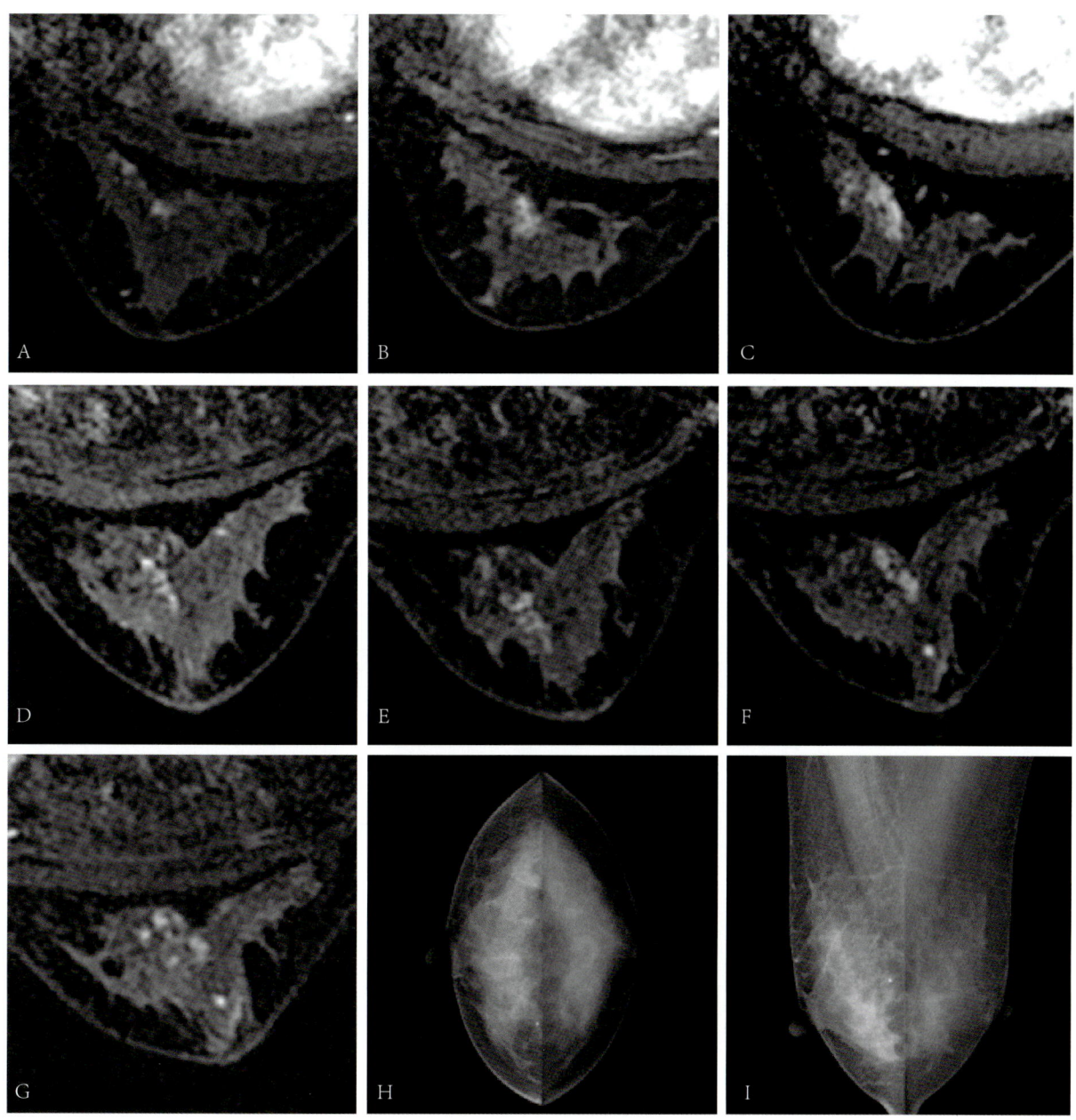

图 1-27 双侧乳腺病灶的 MRI 随访观察

A-C. 右侧乳腺病灶；D-G. 左侧乳腺病灶；H、I. 术前 XMG。患者于 2009 年查体超声发现右侧乳腺结节，BI-RADS 3 级，要求进行乳腺 MRI 检查；首次检查发现右侧乳腺局灶强化（A）、左侧乳腺导管样强化（D、E），判读右侧 BI-RADS 3 级，左侧 BI-RADS 4 级，但是钼靶和体检均不能定位上述病变，患者采取随访观察。1 年后复查，右侧乳腺病灶增大（B），判读 BI-RADS 4 级；左侧病灶增大并呈簇集样分布（F），判读 BI-RADS 4 级；临床仍然不能定位病变，继续追随观察。16 个月后复查，右侧乳腺具有小叶节段分布特征（C），判读 BI-RADS 5 级，左侧簇集样分布，判读 BI-RADS 5 级。患者在 MRI 图像的帮助下，对患者右侧乳腺采取开放活检切除，冷冻病理确认为导管内癌；患者主动要求对左侧乳腺进行预防切除。病理检查示：双侧乳腺导管内癌

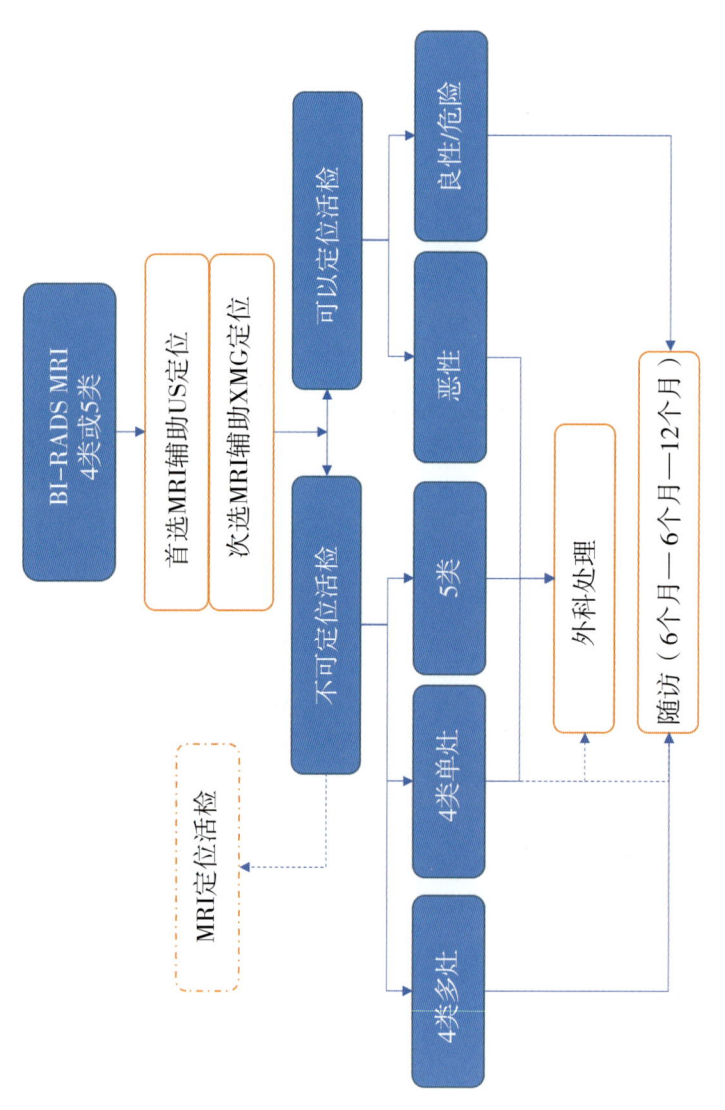

图1-28 MRI发现病灶的定位处理

MRI发现病灶后，首选在MRI辅助下US定位活检，次之为XMG定位活检。即使是活检病理为良性或危险病灶，也需要密切随访，防止活检采样误差；MRI预报为5类的病灶随访处理，可考虑外科开放活检与局部切除；4类多灶病变如果均不能定位活检，建议一并纳入密切随访处理；4类单发病灶可以选择外科处理，也可以选择密切随访。随访的周期为6个月，稳定不变或缩小则可以延长到12个月直至降级

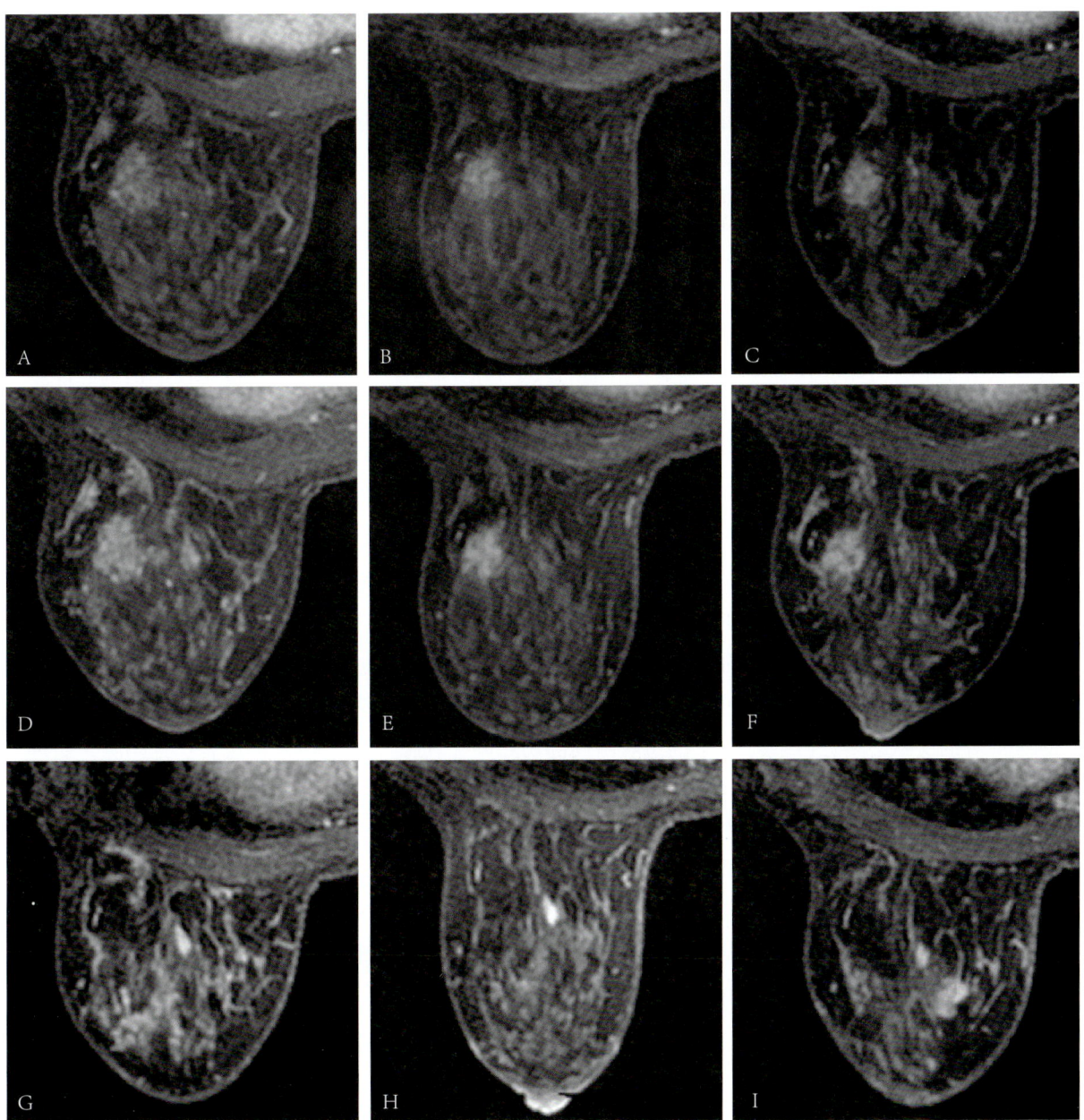

图 1-29　3 类病灶随访观察

患者 32 岁，左侧乳腺多发局灶强化。第 1 次检查 TIC 流入型，ADC 值 $1.55\times10^{-3}mm^2/s$，MRI 判断为 3 类，建议定期复查。3 次 MRI 复查间隔均为 6 个月。A、D、G. 第 1 次检查。B、E、H. 第 2 次检查。C、F、I. 第 3 次检查。乳腺的外形和背景实质强化 BPE 有差别，BPE 有所减少，病灶有缩小趋势。活检病理示：腺病

第二节　术前评估

用 MRI 对乳腺病灶进行术前评估，指已经获得组织病理证实为恶性后拟手术切除治疗前 MRI 检查的目的是进行手术计划，尤其是评价保乳手术的可行性，包括：显示乳腺癌灶的范围、排除单乳双乳多发癌灶、显示对乳腺癌对周围组织的侵犯。

一、乳腺癌灶的切除范围

术前用 MRI 确定乳腺癌灶的切除范围主要是基于保乳治疗（breast conservative therapy，BCT）的需要，对各种根治手术的指导价值不大。准确显示肿瘤的大小和范围是保证保乳手术切缘阴性的前提。许多单中心、多中心以及文献荟萃分析都表明，MRI 比 XMG 和 US 显示肿瘤大小准确性更高，MRI 的准确率为 95%，XMG 和 US 准确率仅为 36%。MRI 能够显示 DCIS 和弥漫导管内成分（EIC），尤其对发现 EIC 有帮助（图 1-30）。也有研究认为，部分 DCIS 和 EIC 可以在 XMG 显示，部分可以被 MRI 显示，但是笔者在工作中还未遇到 XMG 能够显示而 MRI 未显示的病灶，唯有延迟强化的黏液腺癌例外。

相当一部分文献认为，乳腺 MRI 可能会导致高估乳腺癌灶的切除范围，从而使部分符合保乳治疗适应证的患者错失保乳治疗的机会，在一定的程度上降低了保乳手术率。MRI 否定保乳手术计划的原因包括癌灶大小的界定超出此前 XMG、US 和临床触诊的预期，发现了癌灶周围更多的可疑 DCIS 或 EIC 成分，也包括发现单乳多发或双乳多发恶性病灶。对于乳腺癌患者是否能从术前 MRI 评价中获益，Houssami 等的文献荟萃分析中，8.1% 的患者由局部切除调整乳腺全切，3.1% 的患者扩大切除，病理结果证实依据 MRI 的决定是正确的；而 1.1% 的患者因为 MRI 的假阳性发现由局部切除调整为乳腺全切，4.4% 的患者扩大切除范围。从这个数据看，总体上患者是受益的。另一种否认乳腺 MRI 保乳术前评价的文章认为，MRI 并没有降低乳腺癌保乳手术的再切除率，此结论即表明，MRI 存在假阴性表现漏诊了部分病灶，但是这个数据是排除了 MRI 建议乳腺全切的病例进行统计的，降低了统计基数。而有趣的是，这两个结论是互相矛盾的。Pengel 等的文献荟萃分析中，MRI 检查的患者中有 13.8% 需要再次切除，而非 MRI 检查的患者再切除率为 19.4%，两者存在明显的统计差别。笔者从技术角度分析了这些文献，扫描速度慢、使用延迟期图像可能是导致假阳性和高估病灶范围的主要原因，因此必须从技术角度进行规范。

MRI 主要通过增强扫描确定乳腺癌灶的范围。乳腺癌灶的强化与病灶自身的血供特点、组织渗透性相关，也与癌灶周围组织的 BPE 强化间接相关。乳腺癌灶的强化和正常乳腺的 BPE 在增强图像上可以发生重叠，这需要充分理解良恶性病灶和 BPE 的血流动力学差别。在实际操作中，如果选择的增强时相过早可能低估癌灶的范围，如选择 60s 的时相容易遗漏癌灶周围的 EIC 或 DCIS 成分；选择的时相过晚则容易高估病灶的切除范围，BPE 和良性病灶的强化都会模糊恶性病灶的边界（图 1-31，图 1-32）。可谓"增之一分则太长、减之一分则太短"。根据多数恶性肿瘤的 DEC-TIC 曲线，建议选择 K 空间中心填充时间对应在注射对比剂后第 40~50s 的图像作为判断乳腺癌灶切除范围的参照，将图像上与乳腺癌灶空间相连的、强化幅度 >90%@90s 或 >120%@120s 的病灶全部纳入切除范围（图 1-33）。将这种早期强化成分纳入切除的做法是有病理依据的，在乳腺癌切除后残留的正常乳腺上皮周围血管间质密度高于无癌乳腺，这种血管生成增加无论是否伴有非典型增生，乳腺癌的发病都明显增多。动态增强的扫描技巧和阈值选择将在第三章详细解释。

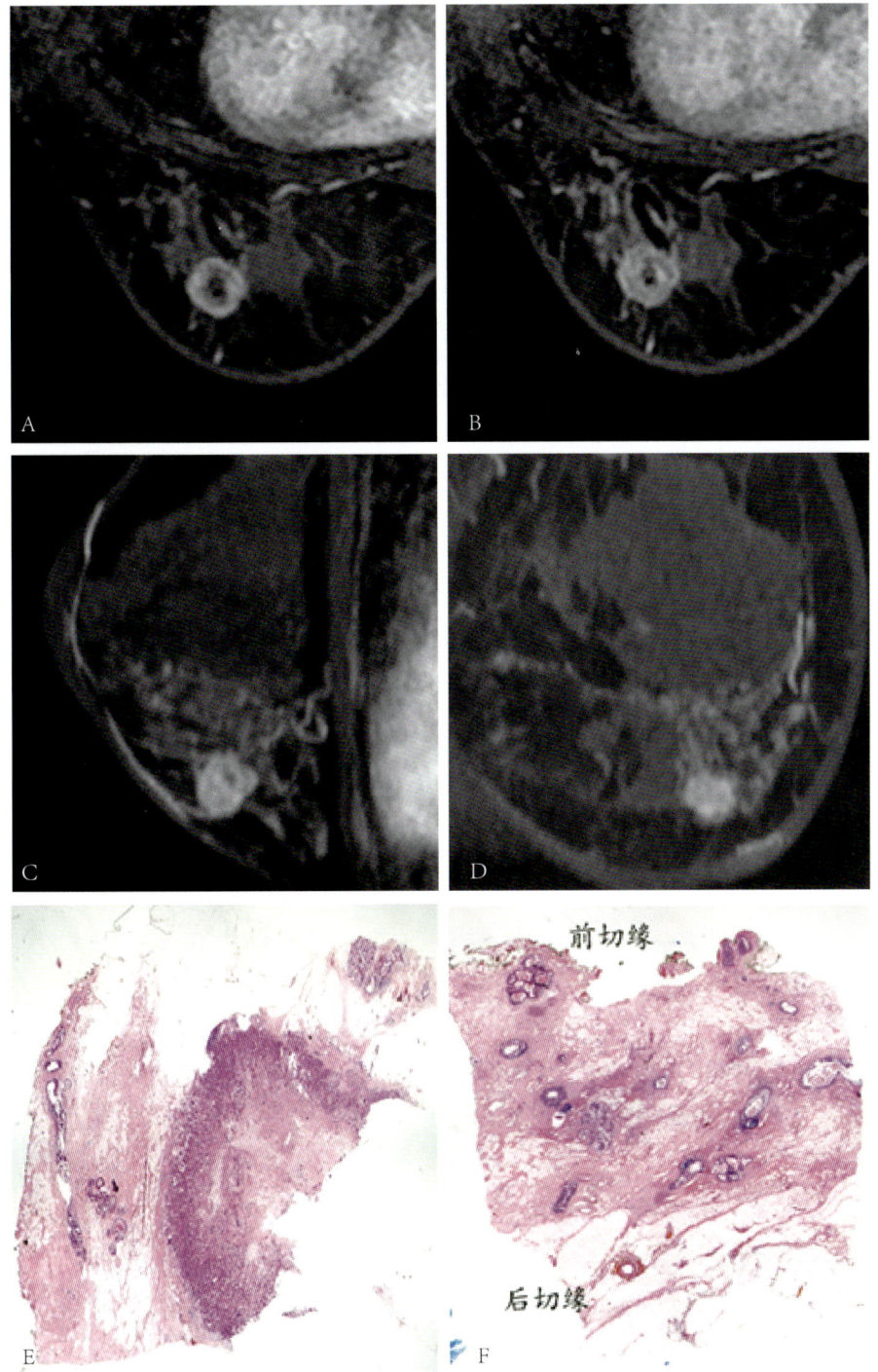

图 1-30　肿块与肿块周围的导管内成分

左侧乳腺圆形肿块（A-D），环形强化并廓清，病灶周围可见小叶节段分布的导管强化，术前预测病灶范围包括小叶节段部分，保乳手术肿块切除充分，但是切缘 1mm 处可见导管内癌成分（E、F）

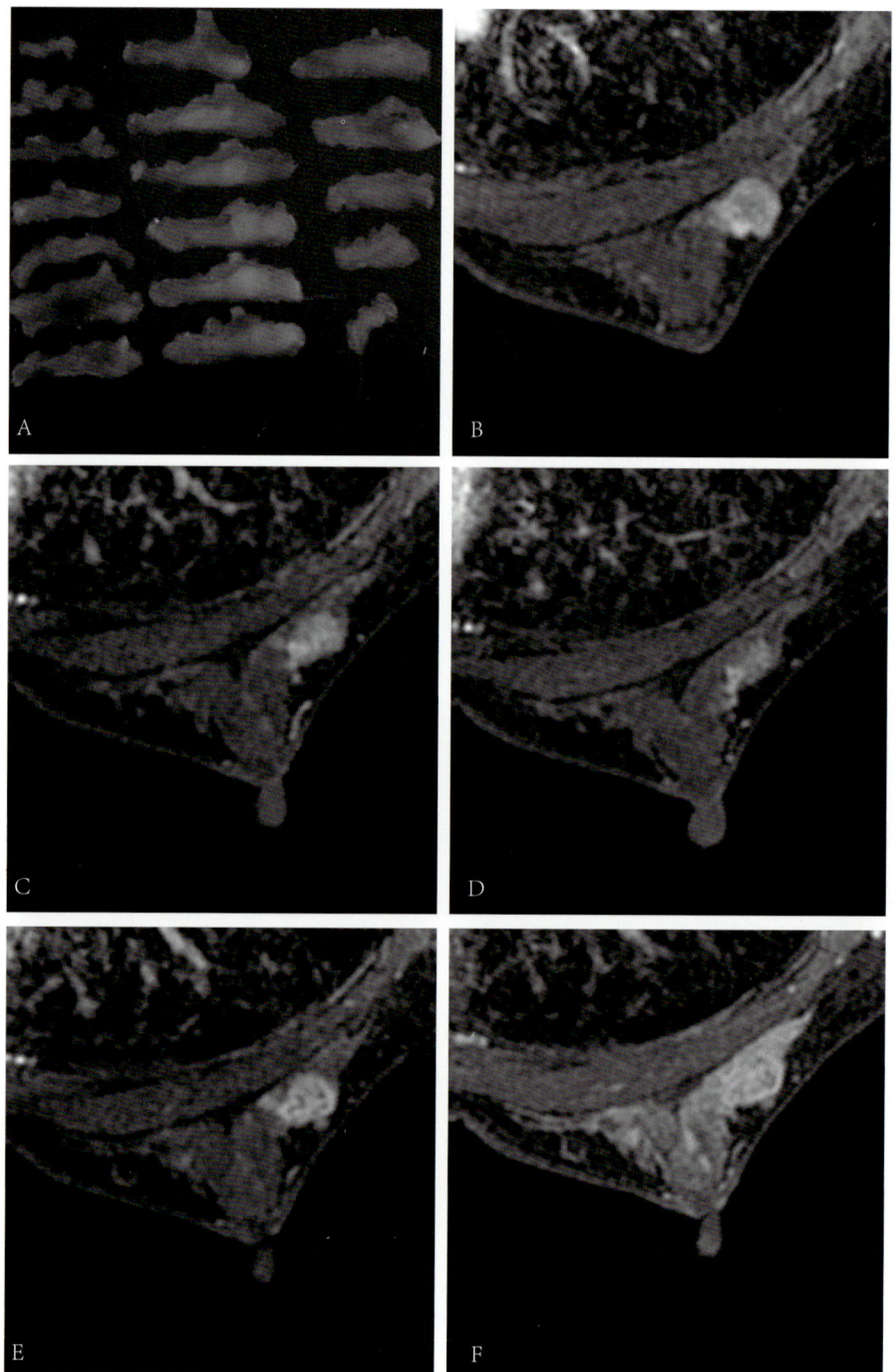

图 1-31 乳腺病灶的切除与边缘确定

A. 切除的标本薄切片在 XMG 下定位，其中圆形高密度部分为 MRI 显示的肿块，对应图 B 的肿块，病理证实为浸润性乳腺癌；B-D. MRI 增强早期图像，其边缘不规则，下缘有非肿块强化成分，经病理证实为弥漫导管内成分，所以建议与肿块相连的早期强化成分作为切除范围。E、F. 分别为肿块的增强早期和延迟期，延迟期由于 BPE 显著，导致病灶边缘不清晰，掩盖了周围的非肿块样强化成分，如果以延迟期图像为切除范围，在一定程度上高估病灶的范围

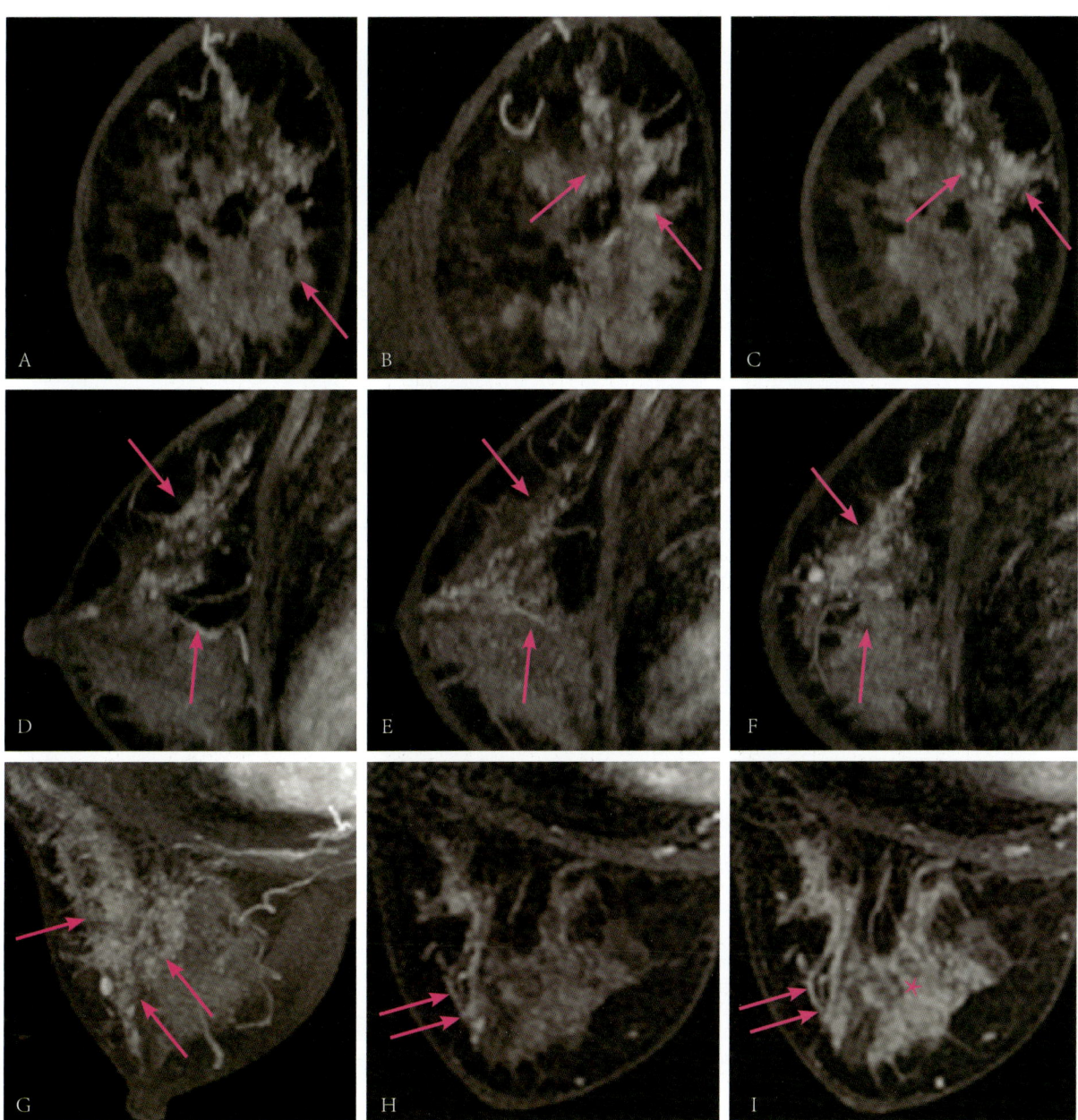

图 1-32 切除范围的界定

患者 33 岁，MRI 体检发现小叶节段强化病灶，簇集样强化，判断为 5 类；因 US 和 XMG 无法确定病灶，采取开放活检，术中确认浸润性导管癌；再次行改良根治术。术后病理检查示：乳腺残腔周围见小灶浸润性癌，为富于细胞黏液腺癌，浸润灶最大径约 0.5cm，周围见大片中等级别导管内癌，范围约为 3.5cm×1cm×0.6cm。乳腺基底部及皮肤未见癌。左侧腋窝前哨淋巴结未见转移癌（0/2）。本例乳腺癌灶只有在增强早期显示小叶节段分布、簇集样强化的病灶，到第 2 期和延迟期与 BPE（*）完全一致，无法对比分辨，容易形成漏诊。因此，与判断形态特征一样，采用增强早期的图像

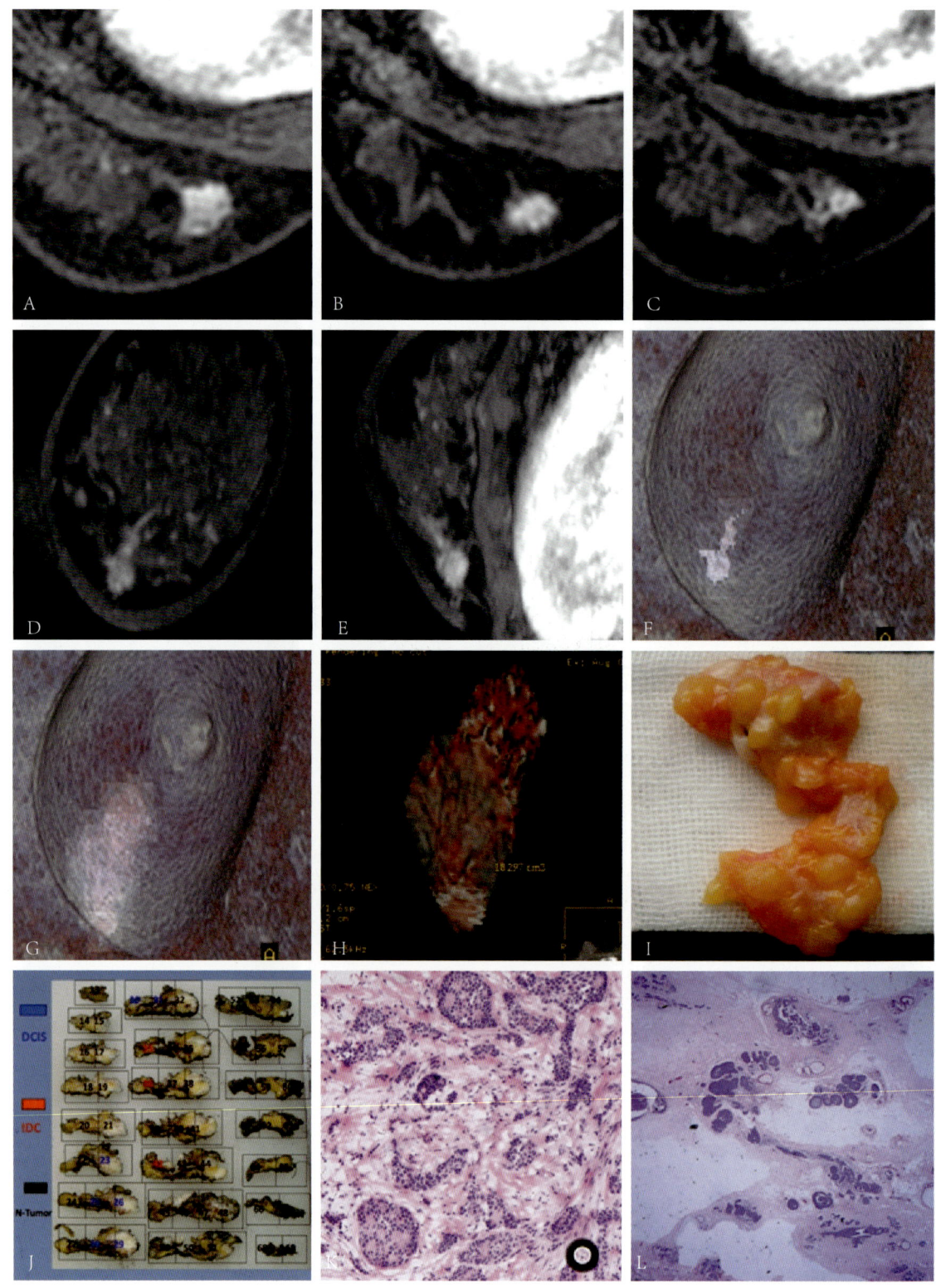

图 1-33 肿块的切除范围

左侧乳腺内下象限不规则肿块,不均匀强化(A-C)。重建的冠状位(D)、矢状位(E)病灶向内上乳头方向延伸出尖棘样的强化灶,前瞻性判断为恶性成分纳入切除范围。F、G 分别为病灶自身和病灶边缘外延 2cm 作为切除范围的三维模拟,预测切除组织的体积为 18.3cm³(H)。I 为楔形切除的标本,J 为病理检查与 MRI 横轴位对应并进行分区检验,红色数字标记的区域为浸润性导管癌(K),对应 MRI 显示的肿瘤肿块样强化部分;绿色数字标记的是弥漫导管内成分和 DCIS(L),对应 MRI 显示的毛刺样突出部分,病理证实按照 MRI 显示的范围进行切除切缘阴性。但是最终因为细胞分化低且存在内乳淋巴结浸润选择了改良根治术

二、筛查单乳多发或双乳多发癌灶

发现单乳多发或双乳多发癌灶是乳腺 MRI 的一个主要诊断任务，具有 Ⅰ 类循证医学证据。其定义指在一侧乳腺发现并确认乳腺癌后，对患侧全乳和对侧乳腺进行排查是否存在多发的癌灶，这是保乳手术前必需的排查程序。部分文献把检测单乳或双乳多发癌灶作为发现乳腺癌后的筛查项目，鉴于这种排查的目的是为手术（尤其是保乳手术）做准备，建议纳入术前计划。单乳多灶或双乳多中心乳腺癌的实际患病率尚不得而知，因为相当一部分病例在发现多发病灶后进行乳腺全切且没有逐一病理证实。另外，部分多灶乳腺癌空间距离邻近，在影像学报告上我们以卫星病灶报告、临床以单个病灶处理。文献报道，最初考虑保乳治疗的病例中有 27%～34%MRI 发现同侧乳腺额外病变，3%～4% 发现对侧癌灶，高危乳腺癌患者多发病灶的比例达到 45%～50%。这种情况以侵袭性小叶癌多见，相关研究报道同侧乳腺多发病灶达到 32%，对侧癌灶达到 7%。一些研究认为，术前 MRI 的应用降低了同侧和对侧的复发率，因为 MRI 可以更好地检查单乳多发和双乳多发癌灶（图 1-34～图 1-37）。国内关于乳腺 MRI 的文章中，没有见到单乳多发或双乳多发癌灶的统计报道。解放军总医院 2016 年 4～5 月中 5 类病变并且有病理证实的 19 例患者中，双乳腺多发及单乳腺多发病变占 36.8%（7/19），说明多发病变在乳腺 MRI 诊断中并不少见，甚至有患者双侧乳腺病理类型并不相同（图 1-38）。笔者初步统计表明，MRI 诊断 BI-RADS 4 类或以上的单侧乳腺多发病灶和双侧乳腺多发病灶约占诊断乳腺癌病例的 10%，因此而改变保乳手术计划的现象比较常见，但是由于部分病例乳腺全切术后缺乏准确的病理证实，此数据也就没有很强的说服力。在多发病灶的检出率方面，并没有 MRI 和 XMG、US 的比较报道。多数文献认为，在癌灶的检出率方面，MRI（81%）比 XMG（66%）更接近病理检出。

三、显示对周围组织的侵犯

评估乳腺癌对周围组织结构的侵犯是手术计划内容的一部分，利用 MRI 断层成像和软组织分辨率的优势显示悬韧带、皮肤、乳头、胸大肌及肋骨和胸膜的侵犯（图 1-39，图 1-40），具有 Ⅰ 类循证医学证据。悬韧带的增厚、脂肪间隙消失、受侵组织的水肿和增强扫描后强化，都是乳腺癌周围组织侵犯的直接表现，也是拟定手术治疗计划的直接依据。但是对腋窝淋巴结转移的判断，常规 MRI 平扫和动态增强方式并不能给出定性判断。由于个体差异，淋巴结的大小并不能成为腋窝淋巴结转移判断的依据，一些研究提供的淋巴结径线比例、增强程度、DWI 信号，包括淋巴结门的脂肪信号等，虽然有一定的提示意义，但是不能成为淋巴结转移的诊断依据，更不能以此为据否认前哨淋巴结活检，这一点与其他部位淋巴结转移的判断标准基本类似。相应的，关于乳腺 MRI 在乳腺癌 TNM 分期的作用，笔者认为其主要价值在于对肿瘤大小的显示，对淋巴结转移诊断的准确性缺乏必要的循证医学证据，不能因此否认前哨淋巴结的活检或者闪烁照相；对乳腺癌的远处转移更需要综合影像评价，而不是乳腺局部的 XMG、US 和 MRI 能显示的范围。

在判断腋窝淋巴结的是否转移的问题上，笔者的经验是扫描无脂肪抑制的高分辨 T1WI 图像，观察肾形淋巴结门内的脂肪信号是否保存，结合原发肿瘤、淋巴结大小和增强特征，阳性预测值约为 80%，但是未做阴性预测值的统计。

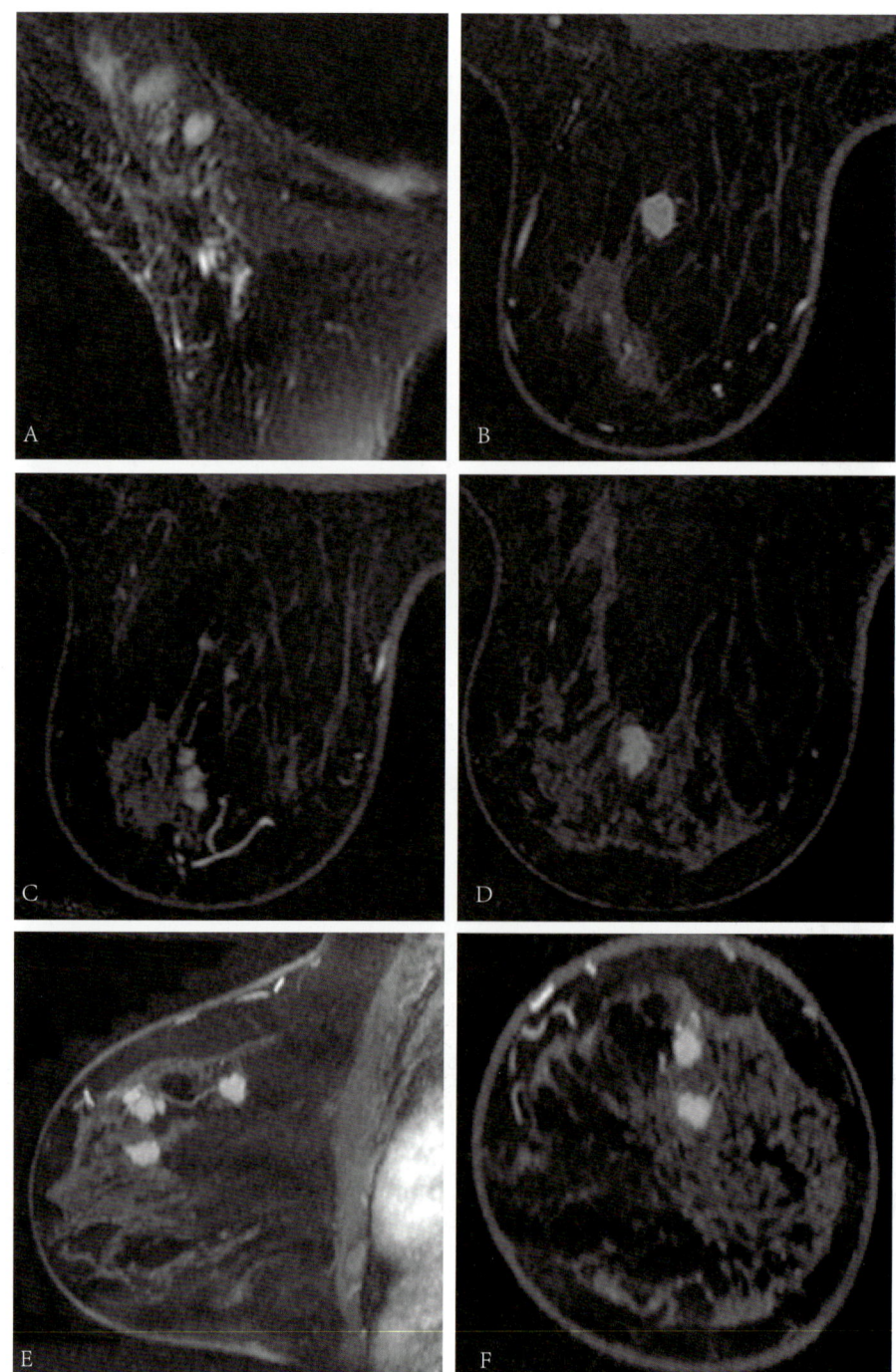

图 1-34 单乳多发病灶

患者31岁，左侧乳腺外上象限乳腺癌局部切除术后，T2WI 可见手术区域水肿（A）。术后 MRI 检查显示乳腺内可见多发的类圆形和不规则肿块（B-F），边缘不规则或毛刺，TIC 廓清型，DWI-ADC=1.02×10^{-3} mm²/s。判断为5类。再次改良根治手术，病理检查示：浸润性乳腺癌（多灶）

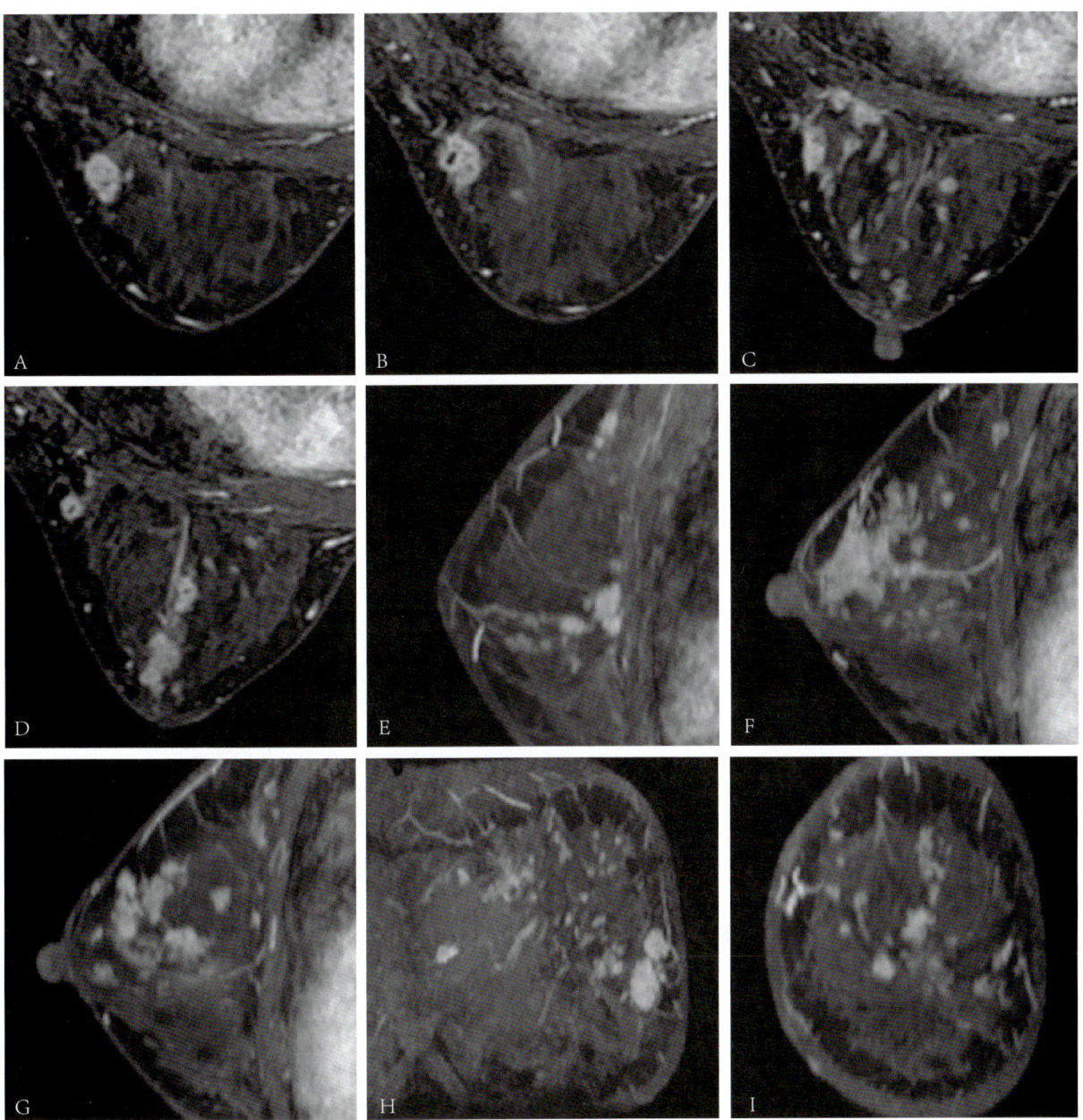

图 1-35 单乳多发恶性病灶

患者 27 岁，半年前无意发现左侧乳腺结节，当地医院行左乳结节切除活检术，术后病理提示左乳浸润性导管癌，SBR Ⅱ~Ⅲ级。免疫组化结果：ER（+>75%），PR（+50%~75%），Ki-67（+25%~50%），HER-（1+），HER-1（-），p53（弱+），SM-MHC（-），p63（-），CK5/6，PD-L1（-），PD-1（散在少量淋巴细胞+），CD31（-）。MRI 显示左侧乳腺内多发大小不等的肿块、非肿块强化和点状强化，分布无规律，TIC 廓清型，判断为 6 类。根治术后送检：切除左侧乳腺及腋窝。乳腺内外径 15cm，上下径 15cm，前后径 4.5cm，皮肤面积 9cm×3cm，皮肤未见明显瘢痕，乳头大小 1.3cm×1cm×1cm，未见凹陷。将乳腺由内向外书页状切开，呈 11 个面，于内上象限 S4~S6 上部见瘢痕区，切面灰黄色、灰白色，质中。其余切面触之细颗粒状，散在大小不等灰白结节。腋窝组织大小 7cm×6cm×2cm，检出淋巴结 17 枚，大者 2cm×2cm×1cm，小者 0.2cm×0.2cm×0.2cm，切面实性，灰白色，质中。术后病理检查示：后送手术区及其他乳腺组织内见散在多灶导管内原位癌伴非特殊类型浸润性低分化癌，病灶大者 1cm×0.5cm×0.5cm，小者 0.1cm×0.1cm×0.1cm。癌未侵犯皮肤，水平及基底切缘未见癌。腋窝淋巴结见转移癌（2/17），左侧第三组淋巴结未见转移癌（0/3）。

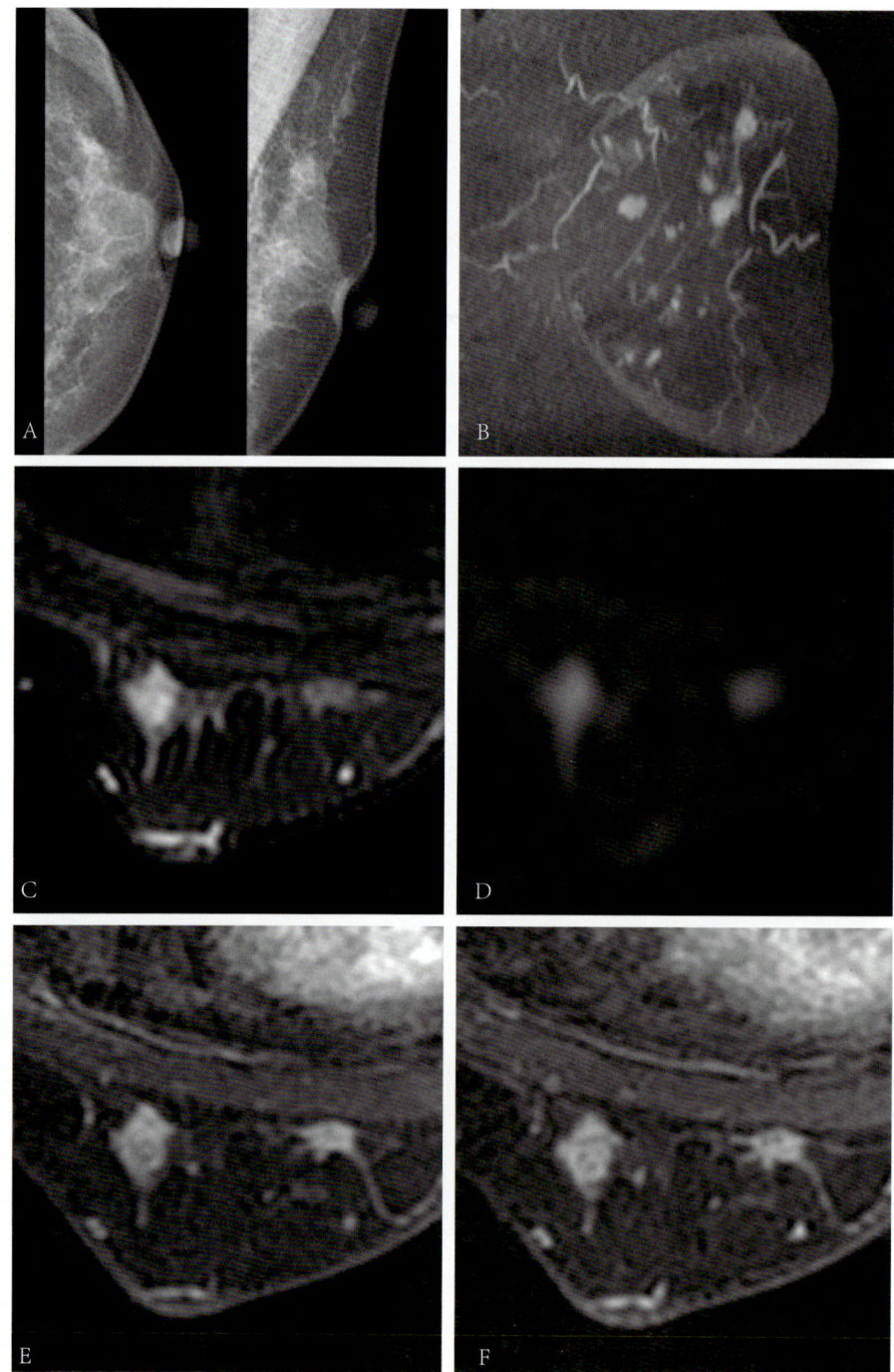

图 1-36　单乳多发恶性病灶

US 检查示左乳低回声结节，考虑 BI-RADS 4a 类。XMG 能显示外上象限 2 个不规则肿块（A），与 MRI 显示的不完全一致。MRI 在冠状位 MIP 图（B）显示左侧乳腺外上和内上象限多发大小不一的肿块，长或等 T2 信号（C），DWI 呈高信号（D），$ADC_{min}=1.35 \times 10^{-3} cm^2/s$。E、F 显示外上象限病灶表现为延迟期强化（TIC 流入型），而内侧病灶表现为早期强化（TIC 廓清型），两者形态边缘均不规则，内部不均匀强化。MRI 评估 BI-RADS 5 类。病理检查示：左侧乳腺灰白色间灰黄色不规则组织四块，大者 4.5cm×2cm×2cm，小者 1.5cm×1cm×0.8cm，于其中两块组织之切面各见一灰白色结节状肿物，大小分别为 1cm×1cm×0.8cm 及 0.4cm×0.3cm×0.3cm，前者质中，后者质脆，均与周围组织分界不清；另两块组织切面均为灰白色间灰黄色，质中。左侧乳腺见富于细胞型黏液腺癌，大小为 1cm×1cm×0.8cm；另见一处非特殊类型浸润性癌，大小为 0.4cm×0.3cm×0.3cm，其中可见少量导管内癌成分；肿瘤组织未累及皮肤及乳头；标本基底部切缘未见癌；腋窝淋巴结见转移癌（1/20）。免疫组化染色显示两处肿瘤表达方式一致：ER（+95%），HER-2（弱+），p53（+25%），Ki-67（+10%），PR（+95%）。此病例为单侧乳腺 2 个不同性质的恶性病灶，其影像特征也存在差别，其中黏液癌呈 TIC 流入型且 T2WI 呈高信号，浸润性癌呈 TIC 廓清型

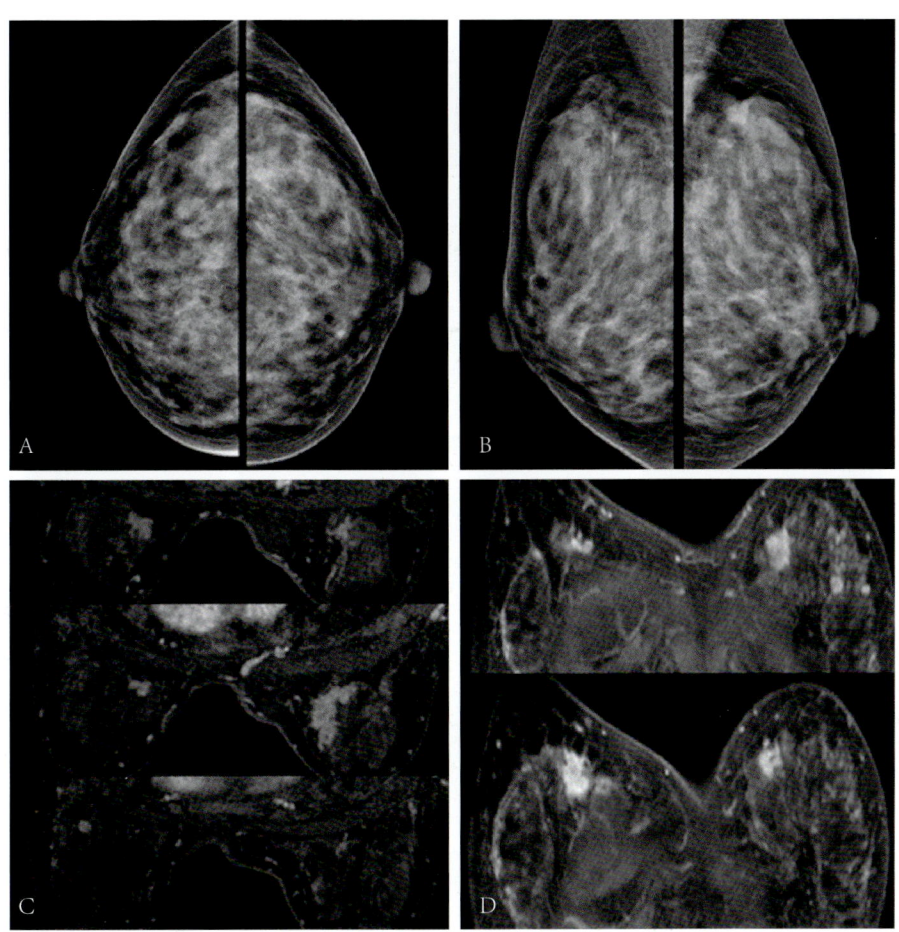

图 1-37 双侧乳腺多发恶性病灶

患者 45 岁，发现乳腺包块 4 个月余。右侧乳房内可扪及一包块，大小约 2cm×2cm，乳腺超声检查，结果回报提示：距右侧乳腺乳头上方 3cm 处可见数个相邻低回声结节，大者约 1.9cm×1.7cm，边界清楚，形态不规则，其内可见点状强回声，CDFI 示其周边可见血流信号，考虑 BI-RADS 4～5 级。于左侧乳腺内上象限距乳头约 3.0cm 处可见一低回声结构紊乱区，范围约 1.7cm×0.9cm，边界欠清晰，形态不规则，CDFI 示其内未见明确血流信号，考虑 BI-RADS 4 级。另于左侧乳腺 2 点位置可见一低回声结节，大小约 0.7cm×0.4cm，边界清楚，形态规则，CDFI 示其内未见明确血流信号，考虑 BI-RADS 3 级。XMG 在双侧致密型腺体内未能检出病灶（A、B）。MRI 显示为双侧乳腺多发病灶（C、D），其中右侧乳腺为小叶节段分布的非肿块强化，左侧乳腺内侧象限靠近胸壁病灶为局灶强化，外侧象限为小肿块强化，均判断为 BI-RADS 5 类。双侧乳腺癌改良根治术，术后病理提示左乳肿物乳腺高级别导管内癌，少部分呈浸润性导管癌改变。右乳肿物浸润性导管癌，部分呈高级别导管内癌改变

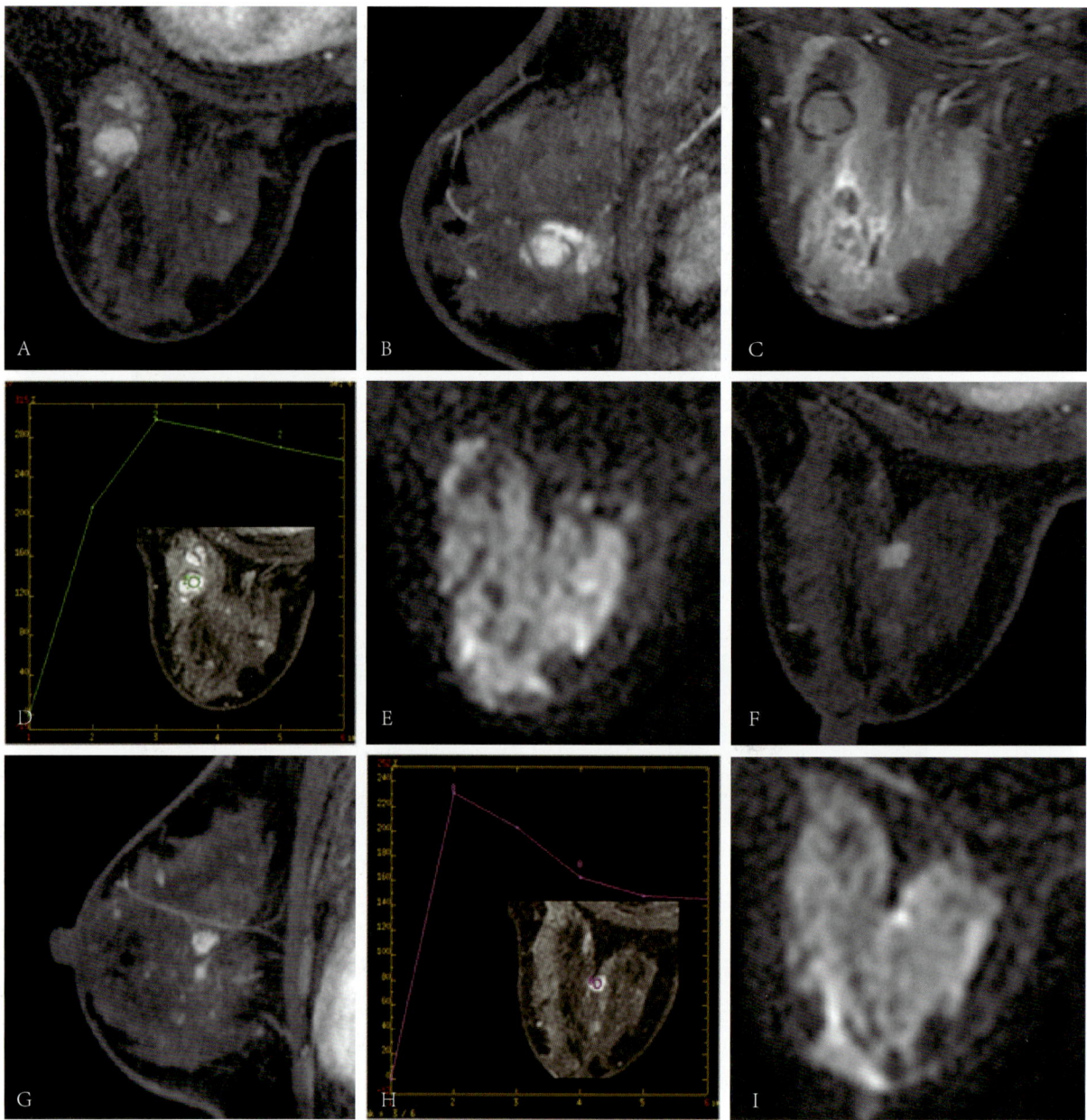

图 1-38　良、恶性病灶并存

患者 44 岁，发现左乳腺肿物 20 年，拟切除。左侧乳腺靠近胸壁一个分叶状肿块（A、B），与增强匹配观察到 T2WI 低信号部分为（C）不强化的纤维分隔，边缘被低信号和不强化的包膜包绕，强化部分为 TIC 廓清型（D），DWI 呈低或者等信号（E）。此病灶的前上方可见另外一个不规则肿块（F、G），边缘不规则，内部不均匀强化（+1），TIC_{max} 廓清型（+1）（H），ADC=$1.47×10^{-3}mm^2/s$（I），判读为 5 类。病理检查示：左乳腺肿物外下象限乳腺纤维腺瘤，2cm×1.5cm×1.5cm；左乳腺肿物乳头后方浸润性导管癌，部分呈导管内癌改变。肿瘤总大小约为 0.6cm×0.6cm×0.5cm。大小位置与 MRI 相符合。本病例的纤维腺瘤 MRI 表现典型，是一个分叶状的肿块，周围和中间是短 T2 信号的纤维包膜，肿块内部的 T2 信号不均匀提示纤维腺瘤退变程度不一样，纤维包膜在动态增强的早期没有强化，纤维腺瘤的中心 T2WI 高信号部分血供丰富，呈平台型曲线，退变的部分血供降低，DWI 呈低信号。腺瘤后方的小肿块是一个恶性病灶，具有不规则的形态和毛刺边缘，廓清型动态增强曲线，因为病灶小，所以测量有部分容积效应，符合恶性病灶的定性特征

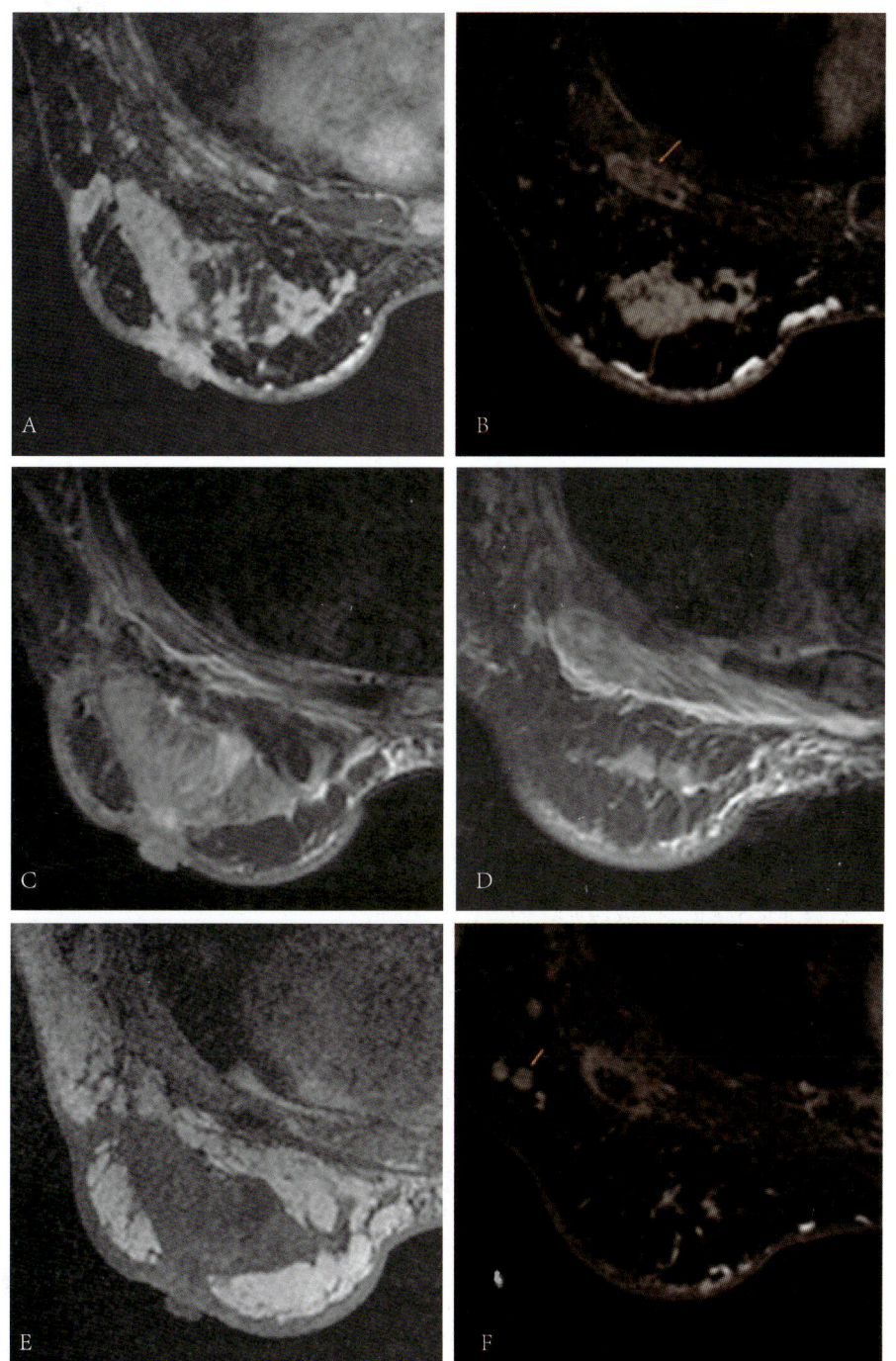

图 1-39 左侧弥漫性浸润性乳腺癌伴随周围皮肤胸壁改变

直接侵犯皮肤导致皮肤增厚水肿，直接侵犯乳头导致乳头凹陷；乳房后间隙和胸大肌水肿并胸大肌内肿块；同侧腋窝圆形淋巴结直径7mm，病理证实为淋巴结转移

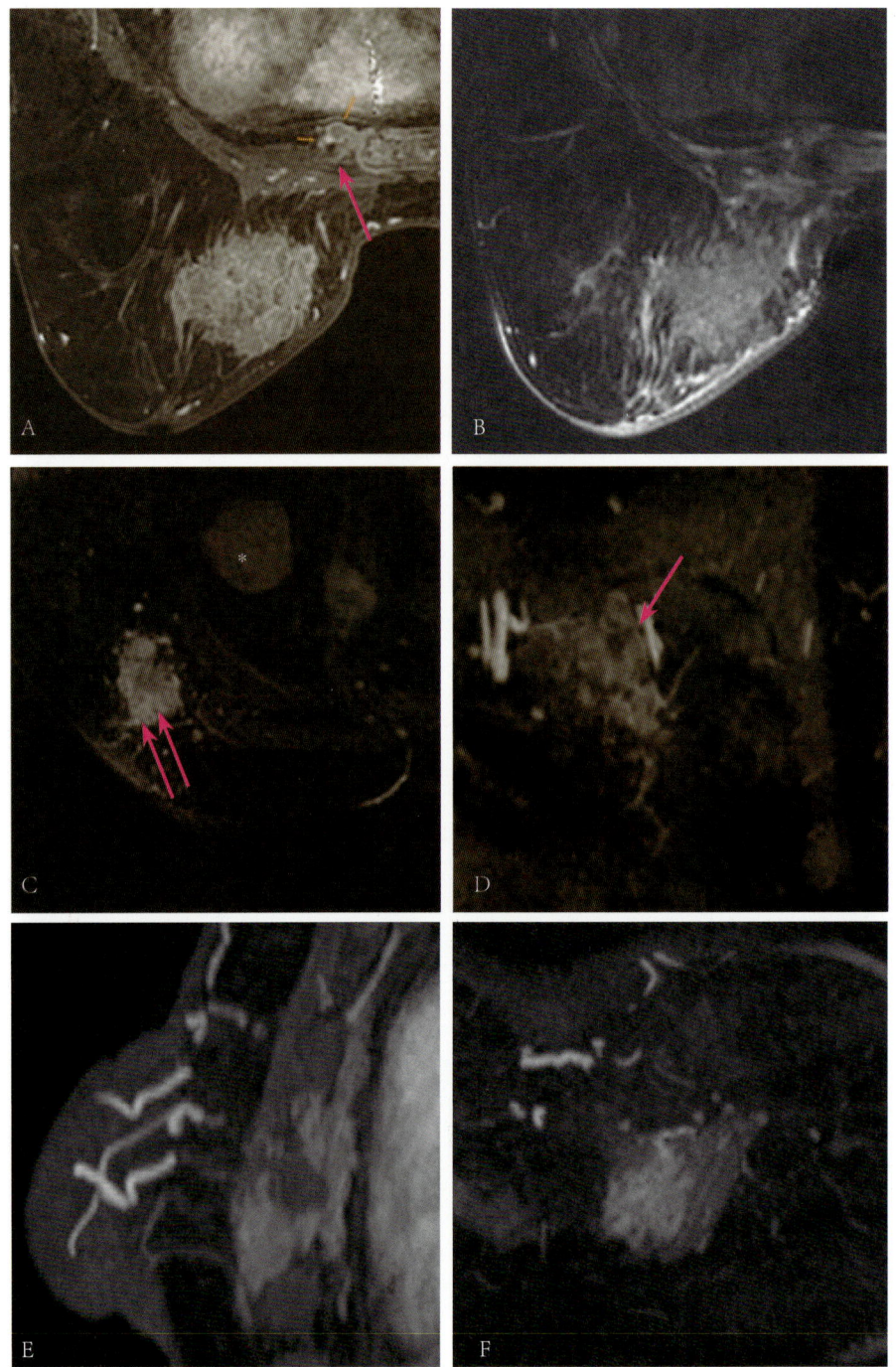

图 1-40 右侧乳腺浸润性乳腺癌

同侧腋窝淋巴结增大（↑↑），肺内多发肿块符合转移（*）；病灶直接侵犯胸壁和胸大肌，内乳淋巴结增大（↑）提示转移或者肿瘤直接浸润

第三节 治疗后评价

用MRI评价乳腺疾病治疗后的改变，包括：乳腺癌术前系统治疗的疗效评价、保乳手术的术后评价、乳腺消融治疗的术后评价、假体置入后的评价，也包括其他干预治疗后以了解治疗效果为目的的评价。

一、新辅助治疗评价

术前系统治疗（preoperative systemic therapy）是指对较大的乳腺癌在手术切除前进行化学治疗、内分泌治疗和生物靶向治疗的综合系统治疗，以期缩小病灶争取手术的机会，甚至缩小手术范围达到保乳的标准。术前系统治疗的纳入标准为：①发现时已经很大、不可手术的；②发现时癌灶较大（Ⅱa、Ⅱb、Ⅲa），不适合保乳手术的。前一种情况是肿瘤很大且侵犯胸壁、肌肉和淋巴结转移，无法外科切除，治疗目的在于缩小病灶，争取手术切除的机会；后者是肿瘤发现时较大不适合保乳手术，有希望缩小肿瘤达到保乳手术的标准。目前乳腺癌多学科合作治疗认为，术前系统治疗或尝试性1~2周期的治疗，可以确定对治疗是否反应敏感，以方便后续治疗的选择，相当于系统治疗的药物敏感性的测定过程。

术前系统治疗采用RECIST（版本1.1）标准（response evaluation criteria in solid tumors Version 1.1）进行疗效评价。RECIST要求所有病灶必须基于影像学资料的治疗前基线检查和治疗后相同的技术和方法检查（图1-41~图1-46），无法进行影像学评价的例外，因此临床标准也就是影像标准。基线测量以可测量靶病灶的最大直径为参照，多个病灶时采取各病灶最大直径之和作为参照，一般测量不超过5个主要病灶；淋巴结测量其短径的最大值；其余未测量的病灶作为非靶病灶。乳腺癌的术前系统治疗评价主要使用MRI进行形态学的测量。

1. 靶病灶的评价标准

（1）完全缓解（complete response，CR）：所有靶病灶消失，全部病理淋巴结（包括靶结节和非靶结节）短径必须减少到<10mm。

（2）部分缓解（partial response，PR）：靶病灶直径之和与基线水平减少>30%。

（3）疾病进展（progressive disease，PD）：以整个试验研究过程中所有可测量靶病灶的直径之和的最小值作为参照，直径之和相对增加>20%，如果基线测量值最小就以基线值为参照；除此之外，必须满足病灶直径之和增加的绝对值>5mm，出现1个或多个新病灶也属于进展。

（4）疾病稳定（steady disease，SD）：靶病灶减小的程度没有达到PR，也没有进展到PD，介于两者之间，研究可以直径之和的最小值作为参照。

2. 非靶病灶的评价标准

（1）完全缓解（CR）：所有非靶病灶消失且肿瘤标志物恢复到正常水平。

（2）非CR（非PD）：存在一个或多个非靶病灶和（或）持续存在肿瘤标志物超出正常水平。

（3）疾病进展（PD）：已经存在的非靶病灶出现明确进展，出现一个或多个新发病灶也被视为进展（图1-46）。

在具体操作上，RECIST对靶病灶和非靶病灶的变化标准和测量进行了详细规定。对测量中遇到的小到无法测量的病灶、病灶碎片样分离的情况进行了规定，评价乳腺癌术前系统治疗反应必须熟记这些操作要求。

RECIST标准测量的一维径线，可以通过体检触诊及XMG或US测量，操作简单易行，但是从MRI图像看并不一定准确。肿块类癌灶新辅助治疗前可以有明确的径线，但是治疗后癌灶的变化并非向心性缩小，可能变成多发散在的小肿块甚至 NME，测量径线存在明显的操作困难。非肿块强化类癌灶在 XMG 和 US 上本来就存在检测困难，体检触诊也不明确，治疗前后测量都存在准确性问题。在治疗前后形态学变化存在复杂性，这就给按照一维或二维径线测量的评价方式提出质疑。MRI 可以利用增强图像进行组织分割处理，由此计算肿瘤强化部分的体积变化。理论上，用 MRI 的三维体积测量更能反映病灶大小的变化，比一维或二维的测量更加精确（图 1-47）。

文献报道，用 MRI 评价术前系统治疗的残存肿瘤存在过高或过低的问题，这与术前 MRI 评价切除范围存在的争议比较类似。术前系统治疗导致肿瘤的血流动力学、组织微环境都发生了变化，用化学治疗前确定乳腺癌范围的标准判断化学治疗后的肿瘤范围是不合适的。与术前系统治疗前选择增强早期图像作为判断依据不一样，建议术前系统治疗后选择 TIC 曲线的峰值时相或最后的延迟图像作为测量依据，但是这种处理方式并没有病理学的证据（图 1-48，图 1-49）。术前系统治疗后病灶无强化并不一定意味着癌灶"死亡"，笔者有 1 例个案，病灶在 MRI、XMG 和体检触诊均"消失"，患者由此拒绝手术切除，在术前系统治疗结束后 2 个月的随访观察中，可以看见在原来的肿瘤区域再次出现异常强化的征象，提示术前系统治疗后没有强化的区域并不一定是癌细胞的死亡区域（图 1-50）。

乳腺癌病灶接受术前系统治疗后变化很复杂。MRI 评价术前系统治疗的参数不仅仅是几何学的测量，还包括 DCE-TIC 和 DWI-ADC 变化，这种变化在术前系统治疗预测疗效中更有意义（图 1-51）。术前系统治疗早期疗效评价一般在第 2 次或第 3 次化学治疗开始之前进行，目的主要是决定是否有必要继续进行术前系统治疗，或者调整治疗方案。研究表明，MRI 功能参数如 DCE-TIC、DWI-ADC、磁共振波谱（MRS）的 Cho 值等可以在癌灶发生上述形态学之前发生变化，从而可以达到预测疗效的目的。DCE-TIC 和 Ktrans 主要反映肿瘤血流动力学的变化，DWI-ADC 反映细胞内外水分子自由弥散环境的变化，MRS-Cho 反映细胞膜代谢状态的变化，这些与化学治疗药物的抗血管生成、细胞毒性等作用机制建立联系。多数肿瘤在术前系统治疗后 1~2 个周期后即可出现Ⅲ型动态增强曲线变为Ⅱ型或者Ⅰ型，DCE-TIC 曲线的改变与抗肿瘤药物抑制肿瘤血管生成，病变血供减少，癌细胞血供不足，发生崩解坏死、部分病理血管闭塞消退，血管通透性减低，局部癌组织的微血管灌注及血流灌注降低有关。通过更精确的血流动力学参数如 Ktrans 和 Vep 可以对新辅助化学治疗前后变化进行定量测量，相关研究有待进一步的临床验证。

文献报道，癌灶的 DWI-ADC 值变化有可能成为早期预测乳腺癌术前系统治疗疗效的指标之一，其变化要先于最大径线的缩小。恶性肿瘤 DWI-ADC 值降低，化学治疗触发肿瘤细胞坏死或凋亡可能是肿瘤病灶 DWI-ADC 值上升的主要原因。经过化学治疗后，对化学治疗敏感的癌灶 DWI-ADC 值逐渐升高，而不敏感者则无明显变化趋势，这一点在动物实验也得到证明。笔者基于 32 例样本量的研究发现，病理评价为术前系统治疗有效与无效的病灶，其第一疗程前后 DWI-ADC 值的变化具有统计学差异，术前系统治疗有效的病灶 DWI-ADC 值升高，而术前系统治疗无效的病灶 DWI-ADC 值没有明显的变化（图 1-52）。研究结果也提示新辅助化学治疗有效的病灶其治疗前 DWI-ADC 值要高于术前系统治疗无效的病灶，两者之间有统计学差异。需要指出的是，笔者在后来的研究中发现，新辅助化学性治疗后 DWI-ADC 值的变化一方面与化学治疗后的细胞变化有关，另一方面需要排除测量因素，尤其是多个疗程以后的测量，部分肿瘤化学治疗后缩小或分解成为多个小的肿块，中间出现纤维腺体组织，其部分平均效应也导致了测量 DWI-ADC 值的升高，不仅仅是细胞的病理变化。这与 NME 病灶测量 ADC 值存在平均效应是相同的（图 1-53，图 1-54）。因此，笔者认为，在化学治疗第 1、2 个周期的早期，肿瘤形态大小变化不显著时测量的 DWI-ADC 值变化，反映肿瘤的组织病理变化。

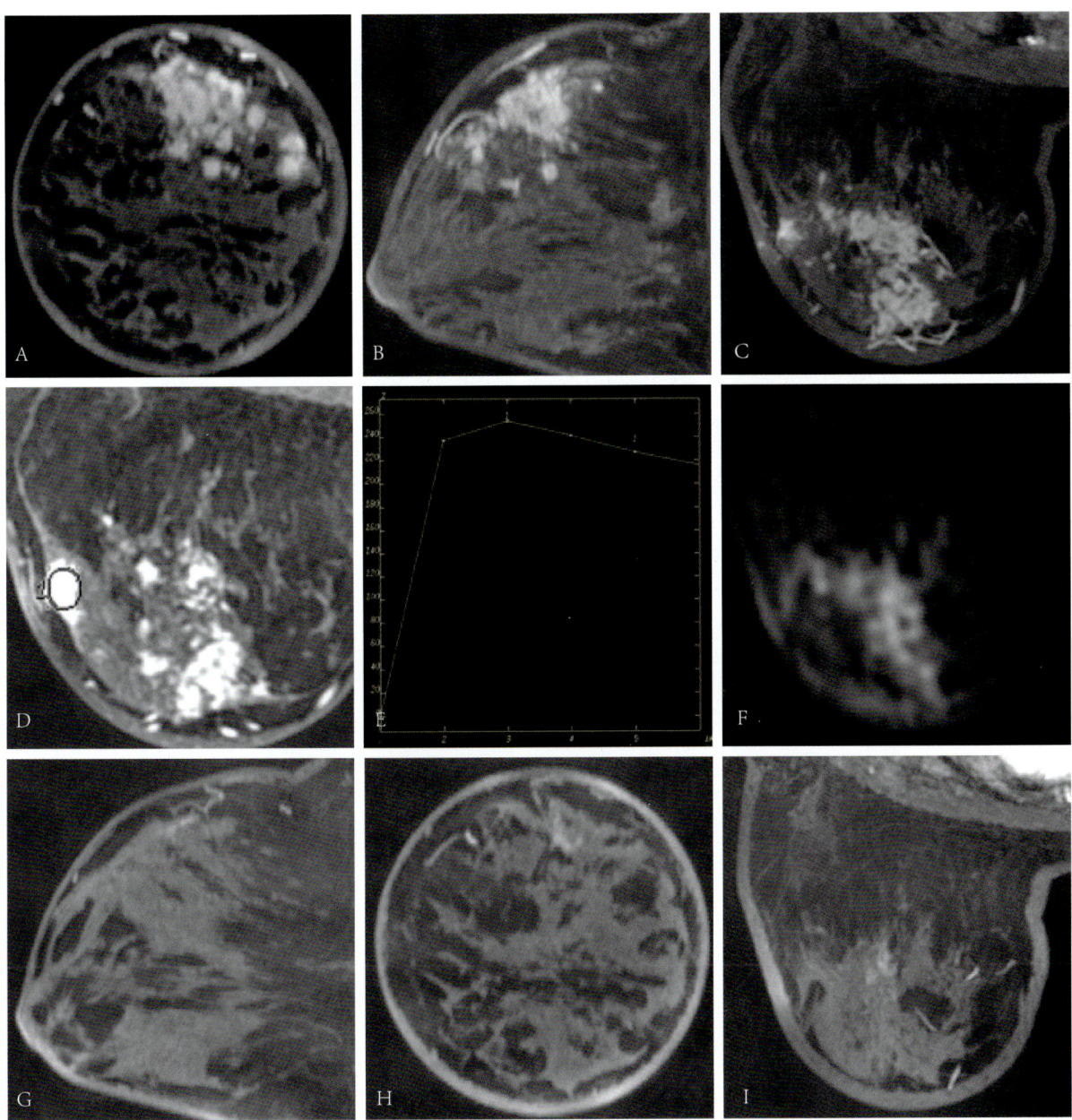

图 1-41　新辅助化疗评价 CR

患者 23 岁，确诊左侧乳腺癌左腋下淋巴结转移 6d。超声引导穿刺活检病理检查示：左侧浸润性导管癌，ER（-），PR（-），HER-2（+）。化学治疗采用曲妥珠单抗 440mg，盐酸表柔比星 160mg，环磷酰胺 110mg。化学治疗前 MRI 检查右侧乳腺内上象限非肿块样强化（A-D），节段性分布，簇集样强化，DEC-TIC$_{max}$ 廓清型（E），DWI-ADC$_{min}$= 1.05×10^{-3}mm^2/s（F）。化学性治疗 2 个周期后复查 MRI 示：右侧乳腺动脉期未见异常对比强化病灶（G-I），无法准确测量 TIC 和 DWI-ADC，评价为 CR

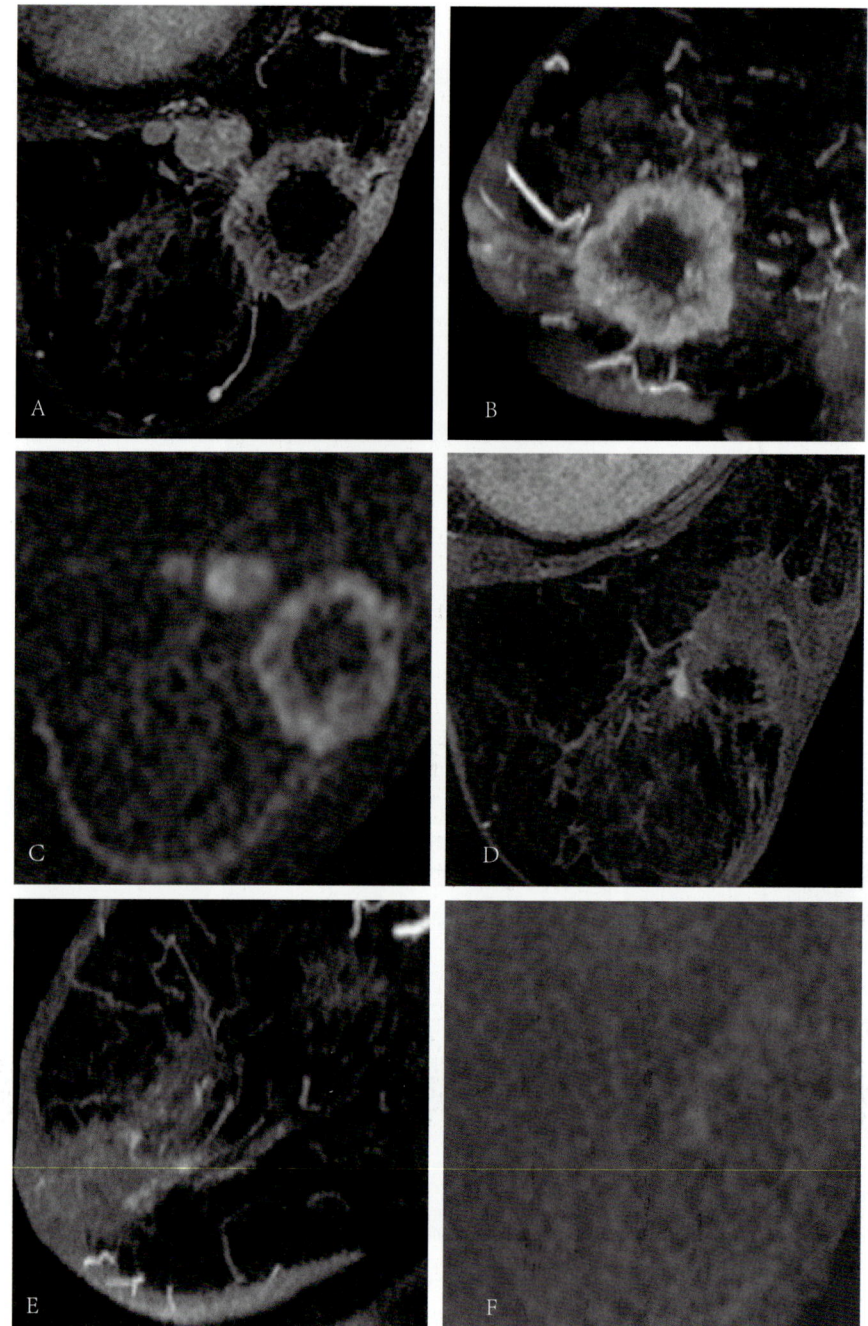

图 1-42　新辅助化疗评价 PR

新辅助化学性治疗前 MRI 显示右乳外下象限多个肿块，较大病灶呈不规则环形强化，边缘毛刺（A、B）。DWI-ADC$_{min}$=0.88×10^{-3}mm^2/s（C），TIC 廓清型，其内后方见多个子灶，胸壁及邻近皮肤受累，乳头略内陷；同侧腋窝淋巴结增大融合成团。新辅助化学性治疗 ET 方案 6 周期后术前 MRI 显示，右侧乳腺外下象限原环形强化肿块较化学治疗前显著缩小，大部分为轻度强化（D、E），DWI-ADC$_{min}$=1.88×10^{-3}mm^2/s（F），TIC 平台型，内侧缘残留少量点状强化，原病灶内后方子灶已经消失；评价为 PR。新辅助化学性治疗前穿刺病理检查示：浸润性癌（右乳腺），非特殊类型。免疫组化染色显示肿瘤细胞：p63（-），SM-MHC（-），CK5（灶+）。新辅助化学性治疗 6 周期后右乳癌改良根治术病理检查示：切面于外下象限约 8 点位置乳腺实质内查见一质硬区，大小 3cm×2cm×1cm，切面灰白色，淡黄色，质中。与周围组织分界欠清晰。常规诊断：（右）乳腺组织，原癌床区组织退变坏死伴间质玻璃样变性、灶状钙化及含铁血黄素沉积，见脂肪坏死及组织细胞聚集，间质或纤维细胞增生。个别导管内上皮异型增生，可见核分裂象，考虑为残存的导管内癌，未见明确浸润性癌。乳头及基底切缘未见癌。周围乳腺组织呈腺病改变，见纤维腺瘤形成，导管上皮萎缩明显伴间质硬化。腋窝淋巴结未见转移癌（0/6），腋窝脂肪组织内未见癌。免疫组化染色显示导管内癌成分：CK5（灶+），p63（灶+），Ki-67（+50%），SM-MHC（部分+），ER（-），PR（-），HER-2（3+）。MRI 与病理吻合

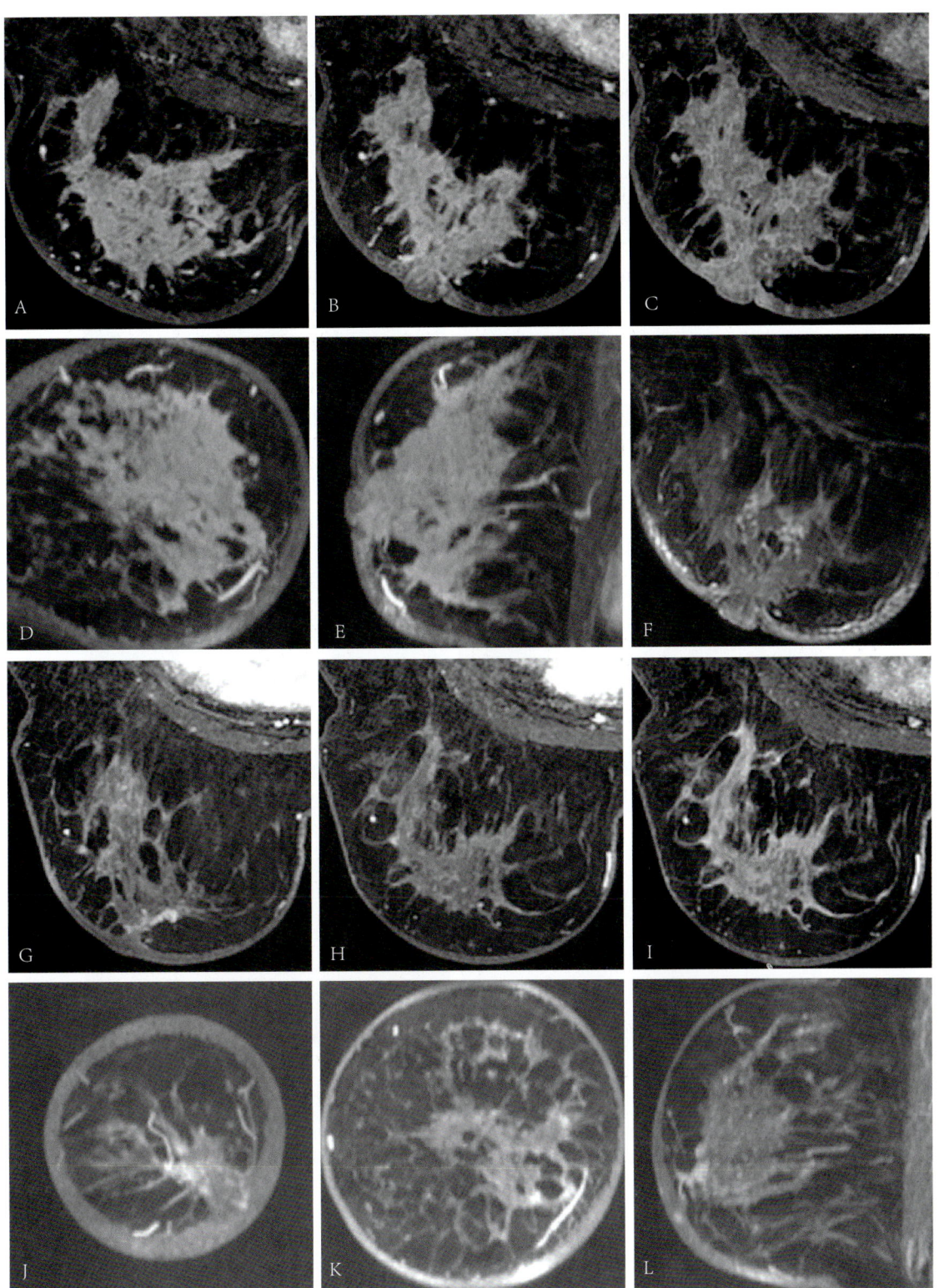

图 1-43 新辅助化学治疗 PR

患者 38 岁，哺乳结束后发现左侧乳汁明显减少，乳房肿胀明显，自以为"积乳"，考虑"乳腺炎"，给予中药内服外敷对症治疗，效果不明显。后乳腺超声检查示：①左侧乳腺皮肤弥漫性增厚及皮下水肿改变，炎性与恶性相鉴别，前者可能性大，建议 MRI 进一步检查；②左侧乳腺内上象限小结节，建议随诊。MRI（A-F）表现为全乳弥漫型非肿块强化，乳头凹陷，胸壁水肿，$ADC_{min}=0.69\times10^{-3}mm^2/s$，$TIC_{max}$ 廓清型。MRI 示：左侧乳腺非肿块强化并同侧腋窝多发淋巴结肿大，5 级，建议外科会诊（先穿刺除外乳腺炎）。活检病理检查示：左侧乳腺浸润性癌，非特殊类型。免疫组化染色结果：ER(+20%)，PR(+30%)，HER-2(2+)，FISH 结果待回报，E-cadherin(膜 +)，p120(膜 +)，p170(-)，p63(-)，Ki-67(弱 +，约 5%)。第 3 次化学治疗前 MRI 复查（图 G-L）仅乳晕下剩少量局灶强化灶，延迟强化明显。ADC=1.41。判读为 PR

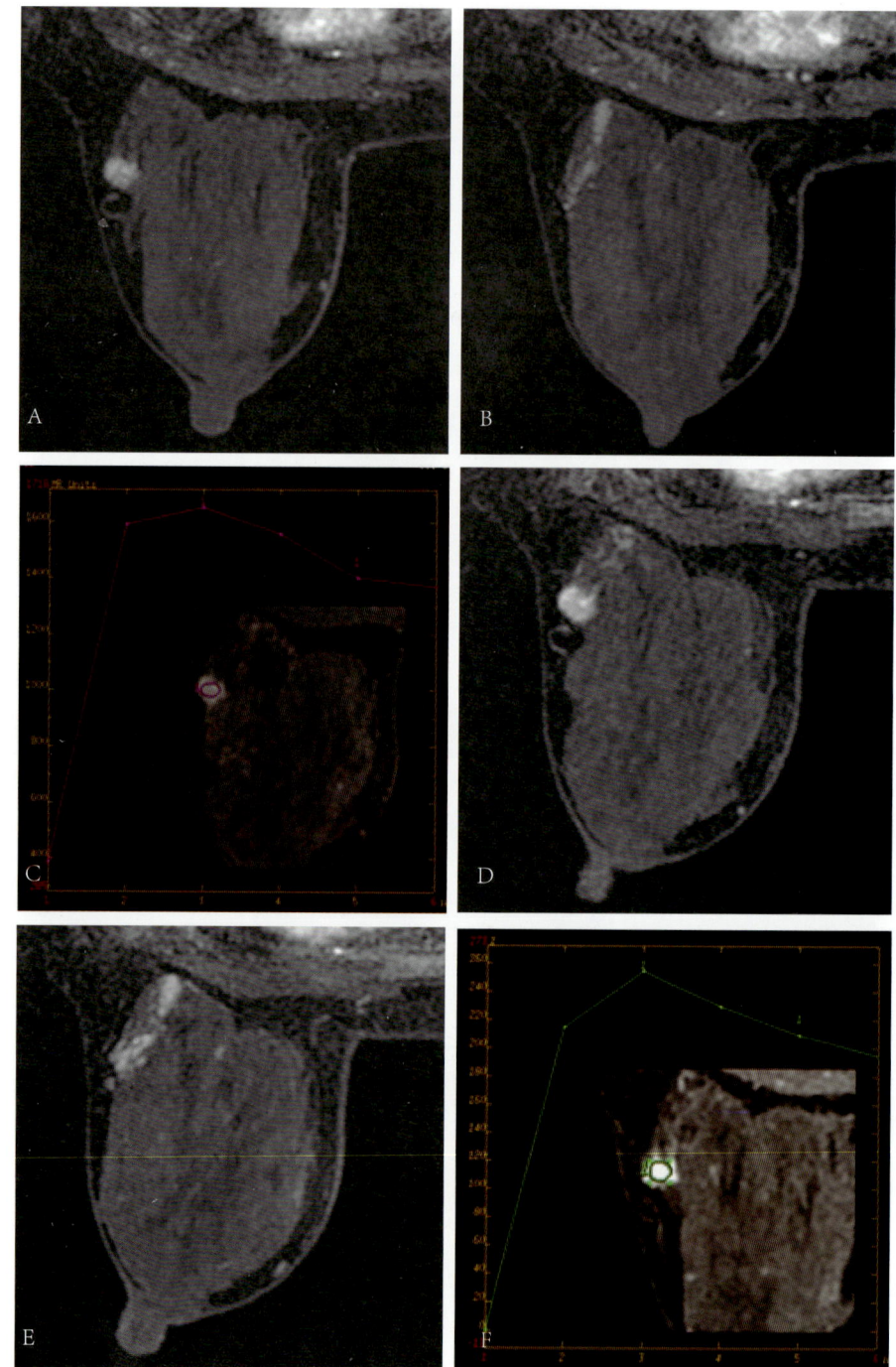

图 1-44　静止病变（SD）

左侧乳腺不规则肿块（A），不均匀强化；病灶旁边可见区域分布的 NME 强成分（B），DWI-ADC$_{min}$=1.16×10^{-3}mm^2/s；DCE-TIC 廓清型（C）。4 个周期新辅助化学治疗后，病灶的肿块部分和 NME 部分略有增大，DWI-ADC$_{min}$=0.94×10^{-3}mm^2/s（D、E），DCE-TIC 仍为廓清型（F）。病灶未缩小，也不满足增大到进展病变（PD）的标准，判断为 SD，病理证实无缓解

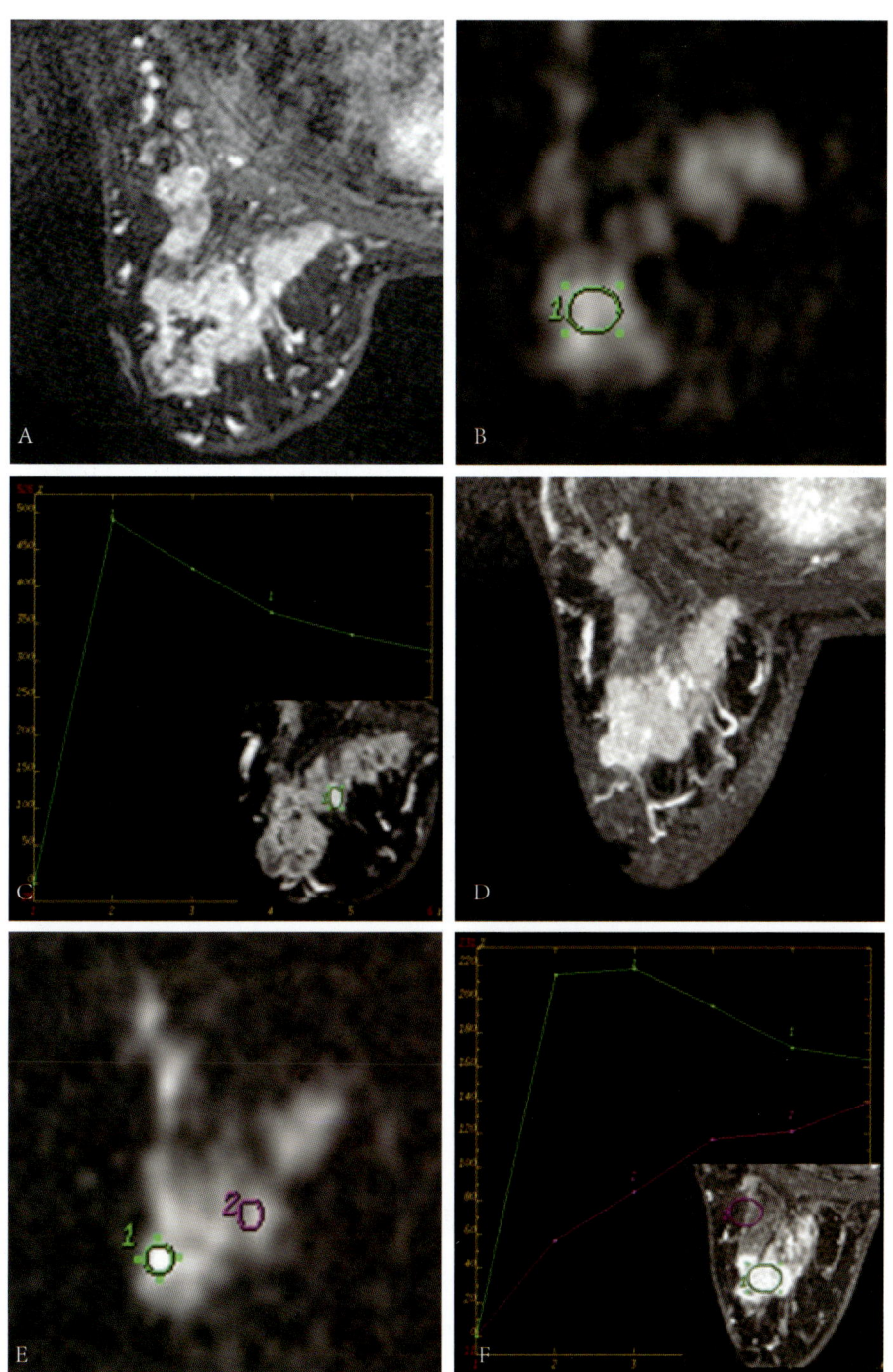

图1-45 进展病变（PD）

新辅助化学治疗前NME病灶（A）DWI-ADC$_{min}$=1.28×10^{-3}mm^2/s（B），DEC-TIC廓清型（C）。2个疗程治疗后，病灶融合并有扩大趋势（D），DWI-ADC值1.18×10^{-3}mm^2/s（E），DEC-TIC廓清型无变化（F），但是强化幅度由500%降低为260%，预测新辅助化学治疗反应不敏感，判断为PD，建议停止新辅助化学治疗。手术切除术后病理证实化学治疗无变化

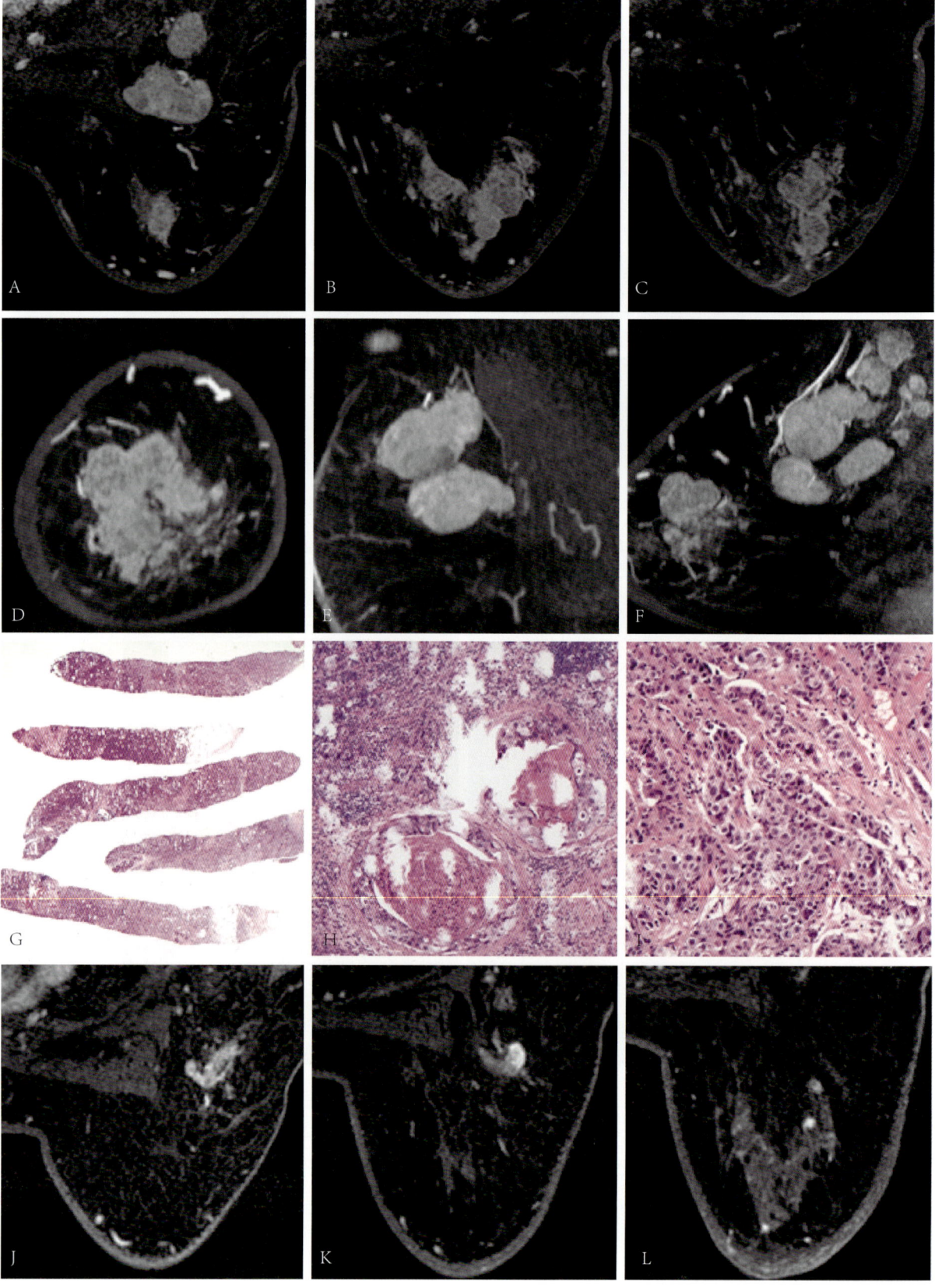

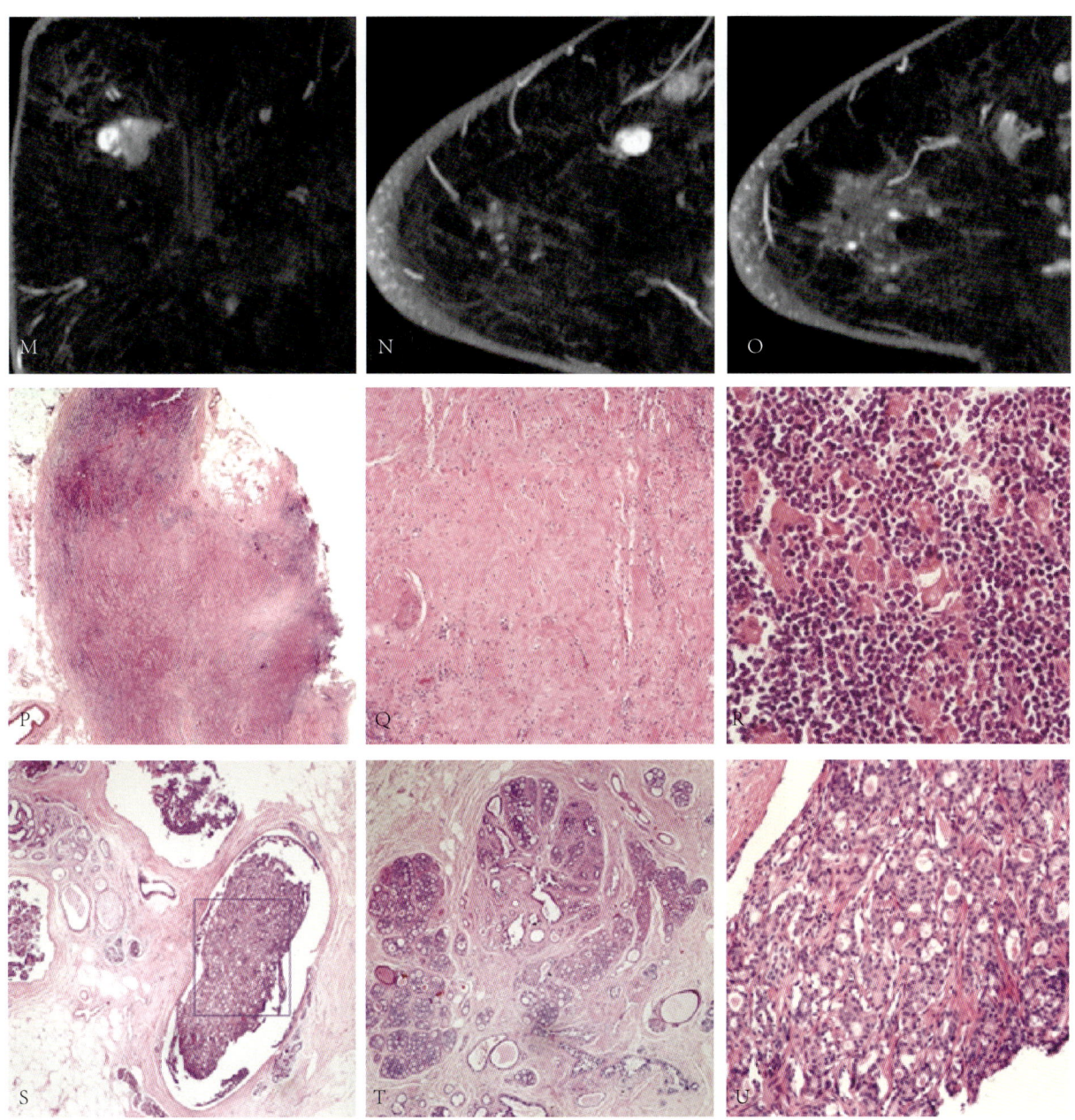

图 1-46　术前系统治疗的影像与病理评价

患者 55 岁，右乳晕后方多个肿块。MRI 显示多发病灶形态不规则（A-F），边缘毛糙，内部不均匀环形强化；$ADC_{min}=0.82\times10^{-3}mm^2/s$。累及乳头、乳晕，右乳皮肤增厚。右侧胸壁及腋窝淋巴结增大呈融合状肿块。病理检查示：右乳腺浸润性癌（G-I）。免疫组化染色显示：HER-2（3+），ER（-），Ki-67（+>75%），PR（-），CK（+），p120（膜+）。FISH 检测示：HER-2 基因扩增。ET 联合赫赛汀方案化学性治疗，8 个疗程后 MRI 检查（J-O），右侧乳腺病灶几乎消失，残留少量点状强化，腋窝淋巴结显著缩小，根据 RECIST 标准，靶病灶和淋巴结评价为 PR。左侧乳腺非靶病灶变化不大，淋巴结略有缩小趋势。右乳癌改良根治术+左乳腺全切术+左侧前哨淋巴结活检术+输液港取出术。术后病理检查示：右侧炎性乳癌，病灶部分缓解（PR）（P-U），与 MRI 判断一致

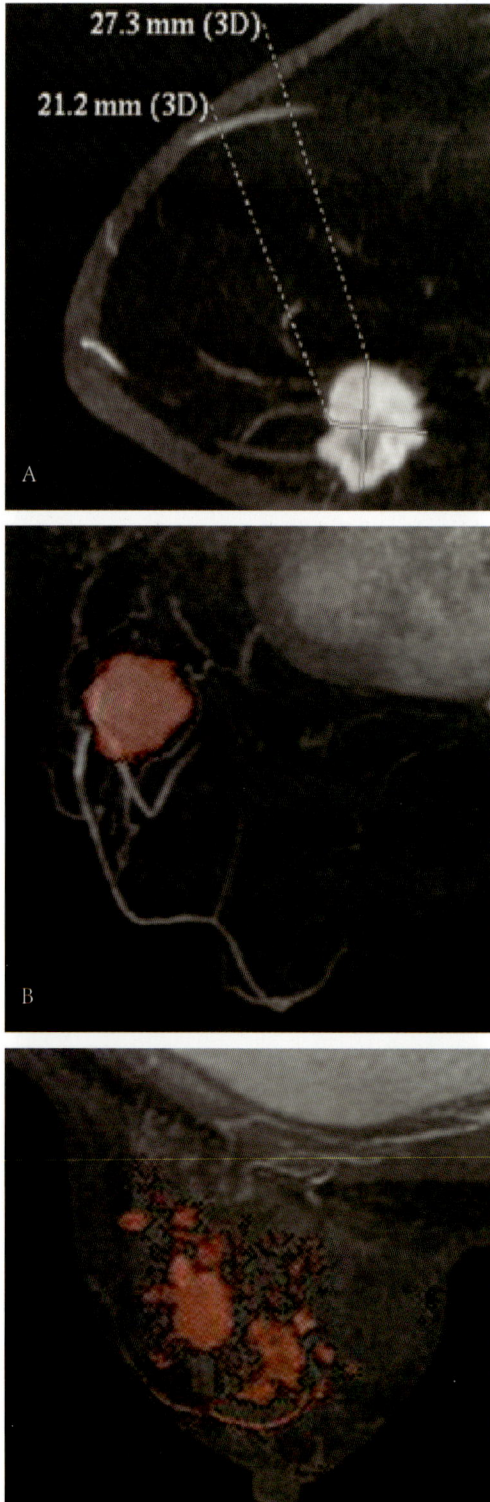

图 1-47 新辅助治疗后病灶的测量

肿块类病灶在新辅助治疗前可以准确测量病灶的径线（A），也可以通过 MRI 图像的组织分割测量病灶的体积（B）；新辅助治疗后，病灶并非向心性缩小，而是变成多发大小不等的肿块，分布在一个更大范围的区域内，测量单个最大病灶径线存在操作上的困难，但是可以用组织分割法测量残余的体积

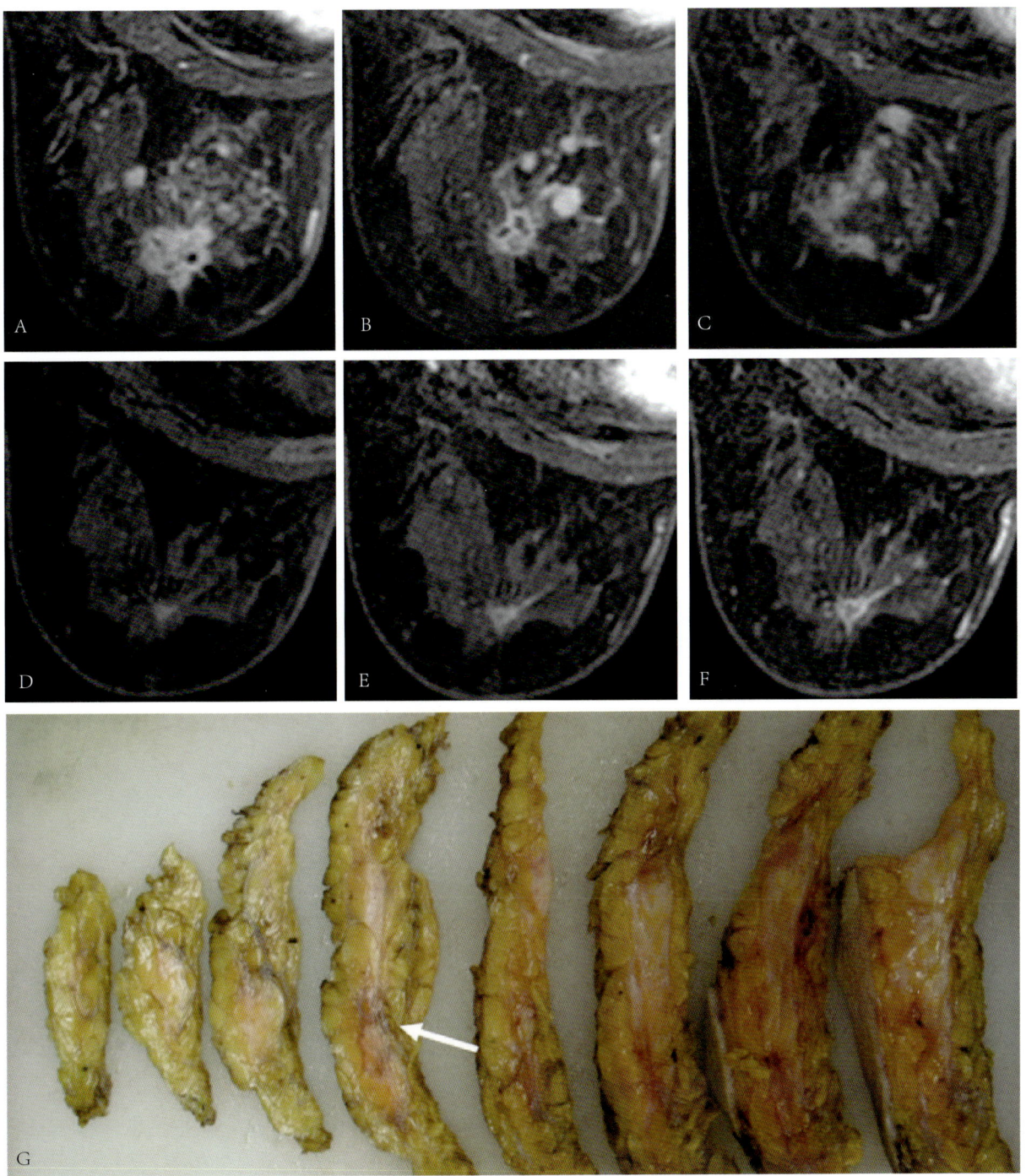

图 1-48 新辅助化学治疗后病灶范围的 MRI 评价

右侧乳腺多发肿块，病理证实浸润性导管癌。主要病灶呈分叶状、边缘毛刺、不均匀或者环形强化（A、B、C），DCE-TIC 平台型。6 个周期化学治疗后，增强早期（D）仅显示星芒状的不规则强化，周围有毛刺形成；相同位置第 360 秒延迟期图像（E）显示病灶范围较增强早期有扩展，并呈环形强化和边缘毛刺，至第 720 秒延迟期（F）病灶范围与图 E 范围略有增大；动态增强曲线衍变为流入型曲线。周围的病灶在增强早期消失，延迟期可见点状强化。影像判断为 PR。乳腺切除后大体病理（G）仅见星芒状的瘤体，与 MRI 延迟期显示的范围基本一致。病理显示左侧乳腺内上象限浸润性导管癌，范围 4cm×1cm；周围可见广泛的中低级别的导管内癌，范围 3.5cm×3cm×2cm，瘤周组织退变纤维化；与穿刺病理对照符合部分反应（PR），残留肿瘤量占原肿瘤的 6%。由于部分癌灶经化学治疗作用后，肿瘤血供降低，其 DCE-TIC 一般由廓清型或者平台型降低为平台型或流入型，但是增强早期未强化的病灶并不一定完全灭活，部分在延迟期表现有明显的强化。对于乳腺癌化学治疗后的切除范围，建议以延迟期显示异常强化的区域为切除范围，动脉期图像可能会低估切除范围；临床实践中，外科多数以化学治疗前的范围作为切除参考以控制切缘阴性

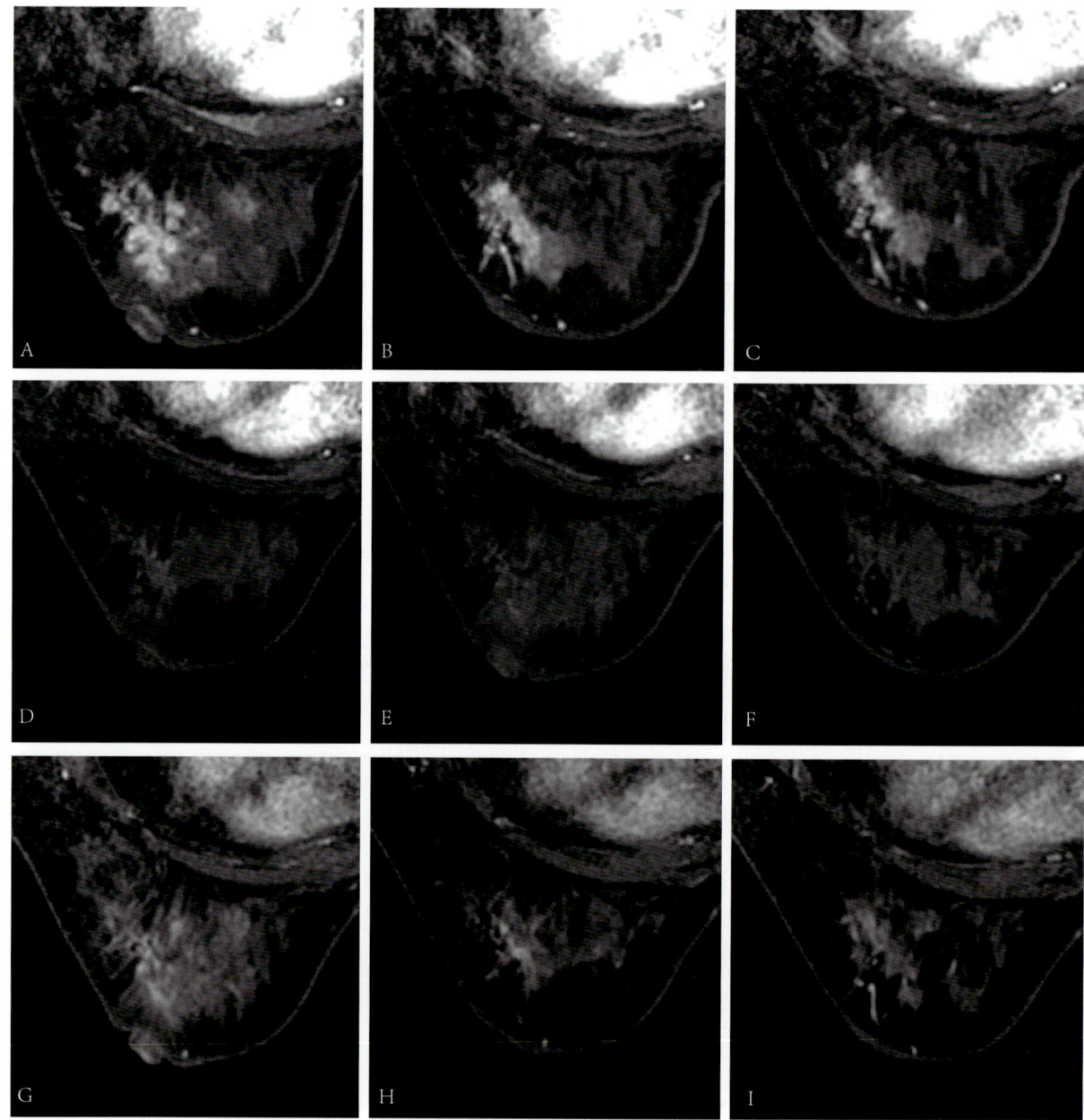

图 1-49　新辅助化学治疗后不同增强时相显示病灶范围的差异

左侧乳腺导管癌化学治疗前的增强早期（A-D）不规则的多发肿块，乳头内陷。新辅助化学治疗 4 个疗程后，癌灶范围明显缩小，在增强早期（E-H）基本消失，在延迟期（I）呈区域分布的 NMLE 特征。根据强化范围，增强早期影像评价为 CR，延迟期影像评价为 PR。病理报告：左侧乳腺乳头下方浸润性导管癌，混杂有一些中等级别的导管内癌，浸润范围约 4cm×3cm×1.5cm，SBR Ⅱ级，癌组织蜕变，周围组织轻度纤维化，瘤细胞团散在浸润于硬化性腺病的乳腺实质内，肿瘤周边多个脉管内见癌栓，与穿刺病理肿瘤组织对比，符合 PR，残余肿瘤量占原肿瘤的 23%。对照病理结果，比较增强早期和延迟期显示病灶范围，延迟期图像更能反映肿瘤化学性治疗后的实际范围。由于化学性治疗后血供特征发生改变，以增强早期图像显示范围不能反映新辅助化学性治疗后病灶的范围，发生退变的肿瘤组织可能以延迟期强化为主，建议以延迟期范围作为残存肿瘤的范围，并认为至少是所有延迟期强化的成分都应该纳入切除范围

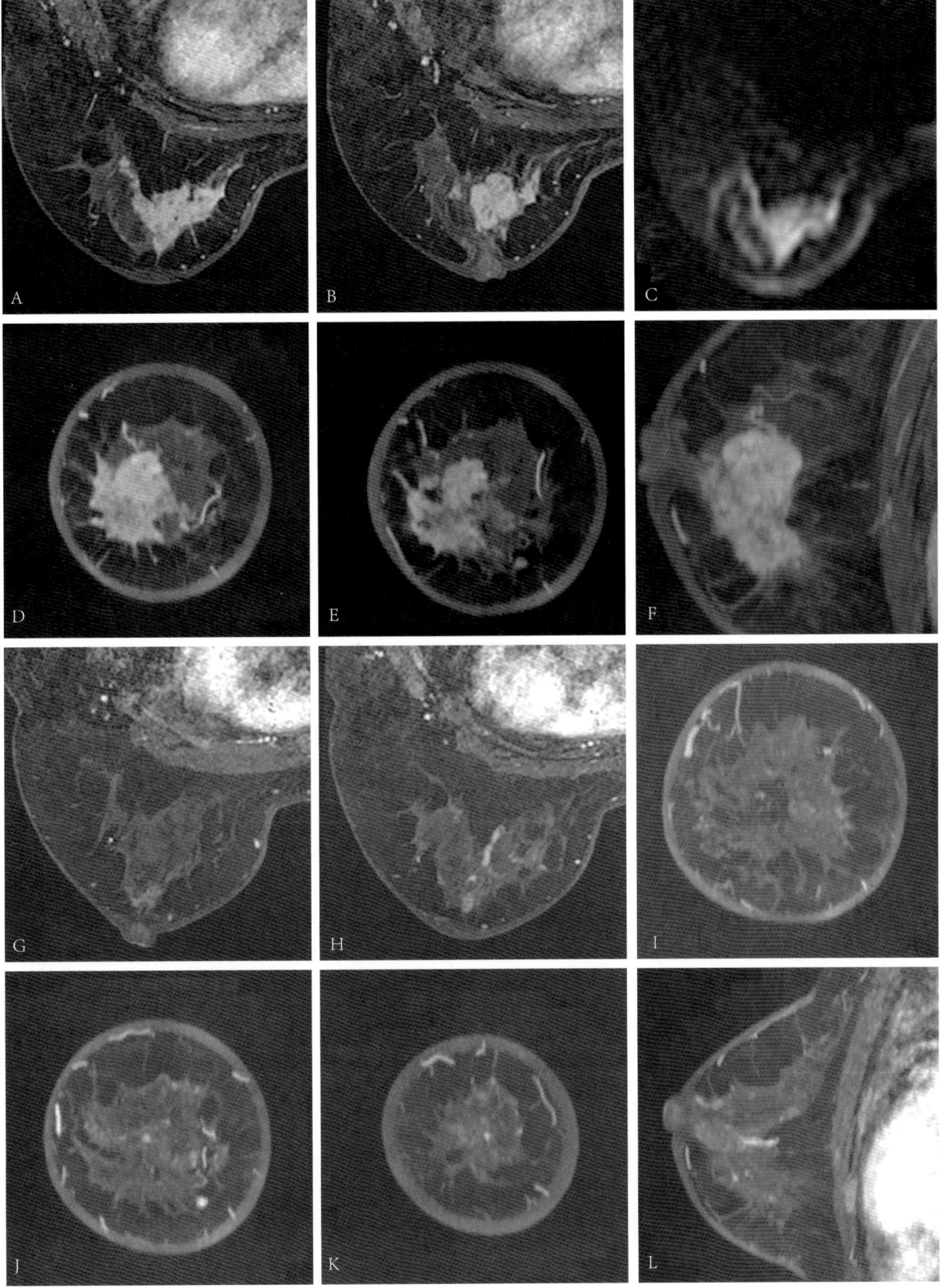

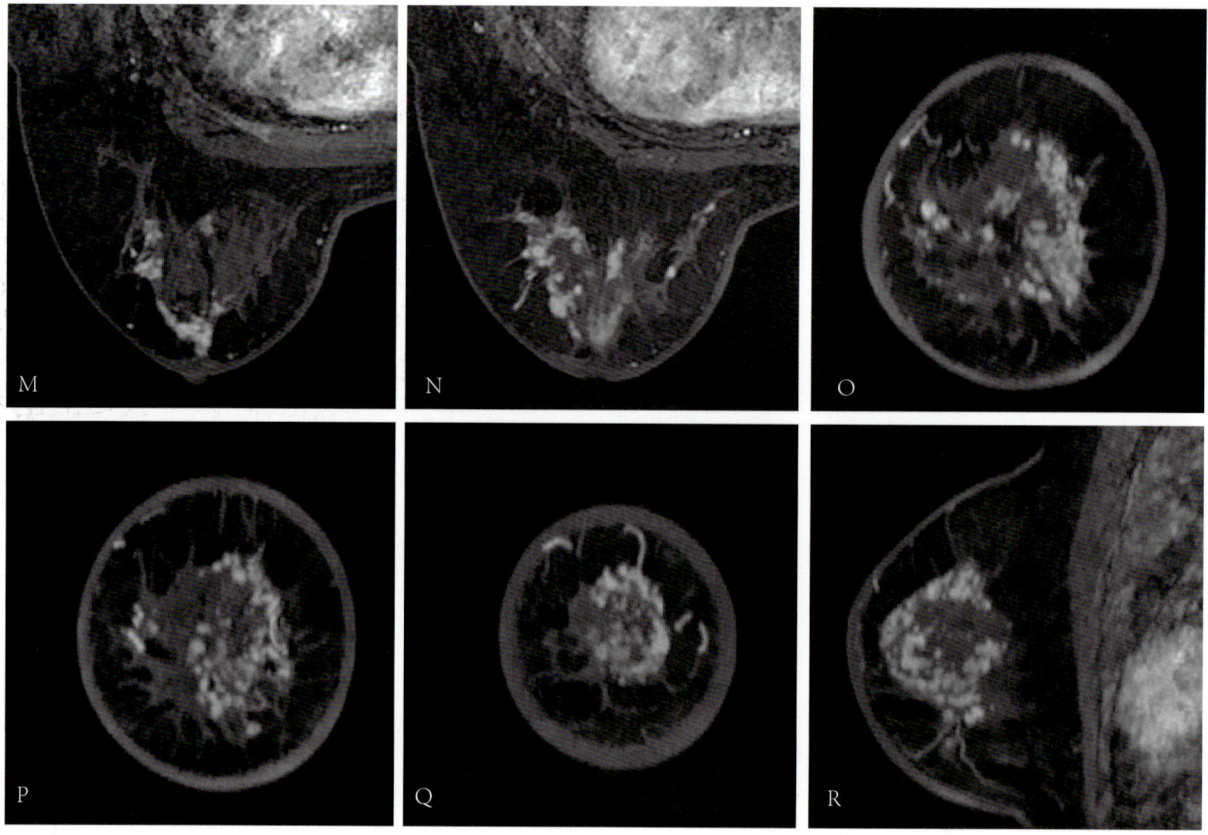

图 1-50 **新辅助化学治疗后病灶再生**

化学治疗前基线 MRI 检查显示左侧乳腺不规则肿块并周围非肿块成分（A-F），外院病理会诊示：左乳浸润性癌。给予表柔比星+多西他赛方案；第 3 次化学治疗周期前复查 MRI（G-L），病灶显著缩小，增强早期仅残存少量导管样强化，MRI 报告类 PR。但是 2 个月后复查 MRI 显示病灶再次增多扩大（M-R），病灶的形态、位置和特征都与新辅助化学治疗前不同，为多发簇集样强化，部分有小叶节段分布特征，属于非肿块强化类型。因此认为，新辅助化学治疗后 MRI 无强化并不代表癌灶死亡，可能是无血供的"休眠状态"，后续治疗不可或缺。新辅助治疗后，评价为 CR。停止新辅助化学治疗后再次出现病灶增多扩大

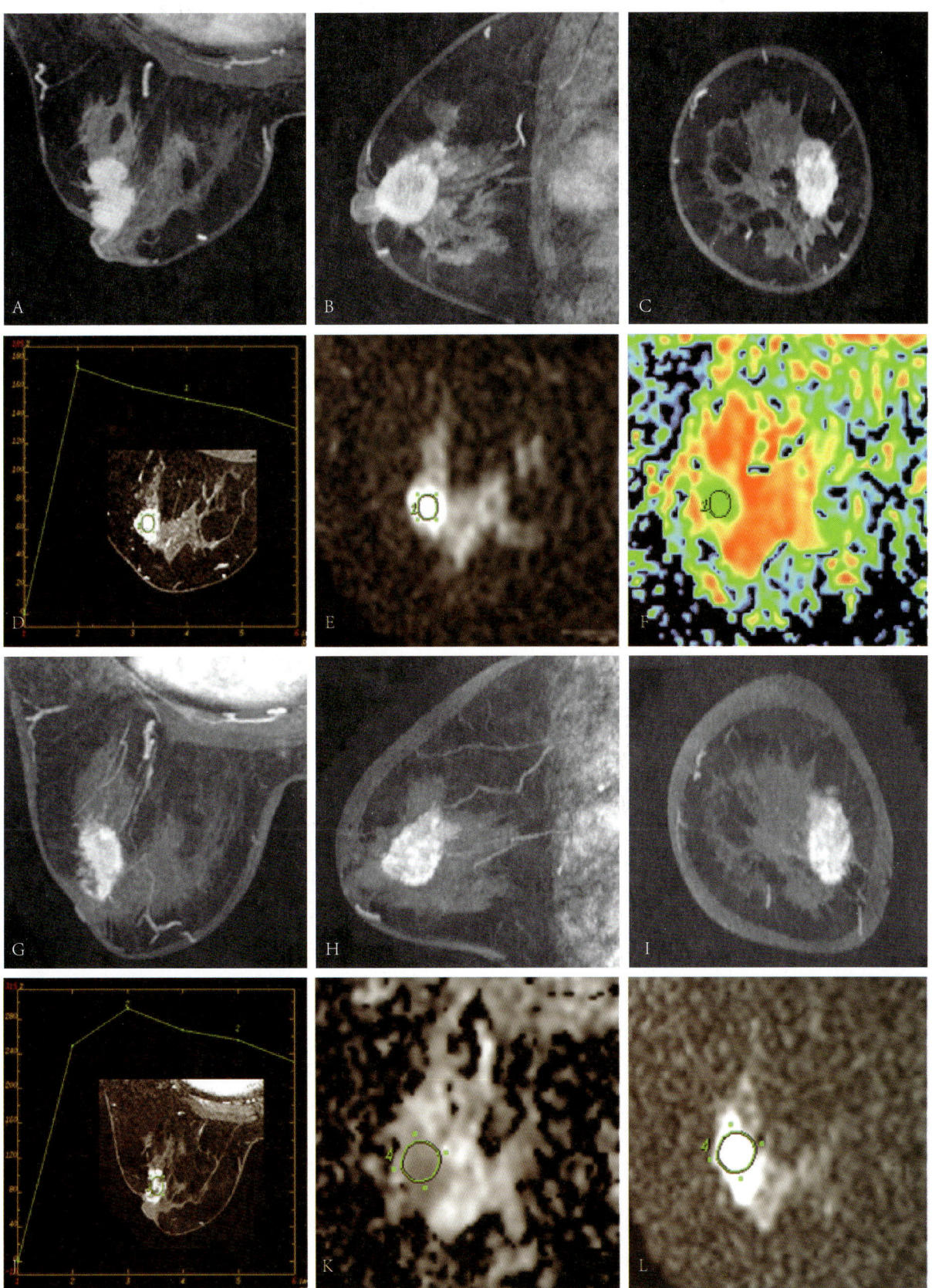

图 1-51 术前系统治疗的 MRI 评价方式

左侧乳腺不规则肿块（A-C），新辅助化学治疗前 DEC-TIC 廓清型（D），DWI–ADC_{min}=$1.13\times10^{-3}mm^2/s$（E、F）；2个化学性治疗周期后复查，病灶大小无变化（G-I），DEC-TIC 廓清型（J），DWI–ADC_{min}=$1.2\times10^{-3}mm^2/s$（K、L）。常用的评价参数包括大小、DEC-TIC 和 DWI — ADC。综合判断为 SD，病理证实为 SD

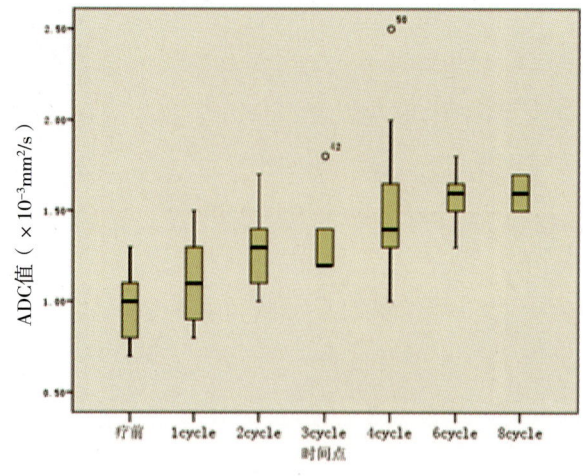

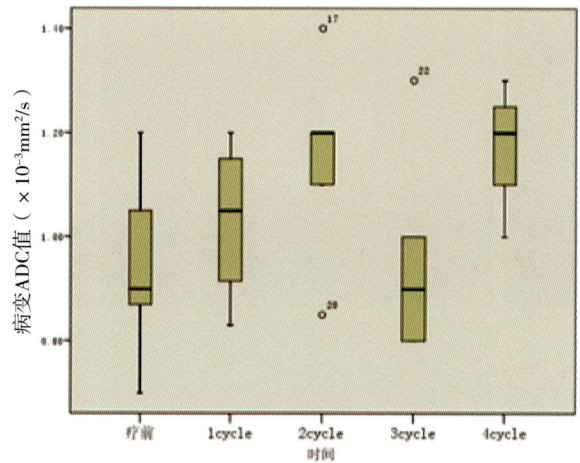

图 1-52 新辅助治疗后 DWI-ADC 值的序列变化

化学治疗有效组 ADC 值在 1～8 个化学治疗周期中持续增高，与此对应的是化学治疗无效组，ADC 值无明确变化趋势

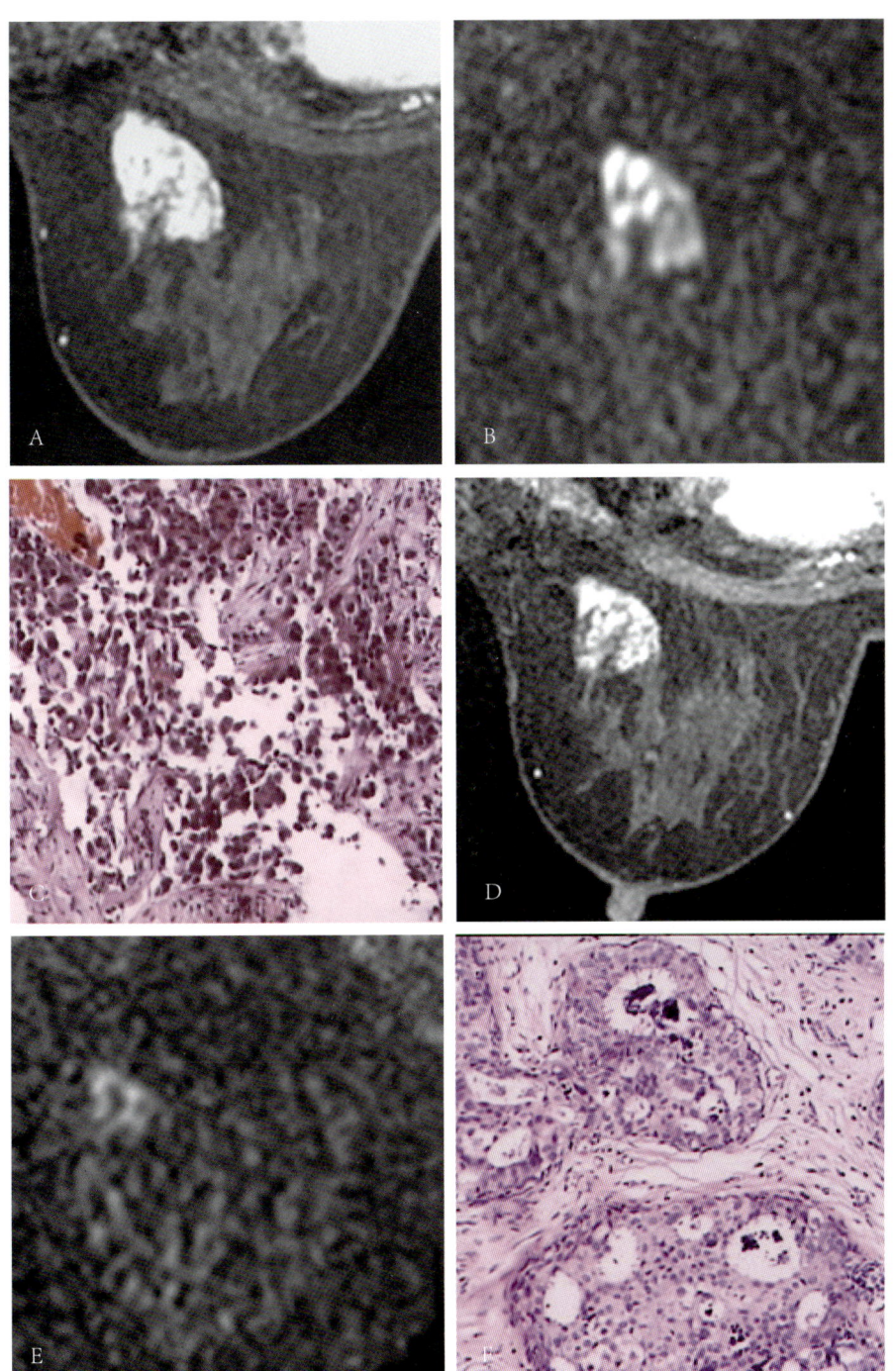

图 1-53 新辅助治疗 DWI-ADC 早期预测评价

化学治疗前病灶呈混杂强化的肿块（A），DWI-ADC$_{min}$= 1.03×10^{-3}mm^2/s（B）；化学治疗后 1 个疗程复查病理和 MRI（C、D），DWI-ADC$_{min}$= 1.49×10^{-3}mm^2/s（E）；预测新辅助治疗敏感，继续 6 个周期治疗后手术。术后病理检查示：少数导管内见残余异形增生的上皮，未见灶性钙化，考虑为导管内癌，符合化学治疗后Ⅲ期 3 级改变（F）

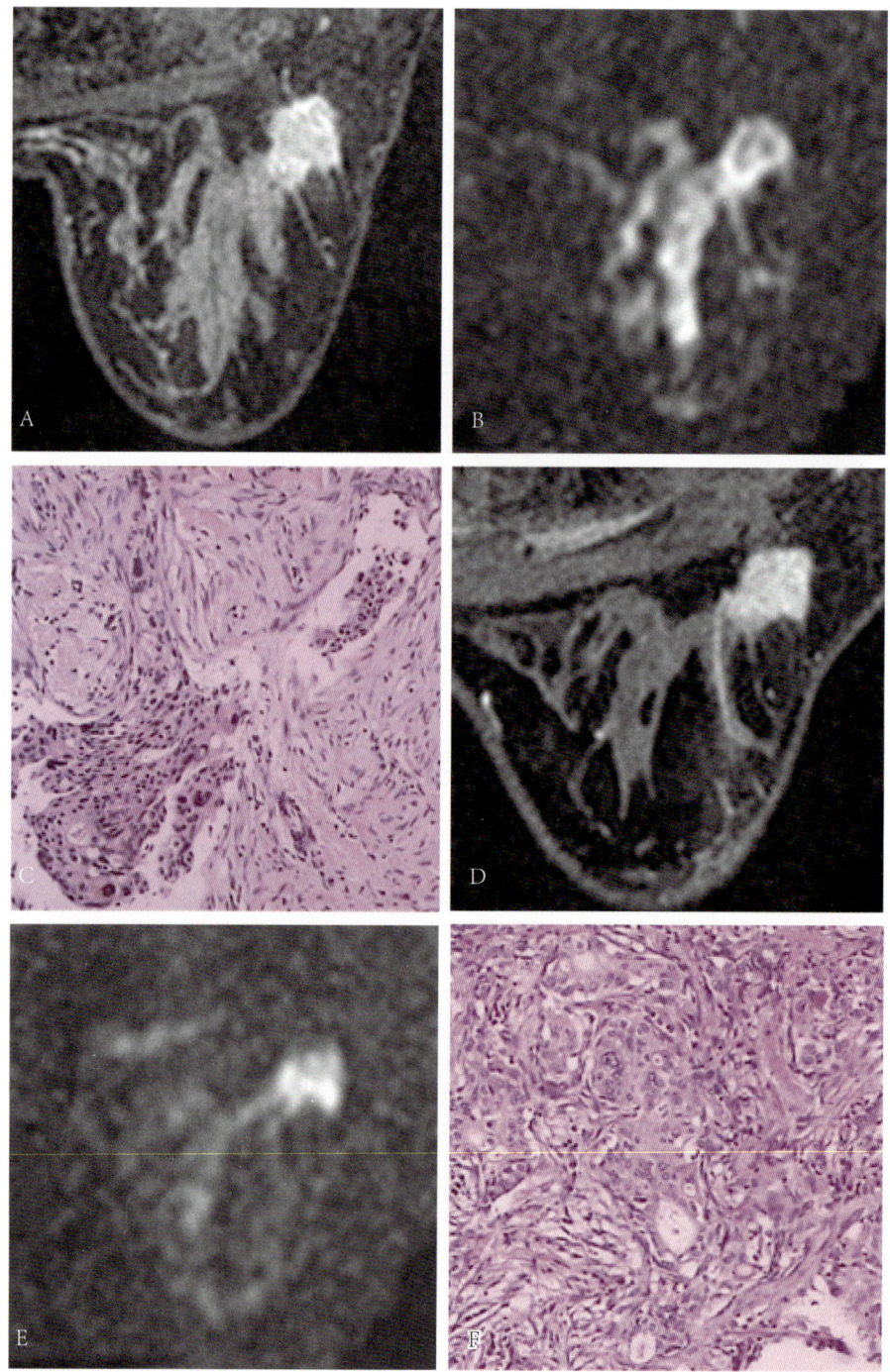

图 1-54 新辅助化疗 DWI 早期预测

化学治疗前病灶呈不规则肿块,DWI-ADC$_{min}$=0.8×10^{-3}mm^2/s;化学治疗1个周期后,复查 DWI-ADC$_{min}$=0.8×10^{-3}mm^2/s 无变化,病灶强化形态亦无变化,预测对新辅助化学治疗不敏感。术后病理检查示:浸润性导管癌,中分化,符合化学治疗后Ⅰ期1级改变,对化学性治疗不敏感

二、保乳术后评价

术后 MRI 检查的目的主要是发现乳腺癌保乳术后的残留与复发。保乳手术的直接评价措施是病理标本切缘，当切缘出现阳性时无论 MRI 检查出现强化与否，都不能否认再次切除术。临床实践中使用 MRI 做术后评价常见于 NME 病灶切缘阳性的再评价，以及单乳多发病灶的残留。前者是因为术前对原发病灶范围评估不充分，XMG 和 US 超声没有显示的 DCIS 或 EIC 成分被意外切到，后者是因为术前调查不充分没有发现单乳多发病（图 1-55，图 1-56）。最近几年乳腺疾病的消融治疗开始应用于临床，用 MRI 评价消融的效果也可以纳入术后评价的范围（图 1-57）；用真空负压辅助的旋切治疗后随访也可以纳入术后评价（图 1-58）；能否用 MRI 评价保乳手术后辅以 APBI 治疗或全乳放射治疗的疗效，尚没有循证医学证据。

目前为止尚没有保乳术后 MRI 检查的系统评价。术后残腔的形态和信号变化多样，残腔积液或积血的信号复杂多变，早期周围水肿明显，但是水肿消退的时间并不恒定，随着时间延长出现纤维化和瘢痕（图 1-59～图 1-62），其信号和强化幅度也是多变的，因此，术后 MRI 的评价须十分谨慎。保乳手术、消融治疗及旋切后多长时间做 MRI 随访评价并不明确，一般认为术后 MRI 检查应该在水肿完全消退之后。术后评价的关键是增强扫描，笔者认为术后任何时间残腔周围出现增强早期 > 120%@120s 或 > 90%@90s 的强化都提示有肿瘤成分，无论 TIC 何种类型都需要外科处理；而延迟期的强化则不确定。术后即时评价即使没有发现异常强化区域也应划分为 3 类，需要进一步随访观察；如果在 12 个月或更长的时间没有变化或强化范围在缩小，则可以逐渐降级，纳入常规筛查评价。乳腺癌保乳术后发现可疑强化病灶，并非 BI-RADS 6 类，建议按照新病灶进行 BI-RADS 分类。鉴别瘢痕和肿瘤复发是保乳术后的影像评价的主要目的，这种现象一般在保乳术后 18 个月，XMG 和 US 一般不能鉴别，文献报道 MRI 的准确性接近 100%。

三、假体置入术后评价

隆胸手术包括基于美容需要和肿瘤切除后再造的需要。假体置入包括硅胶（聚丙烯酰胺水凝胶）或水囊置入，以及已经被禁止奥美汀注射置入，肌皮瓣移植组织重建、再造很少，最近几年还有脂肪注射移植。MRI 对隆胸和假体置入术后评价的内容主要是假体的完整性，即是否有渗出、囊内破裂或完全破裂（图 1-63～图 1-65）。放射医师评价乳腺假体在 MRI 的表现时需要对这些置入物性质有所了解，置入物有很多，主要是单纯的液态硅胶和生理盐水。2006 年，FDA 要求硅胶置入后第 3 年开始必须每 2 年做 MRI 检查，追随观察是否有亚临床的硅胶渗漏。单纯评价置入物的完整性无须增强 MRI 扫描，扫描方式与乳腺癌评价不完全一样，主要是脂肪抑制的 T2WI 序列，STIR、频率选择脂肪饱和、选择性水激发和 Dixon 水脂分离均可，一些设备有专门设置的硅胶假体评价序列，凸显硅胶的信号，有利于检测其微小的渗漏，文献报道的检测漏出的敏感性和特异性接近 90%。评价假体置入后是否存在肿瘤也是 MRI 的适应证，没有证据表明硅胶置入物增加乳腺癌的患病概率，但是置入物可能会干扰体检或 MXG、US 的影像学检查，可对 MRI 增强扫描检测肿瘤没有影响。既往版本的 BI-RADS 将假体置入后直接划分为 2 类，新版 BI-RADS 则将假体置入不做分类，如果存在疾病则单独评价。笔者认为，脂肪植入后可能存在脂肪坏死，可以划归 BI-RADS 2 类（图 1-66，图 1-67）。

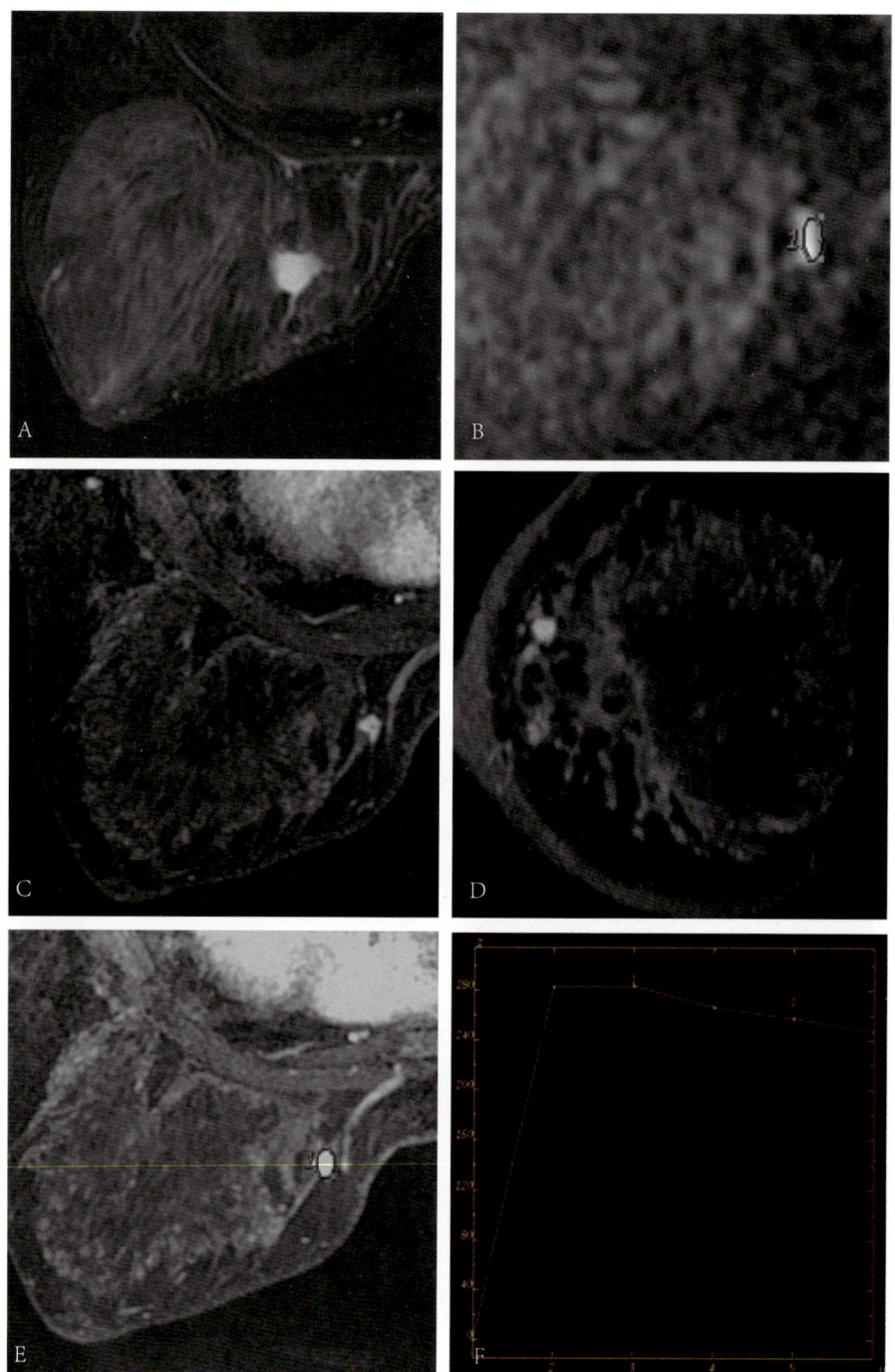

图 1-55 术后残留

患者 39 岁，发现左乳肿物 1 个月余，确诊为左乳腺癌 1 周。患者在当地医院体检发现左乳肿物大小约 2.0cm×2.0cm，无红、肿、热、痛，无乳头溢液，于当地医院按照良性肿块行肿物局部切除，术后病理检查示：左乳浸润性癌，考虑为小管癌，分化中等，其中可见部分导管内癌成分。拟再次手术前 MRI 检查显示左侧乳腺内上象限手术残腔局部积液和组织水肿，在残腔旁可见小肿块，形态边缘不规则，内部环形强化，TIC 廓清型，判读为 5 类。术后病理检查示：浸润性癌。此病灶从 MRI 显示与残腔的距离看，可能是单乳多发病灶的遗漏

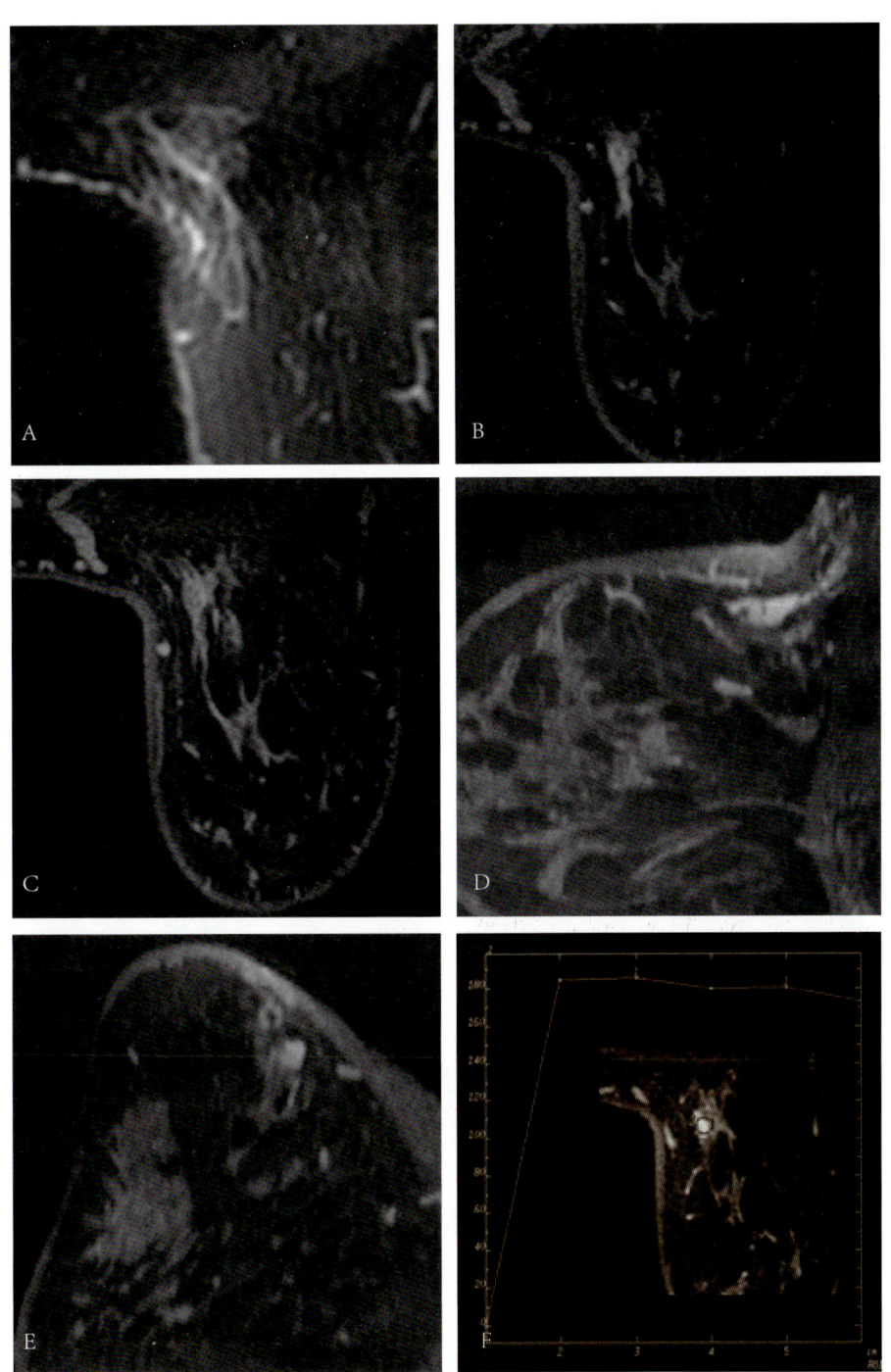

图 1-56　术后评价残留

外院 US 发现右侧乳腺上 2.4cm×1.4cm 低回声肿物后行局部切除手术，术后病理为浸润性乳腺癌。再次手术前 MRI 检查显示手术区域水肿，水肿边缘可见 NME，局灶分布，TIC 平台型，实际图像观察为廓清型。再次手术：右乳浸润性癌。此部分浸润性癌是 NME 类型，术前 US 可能不被发现

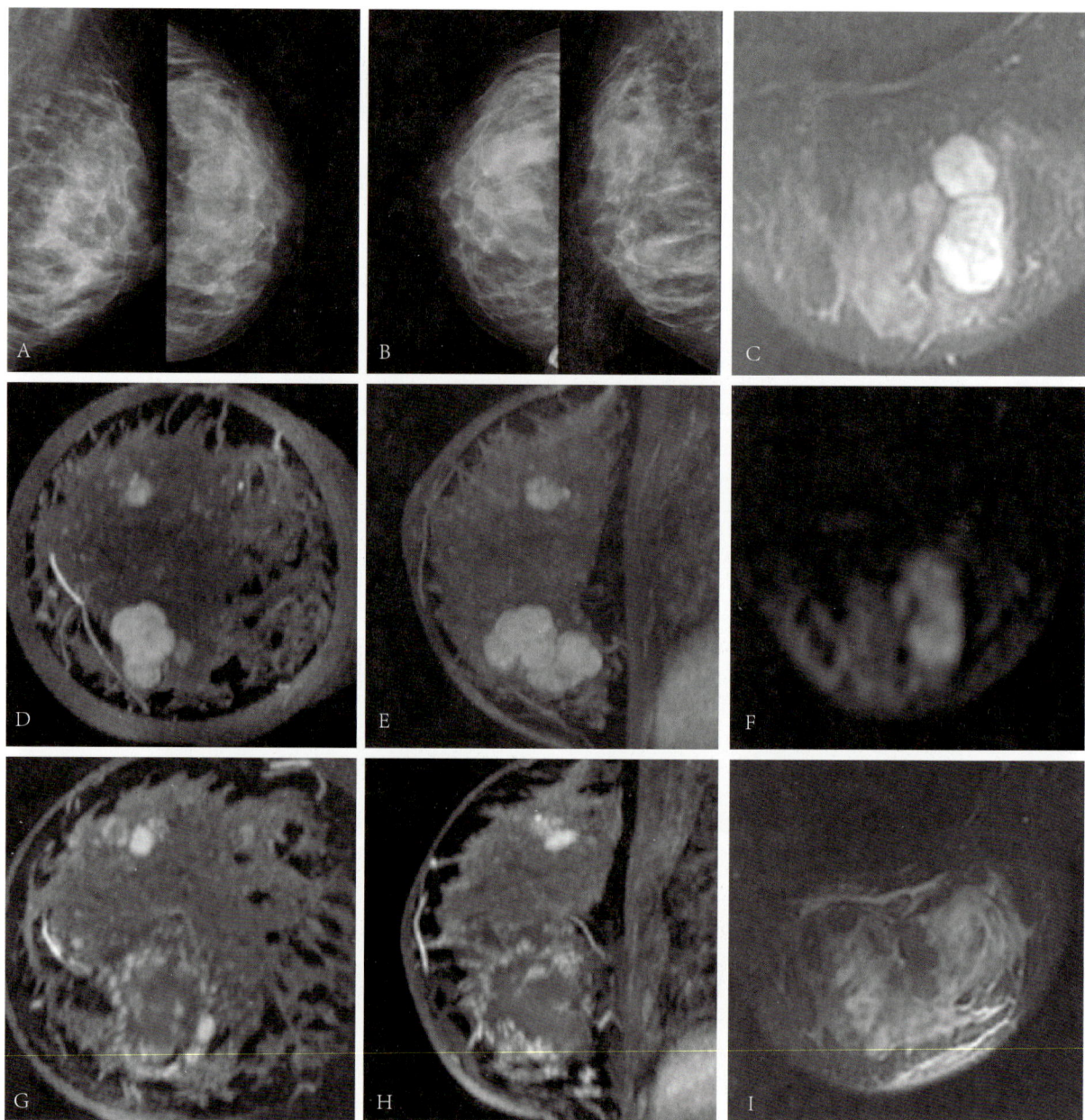

图 1-57　纤维腺瘤消融

患者 19 岁，发现肿块 5 个月。XMG 因致密型腺体未准确定位病灶（A、B）。MRI 显示右侧乳腺多个分叶状肿块（C-F），主要病灶长 T2 信号内部可见短 T2 信号的纤维分隔，增强扫描分隔不强化。肿块边缘光滑，内部相对均匀显著强化，早期强化率 280%，TIC 廓清型（延迟 6s 后有廓清）。MRI 预报 3 类，提示富血供腺瘤。US 引导取活检后对主要病灶分多点行射频消融治疗，总能量：30W×405s。消融治疗后 1d 复查 MRI，消融坏死区因凝固性坏死呈短 T2 信号，周围纤维腺体和皮肤弥漫水肿（I），但是 DWI 呈低信号，增强扫描显示病灶主体无强化（G、H），周围残存小肿块强化，建议继续随访观察。穿刺病理检查 10 点位置示：纤维腺瘤伴上皮增生。对呈现 TIC 廓清型的纤维腺瘤，因血供丰富存在不稳定性，笔者认为在诊断充分的情况下，可以采取微创措施局部消除。从本病例可以发现，术后水肿的强化与病灶自身的强化有区别

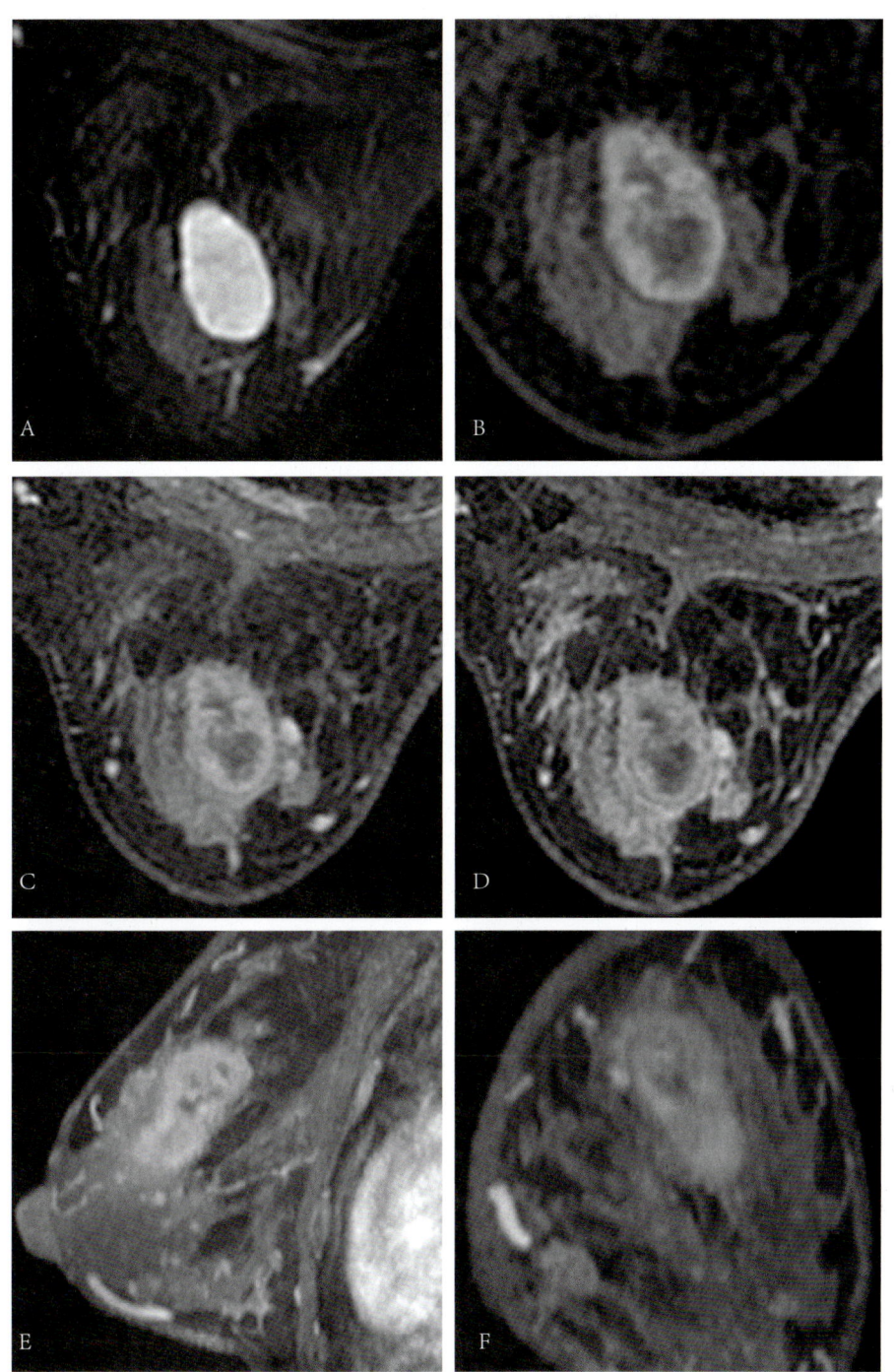

图 1-58 活检手术干扰

发现左乳肿物 4 年余。3 周前外院活检病理检查示：左侧乳腺纤维腺瘤。部分出血组织中见多灶破碎导管内乳头状肿瘤组织伴重度异型增生，免疫组化染色结果：SM-MHC（局灶 -），p53（弱 +），p63（局灶 -），p53（局部弱 +），p63（弱 -），CD10（局灶 -），CK（+），HER-2（2+），支持小灶癌变伴微浸润。患者拟扩大且切除前行 MRI 检查评价。MRI 显示病灶分成 2 个部分，一个是椭圆形的血肿，呈均匀的长 T2、不均匀短 T1 信号（图 A、B），T1WI 边缘呈高信号提示为亚急性出血。在病灶的内侧，可见 2 个小肿块，略呈环形，延迟期廓清并离心扩散（C-F）。MRI 不能除外血肿旁残余病灶可能。采取左侧乳腺癌局部扩大切除 + 前哨淋巴结活检术。病理检查示：左侧部分乳腺腺病、慢性炎，局灶呈导管内乳头状瘤改变；左前哨淋巴结未见转移性肿瘤（0/1）。根据影像特征，认为此导管内乳头状瘤来自于血肿旁的小病灶，慢性炎性改变来自活检后改变

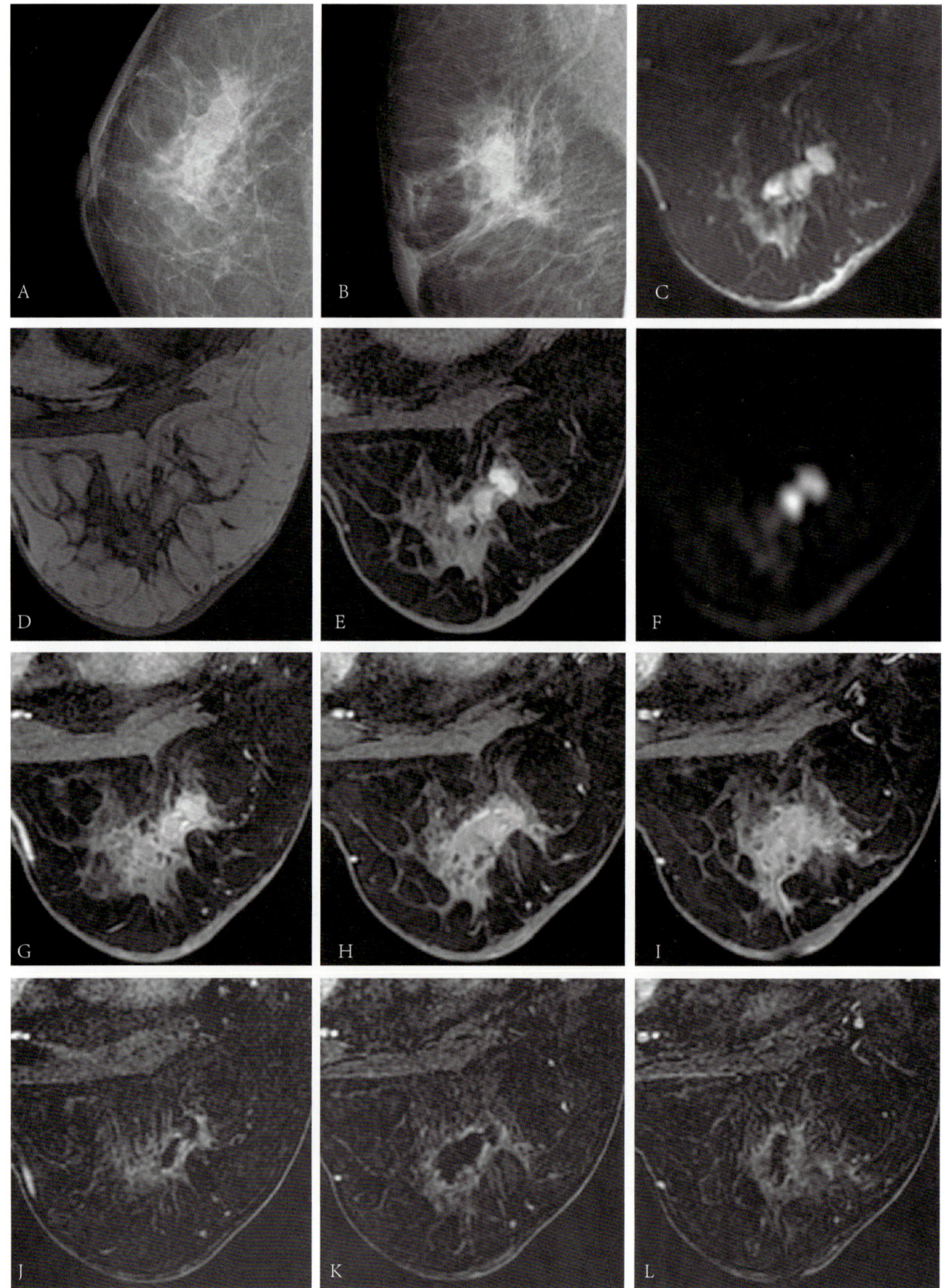

图 1-59 乳腺部分切除术后早期评价

US检查提示右乳腺低回声结节，BI-RADS 3类，建议定期复查。患者在门诊按照良性肿物行局部切除，病理检查示：右侧乳腺浸润性癌。再次手术前XMG（A、B）显示右侧乳腺不规则高密度肿块，边缘不清晰。术后1周MRI检查显示残腔内出血，T2WI和T1WI均呈高信号（C-E），DWI高信号（F）；皮肤水肿增厚。增强扫描由于残腔内出血和周围水肿强化范围和程度无法鉴别（G-I），经过减影处理后，残腔边缘早期无强化（J、K），延迟期轻度强化（L），初步判断无肿瘤残余，BI-RADS 3类，可以随访。但是由于术前并未按照恶性肿瘤进行切除准备，再次手术后病理检查示：缺损区周围乳腺未见癌残留，局灶脂肪坏死，伴慢性炎细胞浸润；乳头及基底切缘未见癌组织；术中送检右乳前哨淋巴结未见转移癌（0/2）

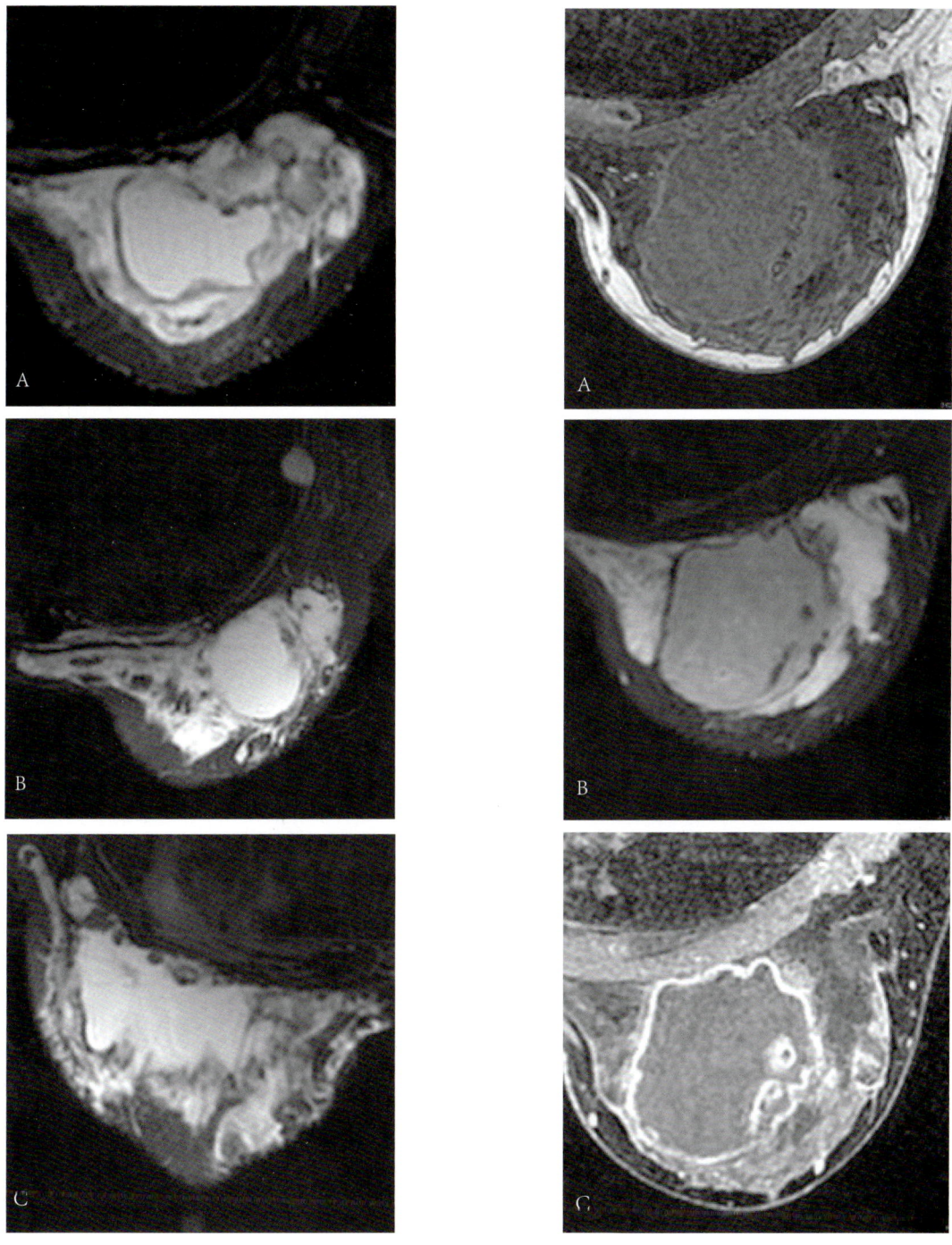

图 1-64　假体置入后破裂溢出

硅胶假体置入后 7 年，T2WI 显示右侧（A、B）和左侧（C）的假体硅体包裹不完整并塌陷。大量的假体内容物溢出进入纤维腺体之间和胸肌筋膜之间，甚至可能游离到胸膜下（B）

图 1-65　假体破裂

假体包膜不完整，局部有渗液并形成包裹性囊肿，周围腺体弥漫水肿，T1WI 及 T2WI 呈高信号，增强扫描边缘见强化

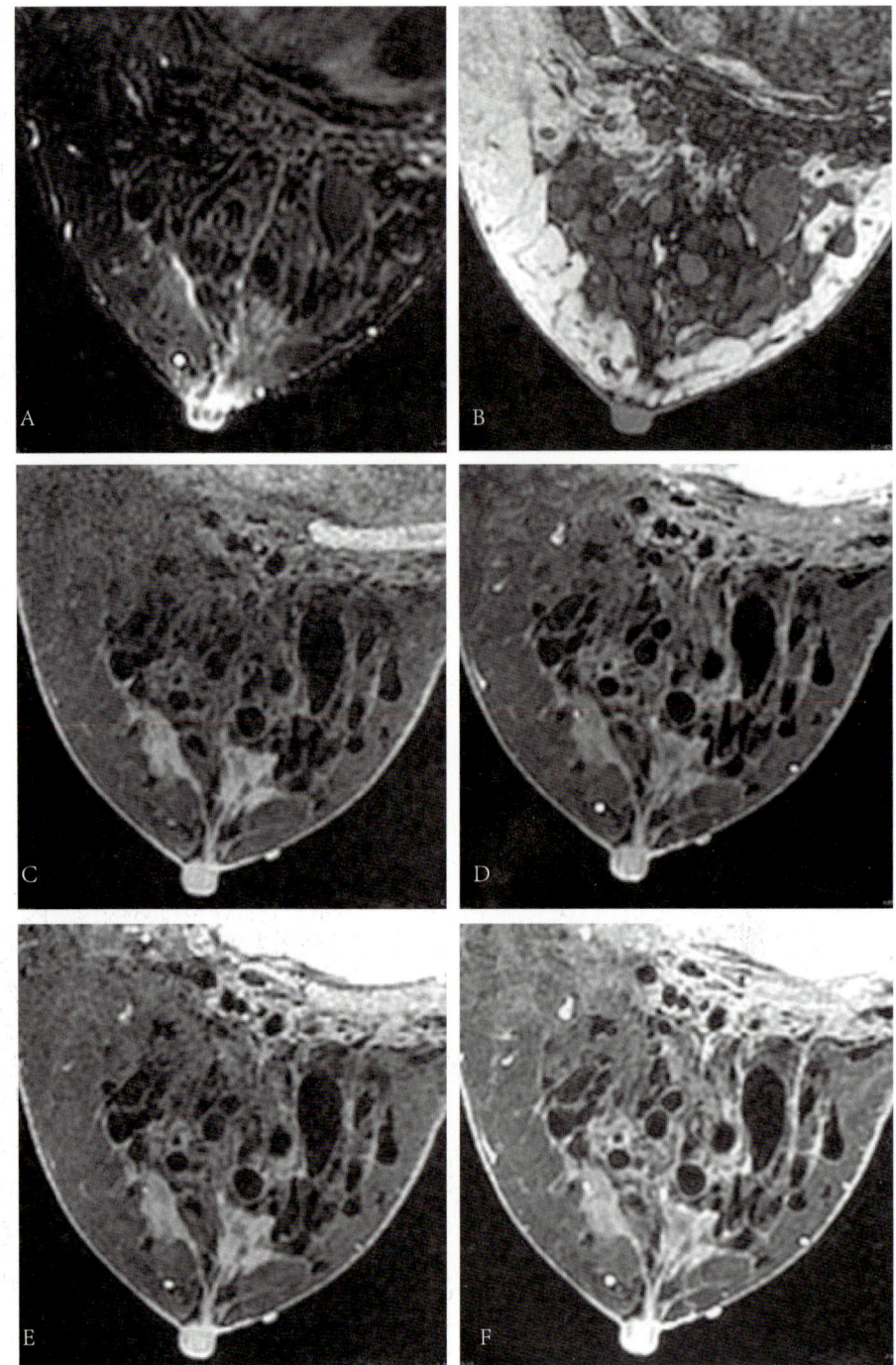

图 1-66 自体脂肪移植术

双侧乳腺腺体及胸大肌内多个大小不等的稍短 T1 压脂序列呈短 T2 信号的脂肪组织,动态增强扫描无强化。自体脂肪移植术被认为安全、无毒性,多点注射法。文献报道,此种方法并发症为脂肪纤维包块及脂肪液化,与脂肪坏死类似,本例移植的脂肪信号低于正常皮下脂肪信号,评价为脂肪存活不良

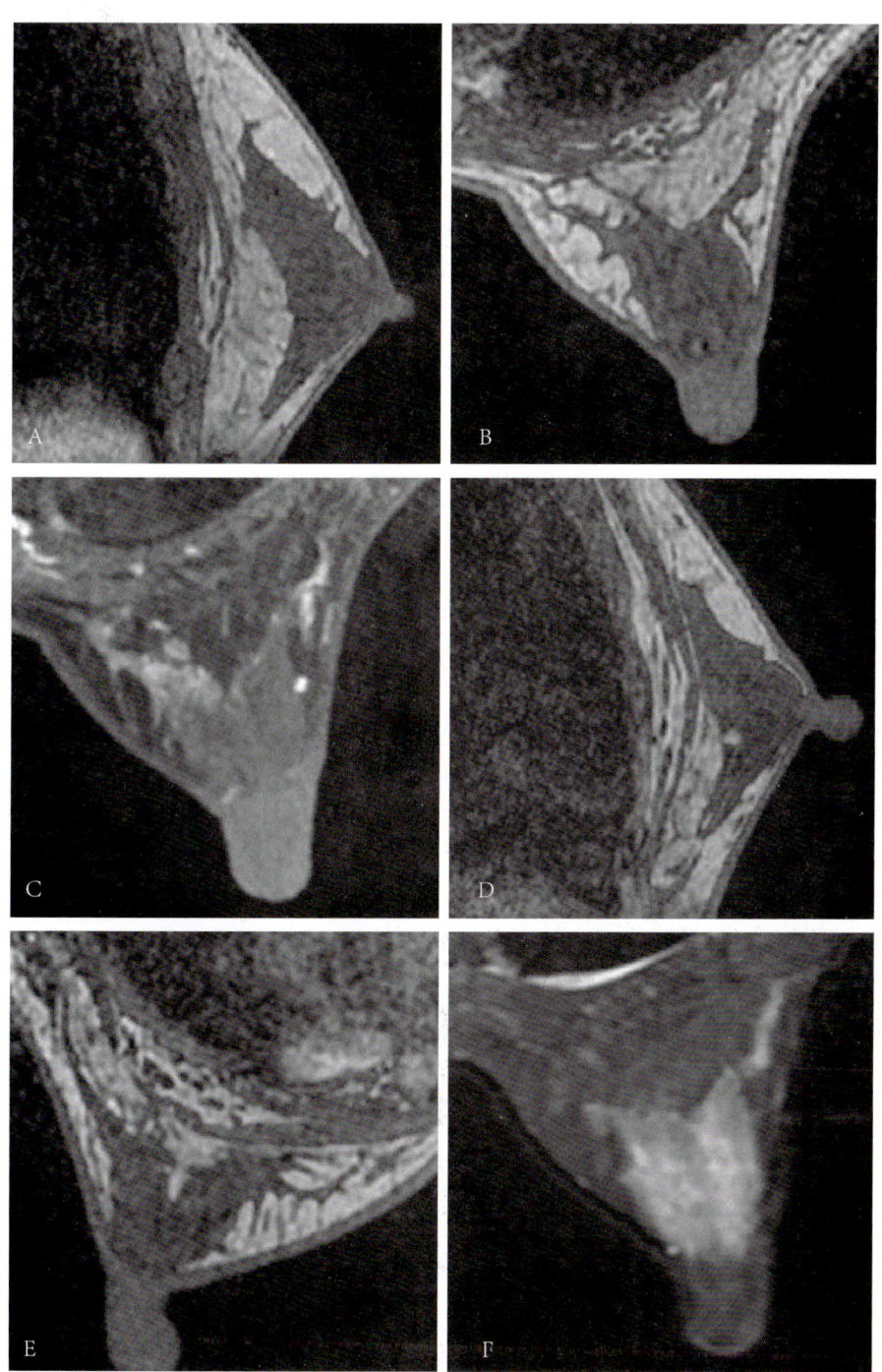

图 1-67 **自体脂肪移植**

患者 42 岁，具体移植方式不详，移植的脂肪分布在胸大肌前和胸大肌后间隙内，周围有少量反应性炎症

第二章 乳腺影像的临床基础

本章简要介绍与乳腺相关的基础及临床知识,包括乳腺的解剖与生理,乳腺的病理学概述及常见疾病的组织病理特征,乳腺疾病的活检,乳腺疾病的外科治疗、化学治疗、放射治疗、内分泌治疗,目的是让放射科医师了解当前乳腺疾病的各种临床诊疗措施,提高影像诊断效能,更好地为各种形式的乳腺多学科合作服务。本章节内容主要参照"NCCN 指南(2016版)"、"NHSBSP 的乳腺癌病理报告指南"、黄焰和张保宁教授主编的《乳腺肿瘤实用外科学》。

第一节 乳腺的解剖与生理

一、乳腺的解剖

成年女性乳腺位于第 2~6 肋骨,自胸骨旁线向外可达腋中线,外上部分常有腺组织深入腋窝形成副乳。乳腺自青春期开始发育,因腺组织和脂肪组织的增长而逐渐增大,其外形与乳腺的大小、纤维腺体/脂肪比例、皮肤与皮下组织的张力有关,站立位可以呈圆盘形、半球形、圆锥形或下垂形,而在俯卧位 MRI 检查时,主要表现为径线不等的半球形或圆锥形。在 MRI 检查时,要求在 Z 轴方向有 >18cm 的有效成像范围,从乳腺下缘向上至腋窝顶部,保证整个乳腺、腋尾和腋窝淋巴结的显示。

乳腺的腺体处于胸部浅筋膜的深层和浅层之间。乳腺由实质、间质和脂肪组织构成,实质由腺泡及导管构成,间质指围绕实质的纤维结缔组织。乳腺腺体被结缔组织分隔,结缔组织中有许多与皮肤垂直的纤维束,一端连接于皮肤和浅筋膜的浅层,一端连接于浅筋膜的深层,称为乳房悬韧带或 Cooper 韧带,对乳房起支持作用。Cooper 韧带在 T1WI 表现为脂肪组织中低信号的线样结构。在 MRI 的 T2WI 和 T1WI 图像上,腺体和纤维结缔组织的信号相同,且在解剖上没有明确的区分界限,与深层的胸大肌肌肉信号相等(图 2-1)。在乳腺 X 线表现为高密度的组织,与脂肪的低密度形成对比差异。因此,在影像学上,腺体及其周围的纤维结缔组织统称为纤维腺体组织(FGT)。有部分研究认为,XMG 乳腺密度是预测乳腺癌风险的一个指标,致密型乳腺与乳腺癌具有相关性,随着乳腺密度的增加而增加，但是也有研究否定了这一结论。与 XMG 的腺体密度分类相对应，在 MRI 上乳腺的 FGT 也划分为致密型（dense）、混杂型（heterogeneous）、散在型（scattered）和脂肪型（almost fat）。乳腺的 FGT 类型个体差异很明显，即使在同一个人，不同年龄段的 FGT 类型也会发生变化。脂肪型和疏松型更常见于中、老年生育后的女性，由于脂肪组织较多，乳腺腺体萎缩，在 XMG 上对比度良好，有利于病灶的检出；致密型和多量型多见于年轻或中年未生育过的女性，其腺体丰富、乳腺的脂肪成分较少，在 XMG 上比较致密，不利于病灶的检出，降低了放射医师的阳性诊断率。

乳腺腺体由 15～20 个腺叶构成，每个腺叶又分成若干腺小叶，腺小叶由 10～100 个腺泡组成。每个腺叶有一输乳管，直径约 2mm，以乳头为中心呈放射状排列，末端开口于乳头；输乳管在乳晕下扩张形成壶腹部，具有储存乳汁的作用。部分副乳开口在皮肤（图 2-2）。乳腺的内部结构犹如一棵倒着生长的小树，各级导管为树干，腺泡为树叶，了解乳腺结构的特征有利于理解导管样分布和小叶节段分布的病变。乳腺小叶内的导管和乳腺小叶称为终末导管小叶单位（terminal ductal lobulae unit，TDLU），是乳腺功能基本单位，类似于肺的次级肺小叶结构。TDLU 最内层为单层柱状或立方上皮，周围是肌上皮细胞形成的基底膜，其周围上皮结缔组织，再外层为弹性纤维和平滑肌层，最外层为乳管周围的结缔组织（图 2-3）。导管周围的结缔组织可以随激素周期改变而出现可复性变化，在重度 BPE 表现为延迟期串环样强化，而导管原位癌也可以表现为环绕导管的串环样或小管样强化。

在组织学上，乳腺的细胞成分包括上皮细胞（腺泡细胞、导管上皮细胞和肌上皮细胞）、结缔组织细胞（成纤维细胞、脂肪细胞、肥大细胞、巨噬细胞、淋巴细胞、中性粒细胞、嗜酸性粒细胞），以及与血管、神经相关的细胞。腺泡细胞的超微结构随乳腺的生理状态不同而有很大差异。静止期乳腺的分泌部多萎缩，腺泡细胞呈立方形；泌乳期的腺泡细胞细胞质丰富，呈柱状或立方形，内含丰富的分泌颗粒，分泌乳汁。导管上皮细胞呈柱状或立方形，与乳腺的其他上皮细胞一样，在激素的调节下进行分裂增殖；肌上皮细胞紧贴腺泡细胞和导管上皮细胞，内含肌动蛋白丝和少量内分泌小泡，肌上皮细胞的收缩形成排乳。乳腺结缔组织的间质细胞与上皮细胞的相互作用是控制腺组织的激素调节系统的必要成分，乳汁内的免疫球蛋白来自间质内的浆细胞。

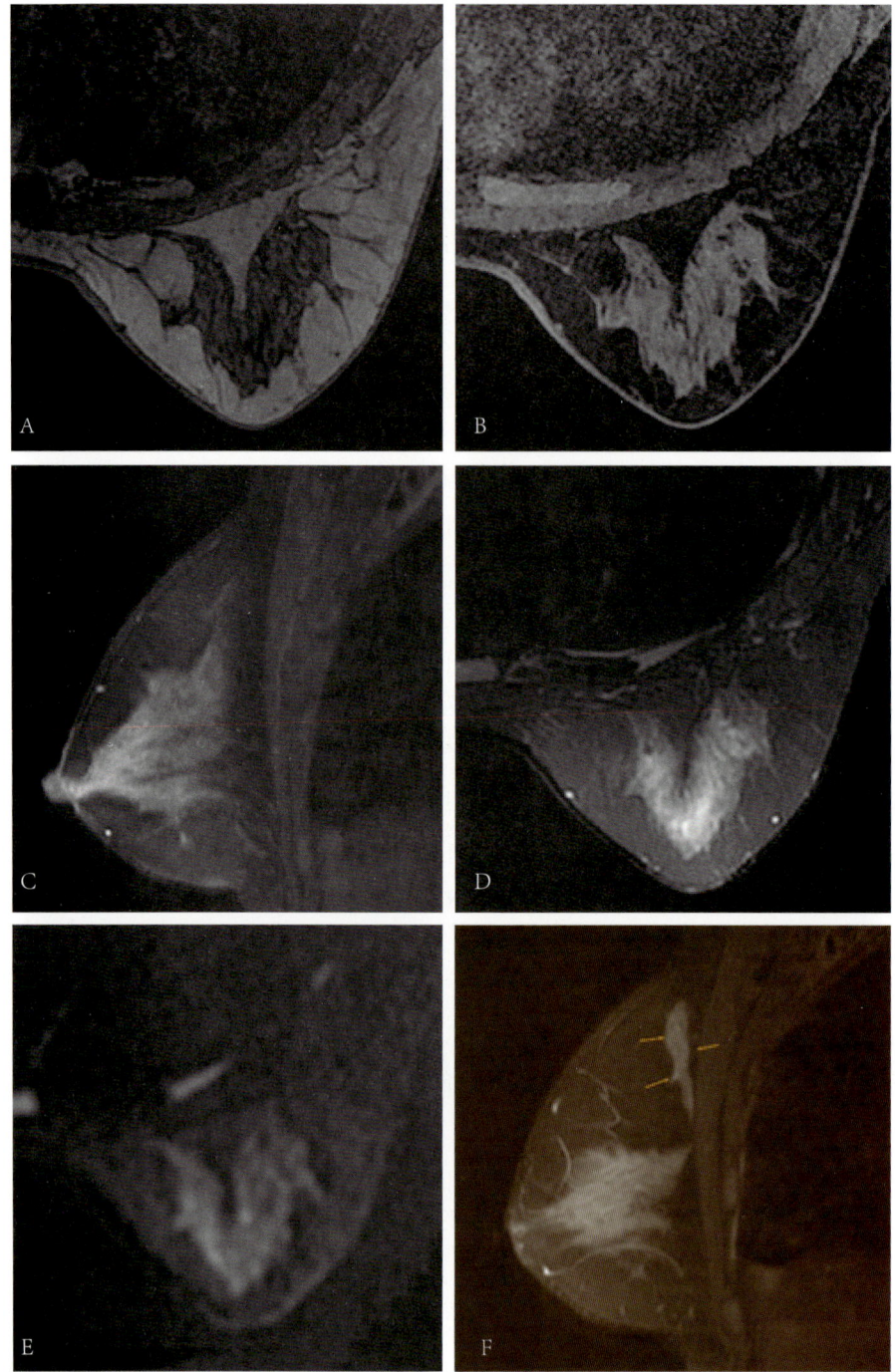

图 2-1 正常乳腺平扫

A、B、D、E 为同一横轴位层面的 T1WI、fs-T1WI（增强前）、fs-T2WI 和 DWI，在 T1WI 上，垂直皮肤的纤细低信号分隔为 Cooper 韧带，在 fs-T2WI 图像上对应纤细的高信号。与胸壁肌肉比较，腺体在 T2WI 呈高信号，在 T1WI 呈等或略高信号，但是此信号随不同的激素状态而有变化。矢状位 fs-T2WI（C、F）显示方式比较符合外科医师的观察习惯，理解乳腺及胸大肌、胸壁的解剖层次，F 箭所示为副乳结构

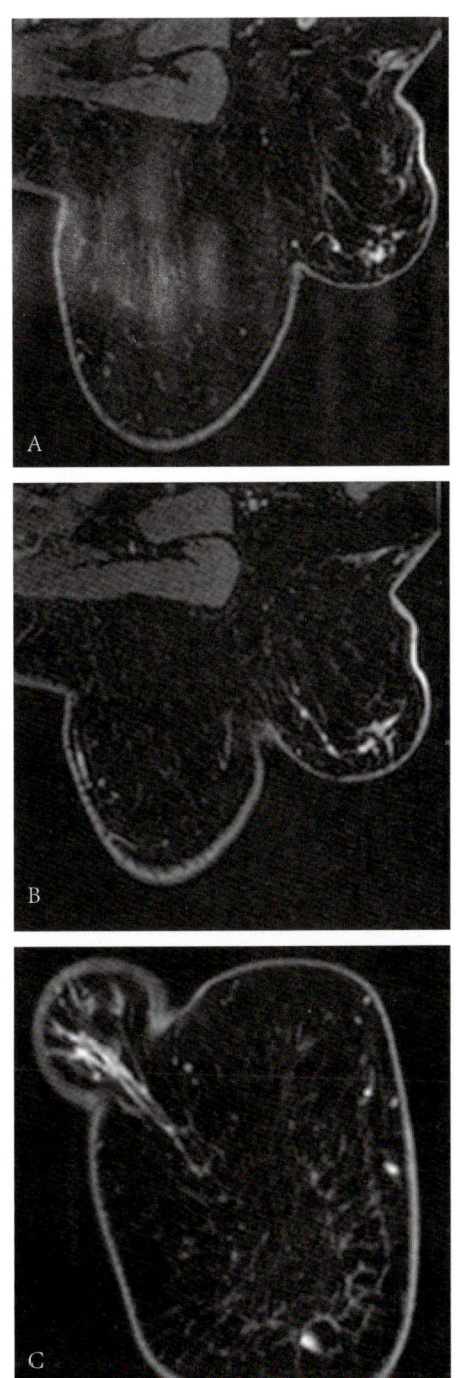

图 2-2 副乳

右侧乳腺外上突出的结构,内部可见纤维腺体结构与乳腺主体部分类似,并可见部分结构引流向乳腺主体部分,部分副乳在皮肤有开口,部分为封闭的腺体

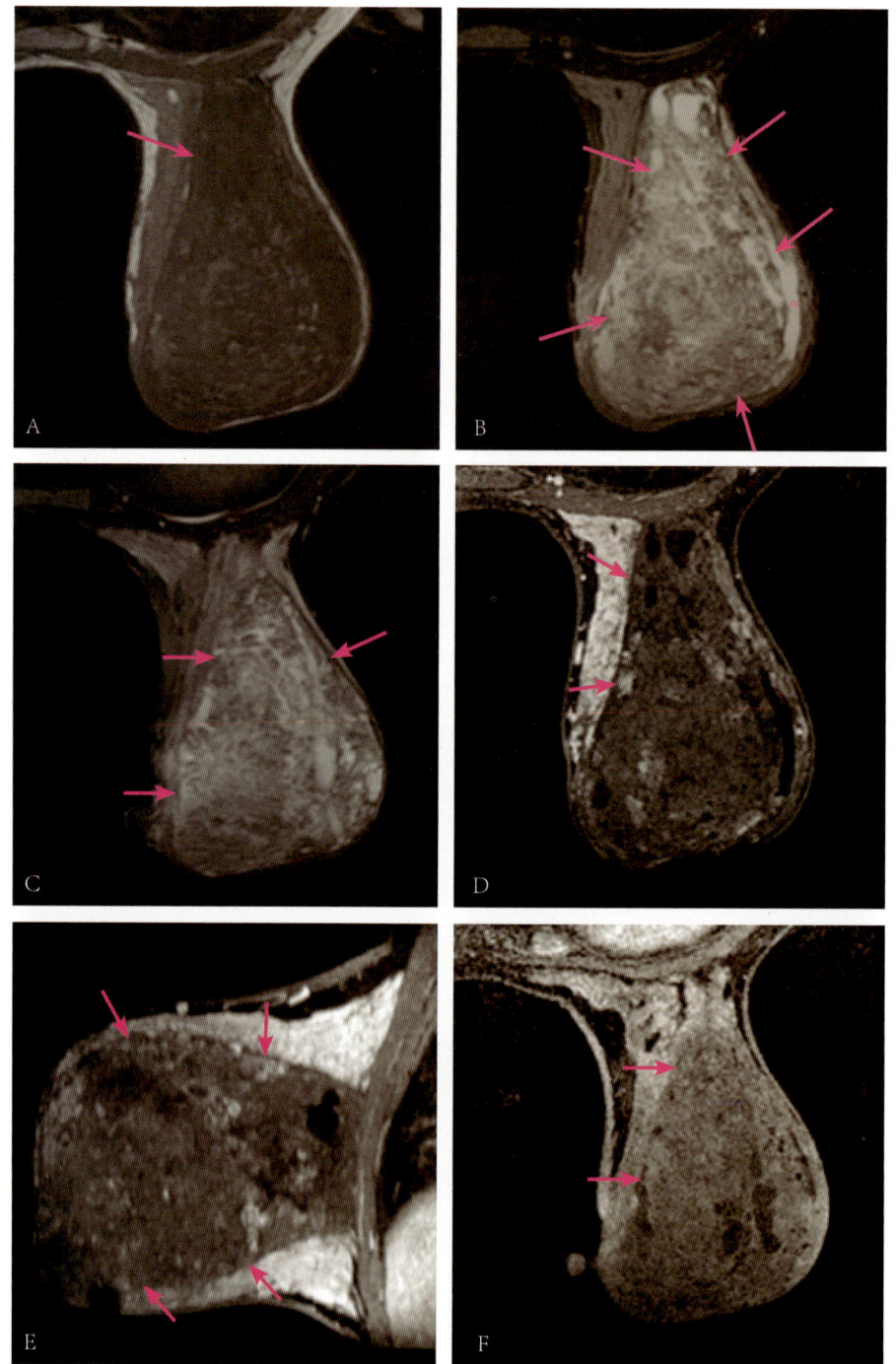

图 2-3 淤积的乳腺小叶

乳液淤积导致整个小叶异常增大，乳管扩张粗细不均匀（*），乳管内的液体信号部分呈长 T2 长 T1 信号，部分呈短 T1 信号。增强扫描后，正常的腺体强化，呈尖端指向乳头的节段样分布。淤积的小叶结构扭曲无强化，与周围的小叶分界清晰

二、乳腺的生理

乳腺是一个始终在变化的器官。随着年龄增长，乳腺在青春期、性成熟期、妊娠期、哺乳期和绝经期受机体内分泌激素特别是性激素的调节，生理功能和形态结构在不断变化，其中以妊娠期和哺乳期发育最为完全。青春期乳腺发育最快，乳腺从青春期开始发育，因腺组织和脂肪组织的增长，紧张而富有弹性；生育期乳腺随着卵巢周期性活动发生周期性变化；妊娠期和哺乳期乳腺增生，乳房增大；停止哺乳后乳腺萎缩，乳房变小；绝经后雌激素水平下降，乳腺组织逐渐退化萎缩。老年时乳房萎缩，皮肤松弛下垂。

月经周期内，雌激素出现周期性的变化，乳腺组织与子宫内膜一样，也出现周期性的改变，分为增生期、分泌期和月经期。增生期从月经后的第 7~8 天开始至第 18~19 天结束，乳腺导管延长、管腔扩张、小乳管增生、腺泡形成和腺小叶出现，随着血液中雌激素高峰出现，乳腺出现结缔组织水肿和充血。分泌期（月经前 5~7 天）随着孕激素分泌增多，乳腺导管扩张、上皮基底膜增厚、小叶内和小叶间结缔组织血管充血水肿并有淋巴细胞和浆细胞浸润，乳腺体积增大并出现结节感和胀痛。月经前 3~4 天乳腺的血流平均增加 15~30cm^3。月经期自月经开始至月经结束后 7~8 天。随着激素水平的下降、乳腺导管和乳腺小叶明显复原，小导管和腺泡上皮细胞萎缩脱落，导管周围的纤维结缔组织紧缩，乳腺变松弛变小、胀痛和结节感减轻或消失。月经周期的第 7~14 天，即月经结束后的 1 周内，是乳腺影像的检查窗口期。处于增生期、分泌期和月经前期的乳腺腺体，在 T2WI 上信号增高、DWI 的 ADC 值略下降，在动态增强成像时，处于月经周期的乳腺分泌期腺体导致背景强化的幅度增高，这些激素相关反应是乳腺 MRI 检查时背景实质强化（BPE）的病理生理基础，也是高估病灶或遗漏病灶的主要干扰因素（图 2-4~图 2-6）。

妊娠期和哺乳期，乳腺在雌激素的刺激下，乳管增生、分支增多；在孕激素的刺激下，腺泡增长，腺体得到充分的发育生长，脂肪组织和结缔组织减少。经过妊娠早期、中期和晚期，外形逐渐充血增大、乳头增大、乳晕扩散、色素增多。当乳腺发育成熟后，分泌部的上皮细胞开始产生乳汁，腺管和腺泡普遍扩张，内存乳汁，但是乳汁的分泌要到妊娠后期。哺乳期乳汁的分泌受神经和内分泌的调节，在垂体分泌促乳素的刺激下，开始分泌乳汁，分泌部的上皮细胞分泌乳汁后，储存在腺泡和乳管中。乳汁的内容物含有蛋白质、脂滴、乳糖等营养物质，泌乳可以持续 9~12 个月，哺乳有助于乳汁的分泌维持和排空。断奶后，绝大多数腺泡逐渐退化吸收，只有少数保留，乳腺小叶变小，小叶间和小叶内的结缔组织和脂肪组织逐渐增多，乳腺组织逐渐恢复到静止期状态（图 2-7）。

绝经后，乳腺的上皮组织和结缔组织都萎缩退化，腺泡所剩无几，输乳管也不分萎缩，乳房缩小，细胞间质萎缩并发生透明样变性，胶原纤维减少，结缔组织的支撑作用减弱，脂肪比例增多，乳房开始松弛下垂。

乳头溢液是乳腺疾病的常见体征。乳腺溢液包括生理性乳头溢液和病理性溢液，生理性乳腺溢液一般是双侧且与激素水平波动相关，病理性溢液可以由内分泌系统病变如泌乳素瘤导致，更多的是乳腺自身病变所致，包括导管内乳头状瘤、导管扩张症、慢性囊性腺病、乳腺癌。溢液的性质有白色乳汁样、水样、浆液性、浆液血性和血性，其中血性溢液的病因中，导管内乳头状瘤占 44.8%~49.8%（图 2-8），浸润性导管癌占 7.4%~20.3%，DCIS 占 9%；而乳汁样和水样溢液多数提示良性。出现乳腺溢液可以采取乳管镜检查，但是随着 MRI 的应用，乳管镜检查的必要性越来越少。

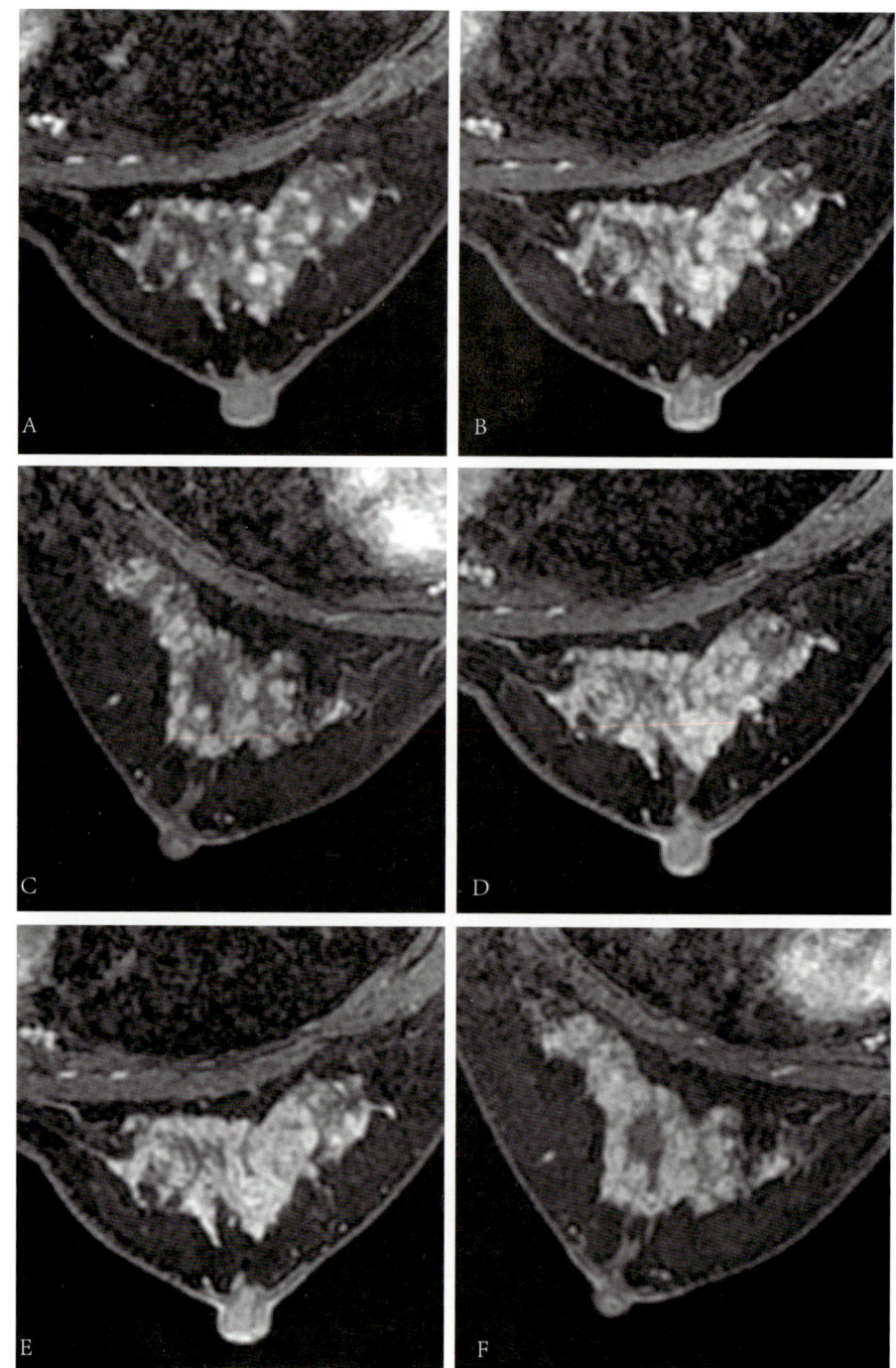

图 2-4 乳腺背景实质强化

患者 37 岁，月经前接受 MRI 检查。月经期乳房胀痛，触诊多发结节。MRI 增强早期（右侧 A、B，左侧 C）显示双侧乳腺多发对称分布的点状强化，在高分辨率条件下可以见部分病灶呈小环形强化，中心不强化；这些强化在对应的延迟期图像（D-F）由于背景实质强化，呈现为典型的串环样强化（D），或者腊肠样（E、F），中心不强化的部分被解释为乳管，当处于横断切面时表现为串环样，平行乳管切面时呈现为腊肠样。这种串环样强化出现在延迟期，被解释为导管周围基质的可复性增生，可以归纳入重度 BPE，但是很难与 DCIS 相鉴别，一般建议补充 XMG 或定期复查

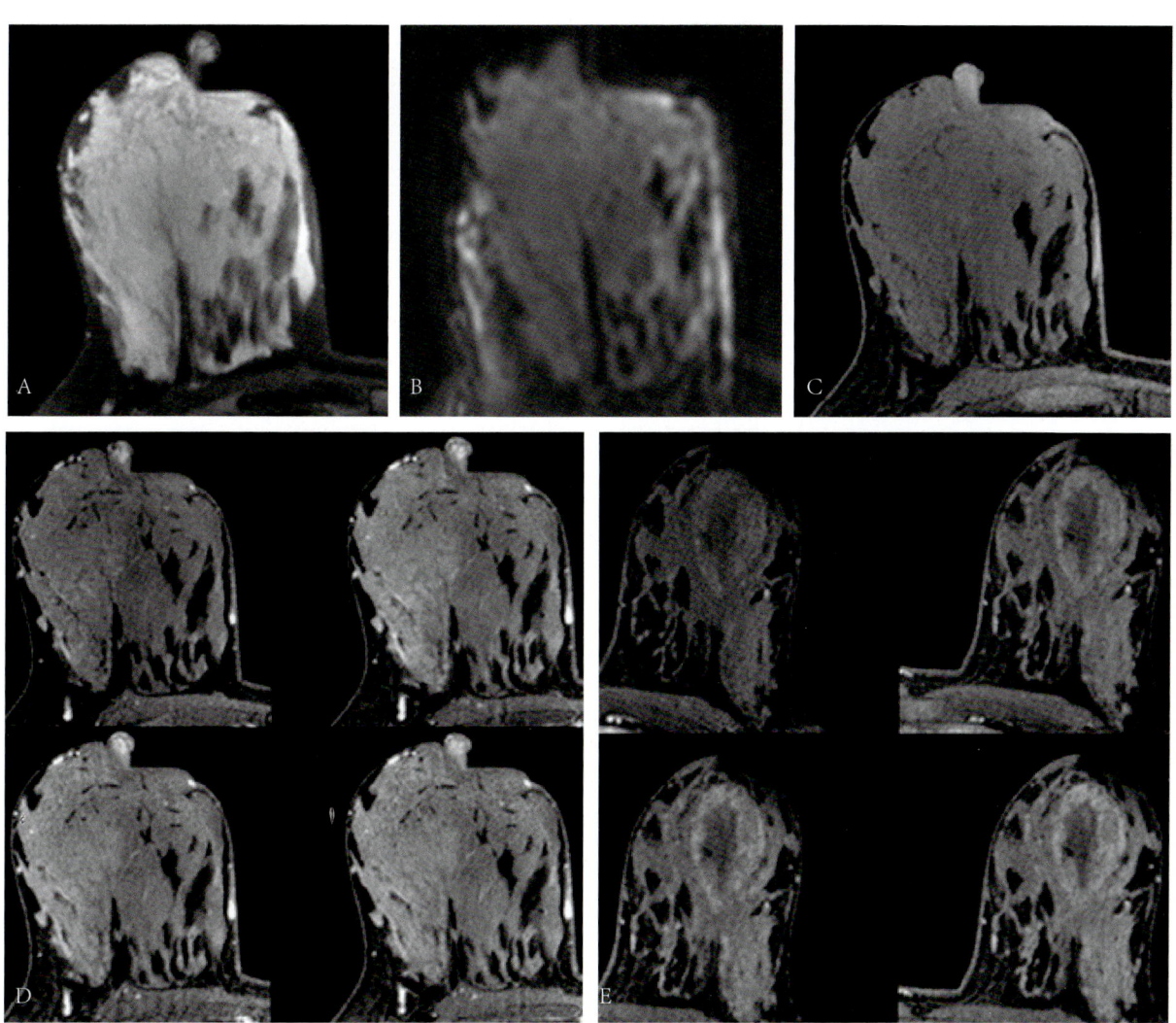

图 2-5 哺乳期乳腺

分娩后 2 个月，左侧乳腺出现乳汁淤积形成，哺乳期间接受 MRI 检查。纤维腺体体积明显增大占乳腺体积的 90% 以上，FGT 呈长 T2 信号，DWI 信号普遍增高，T1WI 信号也高于非哺乳期，主要是乳汁的中等分子信号所致，部分甚至呈短 T1 信号与乳汁的黏滞度有关，属于正常范围。左侧乳腺内淤积的肿块可以见短 T1 信号，提示淤积乳汁浓缩，强化轻微与周围纤维腺体幅度接近

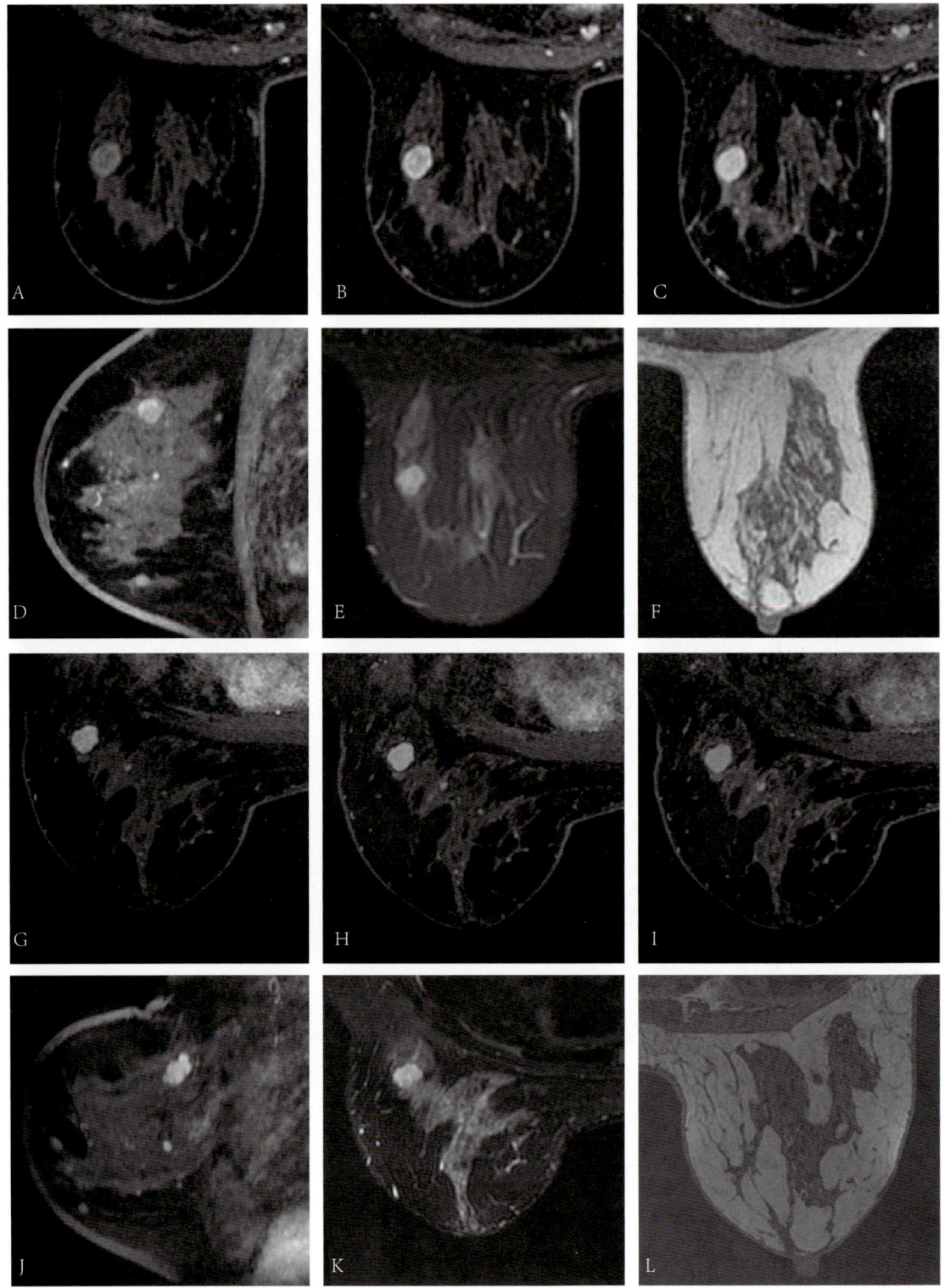

图 2-6 同一乳腺的变化

左侧乳腺外侧象限肿块，病灶呈圆形，边缘光滑，判断为 3 类，预测为纤维腺瘤，乳腺呈悬垂状（A-F，2004-08-19）。2 年后复查乳腺形状变化为锥形，病灶呈分叶状，边缘光滑，内部强化更显著，T2WI 信号不均匀，判断为 3 类，考虑富血供纤维腺瘤（G-L，2016-07-05）。建议病灶变化，采取局部切除。术后病理检查示：纤维腺瘤，局部上皮增生

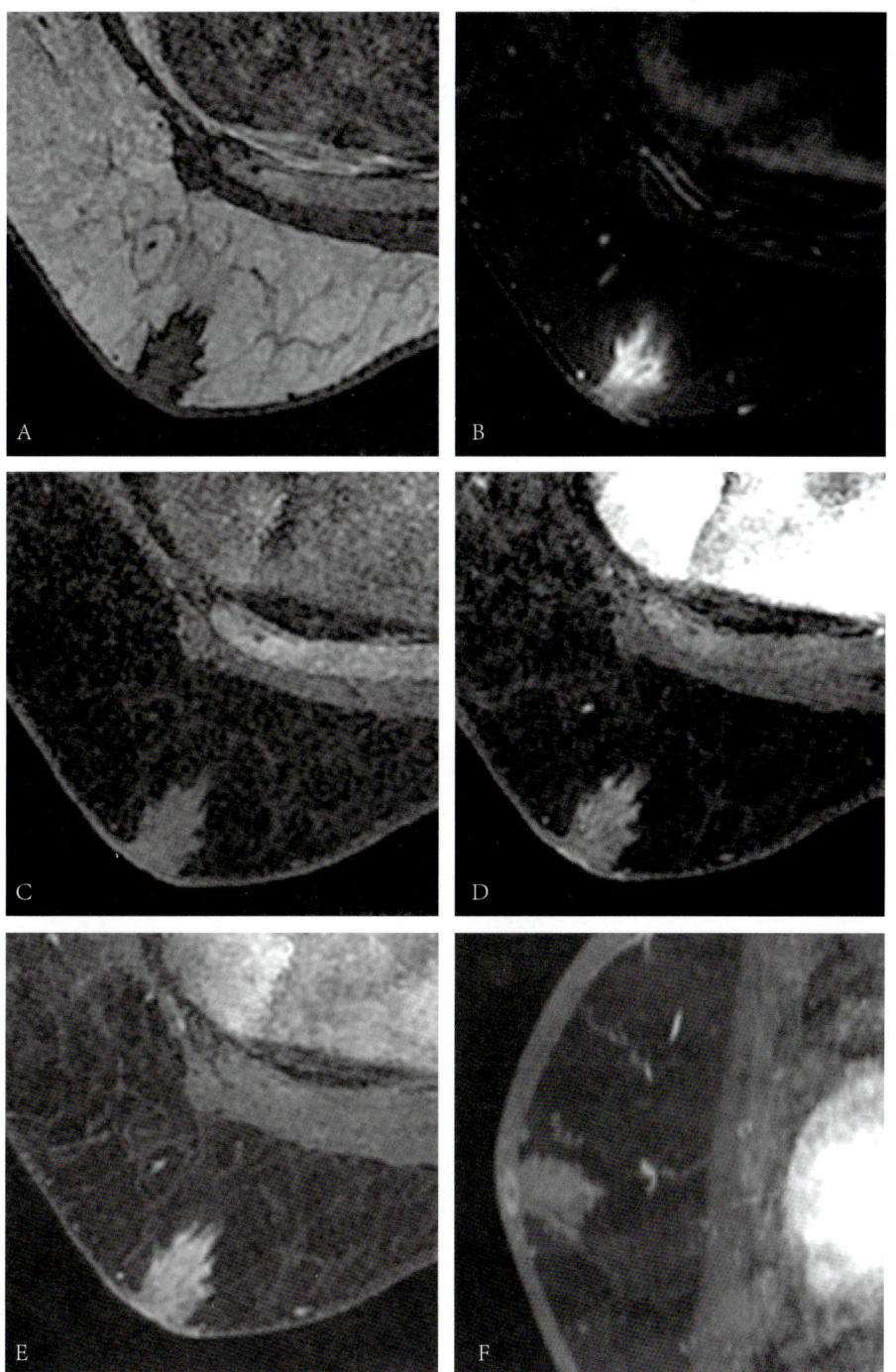

图 2-7 退变的腺体

患者 62 岁，XMG 显示乳头后肿块。MRI 显示仅乳头乳晕后方存在纤维腺体组织，其余区域以脂肪信号为主（A–C）。残存的纤维腺体内能够分辨细小的导管样结构，但是无异常强化（D–F）

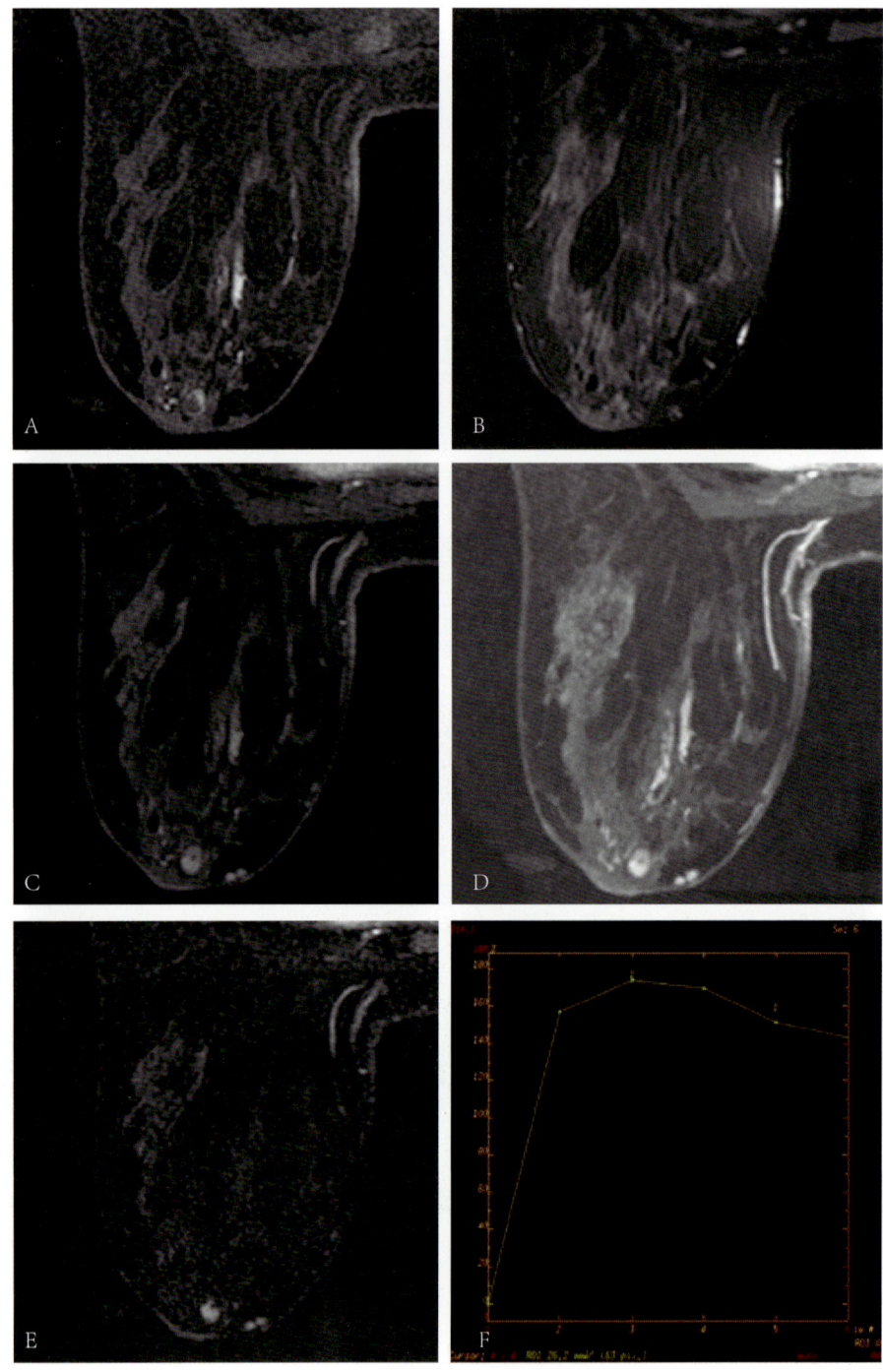

图 2-8 乳头溢液

患者 47 岁，左侧乳头溢液，液体为暗黄色。MRI 预扫描显示导管内和乳晕区短 T1 信号，提示导管内出血或积乳，增强扫描后通过减影发现乳晕区的小肿块和点状强化，回顾分析在预扫描的 T1WI 形成扩张导管内的充盈缺损征象，预报 4 类（导管内乳头状瘤）。病理检查示：导管内乳头状瘤

三、乳腺的血供与淋巴

乳腺动脉血供有 3 个主要来源：①内侧来自胸廓内动脉的穿支，也被称为内乳动脉，60% 的血供来自于胸廓内动脉；②外侧来自胸肩峰动脉的胸肌支、三角肌支和胸外侧动脉的乳房分支；③来自肋间动脉的外侧皮支。乳腺静脉引流通常伴随动脉，主要引流向腋窝，包括胸廓内静脉的穿支、腋静脉的属支和后肋间静脉的穿支，还有表浅的皮下静脉引流到乳腺边缘合并流入胸廓内静脉、腋静脉和颈内静脉（图 2-9）。血管分布特征为自乳腺周围向乳头集中，并形成血管网，这是乳腺 BPE 形成相框征分布的生理基础。高分辨率成像时可以显示直径 2mm 的血管分支，当乳腺出现病变并异常血供增多时，可见粗大的供血动脉和引流静脉。

乳腺淋巴管丰富，分布于皮内、皮下、乳腺小叶周围和输乳管壁内。淋巴回流涉及乳腺癌淋巴转移的途径。乳腺癌淋巴管回流受阻导致发生淋巴水肿，使皮肤出现橘皮样改变是乳腺癌的重要依据。据估计，约 3% 的淋巴液回流到内乳淋巴结，97% 回流到腋窝淋巴结，此外还有胸肌间淋巴结、肋间淋巴结和锁骨上淋巴结。在乳腺外科学中，前哨淋巴结（sentinel lymph node, SLE）是一个相当重要的概念，从解剖学角度，SLN 是收纳某器官某区域组织淋巴液的第一站淋巴结，反映该肿瘤淋巴引流区域是否受累。乳腺癌的 SLN 活检既能了解肿瘤区域的淋巴结转移情况，又能最大限度地减少大范围腋窝淋巴结清除及其导致的术后并发症，是乳腺癌保乳手术和改良根治的必需程序。正常的乳腺腺体内可以出现乳内淋巴结（图 2-10），在 MRI 上呈点状强化或者小肿块表现，需要鉴别诊断。MRI 判断乳腺癌的腋窝淋巴结转移与其他器官一样，大小、强化幅度、DWI-ADC 值均与正常淋巴结及炎性淋巴结反应有交叉，淋巴结形态和强化特征有一定的帮助，但是敏感性不高。

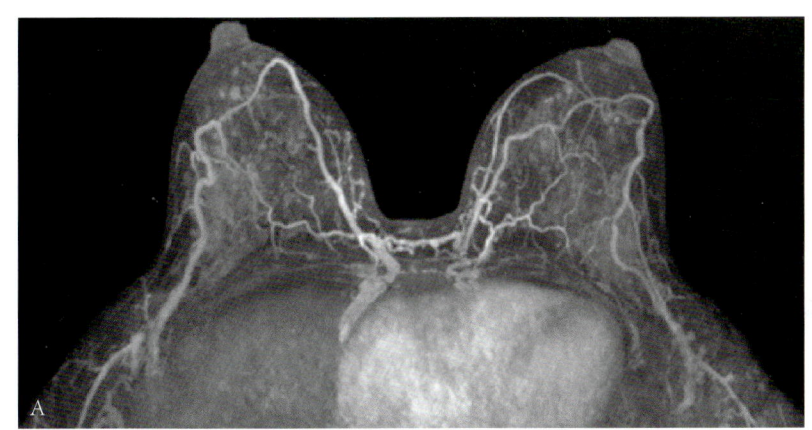 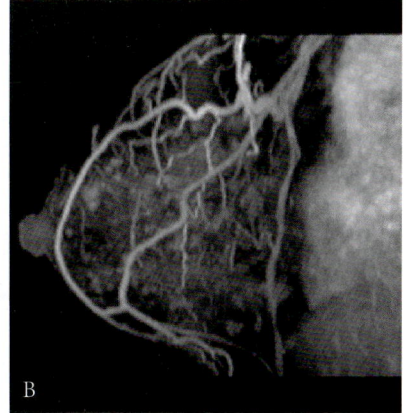

图 2-9　乳腺的血供

MIP 图像显示乳腺血管丰富，纤细的动脉血供主要来自胸廓内动脉的穿支，粗大的静脉分别回流入胸廓内静脉和腋静脉

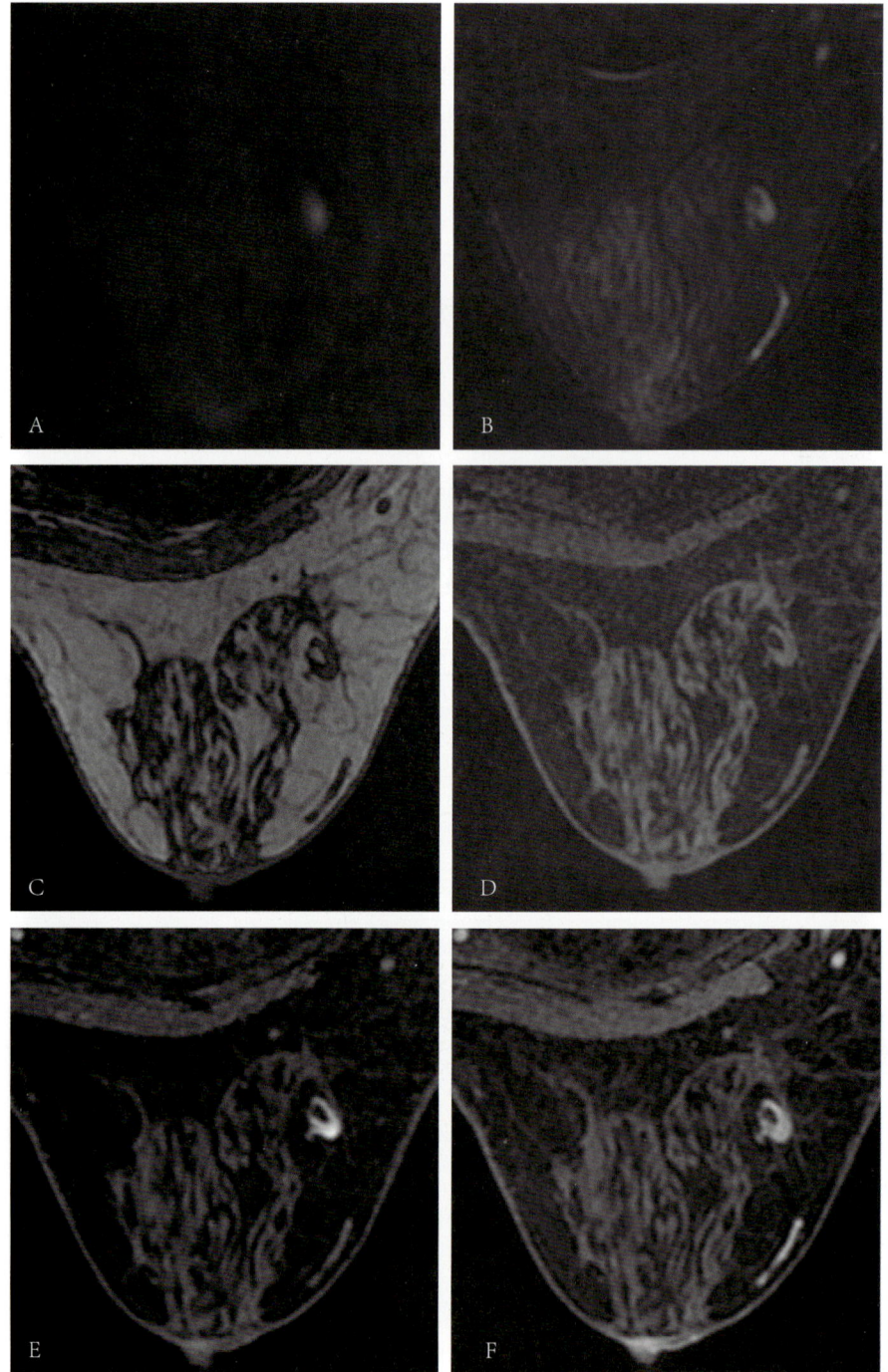

图 2-10 乳腺内淋巴结

右侧乳腺内非封闭的环形肿块,DWI 高信号,在 T2WI 呈高信号,T1WI 内可见中心部分为脂肪,在脂肪抑制后呈低信号,早期显著强化,延迟期似有廓清。此小肿块经病理证实为正常的乳腺内淋巴结

第二节 乳腺的病理概述

乳腺的病谱很复杂，分类方式也不一样。近几年随着免疫组化的发展，对乳腺疾病的病理过程从组织形态学转向风险预测和转归预测，指导外科处理、化学治疗、内分泌治疗和靶向治疗，各种受体和细胞因子成为风险预测和治疗指导治疗的指标。

乳腺疾病主要分为恶性肿瘤和良性病变，肿瘤的组织学分类见表2-1。影像学的诊断任务并非进行组织学的区分，而是鉴定病灶的性质并提供合理的处理建议。恶性肿瘤95%来自乳腺导管和小叶上皮的乳腺癌，其余的恶性肿瘤来自间叶组织，如脂肪肉瘤、血管肉瘤、平滑肌肉瘤、叶状肿瘤等，少见的恶性肿瘤还包括淋巴瘤、横纹肌肉瘤和骨肉瘤。良性病变包括乳腺增生性疾病、乳腺纤维腺瘤、各种炎性疾病，以及少见的脂肪瘤和平滑肌瘤等。多数良性病变无须手术治疗，临床采取影像随访动态观察即可；也有部分良性病变需要外科干预，如哺乳期感染性乳腺炎、浆细胞炎、肉芽肿性乳腺炎脓肿形成后需要外科切开或穿刺引流（图2-11～图2-52）。

2009年的国际专家共识主张活检证实的ADH、ALH和LCIS列为"危险病变"，这些病变从时间上具有向浸润癌发展的倾向，从空间上可能存在病理取材的差异和个体诊断差别，例如乳头状瘤可能会合并存在DCIS和IDC。组织病理上的"危险病变"包括导管内增生性病变（普通型导管上皮增生和非典型导管上皮增生）、ADH、ALH、LCIS和DCIS、乳头状肿瘤和叶状肿瘤。虽然这类病灶的处理原则在外科切除和影像随访之间，但是多数情况下会按照浸润性乳腺癌同等对待，如DCIS一般选择手术切除。在影像特征上，危险病变也处于良性病变和恶性病变的交叉，其BI-RADS分类也经常被划分为4类，在处理建议上一般需要活检与密切随访。

乳腺癌的TNM分期主要从肿瘤自身大小（T）、区域淋巴结转移（N）和远处转移（M）三个方面进行分期。病理学TNM分期（pTNM）主要从肿瘤自身（T）和区域淋巴结（N）进行评价，远处转移（M）则主要依赖影像学检查检出。临床的T分期主要依赖影像学检查，与病理的T分期可能存在差异，病理学的肿瘤大小仅测量肿瘤的浸润部分，而影像学则无法准确鉴别浸润与导管内成分。鉴于病理分期简写为pTNM，临床分期简写为cTNM，建议影像分期简写为rTNM，r为radiological的缩略（表2-2）。

一、浸润性乳腺癌

乳腺癌的组织病理类型包括原位癌和浸润癌（表2-3）。浸润性导管癌（invasive ductal carcinoma，IDC）占大多数，其次为浸润性小叶癌（invasive lobular carcinoma，ILC）占浸润性乳腺癌的5%～15%，还有一些特定的组织学类型，如小管癌、筛状癌、黏液癌、伴有髓样特征的癌如髓样癌、伴有各种分化的癌如浸润性微乳头癌、各种非特殊型化生性癌如肌上皮癌，以及各种少见类型的癌如神经内分泌癌、浸润性乳头状癌、多形性癌等，预后相对较好，还有男性乳腺癌等少见类型。这些浸润性乳腺癌只有少数存在比较明确的MRI特征如黏液癌，大多并不存在明确的影像表现差异，需要进一步深入比较研究。

所有的乳腺癌都需要进行临床分期和病理分期，以帮助确定治疗计划、评估预后和比较不同机构之间的比较。病理检查还包括通过评估雌激素受体（estrogen receptor，ER）、孕激素受体（progesterone receptor，PR）、人表皮生长因子受体2（human epidermal growth factor receptor 2，HER-2）及Ki-67的表达对乳腺癌分型，包括Luminal A型、Luminal B型、HER-2过表达型和Basal-Like型（三阴性乳腺癌）（表2-4）。ER、PR、HER-2是临床乳腺癌治疗的主要靶点，这种分型是化学治疗和内分泌治疗的用药依据。部分研究开始关注不同分子分型和基因分型的乳腺癌MRI特征，目前尚缺乏大量的可靠数据。

表 2-1　WHO（2012）乳腺肿瘤组织学分类

分类	IDC 编号
上皮性肿瘤	
微浸润性癌	
浸润性乳腺癌	
浸润性癌（非特殊性性）	8500/3
多形性癌	8022/3
伴有破骨样间质巨细胞的癌	8035/3
伴有绒癌特征的癌	
伴有黑色素特征的癌	
浸润性小叶癌	8520/3
经典型小叶癌	
实性小叶癌	
腺泡性小叶癌	
多形性小叶癌	
管状小叶癌	
混合型小叶癌	
小管癌	8211/3
筛状癌	8201/3
黏液性癌	8480/3
伴有髓样特征的癌	
髓样癌	8510/3
不典型性髓样癌	8513/3
伴有髓样癌特征的浸润性癌（非特殊性）	8500 /3
伴有大汗腺分化的癌	
伴有印戒细胞分化的癌	
浸润性微乳头状癌	8507/3
化生性癌（非特殊性）	8575 /3
低级别腺鳞癌	8570/3
纤维瘤病样化生性癌	8572/3
鳞状细胞癌	8070/3
梭形细胞癌	8032/3
伴有间叶分化的化生性癌	
伴有软骨样分化	8571/3
伴有骨样分化	8571/3
伴有其他间叶组织分化	8575/3
混合型化生性癌	8575/3
肌上皮癌	8982 /3

续表

分类	IDC 编号
罕见类型	
伴有神经内分泌特征的癌	
神经内分泌肿瘤，高分化型	8346/3
神经内分泌癌，低分化型（小细胞癌）	8041/3
伴有神经内分泌分化的癌	8574/3
分泌性癌	8502/3
浸润性乳头状癌	8503/3
腺泡细胞癌	8550/3
黏液表皮样癌	8430/3
多形性癌	8525/3
嗜酸细胞癌	8290/3
富有脂质的癌	8314/3
富有糖原的癌透明细胞癌	8315/3
皮脂腺癌	8410/3
涎腺（皮肤）附件型肿瘤	
圆柱瘤	8200/0
透明细胞汗腺腺瘤	8402/0
上皮-肌上皮性肿瘤	
多形性腺瘤	8940/0
腺肌上皮瘤	8983/0
伴有癌的肌上皮瘤	8983/3
腺样囊性癌	8200/3
前驱病变	
导管原位癌	8500/2
小叶肿瘤	
小叶原位癌	
经典型小叶原位癌	8520/2
多形性小叶原位癌	8519/2
不典型性小叶增生	
导管内增生性病变	
普通性导管增生	
包括平坦上皮不典型的柱状细胞病变	
不典型导管增生	
乳头状病变	
导管内乳头状瘤	8503/0
伴有不典型增生的导管内乳头状瘤	8503/0

续表

分类	IDC 编号
伴有导管原位癌的导管内乳头状癌	8503/2
伴有小叶原位癌的导管内乳头状癌	8520/2
导管内乳头状癌	8503/2
包裹性乳头状癌	8504/2
伴有浸润的包裹性乳头状癌	8504/3
实性乳头状癌	
原位	8509/2
浸润性	8509/3
良性上皮性病变	
硬化性腺病	
大汗腺腺病	
微腺性腺病	
放射性瘢痕/复杂性腺病	
腺瘤	
管状腺瘤	8211/0
泌乳性腺瘤	8204/0
大汗腺腺瘤	8401/0
导管腺瘤	8503/0
间叶性肿瘤	
结节性筋膜炎	8828/0
肌纤维母细胞瘤	8825/0
韧带样型纤维瘤病	8821/1
炎性肌纤维母细胞瘤	8825/1
良性血管病变	
血管瘤	9120/0
血管瘤病	
不典型性血管病变	
假血管瘤性间质增生	
颗粒细胞瘤	9580/0
良性周围性神经鞘肿瘤	
神经纤维瘤	8540/0
神经鞘瘤	8560/0
脂肪瘤	8850/0
血管脂肪瘤	8861/0
脂肪肉瘤	8850/3
血管肉瘤	9120/3

续表

分类	IDC 编号
横纹肌肉瘤	8900/3
骨肉瘤	9180/3
平滑肌瘤	8890/0
平滑肌肉瘤	8890/3
纤维上皮性肿瘤	
纤维腺瘤	9010/0
叶状肿瘤	9020/1
良性	9020/0
交界性	9020/1
恶性	9020/3
导管周间质肿瘤，低级别	9020/3
错构瘤	
乳头肿瘤	
乳头腺瘤	8506/0
汗腺瘤样肿瘤	8407/0
乳头佩吉特病	8540/3
恶性淋巴瘤	
弥漫性大 B 细胞性淋巴瘤	9680/3
伯基特淋巴瘤	9687/3 T
细胞性淋巴瘤	
间变性大细胞淋巴瘤，ALK 阴性	9702/3
结外 MALT 型边缘区 B 细胞性淋巴瘤	9699/3
滤泡性淋巴瘤	9690/3
转移性肿瘤	
男性乳腺肿瘤	
男性乳腺发育症	
癌	
浸润性癌	8500/3
原位癌	8500/2
临床表现性癌	
炎性癌	8503/3
双侧乳腺癌	

[引自张祥盛 诊断病理学杂志 2012 19 卷（6 期）:477-478]

表 2-2　美国癌症联合会（AJCC）乳腺癌的 TNM 分期

原发肿瘤（T）	临床
Tx	无法评价原发肿瘤
T0	没有原发肿瘤的证据
Tis	原位癌
Tis（DCIS）	导管内原位癌
Tis（LCIS）	小叶原位癌
Tis（Paget 病）	乳头 Paget 病，乳腺实质内没有浸润性乳腺癌或 DCIS 肿瘤。有肿瘤的 Paget 病根据肿瘤大小分类，Paget 病另外标注
T1	肿瘤最大径 ≤ 20mm
T1mic	肿瘤微侵袭范围最大径 ≤ 1mm
T1a	肿瘤最大径 >1mm 但 ≤ 5mm
T1b	肿瘤最大径 >1mm 但 ≤ 10mm
T1c	肿瘤最大径 >10mm 但 ≤ 20mm
T2	肿瘤最大径 >20mm 但 ≤ 50mm
T3	肿瘤最大径 >50mm
T4	任意大小的肿瘤，但是直接侵犯（a）胸壁和（或）（b）皮肤（溃疡或结节）
T4a	侵犯胸壁，但是单纯胸肌受侵犯不在此列
T4b	乳房皮肤水肿或溃疡，或者患侧皮肤卫星结节，没有达到炎性乳癌水平
T4c	T4a 和 T4b
T4d	炎性乳癌
区域淋巴结（N）	**临床**
Nx	区域淋巴结无法评价
N0	没有区域淋巴结转移
N1	转移到同侧Ⅰ、Ⅱ期腋窝淋巴结，可移动
N2	转移到同侧Ⅰ、Ⅱ期腋窝淋巴结，固定或粘连；或即使缺乏腋窝淋巴结转移的临床证据，但是临床表现有同侧乳内淋巴结
N2a	同侧腋窝Ⅰ、Ⅱ期淋巴结固定或彼此粘连
N2b	即使缺乏转移的临床证据，临床有明显的同侧乳内淋巴结
N3	同侧锁骨下Ⅲ期淋巴结转移，无论有无同侧Ⅰ、Ⅱ期腋窝淋巴结转移；或临床表现有内乳淋巴结和腋窝Ⅰ、Ⅱ期淋巴结转移；或同侧锁骨上淋巴结转移并有（无）腋窝、内乳淋巴结转移
N3a	同侧锁骨下淋巴结转移
N3b	同侧内容淋巴结和腋窝淋巴结转移
N3c	同侧锁骨上淋巴结转移
病理（pN）	**临床**
pNx	区域淋巴结无法评价（如已经切除、切除没有病理评价）
pN0	组织学上没有局部淋巴结转移，对孤立的肿瘤细胞（ITC）没有另外检查

注：ITC（isolated tumor cell）指单个的肿瘤细胞或直径 < 0.2mm 的细胞串，通常在免疫组化（IHC）或分子检查时发现，也可以在常规的 H&E 染色发现，ITC 并没有恶性活动如增生或基质反应

pN0（i-）	组织学上没有区域淋巴结，IHC 阴性
pN0（i+）	组织学上没有区域淋巴结，IHC 阳性，没有 IHC > 0.2mm 的细胞串

续表

	pN0（mol-）	组织学上没有区域淋巴结，分子检查阴性（RT-PCR）
	pN0（mol+）	组织学上没有区域淋巴结，分子检查阳性（RT-PCR）
此分类基于腋窝淋巴结切片，可以有（无）前哨淋巴结；基于前哨淋巴结而没有腋窝淋巴结的加注（sn），例 pN0（i+）（sn）。RT-PCR：反转录酶（聚合酶）链式反应（reverse transcriptase/polymerase chain reaction		
pN1		1～3个腋窝淋巴结转移和（或）前哨淋巴结切片见内乳淋巴结微病灶，但是临床不明显
	pN1mi	微转移（>0.2mm，但是<2mm）
	pN1a	1～3个腋窝淋巴结转移
	pN1b	前哨淋巴结切片见内乳淋巴结微病灶，但是临床不明显
	pN1c	1～3个腋窝淋巴结转移，且前哨淋巴结切片见内乳淋巴结微病灶，但是临床不明显（如果腋窝淋巴结转移多于3个，内乳淋巴结分类为pN3b以反映肿瘤增大）
pN2		4～9个腋窝淋巴结转移，或没有腋窝淋巴结但是有临床显著的内乳淋巴结
	pN2a	4～9个腋窝淋巴结转移（至少一个肿瘤直径>2mm）
	pN2b	没有腋窝淋巴结但是有临床显著的内乳淋巴结
pN3		10个或以上腋窝淋巴结转移；或腋窝有1个或以上淋巴结转移伴发锁骨下淋巴结或临床显著的同侧内乳淋巴结，或者3个以上腋窝淋巴结转移但是内乳淋巴结转移阴性；或者同侧锁骨上淋巴结转移
	pN3a	10个或以上腋窝淋巴结转移（至少一个肿瘤直径>2.0mm）；或锁骨下淋巴结转移
	pN3b	1个或以上的腋窝淋巴结转移同时伴有同侧临床显著的内乳淋巴结；或者腋窝3个或以上淋巴结并内乳淋巴结前哨镜下阳性但是临床不显著
	pN3c	同侧锁骨上淋巴结转移
远处转移（M）	临床	
M0		没有远处转移的临床或影像学证据
cM（i+）		无转移的症状和体征，也没有转移的临床和影像学证据，但是通过分子检测或镜检，在循环血、骨髓或非区域淋巴结内发现≤0.2mm病灶
M1		经典的临床或者影像检查发现的远处转移灶（组织）病理证实的>0.2mm的转移灶
分期		
0 期		Tis N0 M0
Ⅰ期		T1* N0 M0
ⅡA期		T0 N1 M0; T1* N1 M0; T2 N0 M0
ⅡB期		T2 N1 M0; T3 N0 M0
ⅢA期		T0 N2 M0; T1* N2 M0; T2 N2 M0; T3 N1 M0; T3 N2 M0
***T1 包含 T1Mic**		
ⅢB期		T4 N0 M0; T4 N1 M0; T4 N1 M0; T4 N2 M0
ⅢC期		所有 T N3 M0
Ⅳ期		所有 T 所有 N M1

*：如果在诊断后的4个月内进行检查，在没有新辅助治疗、没有疾病进展的情况下，分期可能因为术后影像发现远处转移而改变

表 2-3 乳腺癌的病理学类型

组织病理分型

原位癌
    NOS（非特殊类型）
    导管内
    佩吉特（Paget）病和导管内

浸润性癌
    NOS
    导管癌
    炎性癌
    髓样癌（NOS）
    髓样癌伴淋巴样基质
    黏液癌
    乳头状癌（主要是微乳头状）
    管状癌
    小叶癌
    佩吉特（Paget）病浸润
    未分化癌
    鳞癌
    腺样囊性癌
    分泌癌
    筛状癌

组织病理分级（G）

除髓样癌以外，所有的侵袭性癌都需要病理分级。推荐使用 Nottingham 结合组织学分级（Elston-Ellis 改良 Scarff-Bloom-Richardson 分级系统），肿瘤分级由组织形态学特征确定（小管形成、核多形性和核分裂数），每个特征分为 1（较好）~ 3（较差），三者累计总分，总分在 3 ~ 5 分为 1 级，6 ~ 7 分为 2 级，8 ~ 9 分为 3 级。

组织学分级（建议使用 Nottingham 结合组织分级）

G_x	无法分级
G_1	结合组织分级较低（较好）
G_2	结合组织分级中等（中等）
G_3	结合组织分级较高（较差）

表 2-4　乳腺癌分子分型的标志物检测和判定

分子分型	标志物	备注
Luminal A 型	"Luminal A 样" ER/PR 阳性且 PR 高表达 HER-2 阴性 Ki-67 低表达	ER、PR、Ki-67 表达的判定值建议采用报告阳性细胞的百分比 Ki-67 高低表达的判定值在不同病理试验中心可能不同，可统一采用 14% 作为判断 Ki-67 高低的界值 同时，以 20% 作为 PR 表达高低的判定界值*，可进一步区分 Luminal-A 样和 Luminal-B 样（HER-2 阴性）
Luminal B 型	"Luminal B 样（HER-2 阴性）" ER/PR 阳性 HER-2 阴性 且 Ki-67 高表达或 PR 低表达	上述不满足"Luminal A 样"条件的 Luminal 样肿瘤均可作为"Luminal B 样"亚型
	"Luminal B 样（HER-2 阳性）" ER/PR 阳性 HER-2 阳性（蛋白过表达或基因扩增） 任何状态的 Ki-67	
HER-2 2+ 型	"HER-2 阳性" HER-2 阳性（蛋白过表达或基因扩增） ER 阴性和 PR 阴性	
Basal-like 型	"三阴性（非特殊型浸润性导管癌）" ER 阴性 PR 阴性 HER-2 阴性	三阴性乳腺癌和 Basal-like 型乳腺癌之间的吻合度约 80%；但是三阴性乳腺癌也包含一些特殊类型乳腺癌，如髓样癌（典型性）和腺样囊性癌。这类癌的复发转移风险较低

二、微小浸润癌

微小浸润癌（microinvasive carcinoma）界定于显微镜下乳腺间质内明确的单个或多个浸润灶，单个浸润灶直径不超过 2mm，多个浸润灶直径均 < 1mm，微浸润癌一般伴发于高级别 DCIS，周围有炎性细胞浸润。这种微小病灶在 MRI 和 US 很难被检测到，在 XMG 上可能会因为细小的钙化被定为活检。

三、黏液癌

黏液癌是一种特殊类型的浸润性乳腺癌，以产生丰富的细胞内或细胞外黏液为特征，有大量肉眼可见的细胞外黏液，产生黏液的细胞小、漂浮在黏液中。MRI 表现有一定的特异性，在 T2WI 和 DWI 上黏液呈高信号，但是 ADC 值高，与细胞密度增高的其他浸润性癌导致 ADC 值降低的病理生理基础不同，也容易被忽略漏诊或判断为良性的纤维腺瘤。黏液癌一般发生于 60 岁以上的女性，当黏液癌中混有浸润性导管癌成分时，成为混合型癌，在 MRI 表现上会发生改变，其他能产生黏液的癌还有黏液性囊腺癌、印戒细胞癌、柱状细胞黏液癌，以及纤维腺瘤黏液样变性。

四、小叶肿瘤

小叶肿瘤（lobular neoplasma，LN）包括各种小叶原位癌（lobular carcinoma in situ，LCIS）和非典型小叶增生（atypical lobular hyperplasia，ALH）。以疏松分散的小细胞增殖为特征，85%表现为多灶特征，为起源于末梢终末导管小叶单位的所有不典型上皮增生。按照病变累及小叶单位的腺泡数量，当≥50%小叶单位的腺泡被病变累及时诊断为典型LCIS，当腺泡受累<50%则诊断为ALH。LN具有双侧多发的倾向，双侧患病率20%~45%，因此一旦活检确定为小叶肿瘤，包括浸润性小叶癌，均建议用MRI排查多发癌灶，包括单乳多发和双乳多发。目前，通过MRI收集到的小叶肿瘤病例相对较少，多数都是非特殊类型浸润性癌，这一点与文献报道也比较接近。也有可能MRI表现为多发的点状强化，建议随访，没有获得病理证实。多数认为，XMG上40%的病例可以出现微小的钙化，可能有助于小叶癌的检出。

五、叶状肿瘤

叶状肿瘤（phyllodes tumora，PT）起源于小叶内或者导管周围间质，可以是原发肿瘤，也可以继发于纤维腺瘤。临床表现为单侧质硬无痛性肿块，病理特征为双层上皮构成的裂隙及其周围分布丰富的间叶成分共同形成的叶状结构。PT通常是良性，也可以是交界性或恶性，良性PT间质细胞较纤维腺瘤更丰富，间质中可见坏死、黏液样变性或玻璃样变性，通常边缘清楚；恶性呈浸润性生长，间质呈现明显的癌肉瘤样特征，类似纤维肉瘤或向其他脂肪肉瘤横纹肌肉瘤分化，彻底切除是主要治疗方案。在影像上，PT需要与纤维腺瘤和黏液癌鉴别诊断，三者之间存在信号交叉；一般US提示为纤维腺瘤，但是短期内迅速增大的、直径>3cm的肿块，需要考虑到叶状肿瘤的可能，并与常见的错构瘤、血管病等相鉴别。

六、乳头状病变

导管内乳头状瘤是发生在导管上皮的良性肿瘤，2012年WHO将"导管内乳头状肿瘤"命名为"导管内乳头状病变"，包括导管内乳头状瘤、导管内乳头状癌、囊内乳头状癌，并增加了"实性乳头状癌"，取消"非典型性乳头状瘤"这一术语，改为"伴ADH和DCIS的乳头状瘤"，并根据病变累及范围和比例区别为"伴ADH的乳头状瘤"和"DCIS在乳头状瘤中"。中央型乳头状瘤指发生在主乳管和1~3级大导管的乳头状瘤，容易发生血性溢液和乳管扩张，但是癌变风险低，可以采用乳管镜微创切除；周围型乳头状瘤发生在终末导管单位，一般为多发，又称为乳头状瘤病，有不典型增生和DCIS的风险。导管内乳头状瘤在MRI的表现可以是点状强化，也可以是局灶的非肿块样强化或肿块，影像特征与浸润性乳腺癌交叉，很容易被高估。

七、导管内增生性病变

导管内增生性疾病是发生于乳腺终末导管小叶单位的上皮增生性疾病，也属于癌前病变，包括普通型导管上皮增生（usual ductal hyperplasia，UDH）、平坦型上皮不典型病变（flat epithlia Atypia，FEA）和非典型导管上皮增生（atypical ductal hyperplasia，ADH）。导管内增生性病变的分类一直比较紊乱，2009年Tavasolli提出DIN（ductal intraepithelial neoplasm）分类改变，并立其危险性关系（表2-5）。

ADH 比 UDH 和 FEA 的癌变危险更高，穿刺活检中如果发现 ADH，则应该进行手术切除，以排除进一步病变的可能，而 UDH 和 FEA 可以采取随访观察。临床多数在其他良性病灶如导管内乳头状瘤、纤维腺病、乳腺增生症中发现 ADH，则应该按照危险病灶处理。导管内增生性病变与乳腺增生症不完全相同，乳腺增生症包括非增生性的纤维囊性变和增生性是纤维囊性变，非增生性纤维囊性变无继发浸润性癌的危险性，但是增生性的纤维囊性变是否发展为乳腺癌主要取决于导管和腺泡上皮增生的程度和有无非典型性增生。旺炽性增生性纤维囊性癌变的危险度增加 1.5～2 倍，导管和小叶的非典型性增生演变为浸润性癌概率增加 5 倍，而导管和小叶的原位癌进一步发展为浸润性癌的可能性则增加至 10 倍。

表 2-5　导管内增生性病变的 DIN 命名与分级处理

传统分类命名	DIN 分级命名	如果 CNB 或切缘发现，是否需要再切除
UDH	DIN 低危型	否
FEA	平坦型 DIN1	否
ADH	DIN1，定量化（≤2mm）	是
DCIS 1 级（低分级）	DIN1，定量化（>2mm）	是
DCIS 2 级（中分级）	DIN2，定量化	是
DCIS 3 级（高分级）	DIN2，定量化	是

八、导管原位癌

导管原位癌（ductal carcinoma in situ，DCIS）与小叶肿瘤一样属于前驱病变，导管内乳头状癌实际也属于 DCIS 的范畴。DCIS 一般范围比较广泛，可以出现乳腺肿块和溢液等临床表现，在 XMG 上可以表现为钙化和结构扭曲，在 MRI 上多表现为小叶节段分布的非肿块样强化，MRI 的强化特征也许能帮助活检取材更好地发现大范围 DCIS 中的浸润性成分。高级别 DCIS 细胞核有一定的多形性，导管区中央有坏死和微钙化，这个可能是 DICS 呈现串环样强化的病理基础。活检发现 DCIS 后，一般按照浸润性乳腺癌的方式给予外科切除，DCIS 部分切除后需要辅助放射治疗。

九、乳腺纤维囊性改变

乳腺纤维囊性改变又称乳腺增生症，是常见的非炎症、非肿瘤性疾病，病理成分复杂，包括导管上皮增生、小叶增生、大汗腺化生、小叶和末端导管扩张形成囊肿，多见于 40 岁左右的女性。乳腺在内分泌激素，特别是雌（孕）激素的作用下，随着月经周期的变化，会有增生和复旧的改变。由于某些原因引起内分泌激素代谢失衡，雌激素水平增高，可出现乳腺组织增生过度和复旧不全，经过一段时间以后，增生的乳腺组织不能完全消退，形成乳腺结构不良。乳腺腺病是乳腺结构不良症的早期表现，其主要改变是乳腺的腺泡和小导管明显的局灶性增生，并有不同程度的结缔组织增生，小叶结构基本失去正常形态，甚至腺泡上皮细胞散居于纤维基质中。根据病变的发展可分 3 期：即小叶增生、纤维腺病和硬化性腺病。硬化性腺病细胞量小，细胞增生活跃时容易被误诊为癌。

乳腺纤维囊性变分为非增生性和增生性。非增生性纤维囊性变主要表现为囊肿形成和间质纤维增生，而增生性纤维囊性变伴有末梢导管和腺泡上皮的增生，根据上皮增生程度的轻重划分为轻度增生、旺炽性增生、非典型性增生、原位癌。乳腺纤维囊性变和癌的发生的确有一定关系，但是否发展为乳腺癌主要取决于导管和腺泡上皮增生的程度和有无非典型性增生。

乳腺纤维囊性变的临床表现多样，主要为乳腺胀痛和触诊肿块。在影像上表现多样，是干扰乳腺疾病诊断的主要原因，在 XMG 可以表现为不规则的肿块、各种形态的钙化等；在 MRI 上表现为程度不同的 BPE，呈局灶分布、区域分布的非肿块样强化，一般采取随访处理；也有部分硬化性腺病、旺炽性增生、不典型增生和乳腺癌无法鉴别而诊断为 5 类。

十、纤维腺瘤

纤维腺瘤（fibroadenoma，FA）是乳腺常见的良性病变（表 2-6），来源于乳腺小叶内的纤维组织和腺上皮。纤维腺瘤存在间质和上皮混合增生形成两种不同的生长模式，间质成分和上皮成分的比例，可能在 MRI 上表现为不同的信号特征。部分 FA 内可见局灶或弥漫的细胞增生、广泛的黏液样变性或者玻璃样变性、营养不良性钙化；青春期的 FA 中还可以存在不同程度的典型上皮增生、大汗腺化生、鳞状上皮化生、也可以合并纤维囊性变、硬化性腺病和广泛肌上皮增生。特殊类型的如幼年型纤维腺瘤间质丰富并伴有导管上皮增生，需要与叶状肿瘤相鉴别。文献报道极少数纤维腺瘤有极少量的恶变，合并有 ADH 时恶变的危险性增加，这些病理表现也导致了纤维腺瘤 MRI 表现的多样性。纤维分隔形成和钙化比较有特征性，有利于前瞻性诊断。多数的纤维腺瘤随着年龄的增长而逐渐玻璃样变性和黏液样变性，可以采取随访观察。MRI 上纤维腺瘤的表现纤维腺瘤的血供特征多数是流入型曲线，出现廓清型曲线的纤维腺瘤内检出 ADH 的概率增高，所以对这种富血供的纤维腺瘤可以建议局部切除。

十一、乳腺炎

乳腺炎包括感染性的哺乳期乳腺炎、非感染性的浆细胞乳腺炎和肉芽肿性乳腺炎。哺乳期乳腺炎一般由哺乳不当导致金黄色葡萄球菌或链球菌感染，表现为红、肿、热、痛和脓肿形成，临床主要采用抗生素治疗和切开引流。浆细胞乳腺炎和肉芽肿性乳腺炎一般发生在非哺乳期，同样也有红、肿、热、痛和脓肿形成，一般抗生素治疗无效，可以采用中药辅助治疗。浆细胞乳腺炎切开引流后容易形成瘘管且迁延不愈。三者在影像表现有很大的交叉。脓肿形成前可以表现为肿块或非肿块样强化，也可以表现为廓清型曲线和 DWI 高信号，与乳腺癌很难鉴别，浅筋膜间隔增厚和水肿有提示意义；晚期脓肿形成后比较有特征性。

表 2-6　DuPont，Page 和 Rogers 良性乳腺疾病的分类

非增生性病变
 囊肿
 乳头状大汗腺化生
 上皮相关的钙化
 普通型轻度增生

不伴非典型增生的增生性病变
 普通型中度或活跃导管增生
 硬化性腺病

非典型增生
 非典型导管增生
 非典型小叶增生

肿瘤性和增生性病变
 纤维腺瘤（复杂性、幼年型、巨大型、梗死、伴有非典型增生、伴有癌变）
 腺瘤（管状腺瘤、泌乳性腺瘤）
 乳头部腺瘤
 乳头部汗管腺瘤
 导管内乳头状瘤（单发、多发、乳头状瘤病、幼年型乳头状瘤病）
 微腺管腺病
 放射状瘢痕（病灶中心为纤维弹性组织、周围增生的导管和小叶呈放射状排列，潜在恶变危险）
 颗粒细胞瘤
 纤维瘤病

其他乳腺良性疾病
 脂肪瘤
 血管病变（血管瘤等）
 假血管瘤性间质增生（良性间质增生）
 软骨瘤样病变
 平滑肌瘤
 神经源性肿瘤
 腺肌上皮瘤
 错构瘤
 肌纤维母细胞瘤（良性间叶性肿瘤）
 黏液囊肿样病变
 胶原小球病

反应性（炎症性）病变
 乳腺导管扩张症（导管周围型乳腺炎）
 输乳管的鳞状化生（复发性乳晕下脓肿，Zuska 病）
 脂肪坏死（MRI 容易鉴别，可以是外伤或放射治疗后改变）

异物反应
 Mondor 病（胸腹下静脉的静脉炎和静脉周围炎）
 放射治疗后改变（终末导管小叶单位上皮细胞出现非典型性、伴有小叶硬化和萎缩）
 结节病（非干酪样坏死）

淋巴细胞性乳腺炎 / 糖尿病性乳腺病（淋巴细胞性血管炎、上皮样成纤维细胞，自身免疫反应）

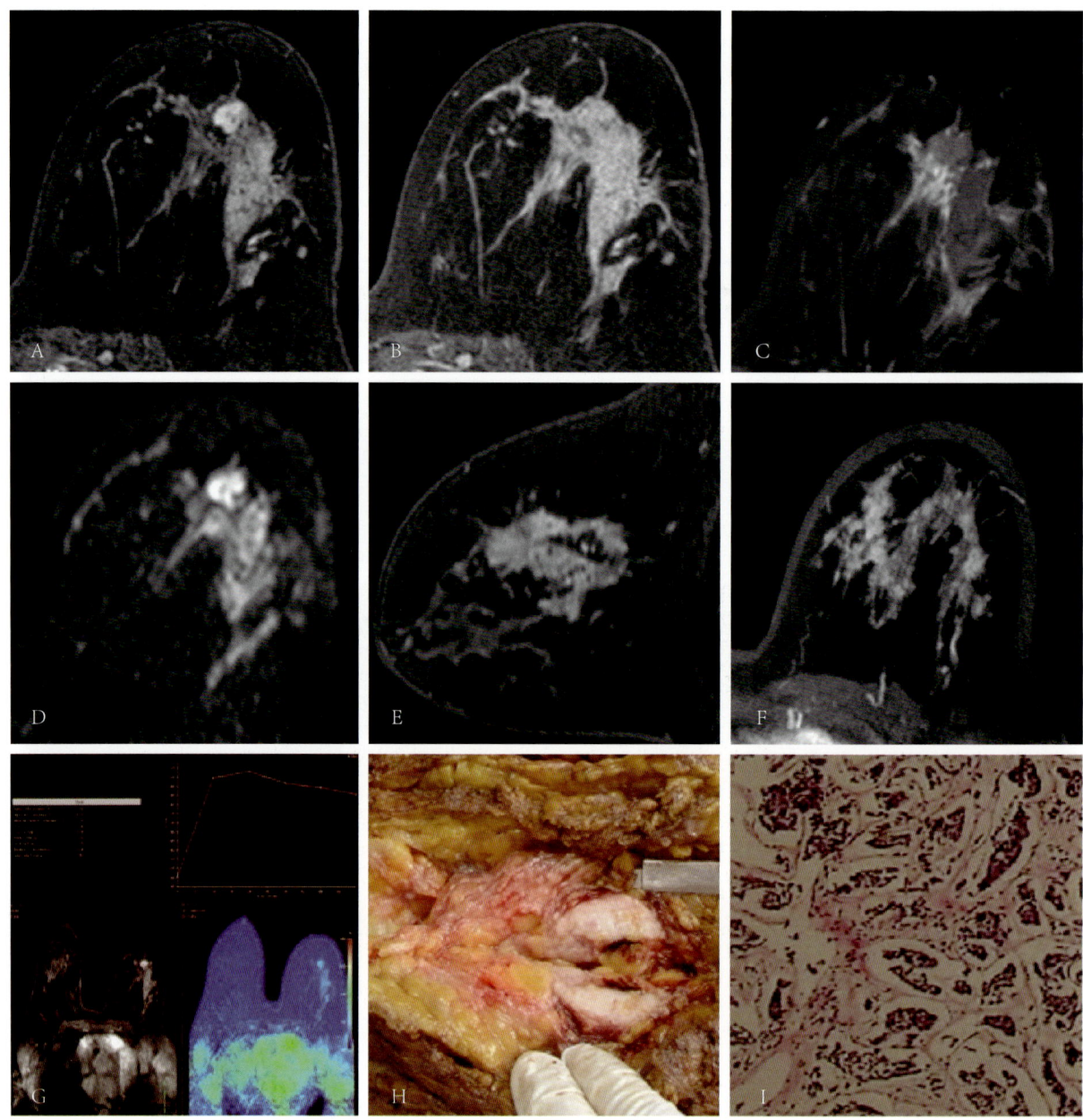

图 2-11　浸润性乳腺癌

体检发现肿块。左乳腺外上象限距乳头 3cm 可扪及肿物 1 枚，约 2cm×2cm，质硬，无压痛，表面欠光滑，边界不清，活动差，左乳头无溢液，左腋下淋巴结 2cm×2cm，无压痛，质硬，不活动。右侧乳腺未扪及肿物，无溢液。右侧腋窝及双锁骨上未扪及肿大淋巴结，双上肢无水肿。XMG 报告左乳腺肿物 4 级。针吸病理检查示：左侧乳腺肿物不除外恶性（2013-8-19，外院）。MRI 报告 5 类。术后病理检查示：左乳腺浸润性导管癌，周边可见导管原位癌，肿物基底部未见癌累及，腋窝淋巴结内可见癌转移（10/17）此图像显示的病灶范围比超声和体检发现的范围大，累及多个乳腺小叶节段，形成类似区域分布的特征（此病例由北京良乡医院胡毅提供，检查设备为 Philips Achieva 1.5T）

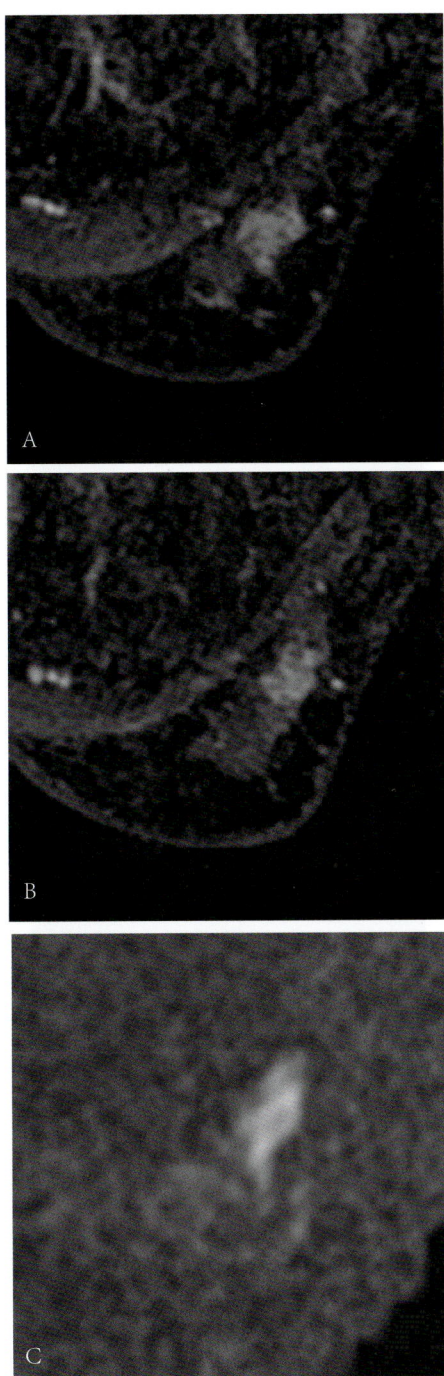

图2-12 乳腺浸润性小叶癌伴导管原位癌

体检发现右侧乳腺肿物,花生米大小,超声显示低回声区,BI-RADS 4类。MRI显示右侧乳腺外上腺非肿块样强化,局灶分布,内部串环样强化,DCE-TIC呈廓清型。DWI呈稍高信号,最小ADC值$0.87×10^{-3}cm^2/s$。MRI评估BI-RADS 5类,建议外科会诊。病理检查示:右侧乳腺浸润性小叶癌,少部分为导管原位癌,肿瘤大小为4cm×3cm×1.8cm。癌组织未累及乳头及皮肤,基底未见癌。外下象限局部乳腺组织呈腺病改变。腋窝淋巴结未见转移癌(0/18)。免疫组化染色结果:CK5(-),Cyclin D1(+65%),ER(+85%),PR(+80%),HER-1(-),Ki-67(+40%),HER-2(2+),Topo-Ⅱα(+15%),p120(胞质+),p53(弱+50%),E-cadherin(浸润性癌-,原位癌局灶+)

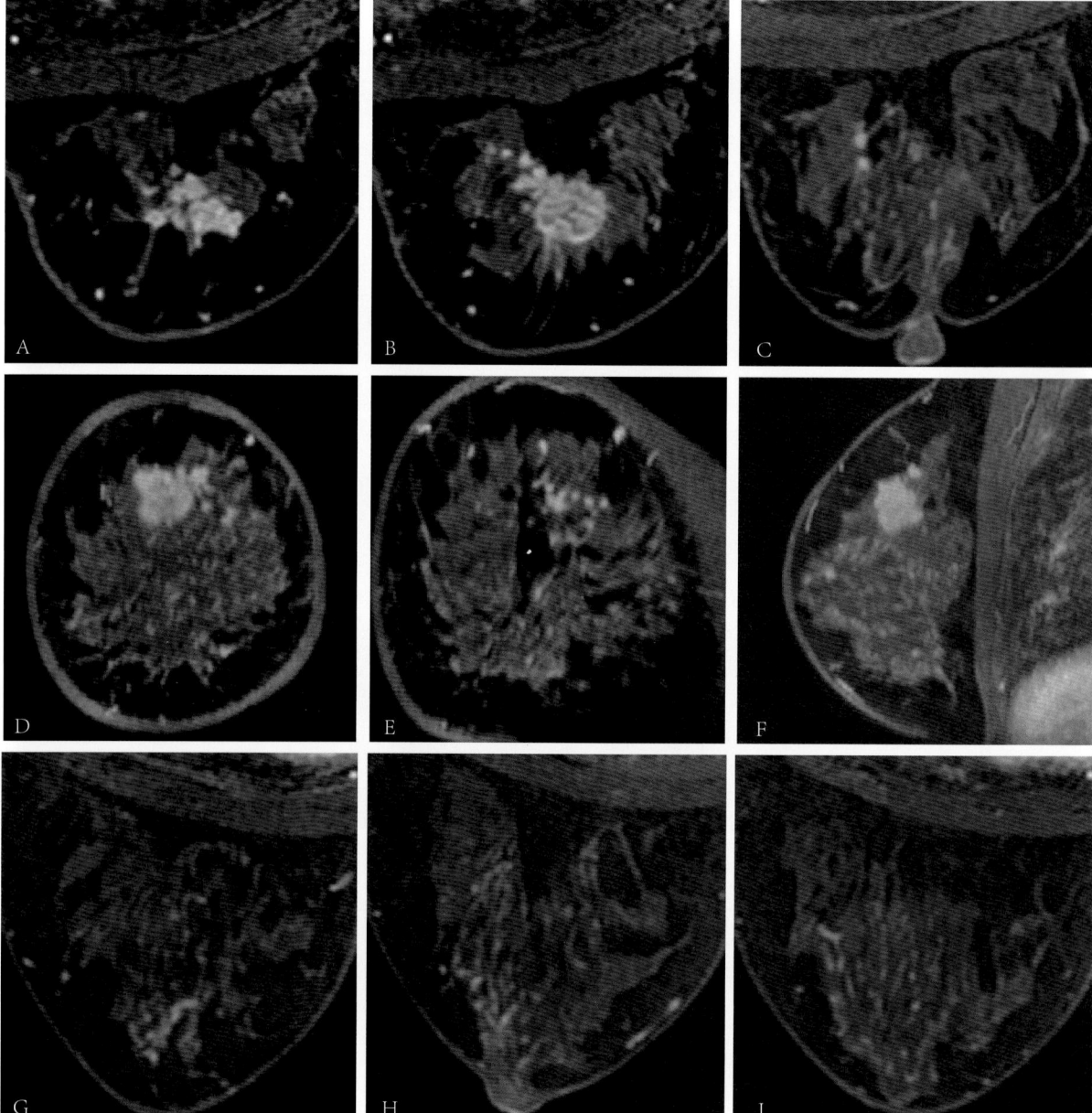

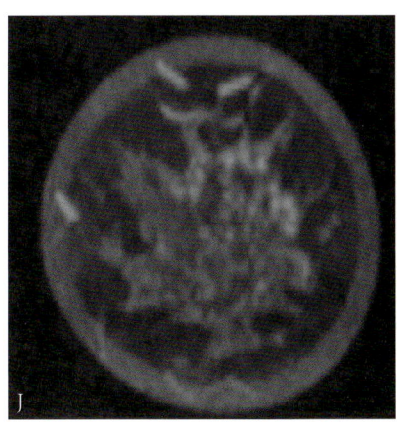
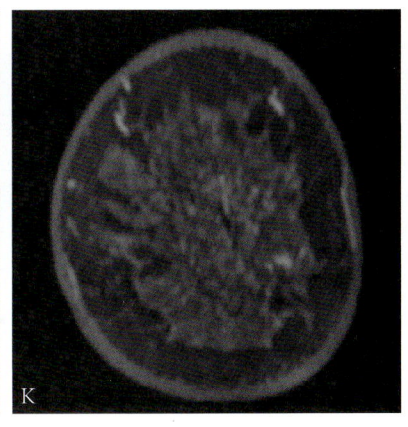
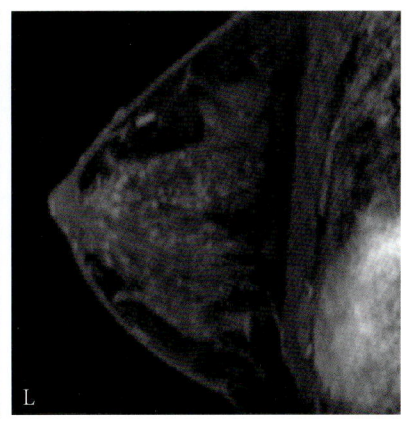

图 2-13 浸润性小叶癌

患者 50 岁，无意中发现右侧乳腺肿物 5 个月，约花生米大小，质硬，可活动，肿物进行性增大。US 提示右乳低回声肿物，不除外乳腺癌，建议超声引导下穿刺活检。MRI 显示右侧乳腺肿块，类圆形、边缘毛刺、内部不均匀环形强化，TIC_{max} 呈廓清型，增强早期 >120%@120s，病灶最大直径 19cm×17mm，乳头内陷。平扫病灶 DWI 呈环形高信号，$ADC_{min}=0.8×10^{-3}mm^2/s$；病灶周围可见多发的点状强化的卫星病灶，大小不等。判断为 BI-RADS 5 类。同时左侧病灶可见多发的小点状强化，沿导管分布，初次判断为 3 类。病理检查示：右侧乳腺浸润性小叶癌，Ⅱ级，肿瘤内见少量小叶原位癌（<5%），肿瘤周围未查见明确脉管浸润。肿瘤组织在乳腺实质内灶状生长，累及乳腺 4 个象限，难以准确判定肿瘤范围，镜下估计肿瘤最大直径约 17cm，乳头皮肤及基底切缘未见癌，浸润癌距基底切缘的最近距离 0.2mm。腋窝淋巴结见转移癌（20/22）。免疫组化染色浸润癌：免疫组化染色结果：HER-2（2+），ER（+>75%），HER-1（-），Ki-67（+15%～25%），p53（+50%～75%），AR（+>75%），PR（+>75%），CK5（-），E-Cadherin（-），p120（浆+）；淋巴结 CK（+）。浸润性小叶癌，ILC 发生于乳腺的终末导管—小叶单位，是乳腺癌的一个特殊类型，占浸润性乳腺癌的 5%～15%，（51.42±11.27）岁。与乳腺常见的非特型浸润性导管癌相比，ILC 发病年龄大，肿块大，分子分型多为 Luminal A 型，基于免疫组织化学检查的内分泌治疗显示 A 型预后好。尽管如此，研究显示与浸润性导管癌相比 ILC 预后更差。病理上，WHO（2012）乳腺肿瘤组织学分类将 ILC 分为 6 种亚型：经典型（最常见）、腺泡型、实性型、小管状型、多形型及混合型。经典型 ILC 灶常呈"跳跃"式分布，病灶内常残存正常乳腺组织，肿瘤细胞常一致，小而圆，瘤细胞黏附性差，散布在纤维性间质中，多数排列呈单行串珠状，或者列兵式、单列线样、泪滴状，有时围绕残留导管或小叶呈同心圆或靶环状浸润。浸润性导管癌对周围组织的促结缔组织增生反应容易引起肿块的形成，然而在 ILC 中这种反应是很少见的，由于这种弥漫浸润的生长方式及极少的促结缔组织增生反应，以至于很少形成局限的或可扪及的肿块，或仅表现为病变组织增厚，因此，临床上很难诊断。文献报道浸润性小叶癌的这种浸润性生长方式与上皮钙黏附素（E-cadherin，E-cad，一种上皮细胞之间的黏附蛋白，基因定位于人染色 16q 上）缺失有关，这种变化可能与乳腺癌向小叶癌方向分化、ILC 缺乏黏附性、常呈广泛散在的浸润方式有关。基于以上病理改变，当病变表现为肿块时影像学上容易区分，而当这种表现为非肿块样强化时诊断具有挑战性，研究显 ILC 的影像学除了具备恶性肿瘤的影像学表现外，相比其他影像学检查方法 MRI 对于多中心、多灶病变检出率高。

本例病理诊断除了明确的肿块性病变外，周围腺体广泛癌细胞浸润生长，右侧乳腺肿块病理是浸润性小叶癌，与一般浸润性导管癌 MRI 特征无区别，但是此肿块周围大范围的卫星病灶，病理证实为小叶癌灶，这是浸润性小叶癌和小叶原位癌的特征，结合病理结果，左侧乳腺多发点状强化应考虑小叶原位癌

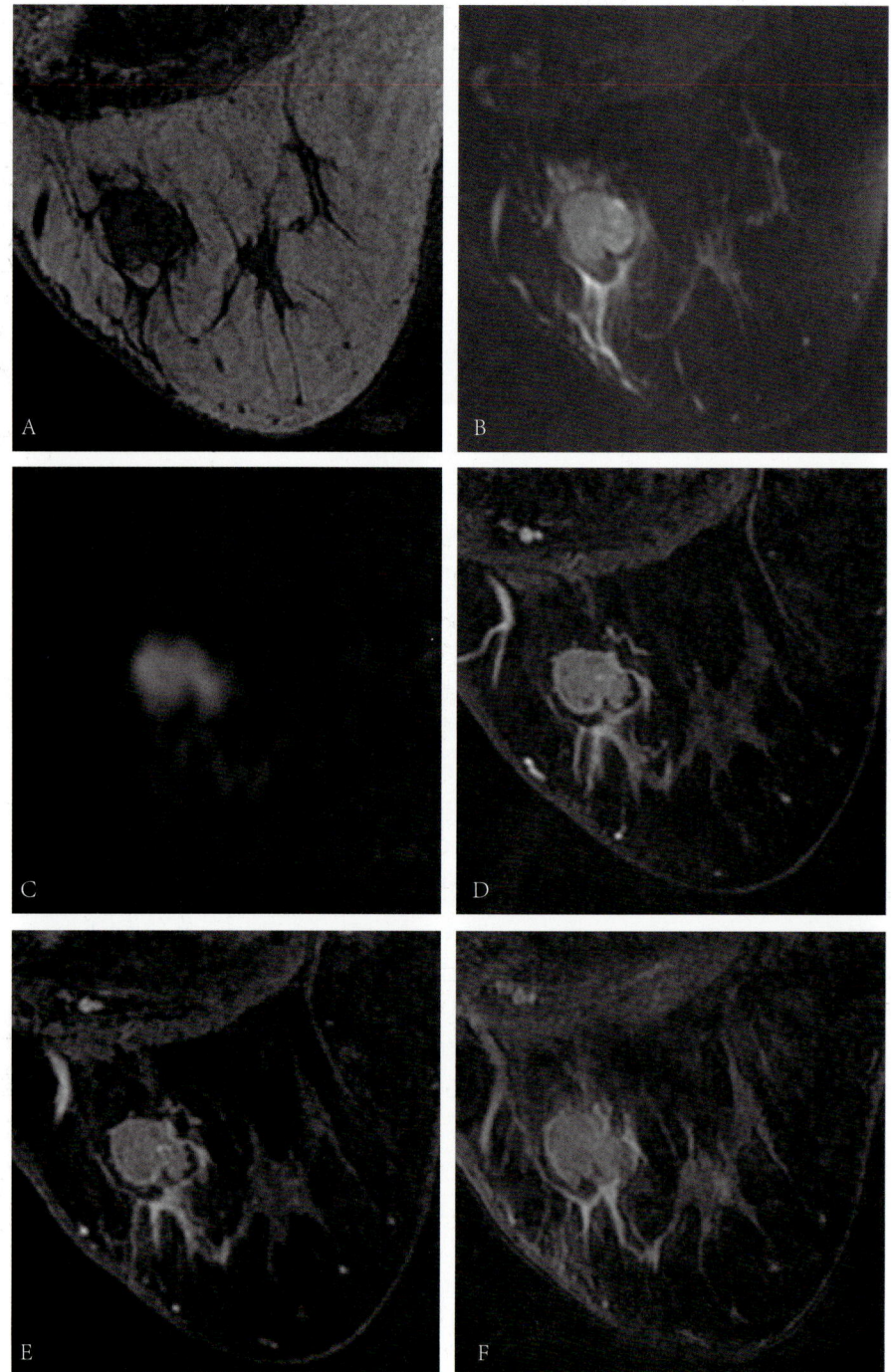

图 2-14 非典型髓样癌

患者 38 岁，右侧乳腺内侧象限肿块，在 T1WI 有明确的占位效应（A），在 T2WI 可见低信号的包膜。增强显示分叶状，边缘光滑，内部均匀强化，TIC$_{max}$ 廓清型，无离心强化。DWI-ADC=0.75×10^{-3} mm^2/s。预报 5 类。病理检查示：非典型髓样癌

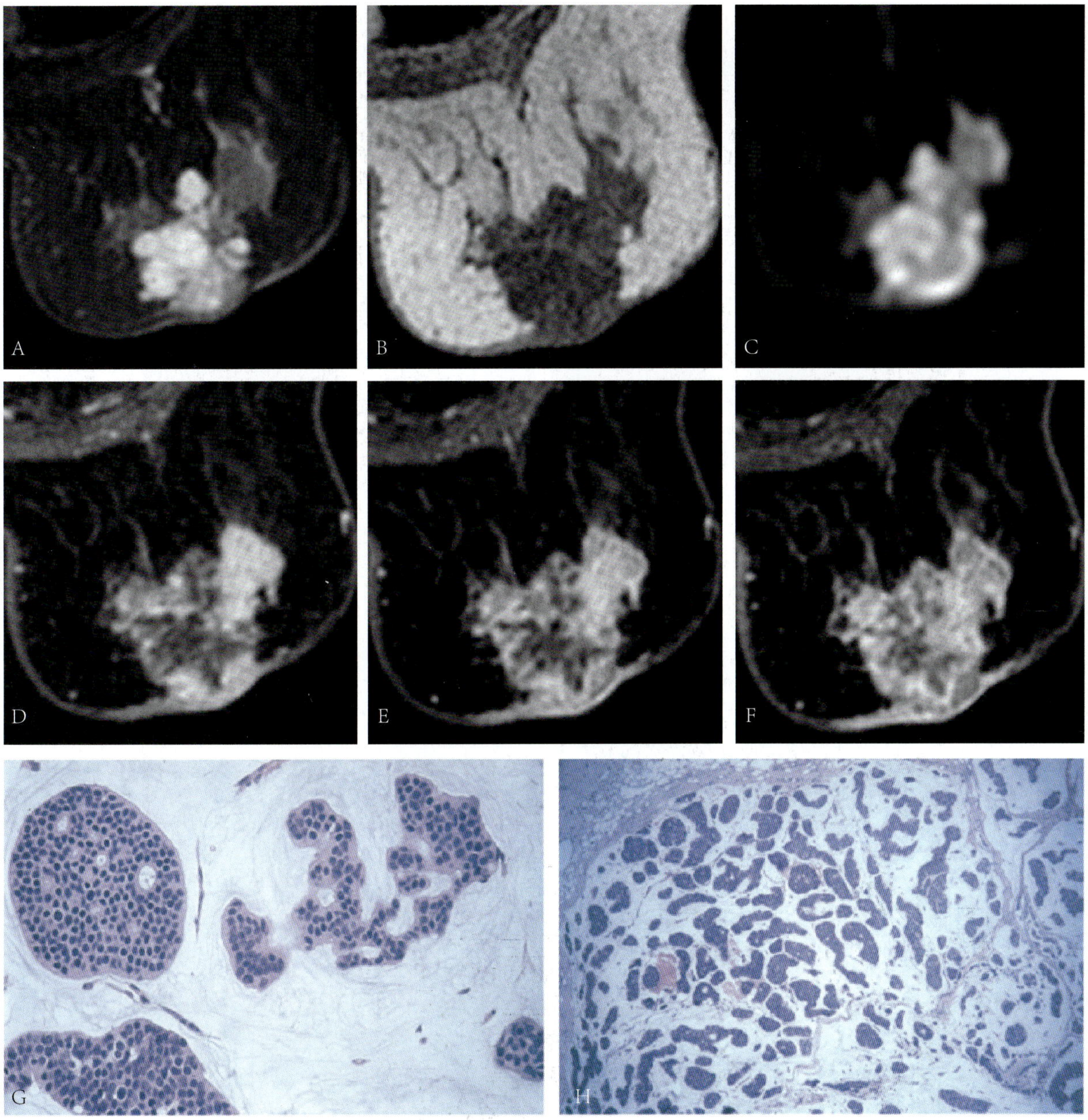

图 2-15 黏液癌

患者 72 岁，6 年前无意中发现右乳一"鹌鹑蛋"大小肿块，无红、肿、热、痛。因自觉肿块增大明显行 US 检查，显示右乳腺低回声区域，BI-RADS 4 类；XMG 显示右侧乳腺肿块，BI-RADS 5 类。MRI 显示乳头后方的不规则肿块，呈不均匀的长 T2 信号，部分呈等 T2 信号，DWI 呈不均匀的高信号，最小 ADC 值 $1.23 \times 10^{-3} cm^2/s$；动态增强扫描呈不规则的强化，其中等 T2 信号部分 TIC 呈廓清型，长 T2 信号部分呈 TIC 流入型。病理检查示：右侧乳腺乳头外上方肿物，大小 5cm×4cm×3.5cm，切面黏液胶冻状，质中，侵及表面皮肤。右侧乳腺外上象限黏液癌，部分呈印戒细胞癌，肿瘤大小 5cm×4cm×3.5cm，癌组织侵犯皮肤并累及乳头。皮肤切缘及深部基底切缘未见癌。腋窝淋巴结见转移癌（2/16）。免疫组化染色结果示肿瘤细胞：ER（+75%），PR（+75%），AR（-），HER-2（0），p53（+75%），Ki-67（+30%），E-Cadherin（+），p120（+）。特殊染色结果：PAS（+）。此黏液癌的信号特征比较复杂，其中被认定为黏液的部分为长 T2 且渐进性强化的部分，此部分的 ADC 值在 $1.8 \times 10^{-3} cm^2/s$ 以上，所以认为此病理并非单纯型黏液癌。从病史看，黏液癌多见于老年人，生长缓慢，恶性程度相对较低。病理检查示：黏液癌，癌细胞漂浮在黏液湖中

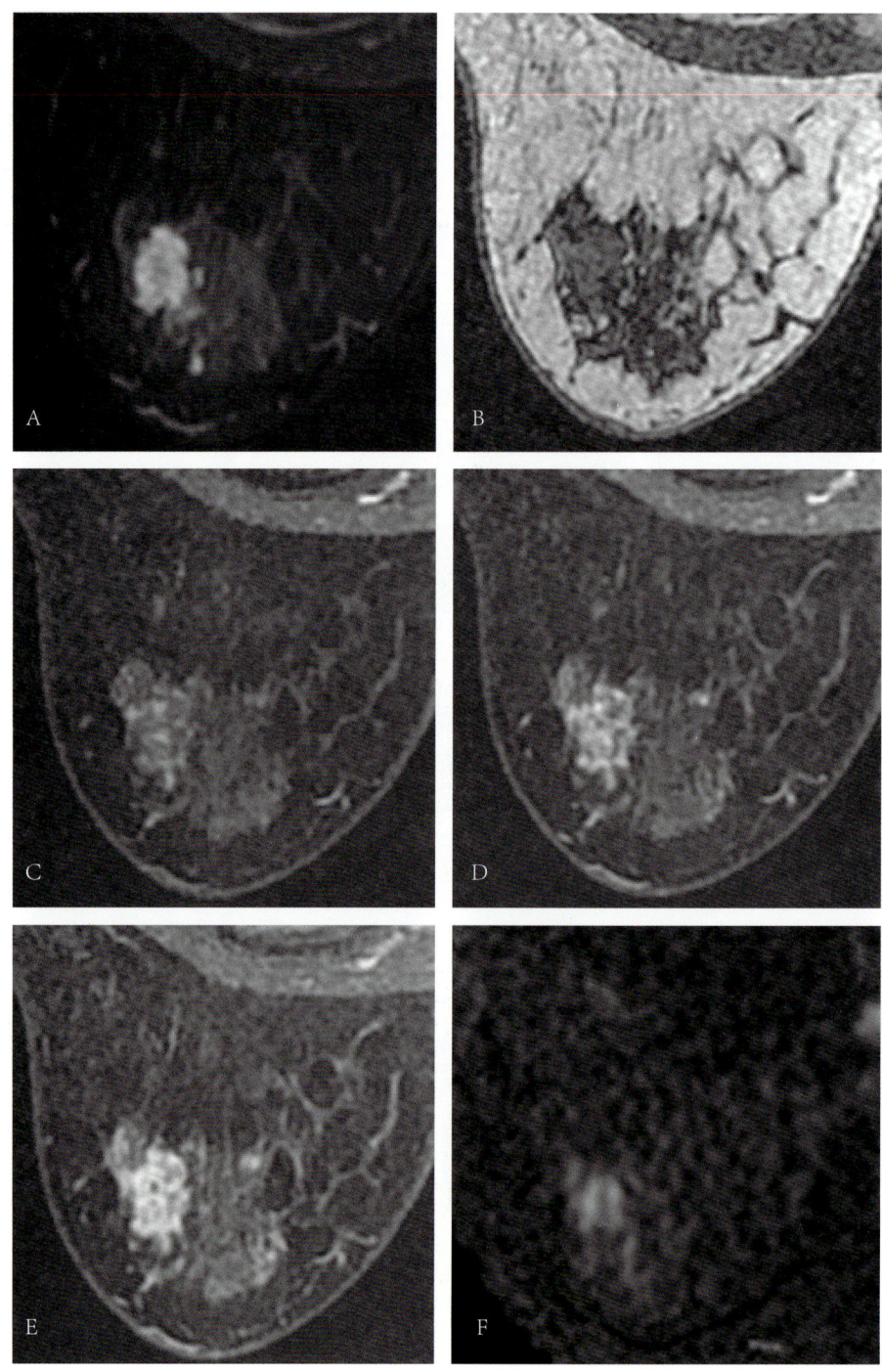

图 2-16 黏液癌

患者 45 岁，发现左侧乳腺肿物 1 个月。MRI 显示右侧乳腺长 T2 信号肿块，形态及边缘不规则、内部不均匀强化；TIC_{max} 流入型，$ADC_{min}=1.9×10^{-3}mm^2/s$。预报 5 级（黏液腺癌可能），建议活检。病理检查示：左侧乳腺黏液癌，大小为 1.7cm×1.5cm×1.5cm，癌组织未累及皮肤，基底切缘及术中送检（上、下、内、外切缘）均未见癌，术中送检（前哨）淋巴结未见转移癌（0/4）；免疫组化染色显示肿瘤细胞：CK5(-)，Cyclin D1(+60%)，PR(+80%)，ER(+70%)，Ki-67(+40%)，HER-1(-)，HER-2(1+)，p120(+)，Topo-Ⅱα(+5%)，p53(弱 +20%)。点评：本例病变有黏液癌的特征性表现：①T2WI 呈明显高信号；②DWI 高信号，但是 ADC 值 $1.9×10^{-3}mm^2/s$；③TIC 流入型；综合以上影像学表现本例 MR 诊断为乳腺黏液癌。文献报道，黏液癌与其他肿瘤相比一个重要特点就是 ADC 值非常高，一般可以达到 $1.8×10^{-3}mm^2/s$ 以上，而良性肿瘤一般 $<1.8×10^{-3}mm^2/s$，而其他恶性肿瘤的 ADC 值更低

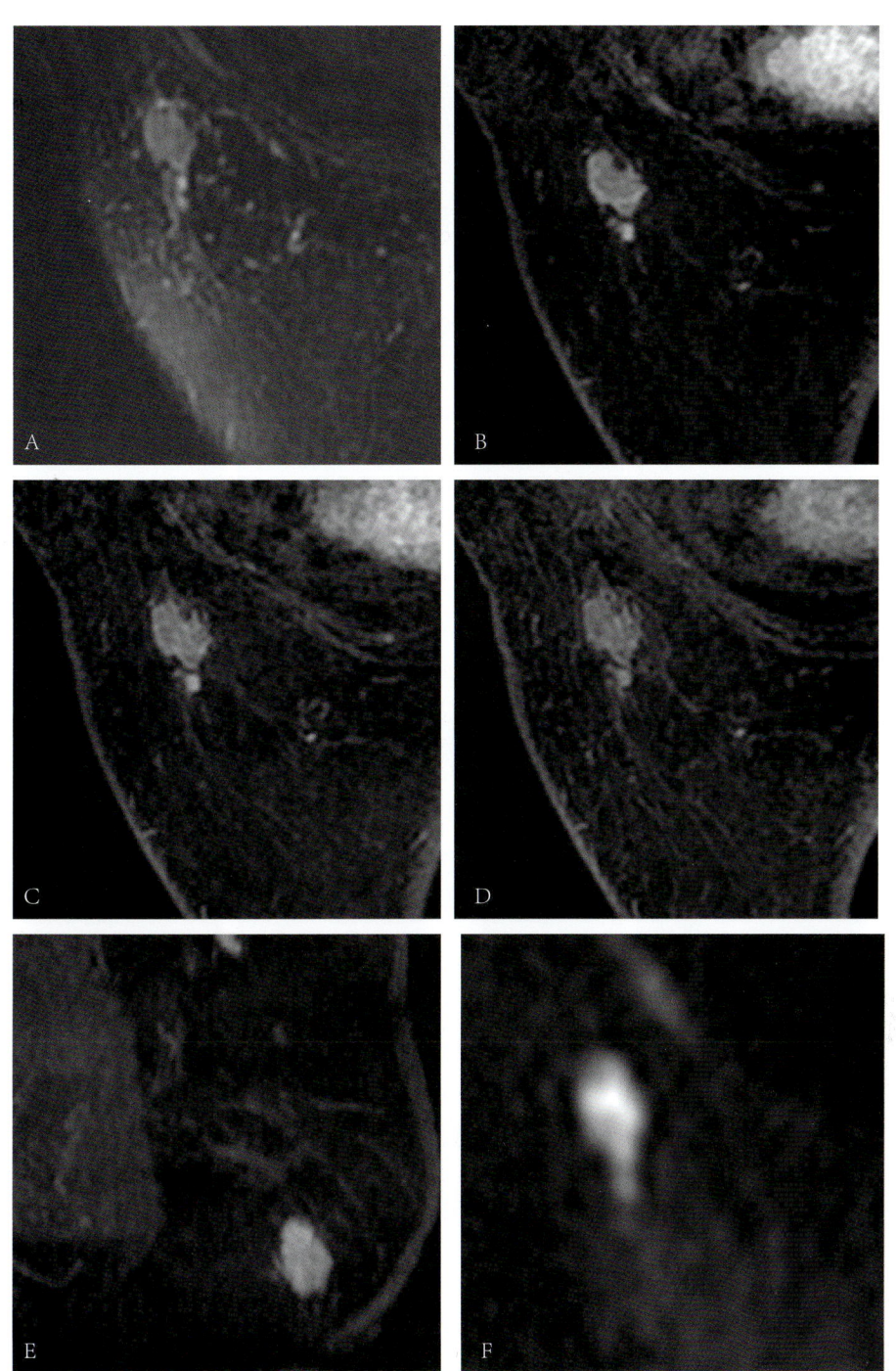

图 2-17 乳腺神经内分泌癌

患者 84 岁，无意中发现左侧乳腺肿物，US 检查考虑 BI-RADS 4a 级。T2WI（A）显示在脂肪背景下呈相对长 T2 信号的肿块，边缘有不连续的环形液体信号并周围筋膜间隔水肿。动态增强（B～D）显示病灶环形分隔样强化，延迟期廓清，形态边缘不规则（E），DWI 呈高信号（F），ADC 值 $0.97 \times 10^{-3} mm^2/s$。病理检查示：乳腺浸润性癌，SBR 分级为 Ⅱ 级，少部分为黏液腺癌，结合免疫组化考虑为神经内分泌癌。送检肿瘤大小为 1.5cm×1.5cm×1.2cm。免疫组化染色显示肿瘤细胞：ER（+90%），PR（+90%），HER-2（2+），PD-L1（-），CD31（血管+），CK5（-），Ki-67（+30%），PD-1（-），CgA（-），Syn（+），p120（膜+），E-cadherin（+）。此病例从 MRI 特征判断为 BI-RADS 5 类证据充分，虽然 T2WI 信号高，但是并没有明确的黏液癌特征，与其他恶性肿瘤比较，神经内分泌癌并没有特异性表现

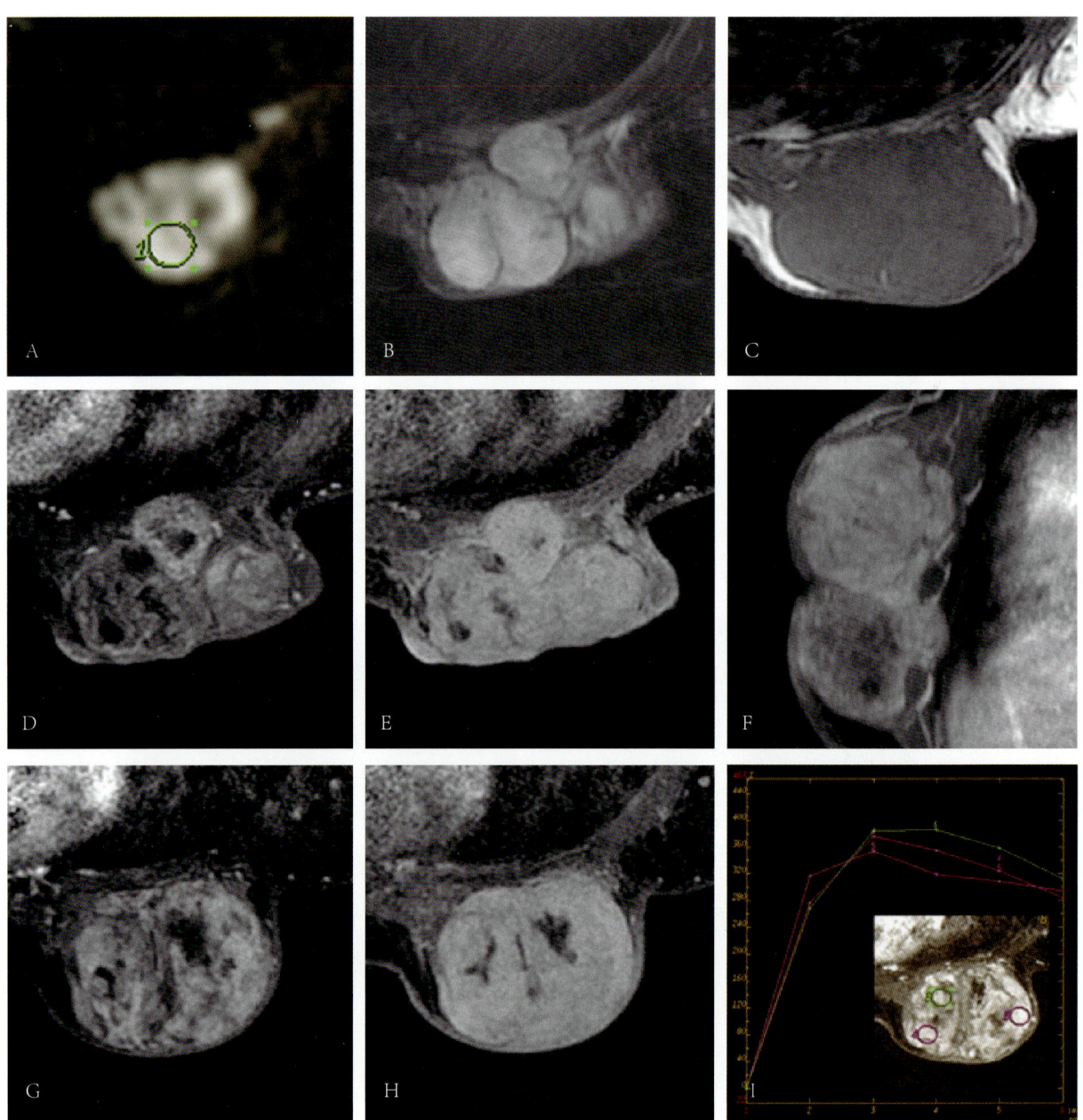

图 2-18　右侧乳腺肿块叶状囊肉瘤

分叶状、边缘光滑，不均匀强化并延迟期填充，但是 DCE-TIC 曲线显示中等速度强化，延迟期廓清型。DWI 呈高信号，DWI-ADC 值 $1.44 \times 10^{-3} mm^2/s$，T2WI 高信号，判读为 BI-RADS 4 级，考虑良性或者低度恶性，需要与腺瘤相鉴别

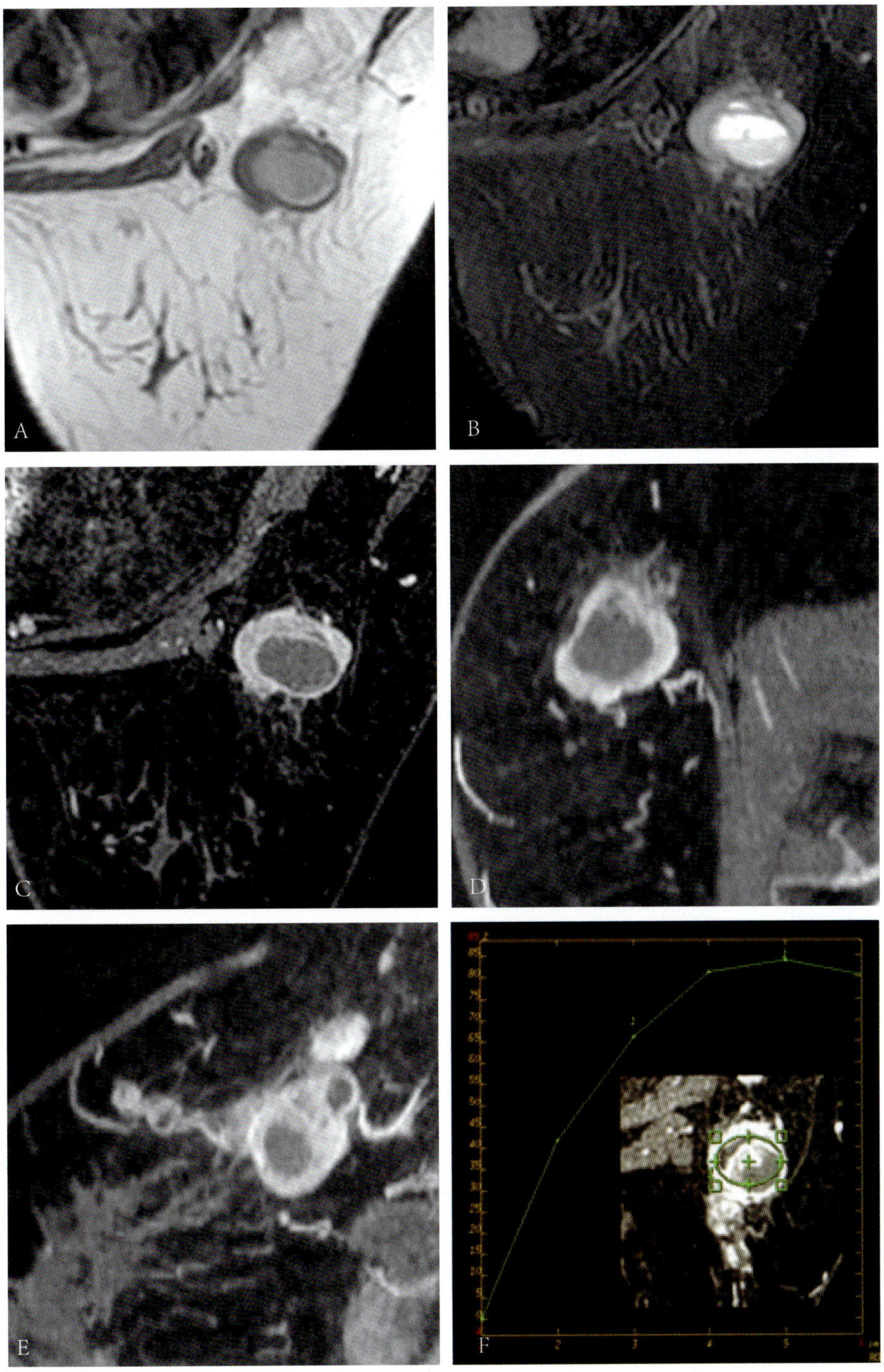

图 2-19　乳腺和腋窝转移

患者 2 周前行腹壁肿瘤切除，术后病理为上皮型神经鞘瘤。右侧乳腺内不规则肿块，不均匀强化，T2WI 显示内部有低信号分隔，但是增强扫描显示对应部分为分隔样强化，DCE-TIC 呈流入型曲线；DWI-ADC=1.14×10^{-3}mm^2/s。同侧腋窝可见多个环形和实性肿块，显著异常对比强化，廓清型曲线，实性部分 DWI-ADC=0.79×10^{-3}mm^2/s，DCE-TIC 呈廓清曲线。预测 BI-RADS 5 级，病理报告腋窝和乳腺符合透明细胞肉瘤，考虑转移所致，在肝脏发现同样性质的转移灶

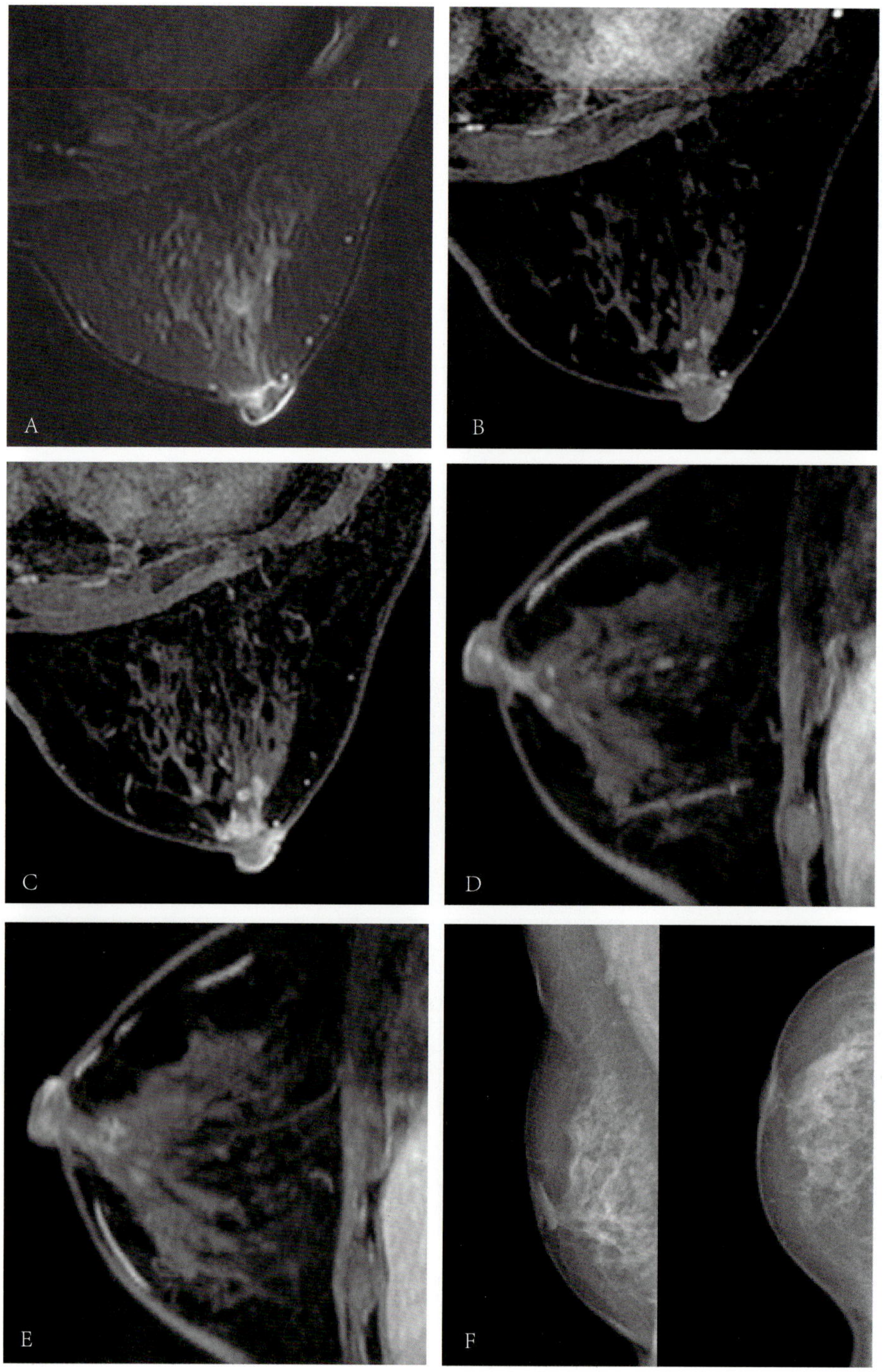

图 2-20　Paget 病

Paget 病指仅仅累及乳头的病灶，表现为乳头和集乳管区的强化，乳晕皮肤增厚和强化，与上述特征不吻合，因此例外考虑。Paget 病体检可以直接触及，主要结合临床检查

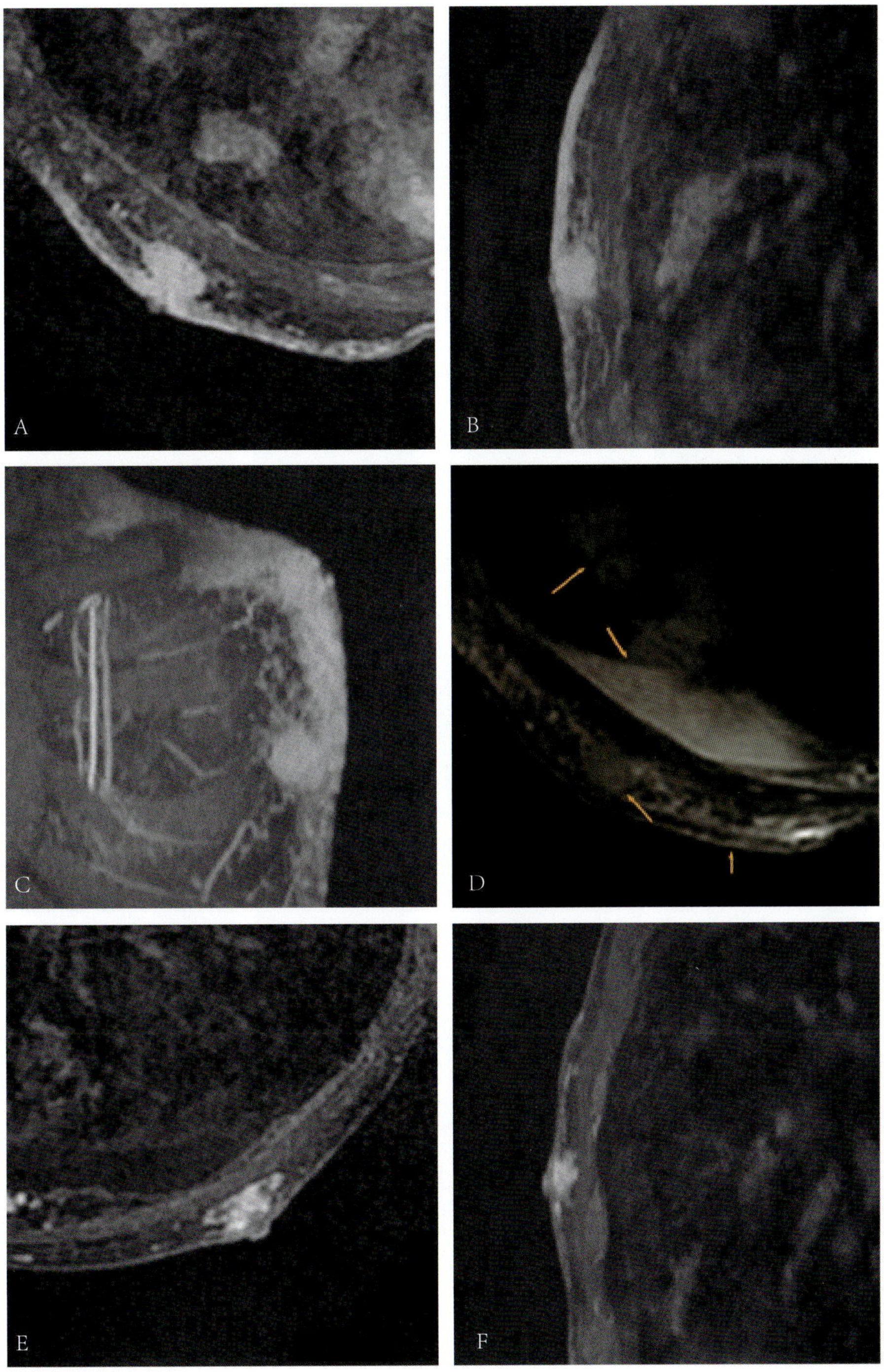

图 2-21 男性乳腺癌

男性患者52岁，左乳内上象限出现红肿，皮温正常，无压痛，外上象限可触及肿块，大小约0.5cm×0.5cm，并可扪及双侧腋窝淋巴结肿大。左胸前及左下颌穿刺活检，病理检查示：左胸腔病变表皮变薄，胞质丰富，部分细胞有异型性，血管、淋巴管内可见癌栓；左下颌病理可见表皮大致正常，真皮内瘤细胞结节状浸润，局部腺腔样分化。免疫组化：HER-1（++），HER-2（-），PR（-），ER（-），Ki-67（约10%），CK（++）。结合临床不除外乳腺癌皮肤转移。PET-CT（09-29）：颌面部及颈前皮下软组织增厚、左前胸壁表皮增厚，伴有轻度代谢，结合病理考虑可符合皮肤转移癌并皮下水肿表现。左侧乳腺区高代谢结节，不除外原发灶可能（乳腺？）；脊椎椎体、双侧肋骨、右侧股骨等多发骨转移；纵隔、双肺门、双侧腋下等多发淋巴结转移，双侧胸腔积液。MRI显示左侧乳头后方肿块，周围的皮肤弥漫增厚并显著强化（A~C），T2WI（D）显示肺内肿块和胸腔积液，浅筋膜间隔增厚。E、F为右侧乳腺乳头后方肿块

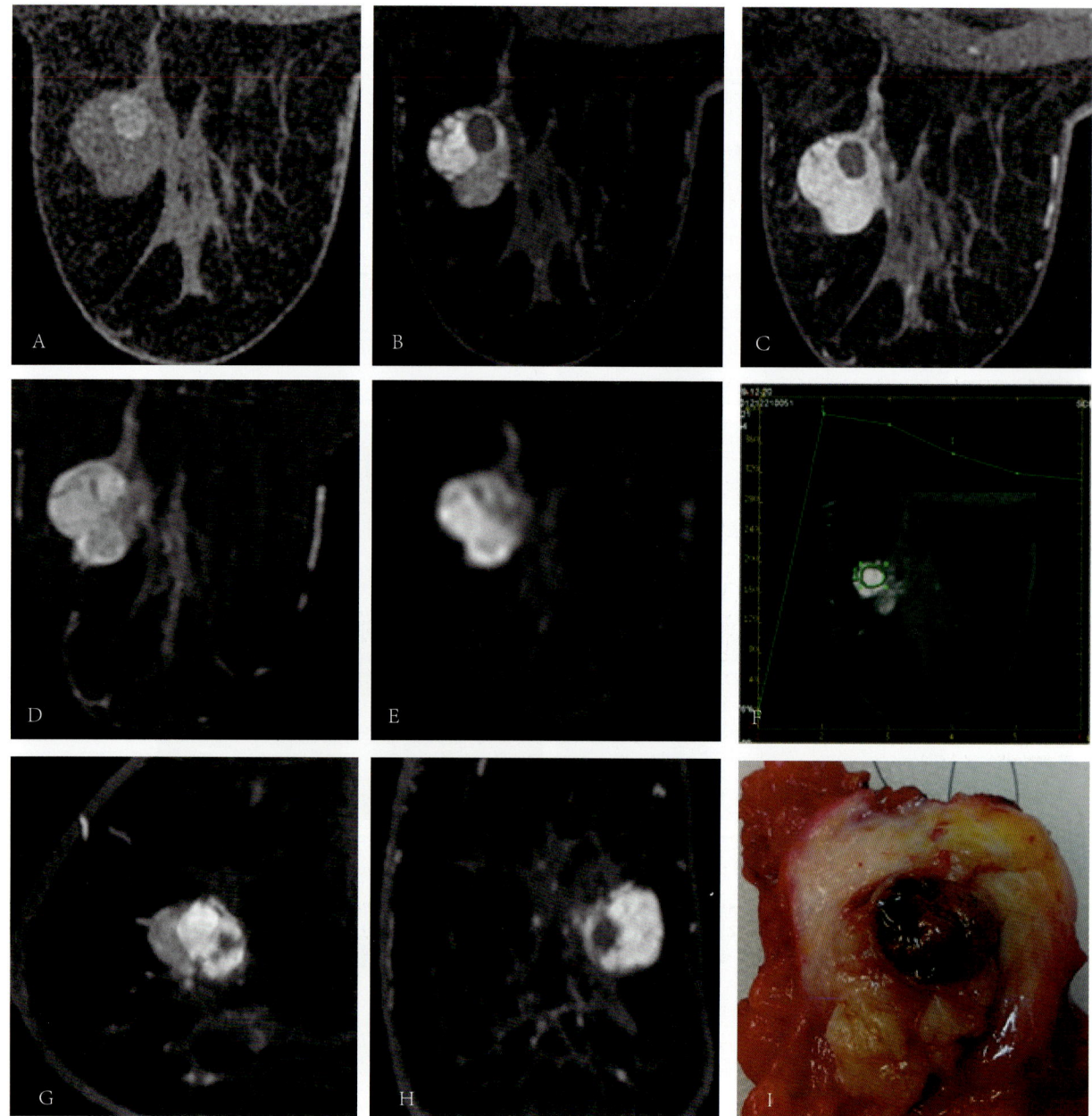

图 2-22 交界性叶状肿瘤

患者 53 岁，体检发现乳腺肿物 9d。MRI 显示病灶有出血成分，延迟强化的纤维分隔在 T2WI 呈低信号（-1），DEC-TIC 廓清型（+1），T2WI 和 DWI 高信号，ADC=1.33×10^{-3} mm^2/s。符合 3 类诊断标准，结合年龄和信号特征考虑到分叶状肿瘤或富血供的纤维腺瘤，建议外科切除。病理检查示：左侧乳腺分叶状肿瘤，大部分区域肿瘤性间质增生明显，细胞具轻度异型性，核分裂象为 4 个 /10HPF，其中上皮成分增生显著，部分区域可见坏死，考虑为交界性叶状肿瘤，临床标记之下、上、内及内上切缘均未见肿瘤

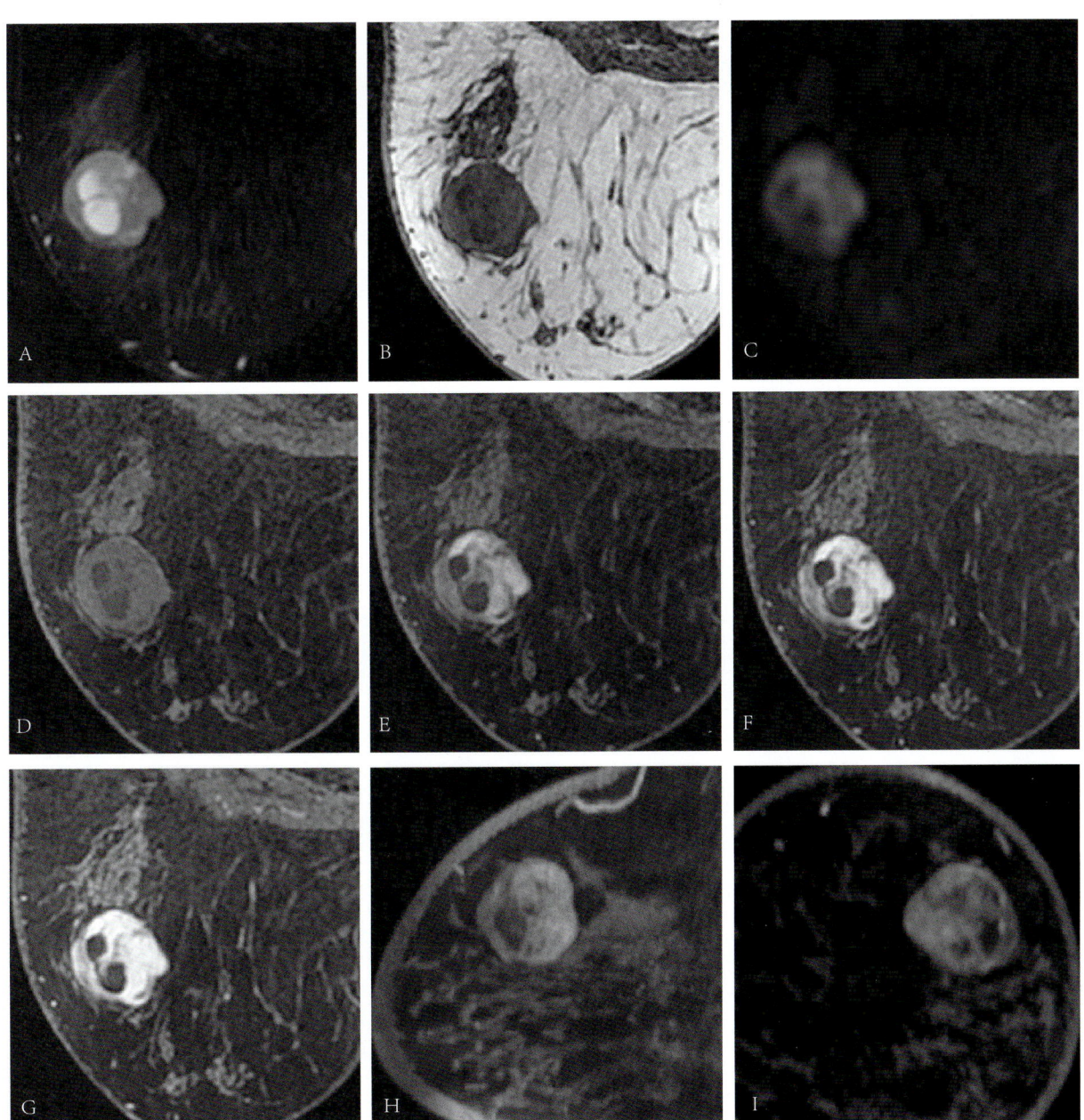

图 2-23 恶性叶状肿瘤

患者 43 岁，无意中发现左乳肿物，约 3cm×2cm 大小，边界清，活动度可，无明显触痛。US 显示左侧乳腺低回声肿块，BI-RADS 4A 类，纤维腺瘤或叶状肿瘤待除外。MRI 显示不均匀长 T2 长 T1 信号肿块，中间部分为囊变，DWI 呈不均匀的高信号，ADC 值 $1.62 \times 10^{-3} mm^2/s$。动态增强显示渐进性强化，中心有纤细的不强化分隔，延迟期逐渐填充。重建显示病灶呈分叶状，边缘光滑。预报 3 类，考虑纤维瘤囊变。病理检查示：乳腺纤维上皮性肿瘤，部分呈分叶状结构，间质富于细胞，排列紊乱，镜下可见浸润周围乳腺组织，核分裂象计数 6～8 个/10HPF，考虑为恶性叶状肿瘤，肿瘤大小 3.5cm×3.5cm×3cm。此病例在 MRI 表现上与经典的纤维腺瘤没有差异，TIC 曲线、ADC 值及形态特征都支持是良性的肿瘤，尤其是内部的低信号纤维分隔呈渐进性强化，更是纤维腺瘤的特征。唯独有提示意义的是当纤维腺瘤直径＞3cm 且强化显著时，需要留心叶状肿瘤的可能，但也无法确定是恶性叶状肿瘤。因此，对于前瞻性诊断为富血供的纤维腺瘤，可以把分类提高到 BI-RADS 4 类，建议局部切除

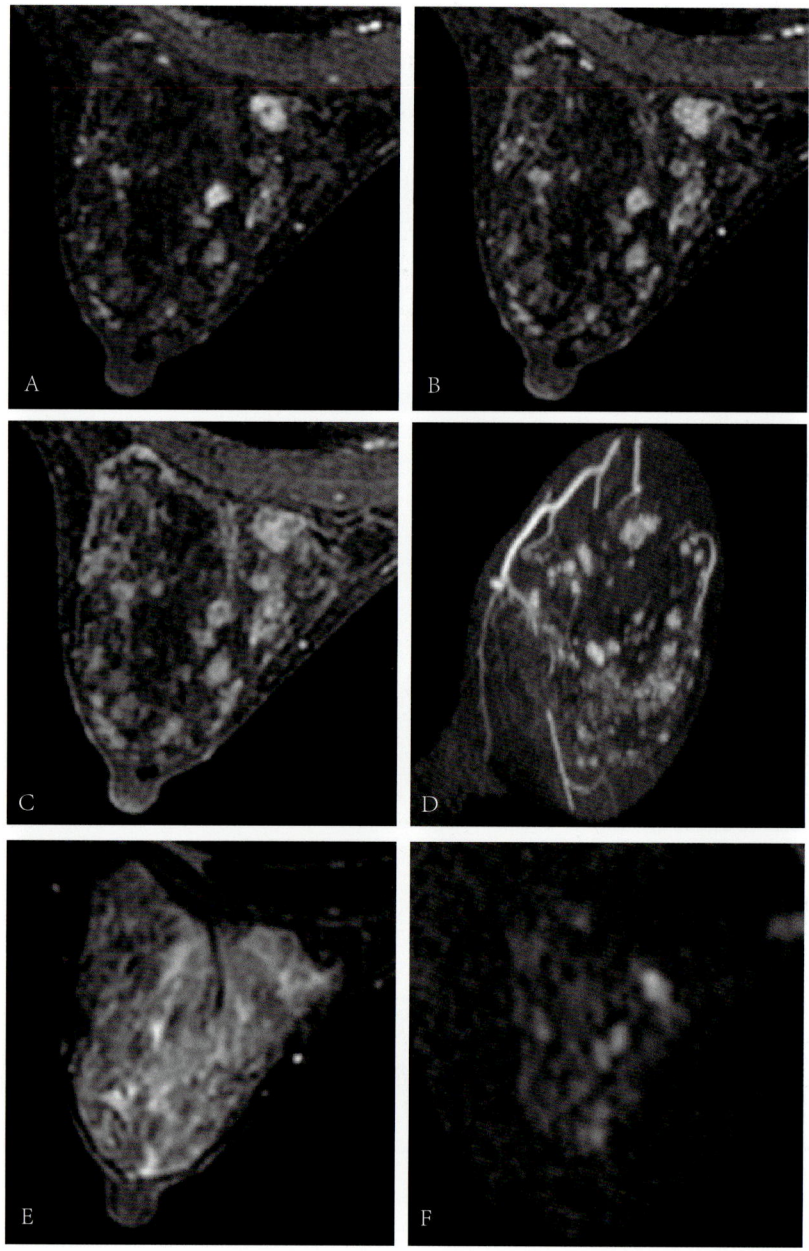

图 2-24 实性乳头状癌

患者 45 岁，发现左侧乳腺肿物半年余，确诊左乳癌 1 周。左侧乳腺多发小肿块样强化和描点样强化，部分呈不规则聚集，最大者直径约 8mm，呈不规则形，边缘分叶，似呈环形强化为主，廓清型（Ⅲ型）曲线；增强早期 120s 内强化显著（＞120%）。平扫病灶 DWI 呈高信号，$ADC_{min}=1.58×10^{-3}cm^2/s$；T2WI 呈稍高信号，T1WI 呈等信号。判为 BI-RADS 6 级。术后病理检查示：乳腺组织一块（左侧乳腺），大小 14cm×12cm×3cm，切开见多个结节样物，大者大小 1.2cm×0.6cm×0.5cm，小者 0.3cm×0.3cm×0.3cm，切面灰红色，质略硬，界不清，其余乳腺组织灰白、灰黄色，质韧，局部可见小囊腔，内为胶冻样物。常规诊断：乳腺实性乳头状癌（左侧），见多灶微浸润（各灶直径均＜0.1cm）。（左侧）基底切缘未见癌。周围乳腺组织呈腺病改变。免疫组化染色结果：CK5（部分＋），p63（部分＋），SM-MHC（部分＋），D2-40（血管＋），CD31（血管＋），PR（+90%），ER（+60%），HER-2（3+）（注：实性乳头状癌是一种罕见类型的乳腺癌，可伴有浸润癌成分。此癌导管周围肌上皮分布多少不一甚至完全消失，本例部分区域导管周围肌上皮消失，但目前对于肌上皮消失的实性乳头状癌是属于膨胀性浸润还是原位癌尚存争议。目前认为此癌为惰性临床过程。建议密切随诊）。SPC 好发于老年女性，平均年龄 66 岁，是一种比较少见的乳腺肿瘤类型，预后较好，即使伴有浸润者也是如此。肿瘤常界线清楚，周边有纤维包膜，结节内纤维很少而肿瘤细胞和小血管相对较多

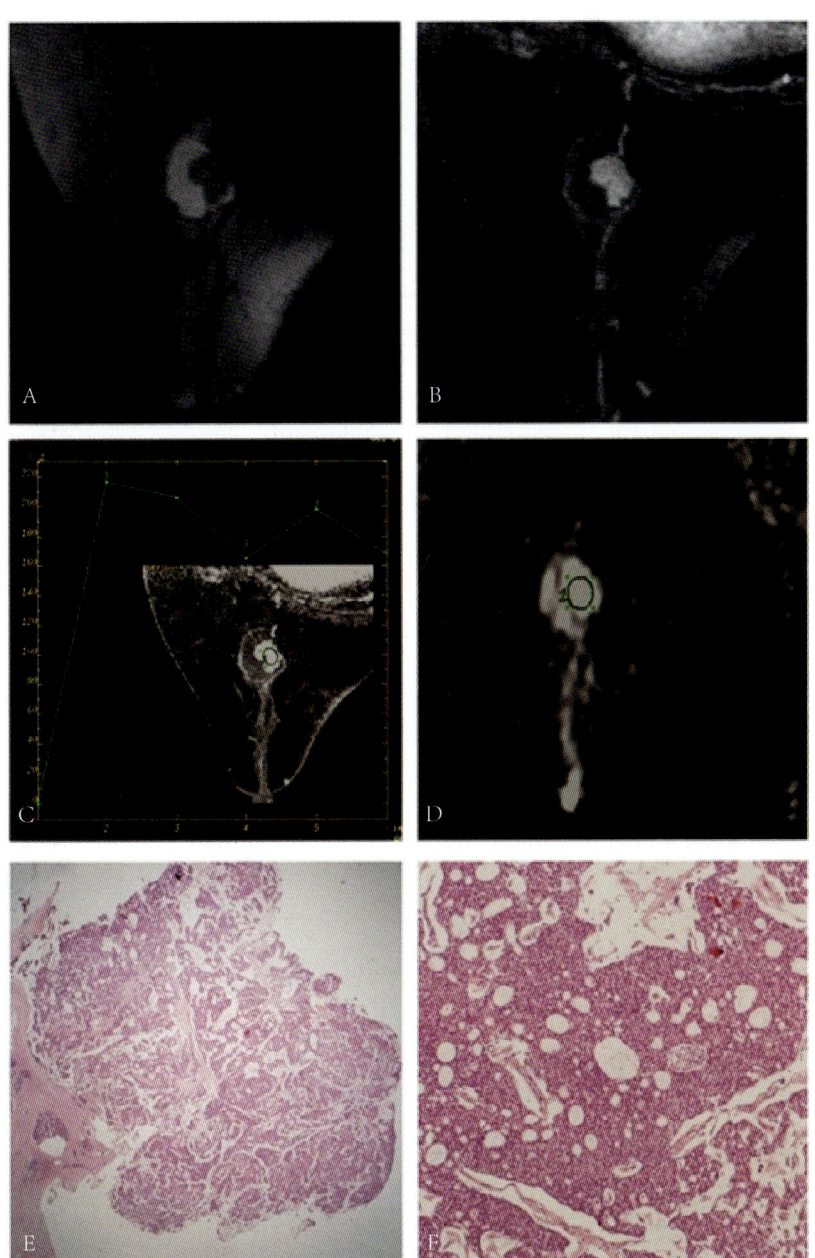

图 2-25 包裹性乳头状癌

患者 76 岁，体检发现左乳肿物，无疼痛、无不适。US 示：左侧乳腺 3 点位置、距乳头约 1cm 处囊实性结节，大小 2.1cm×1.6cm，形态欠规则，实性呈乳头状，内可见点状回声，CDFI 示可见少许血流信号；液区内可见分隔。MRI 表现为液体包绕的囊内实性肿块。实性部分分叶状，边缘光滑，内部强化不均匀，动态增强曲线廓清型；强化部分病灶最大直径 1.5cm，囊性部分直径 3.0cm。靠近胸壁。DWI 呈均匀高信号，ADC 值 $1.59×10^{-3}mm^2/s$。符合 BI-RADS 4 级诊断标准。治疗采用局部麻醉备全身麻醉下行左侧乳腺扩大切除 + 腋窝淋巴结清扫术，术后病理检查示：肿瘤 2.5cm×1.7cm×1cm；肿瘤分化较好，未见浸润癌。囊壁周边见少量低级别导管内癌。周围乳腺实质萎缩，乳头皮肤及乳腺基底未见癌。免疫组化染色显示肿瘤细胞：HER-2（+），p53（-），CgA（+），Syn（+），CD56（+），Cyclin D1（+>75%），ER（强 +>95%），Ki-67（+5%~10%），PR（强 +>95%），Top-Ⅱα（+<5%），p63（肌上皮细胞 +），CK5（肌上皮细胞 +）。病理诊断：左乳腺外侧象限囊内型乳头状癌，部分为实性型，伴神经内分泌分化及黏液分泌。乳腺囊内乳头状癌（intracystic papllary carcinoma，IPC）是一种少见的乳腺上皮性恶性肿瘤，好发年龄 55~60 岁以上，其发病率占所有乳腺恶性肿瘤的 0.5%~1%，占乳腺癌的 2%。伴神经内分泌分化及黏液分泌更为罕见。其组织学呈乳头状瘤样结构，界线清楚且局限于一囊腔内，又称为包裹性乳头状癌（encapsulated papillary carcinoma）或导管内乳头状癌，但无浸润性的特征。预后与肿瘤周围是否伴随 DCIS 或浸润性癌有关，当周围乳腺组织中无伴随的 DCIS 或浸润性癌时，预后非常好；通过改良根治或者小叶完整切除，预后较好。但囊内乳头状癌伴神经内分泌分化患者的预后，未见文献报道，而存在 DCIS 和微浸润的患者更增加其复发危险性

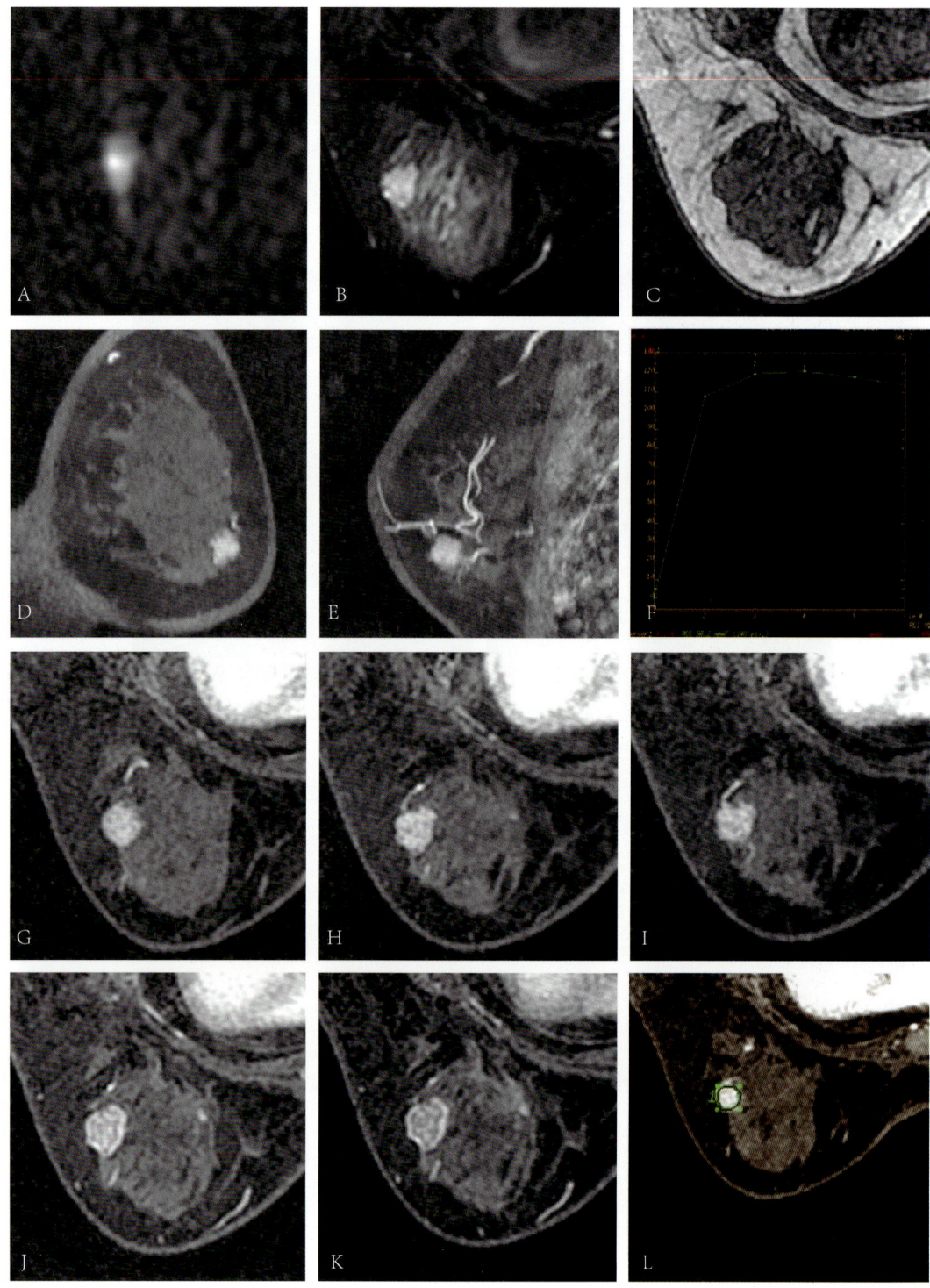

图 2-26 包裹性乳头状癌

患者 53 岁，发现左侧乳腺肿物。US 显示左侧乳腺低回声结节，考虑 BI-RADS 3 类。MRI 显示左侧乳腺外侧象限肿块，DWI-ADC_{min}=1.5×$10^{-3}$$mm^2$/s，T2WI 呈高信号（-1），$TIC_{max}$ 平台型，图像观察可见明显的廓清，校正为廓清型（+1），类圆形、边缘光滑，内部强化不均匀，MRI 判断为 4 类。本例患者经多学科会诊，术中送检组织中间有多灶血性肿物，导管肿瘤有多个血管轴心。在镜下，细胞结构呈现"良性形态"，但结构上缺乏一致性。冷冻病理无法给予明确诊断。剩余组织再进行石蜡包埋切片检查，可明确诊断为包裹性乳头状癌。又称囊内型乳头状癌，是一种惰性浸润癌，是原位癌和浸润性癌的过渡型。本例患者于术中行肿物扩大切除，切缘未见癌组织，并术中前哨淋巴结未见转移癌，治疗过程符合国际惯例，且病理无明显浸润，5 年生存率达到 97%，该类型肿瘤预后较好，不推荐术后常规化学治疗，是否有必要行放射治疗，需要放射治疗科医师予以指导

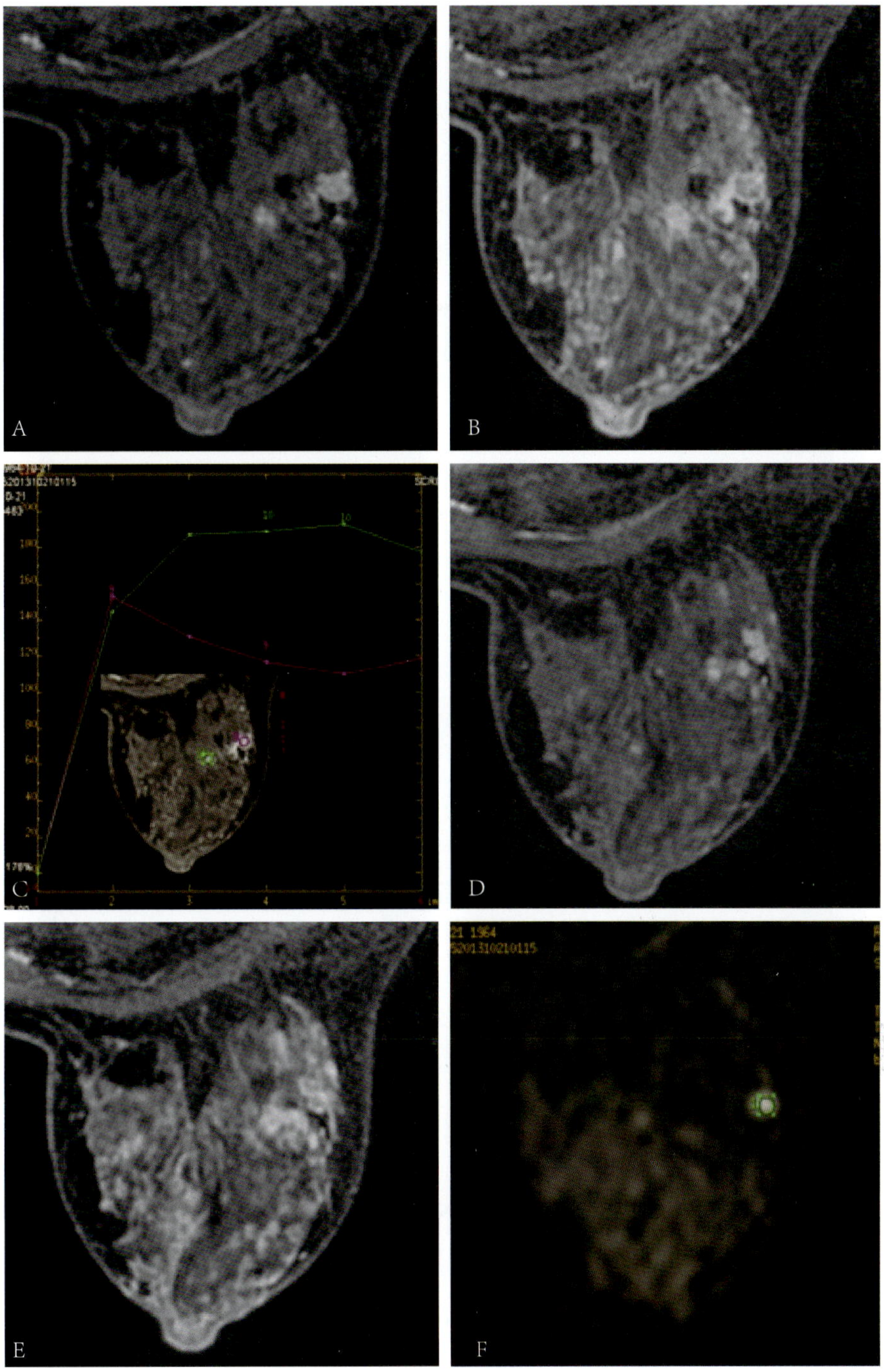

图 2-27 导管内乳头状瘤

患者 49 岁，发现右乳多发肿物 30 年，其一肿物增大 1 个月余，US 示：右侧乳腺外上象限 9~10 点位置可见 1 个低回声团，大小约 11mm×6mm，边界尚清，内回声欠均匀，内可见 2 枚小钙化斑；XMG 示：右乳腺外上象限团块状影，伴散在斑点状钙化灶，性质待定，拟 BI-RADS 4 类，可疑恶性。既往单侧附件切除术后，子宫肌瘤切除术后关注病灶：右侧乳腺外侧象限，分叶状肿块，边缘不规则，不均匀强化，周围有卫星病灶，廓清型曲线，ADC 值 0.96，BI-RADS 5 级。病理检查示：导管内乳头状瘤

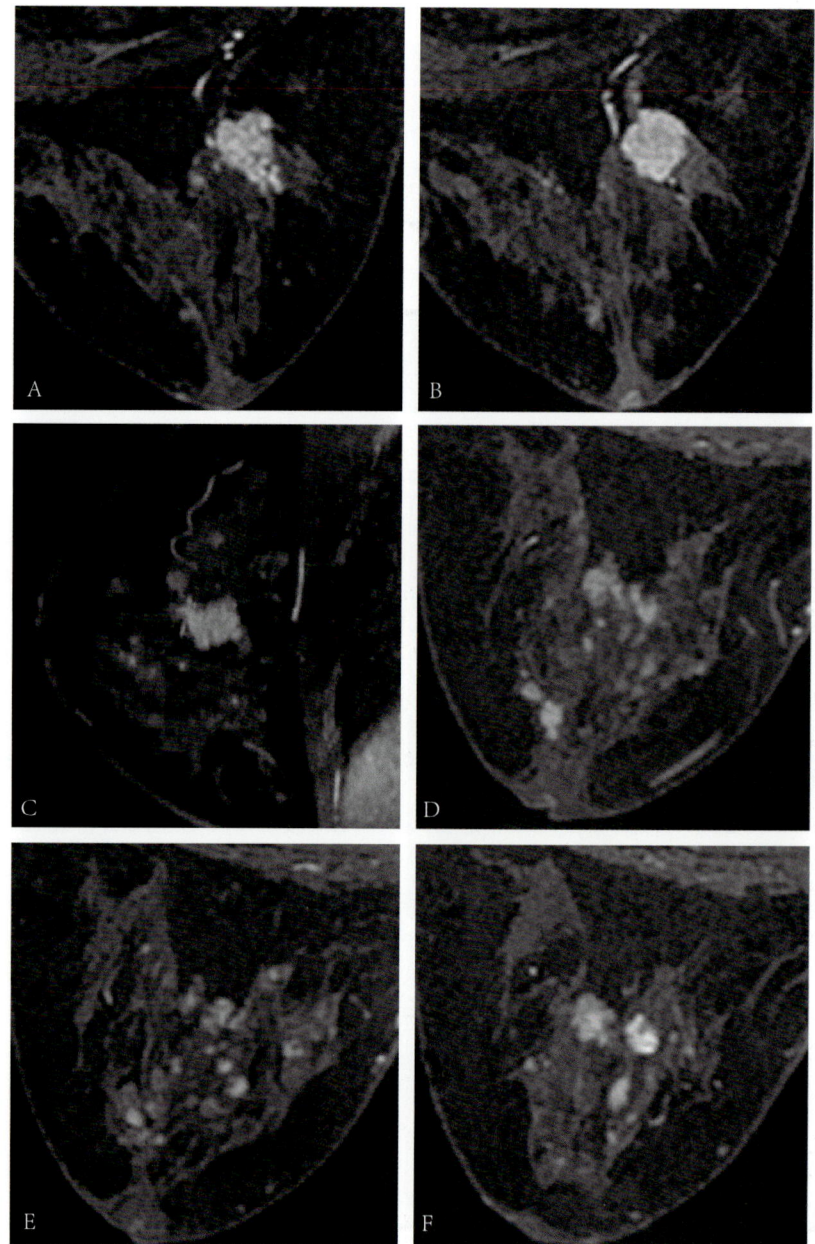

图 2-28　导管内乳头状瘤

患者 40 岁。无意中发现右侧乳腺肿物，无乳头溢液，不伴乳头内陷。查体：右乳外下象限 2cm×2cm 肿物，质韧，表面不光滑，边界不清，活动度差，轻压痛，表面皮肤未见异常。MRI 显示右侧乳腺外下象限肿块，边缘呈浅分叶状，未见明确毛刺，$ADC_{min}=0.98×10^{-3}\ mm^2/s$，TIC 廓清型；左侧乳腺中央区多发小肿块，表面光滑，较大病灶 TIC 平台型，$ADC_{min}=1.26×10^{-3}\ mm^2/s$，MRI 报双侧乳腺多发肿块，均按 5 类处理。病理检查示：术中送检右乳腺肿物局部切除乳腺组织一块，大小 3.5cm×3cm×1.5cm，切面见一灰褐色质硬区，大小约 1.5cm×1cm×0.6cm，与周围组织分界不清楚。左乳肿物灰白、灰黄组织一块，大小 5cm×4cm×1cm，切面见直径 0.7cm 囊腔 1 个，内见乳头样突起，周围见一结节样肿物，大小 0.7cm×0.5cm×0.3cm，切面灰白色、质韧。常规诊断：右侧乳腺导管内乳头状瘤伴不典型增生，局部可见坏死和导管原位癌，建议做免疫组化进一步明确诊断；左侧乳腺导管内乳头状瘤，周边乳腺组织呈腺病伴腺瘤形成。本病例为右侧乳腺导管原位癌，为较早期病变，DCIS 病变局限于导管内，尚未超出导管上皮的基底膜，未侵犯到周围间质。右侧乳腺病变位于外上象限，形态不规则，ADC 值较低，符合比较典型的恶性肿瘤特征。左侧乳腺病变病理结果为导管内乳头状瘤，回顾图像，未见导管扩张，临床无溢乳表现，病变为多个小肿块，位于乳腺中央，与病理所见病灶大小不符（影像所见病灶直径约 10mm），由于病变为多个，并不能因为病理诊断而否定 MRI 诊断，故此类病变，可与临床科室加强沟通，确定病灶确切位置

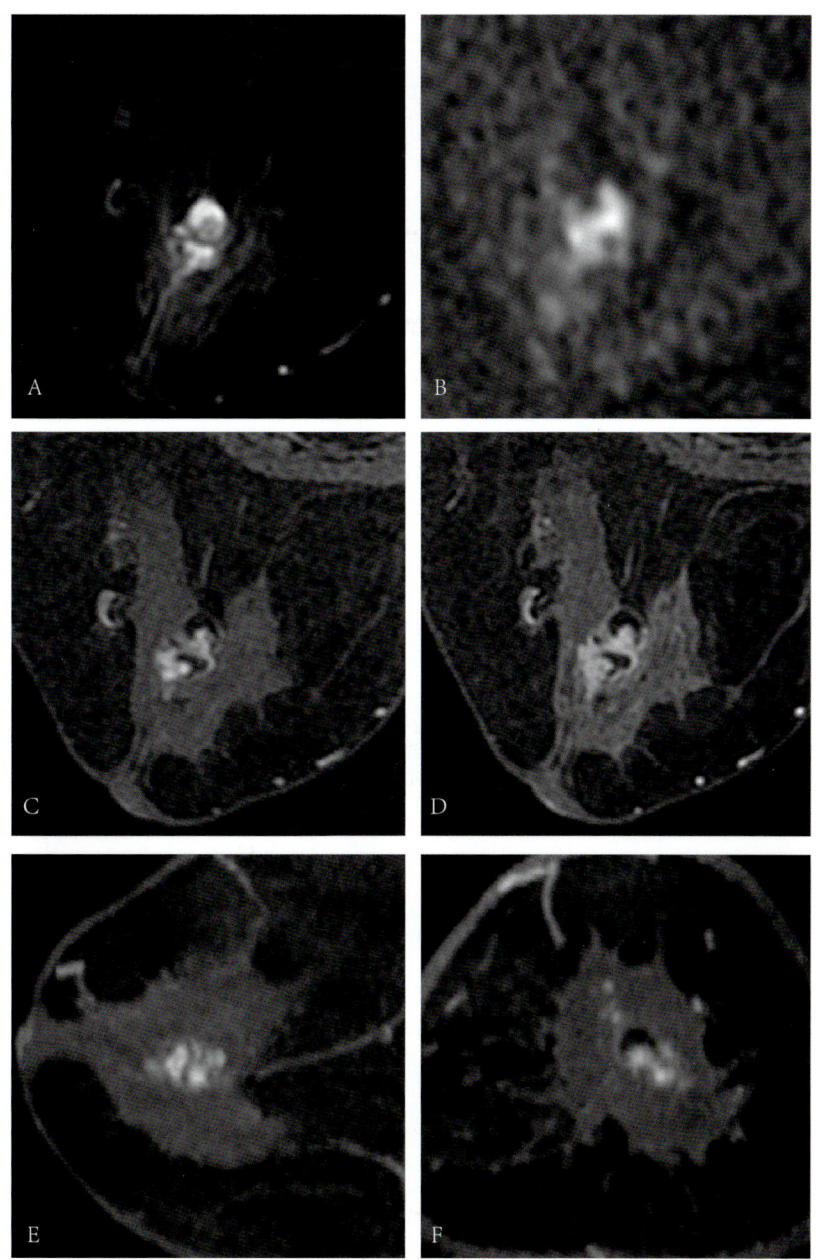

图 2-29　导管内乳头状瘤

患者 56 岁,发现左侧乳头溢液 2 个月余,初为淡红色清亮液体,后颜色变为暗红色,无乳头凹陷,无乳腺肿胀、疼痛,不伴局部皮肤凹陷、橘皮样改变。超声检查示:左乳头下方可见 2.0cm × 1.0cm 无回声,内伴中低回声区,左乳囊实性病变考虑导管内病变可能性大。MRI 表现:左侧乳腺乳头后方约 3.10cm 处小肿块:形态不规则,分囊实性两个部分,部分实性部分位于囊内,囊性部分呈长 T1、长 T2 信号,无强化;实性部分呈等 T1、等 T2 信号,DWI 呈高信号,$ADC_{min}=1.57 \times 10^{-3} cm^2/s$,边缘光滑,增强后较均匀强化,病灶主体部分 TIC_{max} 平台型,增强早期 120s 内强化显著(>120%);周围可见非肿块样强化,病灶范围约 1/4 象限,分布特征为局灶,不均匀强化,病灶内及乳头后方可见扩张导管,评定为 BI-RADS 5 级(囊内型乳头状瘤或癌),建议外科会诊。病理检查示:乳腺导管内乳头状瘤(左侧),大小为 1.5cm × 1cm × 0.8cm,部分上皮增生明显,建议随诊。导管内乳头状瘤是发生于乳腺导管上皮的良性肿瘤,乳头溢液为最常见的临床表现。MRI 表现分为三种:扩张导管内或导管旁结节;乳腺内实性结节,不伴随导管扩张;单纯导管扩张,乳腺内无实性结节。实性结节伴不同程度和方式的导管扩张在本病的诊断中具有特征性,肿瘤远端扩张的导管可形成囊样改变,本例表现为囊实性结节和非肿块样强化。囊内型乳头状瘤或癌是一种具有独特组织学类型的少见肿瘤,除扩张的囊内可见乳头状瘤或癌外,其囊壁内存的细胞亦为肿瘤性,并且无肌上皮的存在,需要病理学诊断。大部分研究者认为凡是诊断本病,均应该进行外科手术治疗。

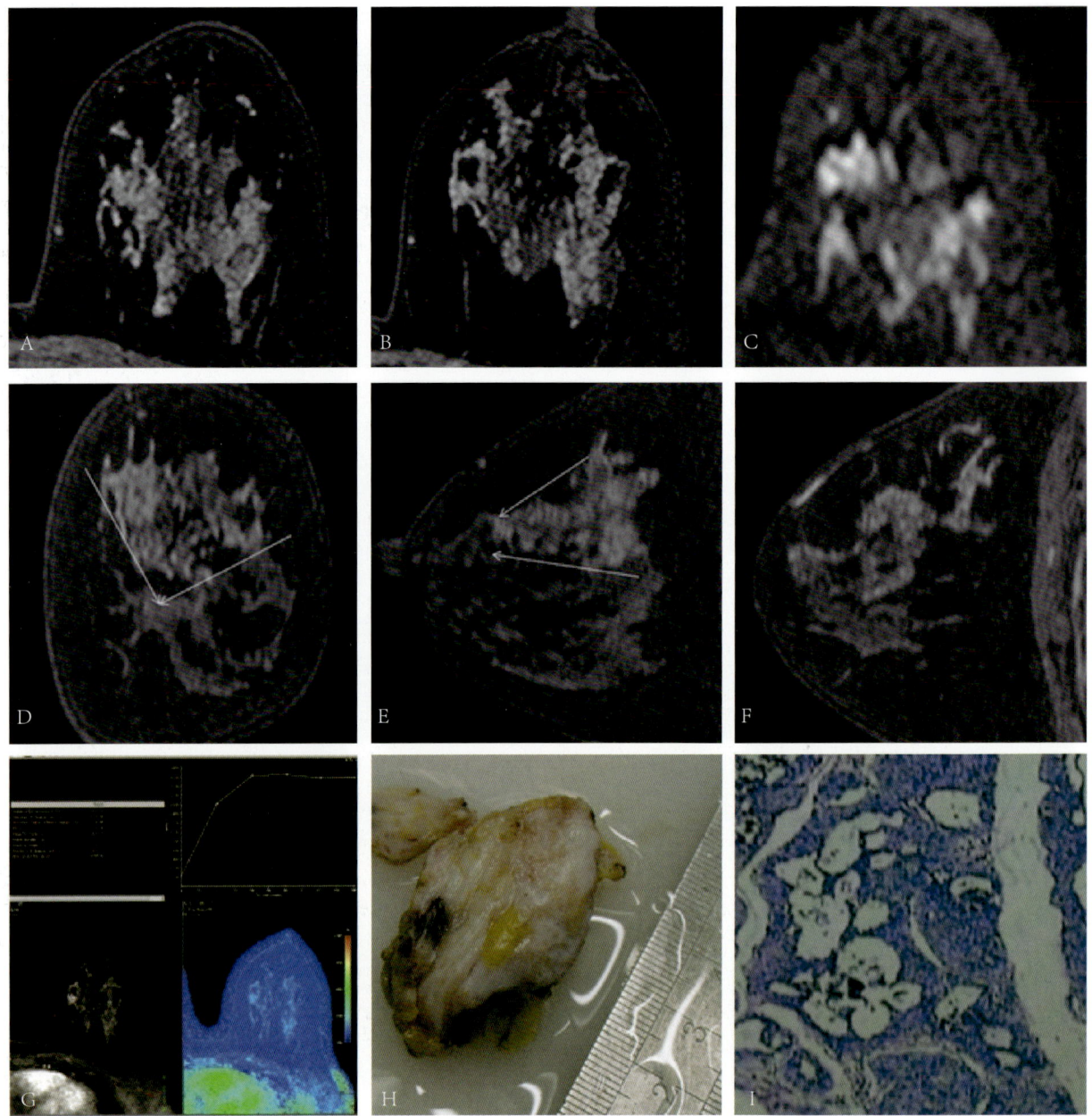

图 2-30 导管内原位癌

体检发现左侧乳腺肿物。XMG：左乳腺泥沙样钙化 4 级。右乳结节影 3 级。US：左侧乳腺 6 点位置肿物 0.3cm×0.5cm，右侧 11 点位置 1.1cm×0.9cm。MRI 显示小叶节段分布，ADC=$1.19×10^{-3}mm^2/s$；动脉期强化并不显著，TIC 平台型。病理检查示：导管内原位癌，不除外局部微浸润（本病例由北京良乡医院段凯提供，Philips Achieva 1.5T 平台）

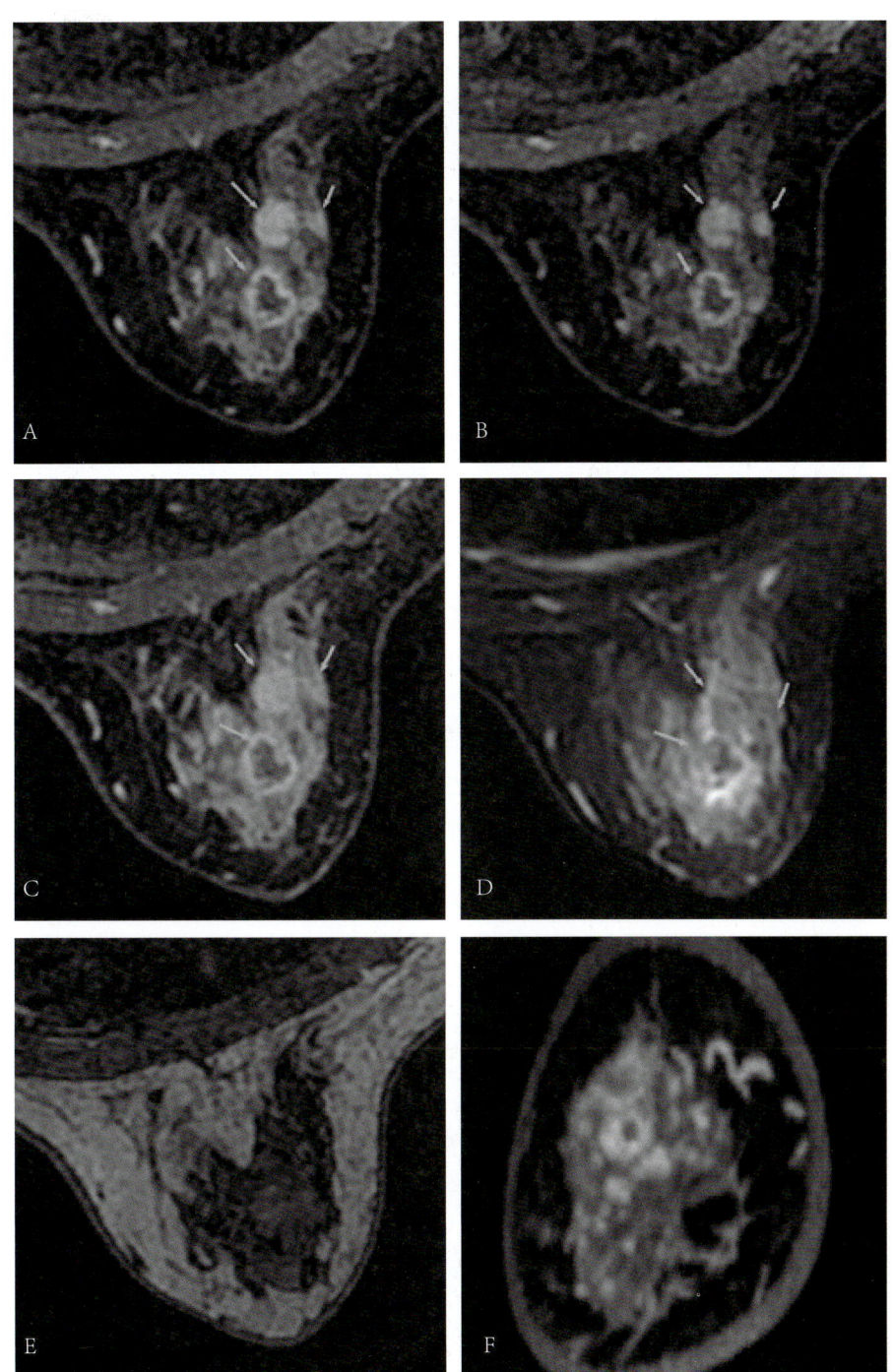

图 2-31 高级别导管原位癌

患者 42 岁，体检发现双乳肿物 3 个月余。MRI 显示右乳上部象限内见直径约 11mm 环形强化，以及直径约 9mm 类圆形肿块，TIC 平台型；DWI 呈等信号，平扫显示环形病灶 T2WI 及 T1WI 呈环形稍高信号，判为 BI-RADS 4 类，预测为导管内乳头状瘤，建议选取环形病灶和实性病灶进行活检。病理检查示：术中送检右侧乳腺肿物灰白、淡黄色组织 4 块，大者 3cm×2.8cm×1cm，切面见一肿物，大小 2cm×1.5cm×0.6cm，肿物切面灰白间灰黄色，与周围组织分界不清。次大者大小 2.8cm×2cm×0.6cm，切面见一灰白色结节，大小 1cm×0.6cm×0.3cm，切面灰白色，质中，与周围组织分界尚清。中者大小 2.5cm×1cm×0.5cm，切面灰白间灰红色，灰红区域大小 0.6cm×0.5cm×0.5cm，质中。小者大小 2cm×1.2cm×0.5cm，切面灰白间灰黄色，质中，未见明显结节。常规诊断：右侧乳腺高级别导管原位癌，免疫组化结果提示肌上皮尚存；另见纤维腺瘤（MRI 未能对应）。免疫组化染色结果示：CD10（肌上皮+），SM-MHC（肌上皮+），p63（肌上皮+），CK（+），CK7（+），CK5（部分+），PR（+3%，内对照+），ER（+40%），Ki-67（+10%），HER-2（3+）。导管原位癌以非肿块型居多，肿块型少见，而环形强化的更少见

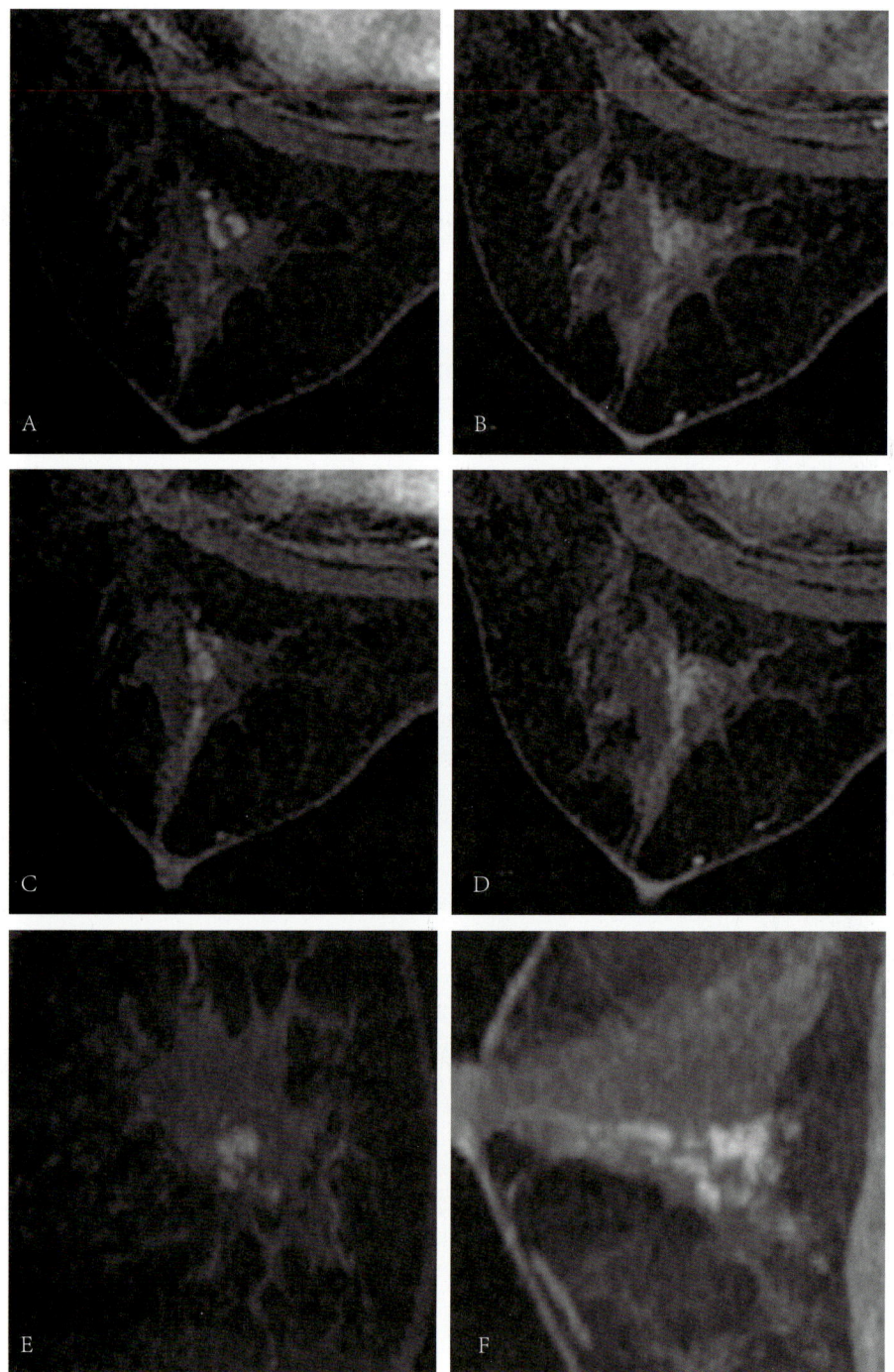

图 2-32 导管内增生病变

患者 47 岁，体检发现左侧乳腺肿物 6 个月，无红、肿、热、无乳头溢液，姐姐有乳腺癌病史。MRI 显示左侧乳腺中心 NME 及乳头下导管样强化的病变，分布特征为小叶节段及导管样（F），内部串环样强化，病灶中心为乳管扩张，可测量的病灶主体部分 TIC_{max} 平台型，从增强早期和延迟期（A、C 和 B、D）对比观察，病灶实际有廓清。DWI 部分病灶呈稍高信号，$ADC_{min}=1.6 \times 10^{-3} mm^2/s$；平扫 T2WI 呈等信号，T1WI 呈等信号；MRI 评估为 BI-RADS 5 类。病理检查示：左乳肿物乳腺组织，部分区域导管扩张、上皮增生，局部呈导管内乳头状瘤样增生。本病例被高估为 BI-RADS 5 类，高估的主要原因是病灶小叶节段分布、串环样强化、乳管扩张及平台型曲线，加上患者为乳腺癌高危人群。患者术中活检后采取了局部切除，病理结果为导管扩张、上皮增生及导管内乳头瘤样增生。不典型导管上皮增生及导管内乳头状瘤样增生均属于危险病变，可癌变，采取局部切除的方式是合理的

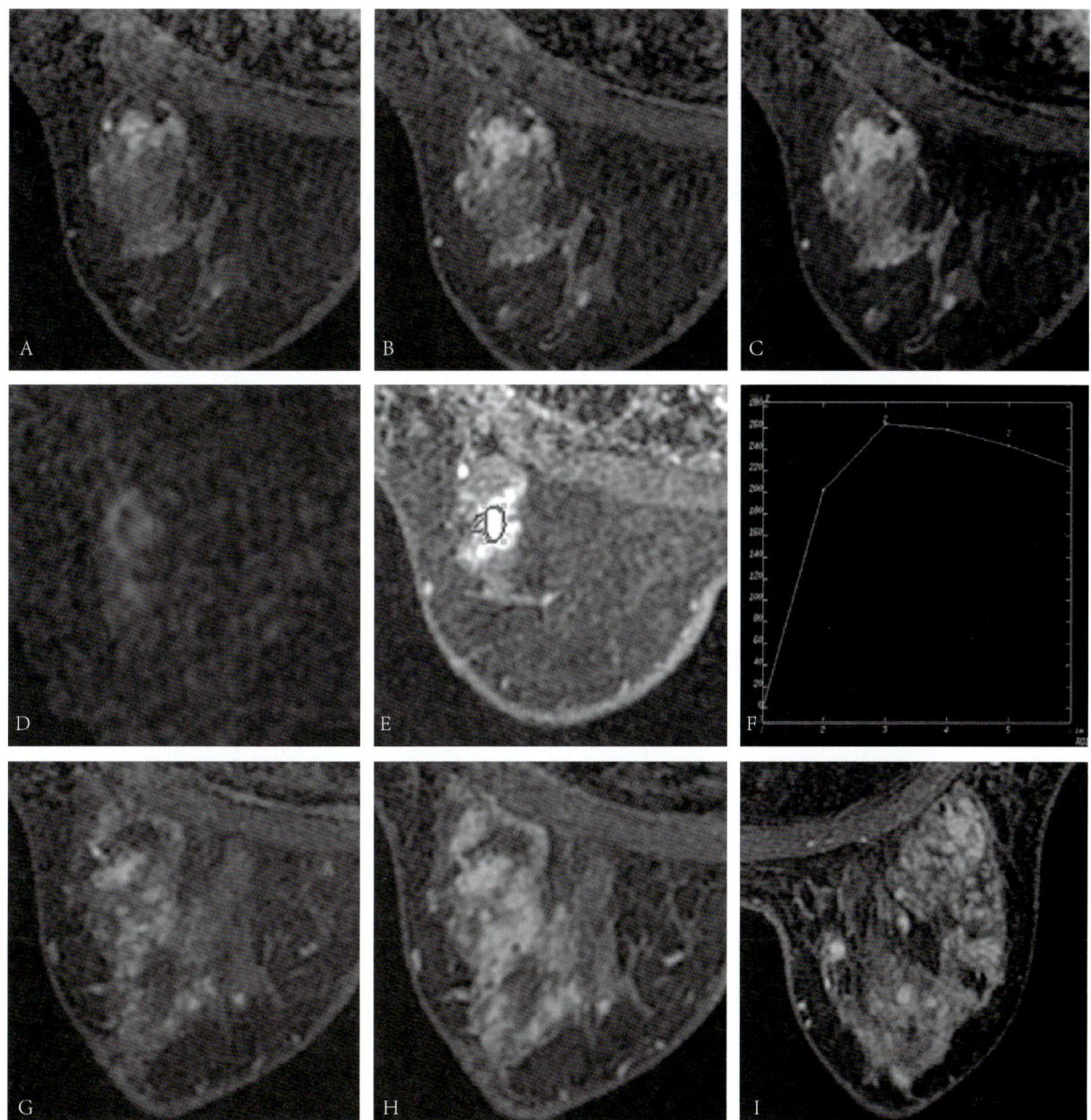

图 2-33 纤维囊性增生与 BPE

A-C. 增强早期（120s）、中期（480s）和晚期（720s）图像；D.DWI 图像，ADC 值 1.37×10^{-3} mm^2/s，TIC 曲线廓清型（E、F）；G、H. 同侧乳腺其他位置增强早期与晚期图像；I. 对侧乳腺增强早期图像。左侧乳腺外上象限局灶分布的非肿块样强化、簇集样分布，延迟扫描有离心强化的趋势和串环样强化的特征，廓清型 TIC 曲线，ADC 值 1.37×10^{-3} mm^2/s 接近 NME 病灶的阈值，因此预报为 5 类。除此之外，双侧乳腺有明显的延迟期强化，部分有串环样特征，判断为类级。术中送检：左侧乳腺灰黄色不规则组织一块 3cm×2.5cm×1cm，切面灰白间灰黄，质稍韧。术中送检：右侧灰黄色不规则组织 2 块，大者 3.2cm×2cm×1cm，小者 2cm×2cm×1cm，切面灰白间灰黄，质软。病理诊断：乳腺腺病。本病例有明显的背景实质强化（background parenchymal enhancement，BPE），BPE 的组织学特征比较复杂，从激素导致的正常周期增殖到腺病都有，文献报道认为，显著（maximum）的 BPE 是乳腺癌潜在的危险因素和预测因素之一。在评估病灶时，已经考虑到这个方面，因此在众多的病灶中争取寻找可能的危险病灶或恶性病灶，最后选取了左侧乳腺外上象限的病灶作为重点。由于乳腺增生显著，患者选取了开放活检的方式，病理结果是乳腺腺病。此类患者，可以建议补充 XMG 检查以辅助诊断，MRI 的征象仍然支持病灶 BI-RADS 4 类以上的诊断。根据笔者的经验，乳腺腺病在 MRI 上表现形态多样，是导致高估的主要原因之一，值得进一步深入研究。乳腺腺病主要改变是乳腺的腺泡和小导管明显的局灶性增生，并有不同程度的结缔组织增生，小叶结构基本失去正常形态，甚者腺泡上皮细胞散居于纤维基质中。根据病变的发展可分 3 期：即小叶增生、纤维腺病和硬化性腺病。多见于 20～50 岁女性，发生病因不明确，一般认为与卵巢内分泌紊乱有关，即孕激素减少、雌激素水平过高，或两者比例失调，作用于乳腺组织使其增生而形成，可与乳腺其他上皮性肿瘤混合存在。临床表现常有乳腺局限性肿块或月经周期相关的乳房疼痛等

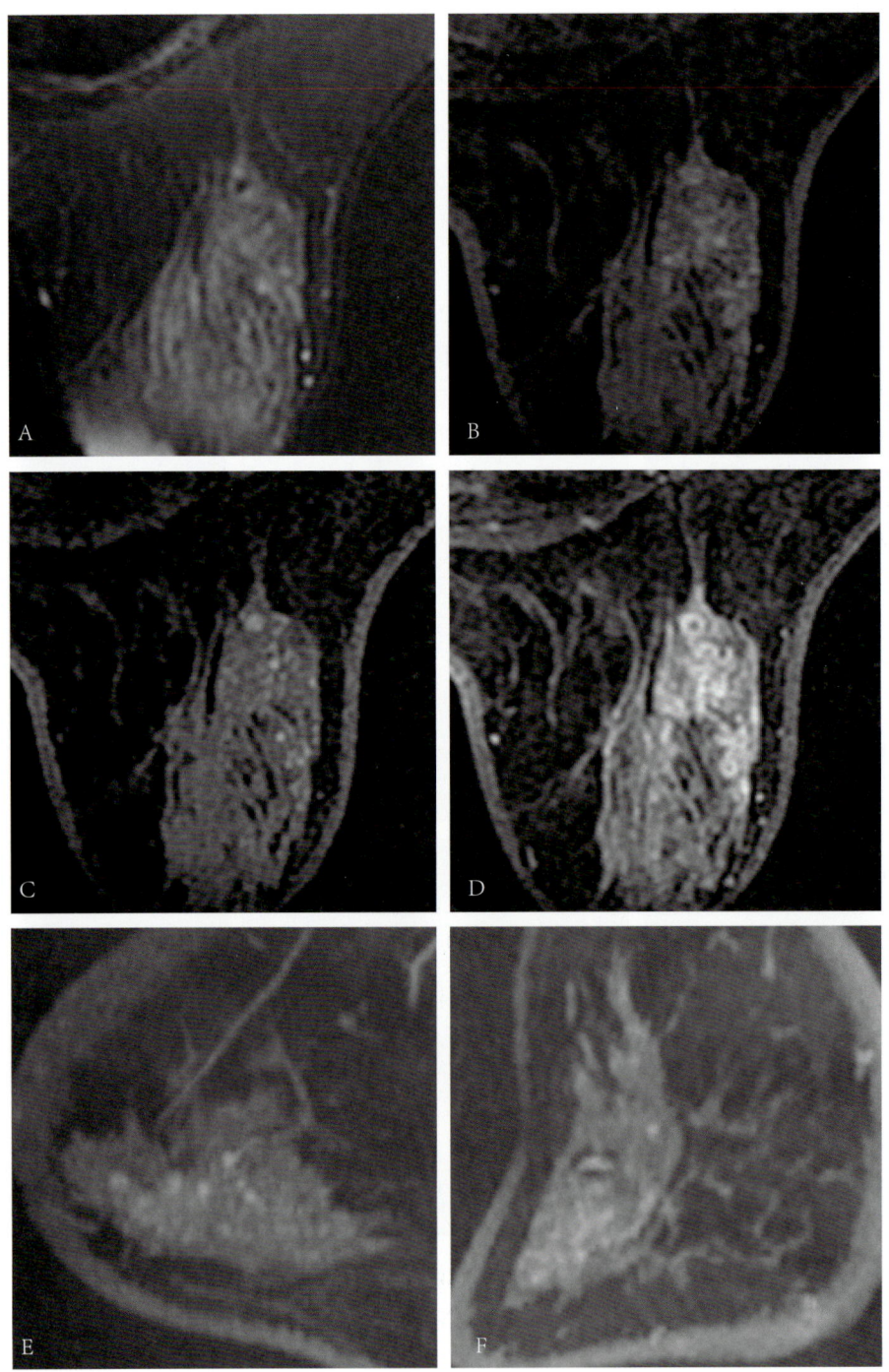

图 2-34 纤维囊性增生

患者 42 岁，2 个月前出现右乳间断性胀痛，月经前明显，月经来潮后可缓解，未及明确肿物，无局部皮肤红、肿、热、痛、橘皮样变、乳头内陷、破溃溢液等不适。MRI 表现右乳腺外下象限导管扩张，呈短 T1 稍长 T2 信号，动态增强扫描显示扩张导管周围可见多发点状肿块样强化病灶，最大径约 0.7cm，呈圆形，边缘光滑，内部强化特征混杂、延迟扫描呈环形强化，可测量的部分病灶主体部分 TIC 呈平台型曲线。ADC 值不可测。判断为 BI-RADS 4 类，建议提供 XMG 会诊后发报告。补充 XMG 双乳未见明确恶性征象及异常钙化。病理检查示：右侧乳腺肿物灰白间灰黄组织一块，大小 6cm×5cm×1.5cm，送检时临床已剖开，切面呈灰白间灰黄色，可见散在颗粒状物，质中。常规诊断：右侧乳腺纤维囊腺病，部分导管上皮增生，部分导管上皮伴大汗腺化生，扩张的导管腔见多量分泌物潴留，个别导管内可见泡沫细胞及胆固醇结晶析出，未见明确恶性病变。本例右侧乳腺腺病报 4 类，误导因素有病变为小叶节段分布，乳管扩张（C、D），但忽略了首期强化幅度不充分（E），TIC 及 DWI 都不支持。纤维腺病型是腺病的中期形态，此时小叶内腺管和纤维组织均有增生并伴不同程度的淋巴细胞浸润，增生的纤维组织将腺管彼此分开，小叶结构紊乱

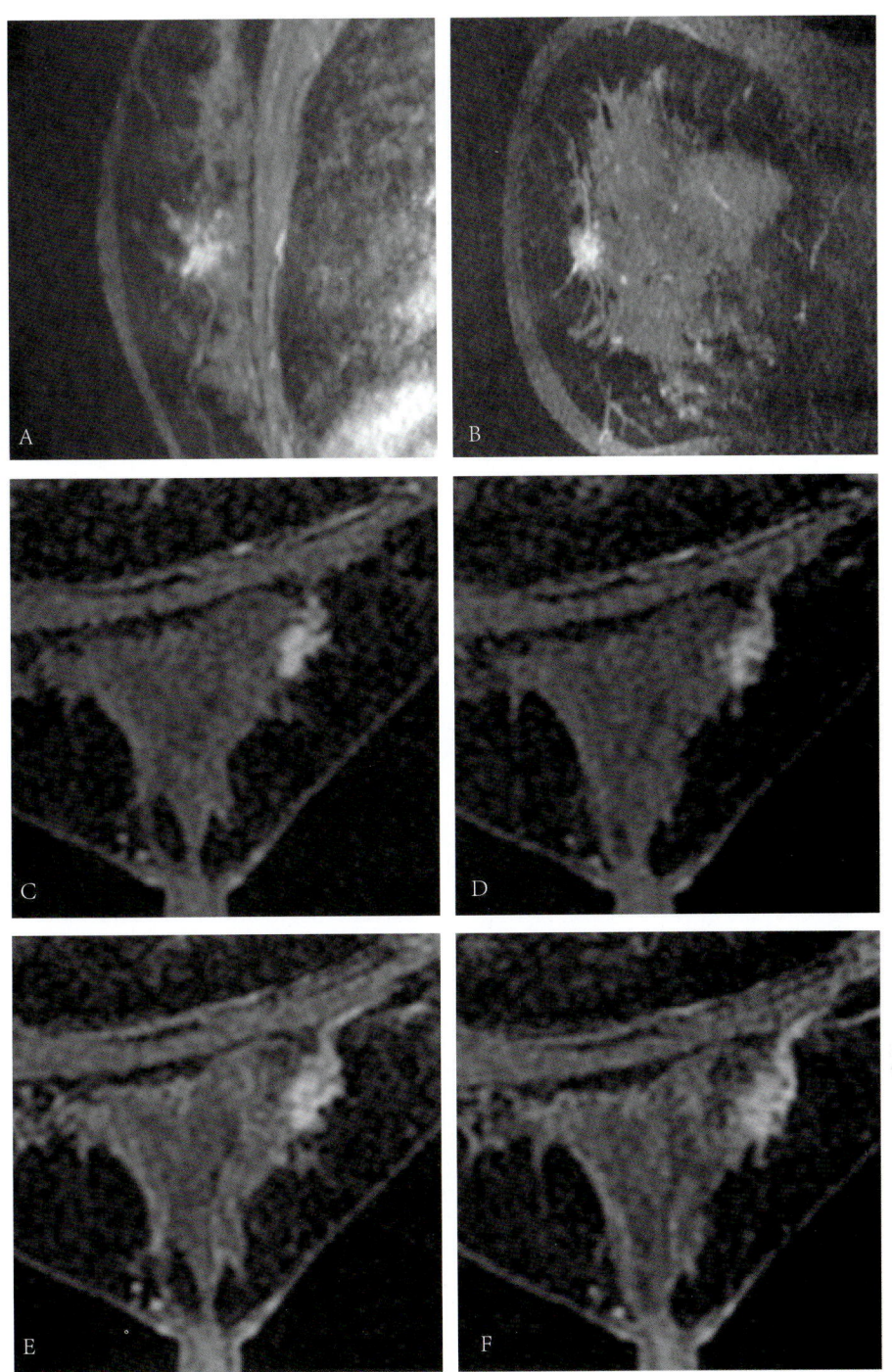

图 2-35 腺病

患者 38 岁，XMG 提示右侧乳腺钙化，预报 4 类，建议 MRI 检查。MRI 显示右侧乳腺外侧象限局灶强化，没有小叶节段分布的特征。TIC 平台型，延迟期离心样扩散，在延迟期可见病灶中心有蜂窝状或轨道样的不强化，被解释为扩张的细小乳管。ADC 值 1.02×10^{-3} mm^2/s。结合 XMG，MRI 预报 BI-RADS 4 类，建议活检。病理检查示：右侧乳腺腺病，部分小叶增生伴结构紊乱，少数导管上皮大汗腺化生伴增生显著，建议临床随诊。免疫组化染色显示：Calponin（肌上皮＋），CK7（腺体＋），p63（肌上皮＋），S-100（肌上皮＋），SM-MHC（肌上皮＋），CK5（肌上皮＋）。此病理的关键在于病灶的分布没有小叶阶段特征，在延迟期的蜂窝状和导管样改变与增强早期意义不一样，可能提示导管周围基质的增生和导管扩张

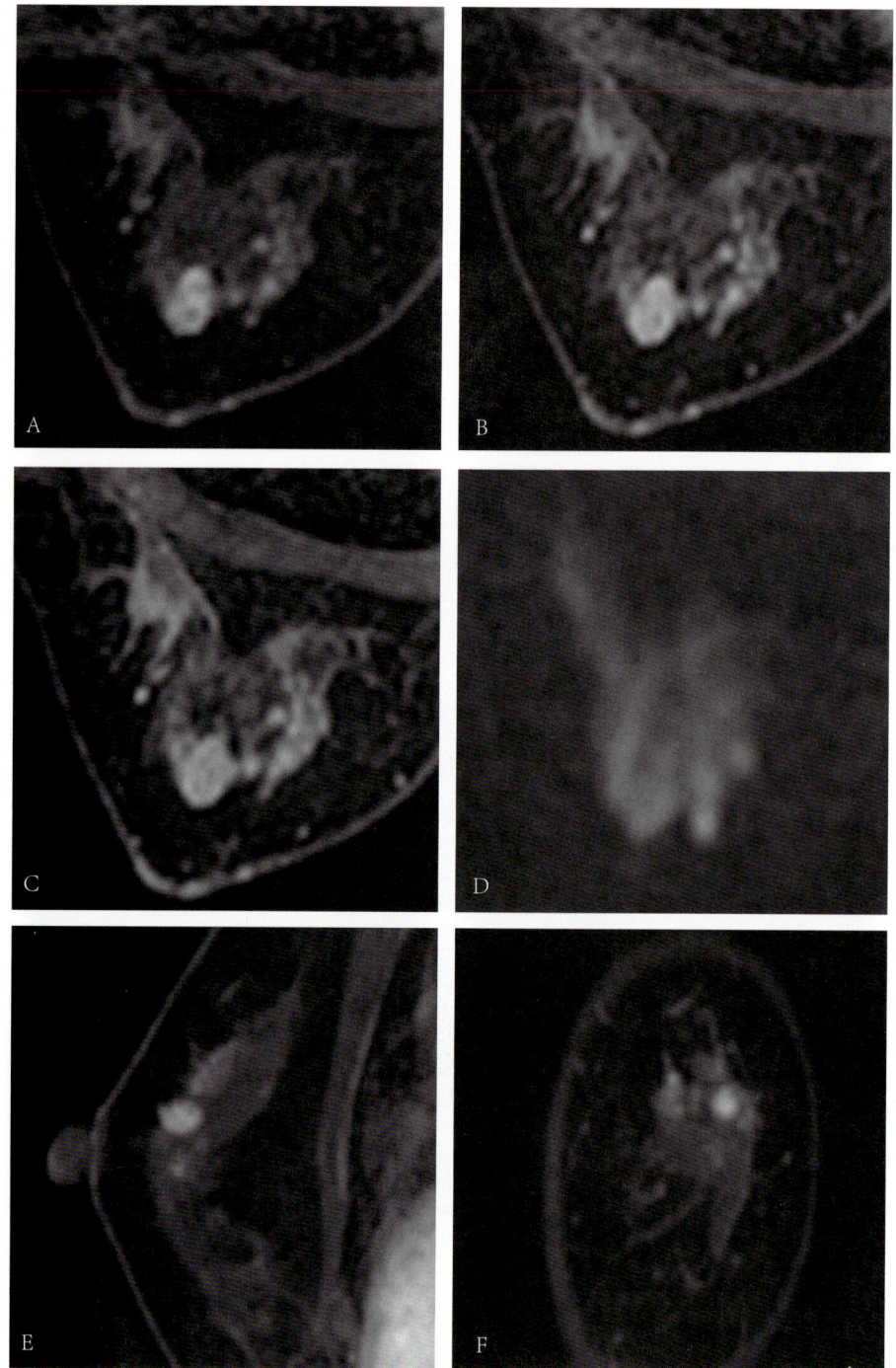

图 2-36 肿块型腺病

患者34岁，左侧乳腺外上象限分叶状肿块，边缘光滑，内部不均匀环形强化，廓清型曲线，ADC_{min} = 1.15。预报 BI-RADS 4级，建议活检。活检病理检查示：左侧乳腺腺病，局部导管上皮增生显著。免疫组化染色显示：Calponin（肌上皮+），CK7（导管上皮+），p63（-），SM-MHC（肌上皮+），CK5（肌上皮+）。腺病的表现比较多样

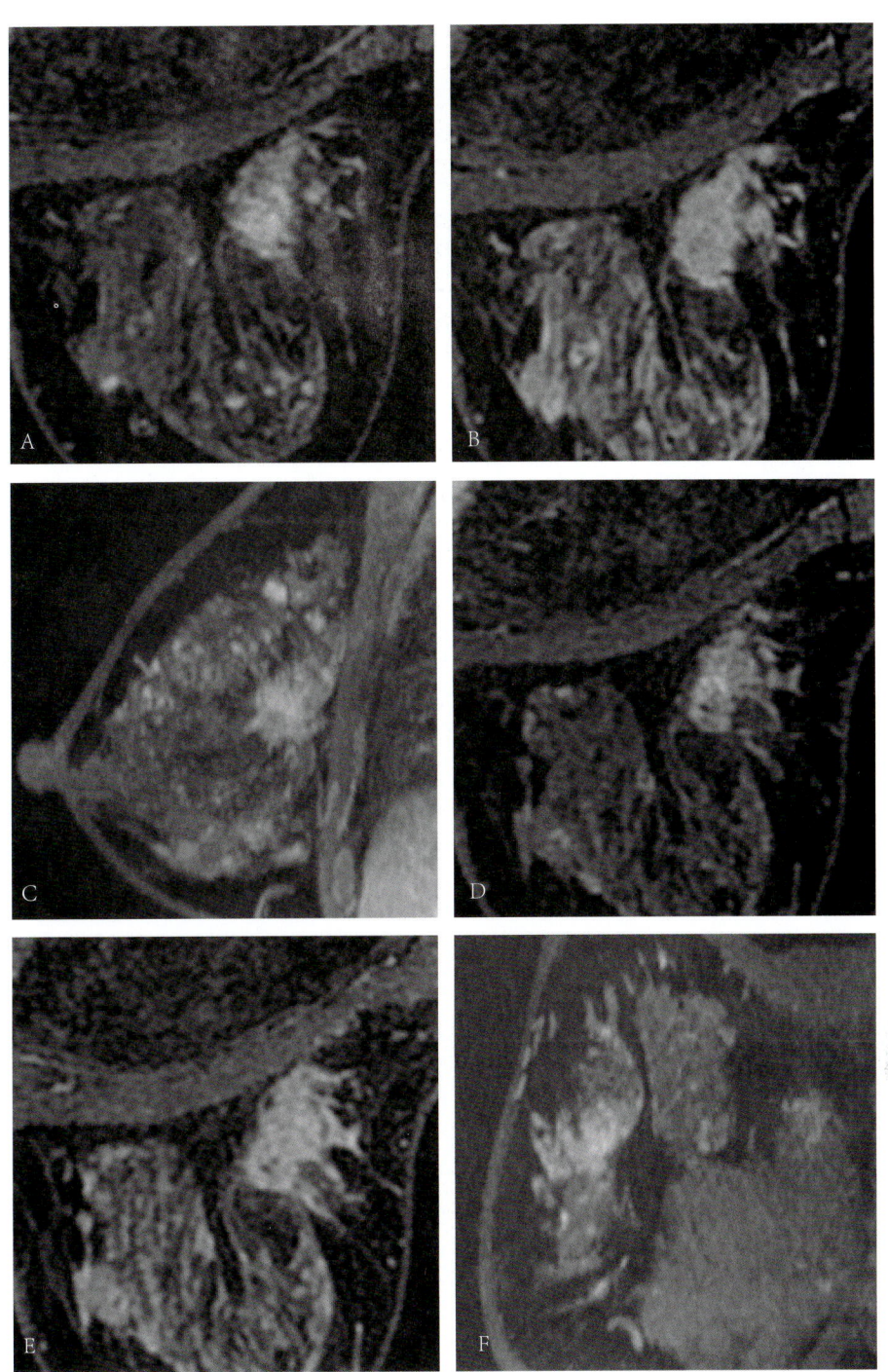

图 2-37 硬化性腺病

患者 50 岁，体检发现双侧乳腺肿物 1 个月余，无红、肿、热、痛，无乳头溢液。US 报告右侧乳腺低回声区，考虑 BI-RADS 4 类；XMG 报告右乳外上象限局部结构扭曲及内下象限可疑片状高密度。MRI 显示右侧乳腺外上象限非肿块样强化病变，呈局灶性分布，簇集样强化，TIC_{max} 平台型，DWI 呈等高信号，ADCmin 值不可测。平扫呈等 T1 等 T2 信号，评定为 BI-RADS 4 类，建议穿刺活检。本例病变临床触诊及 B 超、XMG、MRI 检查均有阳性发现且相匹配，在 MRI 上表现为 NME。病理检查示：右乳腺腺病，小叶增生显著，部分区域伴硬化性腺病，少数导管扩张，大汗腺化生。腺病为增生性疾病，是一种乳腺结构不良，根据组织形态学，分为小叶增生型、纤维腺病型、硬化性腺病型，其中硬化性腺病型又称为纤维化期，是腺病的晚期表现

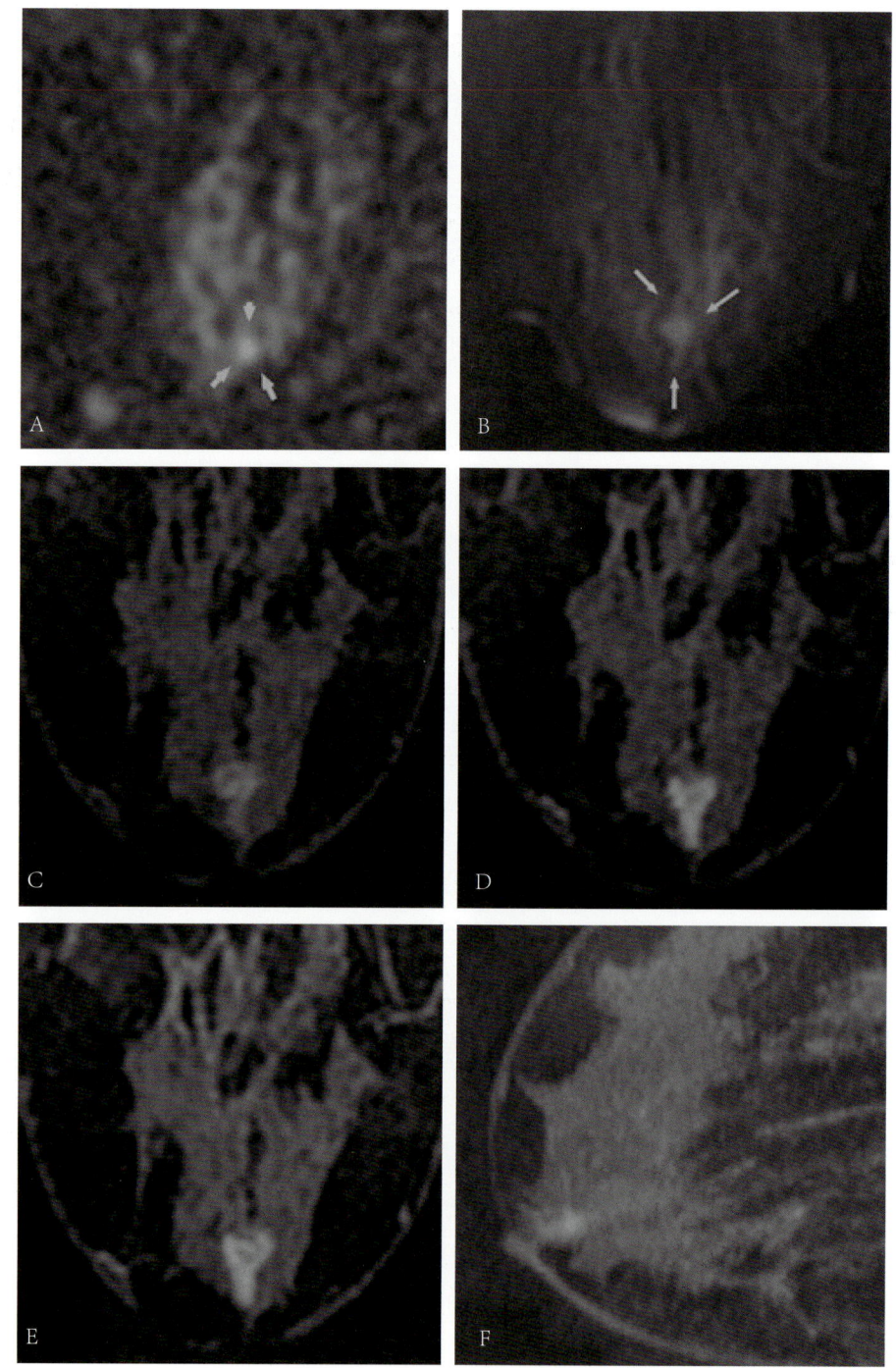

图 2-38 腺病伴增生

患者 51 岁，发现右侧乳头溢液 6 个月余。US 提示右乳 9 点位置乳头旁乳导管内可见实性低回声，范围约 1.2cm×0.4cm×0.5cm，其远、近侧乳导管扩张，较宽处约 3.0mm，CDFI 示实性部分周边可见少许血流信号；考虑 BI-RADS 4 类，建议超声引导下穿刺活检。MRI 表现：右侧乳腺乳头后方见小肿块样强化，形态不规则，条状强化，TIC 呈流入型曲线，DWI 呈高信号。判断为 BI-RADS 4 类，预测 DCIS 或导管内乳头状瘤，建议外科局部切除。病理检查示：术中送检右侧乳腺肿物及部分乳管不规则组织一块，大小 3cm×2cm×0.8cm，未见包膜，切面灰白间淡黄色，未触及明显结节。常规诊断：右侧乳腺纤维腺病，部分导管上皮增生显著致管腔呈实性，考虑普通型导管增生可能性大，建议做免疫组化进一步明确诊断并除外其他。此病例为中期纤维腺病型，部分导管上皮增生致管腔呈实性，MRI 表现为肿块样强化，致 MRI 及超声均高判为 4 类。中、后期腺病内有明显的纤维组织增生及硬化，MR 形态学多表现为肿块样，与乳腺癌相似，其强化特点也多变，可表现为无强化、显著强化、延时强化、快速强化等，易造成诊断不明或误诊

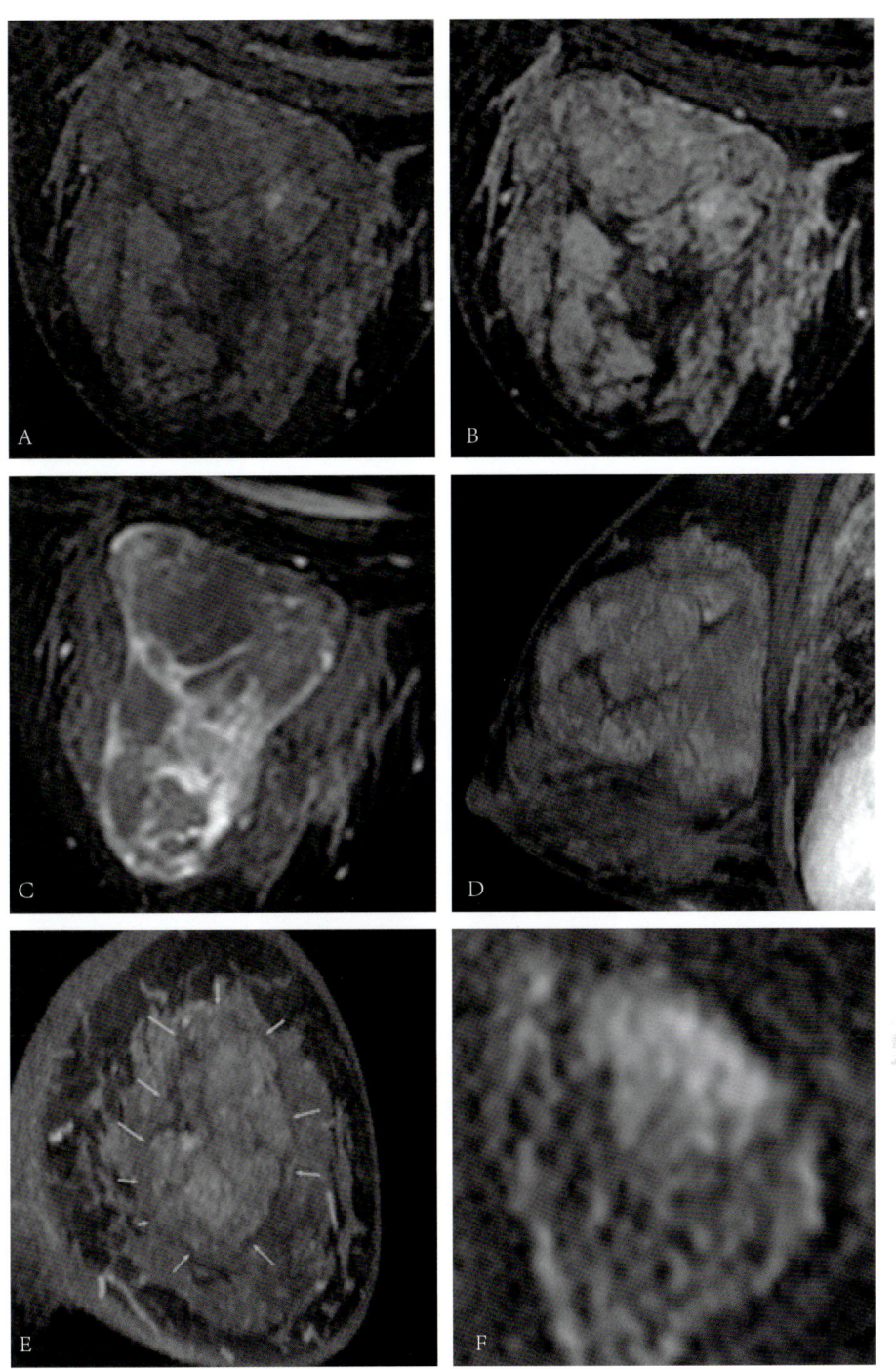

图 2-39 纤维腺瘤

患者33岁，体检发现左乳肿物7个月余。左侧乳腺内上及外上象限肿块，大小约6.4cm×7.0cm，形态不规则，边缘清晰，平扫T2WI病灶内可见环形高信号及片状高信号，环形高信号内部见大小不一"腺体小叶样"等信号，周围可见低信号包膜，T1WI以等、稍低信号为主，其内有点状高信号，DWI呈不均匀高及略高信号，$ADC_{min}=1.6×10^{-3}cm^2/s$；动态增强早期显示左乳肿块轻度不均匀强化，包膜不强化，其内可见"分隔样"不强化区，不强化部分与T2WI上高信号部分基本对应，TIC_{max}流入型（Ⅰ型），评定为BI-RADS 2级（考虑错构瘤），建议外科切除。病理检查示：乳腺腺病伴纤维腺瘤（左侧）形成。免疫组化染色结果：SM-MHC（肌上皮＋），p63（肌上皮＋），CK5（灶状＋），SMA（肌上皮＋）。本例虽肿块较大，建议手术切除，但有良性肿瘤的特征，如有包膜和不强化"分隔"，边缘光滑，T2WI上可见明显高信号，TIC流入型曲线；MRI报告考虑错构瘤，主要原因是认为病灶内可能有脂肪及病变的形态结构给人一种"乳腺中的乳腺"的感觉，因此观察MRI图像时应该仔细比对各个序列观察病灶信号的变化。纤维腺瘤来源于乳腺小叶内的纤维组织和腺上皮，是乳腺内最常见的良性肿瘤，与体内性激素失衡有关，好发于15～35岁年轻妇女；乳腺错构瘤罕见，多见于绝经后女性，由不同组分的腺体组织、脂肪和纤维组织构成，有时与纤维腺瘤相似

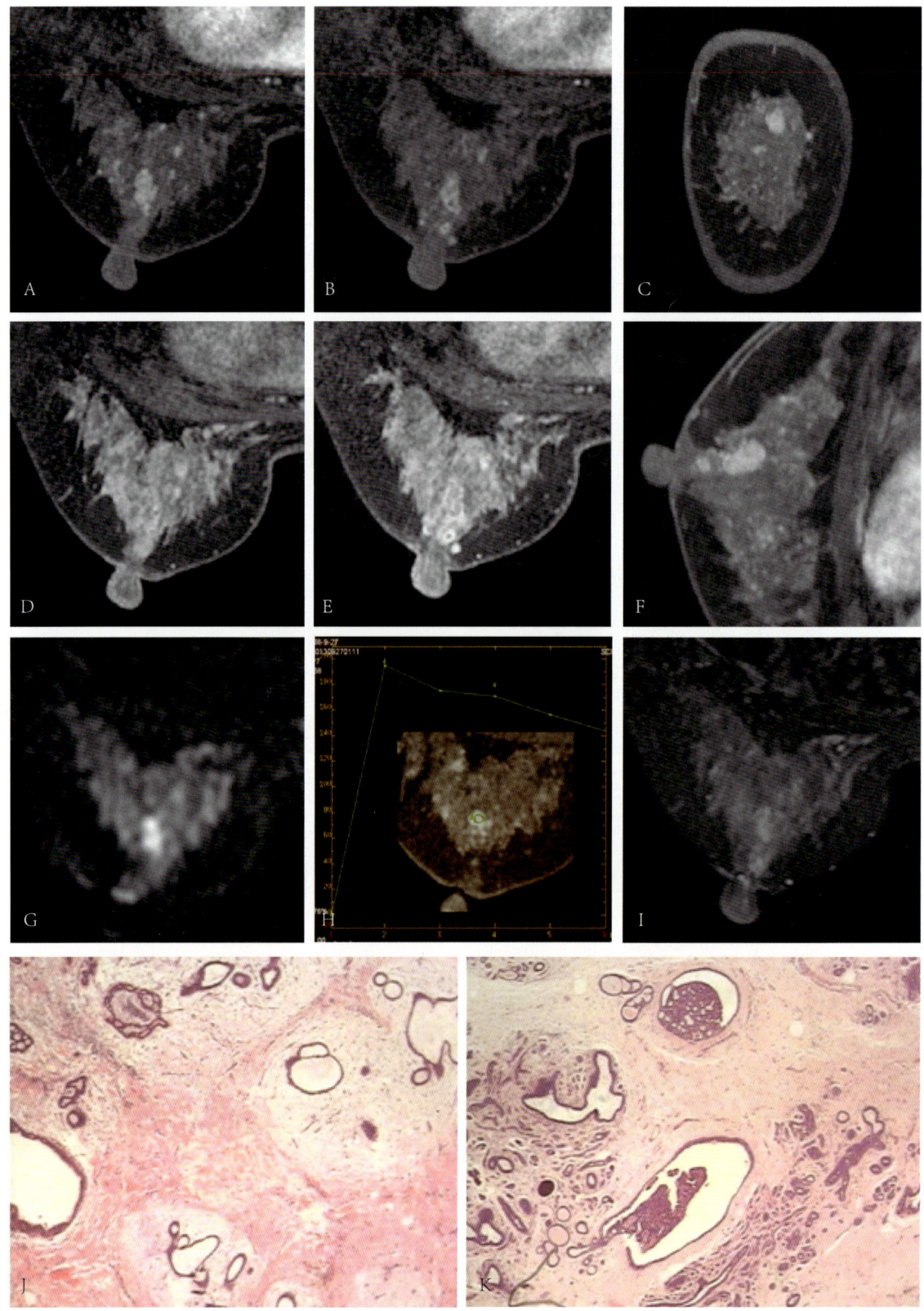

图 2-40 纤维腺瘤

患者 45 岁，发现肿物 1 个月。月经期间检查导致高判。左侧乳腺乳晕区肿块病变，BI-RADS 5 级，建议外科会诊（鉴于患者检查时处于月经周期，降为 BI-RADS 4 级，需要与浆细胞乳腺炎相鉴别，建议先穿刺活检）；双侧多发点状强化，BI-RADS 3 级，定期复查；右侧乳腺内下象限不强化的异常信号，考虑陈旧性淤乳改变。病理检查示：纤维腺瘤

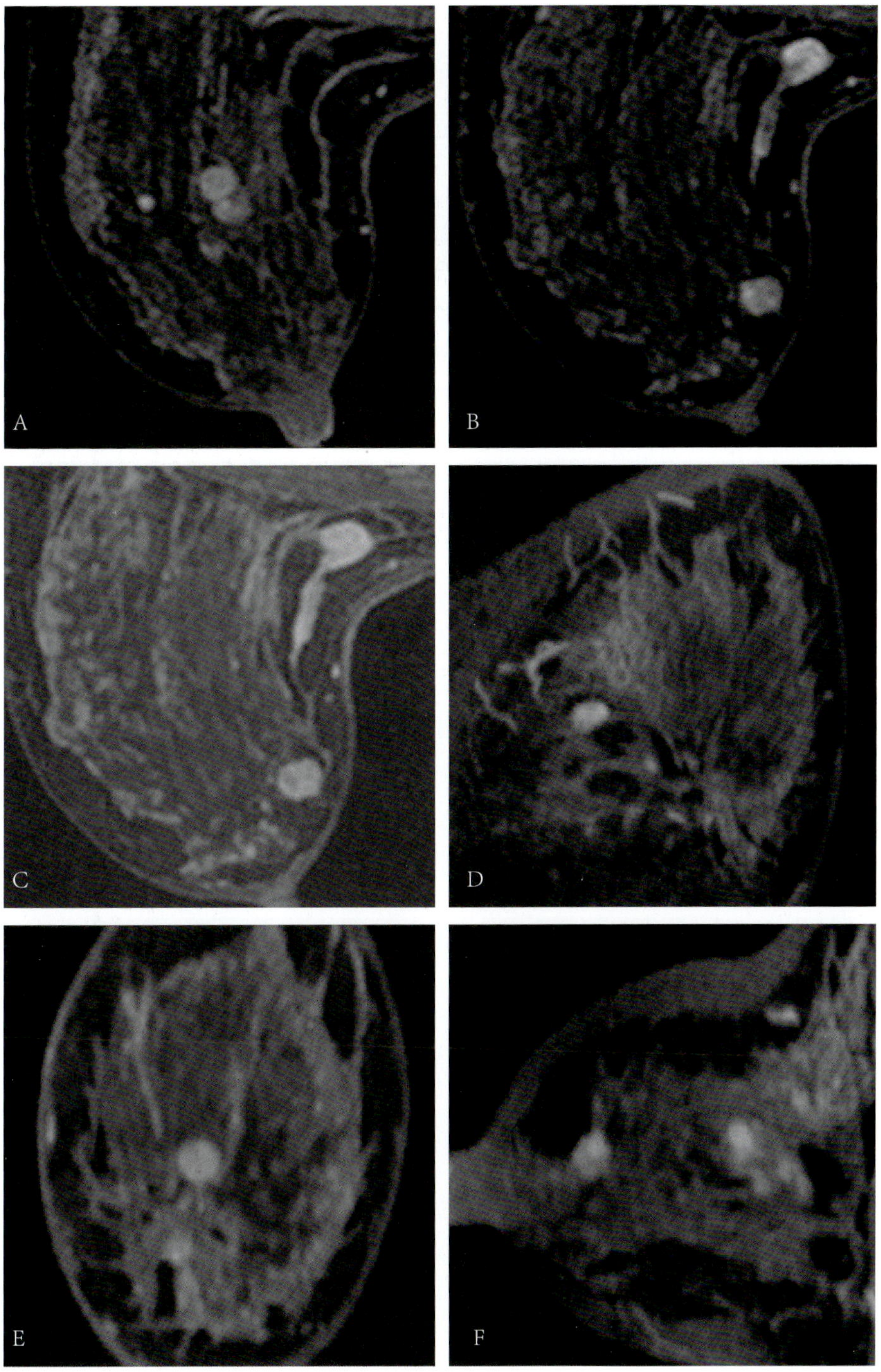

图 2-41 腺病伴纤维腺瘤

患者31岁,发现乳腺结节1年,无明显疼痛,无乳头溢液,近2个月出现左侧乳腺疼痛。左侧乳腺乳头后方、内侧象限多发小肿块,类圆形、边缘光滑,均匀强化或内部可见不强化分隔,TIC_{max}平台型,最大病灶直径约8mm,DWI呈稍高信号,病灶最小ADC值约$1.35 \times 10^{-3} cm^2/s$。T2WI、T1WI等信号。评估为BI-RADS 3类,建议常规随访。本例在彩超引导下行左乳10点、12点位置两个低回声结节旋切活检术。病理检查示:左侧乳腺腺病伴纤维腺瘤形成。部分腺病可表现为肿块(圆形或卵圆形、边界清晰或不规则且体积小、强化程度轻),特别是纤维腺病型小叶内腺管和纤维组织均有增生,与纤维腺瘤在影像上不易区分。腺病是一种增生性病变,多无包膜,外形不规则,与正常乳腺组织分界不清,显微镜下小叶境界仍可保持清楚;纤维腺瘤属于肿瘤,多呈圆形或类圆形,有包膜,与正常乳腺组织界线清楚,显微镜下没有正常的小叶结构

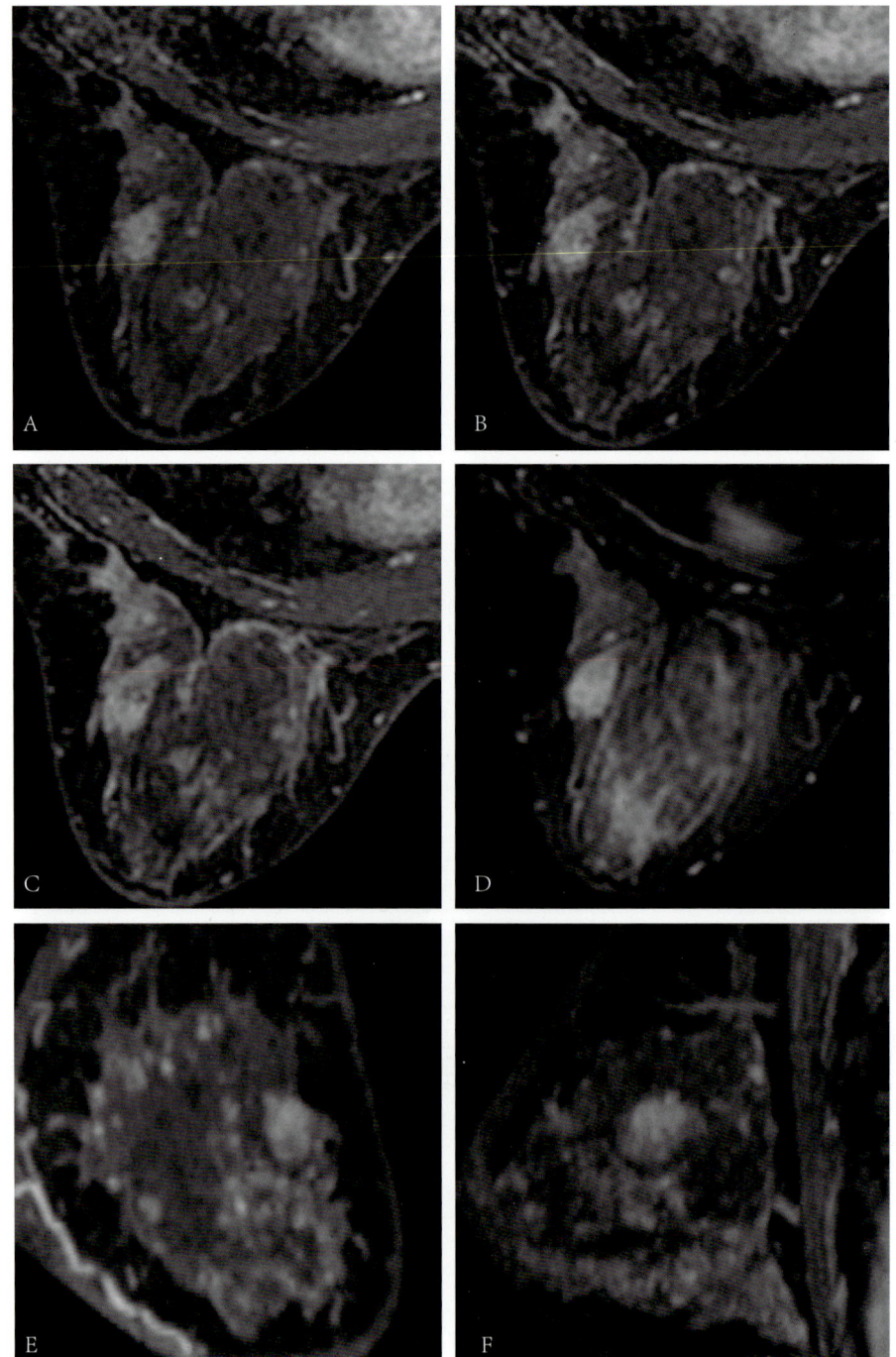

图 2-42 纤维腺瘤伴异型增生

患者 43 岁，发现左侧乳腺肿物 5 年。MRI：左侧乳腺外上象限肿块大小约 14mm×9mm，类圆形，边缘光滑，内部强化特征混杂、不强化分隔中心强化，TIC 持续型。平扫病灶 DWI 呈不均匀高信号，ADC_{min} 值 $1.71×10^{-3}cm^2/s$；T2WI 呈等高信号，T1WI 呈等低信号。判为 BI-RADS 3 级（腺瘤）。病理检查示：术中送检乳腺组织，左乳肿物一块，大小 3.5cm×2.4cm×1.5cm，切开内见一结节，大小 1.3cm×1cm×1cm，切面灰白、灰红色、质略韧，界线尚清，其余乳腺组织灰白色、质韧。常规诊断：乳腺纤维腺瘤（左侧），部分导管上皮增生显著伴柱状细胞增生，细胞核有异型性

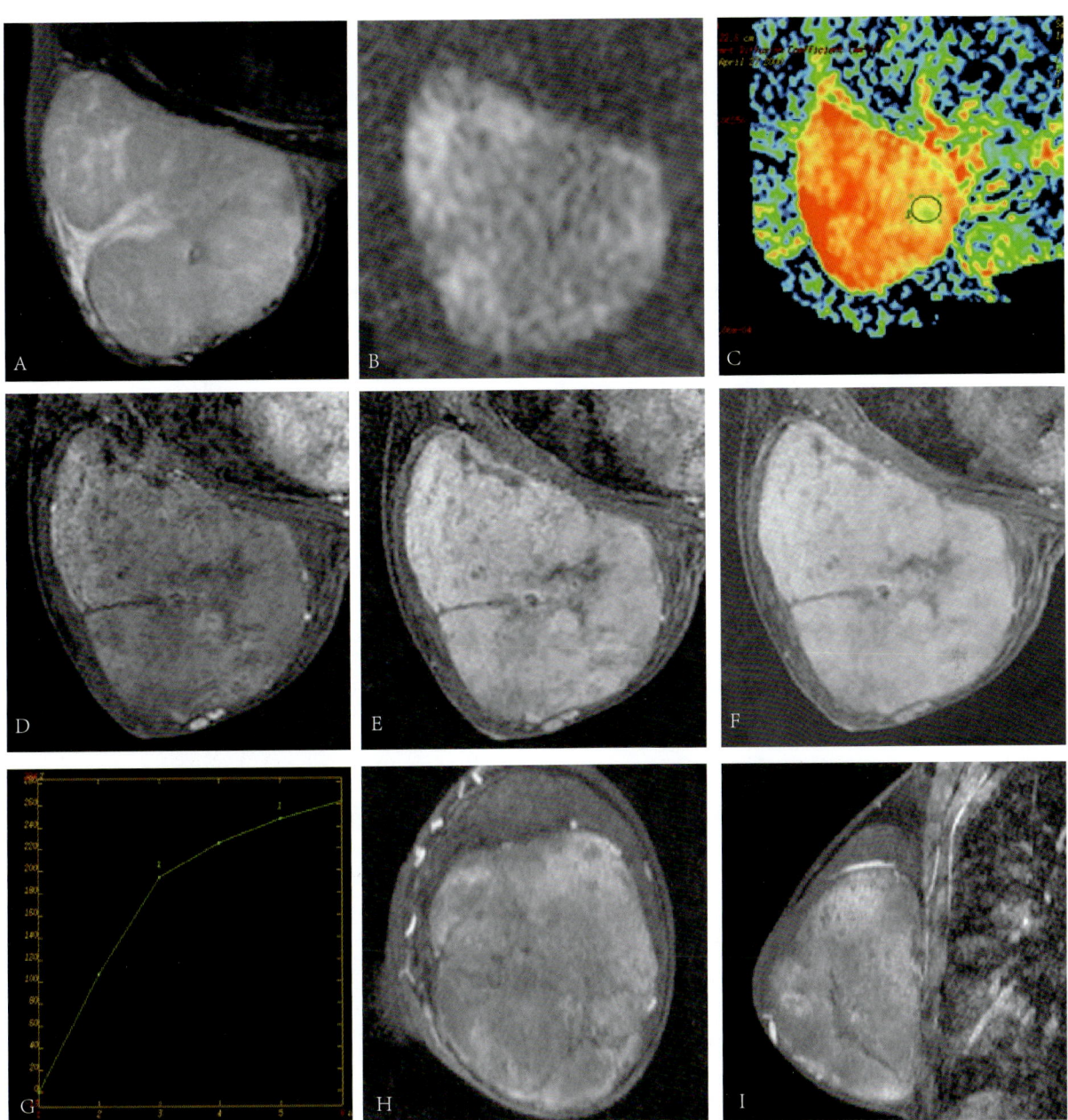

图 2-43 幼年性纤维腺瘤

患者 13 岁，于 3 个月前无意中发现左侧乳腺肿物。左乳肿物约 2cm×3cm 大小，无红、肿、热、痛，无乳头溢液。未介意，未治疗。后自觉肿物变大，约 8cm×6cm×7cm。MRI 显示左乳下部见 106mm×94mm×79mm 巨大等 T1 长 T2 信号肿块，边缘光滑，其内可见不强化的分隔，TIC_{max} 呈流入型，DWI 呈稍高信号，$ADC_{min}=1.63×10^{-3} mm^2/s$。预测 3 类（左乳巨大纤维腺瘤），待除外叶状肿瘤。病理检查示：左乳肿物局部扩大切除术。灰白、灰红色肿物一枚，大小为 12cm×12cm×5cm，表面光滑，包膜完整，切面呈灰白色，均质，实性，质地稍韧，未见分页状裂隙。病理诊断：乳腺幼年性纤维腺瘤（左侧），导管呈囊性扩张，间质增生较显著，肿瘤大小为 12cm×12cm×5cm，建议密切随诊。①与普通纤维腺瘤比较，幼年性纤维腺瘤发病年龄小，一般在 13 岁青春期之前，见于青春期初始发育的乳房；②瘤体较大，月经周期开始后生长迅速，可能有激素依赖特征；③单纯切除预后效果好，文献报道很少复发；④ XMG、US 主要与叶状肿瘤、囊肉瘤鉴别，幼年性巨大纤维腺瘤曾经被命名良性叶状囊肉瘤，以及与其他乳腺肉瘤相鉴别；⑤ MRI 具有典型纤维腺瘤特征，中心有纤维瘢痕、分叶状、逐渐强化（DEC-TIC I 型）、DWI-ADC 较高，没有恶性的征象

A. T2WI 中心有条状的高信号，增强无强化，是纤维分隔；B.DWI 图像，C.ADC 图；D-F. 增强早期（20s）、中期（360s）和晚期（720s）图像，病灶逐步强化并填充均匀；G. 是流入型曲线；H、I. 分别增强早期是冠状位和矢状位重建图

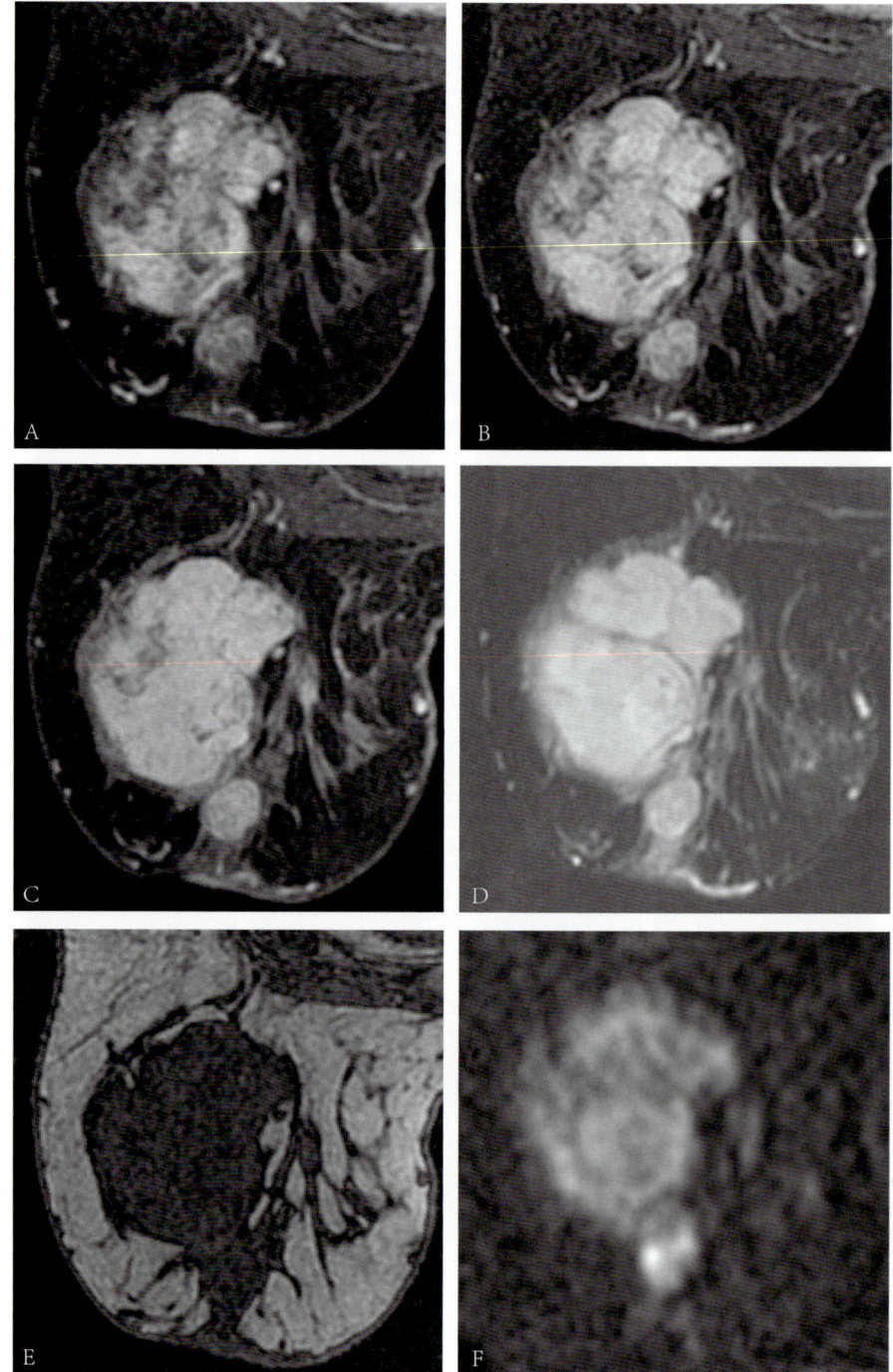

图 2-44 叶状肿瘤与黏液癌的鉴别

患者 41 岁，10 年前有肿块切除病史，结果不详，肿物再次增大。MRI 显示左侧乳腺分叶状肿块，边缘光滑，不强化的分隔在增强早期呈低信号，延迟期渐进性强化，对应的 T2WI 呈分隔样低信号，DWI 呈高信号，但是 ADC=1.90×10^{-3} cm²/s，提示有黏液样变性。病灶旁边可见另一个小肿块，强化和信号特征类似。MRI 预判 4 类，考虑为叶状肿瘤合并黏液样变性。病理检查示：纤维腺瘤，间质黏液样变性，部分上皮增生。很多情况下，叶状肿瘤和纤维腺黏液样变性无法鉴别，但是由于病灶血供丰富且病灶较大，患者采取切除是最好的选择，因此预报为 4 类亦不为高估

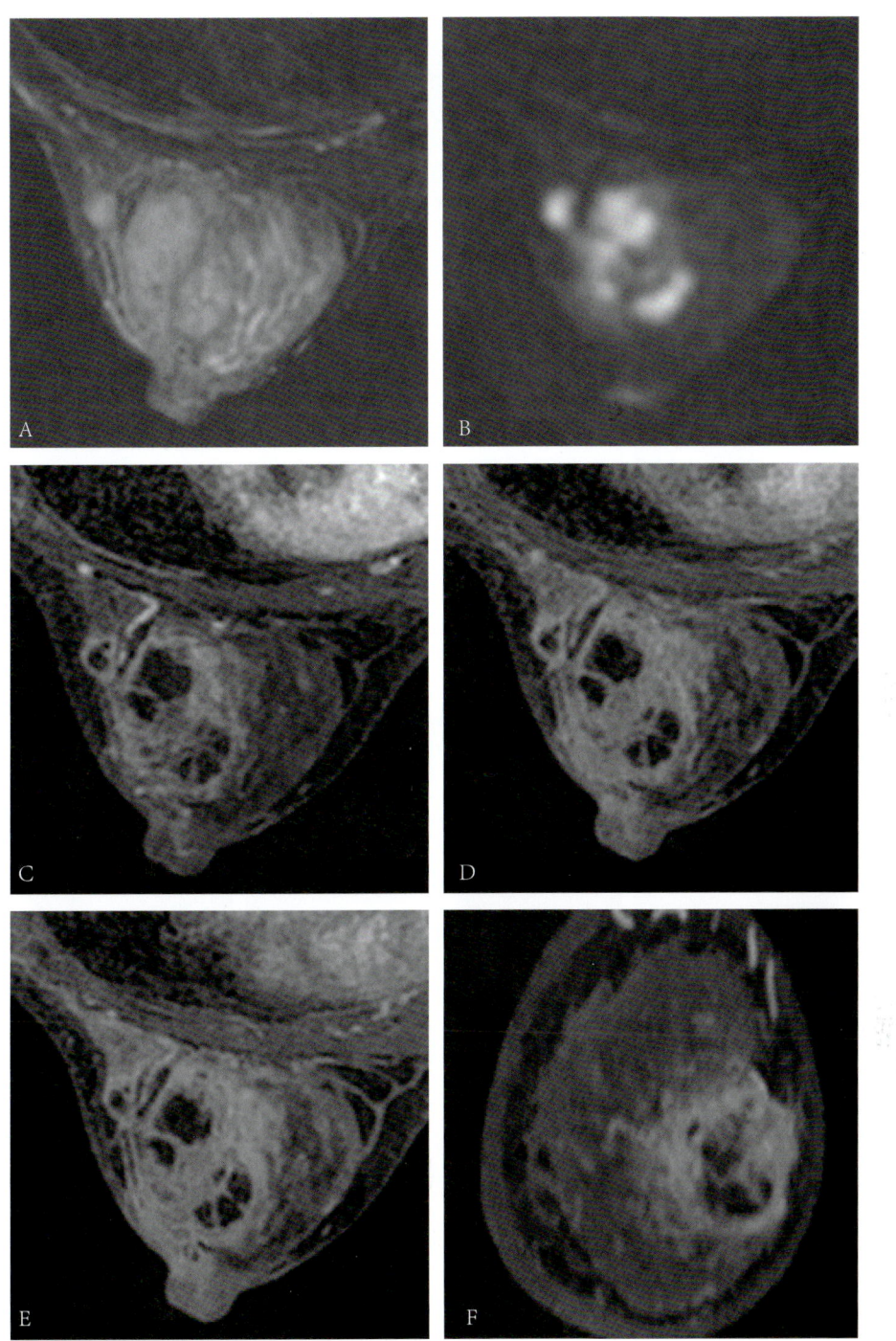

图 2-45 浆细胞乳腺炎

患者32岁，右侧浆乳术后6个月余，发现左侧浆乳10余天入院。左侧乳腺不规则的肿块合并环形强化，TIC平台型，DWI呈中心高信号，与DCE不强化的区域和T2WI高信号区域对应，$ADC_{min}=0.56\times10^{-3}mm^2/s$。手术切开引流出脓液

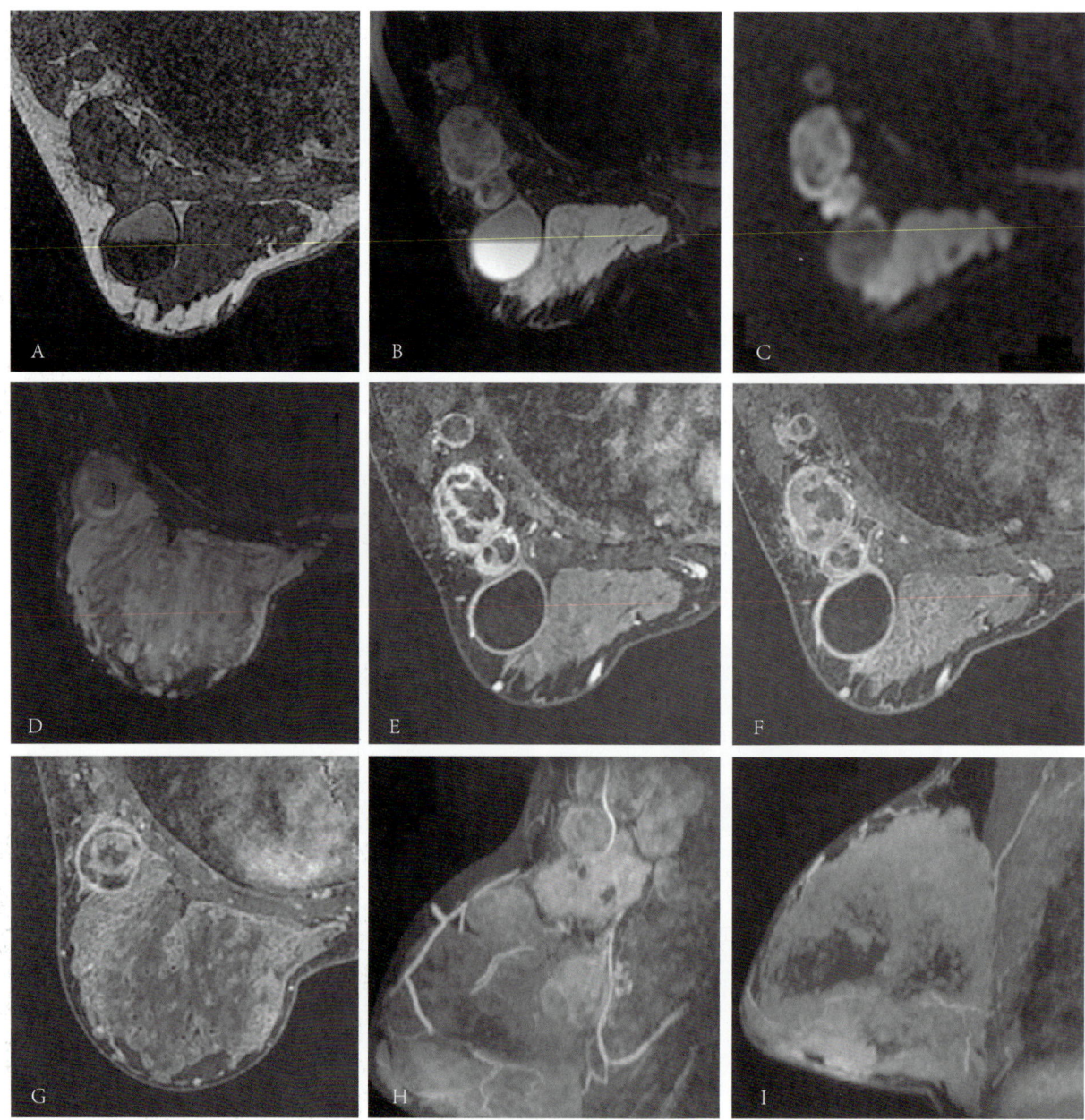

图 2-46 肉芽肿乳腺炎（怀疑结核）

患者 27 岁，哺乳期。左侧乳腺和腋窝多发肿块，常规 T1WI 和 T2WI 可见圆形肿块内的液-液平面，DWI 信号混杂，$ADC_{min}=(0.8\sim1.1)\times10^{-3}mm^2/s$；增强扫描后呈厚薄不均匀的环形强化，边缘光滑。预报 4 类，需要考虑脓肿。穿刺病理检查示：左侧腋窝淋巴组织内肉芽肿形成及多核巨细胞反应并坏死，抗酸染色未检测出阳性菌，结核不能除外

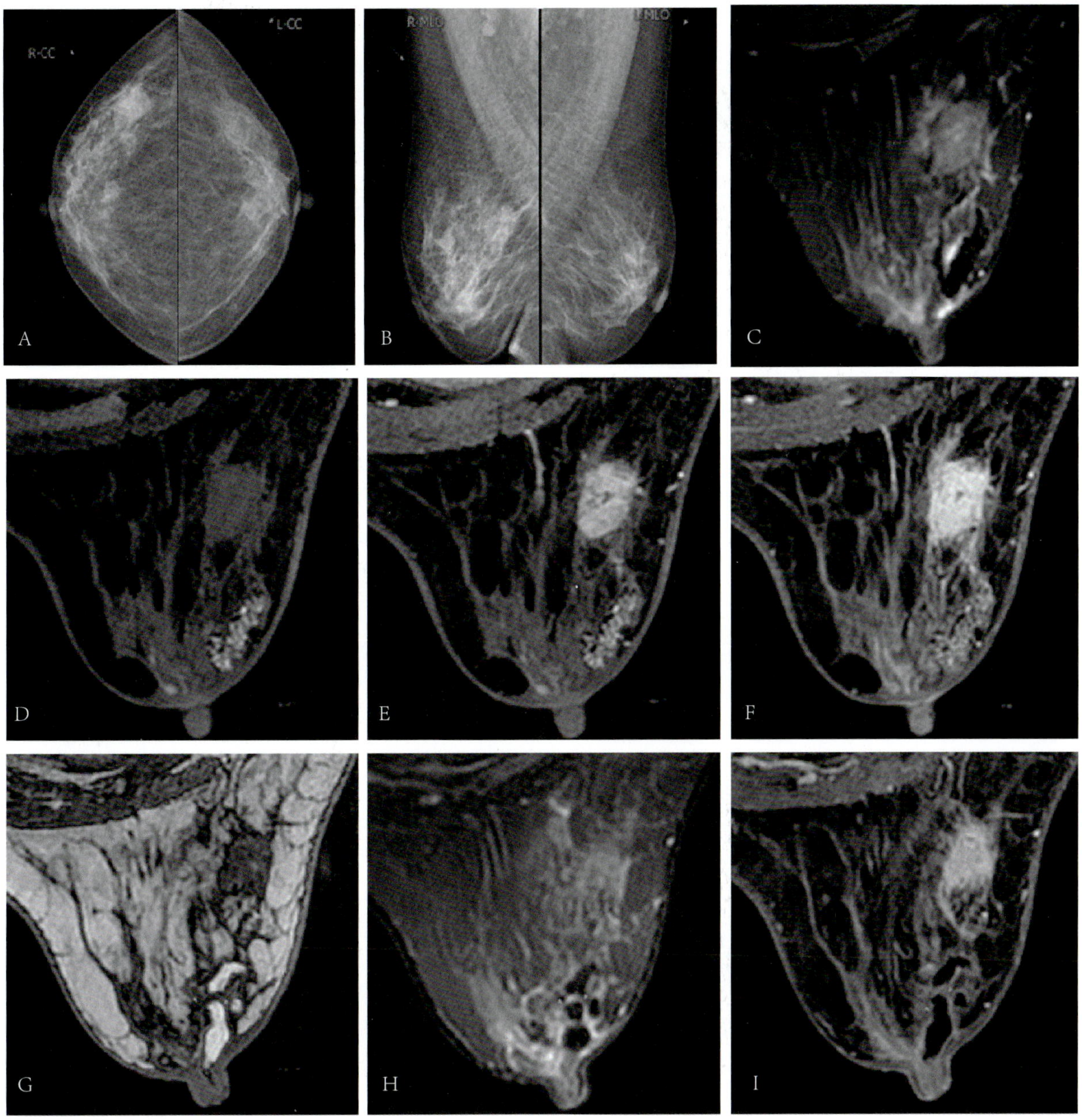

图 2-47 肉芽肿性乳腺炎

患者 40 岁，15 年前哺乳发现右侧乳腺肿物。右乳腺 8 点位置可扪及 3cm×2cm×1cm 大小肿物，有触痛。XMG 显示右侧乳腺外上限肿块，BI-RADS 4c。US 提示右侧乳腺 8 点位置低回声结节，BI-RADS 4b 级，建议超声引导下穿刺活检。右乳腺多发导管扩张伴其内多发等回声结节，BI-RADS 4a 级。右侧乳腺外下象限多个不规则肿块，ADC = $1.58×10^{-3}mm^2/s$，TIC 平台型，合并乳管扩张并强化，扩张的乳管内部分为出血或者积乳信号，部分为脂肪坏死液态脂肪信号。此病例累计积 1 分，但是被预测为 5 类，建议外科活检除外肿块型乳腺炎。术后病理检查示：右侧乳腺部分导管扩张伴脂肪坏死及肉芽肿形成。符合肉芽肿性乳腺炎。肉芽肿性乳腺炎（granulomatous mastitis, GM）是指乳腺的非干酪样坏死局限于小叶的良性肉芽肿性病变，临床较少见。此病影像学表现多样缺乏特异性，本例患者 X 线表现为高于腺体密度肿块，边界不清晰，可见毛刺，腋窝可见淋巴结，与文献报道一致，很难与乳腺恶性肿瘤相鉴别。而 MRI 表现同样复杂，本例呈稍长 T2 信号，形态不规则肿块，边缘见毛刺，TIC 平台型。除肿块外，本病例输乳管及输乳窦明显扩张，内见短 T1 信号，压脂后信号减低，认为是脂肪坏死，扩张输乳管末端是本病例最大的肿块；于该输乳管外侧扩张的输乳管内可见短 T1 信号，压脂后仍为高信号同时 T2WI 呈低信号，表现为乳管内出血的影像特点；另可见多条呈短 T1 长 T2 信号的扩张乳管为乳汁聚集的表现。与病理表现的导管扩张伴脂肪坏死及肉芽肿形成相对应。因此，在处理乳腺内肿块性病变时要综合各种因素做出综合诊断。文献报道肉芽肿性乳腺炎在动态增强 MRI 检查多表现为不均匀、渐进性强化区内伴多发环形脓肿形成，认为肉芽肿性乳腺炎较特征性表现。这些特征可以与乳腺癌相鉴别，两者治疗方案完全不同，因此，MRI 检查鉴别诊断方面存在一定价值

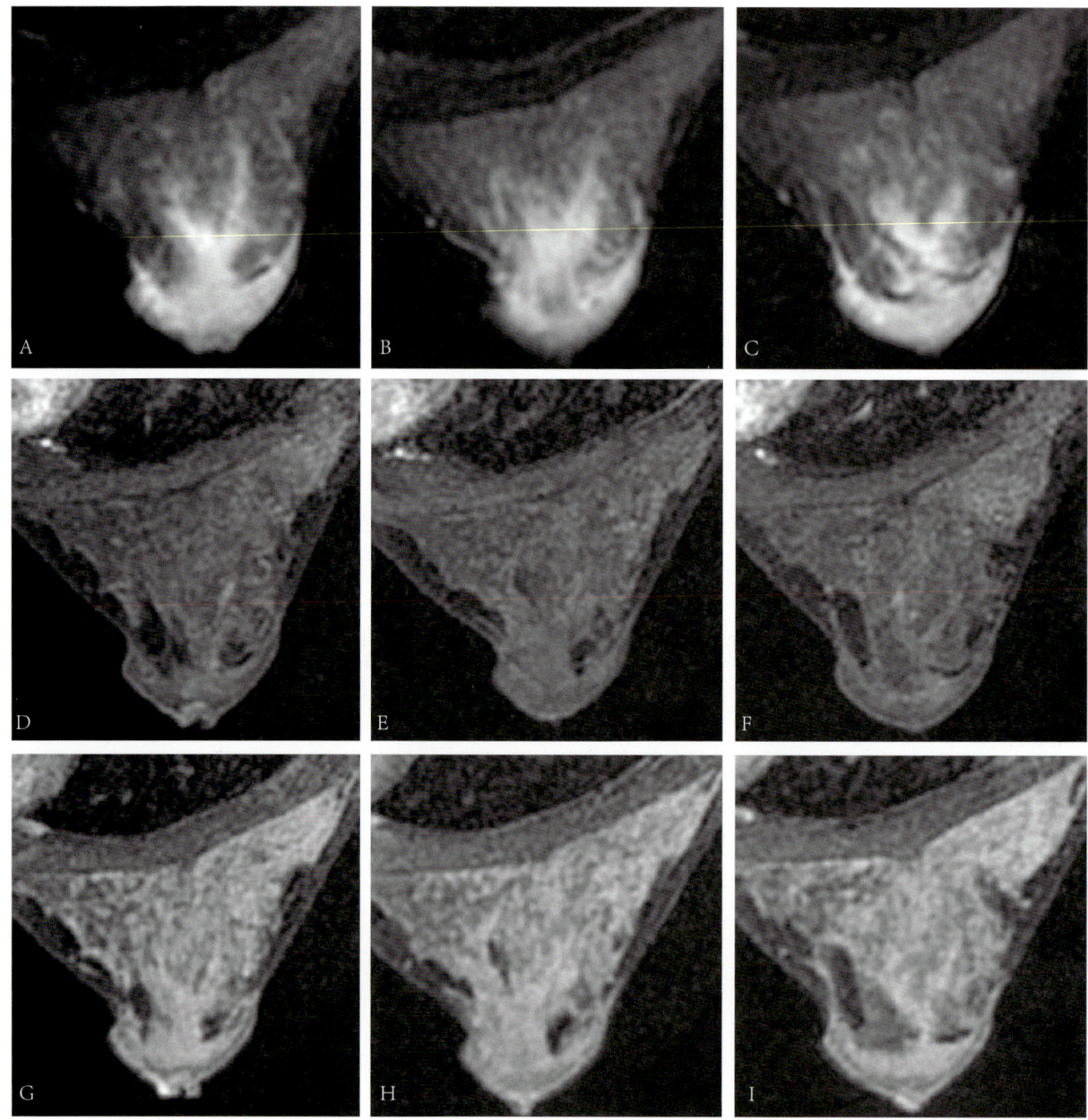

图 2-48 乳腺蔓状血管瘤

患者 21 岁，右侧乳腺肿物 21 年。出生时父母发现右侧乳腺上象限有一胎记，肿物逐渐增大，且侵及乳头上象限，约 7cm×6cm 大小，稍突出于皮肤，色暗红，偶有疼痛，无肿、热，无乳头溢液、凹陷等不适。US：双侧乳腺结构显示清楚，右侧乳腺可见多发乳导管扩张，较宽处约 3.5mm，于右侧乳头周围皮下可见一低回声区，范围约 4.0cm×3.5cm，边界尚清，形态尚规则，CDFI 示其内可见多发的血管结构。右侧乳腺外上象限皮下可见一低回声区，范围约 3.0cm×2.4cm，前后径约 0.4cm，边界欠清晰，形态不规则，CDFI 示其内可见多发的血管结构。MRI 显示乳头为中心的弥漫皮肤增厚水肿，弥漫强化，幅度与纤维腺体的 BPE 一致。MRI 没有诊断经验，因为皮肤弥漫增厚，报告为慢性炎性病变，BI-RADS 2 类。病理检查示：蔓状血管瘤

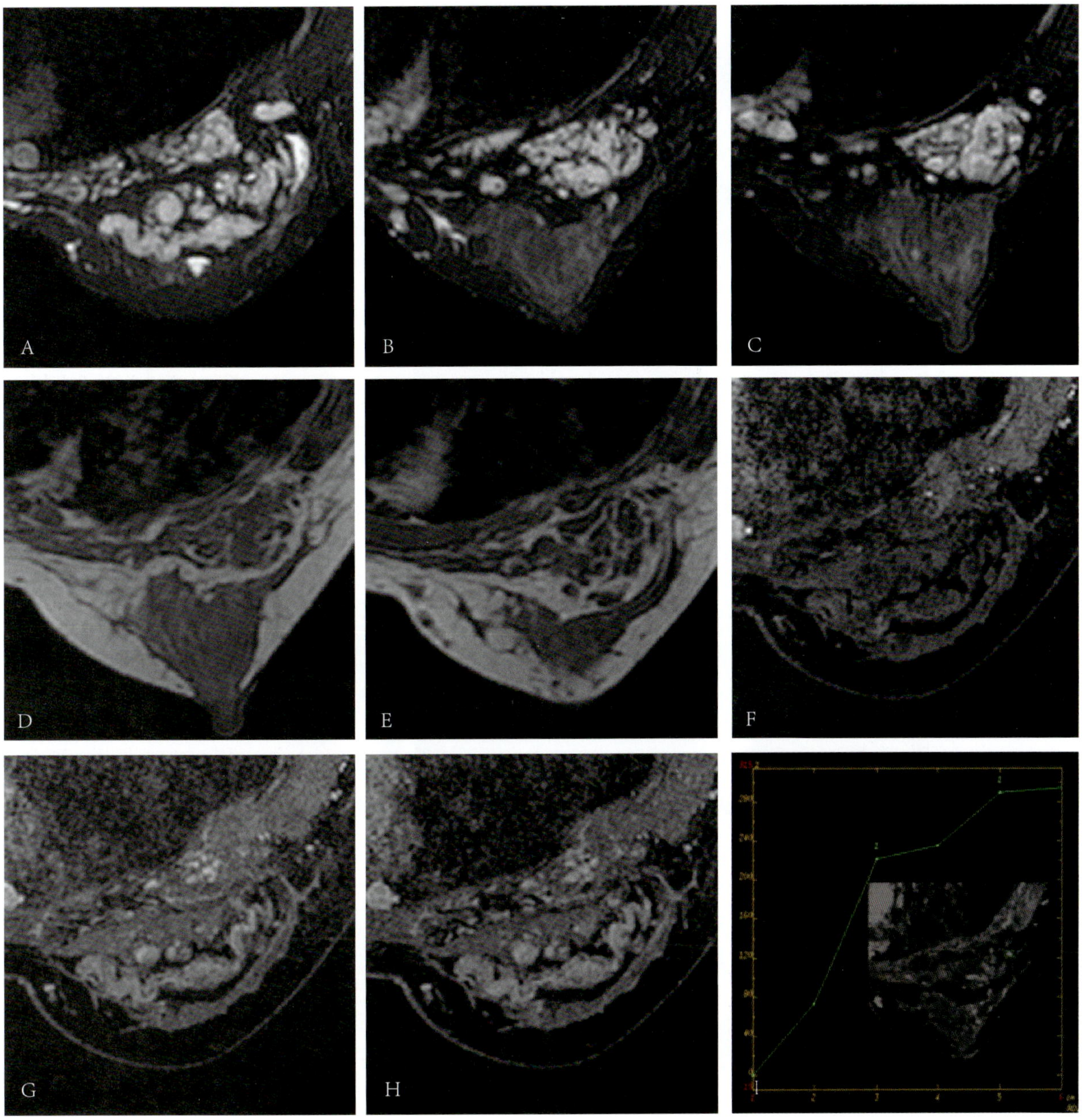

图 2-49　右侧胸壁和乳腺内腊肠样肿块

呈不均匀的长 T2 长 T1 信号，内部有腺体和脂肪分隔。累及范围包括乳腺、胸壁肋骨、肌肉和前纵隔；增强扫描后病灶呈不均匀的渐进强化，DCE-TIC 呈流入型曲线。病变特征明确，前瞻诊断血管瘤，病理检查示：血管瘤

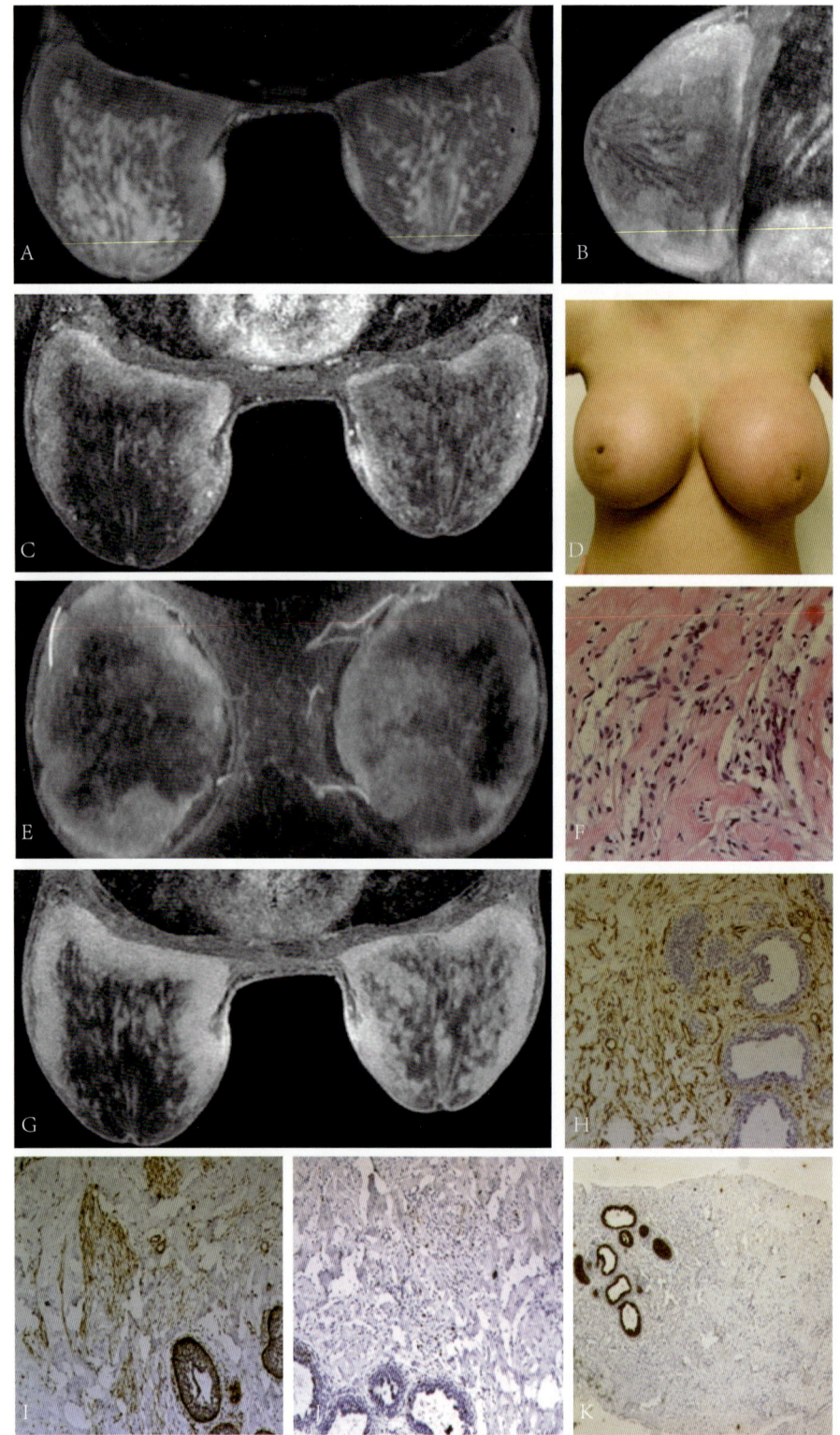

图 2-50 青春期女性乳腺肥大

患者 13 岁，主因发现双乳肿物 8 个月，各项激素指标在正常范围内。MRI 表现为双乳腺对称性增大，T2WI 中央高信号部分为乳管集中区，呈 T2 信号，增强后可见乳管的强化，周围长 T2 信号部分的间质未见强化，周围的纤维腺体部分呈对称性区域强化。MRI 考虑双侧乳腺异常发育性疾病，主要改变为乳管周围的纤维间质成分异常增殖。病理检查示：显示少数导管成分，导管上皮轻度 - 中度增生，导管周围可见增生的梭形细胞成分，间质黏液变性，部分区域增生的梭形细胞形成裂隙样结构，部分间质玻璃样变。免疫组化：CD34（+），CD31（间质小血管 +），CK（导管上皮），CK5/6（导管上皮 +），SMA（部分梭形细胞 +），Ki-67（5%+），结合临床考虑青春期女性乳腺肥大，伴有间质的假血管瘤样增生

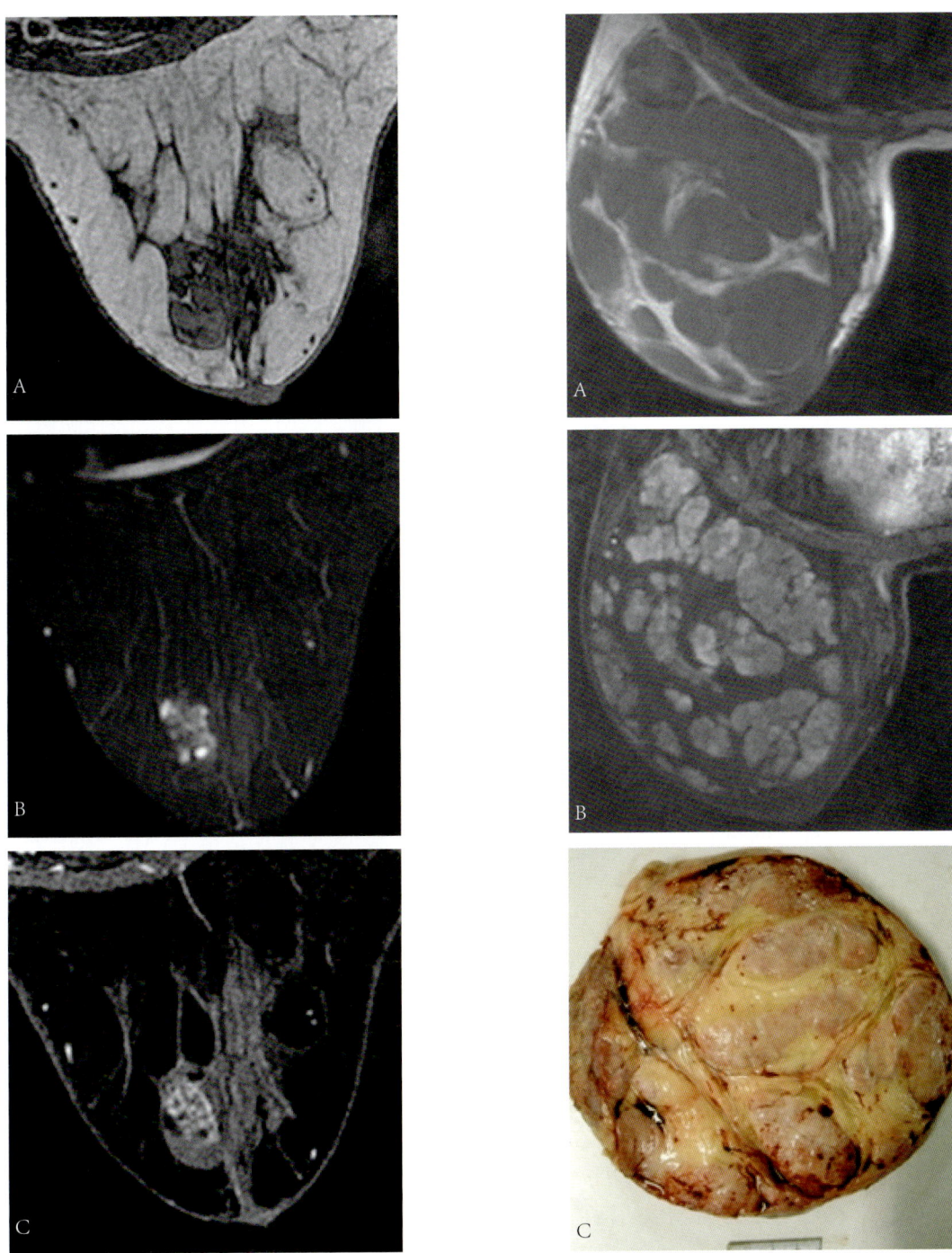

图 2-51 右乳内侧象限肿块

在 T1WI 上病灶由空间连续的占位性病变构成，但是占位病灶之间有脂肪信号；T2WI 病灶呈不均匀的长 T2 信号，中间部分为囊变的长 T2 信号，对应部分无强化；增强扫描，病灶部分强化，从肿块整体判断属于不均匀强化，仅从强化部分看，病灶表现为环形强化和分隔样强化。判读 BI-RADS 4 级，病理检查示：错构瘤

图 2-52 错构瘤

患者 17 岁，左侧乳房异常增大 3 年。查体左侧乳房显著增大，皮肤颜色正常，表面静脉略扩张，无乳头凹陷或者皮肤橘皮样变。XMG 显示多发肿块性病变，边缘光滑。MRI 显示脑回样结构，边缘光滑，中间被脂肪信号分隔，内部呈不均匀强化，考虑良性肿瘤性病变。病理检查示：左乳错构瘤，腺脂肪瘤型。病变内腺体腺病样改变并纤维腺瘤样增生，肿瘤大小 17cm×15cm×7cm，免疫组化染色显示肿瘤细胞：CD31（间质血管+）、CD34（间质+）、ER（-）、Ki-67（间质+<1%）、PR（腺体+>75%）、D2-40（淋巴管+）。因文献报道偶有复发病例（2/25），建议随访

第三节 乳腺疾病的活检

当乳腺病变在影像评估上达到 BI-RADS 4 类时，需要考虑进行组织活检，活检的目的是明确病灶的组织学类型。当发现恶性病灶时，还要对病灶进行免疫组化检查，主要包括 ER、PR、HER-2、Ki-67 等指标进行分子分型，以便决定进一步的治疗措施。乳腺病变的活检方式包括微创穿刺活检和开放式手术活检。

一、微创穿刺活检

微创穿刺活检根据获取标本的大小和方法分为细针穿刺活检（FNB）、空芯针穿刺活检（CNB）、真空辅助活检（VAB）。穿刺活检通过影像引导完成，具有准确、微创、并发症少、方便随访等优势。影像引导方式包括 US、XMG 和 MRI。UG 引导因为其便利、实时成像，成为首选措施；其次为 XMG 引导，对 US 不能定为的病灶、以钙化为主的病灶推荐用 XMG 引导进行活检，主要通过计算机辅助立体定位病灶；当 US 和 XMG 均不能确定病灶，仅仅在 MRI 能够显示时，采用 MRI 引导的活检。在 NCCN 指南中 MRI 引导的活检是医疗单位开展乳腺 MRI 检查的必要条件，在国外乳腺影像中心 MRI 引导的活检穿刺已经成为标准配置，因为 MRI 发现了很多 US 和 XMG 不能确定的隐匿病灶，对这些病灶不能用 US 或 XMG 穿刺定位。但是在国内，MRI 引导的活检很少，这其中包括设备昂贵的经济问题和技术适用性问题（图 2-53，图 2-54）。

FNB 使用 18G 以上的细针穿刺活检，因为获取的组织标本少，诊断的准确率低、无法满足免疫组化的要求，最新的 NCCN 已经不推荐使用。CNB 使用 14～18G 的粗针，获得的组织足够进行组织学诊断和免疫组化检查，创伤小恢复快，因而被广泛推荐采用。真空辅助活检（VAB）采用 7～8G 的大孔径活检针，同时辅助真空泵抽吸，可以在不拔出穿刺针的前提下，对病灶进行反复切割取样，获得的标本量大，甚至可以将病灶完全切除，称为旋切，成为一种乳腺病变的微创切除措施，切口 3～5mm，损伤小恢复快，位置隐蔽美容效果好。这种真空辅助的活检（旋切）方式，适用于直径 <3cm 的良性病灶（3 类）或者低度可疑恶性的病灶（4a），对于旋切活检确认的恶性病灶，需要进一步的扩大切除至切缘阴性。

二、开放式手术活检

开放式手术活检指通过局部组织切除获取标本进行组织学诊断，一般会将病灶整体切除，是良性肿瘤常用的治疗方法；病灶局部切取活检是在肿瘤较大时，术中等待冷冻病理后做进一步的切除决定。随着影像引导活检技术的普及，建议对乳腺病灶进行活检获得完整的组织病理后决定进一步的治疗措施。对于 XMG 和 US 不能检出、仅仅 MRI 能发现的病灶，可以根据必要性和影像大概定位采取开放式手术活检。

三、影像引导导丝定位

影像引导的导丝定位主要用于临床触诊阴性的 4 类或以上的病灶，在 XMG、US 或 MRI 图像引导下将导丝置入肿瘤，手术时按导丝的指引对肿瘤进行切除，避免盲目操作，同时也指导病理取材，但是导丝定位并不能替代 MRI 对病灶范围的界定。

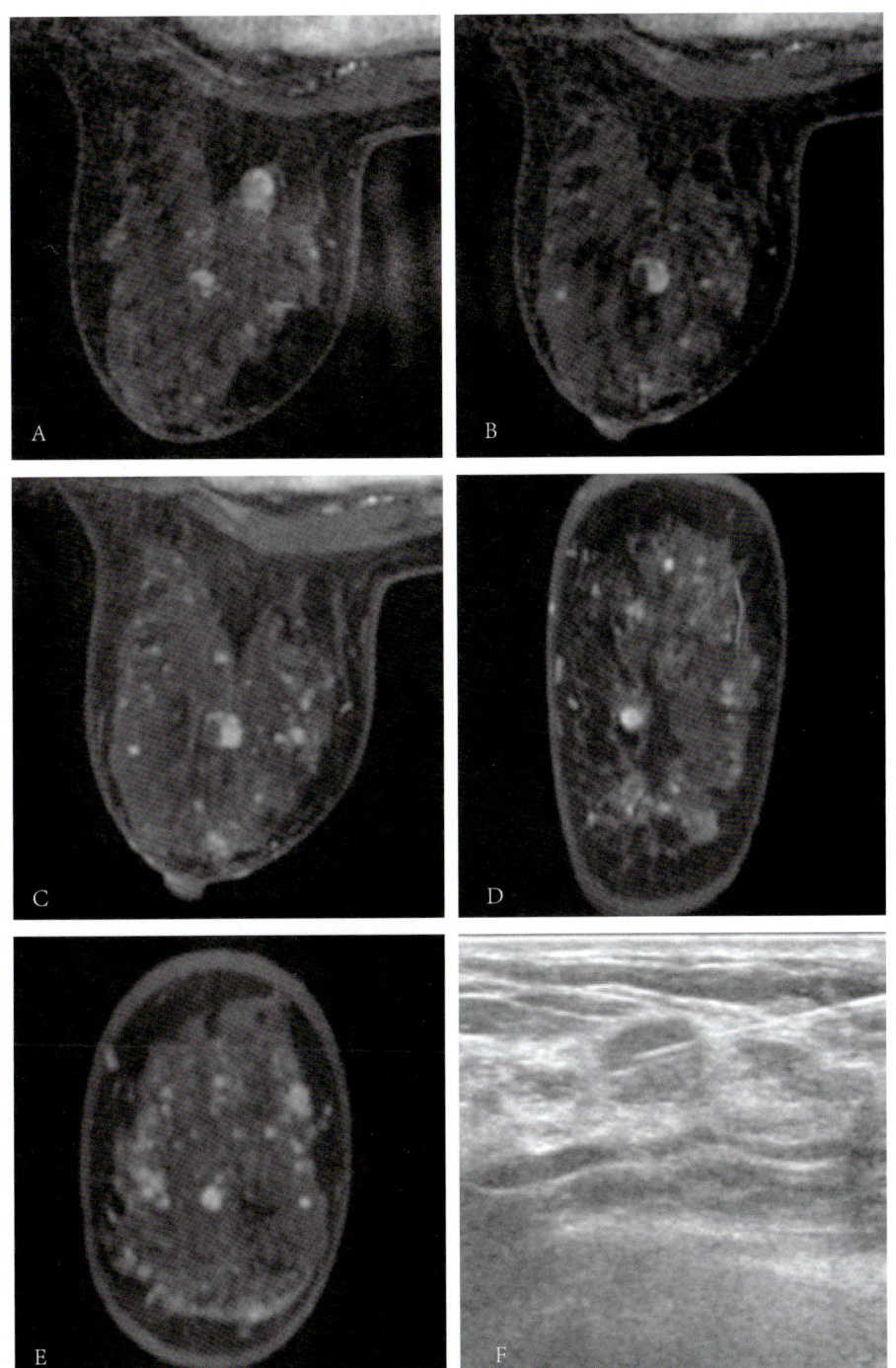

图 2-53 US 引导的活检

患者 49 岁，发现右乳多发肿物 30 年，其一肿物增大 1 个月余。左侧乳腺两个值得关注的病灶在 US 上可以定位，实时 US 引导下穿刺

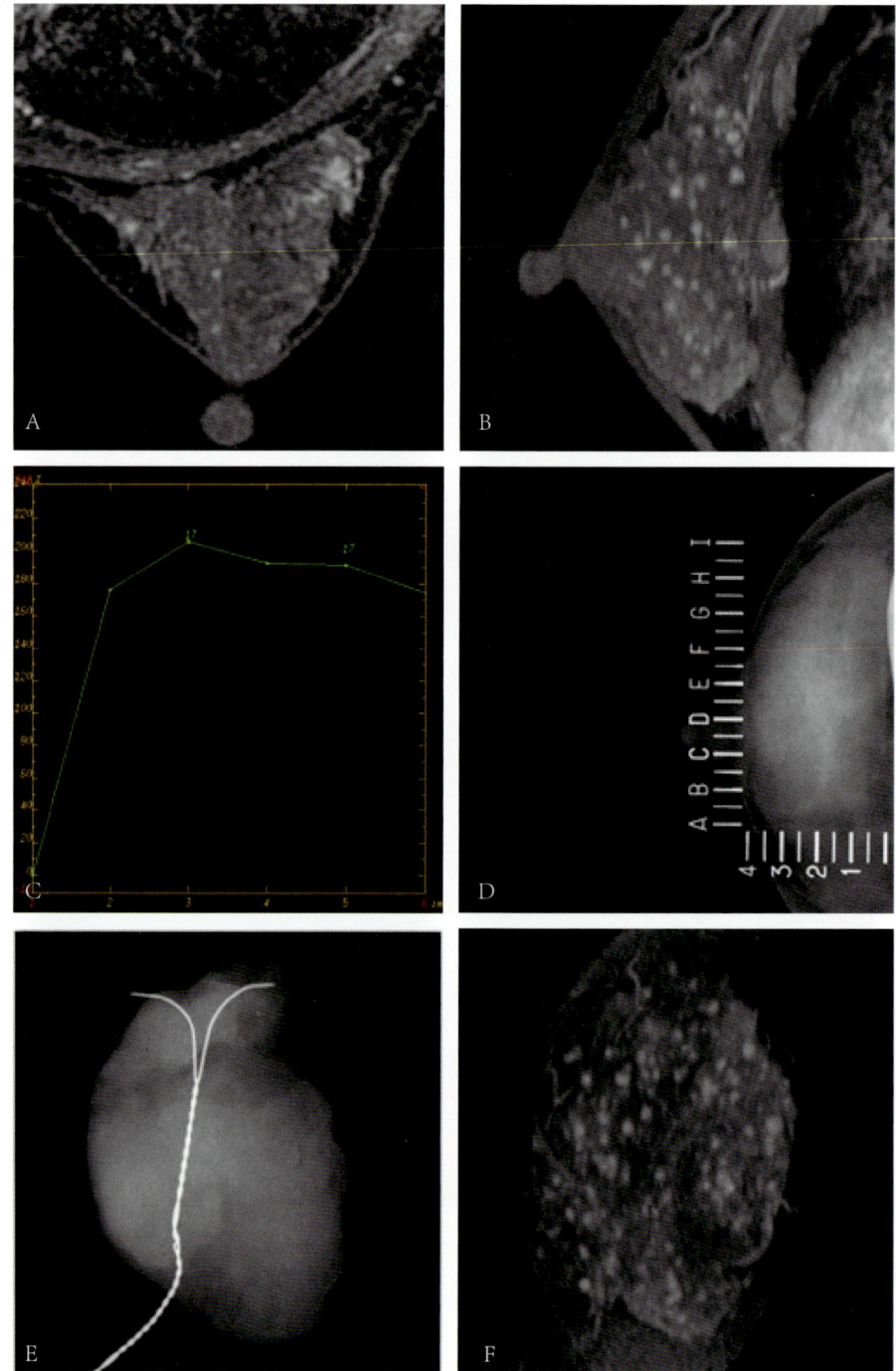

图 2-54 XMG 钙化协助定位

双侧乳腺多发点状强化，通过 DEC-TIC 曲线筛选出右侧乳腺外侧象限病灶呈廓清型，预测 BI-RADS 4 类；US 不能显示病灶，无 MRI 定位措施帮助确定病灶的准确位置。借助 XMG 发现泥沙样钙化，给予定位切除。病理检查示：浸润性导管癌合并导管内癌。MRI 具有良好软组织对比度，多数在 US 能显示的病变，在 MRI 均能显示。但是 MRI 不能显示钙化，而钙化对一些早期乳腺癌的发现和诊断具有提示意义。因此 MRI 和 XMG 的结合是乳腺疾病筛查和诊断的合理组合。最近几年随着超声造影和弹性成像，超声检测乳腺病灶的技术手段也在提高，但在乳腺疾病中其重要性体现在引导穿刺活检

第四节 乳腺疾病的外科治疗

乳腺疾病的外科治疗即通过外科切除或微创切除实现乳腺肿瘤的治疗目的。外科切除包括乳房全切的根治术和部分切除的保乳手术,微创切除包括前述的真空辅助旋切、高强度聚焦超声(HIFU)消融治疗、乳腺腔镜治疗等,同时根据组织病理需要辅助以前哨淋巴结活检和放射性治疗,以实现乳腺肿瘤的根治目的。在进行乳腺肿瘤的外科处理之前,获得完整的肿瘤学资料包括影像学、病理学和免疫组化及 TNM 分期,对治疗方式的选择起决定性作用。

一、乳房全切根治术

乳腺全切根治术是以乳腺癌及其淋巴结转移是区域性疾病为理论基础的,包括 Halsted 根治术、改良根治术、单纯乳房全切术、保留皮肤和乳头乳晕复合体的乳腺腺体全切术。Halsted 根治术是最经典的术式,切除范围包括全部乳房和皮肤等附属组织、胸大肌、胸小肌、腋窝脂肪淋巴组织和锁骨下淋巴结,由于切除的范围大、创伤明显、术后上肢活动困难,影响生活质量,且循证医学证据并不支持 Halsted 根治术作为常规术式,一般被改良根治术替代,只有肿瘤大范围侵犯了胸肌和淋巴结转移的晚期乳腺癌,才考虑 Halsted 根治手术。改良根治术是指保留胸大肌和胸小肌、切除全部乳房和胸大肌筋膜、廓清同侧腋窝淋巴结,该手术技能达到根治的目的、又尽可能地保留了上肢的功能,减轻胸部毁坏的程度,已经成为乳腺癌的主要根治手术形式。单纯乳房全切术、保留皮肤和乳头乳晕复合体的乳腺腺体全切术适用于导管内原位癌和早期乳腺癌,两者均以前哨淋巴结活检阴性和后续的全身治疗为前提,可以进行术后 I 期再造。对一些癌前病变、低度恶性病变不会出现淋巴结转移的病变、良性病变如乳腺炎,可以免除前哨淋巴结活检(图 2-55,图 2-56)。

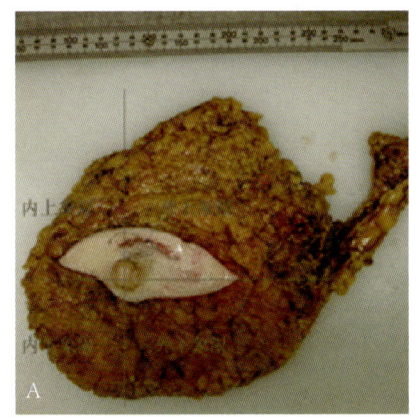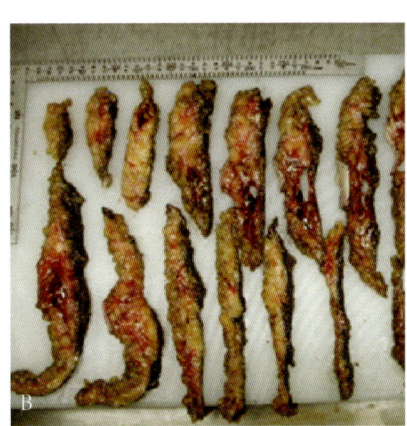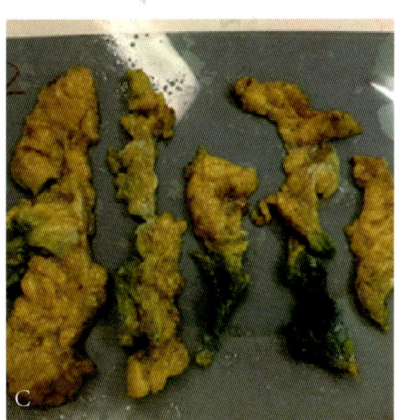

图 2-55 根治切除标本的处理

按照解剖位置复原后分区取材活检,标本边缘有墨汁染色

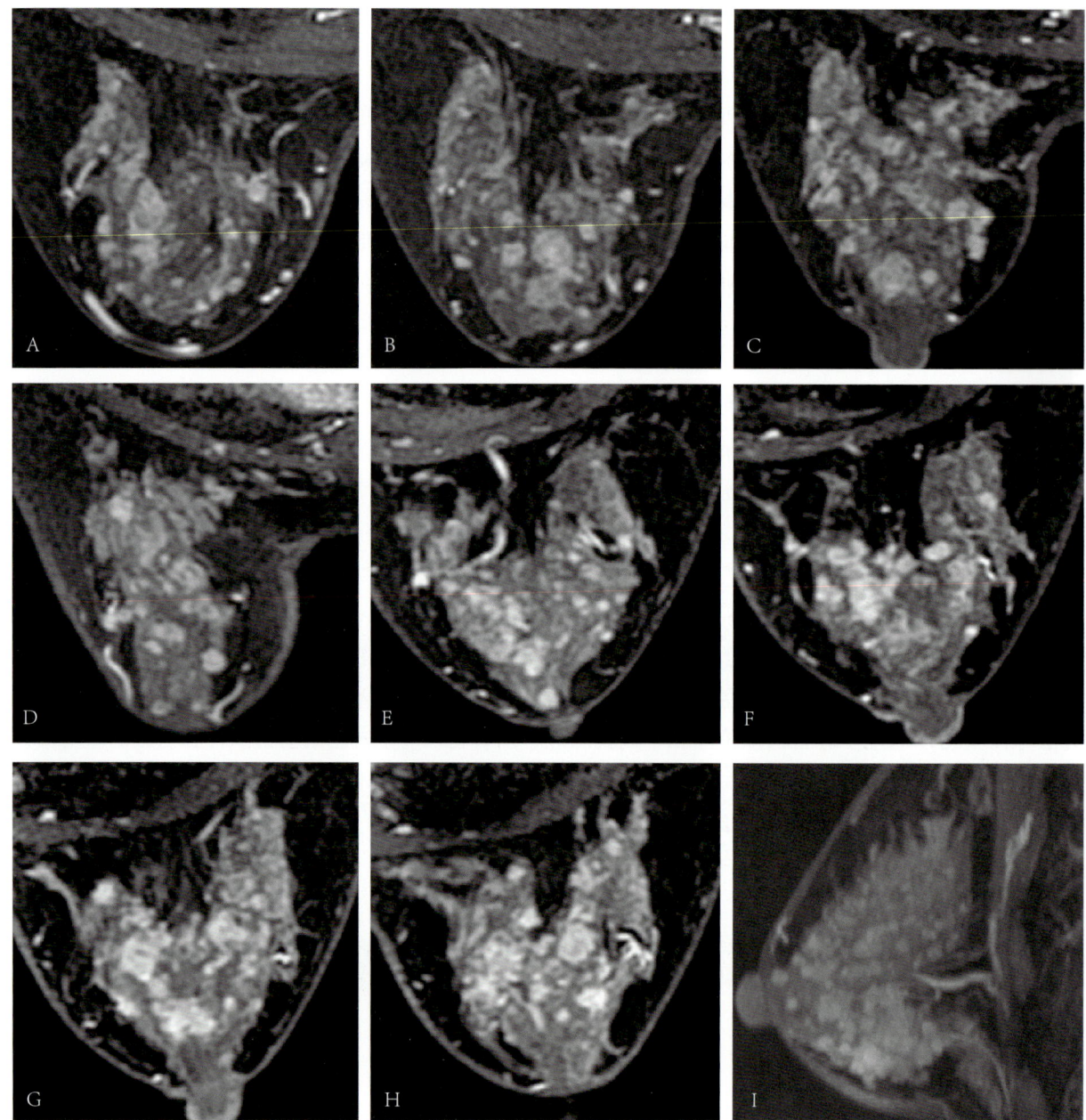

图 2-56　双侧乳腺切除（双侧乳腺导管内乳头状瘤）

患者 43 岁，双侧乳腺肿物 5 年。A~D. 左侧乳腺；E~I. 右侧腺体。双侧乳腺多发小肿块，簇集样分布，TIC_{max} 廓清型，$ADC_{min}=1.05 \times 10^{-3} mm^2/s$，MRI 判断为 5 类。患者采取腺体切除，I 期假体置入。病理检查示：乳腺多发性导管内乳头状瘤（双侧），部分上皮增生明显。周围乳腺呈腺病改变。免疫组化染色结果示：CK5（肌上皮 +），SM-MHC（肌上皮 +）。本例患者以双侧乳腺多发肿物为表现特点，对于影像学检查怀疑导管内乳头状瘤的病变均建议活检，临床上分为中央型导管内乳头状瘤、周围型导管内乳头状瘤。前者主要发生在乳晕区的大乳管，很少癌变；而后两者主要发生在终末导管小叶单位，癌变率较高，为癌前病变。经病例讨论认为，这种多发的导管内乳头状瘤病，不能除外未能取样的组织存在恶变，且 MRI 的恶性征象十分明确，采取腺体切除并假体置入，是一种合适的处理措施

二、保乳手术

乳腺癌的保乳手术是相对根治术而言的，对肿瘤实现局部切除从而最大限度地保存乳房，在术后放射治疗、化学治疗和内分泌治疗的协同下，实现与根治术同样的治愈效果。切除的范围根据肿瘤大小，可以选择区段切除（lumpectomy）、象限切除（quandrantectomy）或广泛切除（wide excision）。与 Halsted 根治术的区域性疾病理论基础不同，保乳术的理论基础是认为乳腺癌及其淋巴结转移并非简单的区域性疾病，肿瘤细胞可以瘤栓的形式穿过淋巴结而呈现无序的转移方式，因此认为乳腺癌是一个全身的系统疾病，早期患者在机体无法抑制肿瘤细胞增长时就有可能通过血液播散到全身。大量的前瞻性随机对照试验均证实，局部治疗的范围不影响患者的长期预后，根治术最大范围的外科切除并没有显示出生存获益，局部切除和根治术获得同样的总生存率，保乳手术的治疗效果得到肯定和推广。

保乳手术的适应证一直在调整、改进，一般认为主要针对具有保乳意愿且无保乳禁忌证的患者。肿瘤大小属于 T1 和 T2 分期，尤其适合肿瘤最大直径不超过 3cm，且乳房有适当体积，肿瘤与乳房体积比例适当、术后能够保持良好的乳房外形的早期乳腺癌患者可以考虑保乳手术；Ⅲ期患者（炎性乳腺癌除外）经术前化学治疗或术前内分泌治疗降期后达到保乳手术标准时也可以慎重考虑。而保乳手术的禁忌证包括病变广泛或确认为多中心病灶、广泛或弥漫分布的可疑恶性微钙化灶，且难以达到切缘阴性或理想外形；或者肿瘤经局部广泛切除后切缘阳性，再次切除后仍不能保证病理切缘阴性者及拒绝行保留乳房手术患者（图 2-57）。

浸润性乳腺癌术后辅助放射性治疗和（或）化学治疗与内分泌治疗是保乳手术的前提。因此，保乳手术需要充分的乳腺多学科团队合作，包括外科、病理科、影像科、放射性治疗科、肿瘤科等，保证对病变性质和治疗方案的充分论证。影像检查尤其是 MRI 在乳腺保乳手术中发挥了至关重要的作用，保乳手术的适应证选择、切除范围的确定到术后的评价，乳腺 MRI 都具有Ⅰ类循证医学证据。保乳手术的关键要求是切缘阴性，切缘阴性在病理上的安全切缘大小一直存在争议，为 2～3cm，2015 年的 St Gallen 共识认为，标本被墨水染色区有浸润性癌或 DCIS，会使同侧乳腺癌复发风险至少增加 2 倍，且这种风险不能被后续的放射治疗、化学治疗、内分泌治疗等抵消。因此，通过影像学措施准确显示肿瘤及其周围的弥漫导管内成分（extensive intraductal component，EIC）是制订保乳手术计划的关键，也是乳腺 MRI 的第一个适应证。MRI 基于肿瘤异常血供可以从三维角度准确界定肿瘤的大小或范围，包括肿瘤周围的血管间质密度高于正常的组织，这种血管生成增加的组织无论是否伴有非典型增生，乳腺癌的发病明显增多，因此建议纳入手术计划范围。对 MRI 显示的非肿块样强化病灶、与肿块不连续的点状强化病灶，建议结合 XMG 排除细小钙化，避免过大地勾画切除范围。MRI 在保乳手术的第二个应用是筛查单乳多发恶性病灶，单乳多发病灶一般是保乳手术的相对禁忌证，除非多灶病变在一个相对局限的范围之内可以实现单切口和安全切缘。MRI 因为检出更多的乳腺周围危险卫星病灶、多发可疑恶性病灶，在一定程度上，降低了保乳手术的适用率。MRI 保乳手术的三个要点是保乳术后的评价。保乳术后评价包括即时评价是否存在残余和长期随访监测局部复发，有循证医学证据的是长期随访监测局部复发，而术后 7～30d 的以评价是否残余的 MRI 应用并没有明确的循证医学证据，且受术后出血、水肿、放射性治疗影响，存在偏差，目前笔者主要是利用注射造影剂后 5min 是否残腔周围存在 >120% 的强化为判断依据。

三、腔镜辅助乳腺切除术

腔镜辅助乳腺切除术是指采用小的隐蔽切口、在内镜辅助下完成部分开放式外科手术的切除任务，是乳腺外科向微创美容方向发展的趋势，甚至可能采用机器人辅助手术，达到更加精准的治疗目的。在腔镜的辅助下，可以对良性乳腺肿瘤实现完整切除，也可以实现乳腺全切除、改良根治切除和腋窝淋巴结清扫，以及乳腺癌的保乳切除手术。在把握适应证的前提下，腔镜辅助的乳腺切除手术可以更好地保留皮肤、避免皮肤的切口瘢痕，为Ⅰ期和Ⅱ期整形创造条件，实现更好的美容效果。目前，腔镜辅助的乳腺切除尚属于创新技术，未普及推广，操作技巧和手术切除效果有待大数据评价。

四、乳房再造与假体置入

乳房再造是利用现代整形外科技术，对因为手术造成的乳房缺损或变形进行矫正，改善患者的形体美学，提高患者的生活质量、改善心理因素，是一个融合了整形外科、肿瘤学、病理学、放射治疗学和心理学的综合治疗措施。乳房再造根据病情分为即时再造（Ⅰ期）和延期再造（Ⅱ期）（图2-58）。即时再造一般在单纯乳房切除、部分切除、预防性切除、保留皮肤乳头乳晕的腺体切除和假体取出后即刻用自体组织进行乳房的再造重塑，减少患者多次手术的创伤，不影响患者的后续放射治疗和化学治疗，适用于大部分没有转移和胸壁侵犯的Ⅰ、Ⅱ、Ⅲ期乳腺癌患者。延期再造指在手术切除后待放射治疗、化学治疗结束，病情稳定后的任意时间进行。

乳房再造的方法包括假体置入和自体组织再造。假体置入是充满硅胶、硅凝胶或盐水的预塑形假体置于术后的皮瓣下或胸大肌下，必要时在扩张器辅助下置入。这种置入的假体存在破裂和渗出的并发症，每年使用MRI进行假体的评价是临床常规。自体组织再造一般采用从腹部、臀部、背部、股部的带蒂皮瓣或游离皮瓣，可以有效矫正大范围切除后导致的组织缺损和畸形，不影响后续的放射治疗，避免假体置入的并发症。对于侵犯乳头乳晕的病灶切除后，还可以进行乳头乳晕再造以实现形体的美容效果。

非肿瘤学的乳房美容整形包括假体置入和自体脂肪组织注射移植，在MRI检查诊断中需要对此有所认识。

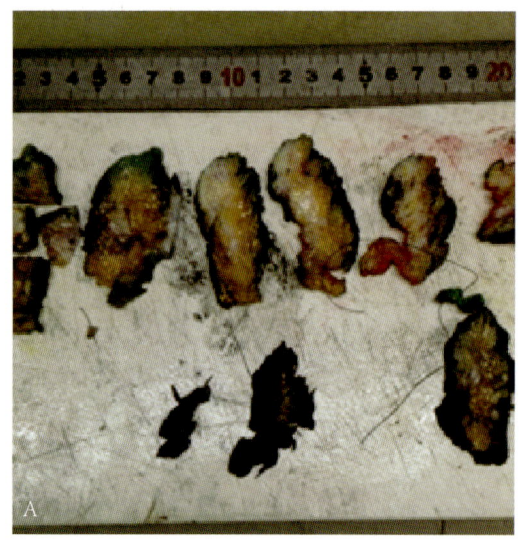 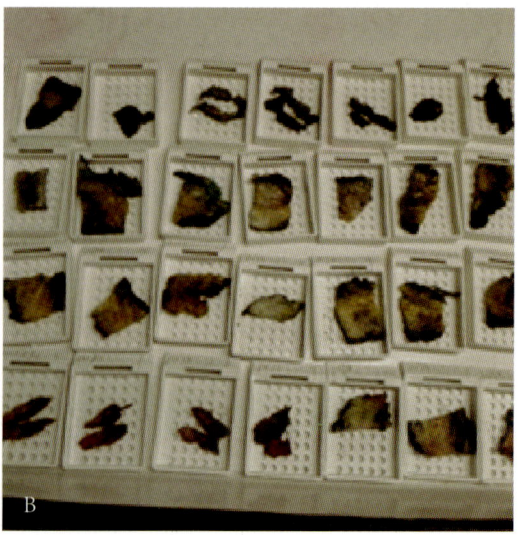

图2-57 保乳手术切除的标本处理

局灶切除的病灶，经墨汁染色后按空间顺序取材，重点是墨汁边缘与癌灶的距离

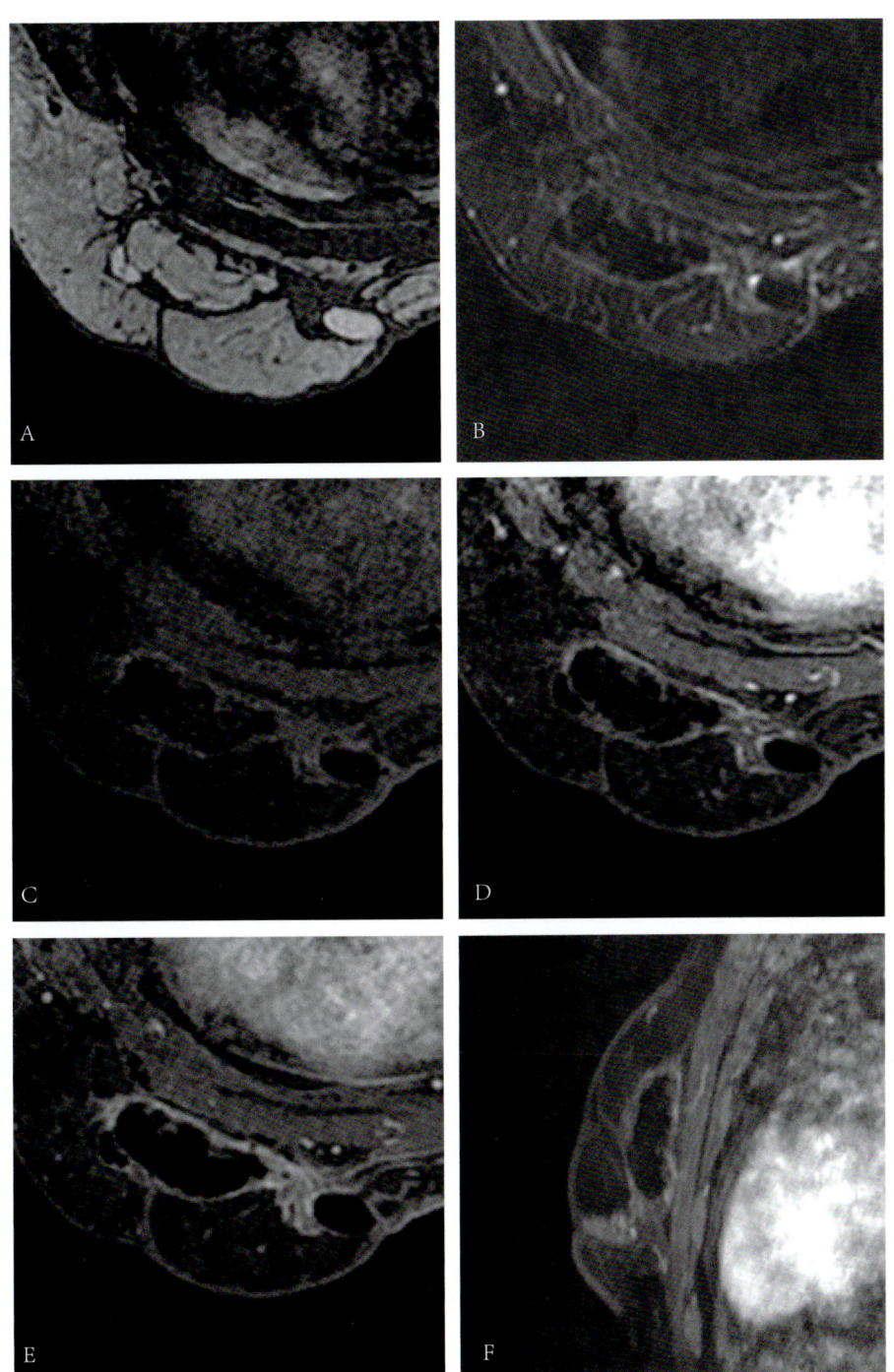

图 2-58 乳腺癌切除后 I 期再造

左侧乳腺癌实施左乳切除 + 前哨淋巴结活检 +TRAM 皮瓣转移术，左侧乳腺内可见团块状的脂肪信号，内部可见厚薄不均匀的分隔，增强扫描后，不均匀的分隔轻度强化

五、乳腺疾病的消融治疗

高强度聚焦超声（high intensity focused ultrasound，HIFU），其工作原理是利用超声波可聚焦、可传导的特性，将体外低能量的超声波通过换能器聚焦于乳腺内靶病灶处，超声波在聚焦区域产生瞬间高温效应、空化效应额机械效应，导致靶组织发生凝固性坏死，从而达到肿瘤灭活目的。HIFU 比较成功地应用于乳腺、子宫、肢体软组织和部分腹部实体脏器的肿瘤治疗，采用超声或 MRI 做治疗计划和引导。HIFU 是非侵入性的消融治疗技术，具有适形性、实时监控、精确控制、耐受性好、术后恢复快、保留组织器官和美容效果等优点。目前，HIFU 治疗乳腺肿瘤还缺乏大样本数据和循证医学支持，其适应证包括经活检和影像确认的 Ⅰ、Ⅱ 期乳腺癌、病理明确的纤维腺瘤，以及部分姑息治疗。由于部分病灶并未获得病理证实，MRI 判断为危险病灶或病理为癌前病变的局限病灶，也许可以采用 HIFU 消融后随访，以最大限度地实现无创和美容目的。

乳腺疾病的射频消融治疗（radiofrequency ablation，RFA）的基本原理是将高频（350~500kHz）的交流电磁波通过治疗电极导入肿瘤组织内，电极针周围的带电荷离子受电磁振荡产生热效应，当局部温度超过 40~500℃ 导致组织的蛋白发生变性、崩解、细胞失水，发生凝固性坏死。当局部温度达到 90~1000℃，能有效杀死局部肿瘤细胞。单极针在活体内 3cm 的球形坏死灶，多极针能产生直径 5~7cm 的坏死范围。肿瘤组织传送的热量范围比周围的脂肪组织大 2 倍，在治疗乳腺肿瘤方面具有明确的优势。RFA 治疗在 US 引导下进行，在消融前可以活检获取组织标本进行病理学检查。射频消融治疗属于微创治疗，无手术瘢痕和组织缺失。大规模的临床推广尚需完善操作和监控技术、优化适应证范围，对 MRI 判断为危险病灶或病理癌前病变的局限病灶，RFA 也许是合理的选择。消融治疗后，使用 MRI 进行治疗效果的评估需要进一步的研究（图 2-59，图 2-60）。

六、淋巴结处理

乳腺癌淋巴结的外科处理是判断乳腺癌预后和治疗的重要指标。乳腺癌外科腋窝淋巴结分期包括前哨淋巴结活检（sentinel lymph node biopsy，SLNB）和腋窝淋巴结清扫术（axillary lymph node dissection，ALND）Ⅰ~Ⅲ期。

前哨淋巴结即原发肿瘤沿淋巴管引流回腋窝的第一组淋巴结，因腋窝淋巴结极少发生跳跃转移，所以当前哨淋巴结无转移时，腋窝淋巴结转移的概率很低。SLNB 是通过切除前哨淋巴结并进行病理诊断，以了解区域淋巴结的转移情况。作为一项腋窝淋巴结分期的微创活检技术，SLNB 代表目前乳腺外科的发展水平。SLNB 的示踪剂包括蓝染料、核素标志物和荧光制剂，将示踪剂注射于肿瘤周围的实质内、肿瘤表面的皮内或皮下、乳晕区皮内或皮下，通过淋巴途径吸收和回流，用直视、术中 γ 探测仪或荧光成像仪显示，指示活检取材送病理检查。SLNB 的病理结果分为宏转移、微转移和孤立肿瘤细胞（lsolated tumor cell，ITC），结合淋巴结转移的数量，进行 SLN 的分类并采取不同的腋窝淋巴结处理方案。

腋窝淋巴结按照与胸小肌边缘的解剖关系分为 Ⅰ~Ⅲ 级。Ⅰ 级胸小肌外侧组，位于腋窝外侧到胸小肌外侧缘之间，相当于外侧群；Ⅱ 级位于胸小肌深面，于胸小肌后方，包括胸肌间淋巴结，相当于内侧群；Ⅲ 级位于胸小肌内缘内侧，即尖群或锁骨下淋巴结。ALND 范围包括 Ⅰ~Ⅱ 级清扫、Ⅰ~Ⅱ 级＋Ⅲ 级清扫，ALND 后继发上肢淋巴回流障碍导致肢体水肿、疼痛和功能障碍。

乳腺 MRI 对前哨淋巴结和腋窝淋巴结转移的判断，当出现明显的增大变圆时，会提示淋巴结有转移的可能；没有淋巴结增大并不否认 SLND 和 ALND，这些需要根据术前或术中的组织病理结果决定。

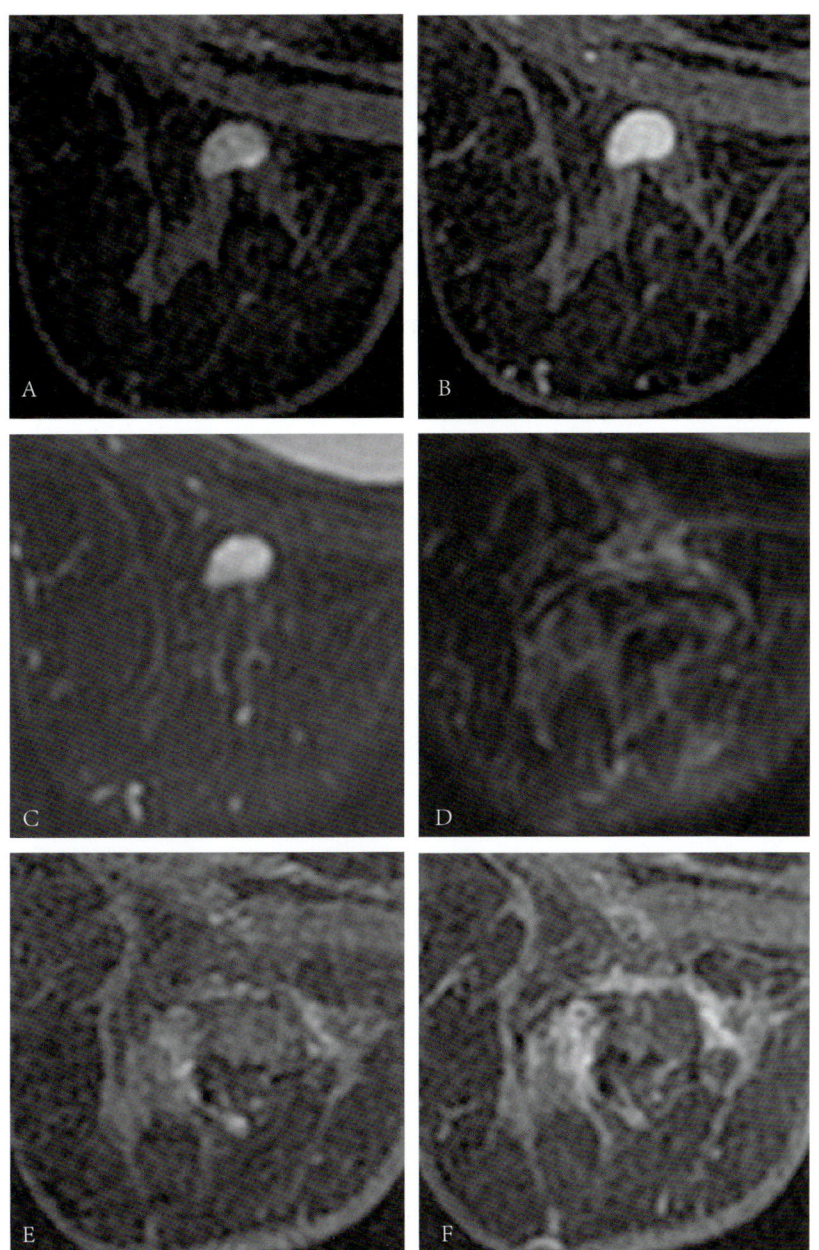

图 2-59 纤维腺瘤消融治

MRI 显示左侧乳腺内上象限肿块，类圆形，边缘光滑，均匀强化，TIC 廓清型（+1），T2WI 高信号（-1），BI-RADS 3 类（考虑富血供纤维腺瘤），建议随访或外科局部切除。US 检查左侧乳腺 12 点位置距乳头 5.0cm 处可见一低回声结节，大小约 1.1cm×0.5cm，边界清，形态规则，CDFI 示其内未见明显血流信号；右侧乳腺 9 点位置距乳头 2.0cm 处可见一囊性结节，大小约 0.6cm×0.4cm×0.8cm，边界清，CDFI 示其内未见明显血流信号。双腋下未见明显肿大淋巴结。检查印象：左乳低回声结节，考虑 BI-RADS 3 类；右乳囊性结节，考虑 BI-RADS 2 类，双侧乳腺增生。患者采取左侧乳腺结节微波消融治疗：平卧位，彩超引导下精确定位病灶并选择穿刺点及进针方向和角度。肿瘤位于左侧乳腺 12 点位置距乳头 5.0cm 处，大小约 1.3cm×0.5cm×1.2cm。穿刺区域皮肤常规消毒铺巾，1% 盐酸利多卡因局部麻醉后切开穿刺点皮肤 2mm。避开彩色多普勒血流处，以 18G 针在彩超探头支架引导下，进针至病灶前缘扣动穿刺枪扳机，取出组织 2 条。送病理检查。之后在 US 引导下将微波电极置入左乳结节。静脉麻醉后开始能量辐射，两根电极 N1 辐射功率为 30W，N1 作用时间为 230s。超声动态观察肿块区被强回声覆盖时停止消融。活检病理示：乳腺腺病，必要时请切除病灶检查。本例穿刺活检结果为腺病，术前前瞻性诊断为乳腺纤维腺瘤。本例患者消融处理后 MRI 呈腺体结构紊乱，周围组织水肿表现，增强检查可见术区周围组织不明显强化。有文献报道，乳腺射频消融后的病理基础，依次为炭化区、热凝固区、边缘过渡区，本例推测无强化区为坏死区，周围环形强化部分为过渡区。依据 MRI 检查消融后病变评估，具有良好对比价值

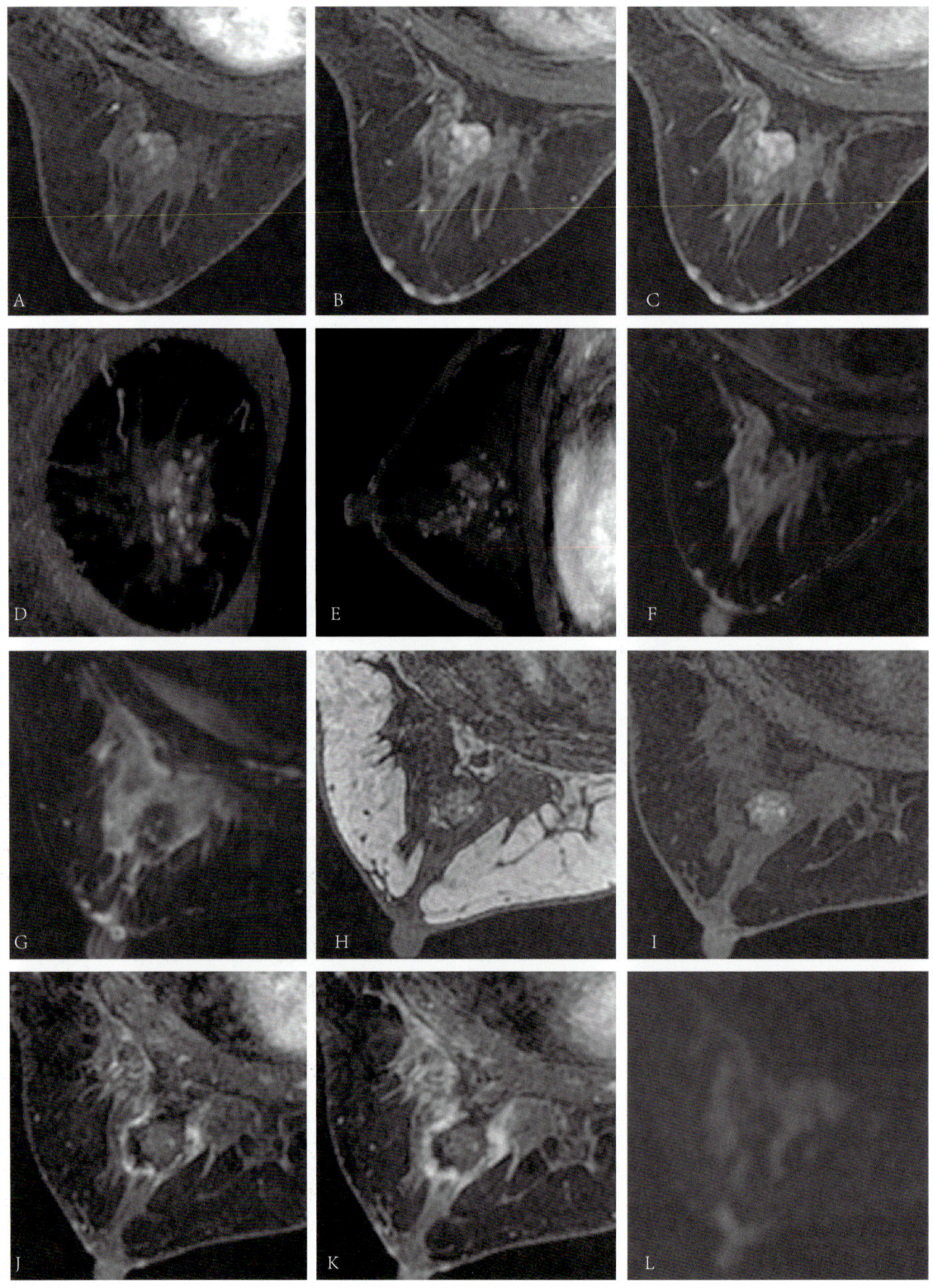

图 2-60　乳腺纤维腺病伴纤维腺瘤的消融治疗

左侧乳腺中央区簇集样分布的大小不等的小肿块或者点状强化，部分为串环样强化，从增强图像上看还不构成肿块的特征。TIC$_{max}$ 流入型，T2WI 呈等或者低信号，MRI 判断为 3 类，建议随访。患者要求采用超声引导射频消融治疗。术后消融的中心区呈短 T2 信号，内部可见点状的 T1WI 高信号提示出血或消融后改变，增强扫描消融区域无异常对比强化，周围可见水肿区渐进性强化，DWI 呈低信号。病理检查示：左侧乳腺纤维腺病伴纤维腺瘤形成，部分导管上皮增生

第五节　乳腺癌的放射治疗、化学治疗与内分泌治疗

一、乳腺癌的放射治疗

放射治疗能够改善肿瘤局部控制是众所周知的。早期和局部晚期乳腺癌放射治疗的荟萃分析表明，放射治疗能够显著降低局部复发率，提高总的生存率。随着放射治疗技术的改进，放射治疗范围的控制精度越来越高。作为根治治疗的辅助手段，放射治疗的方式有很多，包括术中放射治疗、保乳术后放射治疗、全乳切除术后放射治疗及姑息放射治疗；放射治疗的范围包括局部照射、瘤床加量放射治疗、全乳照射、胸壁和区域淋巴结照射及转移灶照射。

大量的临床研究结果证实，保乳术加局部放射治疗取得了与根治术相似的局部控制率和长期生存率，这是早期浸润性乳腺癌的治疗策略为根治或改良根治向保乳手术过渡的技术基础和保障。保乳手术的术中放射治疗（intra-operation radiation therapy，IORT）是在手术开放直视的模式下实施局部电子束照射或低能X线照射，保证瘤床靶区照射的精确性、避免皮肤、胸部的放射治疗损伤，术后再补充全乳照射和区域淋巴结照射。这种方式的放射治疗效能高，不良反应少，局部美容效果好（图2-61）。保乳手术的术后放射治疗主要是对全乳腺进行辐射治疗，同时对局部瘤床补量和区域淋巴结进行辐射治疗，目前多数使用三维适形调强放射治疗（IMT），都极大地提高了放射治疗的效率，避免放射治疗的并发症，如放射皮炎、肺炎、乳房和患侧肢体水肿、臂丛神经损伤及全身反应。

所有浸润性乳腺癌保乳手术后的患者通过全乳放射治疗可以降低2/3的局部复发率，同时瘤床加量可以在全乳45～50 Gy剂量的基础上进一步提高局部控制率，瘤床加量对于60岁以下的患者获益更显著。根据CALGB9343的研究结果，70岁及以上、病理Ⅰ期、激素受体阳性、切缘阴性的患者鉴于绝对复发率低，全乳放射治疗后乳房水肿、疼痛等不良反应消退缓慢，可以考虑单纯内分泌治疗而不行放射治疗。根据PRIME Ⅱ的研究结果，65岁及以上、肿块最大径不超过3 cm的激素受体阳性，且可以接受规范的内分泌治疗的患者也可以考虑减免术后放射治疗。腋窝淋巴结清扫或前哨淋巴结活检阴性的患者照射靶区只需包括患侧乳腺；腋窝淋巴结清扫术后有转移的患者，照射靶区需除外患侧乳腺，原则上还需要锁骨上、下淋巴引流区；前哨淋巴结仅有微转移或1～2枚宏转移。而腋窝未做清扫的患者，可以考虑采用高位或常规乳房切线野；前哨淋巴结宏转移大于2枚而未做腋窝淋巴结清扫者，应在全乳照射基础上进行腋窝和锁骨上、下区域的照射。

全乳切除术后放射治疗可以使腋窝淋巴结阳性的患者5年局部-区域复发率降低到原来的1/4~1/3。全乳切除术后具有下列预后因素之一，则符合高危复发，具有术后放射治疗指征。该放射治疗指征与全乳切除的具体手术方式无关：①原发肿瘤最大直径≥5cm，或肿瘤侵及乳腺皮肤、胸壁；②腋窝淋巴结转移≥4枚；③淋巴结转移1～3枚的T1/T2。目前的资料也支持术后放射治疗的价值。其中包含至少下列一项因素的患者可能复发风险更高，术后放射治疗更有意义：年龄≤40岁，腋窝淋巴结清扫数目＜10枚时转移比例＞20%，激素受体阴性，HER-2/neu过表达等。

放射治疗与全身治疗的时序配合：无辅助化学治疗指征的患者术后放射治疗建议在术后8周内进行。由于术后早期术腔体积存在动态变化，尤其是含有术腔血肿的患者，所以不推荐术后4周内开始放射治疗。接受辅助化学治疗的患者应在末次化学治疗后2～4周开始。内分泌治疗与放射治疗的时序配合目前没有一致意见，可以同期或放射治疗后开展。

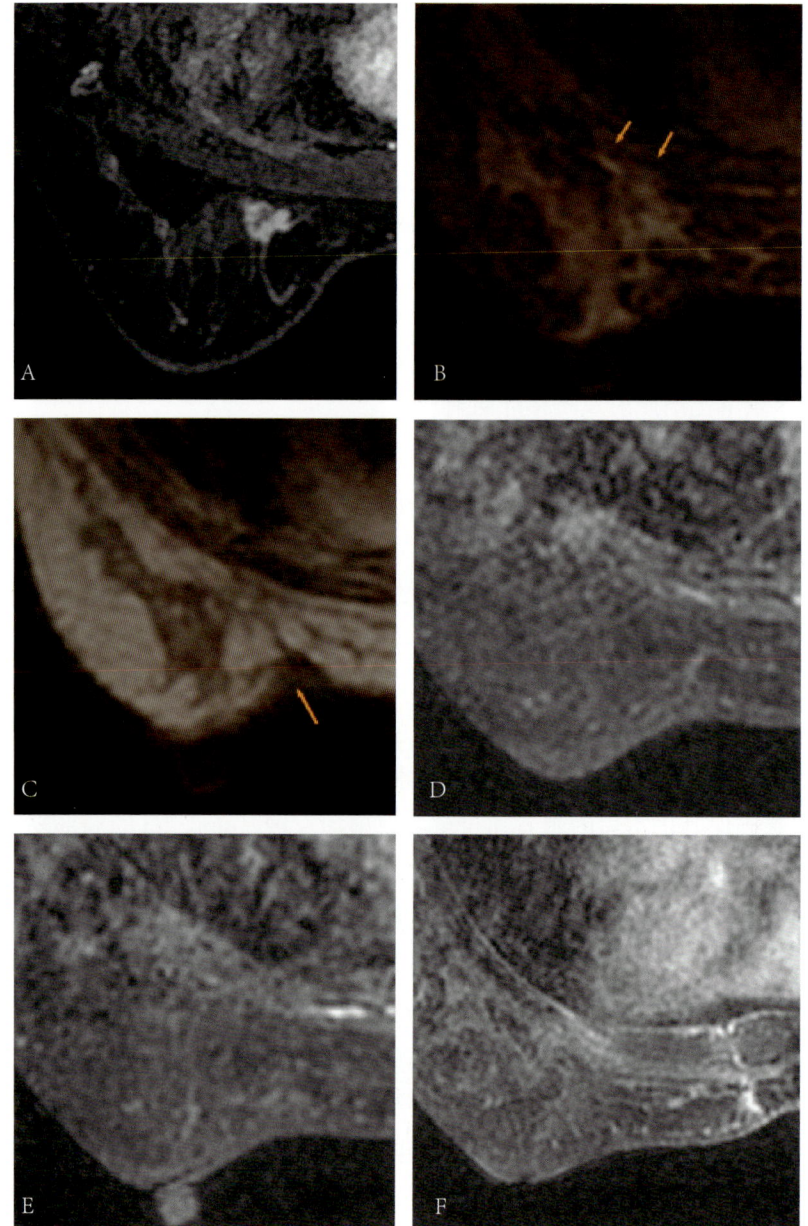

图 2-61　保乳术后放疗改变

患者 39 岁，术前 MRI 检查。病理检查示：左侧乳腺浸润性癌。保乳术后放疗，1 年后复查。乳腺和胸壁水肿、皮肤增厚，增强早期无异常强化，延迟期手术切口有强化。病理检查示：左侧乳腺浸润性癌，非特殊类型，Ⅱ级，浸润癌范围 2cm×1cm×1cm，其中见少量导管原位癌（1%），浸润癌周边未查见脉管浸润。周围乳腺组织无增生，皮肤组织未见癌。上、下、内侧、外侧切缘及基底部均未见癌。左前哨淋巴结见转移癌（1/2）。术后送检（左侧腋窝）淋巴结未见转移癌（0/13）。免疫组化浸润癌：ER（+90%），PR（+90%），HER-2（1+），Ki-67（+15%～30%），HER-1（-），PD-L1（-），CD31（-），CK5（-），PD-1（-），P53（-），E-cadherin（膜+）

二、乳腺癌的化学治疗

新辅助化学治疗（neoadjuvant chemotherapy，NAC）主要用于局部进展期乳腺癌手术前的治疗，是相对于术后辅助化学治疗而言的，本质都是辅助化学治疗。目前有大量的临床前瞻性试验验证了新辅助化学治疗的疗效，其主要的优点包括：使较大的乳腺癌肿块缩小，降低临床分期，增加手术根治和保乳手术的机会；使原处转移的微小病灶获得更早和更有效的治疗；可靠的体内药敏试验，避免无效方案的长时间治疗，同时为术后辅助化学治疗提供指导，现已成为局部进展期乳腺癌的标准治疗方法。一般建议使用 CNB 活检获得足够的组织病理、免疫组化、分子标记物等信息后，采取针对性的化学治疗方案，目前 NCCN 等临床指南都有成熟的推荐方案供选择。

与新辅助化学治疗针对肿瘤直接作用比较，术后的辅助化学治疗以杀灭局部区域淋巴结及原处脏器的微小转移为目的，降低或推迟局部复发并减少远处转移，达到延长生存期。目前普遍认同术后淋巴结阳性的患者应该接受辅助化学治疗，淋巴结阴性的患者，如果属于低转移复发风险的［ER 和（或）PR 阳性、肿瘤直径 <2cm、组织病理学分级Ⅰ级、年龄 >35 岁］可以不选择辅助化学治疗，其余具有不良预后因素的浸润性导管癌和小叶癌，均应该考虑辅助化学治疗。术后辅助化学治疗的开始时间一般术后尽早进行，化学治疗的用药方案、周期数、剂量强度和密度，均需要根据免疫组化、分子标记物等拟定个体化的治疗方案，化学治疗可以协同放射治疗和内分泌治疗同时进行（图 2-62）。

三、乳腺癌的内分泌治疗

内分泌治疗是乳腺癌激素受体阳性患者的重要治疗手段。内分泌治疗的措施主要有雌激素分泌相关腺体的切除如双侧卵巢切除、雌激素受体拮抗剂药物如他莫昔芬和第三代芳香化酶抑制剂，其他的内分泌治疗还包括孕激素、雄激素和新型甾体类雌激素受体拮抗剂等。内分泌治疗可以作为化学治疗的协同措施，与新辅助化学治疗或辅助化学治疗协同进行（图 2-63）。

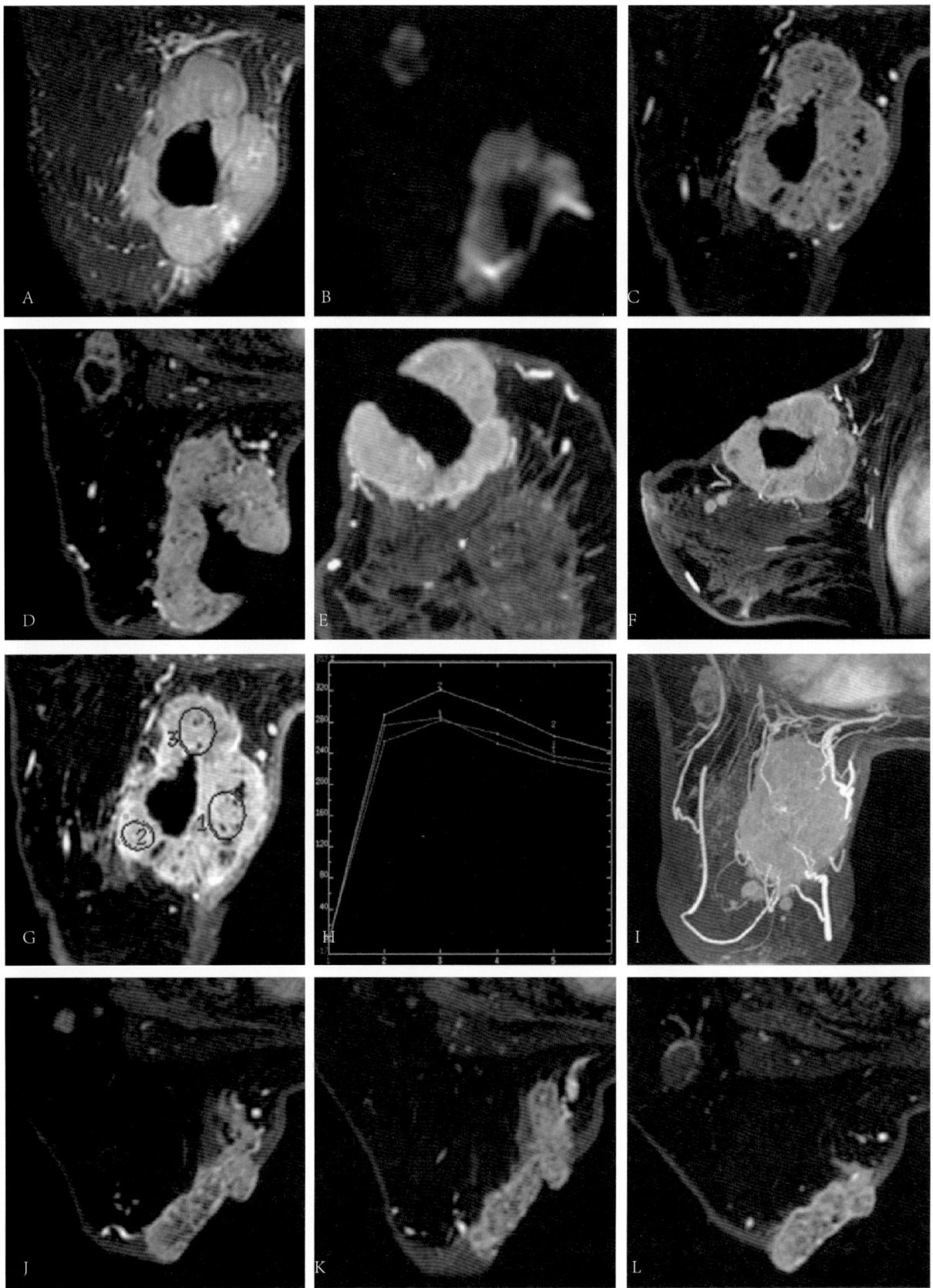

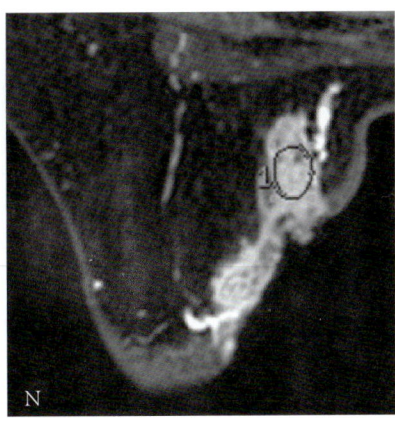
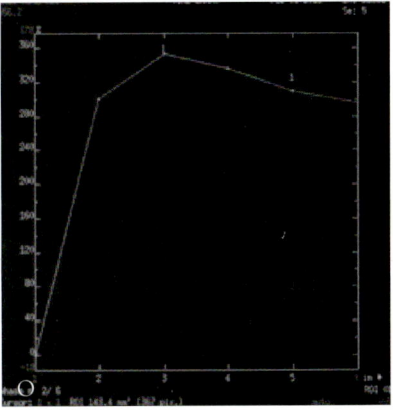

图 2-62 鳞癌新辅助化疗

患者 32 岁,发现左侧乳腺脓肿半年,确诊左乳癌 2 个月。患者于半年前发现左侧乳腺肿物,伴红、肿、热、痛,无乳头溢液,于外院就诊给予抽取脓液处理,每次抽出 100ml 左右脓液,为脓血性液,5 个月内先后抽取脓液 8 次。于 2014 年 10 月 13 日在解放军总医院门诊行脓肿切开引流,发现为血性脓液,引流约 250ml 血,脓壁厚,约 3cm,遂切取小块组织送病理活检。双侧乳腺结构显示紊乱,左乳内上象限可见低回声区,范围约 12.5cm×3.1cm,边界不清晰,形态不规则,内部回声不均匀,CDFI 示其内可见血流信号。左侧腋下可见两个低回声结节,大者约 2.2cm×1.9cm,边界清楚,其一低回声结节未见淋巴门结构。诊断:①左乳内上象限低回声区,考虑 BI-RADS 5 级;②左侧腋下低回声结节,异常淋巴结,转移不除外,右侧腋下未见明显异常淋巴结。左侧乳腺纤维组织内见中分化鳞状细胞癌浸润,送检肿物大小 1.4cm×1cm×0.6cm,未见乳腺组织。免疫组化:ER(+5%),PR(-),HER-2(+++),Ki-67(15%~25%),2014-11-4 行巴德输液港置入术,2014-11-5、2014-11-28、2014-12-23 分别给予 TC-H(多西他赛+卡铂+赫赛汀)方案新辅助化学治疗联合靶向治疗 3 个周期,现为行第 4 周期治疗入院。MRI 检查 A-I 是新辅助化学治疗前图像。动态增强扫描显示左侧乳腺内侧象限巨大肿块:形态分叶状、边缘光滑、内部不均匀环形强化并空洞形成;TIC_{max} 廓清型;直接累及皮肤并形成空洞与皮肤沟通。平扫病灶 DWI 呈不均匀高信号,$ADC_{min}=1.03×10^{-3} cm^2/s$;T2WI 呈高信号、T1WI 呈等信号。病灶周围可见数个小卫星灶。同侧腋窝淋巴结增大,呈圆形或椭圆形,簇集样分布,显著异常对比强化。诊断:左侧乳腺内侧象限多发肿块合并腋窝淋巴结增大,BI-RADS-MRI 6 级。J-O 是新辅助化学治疗 3 个周期后图像。病灶体积缩小 50% 以上,$ADC_{min}=1.01×10^{-3} cm^2/s$ 无显著变化,病灶仍然成像廓清型曲线。影像评价 rPR。乳腺的鳞状细胞癌(PSCCB)罕见,乳腺鳞状细胞癌发病率为 0.07%~2%。关于乳腺鳞状细胞癌的诊断,综合文献的探讨得出如下的基本诊断标准:①排除乳腺皮肤原发性鳞癌;②乳腺实质内鳞状细胞癌成分>90%;③排除乳腺转移性鳞癌可能。WHO 乳腺肿瘤组织学分类,将其单独归类为化生性癌——纯化生性癌之一种。目前多数学者支持乳腺鳞癌可能是在乳腺腺病的基础上发生导管扩张及导管上皮的鳞状上皮化生,继而导管内衬的鳞状上皮发生恶性变所致。从导管上皮化生,到导管鳞状细胞癌变的形态,可视为化生性癌的特殊类型。临床与病理学特点:乳腺鳞状细胞癌好发于绝经后女性,乳腺鳞癌常表现为无痛、可扪及相对较软的实性或囊性肿块,可继发感染,形成脓肿。脓肿可能是由于肿瘤生长速度过快导致局部坏死后感染所致。本例患者以脓肿为首发表现,有乳腺肿块及感染的临床症状,行乳腺脓肿切开引流,发现为血性脓液,脓壁厚,与文献报道相符,符合乳腺鳞癌的诊断标准

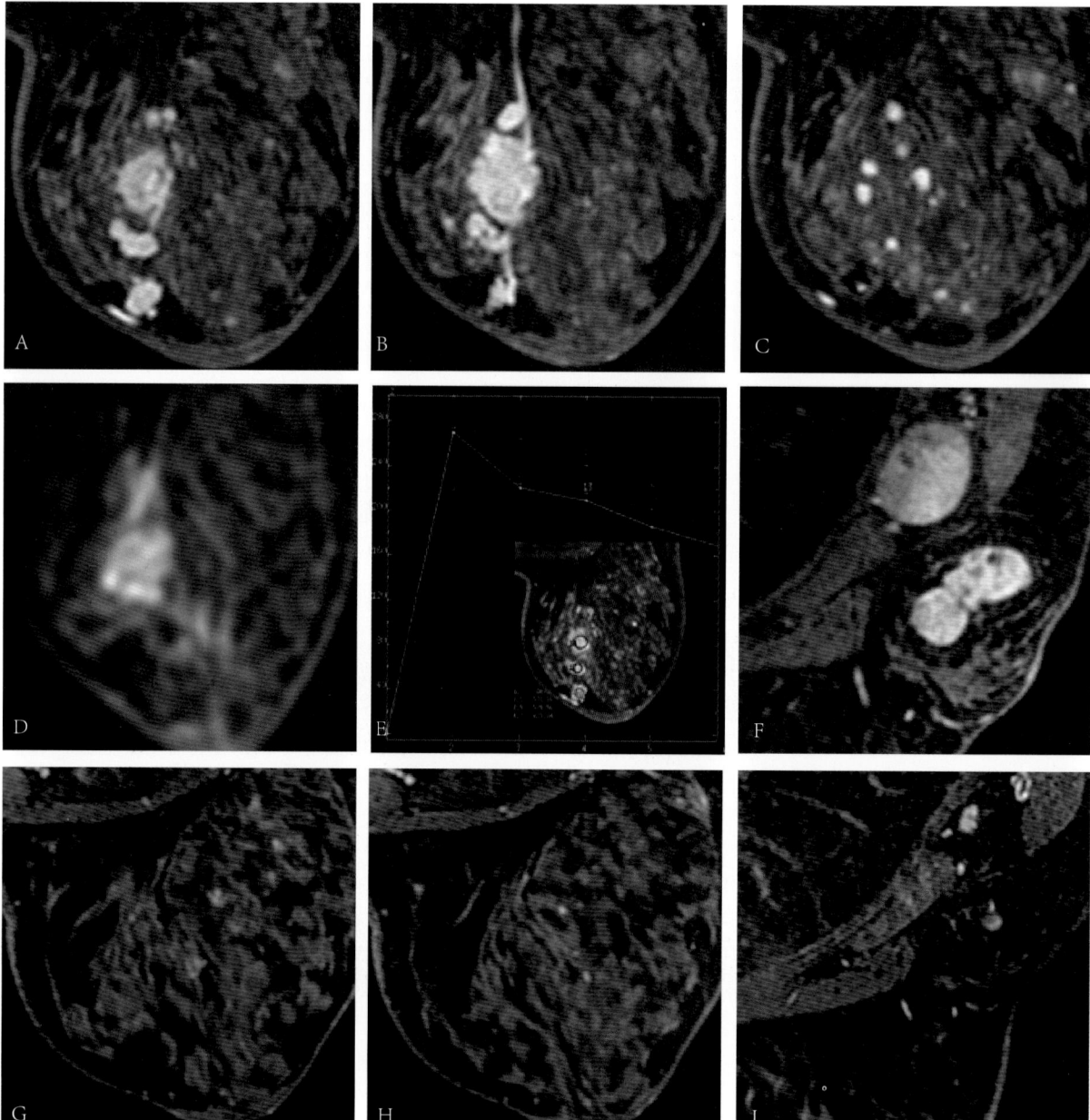

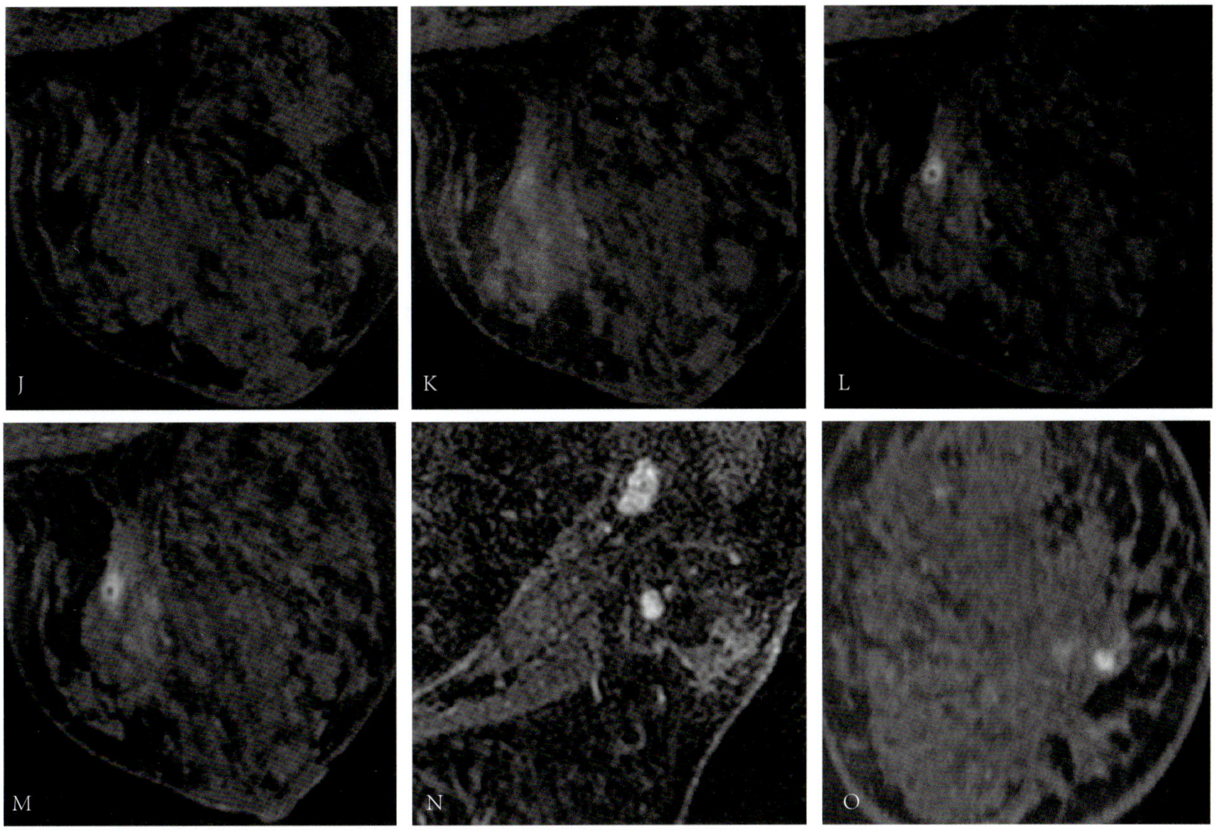

图 2-63 术前系统治疗

患者 43 岁，右侧腋窝肿块，US 引导下右侧乳腺低回声病灶穿刺活检 + 右侧腋下低回声结节穿刺活检术，病理检查提示：乳腺浸润性癌（右），Ⅱ级伴（右腋下）转移癌。免疫组化：HER-2（+++）、Ki-67（+35%）、ER 及 PR 均（-）。MRI 显示右侧乳腺内上象限多发肿块性病变，簇集样分布，TIC 廓清型，形态不规则，边缘清楚、边缘毛刺，内部不均匀环形强化；DWI- ADC_{min}=0.803×$10^{-3}$$mm^2$/s。同侧腋窝见多发肿大淋巴结，呈圆形，显著异常对比强化。PET-CT 检查右侧乳头内后方高代谢病变，考虑乳腺癌伴右侧腋窝多发淋巴结转移。术前系统治疗采用 EH 联合 H 联合靶向治疗方案。4 个周期后复查 MRI 病灶缩小至消失状态，淋巴结显著缩小，判断未 rCR，患者拒绝手术切除，延续以赫赛汀 440mg 静脉滴注治疗每月 1 次共计 8 次后复查 MRI，原肿块区域开始出现小片状强化，淋巴结有增大，建议外科切除

第三章 乳腺 MRI 检查技术

合理的乳腺 MRI 检查方式是正确诊断的必要前提。不同的设备参数、扫描方式可以直接影响医师诊断的准确性。国外的一些专业组织机构，如 NCCN、ACR、EUSOBI 等，对乳腺 MRI 检查有明确的设备技术要求和操作规范，中华医学会放射分会（CSR）也在乳腺 MRI 检查方面提出了专家共识意见。在这些操作规范和专家共识的基础上，笔者对乳腺 MRI 的检查技术进行了具体化和标准化。

与其说是看出病变，不如说是做出病变，乳腺 MRI 检查的参数设置对诊断影响很大。作为临床常规工作，建立符合自己诊断习惯的检查方式最重要。笔者对乳腺 MRI 检查的参数设置原则为"多快好省"："多"指尽量发挥 MRI 多参数成像的优势，T2WI、T1WI、DWI、DCE、MRS、IVIM、Ktrans 等都是可以采集的参数指标；"快"指检查的时间要尽量短，需要在患者可以接受的时间限度内完成 MRI 检查，一般不超过 30min，否则患者运动伪影会直接损害检查质量；"好"指检查的质量和内容能够满足图像分析的需要，保证最佳的诊断效能；"省"指在保证检查质量和信息充分的前提下，将复杂的检查简单化，以最精练直观的方式呈现。

第一节 乳腺 MRI 检查的基本要求与准备

一、乳腺 MRI 的检查要求

（一）硬件设备方面

进行乳腺 MRI 检查需要 1.5T 或 3.0T 的 MRI 设备，磁场均匀度满足有效 FOV 在 XY 平面 ≥ 35cm、Z 轴方向 ≥ 30cm，目前大多数临床 MRI 设备都能达到这个要求。但是具体的配置细节有差异，特别是梯度性能参数决定扫描的速度和空间分辨能力，笔者通过不同的设备测试，建议梯度场 >30mT/m，切换率 >125mT/（m·s），这样才能保证动态增强扫描的时间分辨率和空间分辨率，同时保证 DWI 的成像参数。乳腺专用线圈是一个重要的配置，目前临床常用的是 4 通道、8 通道或更高密度相控阵线圈（图 3-1），有利于提高图像的 SNR 和空间分辨率，精密的线圈带来的图像质量的提升甚至超过场强提高带来的信噪比提升。部分线圈同时提供 MRI 引导的穿刺活检装置选项，建议选配。乳腺动态增强扫描要求使用高压注射器，要求对比剂和生理盐水双相注射，最小控制单位 0.1ml/s，具备保持静脉开放的功能。乳腺 MRI 动态增强的给药要求为 0.5M Gd 造影剂按照 0.1mmol/kg 体重给药，2~2.5ml/s 秒团注，15ml 以上或等量生理盐水冲刷。检查完毕后要求进行图像后处理，目前的 MRI 操作台能够完成常见的图像三维重建处理（MPR、MIP、减影）、DWI-ADC 值的测量以及动态增强的时间信号曲线（DCE-TIC）分析，部分 DICOM 浏览器也能实现，但是更高等的图像处理，如 MRS 测量、Ktrans 分析等，需要专业的图像处理工作站。

（二）软件配置方面

主要是脉冲序列，建议选用专业的乳腺 MRI 检查软件包，这个软件包至少应该包括常规 T1WI 序列、脂肪抑制的 T2WI 序列、多 b 值选择的 DWI 序列、动态增强扫描序列，以及乳腺适用的磁共振波谱（MRS）序列。脂肪抑制是各种序列中一个基本的要求。乳腺 MRI 在 Z 轴范围大，存在胸腔气体和腋窝不规则结构，一般的化学位移频率选择（CHESS）技术很难达到理想的脂肪抑制效果，短 Tau 反转序列（STIR）回避了上述限制，但是扫描时间长；融合了 CHESS 和 STIR 技术的 SPAIR 技术是目前常用的技术，脂肪抑制效果好，成像速度快且信噪比高，目前在 T2WI、DWI 和三维 DCE 序列中，都是使用 SPAIR 脂肪抑制技术（GE 的选项为 SPECIAL）。最近几年的脂肪抑制技术是 DIXON 水脂分离技术（GE 选项为 IDEAL 或 FLEX），通过多回波分辨脂肪和水的相位差，获得相当于脂肪抑制或水激发水相、脂肪相、同相位（in-phase）和反相位（oppose-phase/out-of-phase）4 个对比度成像，理论上这种 DIXON 分离技术可以与所有的序列兼容。DCE 是关键的序列，使用三维扰相位快速梯度回波（3D-FSPGR），脂肪抑制方式各有差别。不同的厂商有不同的专业名词，GE 称为 VIBRANT，Philips 称为 eTHRIVE，SIMENS 称为 VIBE。对于 DCE 序列要求同时满足：实际三维采样最小层厚达到 1mm、时间分辨率≤120s、连续扫描 10min 以上。

（三）团队建设方面

目前一般以多学科合作组（MDT）的方式出现。对放射科团队要求乳腺 MRI 检查应该由接受过专业培训的技师队伍进行检查和图像后处理，能辅助医师完成各种病历资料的收集；由熟悉脉冲序列技术细节和具有丰富阅片经验的乳腺放射科医师进行解读和诊断，一般需要接受乳腺专业培训 6 个月以上，包括 XMG 诊断培训和必要的超声培训。同时，放射科团队应该与多学科诊疗团队合作，合作对象包括超声科、乳腺外科、病理科、肿瘤科、放射治疗科、心理科等，以实现对乳腺患者的全程管理。

二、乳腺 MRI 的检查前准备

（一）检查前准备

乳腺 MRI 检查前的准备主要围绕 MRI 检查安全和乳腺病变检查要求开展。由于 MRI 的强磁环境，很多物品禁止进入 MRI 室，进行 MRI 检查前首先要进行安全检查。安全检查与常规 MRI 检查相同（图 3-2），包括去除衣服上的所有的金属电子物品、排除金属内置入物和心脏起搏器等，这些金属电子物品可能发生移动造成人员、设备的伤害，或者导致伪影影响图像质量，或者诱导发热造成烧伤，而功能性的电子置入物还可能损坏丧失功能。幽闭恐惧症的患者也不适合此类检查。对老年患者及体弱、肥胖患者需要评估是否能坚持俯卧位完成检查。对生育期妇女询问受孕情况，尽量避免对妊娠者进行检查；Gd 对比剂增强扫描要求肾功能正常，肌酐清除率（eGFR）> 60ml/（$1.73m^2$·min）。

（二）乳腺检查专项准备

检查前准备宽松易脱除的衣服，检查时尽量暴露双乳和腋窝，避免衣物夹入躯体和线圈之间影响舒适性。双乳自然下垂，不建议挤压，定位中心对准乳头，摆位时尽量偏就腋窝。检查前详细询问月经周期、闭经时间、补充雌激素（服用避孕药）记录供参考，生育期女性一般建议在月经周期的第 8~14 天检查，有激素替代治疗者建议停药 4 周后检查，可以降低不必要的假阳性发现。详细询问临床病史和临床表现，如乳腺胀痛、隆起、乳头溢液、皮肤增厚等症状；外科体检，如病灶的大小、位置、症状的持续时间等都很重要，部分患者可能存在活检或手术记录，需要明确操作的时间；询问患者是否存在家族乳腺癌病史等高危因素，是否存在系统性疾病如结缔组织疾病（表 3-1）。MRI 诊断报告需要解释所有的临床问题。同时收集患者的 XMG、US 等资料，作为衡量病灶的大小、变化、是否出现新病灶等的参考，这些直接关系到患者的后续治疗。在处理报告发现病史不充分或缺乏必要的 XMG、US 的信息时，需要建议患者补充相关信息。

月经周期对乳腺 MRI 检查的干扰是十分明显的，包括纤维腺体的 T2WI 信号、DWI-ADC 值、DCE 的 BPE 和病灶强化。激素变化引起的细胞外间隙细胞密度及水含量的变化将导致乳腺组织的弥散系数发生变化，从而导致 T2WI、DWI 信号和 DWI-ADC 值的改变。在正常人群中，整个月经周期 DWI-ADC 值不是恒定的，可以通过测定其值来推测这种变化的意义。相关文献报道，在月经周期的第 2 周 DWI-ADC 值最低，最后一周最高，但是整个月经周期中此变化幅度仅有 5.5%，无统计学差异。月经周期对 DCE 影响更明显，主要是 BPE 强化掩盖病灶和部分病灶的强化幅度增加造成过度诊断。但是，笔者研究认为，这种改变不会影响 DCE-TIC 曲线的轮廓。

据报道，分泌到乳汁中的钆量微乎其微，在现有数据的基础上，美国放射学院（ACR）声明，在 Gd 对比增强 MRI 检查后哺乳被认为是安全的，如果患者对乳汁中含有微量钆表示担忧，建议 MRI 后 24h 内不要哺乳。

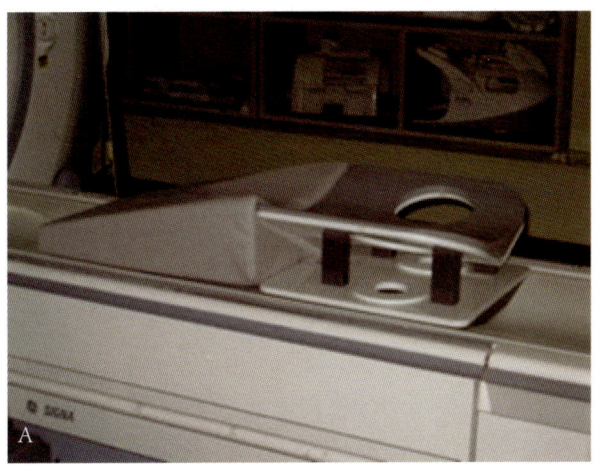
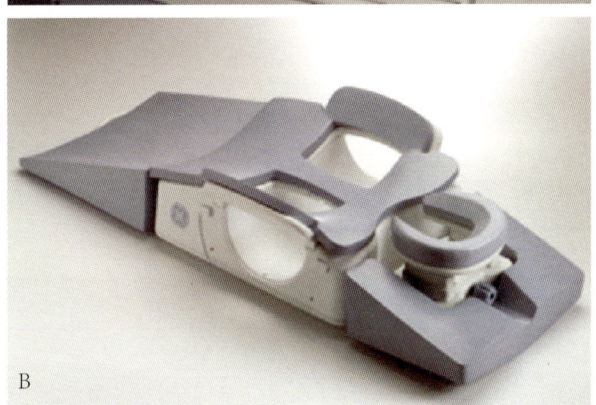

图 3-1　GE 公司 1.5T MRI 使用的 4 通道乳腺专用线圈和 8 通道专用线圈

患者俯卧其上，侧面可以进行活检穿刺操作

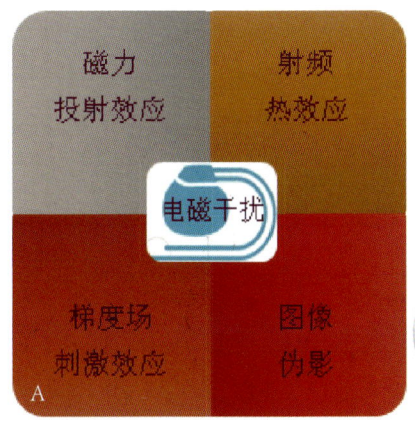
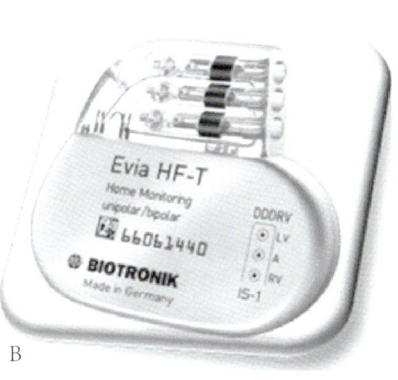
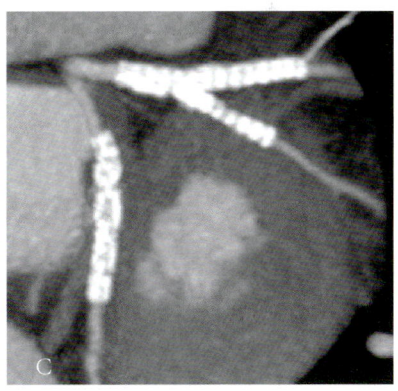

图 3-2　磁共振检查安全

任何一个金属或电子物品，进入磁共振室接受检查，必须考虑 5 个效应，即强磁场导致的移动投射效应、射频场导致的发热效应、梯度场导致的神经刺激效应、对图像造成的金属伪影和对电子装置的干扰失能。磁力投射效应与铁磁材料有关，多数的合金材料是没有铁磁效应的；射频效应与物体的大小形状诱导有关；梯度刺激效应与梯度场启动有关；所有的金属都会在局部形成大小不等的伪影干扰诊断。部分原来禁止进入的电子物品经过改进调整可以接受检查，如心脏起搏器在检查前调整频率；多数的冠状动脉支架都能接受检查，但是检查前务必明确认可并签署知情同意书

表 3-1　患者信息收集

一、患者基本信息						
姓名		年龄或出生日期		民族		
身高		体重		末次月经或绝经时间		
咨询日期		检查日期				
地址		联络方式（电话或邮件）				

二、MRI 安全检查

☐ 既往是否有 MRI 检查经历，如果否，告知可能需要 MRI 检查的安全事项、检查期间需要配合的注意事项、造影剂注射事项和可能存在的幽闭恐惧及处理

☐ 全身范围内是否有手术或活检记录，如果是，追问是否有金属置入物，如果有，询问金属置入物是否有 MR safe 或 MR compatible 的标记

☐ 去除全身衣饰的金属物品，头饰、裤裙、胸罩和上衣需要脱除

☐ 是否有过敏体质，是否有肾功能不全（注：Ga 造影剂不与碘、青霉素等交叉过敏）

三、本次检查的主要原因

☐ 超声、钼靶和临床体检发现异常，拟进一步确认和定性

☐ 术前分期评价

☐ 新辅助化疗评价。化疗周期：第　　次化疗后；化疗方案：

☐ 术后评价：手术方式，时间

☐ 放疗后评价：放疗次数，剂量，结束时间

☐ 按期随访，与既往 MRI 检查比较

☐ 筛查

☐ 检查前 3 个月内是否有活检记录：　　　时间：　　　方式：

四、既往乳腺处理记录：无☐；如果有，时间：

☐ 细针穿刺	双侧☐ 左侧☐ 右侧☐。请描述：
☐ 粗针穿刺	
☐ 开放活检	
☐ 活检（方式不明确）	
☐ 乳腺癌保乳切除	双侧☐ 左侧☐ 右侧☐。请描述：
☐ 乳腺癌全切除	
☐ 乳腺根治或改良根治	
☐ 乳腺重建	
☐ 放射治疗	
☐ 乳腺假体置入；置入物硅胶☐ 盐水☐ 置入方式：　　　请描述：	
☐ 其他请描述：	

续表

五、最近3个月内的乳腺体检记录：无□；如果有，时间：	
□ 无阳性发现	双侧□ 左侧□ 右侧□。请描述：
□ 可扪及肿块	
□ 乳头溢液	
□ 疼痛	
□ 皮肤增厚或回缩	
□ 腋窝淋巴结增大	
□ 乳腺假体置入问题	
□ 乳头异常	
□ 其他肿瘤病史	
□ 临床体检不明确	
□ 其他（描述）	

六、既往乳腺检查记录：无□。如果有，时间：	
□ MG	无□。如果有，次数：　末次时间：　末次诊断印象：
□ US	无□。如果有，次数：　末次时间：　末次诊断印象：
□ MRI	无□。如果有，次数：　末次时间：　末次诊断印象：

七、个人记录			
初潮时间		月经周期	
绝经 是□否□不确定□；自然绝经□；其他因素□：化疗□，其他□			
药物 避孕药□雌激素□孕激素□雌激素和孕激素□三苯氧胺□其他：			
首次使用时间：　末次使用时间：　使用□年□月			
激素替代治疗 是□否□。请描述：			
生育与哺乳			
无□。□胎□产，□儿□女。首次生育年龄：			
母乳喂养 是□否□，时间：			

八、家族病史
血系亲属是否有乳腺癌记录：有□无□不确定□　如果有，是母亲□姐妹□女儿□
发病年龄：　描述：
血系亲属是否有乳腺癌记录：有□无□不确定□　如果有，是母亲□姐妹□女儿□

第二节　DWI 扫描与 ADC 值测量

MRI 扩散加权成像（diffusion weighted imaging，DWI）是一种检测活体组织水分子微观运动的成像方法，可以通过观测水分子的微观运动来揭示组织病变。关于 DWI 及其 ADC 在乳腺疾病的诊断、鉴别诊断和新辅助化学治疗的评价文献报道比较多。ADC 值作为功能成像指标，在乳腺疾病的诊断和治疗评价中发挥重要作用，但是 BI-RADS 并没有把 DWI 作为乳腺 MRI 检查的必需内容，学术交流中乳腺放射科医师对 DWI 的评价也不一致，建议将 DWI 列为乳腺 MRI 检查的必需序列，但是应结合图像合理解释 ADC 值的变化。

一、DWI 扫描与 b 值设置

DWI 扫描使用 EPI（echo planar imaging，EPI）序列快速扫描，与一般 EPI 扫描不同的是施加弥散梯度，不同的弥散梯度用 b 值来表示，获得的图像叫弥散加权成像。DWI 的信号强度与 b 值、弥散（D）的关系如下：

$$S=S_0 \times \exp[-\gamma^2 G^2 \delta^2 (\Delta-\delta/3)D]$$

其中，$b=\gamma^2 G^2 \delta^2 (\Delta-\delta/3)$，G 为弥散梯度的大小，$\delta$ 为弥散梯度时间的时间，Δ 为弥散梯度施加的间隔时间，D 值为水的弥散系数；S 指施加某一弥散梯度（b）后的信号强度值，S_0 指未施加弥散梯度（b=0）获得的信号强度值。单次采集无法获得 S 和 S_0，为了获得其中的 D 值，一般需要设置 2 个或更多的 b 值多次采集以求解，此拟合计算获得的值为 ADC 值，即表观弥散系数（apparent diffusion coefficient），单位 mm^2/s。如果在 2 次采集中存在宏观运动或畸变，就会造成错层（misregistration）出现测量误差，因此，精确的 ADC 计算对图像有很高的要求。

b 值不同，DWI 图像的权重不同。b 值越小，水弥散造成的相位分散越小，DWI 信号越高，当 b=0 时，DWI 图像即 T2WI；反之，b 值越大，相位分散越大，信号越低，自由流动的水分子甚至信号流空，高 b 值的信噪比也显著下降，这就是高 b 值 DWI 图像模糊不清的物理原因。国内关于乳腺 DWI-ADC 的研究中，进行多 b 值成像研究的目的主要是优化参数以获得较好的 SNR 和 CNR，使 ADC 值测量稳定（图 3-3，图 3-4）。

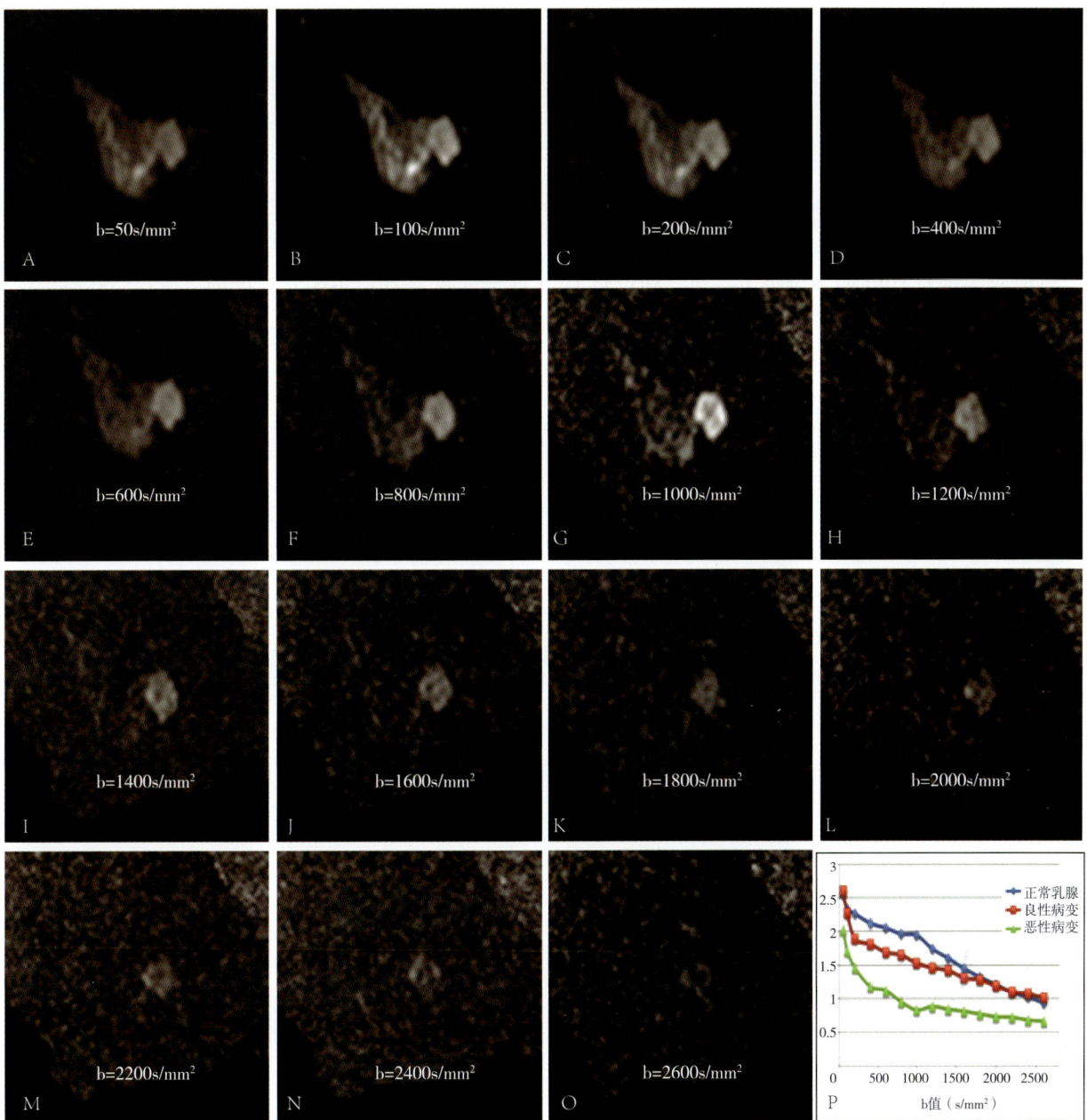

图 3-3　不同 b 值与图像信噪比的关系

b 值越小，SNR 越高，图像接近 T2WI；b 值增大，图像 SNR 下降，DWI 高信号的面积和形态发生改变。从视觉效果看，凸显病灶但是需要有一定的背景参照。结合下述的 ADC 值测量，合理的 b 值为 600～1200s/mm²，正常腺体、良性病灶和恶性病灶具有优化的对比差异

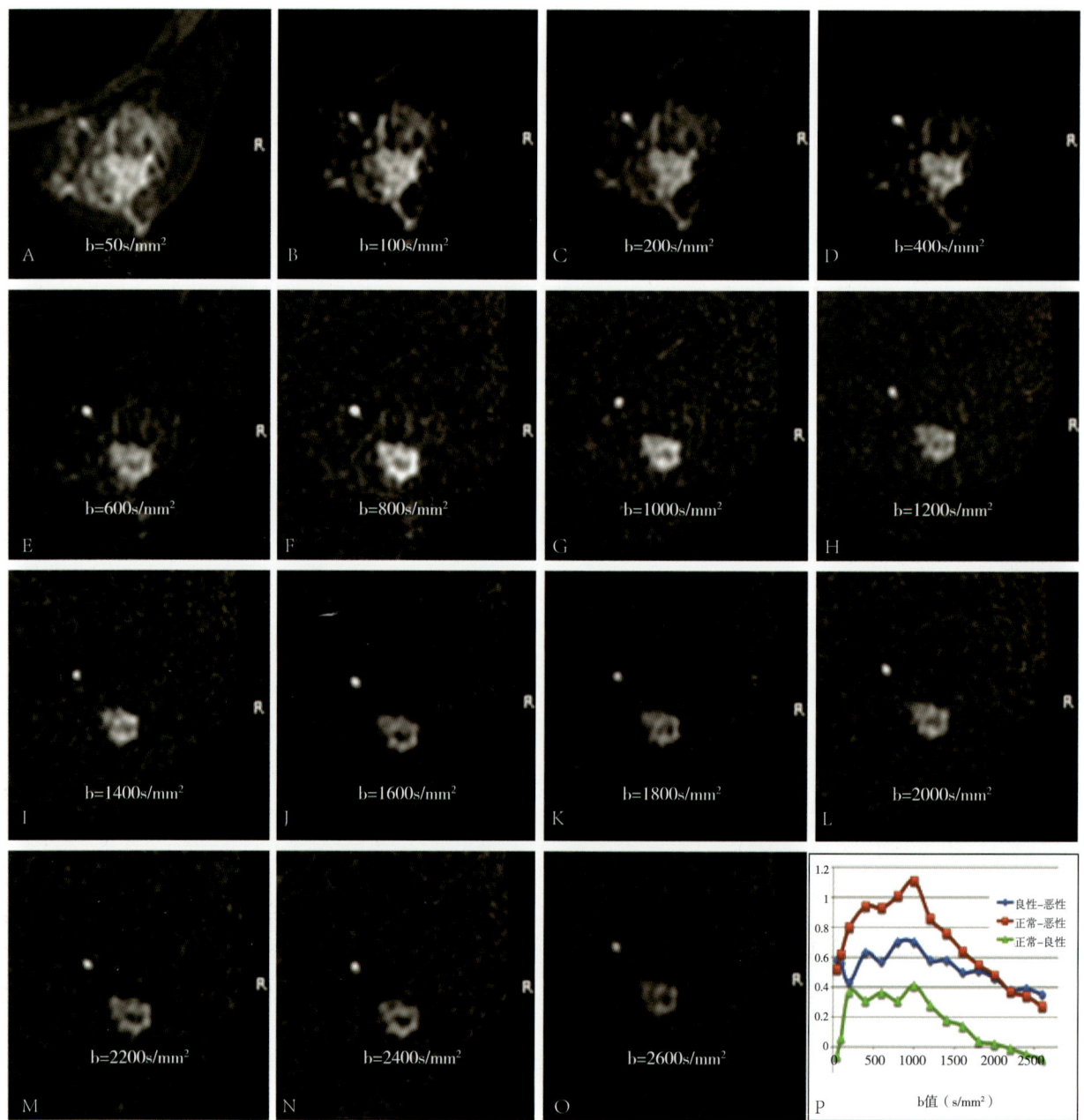

图 3-4　不同 b 值 DWI 与 ADC 值关系

在常规 DWI-ADC 值测量时，需要良好的对比差异，从线图看出，当 b 值在 500～1200s/mm² 时，正常纤维腺体 - 良性病灶 - 恶性病灶的 ADC 值差异更大，这是选择 b 值的依据，一般在 1.5T 选择建议 1000～1200s/mm²，在 3.0T 因为扭曲变形，建议选择 600～800s/mm²

二、DWI 与 ADC 值的解释

水分子的弥散系数是组织的固有属性，指单位时间内分子运动的范围，单位是 mm^2/s。对于弥散现象来说，自由弥散的水分子弥散系数大，在梯度作用下相位分散大，信号降低，即 ADC 值越大，DWI 信号越低；反之亦然。从体素内不相干运动的成像原理看，低 b 值时 DWI 高信号的成分比较复杂，包括组织内弥散受限的水和毛细血管中缓慢流动的血液，即所谓的慢弥散和快弥散成分；高 b 值时快弥散的信号成分消失，主要是慢弥散信号。近几年，有关 IVIM 的研究多 b 值双指数模型分离计算组织的快弥散和慢弥散成分，以获取真正的弥散和组织灌注信息，相关研究在颅脑较多，在乳腺的研究由于高 b 值状态下图像畸变明显，很难获得准确的图像匹配，需要进一步的技术改进。

DWI 信号和 ADC 值的解释很复杂。第一种直观的解释是细胞密度论。恶性肿瘤细胞增殖快，细胞排列密集，细胞外间隙减小，细胞膜对水分子吸附阻挡作用使水分子弥散受限，DWI 呈高信号而测量的 ADC 值显著降低，因此 ADC 值越低恶性程度越高（图 3-5）；而良性肿瘤细胞的弥散则轻度受限或不受限，ADC 值轻度降低或不降低。这是目前 ADC 值用于良恶性肿瘤鉴别诊断的理论基础。

但是，组织内水分子的弥散影响因素远远不止细胞膜的隔离效应。浆细胞乳腺炎脓肿形成后，其 DWI 信号增高，ADC 值降低，但是此时 ADC 值的降低是无法用细胞密度来解释的。脓肿呈现 DWI 信号增高和 ADC 值降低的原因是因为脓肿内降解的蛋白有亲水性，其分子间的吸附力限制水的自由弥散，因此浆细胞乳腺炎（图 3-6）、积乳囊肿可以出现 ADC 值降低。另外，还有高 b 值 DWI 图像上高信号成分 ADC 值增高的现象，这种现象多见于单纯囊肿、坏死液化、亚急性血肿，即 T2 闪过效应（T2 shining-through），虽然 DWI 呈高信号，测量的 ADC 值不降反升，一般在 $2.0 \times 10^{-3}\ mm^2/s$ 以上。

黏液癌的 DWI-ADC 特征比较系统地反映了 DWI 信号和 ADC 值的关系。黏液癌和纤维腺瘤在 T2WI 均呈高信号，在增强扫描都呈渐进性强化，甚至无法鉴别诊断，但是其 ADC 值测量有明显的差别。笔者通过与病理对照分析比较 7 例单纯黏液腺癌和 15 例纤维腺瘤的 DWI-ADC 值差别（b 值 =1000），黏液腺癌 DWI-ADC 值为 $(1.92 \pm 0.68) \times 10^{-3}\ mm^2/s$，纤维腺瘤 $(1.34 \pm 0.31) \times 10^{-3}\ mm^2/s$，两者有显著的统计学差异。包括其他组织器官来源的含黏液成分肿瘤如软组织的黏液肉瘤，其黏液成分都具有 ADC 值高、T2WI 和 DWI 信号高、T1WI 等信号的特征，笔者解释认为可能与黏液成分的 T2 闪过效应（shining-through）有关。鉴于此，DWI-ADC 值的测量和解释有很多注意事项，需要密切结合动态增强图像和平扫图像。上述的黏液腺癌，如果测量 ADC 的 ROI 放置在黏液部分，其 ADC 值增高则用黏液特性来解释，如果放在 DCE 图像上强化的部分，其 ADC 值降低则可以用细胞密度解释。

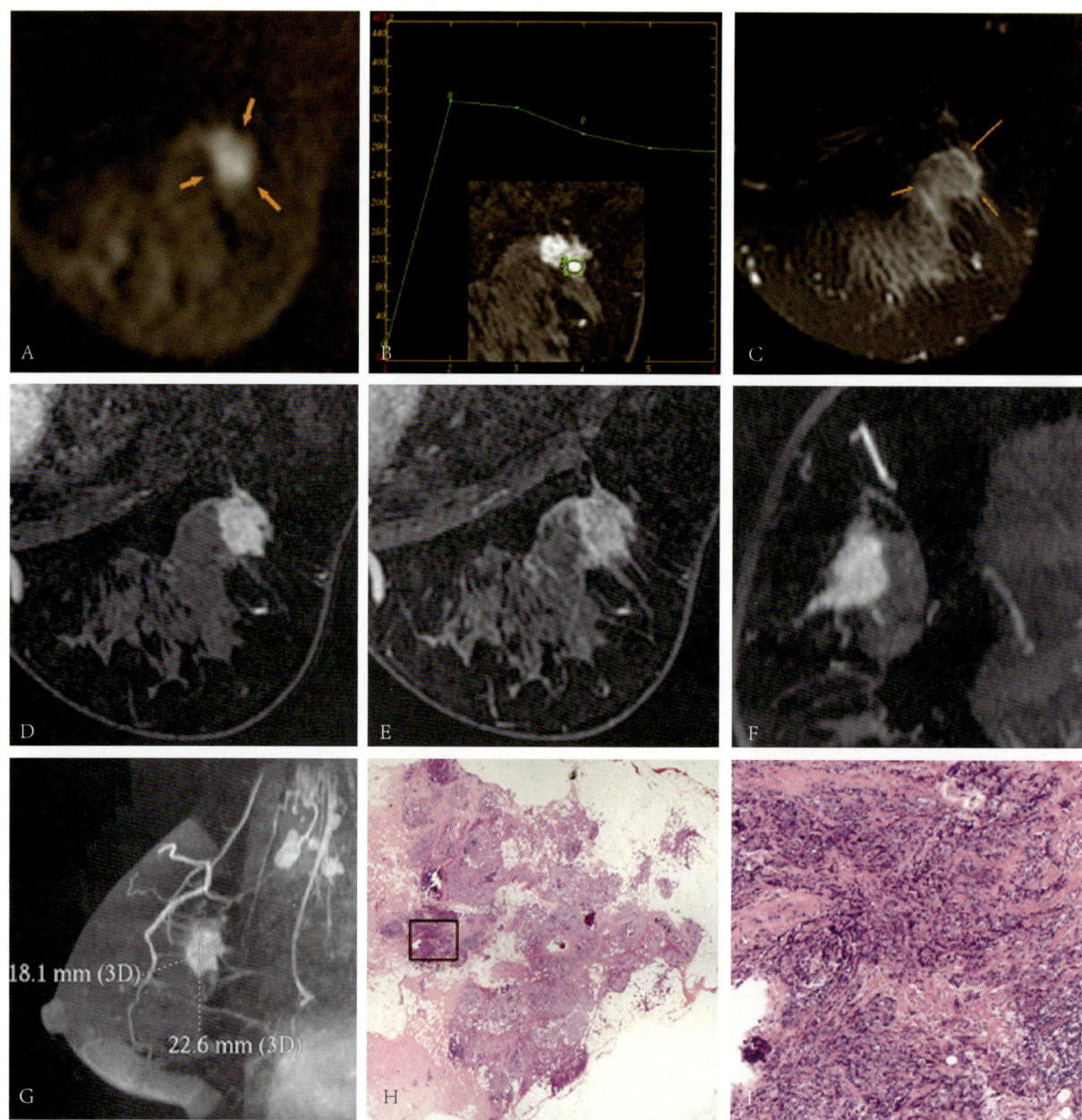

图 3-5 恶性肿块的 ADC 值

右侧乳腺不规则肿块，边缘毛刺，内部不均匀强化，TIC 廓清型，DWI 高信号，ADC=0.89×10^{-3} mm^2/s。病理显示病灶主体为融合癌灶，局部放大图像显示细胞核浓染，其实肿瘤细胞密度高，是 DWI-ADC 降低的基础

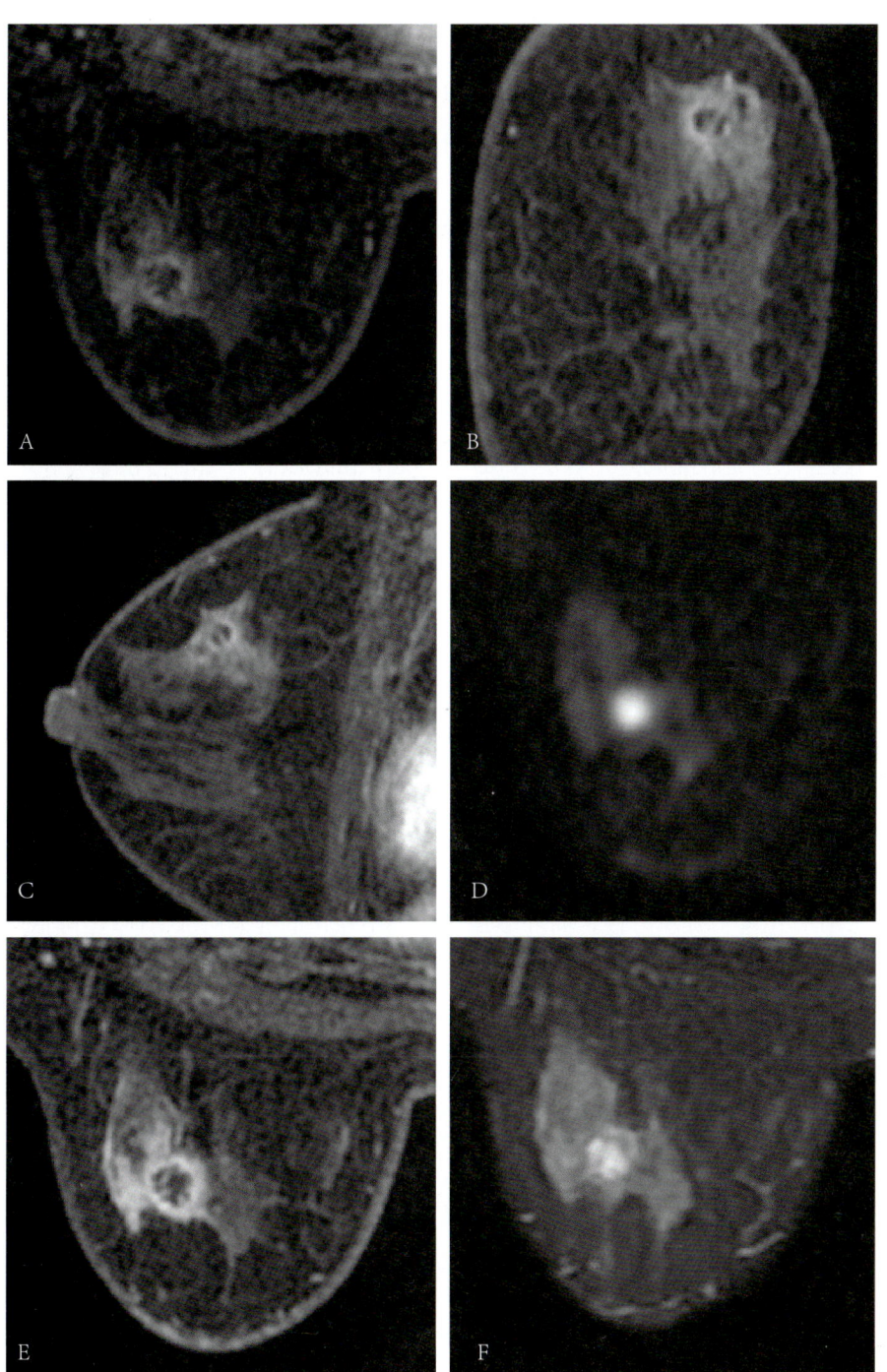

图 3-6 脓肿的 ADC 值

患者 38 岁,乳腺红、肿、痛 1 周,超声发现右乳 2.5cm×1.8cm 肿物,形态不规则。MRI 表现为不规则肿块,环形强化,$ADC_{min}=1.05×10^{-3}mm^2/s$。病理检查示:浆细胞乳腺炎,手术切开标本可见脓液流出

三、ADC 值的测量

DWI-ADC 值的诊断价值一直有争议，除外病灶组织学特征，ADC 值的测量与 ROI 的选择密切相关，很多的 DWI-ADC 值差别来源于测量而非病灶自身的病理特性。笔者在将肿块 MASS 和 NME 病变进行分析时发现，恶性肿块的 DWI-ADC 值普遍低于 NME，因此，良、恶性肿瘤的 ADC 界值在 MASS 和 NME 之间是有差异的，MASS 的界值为 1.05×10^{-3} mm^2/s，NME 的界值为 1.35×10^{-3} mm^2/s。大样本的数据分析表明，ADC 值对 MASS 病灶中有很好的良、恶性鉴别诊断价值（图 3-7），但是对 NME 病灶没有统计学差异（图 3-8）。这可能是不同学者对 ADC 值在乳腺肿瘤诊断价值意见不一的原因。仔细分析后认为，测量中 ROI 内的平均效应是导致 NME 测量偏差的主要原因（图 3-9）。目前 DWI 扫描的空间分辨率在 2~2.5mm，即使 ROI 只包括一个体素，其测量面积达到 4mm^2，在 4mm^2 的范围内 MASS 的 ROI 的内容主要是肿瘤成分，对于 NME 类病灶，由于没有明确的占位效应和边界，病灶中夹杂正常的脂肪和腺体（图 3-10，图 3-11），即使是 DWI 高信号的 ROI 的范围内也不可避免地存在非肿瘤成分的平均效应，导致 ADC 测量值偏高和离散。这种现象在新辅助化学治疗后也存在，肿块经化学治疗后退变分散为 NME，DWI-ADC 值的测量也存在同样的偏差问题，而不单纯是组织病理改变的结果。因此笔者认为，肿块性病变 DWI-ADC 值测量准确性好，诊断价值大；NME 强化病灶测量偏差大，干扰因素包括平均效应，需要结合增强图像具体分析，尽量选择增强早期的实性强化区域。同理，肿块类病灶如果在测量过程中存在平均效应，判读良、恶性 ADC 界值也应该人为适度调整。因此，DWI-ADC 值测量和适用提出如下要求。

1.DWI-ADC 值的测量必须结合动态增强早期图像显示的形态学特征，所有增强早期出现强化的病灶均需要进行 ADC 值测量，并且与病灶的 DWI 信号分布特征进行空间匹配，形成一致影像解释。例如环形强化对应 ADC 值降低提示恶性，而环形强化中心不强化的部分对应 ADC 值降低则提示脓肿。

2.ADC 值的解释必须结合 T2WI、T1WI、DWI 信号以及强化特征综合解释。所有 DWI 高信号的区域都应该进行 ADC 值的测量和动态增强观察测量，对 DWI 高信号的成分进行鉴别，血管断面、脓肿、积乳囊肿和出血灶均可以呈现 DWI 高信号。

3.ROI 的大小以尽量避免测量的平均效应为合适，当范围足够大时建议对同一病灶的不同部位多次测量，取 ADC 最小值（ADC$_{min}$）作为诊断标准。注意排除 ROI 范围内平均效应的干扰，包括非肿块样强化的病灶需要排除夹杂的脂肪或腺体组织干扰；肿块需要排除液化坏死区的不强化区域。这些都是测量误差的来源。

4.不同病理类型的肿瘤 ADC 不一样，鉴别诊断时 ADC 值不能替代形态学判断和 TIC 测量（图 3-12）。

理解了平均效应对 ADC 值的测量影响后，就比较容易解释为何可不使用固定的 ADC 值。即使是 NME 类病变，当 ROI 范围内是实性强化的成分时，也可以采用 1.05×10^{-3} mm^2/s 的界值，而混杂强化的肿块，ADC 值界值可能因为 ROI 的内容而调整到 1.0×10^{-3} mm^2/s 或者更高。因此，不能离开图像单纯讨论 ADC 值的界值问题，测量的结果是一个点，而图像应该是一个面，点测量不一定反映面的整体情况。

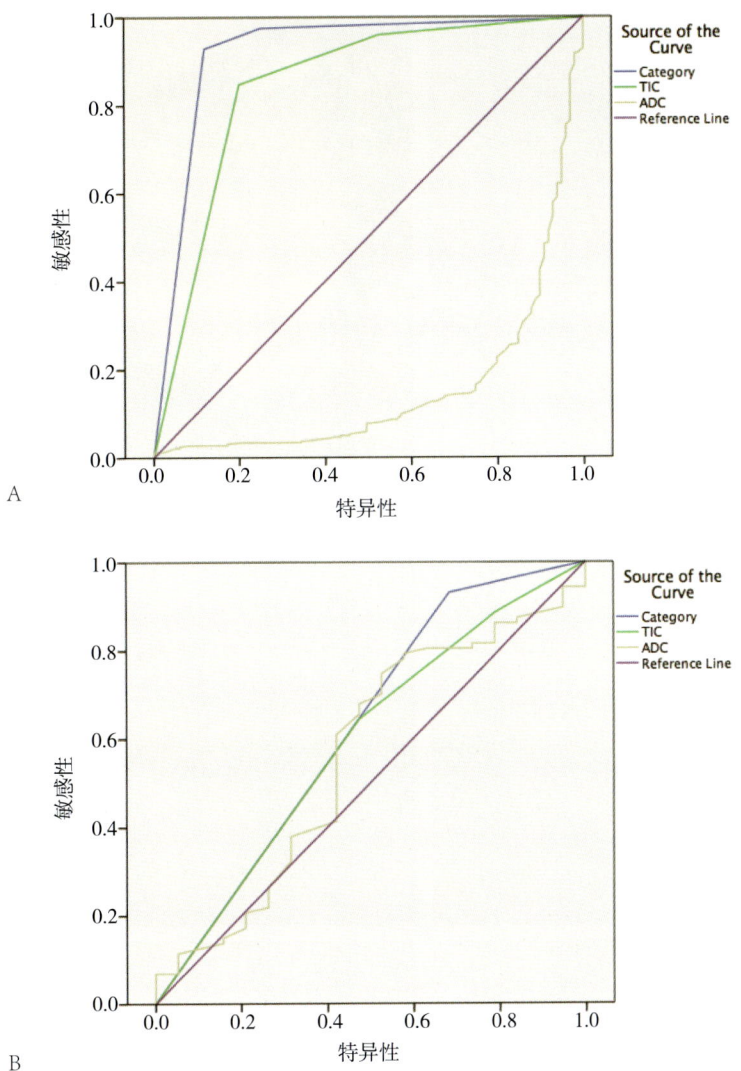

图 3-7 ADC 值判断肿块和 NME 病灶良恶性的 ROC 曲线

基于 696 个病灶统计的肿块和 NME 判断良、恶性的诊断效能，A 为肿块，B 为 NME。A 中 ADC 值判断良、恶性肿块的 ROC 曲线下面积为 0.847，$P<0.01$；B 图中 ADC 值判断良性 NME 的 ROC 曲线下面积为 0.047，$P<0.46$。提示 ADC 值判断在肿块内的可靠性高，判断 NME 的可靠性低，推测认为主要是 NME 受测量的部分容积效应干扰

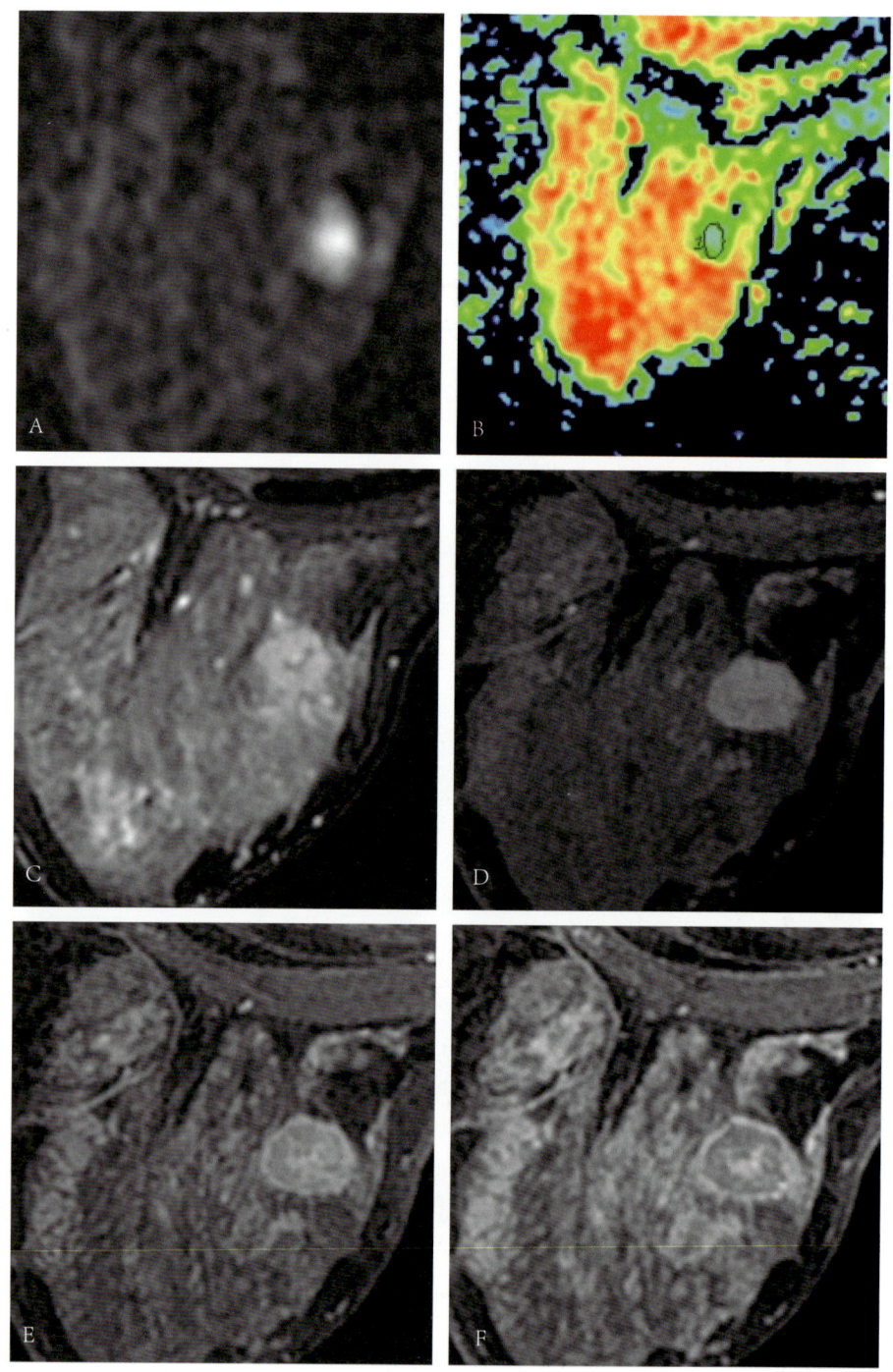

图3-8 DWI与ADC值

患者48岁，发现左乳癌2个月余。左侧乳腺内侧象限肿块，平扫病灶DWI呈高信号（b=1000s/mm²@1.5T），生成的ADC图为伪彩编码图像，其中绿色的成分ADC值降低，测量获得ADC=0.85×10⁻³ mm²/s，对应T2WI呈稍高信号。增强扫描肿块呈类圆形，边缘光滑，增强早期内部均匀强化，延迟期廓清呈环形，TIC廓清型。判为BI-RADS 5级。病理检查示：术后送检部分左乳不规则乳腺组织一块，内下象限可见一灰白色结节性肿物，大小1.5cm×1cm×1cm，切面实性，灰白色，质中。常规诊断：乳腺浸润性癌（左），非特殊类型，SBR分级Ⅲ级，肿瘤大小为1.5cm×1cm×1cm，各手术切缘均未见癌。免疫组化染色结果：Cyclin D1（-），CK5（+），ER（-），PR（-），Ki-67（+60%），HER-1（-），HER-2（1+），p120（膜+），Topo-Ⅱα（+20%），p53（+90%）

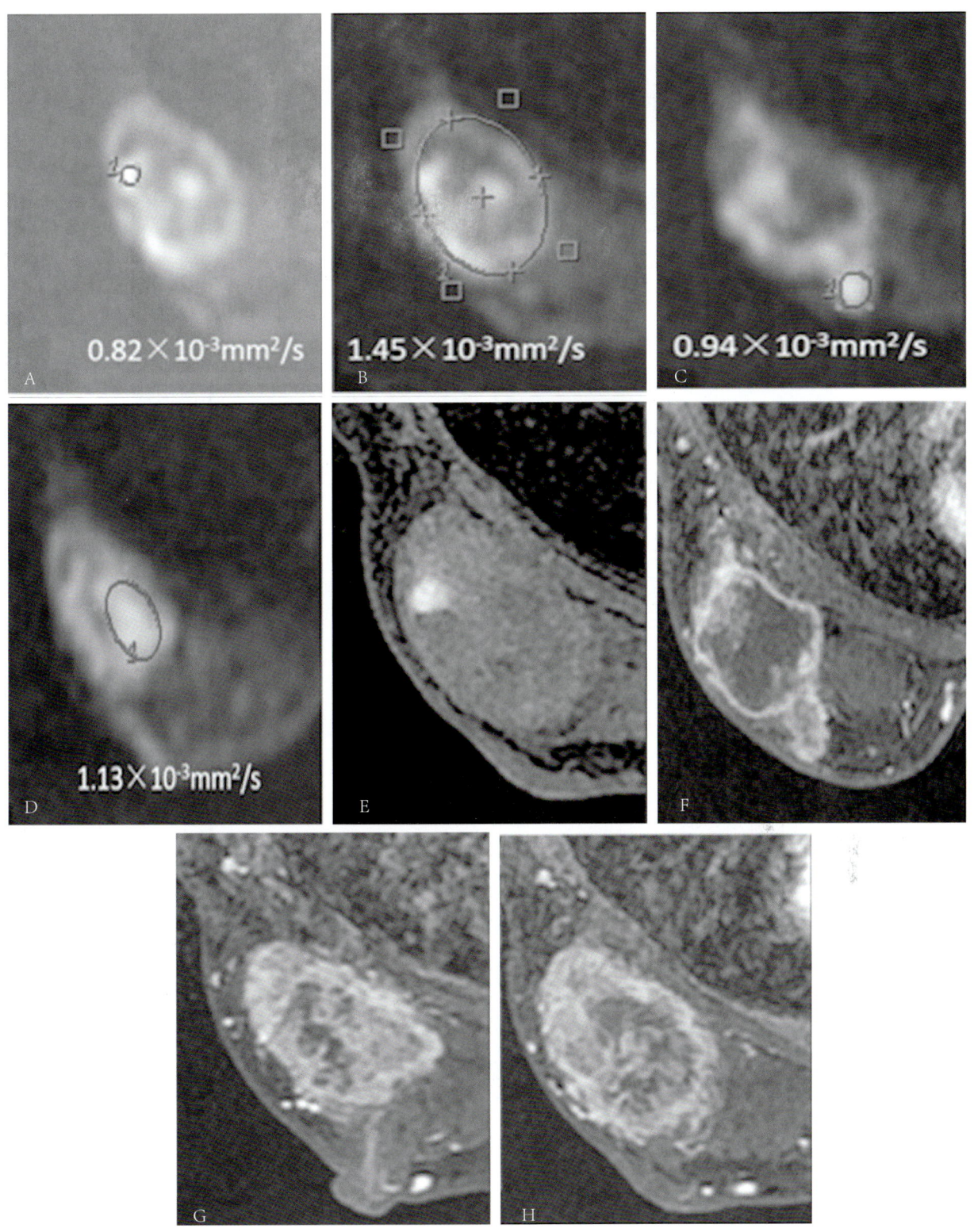

图 3-9 同一病灶不同 ROI 的测量差别

混杂强化的浸润性导管癌。A. 为放置在出血位置，对应的 T1WI 为高信号；B. 范围较大，包括肿瘤和其中坏死的成分，ADC 平均值升高；C. 为选择 DWI 高信号对应强化显著的位置，ROI 与强化范围吻合，ADC 值降低；D. 为增大 ROI，平均效应导致 ADC 升高。建议 ROI 不要太大，减少平均效应，多次测量取最小值；E-H. 依次为预扫、增强早期、中期、延迟期，ROI 放置时需根据增强图像的强化区域确定

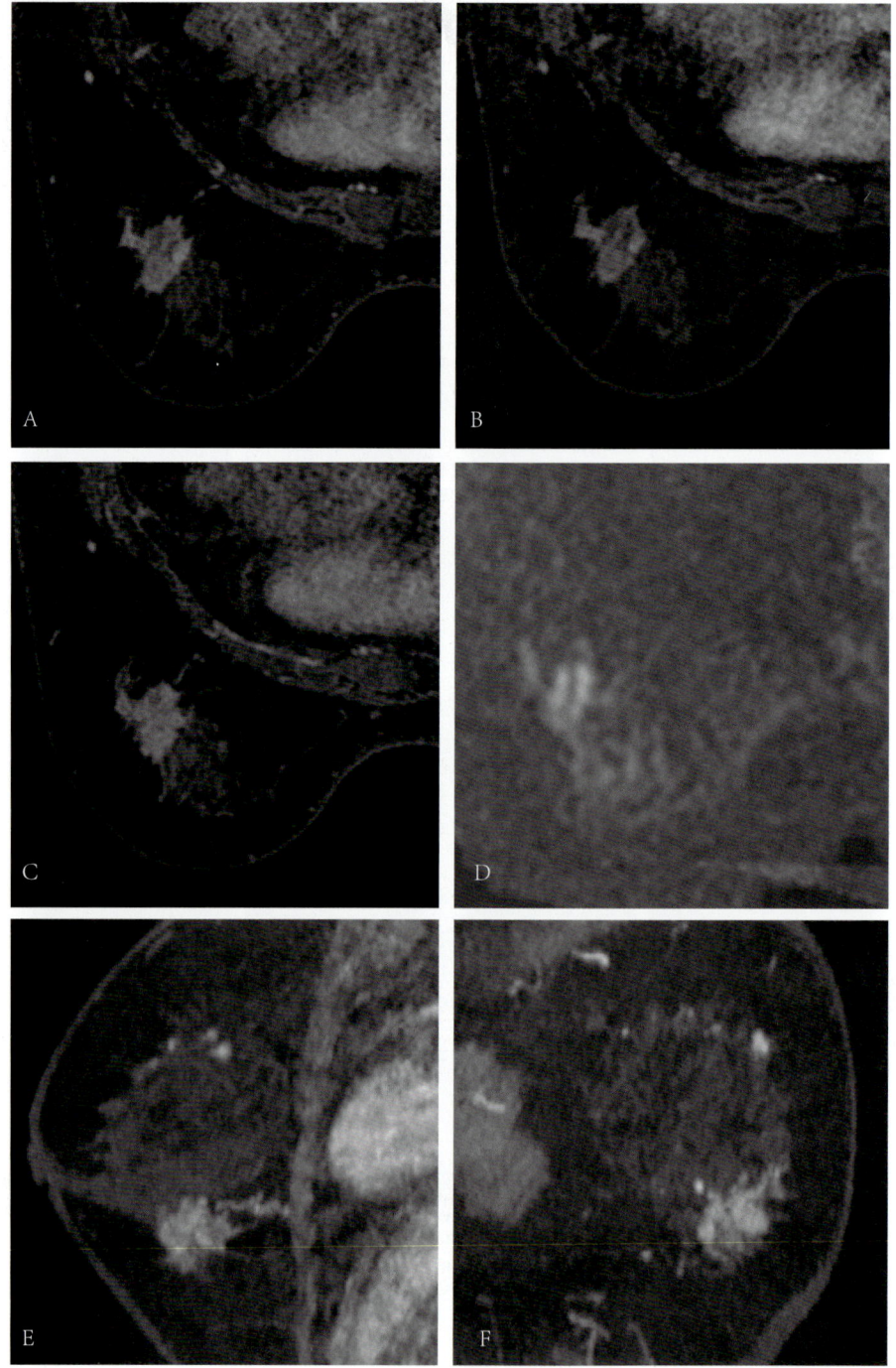

图 3-10 NME 的 ADC 测量

左侧乳腺外上象限区域分布的非肿块强化,增强早期(A、B)呈不均匀强化,略有串环强化的特征,延迟期(C)串环特征明显。DWI(D)显示的病灶范围与 DCE 范围明显不一致,此时测量 ADC=1.43×10^{-3} mm^2/s,并不代表病灶内肿瘤实体的 ADC 变化,而是 ROI 范围内肿瘤和非肿瘤成分的平均值,因此对于非肿块强化,从定义和测量指标的适用上,与肿块均存在不同。病理检查示:浸润性乳腺癌

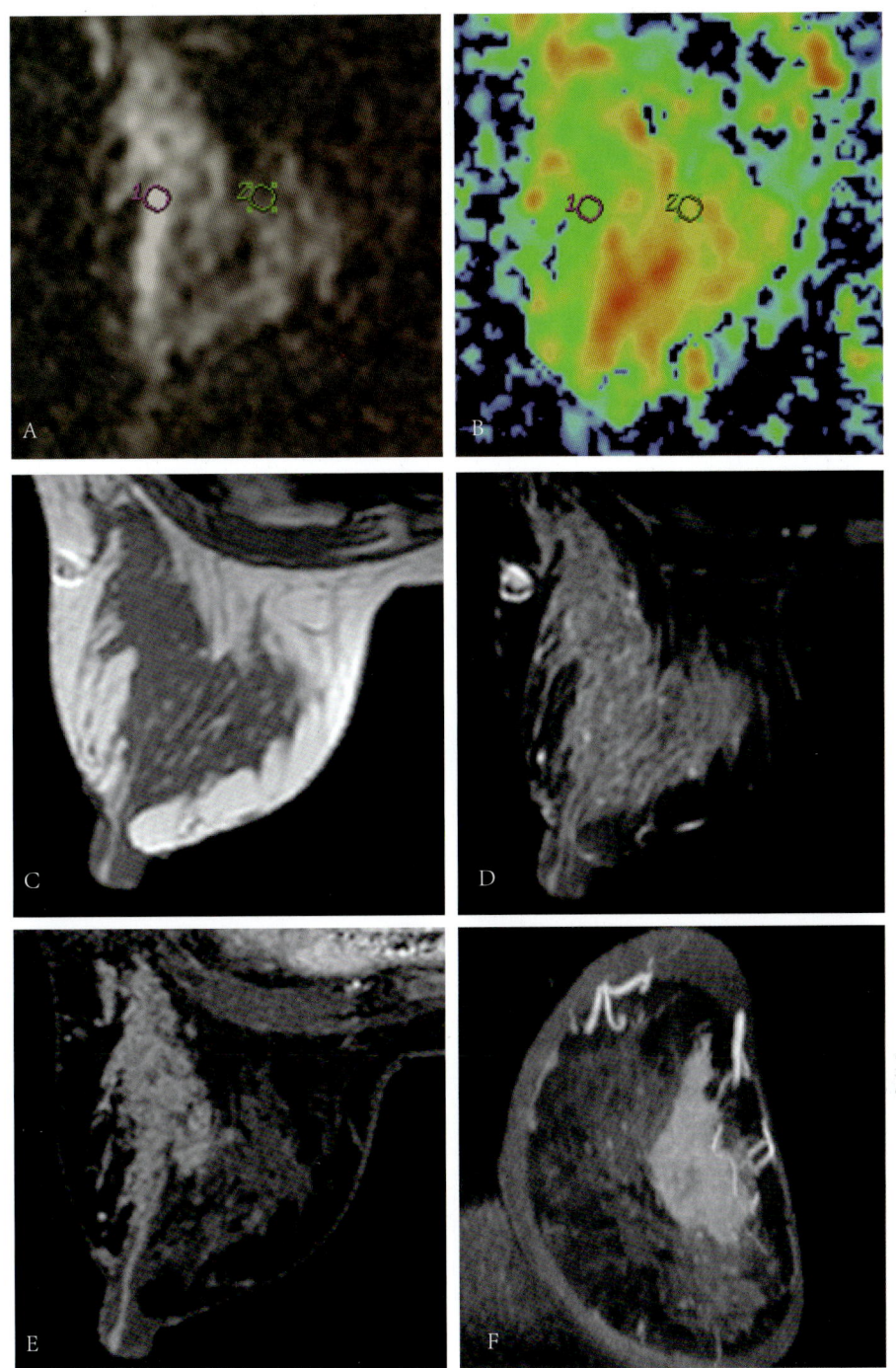

图 3-11 NME 的 ADC 测量

左侧乳腺外侧象限小叶节段分布的 NME,病理检查证实为弥漫 DCIS,部分为 IDC。DWI(A)显示病灶不均匀高信号,ADC 参数图呈不均匀信号,实际测量 $ADC_{min}= 1.15 \times 10^{-3}$ mm²/s,邻近的纤维腺体组织 $ADC_{min}=1.56 \times 10^{-3}$ mm²/s。此病灶在 T1WI 和 T2WI 几乎不能被分辨(C、D),其中病灶强化的范围内(E、F)与正常纤维腺体区域一样含有脂肪和腺体成分。此 ADC 测量值偏高被认为是 ROI 内的平均效应所致

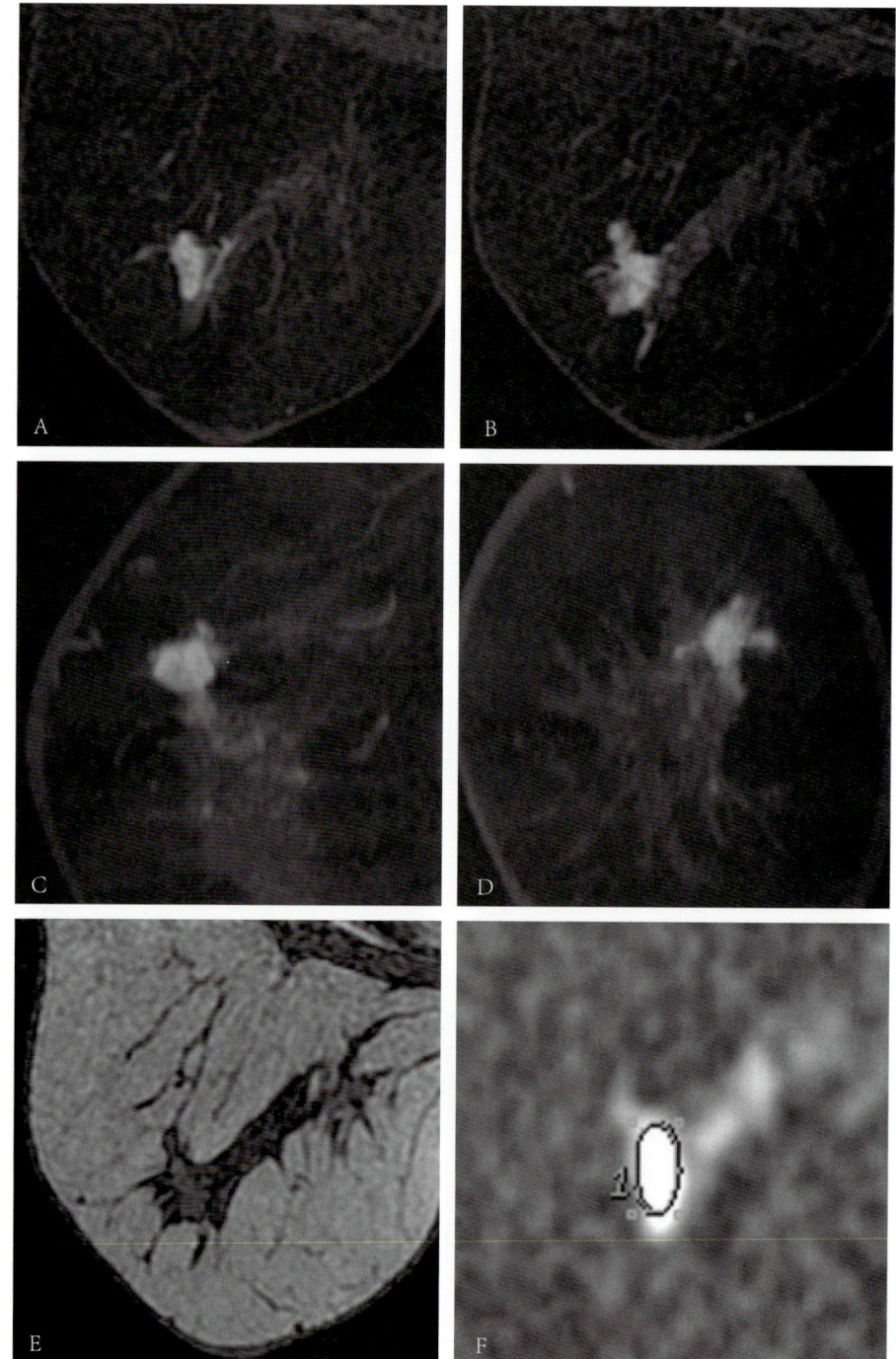

图 3-12　ADC 值不在恶性阈值内

患者 62 岁，发现左侧乳腺肿物 7 个月。2009 年行左乳腺肿物切除术，术后病理乳腺硬化性腺病。MRI 显示不规则肿块，边缘毛刺，内部强化特征混杂，TIC_{max} 廓清型；$ADC_{min}=1.31\times10^{-3}cm^2/s$。病理检查示：左侧乳腺外上象限浸润性癌，非特殊类型，SBR 分级 Ⅱ 级，肿瘤大小 0.7cm×0.5cm×0.5cm。癌组织未侵犯皮肤及乳头。周围乳腺组织呈腺病改变。自取基底切缘未见癌。自取腋窝淋巴结未见转移癌（0/18）。免疫组化染色结果示肿瘤细胞：Cyclin D1（+70%），CK5（-），ER（+75%），PR（+75%），HER-1（-），Ki-67（+30%），HER-2（2+），p120（膜 +），Topo-Ⅱα（+<25%），p53（-）。分子：HER2（5.59/2.0=2.98）基因扩增。此病例的判断基础是形态和曲线，ADC 值并不在恶性阈值内。影像的定量征象是否与免疫组化等建立相关性，尚有待进一步研究证实

第三节 T2WI 与 T1WI 扫描

常规的 T2WI 和 T1WI 是乳腺 MRI 检查的必需序列。部分研究认为，MRI 对乳腺疾病的显示和诊断主要基于动态增强后的形态学和血流动力学特征，因此对常规平扫不够重视，甚至为了节省扫描时间而放弃 T1WI 和 T2WI 平扫。笔者认为，MRI 显示病变的优势就是多种组织对比度成像，T2WI、T1WI 等反映组织特征的信息是不可或缺的重要内容。

一、T2WI 的扫描与价值

MRI 显示乳腺病变以异常强化为基础，但是并非所有的病变都会强化。例如囊肿，没有常规的 T2WI，囊肿可能会被漏诊；一些病灶在 T2WI 的表现是有特征性，对鉴别诊断有提示意义，例如多数的腺瘤在 T2WI 信号比乳腺癌高，在 T2WI 上可以显示纤维腺瘤的低信号纤维分隔。另外，乳腺假体置入后的评价、脂肪坏死、乳管扩张，在平扫都有特征性，T2WI 是必需序列。笔者总结遗漏的恶性病变中，一个关键的因素是没有重视 T2WI 图像，导致黏液癌漏诊（图 3-13）。黏液癌的特殊性在于增强早期与腺体呈等信号，或者不规则的轻度环形强化，没有 T2WI 高信号的提醒，很容易漏诊；T2WI 高信号合并延迟期强化及 DWI-ADC 值增高，几乎可以确诊黏液腺癌。在笔者的分级诊断中，如果病灶 T2WI 呈高信号，一般可以考虑将评分积 -1 分，只有黏液癌例外。T2WI 高信号的认定一般以接近邻近流入增强的静脉信号或大于纤维腺体信号的 2 个标准差为参照。

T2WI 显示乳腺病变以高信号为前提，因此 T2WI 扫描均必须是脂肪抑制序列，否则病灶的高信号与脂肪的高信号无法鉴别，没有实用价值。脂肪抑制作为对脉冲序列的一个基本要求参见前述。在 T2WI 的扫描方式上，不同的医师各有习惯做法。有的选择矢状位扫描，认为这样更符合临床医师的观察习惯，同时可以显示腋窝的淋巴结。笔者倾向于选择横轴位扫描，这样可以与横轴位扫描的 DWI、T1WI 形成空间匹配，有利于信号的解释，而临床医师主要利用增强图像进行观察（图 3-14），有假体时可以补充矢状位（图 3-15）。

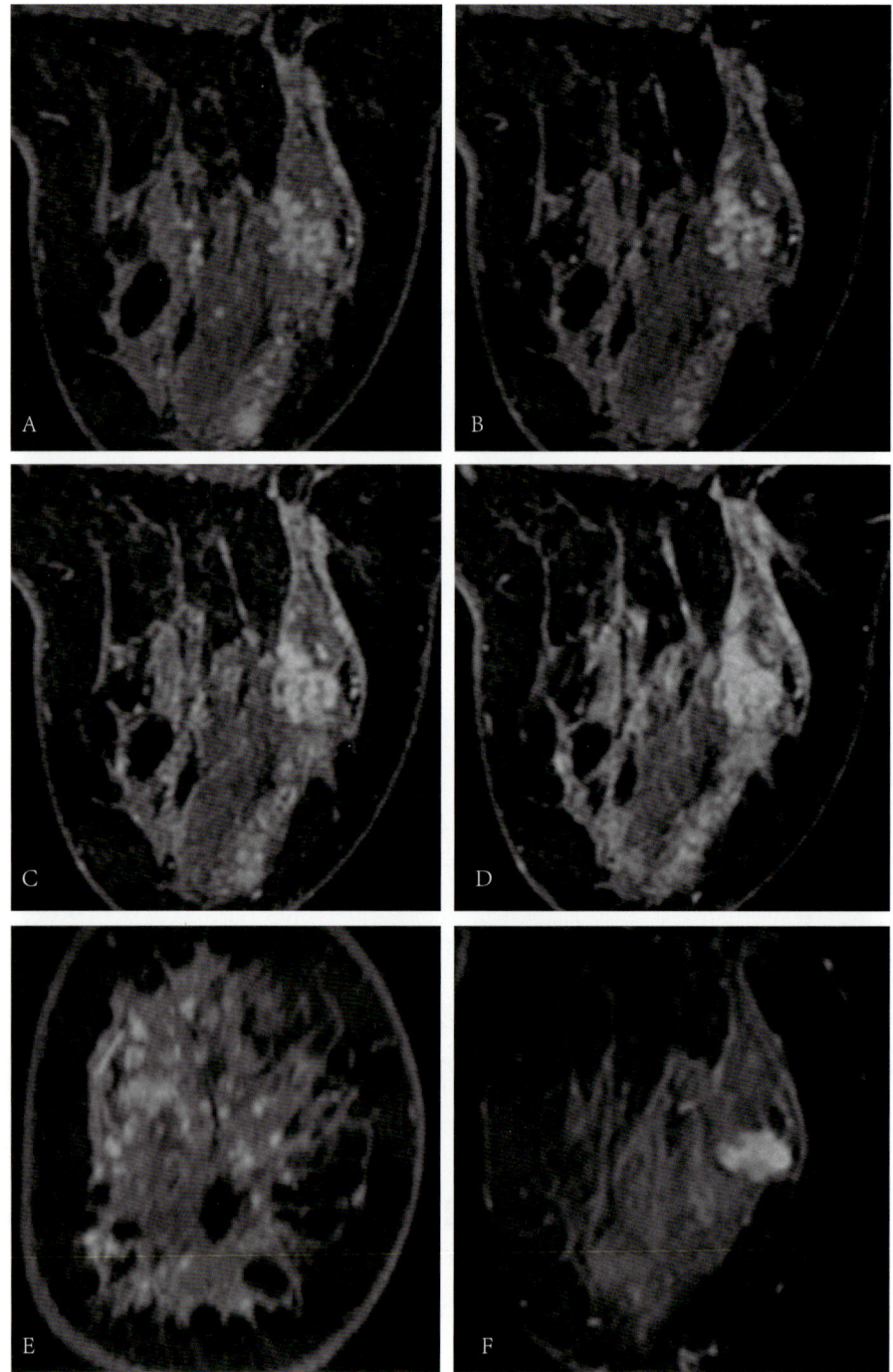

图 3-13 黏液癌漏诊

患者57岁,MRI关注右侧乳腺外侧簇集的点状强化,流入型曲线并延迟期离散融合(A~E),以多发点状强化报告为3类。手术病理检查示:右侧乳腺癌黏液腺癌,大小2.3cm×2cm×1.2cm。回顾分析认为,忽略T2WI的高信号(F),导致此患者低估,漏诊恶性病灶。在T2WI上,多数的高信号病变提示良性,但是黏液腺癌表现为长T2信号,这也是黏液腺癌与纤维腺瘤难以鉴别的原因,部分病例DWI的ADC值有所帮助,部分在延迟期的环形强化特征有帮助。免疫组化:右侧乳腺(原发灶)黏液腺癌,少细胞型,其中部分呈微乳头型(80%)。免疫组化示原发灶浸润癌:ER(75%+),PR(75%+),HER-2(1+),Ki-67(+>75%),CK5(-),SM-MHC(-)。(右腋窝)淋巴结见转移癌(1/2),癌组织主要为微乳头癌,另见极少量分化好的导管腺癌,免疫组化示转移癌:ER(75%+),PR(75%+),HER-2(1+),Ki-67(+>75%),CK5(-),SM-MHC(-)

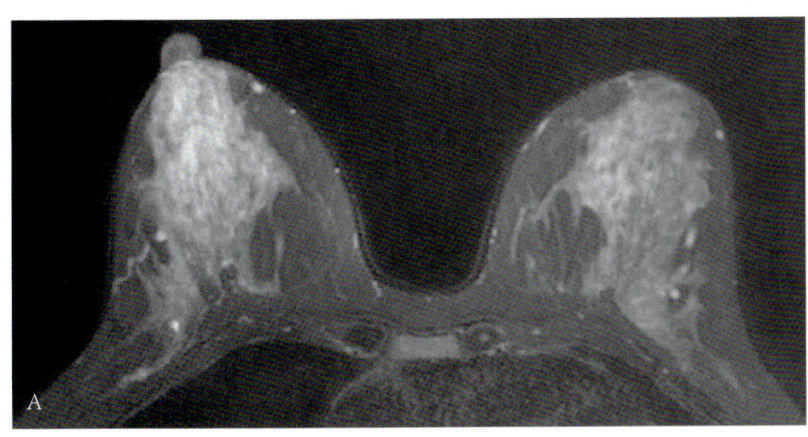
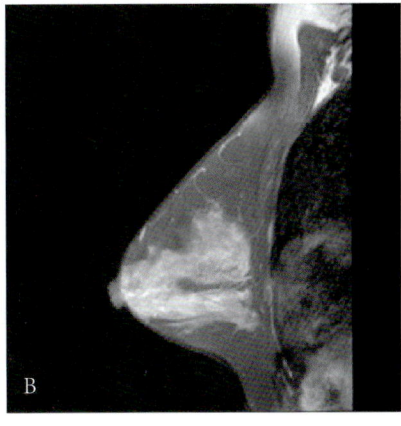

图 3-14 T2WI 横轴位与矢状位的比较

横轴位扫描一般是 5~6mm 层厚，32~35 层，在 Z 轴方向约 20cm，FOV: 32~36cm；矢状位层厚 4~6mm，单侧 20~24 层，FOV :24cm。矢状位扫描时间比横轴位多 1/3。矢状位对纤维腺体和脂肪及血管结构两者显示相同，横轴位的优势在于双侧对比显示；两者对胸壁的显示角度不同，但是对乳腺后间隙和胸大肌后间隙显示是一致的。在显示淋巴结方面，无论是横轴位还是矢状位，因为比较靠近线圈的边缘脂肪抑制效果不佳，淋巴结显示均不清晰。临床医师更加习惯于观察矢状位

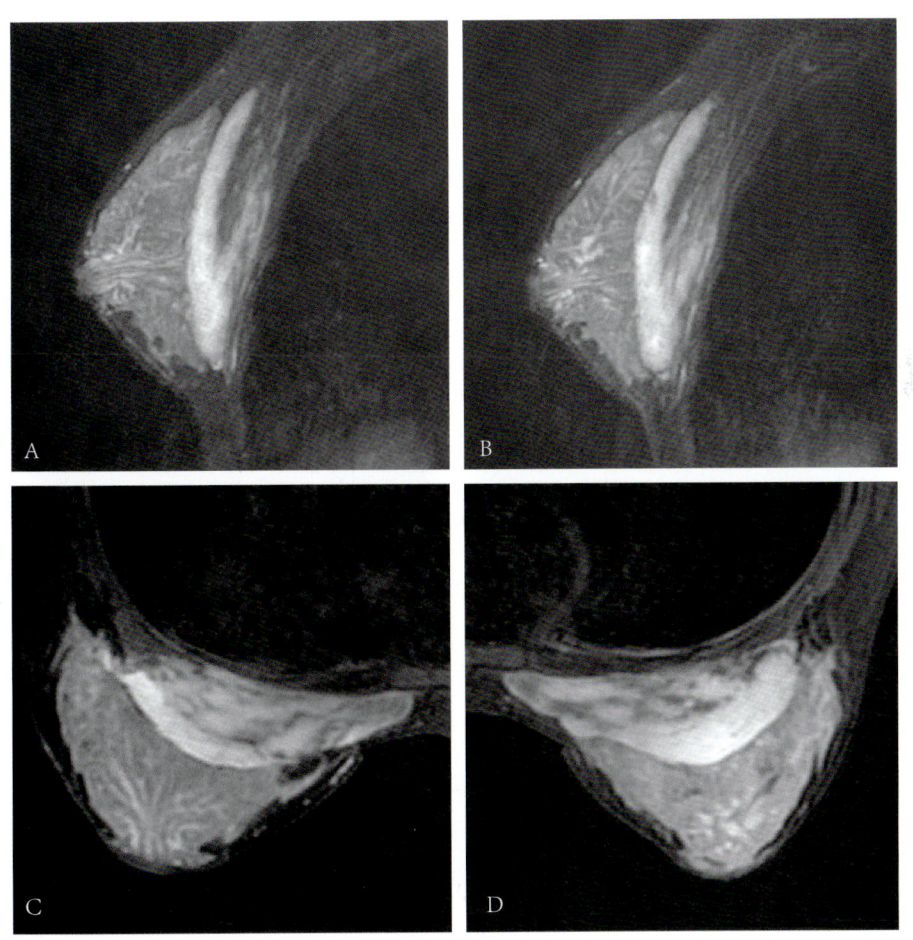

图 3-15 假体与矢状位扫描

注射置入假体后，置入物位于胸肌浅层和深层，呈不均匀的长 T2 信号，其中短 T2 信号成分为散在的肌肉组织。同时可见双侧乳腺树枝状的乳管扩张

二、T1WI 扫描与价值

T1WI 指动态增强扫描前不施加脂肪抑制的 T1 对比扫描。其作用包括 3 个方面。

1. 用于划分肿块和 NME 类型，如果一个病灶边缘有明显的推压脂肪效应，内部夹杂脂肪信号，在 T1WI 就能分辨病灶的轮廓，则可以定义为肿块；如果在 DCE 显示的强化范围内病灶内部有脂肪信号，且与周围脂肪和腺体无明确的分界，在 T1WI 几乎不能分辨病灶，则可以定义为非肿块强化（NME）。

2. 鉴别含有脂肪（图 3-16）、出血（图 3-17）的病变，部分病灶内的脂肪信号对鉴别诊断有定性作用，如脂肪坏死、错构瘤内的脂肪信号，均可以帮助直接定性为 BI-RADS 2 类的良性病变，脂肪信号的鉴定需要同时获得空间匹配的脂肪抑制 T1WI 图像。

3. 帮助淋巴结的显示和鉴定，没有脂肪抑制的 T1WI 在腋窝伪影少，淋巴结信号低于周围的脂肪，衬托淋巴结的形态特征，尤其是淋巴结门的脂肪信号对淋巴结良、恶性鉴别诊断有帮助（图 3-18）。由于淋巴结小，因此 T1WI 由经典的二维 SE/FSE 序列改进为三维 GRE 序列，一般是 DCE 序列去掉脂肪抑制选项后保持其他参数不变，这样可以获得与 DCE 一致的高分辨率淋巴结图像，缩短扫描时间。尤其是基于 DIXON 序列一次扫描可以同时获得水相（脂肪抑制）、脂肪相（水抑制）、同相位和反相位 4 个对比度图像，其中的同相位即 3D-T1WI，水相即 DCE 的预扫描，两者可以整合在 DCE 中扫描同时完成，缩短检查时间，从而实现 20min 内完成一个多参数的乳腺 MRI 检查。

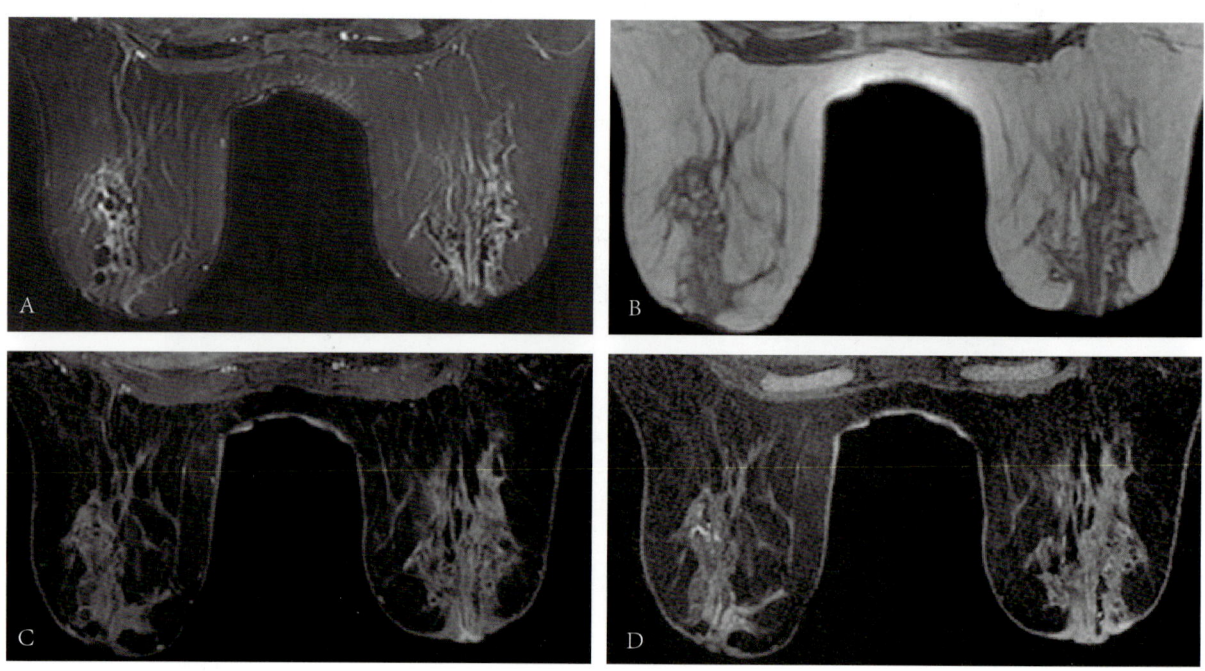

图 3-16　乳管内出血与脂肪

fs-T2WI 双侧乳管内大小不等的圆形低信号，对应 T1WI 与脂肪信号无法区分，预扫描 fs-T1WI 呈低信号，与 fs-T1WI 对应位置呈低信号，确认为脂肪组织；部分预扫描 fs-T1WI 呈导管样高信号，考虑为乳管内积乳或出血

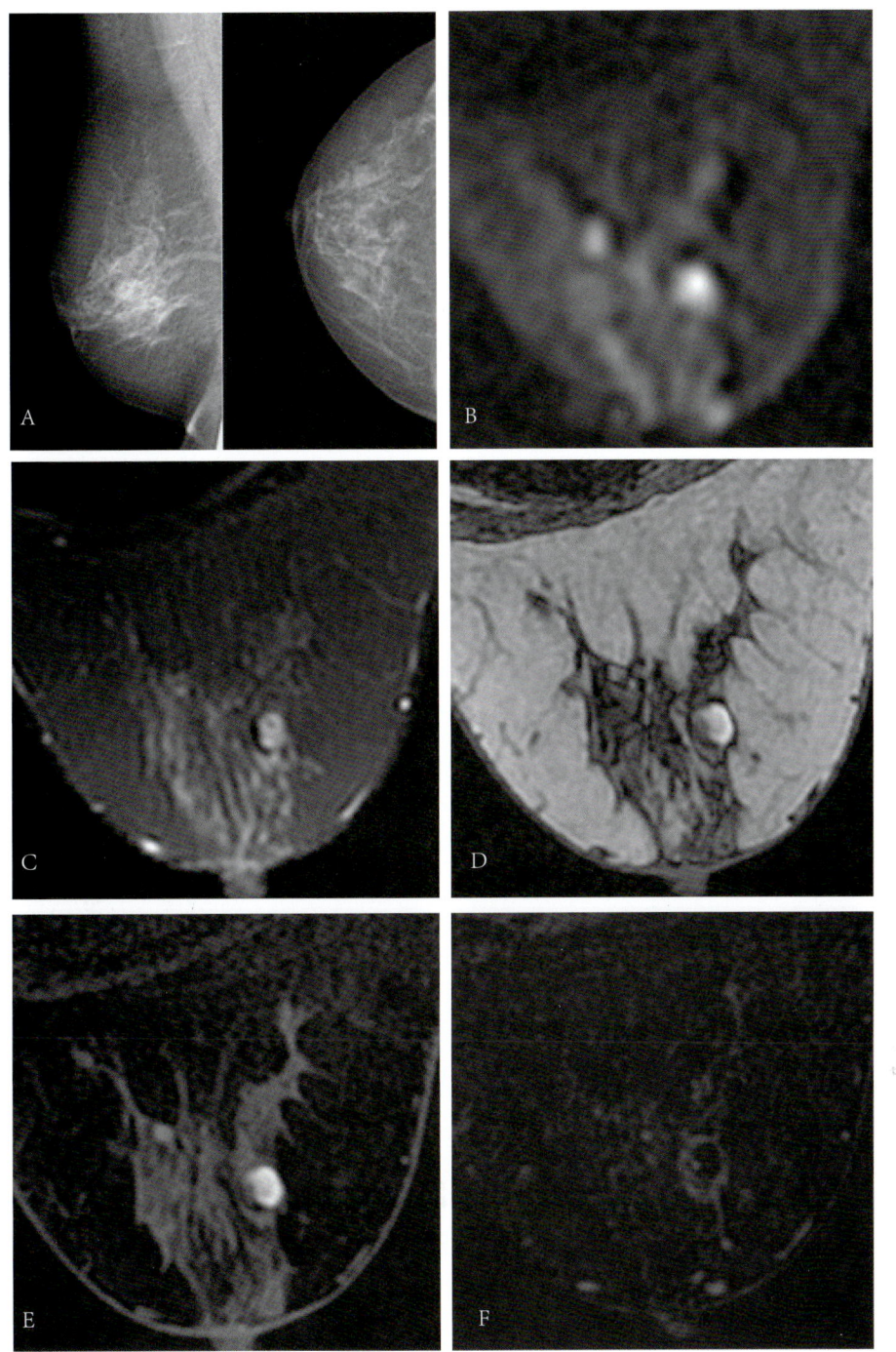

图 3-17　乳腺血肿

患者 54 岁，右侧乳腺结节 1 年余。右侧乳腺圆形异常信号，DWI 呈高信号，T2WI 和 T1WI 均呈高信号，边缘有低信号环；T1WI 脂肪抑制仍呈高信号，减影后轻度环形强化，判断为出血灶，T2WI 的低信号环有利于与积乳高信号鉴别。病理检查示：右侧穿刺之少许乳腺组织，个别导管内见乳头状增生及肌上皮增生，周边纤维组织内见胆固醇结晶、多核巨细胞、泡沫细胞聚集及含铁血黄素沉积、坏死

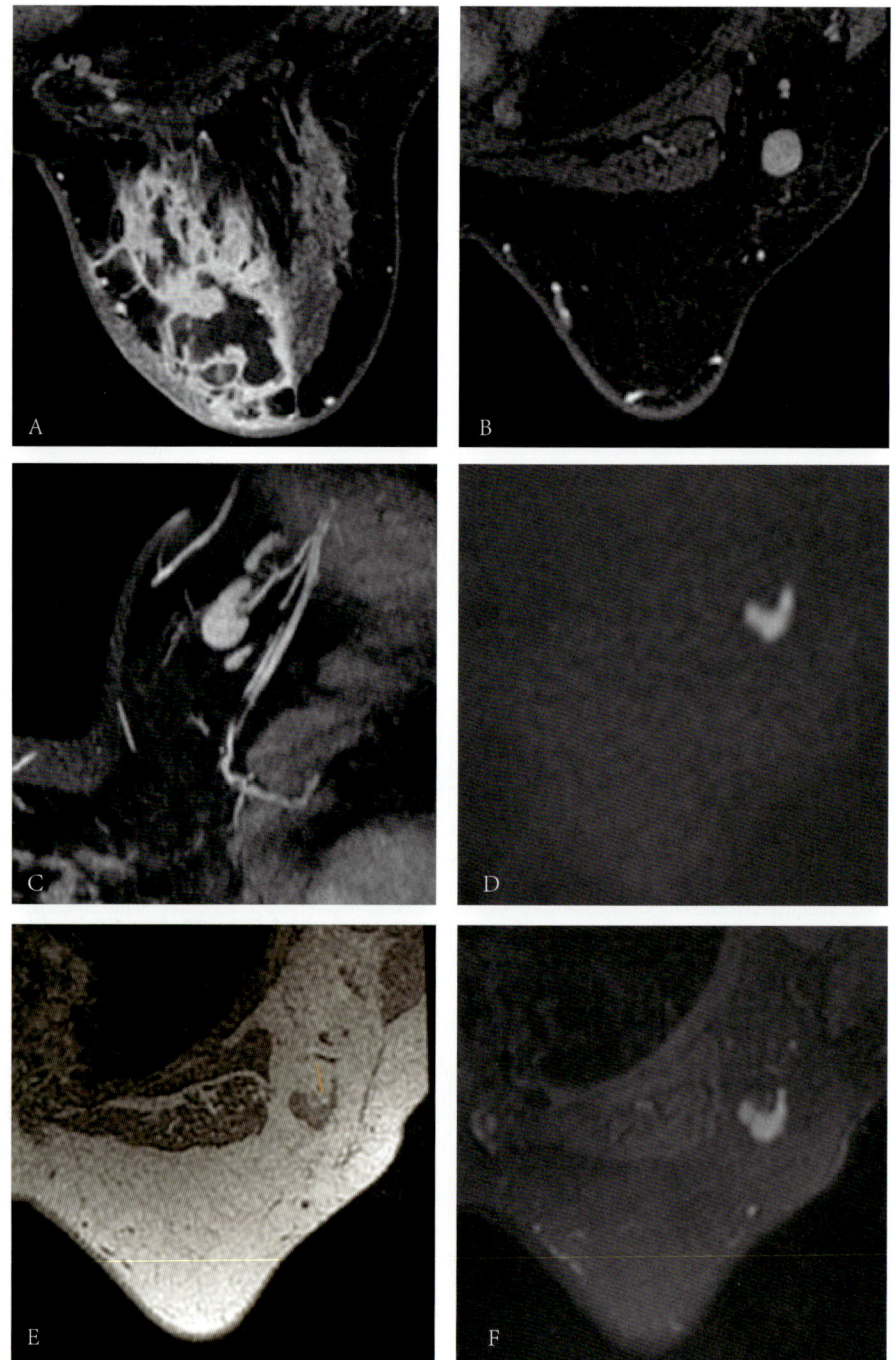

图 3-18 淋巴结门内的脂肪信号

右侧乳腺炎并脓肿形成,同侧腋窝淋巴结增大,虽然强化显著且 DWI 高信号,但是淋巴结门内的脂肪信号提示是良性的反应性改变。此脂肪信号的存在比单纯的淋巴结大小在判断淋巴结转移时更有意义

第四节　动态增强扫描与后处理

动态增强扫描（dynamic contrast enhancement，DCE）是乳腺MRI检查的关键，也是各种检查方式的差别所在，由此导致纷繁复杂的显示差异和诊断差别。图3-19为动态增强扫描时涉及的几个概念。一个合理的动态增强扫描，必须兼顾病灶的三维形态特征、病灶的血流动力学特征和图像的信噪比（SNR）。

一、动态增强的空间与时间分辨率

动态增强扫描的横坐标是时间，其中包括3个基本的概念：注射药物后增强扫描需要延续多少时间（T=?）、一个扫描时相多少时间（t=?），即时间分辨率是多少、扫描时相之间是否应该有暂停间隔。

1. 要获得合理的TIC需要扫描多长时间（T）　其计算关系为T=t×n，即由时间分辨率t和重复扫描的时相数量n联合决定。多时相动态增强扫描的目的是获得TIC以评价病灶的血流动力学特征，即肿瘤血管形成、对比剂进入肿瘤的分布、对比剂在肿瘤的廓清等。经验表明，注射对比剂后至少延迟扫描8~10min才能获得一条合理的TIC。时间太短则不能显示病灶的廓清特性，太长由于对比剂在机体的浓度下降而呈现廓清表现。对比剂的药动学是以时间为计量单位，不是以扫描时相为计量单位，扫描时相是各自定义设置的，这在很多脉冲序列的设置中都被误解。部分参数设置虽然在整个动态增强扫描过程中，也完成了1+5甚至1+10的增强扫描，但是时间分辨率t较小，总体的增强扫描时间T只有5~6min，因此很少见到廓清型曲线，多数是平台型或流入型（图3-20）。

2. 时间分辨率（t）设置多少　即多少时间一个扫描时相。动态增强的时间信号曲线（DCE-TIC）反映病灶的血流动力学特征，注射对比剂后多次重复扫描获得，一次重复称为一个时相。时相（phase）的概念不同的厂商设备有不同的表达，如measurement、repeat。完成一次采集的时间越短，时间分辨率越高。讨论时间分辨率，需要根据扫描的目的确定。如果以显示病灶的形态学特征为目标，则需要高空间分辨率而降低时间分辨率。1mm×1mm×1mm的各向同性体素需要的时间分辨率为90~120s。如果以研究病灶的药动学为目标，例如研究K_{trans}、V_{ep}等参数，从动脉输入函数的要求看，其时间分辨率需要20s或更短，同样的扫描范围条件这种时间分辨率设置就必须降低空间分辨率。结合脉冲序列K空间填充的特性，笔者对时间分辨率从每时相42~150s均进行了尝试，认为在保证各向同性体素空间分辨率的前提下，时间分辨率120s以内均可以接受。对比剂的药动学曲线是病灶的固有属性，不同的时间分辨率只是在曲线上进行数据采集的频次不同而已，在一个连续10min的扫描过程中，60s的时间分辨率和120s的时间分辨率差异在于前者的曲线更加平滑（图3-21），判断良、恶性的关键指标早期强化率和廓清特性没有本质差别。

3. 扫描时相之间是否需要暂停　这个实际是一个扫描技巧问题。很多的脉冲序列设置在预扫描和增强扫描之间、甚至在动态增强扫描的各个时相之间有长短不等的暂停，笔者认为这种做法没有必要。暂停的间隔患者容易发生运动，这种运动就是TIC测量中产生锯齿形曲线的主要原因，因空间错位（mis-registration）产生的测量误差。有些脉冲序列的设置将预扫描和动态增强分成两个独立序列，由于各个脉冲序列之间设备将进行自动调谐改变线圈的发射（接受）增益，不同序列之间的信号值是缺乏可比性的。因此，建议动态增强扫描连续无间隔完成，两者之间是连续而没有中断间隔的。

在动态增强的时间控制技巧上，必须熟悉脉冲序列与K空间中心填充的关系。MRI图像的对比度是由K空间中心部分决定的，而K空间中心的填充时机在不同的脉冲序列是不一样甚至可以自行调整的。例如，K空间中心优先填充即在扫描的开始便采集K空间的中心部分数据，这种情况一般用于增强血管造影；多数的三维采样是K空间顺序填充，即在三维采样的中段1/4～1/3完成空间中心数据采样；也有K空间最后填充，即在其他数据完成采集后采集K空间中心部分数据。MRI图像K空间中心数据采集与图像对比度的关系要求对比剂的浓度高峰必须与K空间中心数据填充的时机同步，也为不同的时间分辨率设置提供了机会。

从循环的生理特征上，对比剂自肘静脉注射后，需要25～30s到达乳腺的供血动脉，在注射后第35秒左右在完成病灶内对比首剂通过，此时血管通透性增高的恶性肿瘤的实质均被造影剂"染色"，肿瘤床充分强化，是判断肿瘤形态特征的时机。因此，DCE扫描的技巧在于合理控制对比剂注射与启动扫描的时间差，使K空间中心填充时机对应对比剂首剂通过的高峰。以GE的VIBRANT（volumeimaging of breast assessment，VIBRANT）序列为例（图3-22），其K空间中心为顺序填充。假定动态对比剂和扫描同时启动，设置60s时间分辨率时，其K空间中心采集时间在启动后的第20秒左右，此时可见心血管内有对比剂，而乳腺病灶内没有对比剂充填，即扫描时机过早，病灶未充分强化（图3-23）；设置120s的时间分辨率时，其K空间中心采集时间在启动后的第30～40秒，在第1增强时相与乳腺病灶的造影剂首剂通过时间重合，是合理的增强时机（图3-24）。这样既满足早期增强率的测定，120s的时间分辨率也有利于实现高空间分辨率的设置。笔者正是基于这几个方面的考虑将时间分辨率设置为120s；如果设备能力允许，在保证空间分辨率的前提下，推荐设置为90s更加合理（图3-25）。此结论是笔者通过42s、60s、90s、120s和150s分辨率的实际测试比较后得到的结论。这也是笔者在后续的诊断中利用增强早期图像作为形态学依据的理论基础，时间分辨率越短，获得的TIC曲线越平滑，但是总体上不改变曲线的早期强化率和轮廓特征。关于K空间中心填充的时机多数的设备上会有提示，如Philips在参数汇总栏有time to k0，SIMENS的参数为K-space reordering，均是启动扫描后K空间中心开始填充的时机。

一些研究也在探讨乳腺灌注定量测量与表达方式，如利用两室药动学模型，通过测定血管内外对比剂的时间-浓度曲线，计算对比剂的容量转移常数（volume transfer constant，Ktrans，指对比剂从血管内扩散到血管外的速度常数，单位为min^{-1}）、速率常数（rate constant，Kep，组织间对比经扩散重新回到血管内的速度常数，单位为min^{-1}）；血管外细胞外间隙容积比（Ve，是血管外细胞外间隙占整个体素的百分比）。三者满足如下关系Kep=Ktrans/Ve。其中，Ktrans因其既能反映肿瘤组织的血流量，又能反映局部的渗透率，被认为是最能反映肿瘤的灌注情况的一个指标。理论上，用于Ktrans测量的采集，至少需要在动脉流入期获得3个数据点计算动脉输入函数（AIF），这要求时间分辨率在10s以下，实际上多数的研究没有达到这个要求，因此不同的研究中测量的Ktrans值也参差不齐，尚不足以作为稳定的诊断参数，且其在良、恶性肿瘤的鉴别价值尚有待循证医学数据证实。由于扫描需要较快的时间分辨率，不利于肿瘤的形态学显示，而本文笔者认为这些定量分析方式在诊断上并没有比定性分析提供更多的信息，而且药动学两室（三室）模型的准确性有待进一步论证，所以在临床诊断中推荐采取常见的定性分析。

图 3-19　动态增强扫描的基本概念

一个动态增强扫描由连续的多个时相（phase/measurement）组成，每个时间的扫描时间 t 即时间分辨率，t 越小时间分辨率越高。注射药物之前，有一个预扫描的本底图像，标记为 0 时相，注射药物后的图像依次为第 1、2、3……时相，将这种扫描方式简称"1+n"，即注射对比剂前 1 个平扫时相 + 注射对比剂后扫描 n 个增强时相。为了保证图像质量，注射药物时预扫描和第 1 时相之间不建议暂停。扫描时相数量 n，时间分辨率 t 和总体扫描时间 T 都是可以根据研究目的自由设定的数据

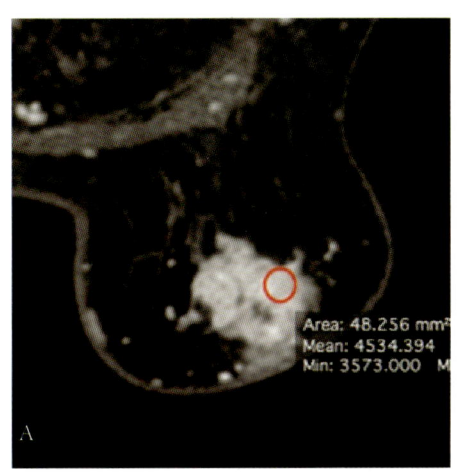

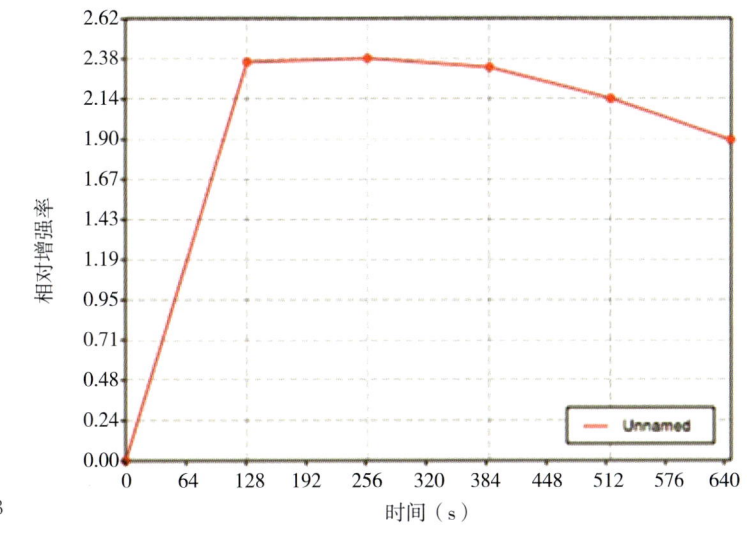

图 3-20　足够的延迟时间

从 TIC 曲线看，延迟期的廓清率与扫描时间相关，如果注射对比剂后延迟 6min，则为平台型曲线；延迟 8min，廓清率为 10%，延迟 10min，廓清率为 20%；廓清率与延迟的时间长短有关，但是注射造影剂后扫描 8min 为基本的扫描要求

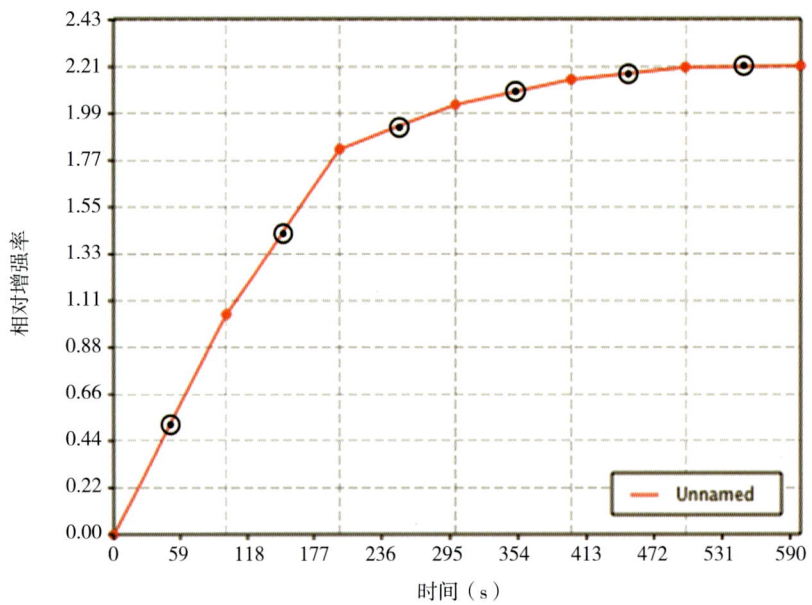

图 3-21 时间分辨率与 TIC 曲线

此 TIC 曲线用 60s 时间分辨率检查删除其中偶数时相模拟 120s 时间分辨率，两者的差别是前者曲线更加平滑，对曲线轮廓特征无影响，但是从 K 空间对应时间点看，早期增强率会略有差异

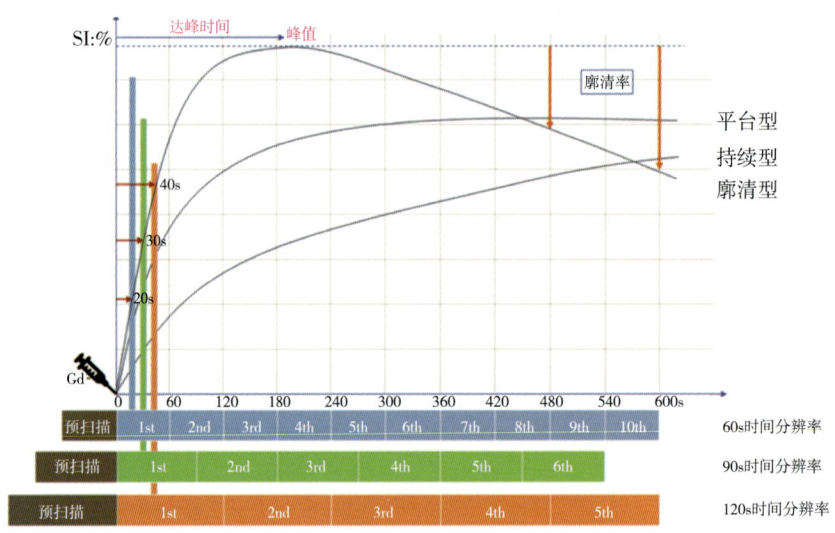

图 3-22 动态增强扫描时间参数的控制

各种类型的 TIC 类型是由对比剂的药动学决定的，不以扫描参数改变而改变。不同的时间分辨率即在曲线上不同的采样频次，60s 时间分辨率采样频次高曲线更平滑。不同分辨率的 K 空间中心数据填充时机也不一样，60s 时间分辨率偏早，在注射对比剂后约 20s，强化幅度不充分，而第 2 增强时相在注射造影剂后 80s 又偏晚，比较合理的是 90～120s，对应注射对比剂后 35～40s，病灶充分强化

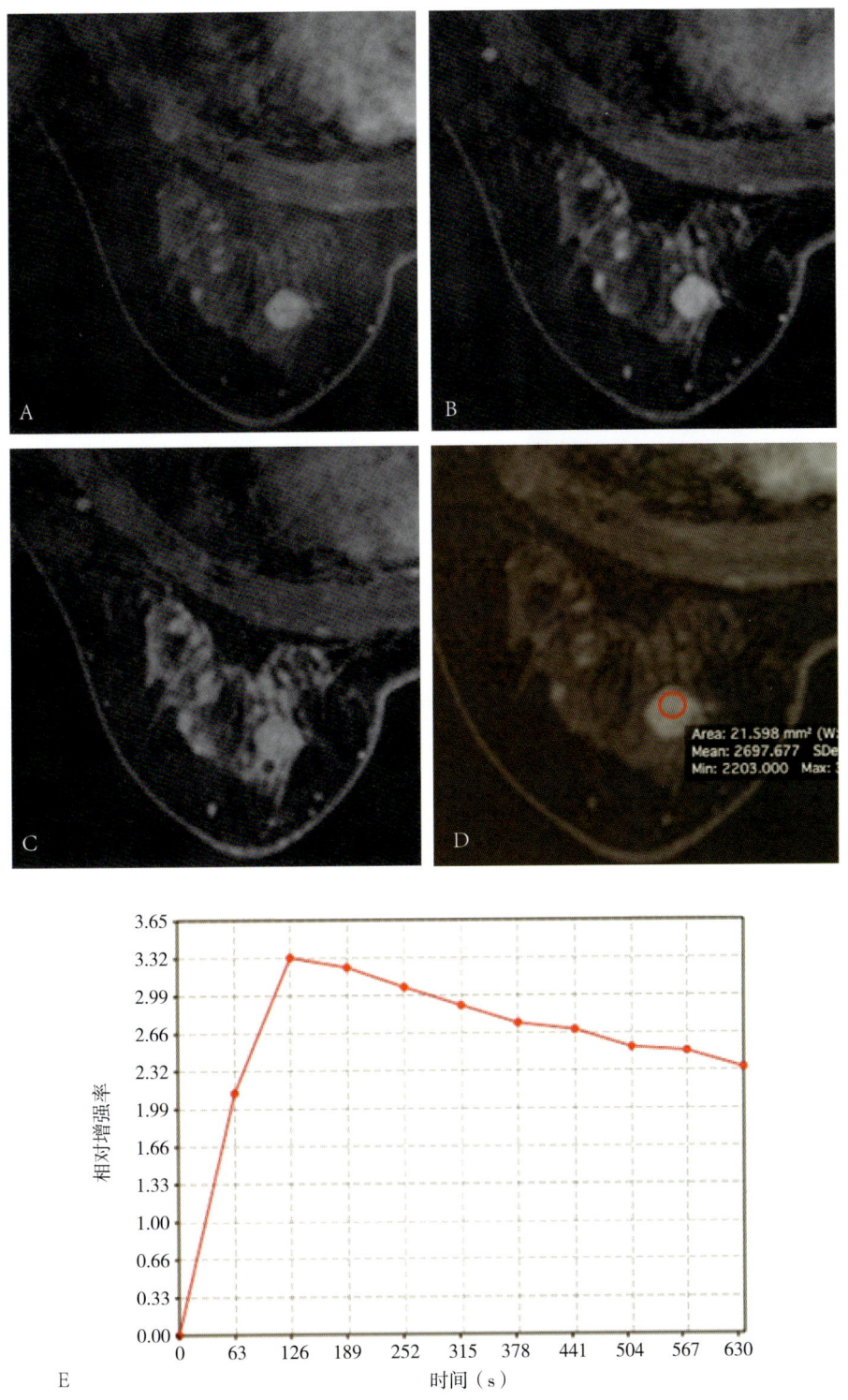

图 3-23 60s 时间分辨率

TIC 廓清型，TIC 的达峰时间在第 2 时相。第 1 增强时相对应对比剂注射后约 20sK 中间中心填充，显示病灶不均匀强化，但是胸壁的静脉未见显示，可能偏早；第 2 时相对应对比剂注射后约 80sK 空间中心填充，病灶强化均匀，胸壁静脉显示，但是 BPE 开始出现并显著

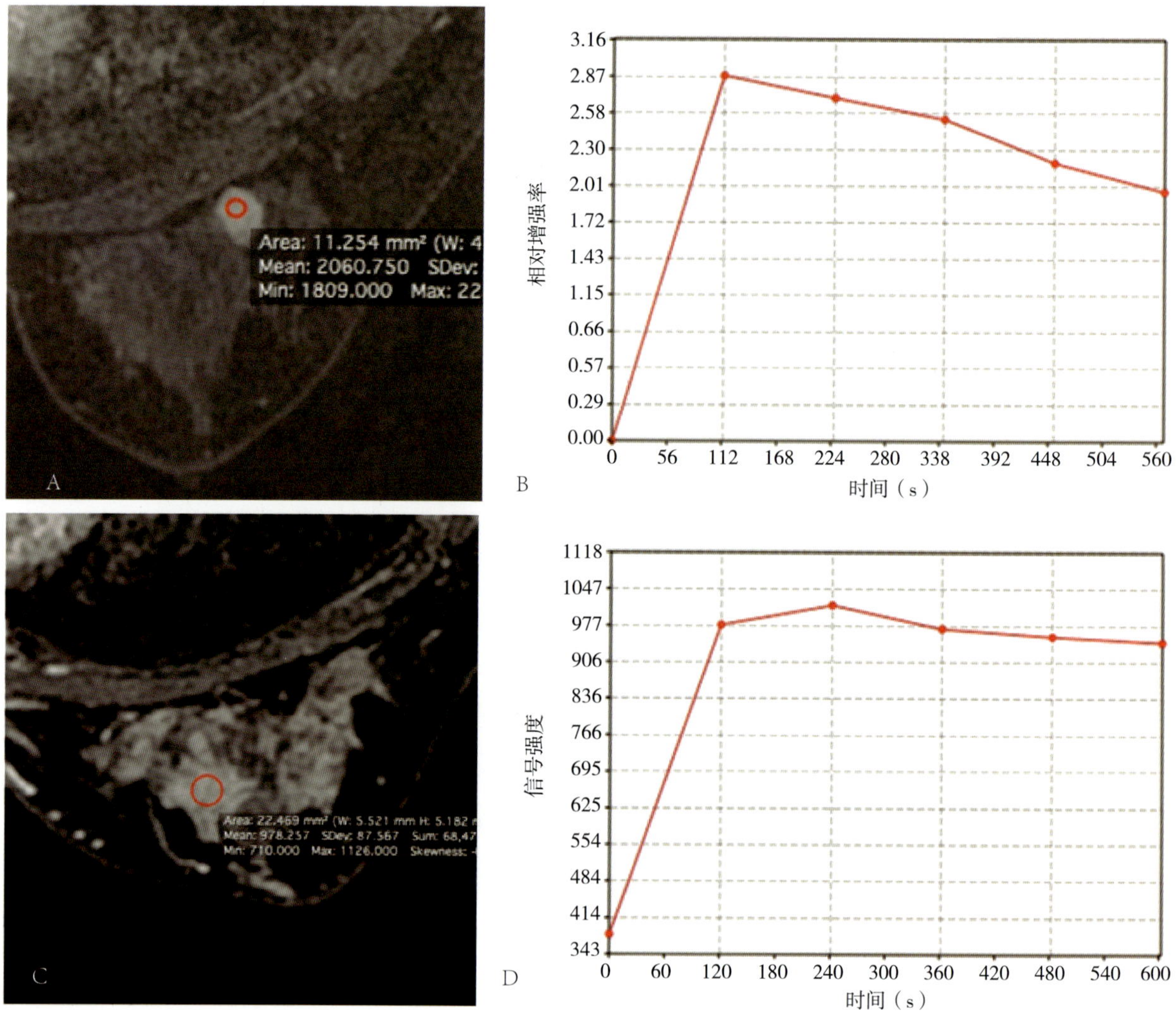

图 3-24 120s 时间分辨率

其 K 空间中心填充时间对应对比剂注射后 35～40s，快速强化的肿块在第 1 期的爬升率最大（A、B），部分肿块在第 2 期才达到强化高峰（C、D），但是对曲线的轮廓判断没有影响

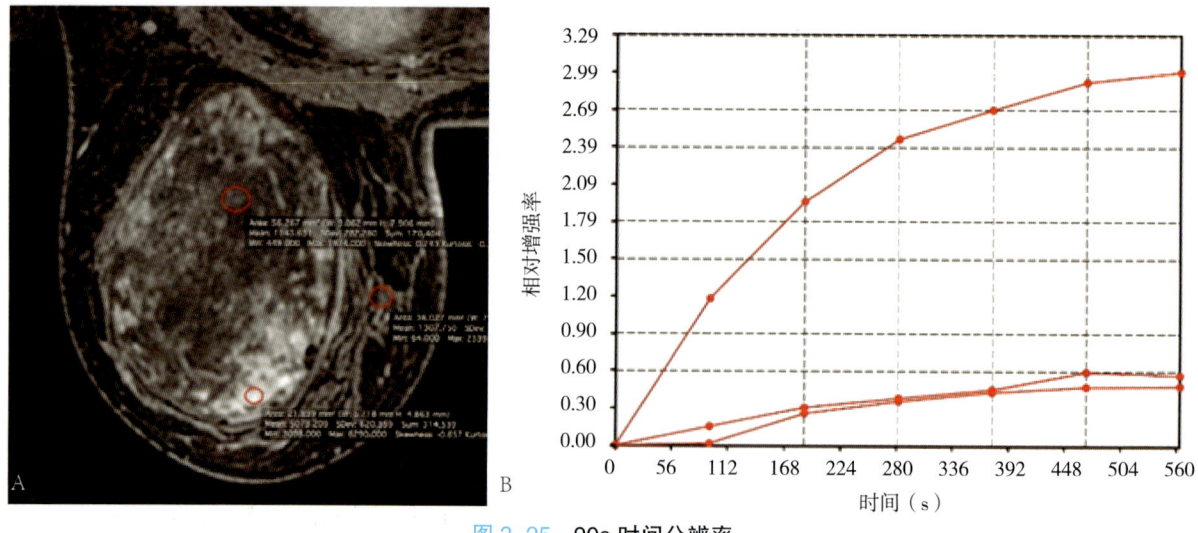

图 3-25 90s 时间分辨率

其 K 空间中心填充时间对应对比剂注射后 25～30s，与造影剂的首剂通过时机吻合，反映病灶的动脉期灌注特征，快速强化的肿块在这期间的爬升率最大。病灶是 TIC 流入型，没有明确的达峰时间，相比正常缓慢强化的则不明显，有利于病灶的对比差异

二、DCE 的空间分辨率

"各向同性体素"是笔者提出的解决乳腺动态扫描和缩短乳腺检查时间的关键技巧。从本书第 1 版的出版至今，笔者充实了动态增强扫描各向同性体素的几个优势：①免除矢状位和冠状位扫描而通过图像重建获得，缩短了检查时间；②实现在同一时间点多平面的形态学显示，解决延迟补充矢状位和冠状位扫描受 BPE 遮盖干扰的问题；③横轴位扫描在图像几何学最经济，回避伪影，足够的覆盖范围包括腋窝，保持参数恒定，与其他序列匹配实现多参数诊断；④兼顾时间分辨率和空间分辨率，在保证 TIC 的前提下提高空间分辨率；⑤当前市面绝大多数配置乳腺线圈和脉冲序列的设备都可以实现。

追求高空间分辨率是基于诊断的需要，形态学特征是判断乳腺疾病良、恶性的主要依据，如毛刺征、分叶征、导管样强化等都需要高分辨率条件下显示观察，类似于肺部 CT 检查对高分辨率的要求。在 BI-RADS 字汇中，强调了高空间分辨率对显示病灶边缘、内部强化特征及其对鉴别诊断的重要性，由于在诊断时病灶的形态学特征优先于血流动力学特征，因此扫描参数的设置首先应该满足高空间分辨率形态学评价的要求。在高空间分辨率成像的条件下，病灶的形态学特征可以得到进一步的揭示。在 BI-RADS 字汇中，点状病变是一类不确定的病变，定义在直径 5mm 以下，主要原因是无法判断病灶的形态特征。这个点状病变的定义是基于 2003 年以前的乳腺 MRI 扫描的空间分辨率获得的结果，扫描参数的层厚为 2～3mm，在 2～3mm 分辨率的图像上，不能显示 5mm 病灶的形态学特征。如果使用 1mm 的空间分辨率成像，许多 5mm 的病灶显示出小毛刺或者不规则的边缘，有利于进一步的分级定性诊断。因此笔者认为，点状病变的定义随着图像空间分辨率的提高可能会发生改变，在 1mm 空间分辨率条件下可以定义到 3mm。当空间分辨率设置为 1.2mm 时，NME 的串环样强化就不能被显示，而在 1mm 的空间分辨率时，串环样强化的中心导管可以被分辨显示，串环样强化是有特征性的影像征象（图 3-26，图 3-27）。

各向同性体素的设置解决显示动态增强同一时间的横轴位、矢状位和冠状位。病灶的形态特征需要从多个角度进行判断，尤其是 NMLE 病灶的判读强调从多个角度进行重建显示。例如，小叶节段病灶在一个角度呈小叶节段分布，而在另一个角度可能显示为区域分布，而小叶节段样分布在诊断上更多地提示恶性特征。但是，由于乳腺的恶性病灶、良性病灶及正常背景在整个动态增强扫描期间的对比度在不断地变化，早期获得的横轴位图像与延迟期获得矢状位或冠状位图像可能会导致判断的差异，这就要求同时获得横轴位、矢状位、冠状位甚至斜位的图像以满足多方向观察的要求，即笔者解决这一问题的方法是设置各向同性体素的空间分辨率，完成图像采集后进行任意层面的 MPR 重建，这样可以实现同一时相的多平面显示，即解决"人不能两次踏进同一条河流"的问题（图 3-28）。

时间分辨率和空间分辨率是一对互相制衡的因素（图 3-29），追求高的空间分辨率会降低时间分辨率和图像的信噪比（SNR），合理的参数设置需要在空间分辨率、时间分辨率和 SNR 之间达到平衡。在解决了时间分辨率和空间分辨率的设置原则后，就要考虑 SNR 和 CNR 的问题。目前所有厂商的 1.5T 磁共振、4 通道线圈、120s 时间分辨率、1.0mm×1.0mm×1.0mm 空间分辨率，SNR 均能很好地满足诊断要求，在 3.0T 磁共振上 SNR 更高（图 3-30，图 3-31）。CNR 的基本要求是强化的病灶和背景有明显的对比差异，甚至是恶性、良性和背景有更多的强化对比层次，这与脂肪抑制方式、激励脉冲角、接收脉冲带宽和 K 空间填充方式都相关，可以根据实际情况予以调整。在保证足够的 SNR、CNR 和时间分辨率 ≤120s 的前提下，目前多数的设备成像能力均能实现空间分辨率≤1.2mm的各向同性体素扫描，如果辅助以插入算法，可以实现的空间分辨率可以达到0.5～0.6mm，为小病灶的形态特特征判断提供良好的空间分辨能力。为了达到高的空间分辨率设置，笔者经过几何计算比较，推荐使用横轴位进行动态增强扫描。矢状位扫描虽然能达到很高的平面内分辨率，但是层厚较大，容易有心脏搏动的伪影；冠状位扫描容易因为乳腺大小差别会导致检查参数不一致。横轴位定位可以与平扫的T2WI、T1WI、EPI-DWI序列匹配，为后续的信息利用奠定基础。

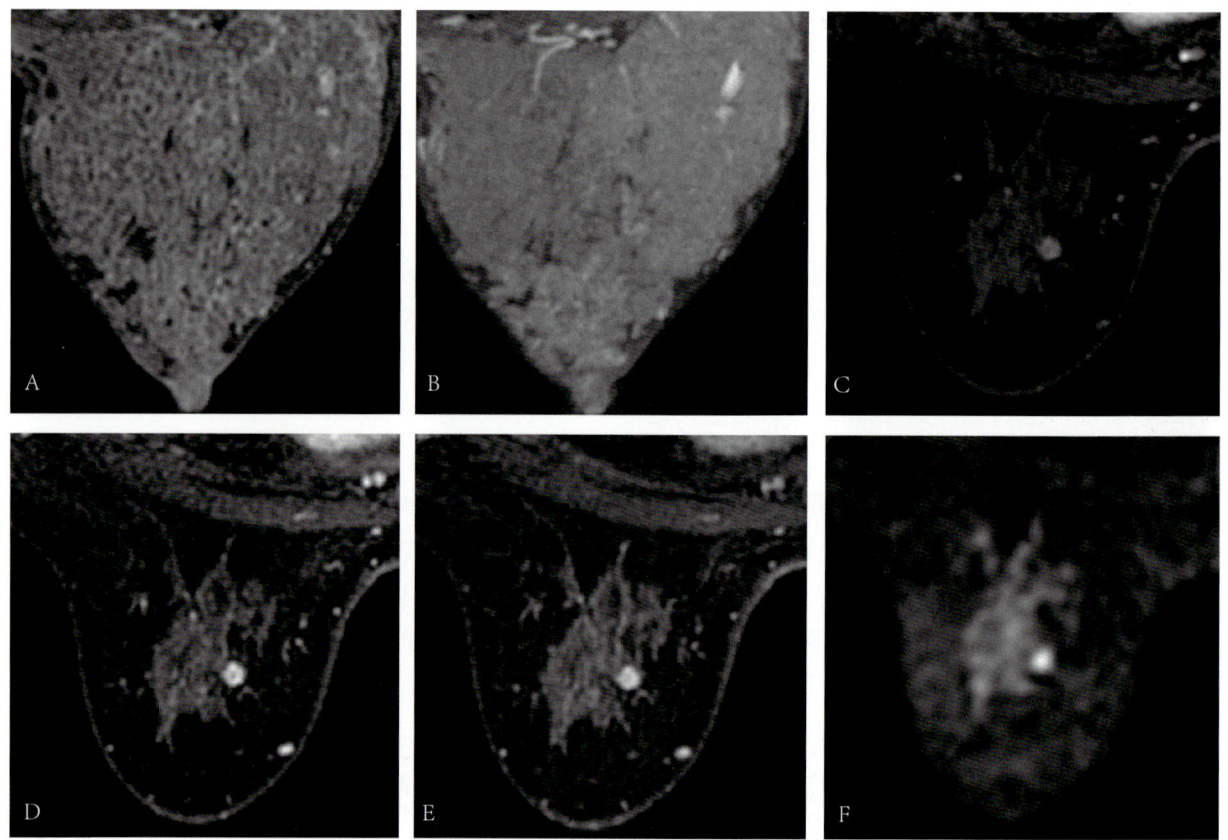

图 3-26　高分辨率扫描的意义

使用1mm×1mm×1mm的分辨率显示的哺乳期的乳管结构（A），在3mm厚度重建（B）即无法显示，这也是显示串环样强化的基础。C-F为点状强化，直径5mm，在高分辨率条件下，呈环形强化，动态增强呈渐进性改变

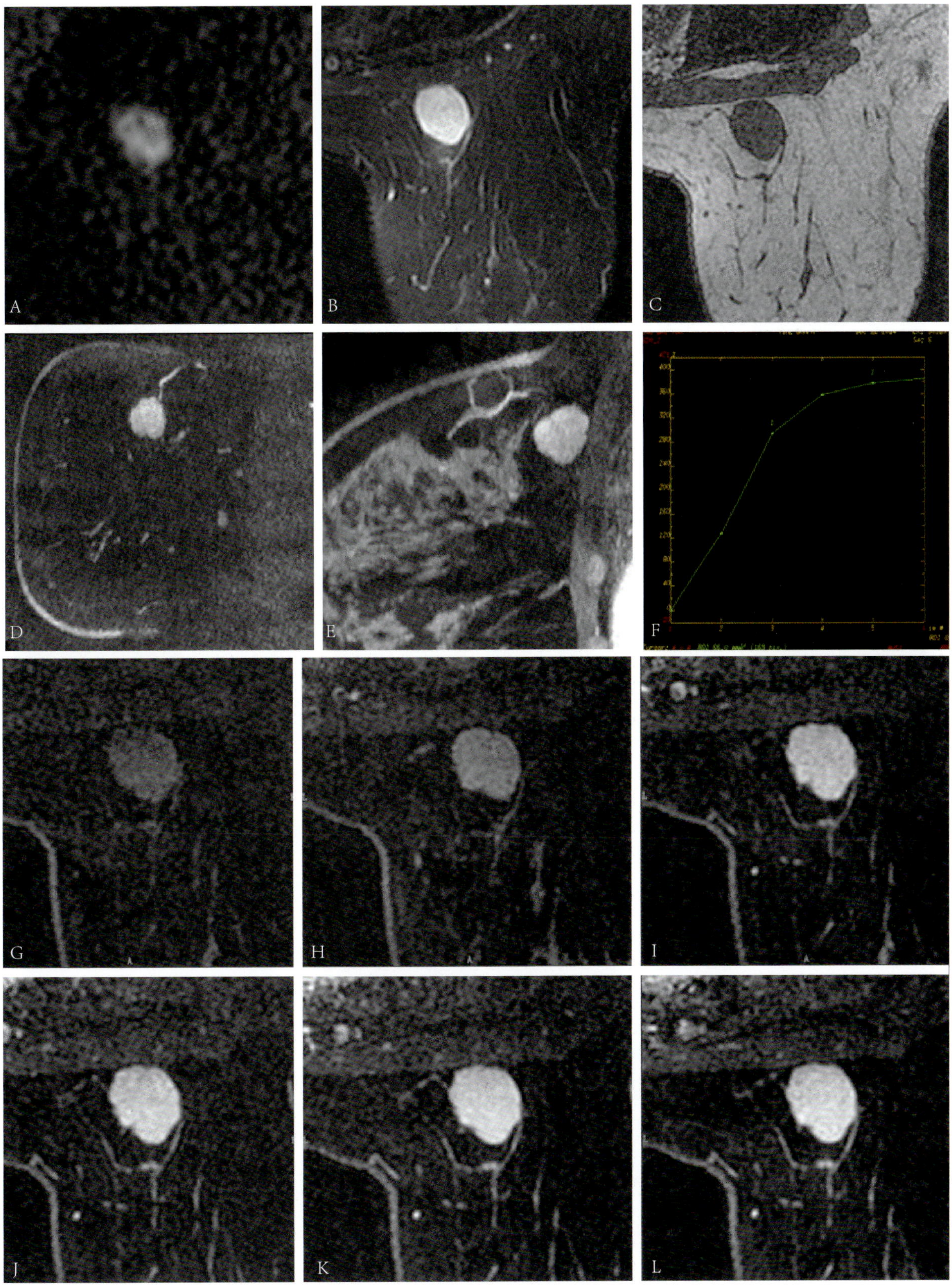

第三章 乳腺MRI检查技术

图 3-27 高分辨率扫描与均匀强化

右侧乳腺靠近胸壁处类圆形肿块，边缘光滑，内部"均匀"强化，TIC流入型，动态顺序观察可见第2、第3增强时相有串环样强化的特征，第1增强时相也有轻度的串环样强化，并非均匀；MRI判断为3类，考虑纤维腺瘤。病理检查示：纤维腺瘤，部分导管上皮增生显著

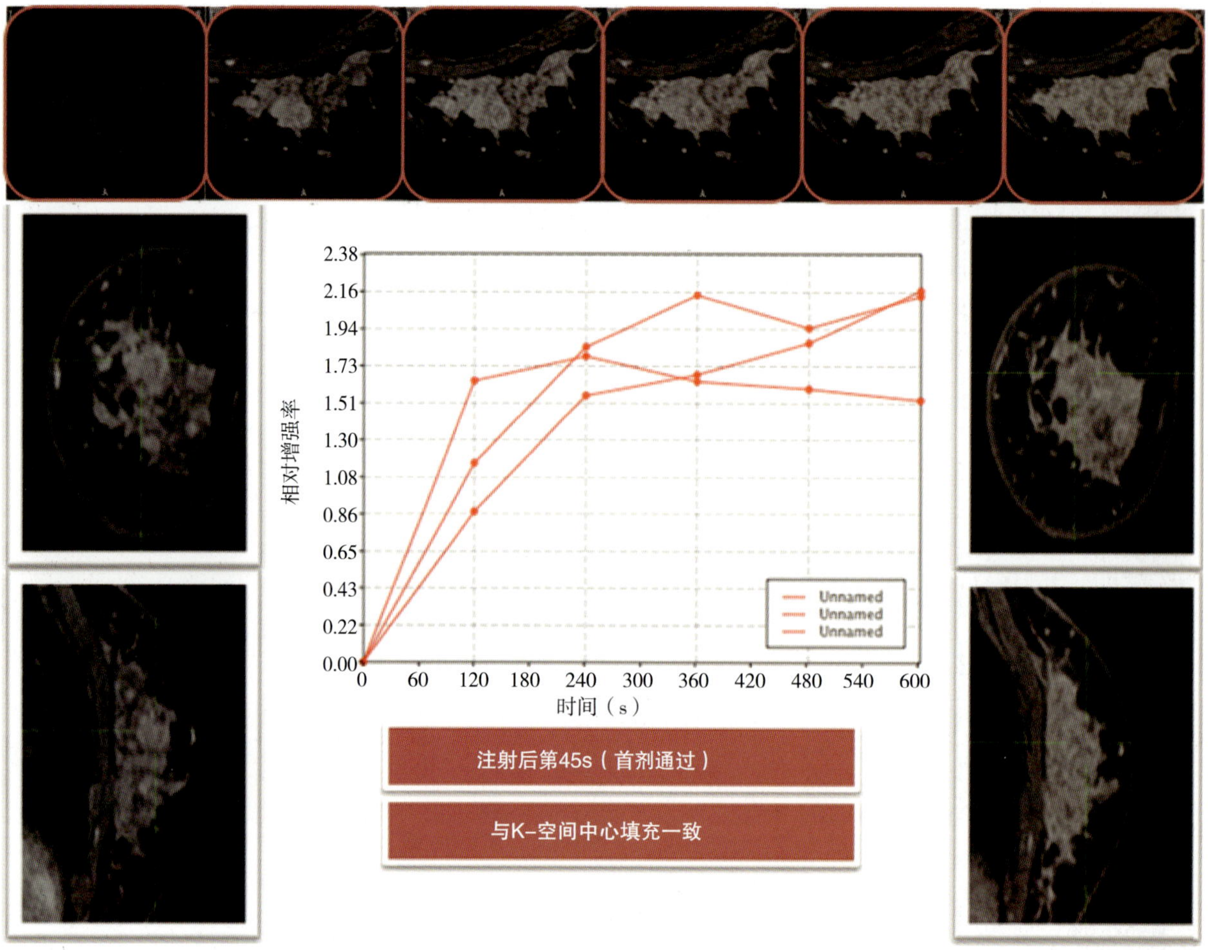

图 3-28　各向同性体素的优势

1mm×1mm×1mm 的空间分辨率，横轴位 192 层，120s 时间分辨率，显示病灶顺序强化，但是由于 BPE 强化，在延迟期病灶无法分辨，因此延迟期补扫的矢状位和冠状位，不能说明增强早期的强化特征。要同时观察到增强早期的横轴位、矢状位和冠状位的形态，用高分辨率的各向同性体素采集后 MPR 处理可以实现观察目的

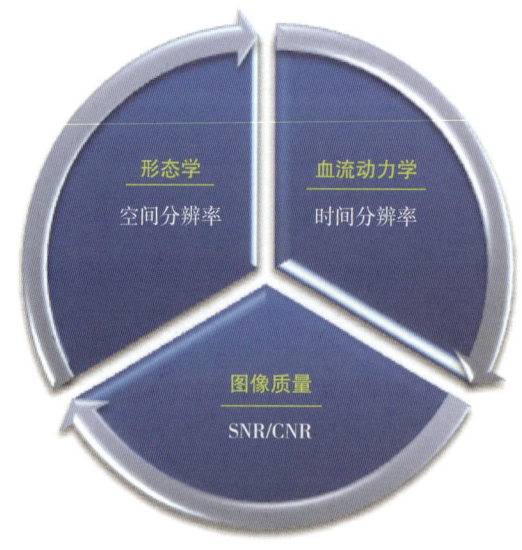

图 3-29　动态增强参数设置要求

一个合理的动态增强参数设置要求在保证图像质量（SNR/CNR）的前提下兼顾空间分辨率和时间分辨率。空间分辨率增大，则 SNR 下降且需要更长的扫描时间导致时间分辨率降低；需要更高的时间分辨率就必须降低空间分辨率要求，取决于关键信息的利用

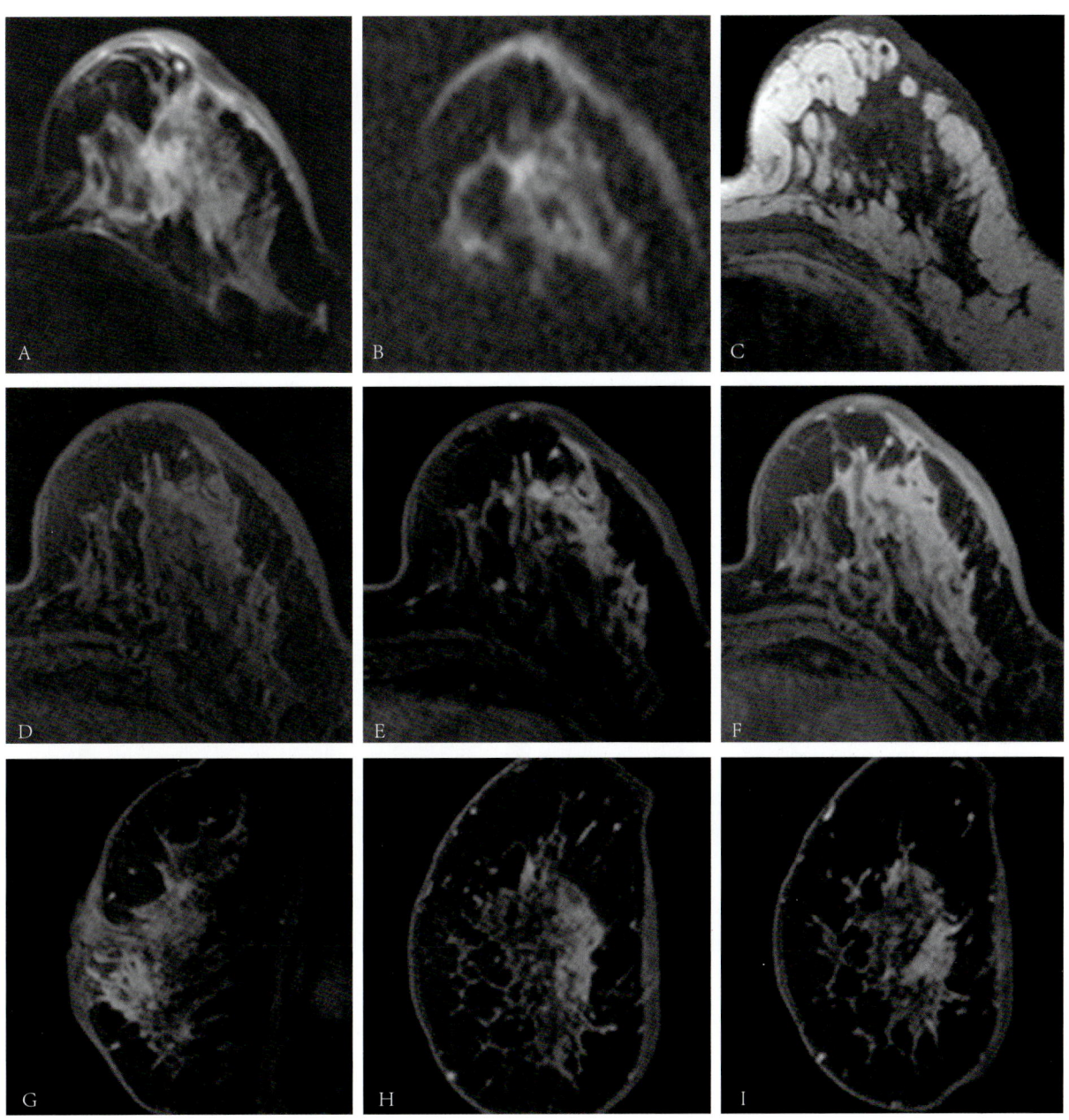

图 3-30 SIEMENS 1.5T 参数推荐

本病例由安徽医科大学第二附属医院赵红医生提供,西门子 1.5T Advanto Tim 设备,病理结果是导管内癌(DCIS),小叶节段分布。本参数设置在 1.5T 和 3.0T 通用,1.5T Advanto Tim 和 Espirit 乳腺专用机、3.0T 的 Skyro 做过类似的设置。①脂肪抑制的 T2WI 序列:TIRM-T2WI:横轴位,4mm 层厚,20% 间距,32～36 层;TR=2900ms,TE=60ms,TI=150ms,FOV 340mm×340mm,矩阵 320×256,2 次平均,2 段采集(A)。② EPI-DWI 序列:横轴位,4mm 层厚,20% 间距,32～36 层;TR=7400ms,TE=98ms,b=50/800/1000s/mm²,3 次平均,SPAIR 脂肪抑制,FOV 340mm×340mm,矩阵 236×236 6/8(B)。③无脂肪抑制的 T1WI 序列:3D-VIBE 去掉 SPAIR 选项,其余参数与下面的动态增强相同(C)。④动态增强序列 T1WI 序列(1+5):3D-VIBE,192 层,1mm 层厚,FOV 340mm×340mm,矩阵 352×352,层面分辨率 slice resolution 6/8,phase resolution 6/8,SPAIR,FA=15～20,RWB=460Hz。每次的时间分辨率(120±10)s,1+5 时相(D、E、F 分别为预扫描、第 1、第 6 时相的横轴位原始图像)

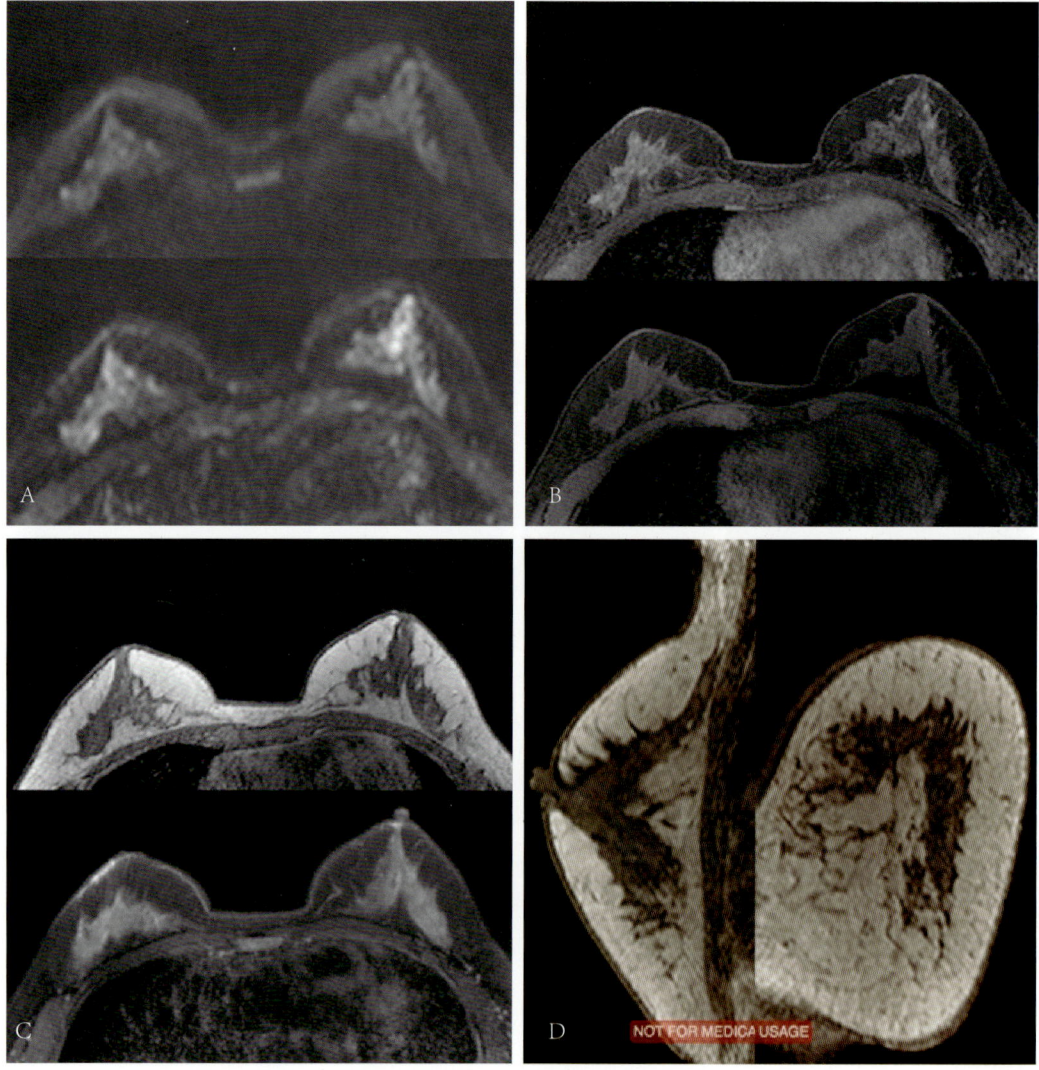

图 3-31　Phlips3.0T 参数设置

患者 28 岁，此例为 Phlips Achieva TX 3.0T 设备，可以实现在 120s 内的时间分辨率内 1mm×1mm×1mm 的实际采样空间分辨率，SNR 充分，CNR 良好。DWI 对比度良好。主要参数如下：① T2WI-SPAIR：FOV=320×320×180//32slices；TSE factor=15，TR=3500ms，TE=60ms，SPAIR=1，ir=100ms。② DWI-SSH: average=6，TE=shortest（60ms），SPAIR=2，TI=70ms，offset=220Hz，TR=shortest。③ Non-fat-suppr-ethrive-T1WI: 320×320×180（1mm×1mm×1mm），overcontiguous off. Multishot TFE factor=31，FA=12，halfscan。y=0.625，z=0.8，fat-water: 0.8ppm. NO-SPAIR。④ Dyn-ethrive T1WI: 320×320×180（1mm×1mm×1mm），overcontiguous off. Multishot TFE factor=31，FA=12，halfscan y=0.625，z=0.8，fat-water: 0.8ppm. SPAIR=1，ir=90msec，offset=220Hz. 1+5 phases.

三、图像后处理

DCE 扫描后的图像后处理是十分重要的，内容包括 TIC 曲线测量、三维重建与病灶的测量、必要的图像减影。

（一）TIC 测量

动态增强的时间信号曲线（DCE-TIC）反映病灶的血流动力学特征，绘制一条合格的 TIC 需要扫描 10min 以上。测量 DCE-TIC 时，要求患者没有空间位置的移动，部分分析软件有空间配准校正能力，可以帮助校正轻微的位置移动和变化。如果空间的移动没有得到校正，导致 ROI 内组织移位或错层（mis-registration），就会出现锯齿形曲线（图 3-32）。TIC 测量时 ROI 的放置与 DWI-ADC 测量的要求类似。根据 BI-RADS 要求，ROI 至少大于 3 个像素，放在病灶强化最快速的部分和廓清最快的部分，或者最怀疑恶性病灶的部分，避开液化坏死、出血等区域，甚至结合 DWI 高信号部分进行对应的测量。同时，ROI 放置时尽量回避平均效应。当一个病灶出现多种强化方式时，需要分别测量并予以描述，最后以代表恶性特征的廓清型（Ⅲ型）或平台型（Ⅱ型）曲线纳入诊断参考，记录为 TIC_{max}（图 3-33）。

与 ADC 测量同理，DCE-TIC 测量时 ROI 太大容易产生上述的平均效应偏差，笔者甚至认为多数的平台型曲线可能是 ROI 范围内流入型和廓清型曲线的平均结果。所以，取信 DCE-TIC 曲线时，尤其是平台型曲线时，需要结合动态图像的进行解释，可以回避很多困惑的内容。

动态增强曲线常见的分析参数包括曲线形态、起始时间、强化曲线的上升斜率、最大信号强度及下降斜率等，也有一些习惯的表达方式，如达到峰值的时间及 1min 强化率等。对于 DCE-TIC 的解释目前没有统一的标准，笔者强调 DCE-TIC 的轮廓和早期强化率。部分工作站配置计算机辅助诊断（CAD）功能，可以将动态增强的信息按照强化幅度、达峰时间、强化爬升斜率等分析参数，以参数图的形式呈现，有利于分析肿瘤的异质性（图 3-34）。

（二）三维重建

三维重建的目的是为了从各个视角观察病灶的形态学特征。三维重建的方法有很多，多平面重建（multiple planar reconstruction，MPR）、最大密度投影（maximum intensity projection，MIP）、容积生成（volume rendering，VR）等，这些重建方式各有不同的用途。MPR 主要是提供不同视角的病灶形态学细节，是诊断的主要依据，强调用薄层重建（图 3-35，图 3-36）；MIP 图像提供病灶在乳腺的空间位置，可以帮助定位和二维测量，以及观察病灶周围的血管分布，血管集束征有时候有一定的鉴别诊断价值（图 3-37，图 3-38）；VR 主要是用于病灶的体积测量，一般通过阈值筛选后提取强化的部分，计算病灶的体积。在获得了各向同性体素的高空间分辨率图像后，这些三维重建处理方式均可以轻松实现。

（三）病灶的测量

包括病灶自身径线、体积的测量及病灶与周围皮肤、胸壁、乳头的空间关系测量。径线的测量一般在全体积 MIP 图像进行，一般测量最大径线及与此垂直的径线，多个病灶计算最大径线的总和，主要用于治疗评价。空间关系的测量主要提供定位依据，一般测量病灶边缘与皮肤、胸壁和乳头的最近距离。MRI 检查是俯卧位，乳腺松弛并自然下垂，其显示的病灶位置与临床坐位体检触及的位置、钼靶压迫投照的位置、超声检查仰卧位的位置及手术时的体位都不一样。在 MRI 上对乳腺象限的划分一般是通过乳头垂直胸壁坐位参照线，不同大小的乳腺随体位改变后病灶的位置可能与体检和其他影像存在差异（图 3-39）。

(四)图像减影

减影操作的目的消除脂肪信号,因为早期的序列没有脂肪抑制脉冲。在具备脂肪抑制准备脉冲技术后,图像减影成为一个选项,如无必要无须减影,只有在平扫出现 T1WI 高信号时,为了判断其中可能的强化和形态,采用减影消除高信号的影响,或者出现脂肪抑制不均匀或不充分时,消除脂肪信号的干扰(图 3-40~图 3-42)。由于病灶在检查过程中存在不自主运动或生理运动,从而导致图像的错位或错层现象,减影操作会消除一些细小的毛刺征象或产生一些伪影如环形强化,影响形态学特征的精确判断。在一些设备上,减影的操作是因为乳腺纤维腺体背景信号过高,增强后病灶和背景的 CNR 不充分,这种情况建议调整脉冲序列的激发角度,配合接收带宽的调节,可以实现良好的 CNR 而无须减影。

(五)胶片打印技巧

乳腺 MRI 图像因数量庞大打印在胶片上会使信息损失,影响诊断。但是在当前,胶片依然是一种简单直观的呈现方式,由于多参数的成像内容,使胶片上的图像紊乱,由此出现了临床对图像的多种理解(图 3-43)。

1. 以增强早期的薄层动态增强图像为主,包括横轴位、冠状位、矢状位的重建 MPR 和 MIP 图像,这是判断形态学的关键内容,不可或缺。一般将近有 5 张胶片包含了这些信息。这种三维的增强早期图像很直观,因此不要选择延迟期打印,延迟期图像会导致漏诊或者误诊。

2. 横轴位的 T2WI 图:主要是补充病灶的 MRI 信号特征,矢状位无法与横轴位匹配观察,也无法进行对称比较。无脂肪抑制的横轴位 T1WI 图像,主要是用于辅助信号判断及与淋巴结相鉴别。

3. 后处理图像:由于 DWI 图像信噪比低且解剖信息不充分,无须全部呈现,只需挑选高信号部分测量 ADC 值并打印,与 TIC 曲线处理的图片、特定位置的预扫描 T1WI 高信号、减影图片合并成 1 张胶片。

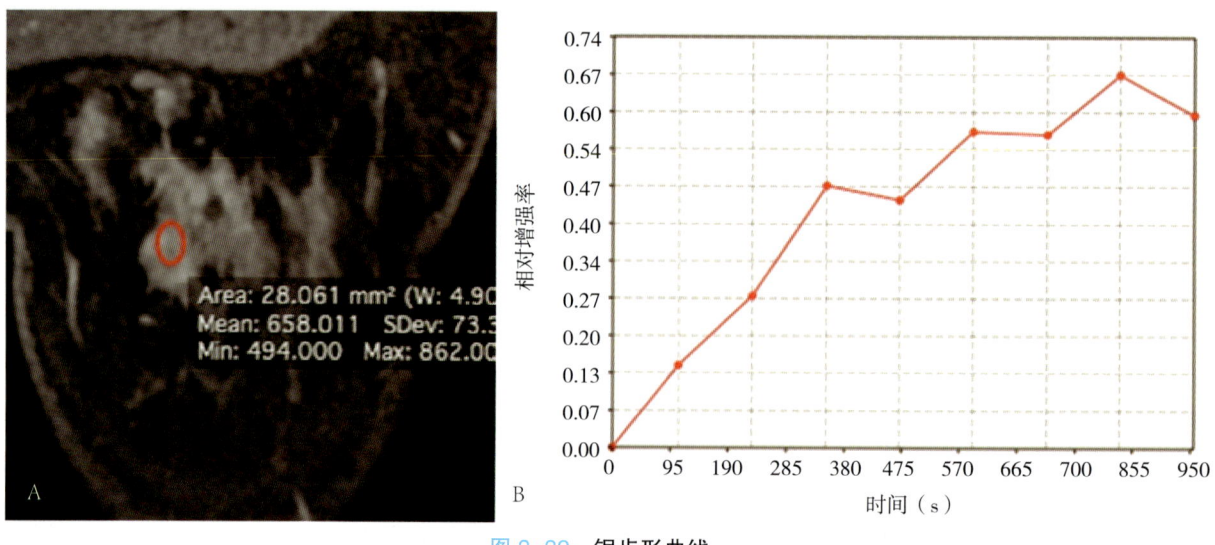

图 3-32　锯齿形曲线

TIC 早期呈流入型,但是随着时间延长患者开始出现幅度不等的挪动,延迟期出现锯齿样曲线,即空间错位所致

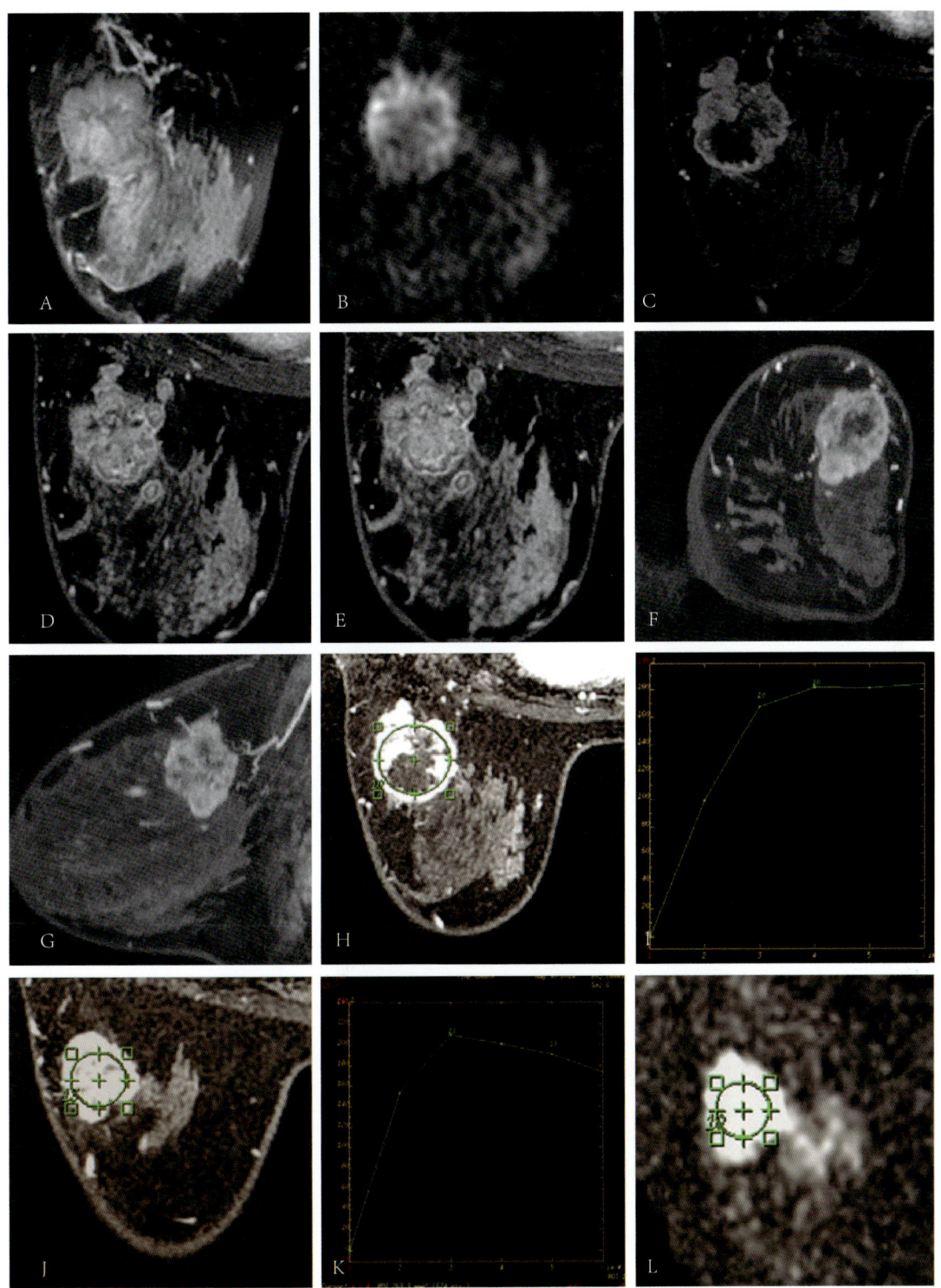

图 3-33 TIC 多点测量

患者 25 岁,发现乳腺肿块 4 个月。左侧乳腺外侧象限分叶状肿块合并周围多发小肿块病灶,T2WI 呈放射状。类圆形、边缘光滑、内部呈不均匀环形强化,病灶中心部分为延迟填充。ROI 较大且包括中心区域时,TIC 呈流入型,ROI 放置在病灶边缘回避中心区域时,TIC 呈廓清型。DWI-ADC 值测量类似,ADC=(0.93~1.44)×10^{-3}mm^2/s。病理检查提示:左乳腺(外上象限)浸润性癌,非特殊类型,SBR 分级为Ⅲ级,肿瘤大小为 6cm×4cm×3.5cm,癌组织未累及乳头及皮肤。自取基底切缘未见癌。周围乳腺呈腺病改变,部分导管扩张伴分泌物潴留。自取腋窝淋巴结及送检(左侧锁骨下)淋巴结均见转移癌(分别为 8/21、2/2)。免疫组化染色显示肿瘤细胞:HER-1(-),HER-2(2+),p53(+),Cyclin D1(+50%),ER(+25~50%),Ki-67(+20~35%),PR(-),Topo-Ⅱα(+15~25%),p120(膜+),CK5(-)

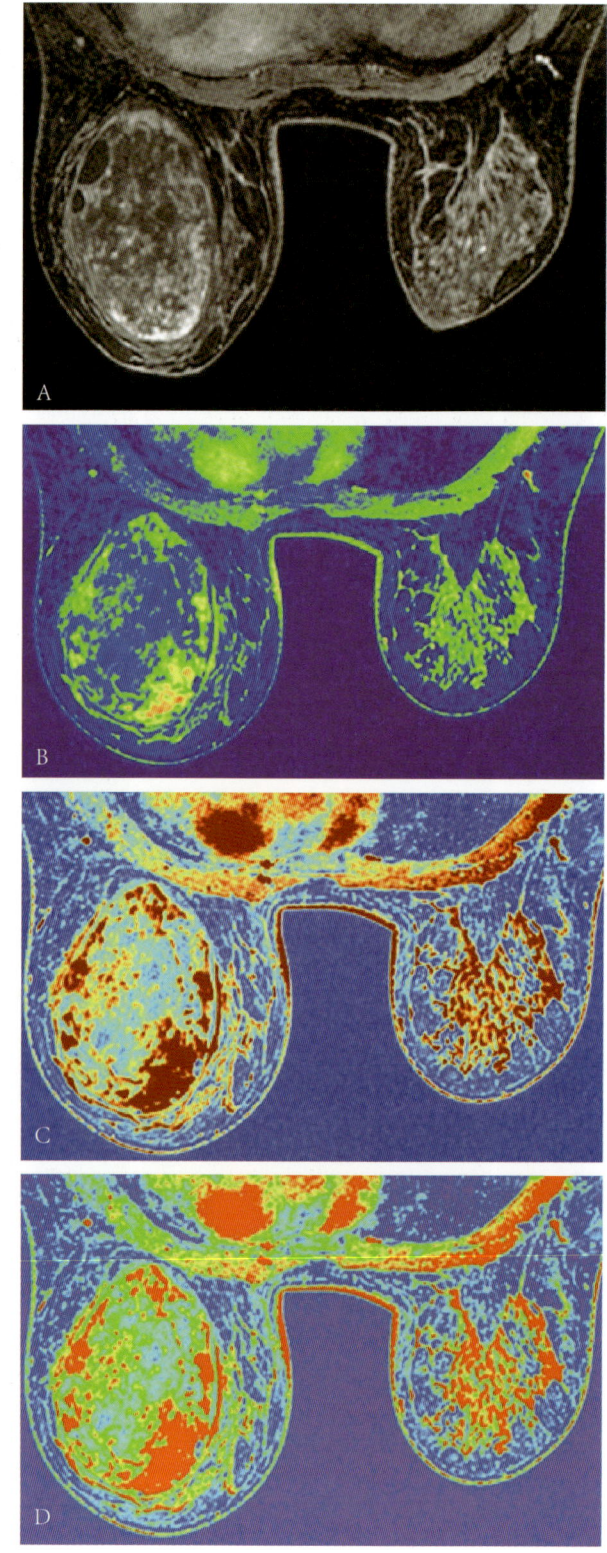

图 3-34 动态增强参数图

基于多时相强化曲线拟合的参数图，A.增强的原始图像；B.早期强化爬升率；C.达峰时间；D.曲线下面积，但是缺乏反映廓清特征的参数图

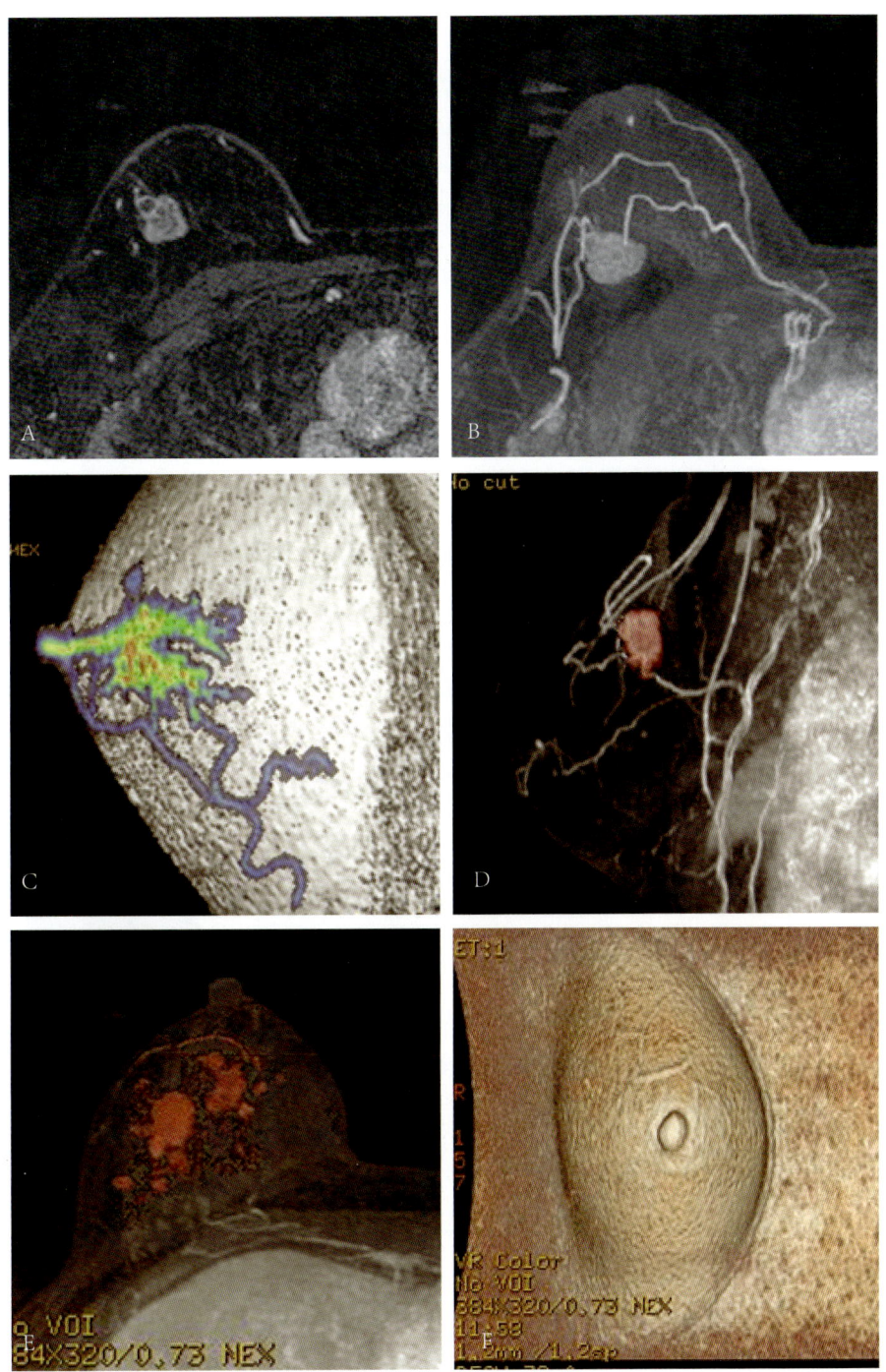

图 3-35 常见乳腺 MRI 图像的三维重建方式

A.MPR 或薄层 MIP，主要显示病灶的形态学特征细节，是诊断的基础；B.MIP 图像主要显示病灶的形态和空间位置；C.表面遮盖（surface shade）方式显示扩张的乳管；D、E.伪彩编码的图像，主要是标示病灶的位置；当肿块为多灶时，通过阈值筛选可以获得各关注病灶的特征；F.容积生成图像

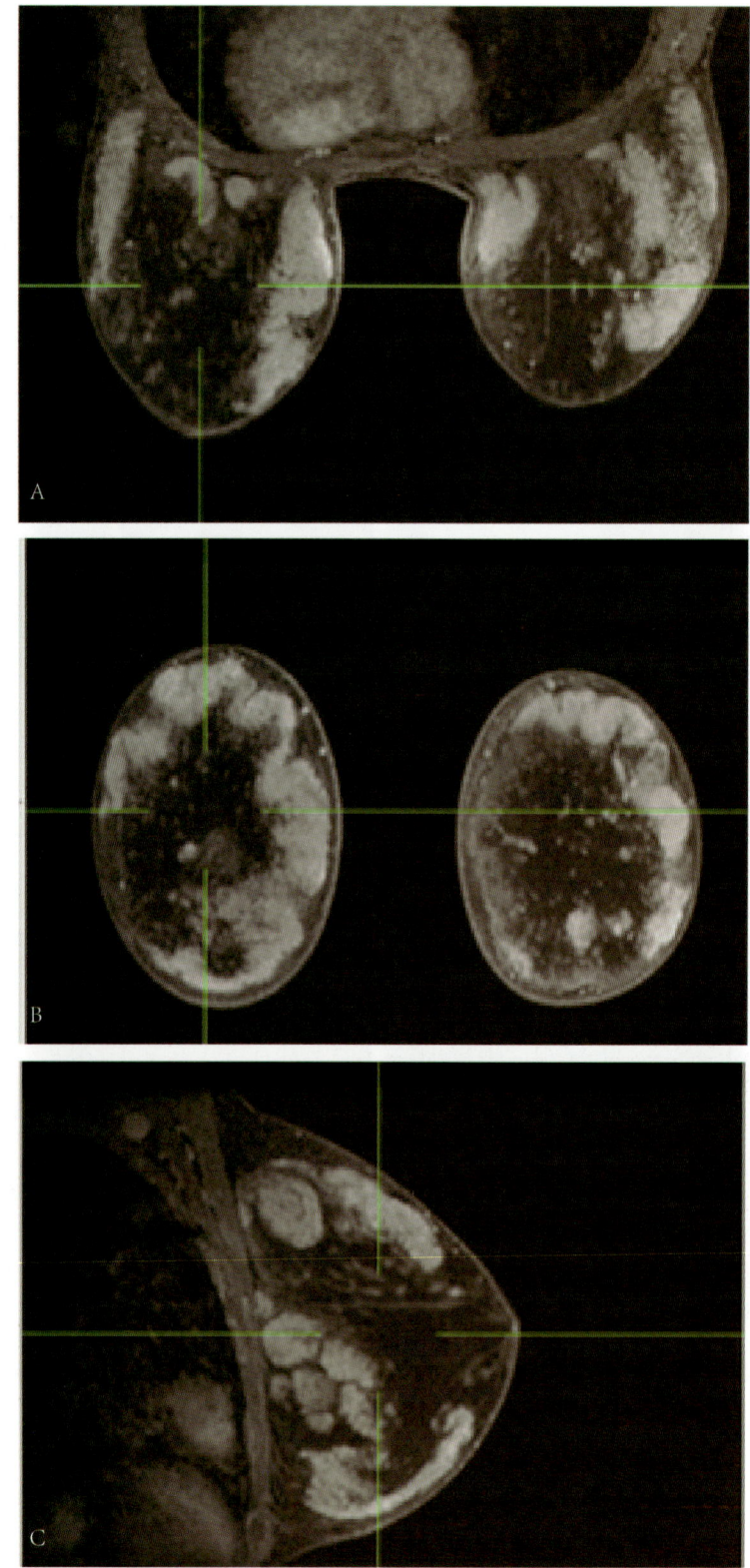

图 3-36 MPR 重建

基于 1mm×1mm×1mm 的空间分辨率检查，可以任意单个角度进行后处理重建显示，各方位的重建显示效果相同，这是图像处理的基础，也是关键技巧所在

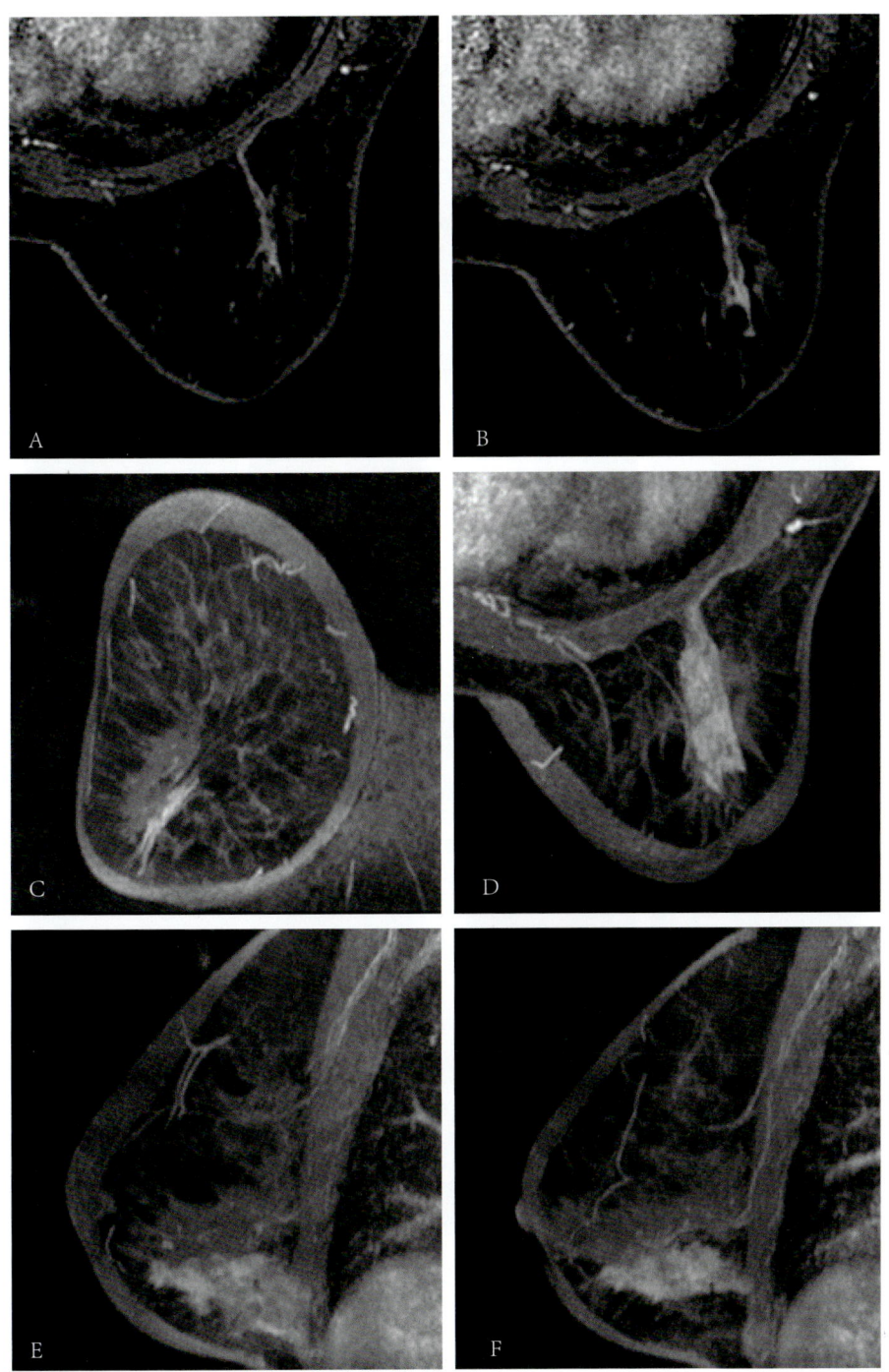

图 3-37 多角度重建观察

左侧乳腺癌切除放射性治疗后，右侧乳腺 MRI 显示 NME 病灶，薄层横轴位和冠状位显示为条索结构，厚层横轴位显示片状强化，矢状位则类似小叶节段分布，单纯凭矢状位可能过诊断

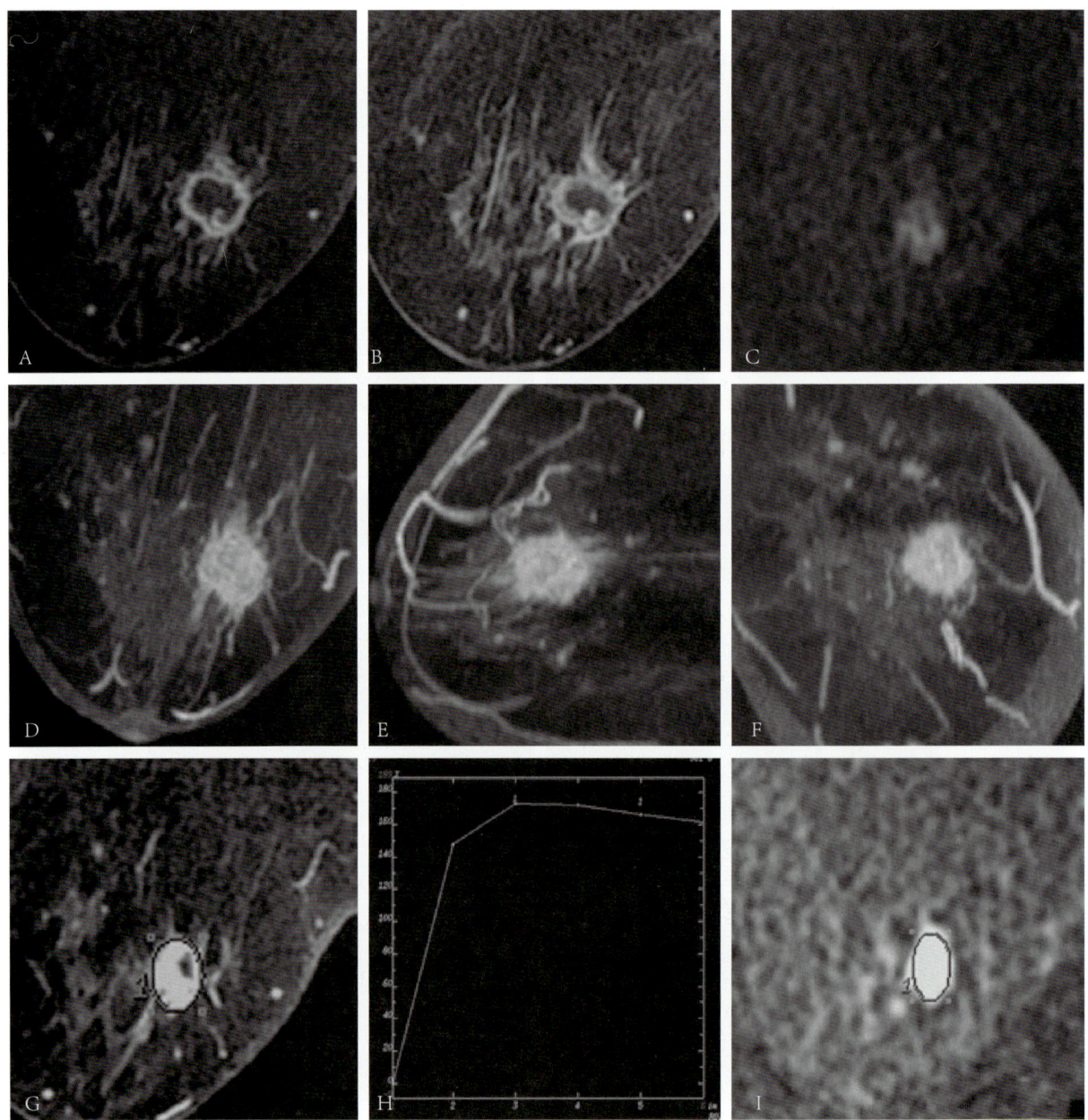

图 3-38 薄层与 MIP

患者 56 岁，发现左侧乳腺肿物半个月。薄层图像表现为左乳腺内上象限不规则肿块，边缘毛刺，内部不均匀环形强化。厚层的 MIP 保留了毛刺特征，但是内部的环形强化特征被遮盖。测量 TIC 时由于 ROI 范围太大，且 ROI 范围内包括边缘的强化部分和中心的坏死部分，因此测量的 TIC 平台型。从 DCE 早期（A）、中期（B）和延迟期（C）图像观察，病灶的环形强化部分实际有廓清。此即 ROI 测量的误差，因此建议不能单纯地从 TIC 判断，而需结合 DCE 图像避免测量误差。DWI-ADC 测量同样如此，大范围的 ROI 范围内 $ADC_{min}=1.4×10^{3}mm^{2}/s$。MRI 判为 BI-RADS 5 级。病理检查示：左乳肿物乳腺组织一块，大小 3.7cm×2.6cm×2.4cm，切开内见一肿物，大小 2cm×1.9cm×1.5cm，切面灰红、灰黄色，质中，界线不清晰。周围组织灰黄色，质软。常规诊断：左侧乳腺浸润性癌，非特殊类型，SBR Ⅲ级。肿瘤大小为 2cm×1.9cm×1.5cm，癌组织未累及乳头及皮肤，基底切缘未见癌。免疫组化染色结果：Cyclin D1（+40%），CK5（+），ER（-），PR（-），Ki-67（+80%），HER-1（+），HER-2（2+），Topo-Ⅱα（+40%），p120（膜+），p53（+90%）

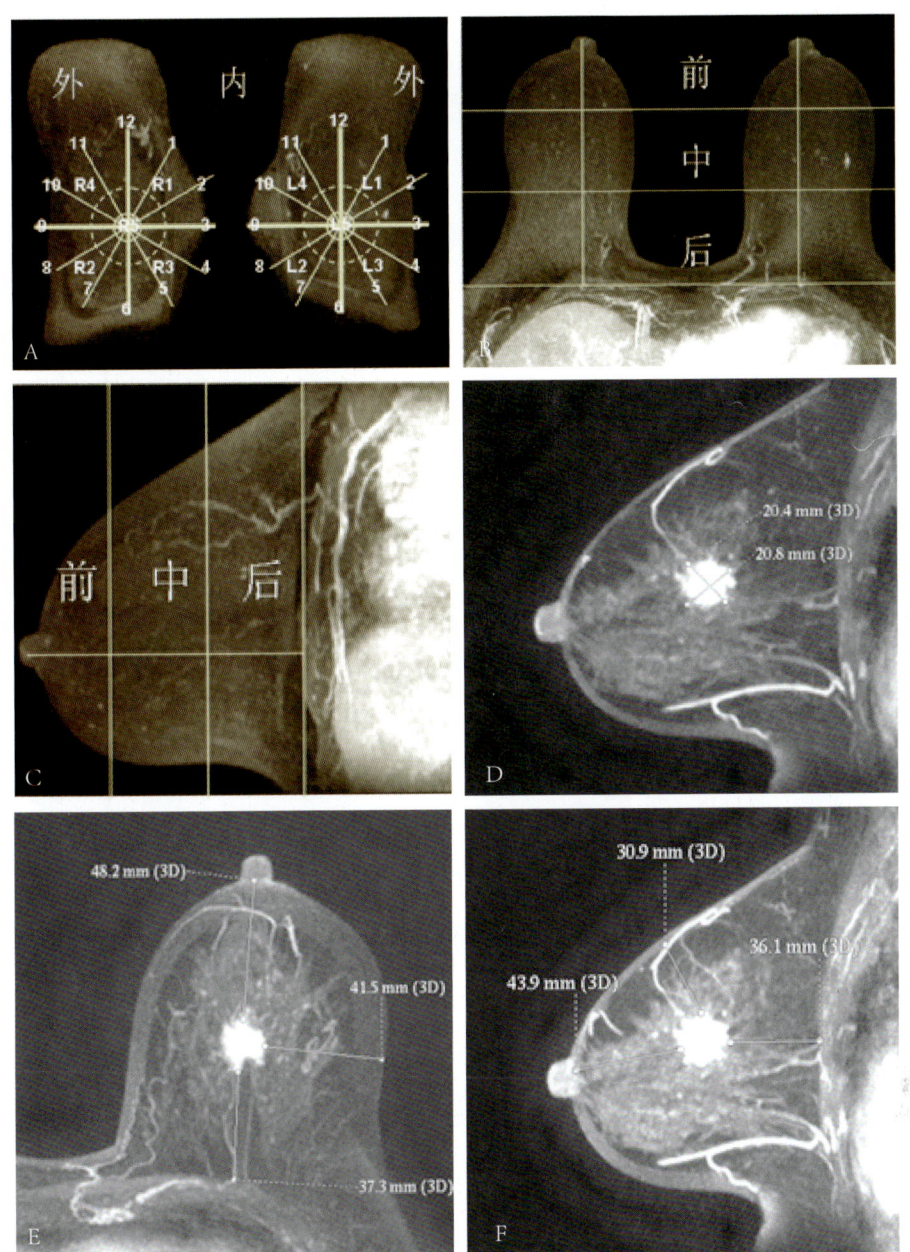

图 3-39 乳腺病灶的空间定位与测量

乳腺空间的定位方式有按象限划分和按时钟划分 2 种，冠状位以乳头为中心；其中乳晕后方区域为中央区，主要是乳管集中区域。自乳头至胸壁的连线分成 3 段，分别为前、中、后，这种划分方式对 XMG 定位有帮助。病灶测量取病灶直径的最长径线，病灶与胸壁、皮肤、乳头的空间距离对外科决策很重要

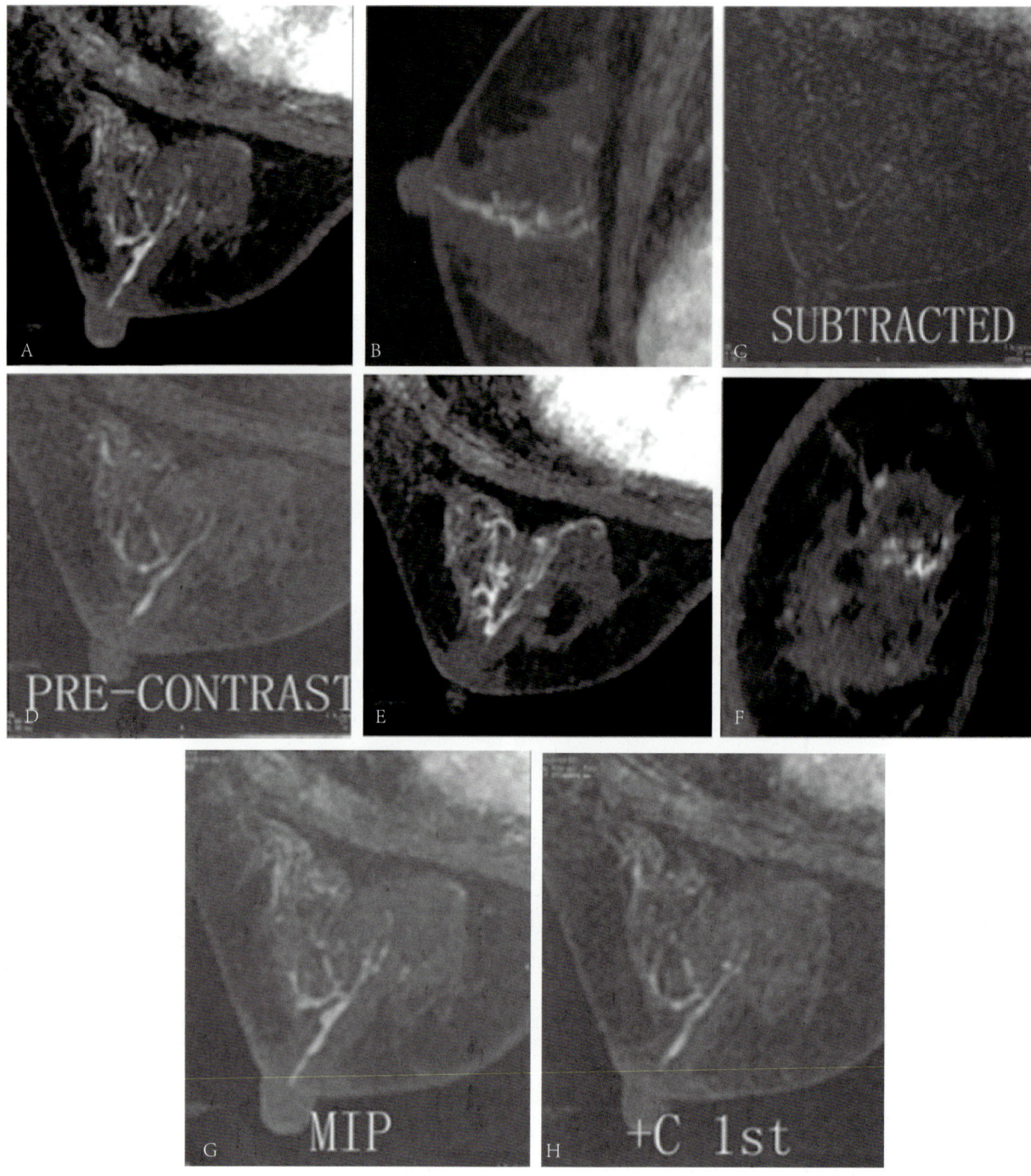

图 3-40 减影处理

乳管扩张内部呈铸型的短 T1 信号,增强扫描无法判断是否强化及强化的形态,减影处理后病灶无强化

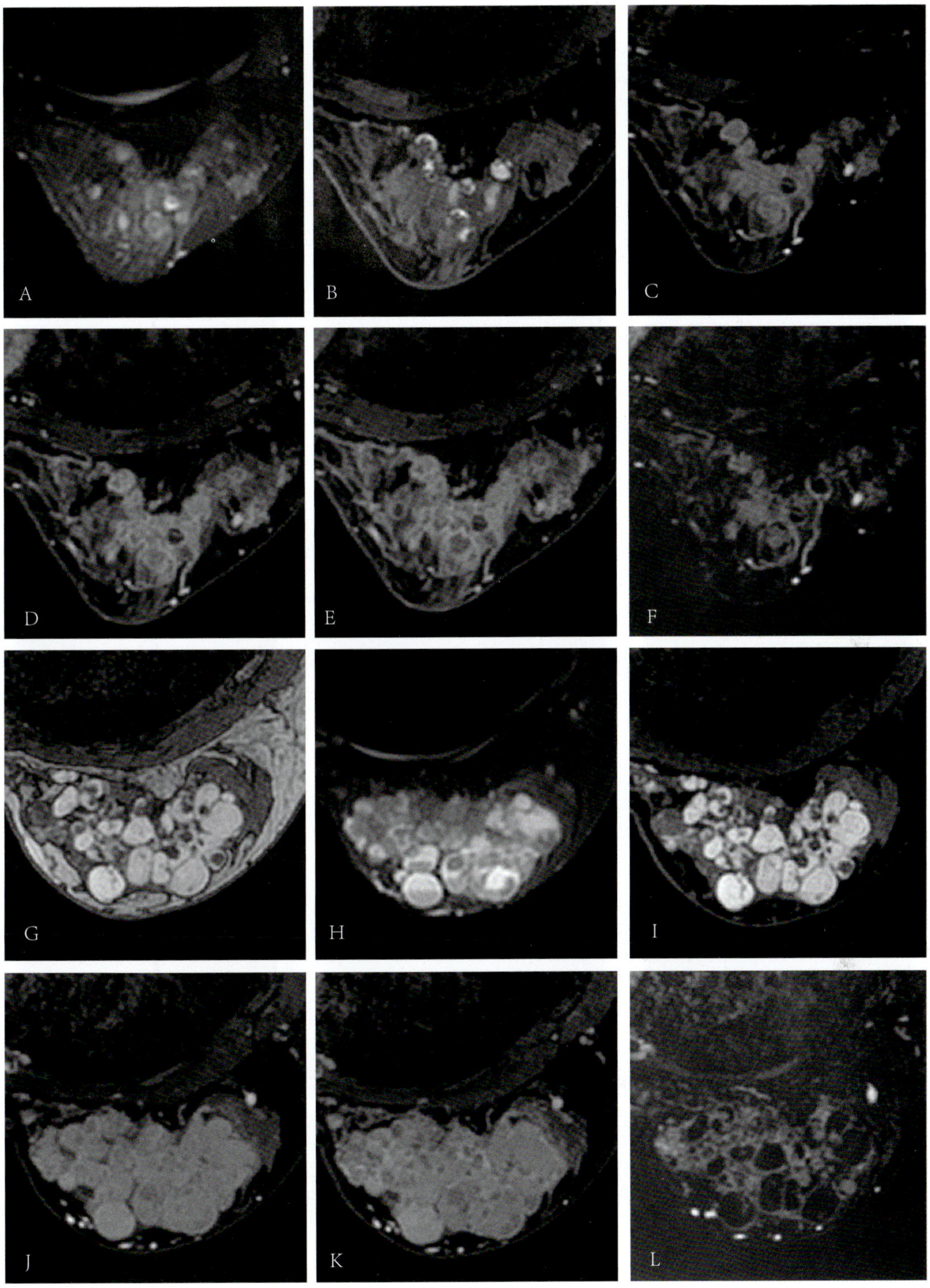

图 3-41 导管内乳头状瘤与乳管囊状扩张

患者 31 岁，1 年前无意中发现右侧乳房肿物。超声穿刺活检示：部分导管上皮增生，灶性呈乳头状增生，间质内可见散在慢性炎细胞浸润，考虑为良性病变。再次 US 检查提示：右乳内上象限、外上象限可见不均质回声区，范围约 5.3cm×3.4cm×7.2cm，边界不清，形态不规则，内可见液性区，CDFI 示其内可见血流信号。MRI 显示右侧乳腺簇集样分布的混杂信号，部分呈短 T1 长 T2 提示出血，增强扫描后呈多灶融合的非肿块样强化，病灶的中心在延迟期廓清。减影处理后强化区域明显。此病灶周围见大量的囊状扩张的乳管，囊内容物呈短 T1 长 T2 信号并液液平面形成，提示出血；部分囊壁可见小的结节样强化，此结节在 T2WI 呈低信号，减影显示强化显著并廓清。判断为 5 类。病理检查示：右乳腺多发性导管内乳头状肿瘤，部分区域不典型增生，取材未见明确浸润，待石蜡多取材进一步除外恶性变的可能。减影处理后需要与 T2WI、T1WI 和 DCE 匹配对照观察，发现病变的特征

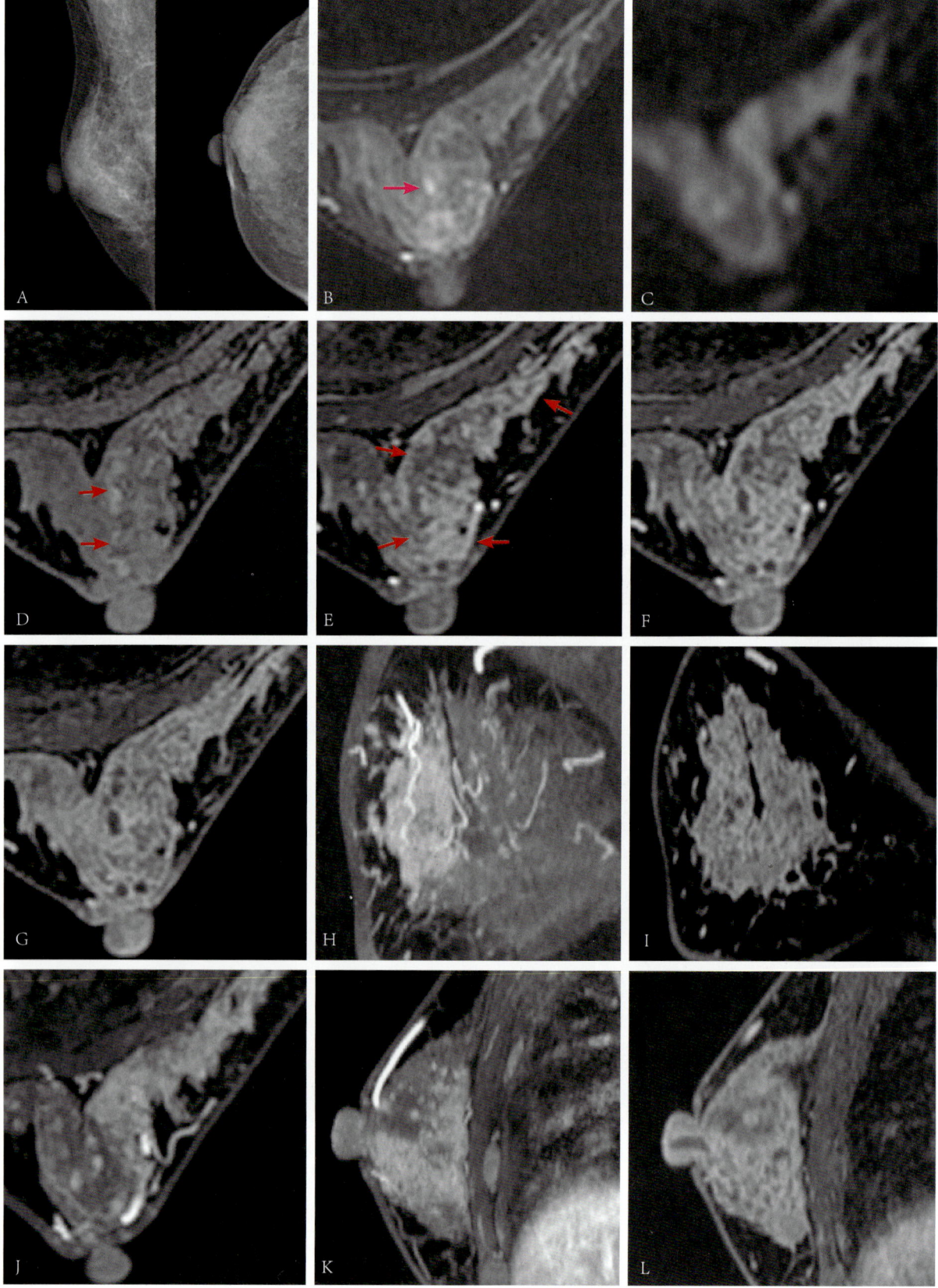

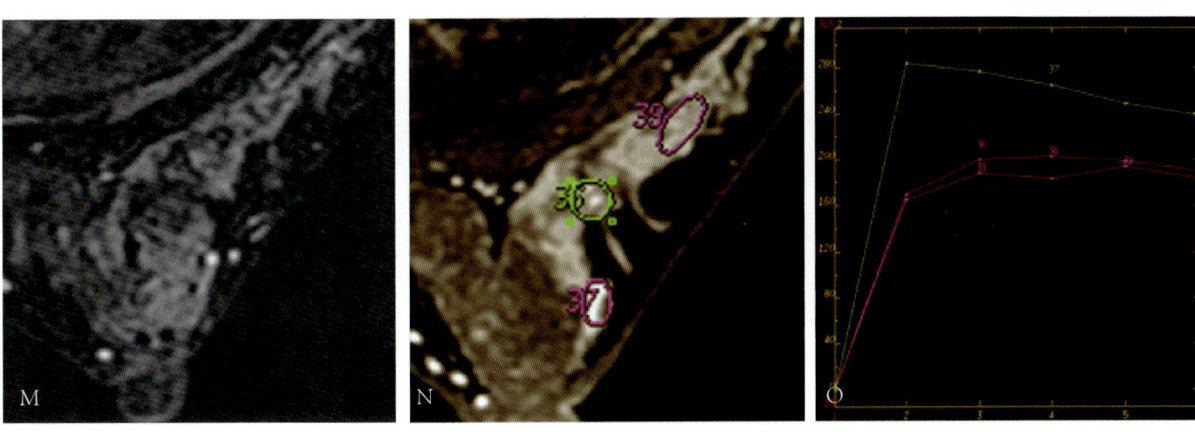

图 3-42　乳腺病灶的综合后处理技巧

患者 43 岁，2016 年 3 月 31 日 XMG 检查（A）提示致密型乳腺，右侧乳腺外上象限不对称密度，BI-RADS 3 级，建议结合超声。2016 年 9 月 22 日申请 MRI 检查，从 MRI 预扫描 T1WI 显示乳管高信号看，应该追问患者是否有乳头积液。Fs-T2WI 呈等信号，无明确肿块效应，仅回顾性分析显示中央区有乳管囊状扩张（图 B 箭），DWI 仅仅显示为不均匀的高信号，与周围腺体的信号十分接近。预扫描 T1WI 可见导管不规则扩张和高信号。动态增强 1+5 扫描（图 D ~ G 分别对应第 0、第 1、第 2、第 5 期），每个时相 120s。预扫描（第 0 期）显示导管不规则扩张和短 T1 信号铸型；增强第 1 期（E）显示病灶呈尖段指向乳头、宽基底向胸壁的强化，由于范围较大，确定病灶的形态尚需要冠状位和矢状位辅助；在各向同性体素条件下，选择第 1 增强时相重建的冠状位（G）和矢状位（K），显示病灶呈典型的叶段分布。但是第 2 时相（F）开始，由于 BPE 逐渐明显，病灶之周围组织分界不清晰，至延迟期仅仅显示扩张的乳管结构，无法分辨病灶。如果是此时补充扫描冠状位和矢状位，即与图 I 和图 L 相似，无法帮助显示形态的特征。因此认为，作为发现病变、诊断病变、勾画病灶范围的应该选择增强早期图像，一般建议选择造影剂注射后 45s 左右的增强图像，此时病灶强化范围充分，过早则强化范围可能不足，过晚则由于周围 BPE 模糊界线或扩大病灶范围。而补充扫描的矢状位和冠状位由于 BPE 的存在，不能作为发现病变、诊断病变、勾画病灶范围的依据。笔者认为增强扫描注射 5min 后补充矢状位、冠状位扫描都没有必要。作为叶段分布的典型 NME 病灶，因为肿瘤实质和纤维腺体交叉分布，DWI 图像测量不准确，仅仅能作为参考。当预扫描（第 0 期）出现短 T1 信号（高信号）时，需要用第 1 期增强时相减去预扫描图像，其余减影没有必要。动态增强曲线的测定需要多点测量，选取其中 TIC_{max} 作为诊断指标，ROI 勾画尽量回避平均效应。而 T2WI 主要是观察高信号的成分，例如腺瘤、囊肿、部分乳管扩张，多数肿瘤尤其是恶性肿瘤在 T2WI 缺乏对比差异。病理检查示：DCIS

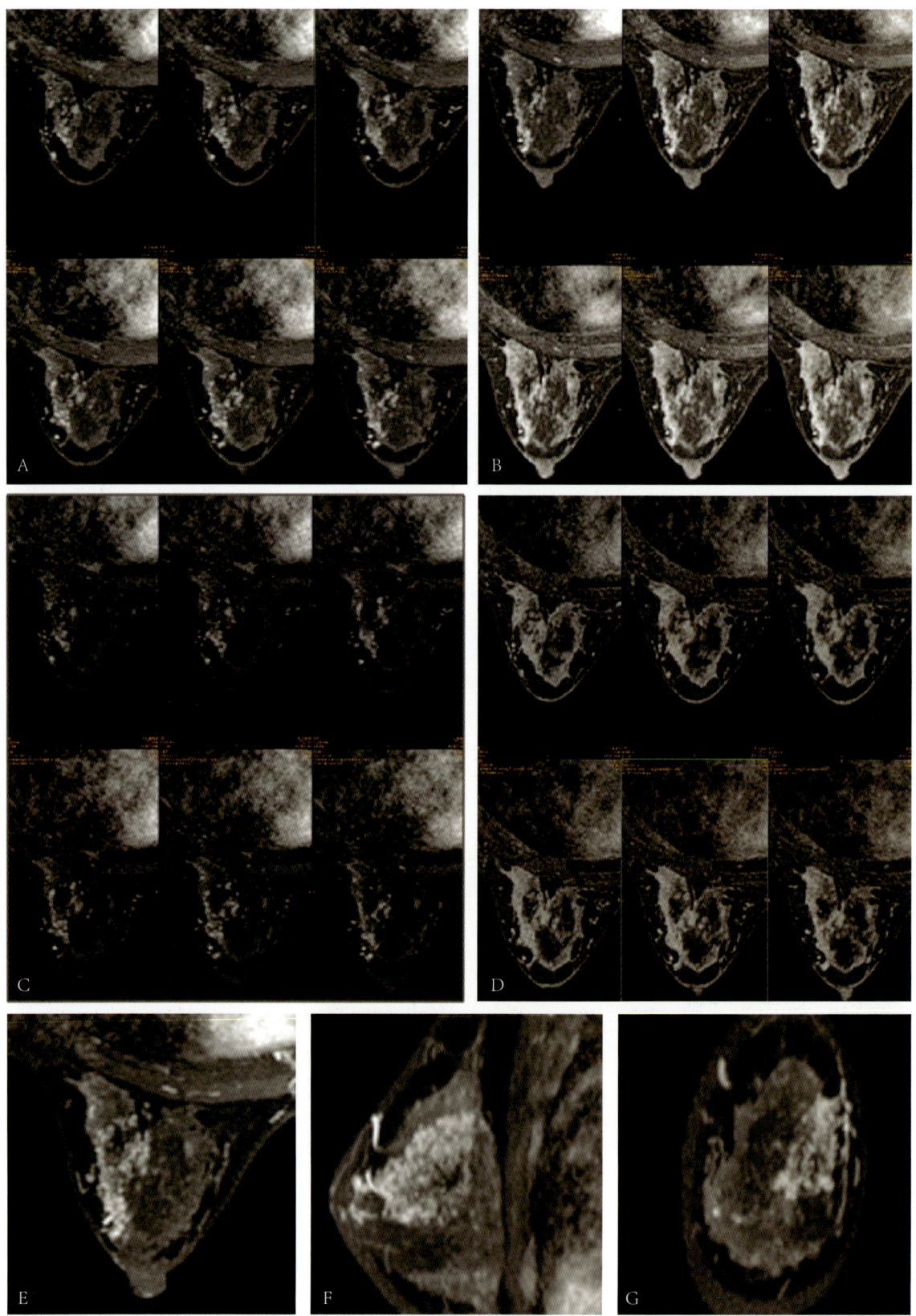

图 3-43 不同的胶片图像呈现方式

A.增强早期图像；B.同一层面的增强图像；C.增强早期的减影图像，与 A 比较缺乏解剖背景；D.延迟期减影的图像，受 BPE 的影响，病灶被遮盖而可能导致漏诊。E~G. MIP 重建图像，显示病灶的三维空间特征。胶片打印一般建议有增强早期的一个层面的连续薄层，如 A 和不同平面的重建图像，非特殊情况无须延迟期，如黏液腺癌延迟强化，另外补充关键的 DWI 和 TIC 功能测量参数

第四章　BI-RADS MRI 字汇解析

乳腺影像报告与数据系统（Breast Imaging Reporting and Data System，BI-RADS）是由美国放射学会（American College of Radiology，ACR）组织编写的一个国际专家共识，包括XMG、US和MRI三种设备，目的是为了推广乳腺影像的标准化应用和临床诊疗的衔接（https://www.acr.org/Quality-Safety/Resources/BIRADS）。BI-RADS MRI 的内容包括检查适应证、MRI检查技术、乳腺的整体评价、病灶的特征描述、与既往影像的比较、分类评估和处理建议。本章重点对 BI-RADS MRI 字汇进行解析，以熟悉乳腺疾病的基本 MRI 征象（图4-1，表4-1），同时为了更好地理解 MRI 和 XMG、US 的差别，表4-2 和表4-3 列举了 XMG 和 US 的 BI-RADS 字汇，以供对照比较。

2013年的第5版 BI-RADS 字汇与2003年的第4版有很多改进：①增加了乳腺纤维腺体类型（fibro glanular type，FGT）的判断，与 XMG 保持一致。FGT 的判读对乳腺 MRI 自身的诊断并没有意义，但是可以辅助理解 XMG 的诊断结果和给出合理的建议。如果是致密型和多量型 FGT，XMG 未能检出小病灶和 NME 病灶是可以理解的，对这类病灶的处理，一般不建议采用 XMG 追随观察。②增加了背景实质强化（background parenchymal enhancement，BPE）的概念，BPE 概念的提出很好地控制了由于生理或者病理因素导致的激素差别在乳腺增强的影响，也改善了区域强化诊断的特异性，既往一些局灶或区域强化、弥漫强化可以被划归 BPE，提高了 MRI 诊断的特异性。③肿块类病灶取消了分隔强化和中心强化，这两类特征主要出现在病灶的延迟期，增强早期很少出现，对诊断的提示意义不大，偶尔出现的分隔强化可以划归环状强化。④ NME 类病灶取消了描点样强化，导管强化、分支强化、网格强化合并为线样强化，增加了串环样强化的概念。笔者认为，导管样分布是应该保留的，与簇集样强化、小叶节段强化一脉相承，对诊断有很大的提示意义，虽然单独存在很少，但是不建议删除；而分支强化、网格强化没有什么特异性，归入线样强化是合理的。

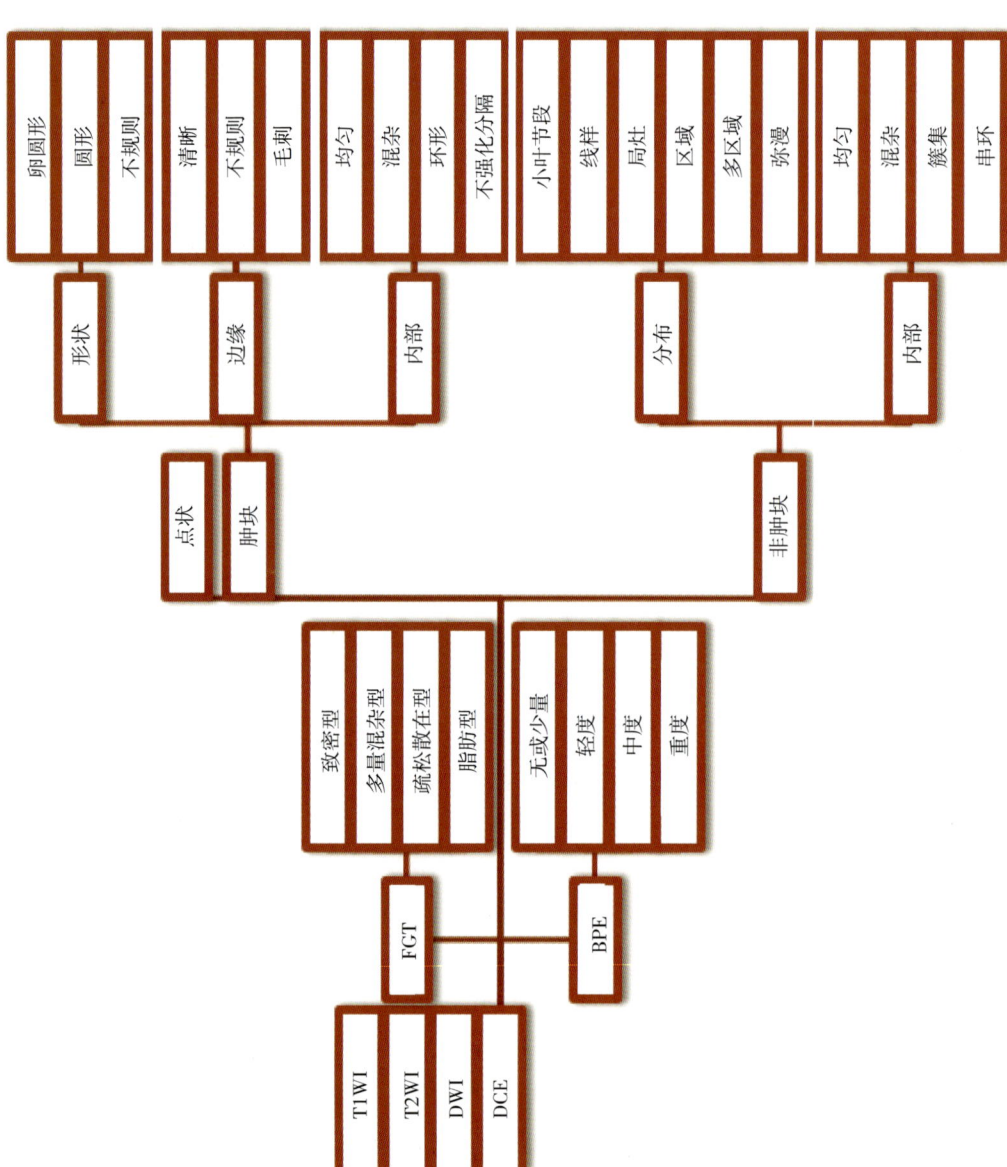

图 4-1　BI-RADS MRI 字汇

任何一个在 MRI 上表现为异常强化的病变，都需要进行形态学分类和增强曲线的描述，同时需要兼顾双乳对称分布特征，FGT 类型、BPE 类型以及平扫表现和伴随征象，并结合综合影响信息。DWI-ADC 目前没被纳入 BI-RADS 字汇中，但是笔者认为 DWI-ADC 可以提高诊断的准确性并在病灶的新辅助治疗随访中具有判断预后的价值

表 4-1　BI-RADS MRI 字汇

纤维腺体类型（FGT）	a. 脂肪型：几乎完全是脂肪组织	
	b. 散在型：散在纤维腺体组织	
	c. 混杂型：不均匀分布的纤维腺体组织	
	d. 致密型：以纤维腺体组织为主	
背景实质强化（BPE）	多少	无
		少量
		中等
		显著
	对称性	对称
		不对称
点状强化		
肿块（MASS）	形状	卵圆形
		圆形
		不规则
	边缘	清晰
		不清晰 －不规则 －毛刺
	内部强化特征	均匀
		混杂
		环形
		不强化分隔
非肿块强化（NME）	分布	局灶
		线样
		节段
		区域
		多区域
		弥漫
	内部强化特征	均匀
		混杂
		簇集
		串环
乳腺内淋巴结		
皮肤病变		

续表

无强化病灶	T1WI 预扫描导管高信号	
	囊肿	
	术后积液（血肿/积液）	
	治疗后皮肤增厚与小梁增厚	
	不强化肿块	
	结构扭曲	
	异物和金属夹伪影	
附属特征	乳头回缩	
	乳头侵犯	
	皮肤回缩	
	皮肤增厚	
	皮肤侵犯	直接侵犯
		炎性乳癌
	腋窝淋巴结增大	
	胸肌侵犯	
	胸壁侵犯	
	结构扭曲	
含脂病灶	淋巴结	正常
		异常
	脂肪坏死	
	错构瘤	
	术后血肿/积液并脂肪	
病灶定位	位置	
	深度	
动态增强时间-信号曲线（TIC）	早期	缓慢
		中等
		快速
	延迟期	持续型
		平台型
		廓清型

续表

假体	假体材料和类型	盐水
		硅胶 －完整 －破裂
		其他假体材料
		类型 －单腔型 －双腔型 －其他
	假体位置	腺体后方
		胸肌后方
	异常假体轮廓	局部隆起
	囊内硅胶变化	放射状皱褶
		囊内线
		孔洞（泪滴状、套索样）
		扁条状
	囊外硅胶	乳腺内
		淋巴结内
	水滴	
	假体旁液体	

表 4-2　BI-RADS US 字汇表

组织构成 （仅适用于筛查）	a. 均匀背景回声 – 脂肪 b. 均匀背景回声 – 纤维腺体 c. 混杂背景回声		
肿块	形状	卵圆形	
		圆形	
		不规则	
	方向	平行	
		不平行	
	边缘	清晰	
		不清晰 – 模糊 – 成角 – 微分叶 – 毛刺	
	回声	无回声	
		高回声	
		复杂囊实性	
		低回声	
		混杂	
	后方特征	无后方特征	
		增强	
		声影	
		复合表现	
钙化	肿块内钙化		
	肿块外钙化		
	导管内钙化		
附属特征	结构扭曲		
	导管改变		
	皮肤改变	皮肤增厚	
		皮肤回缩	
	水肿		
	血供	无血供	
		内部血供	
		边缘血供	
	弹性评估	柔软	
		中等	
		坚硬	
特殊表现	单纯囊肿		
	簇集样小囊肿		
	复杂囊肿		
	皮肤肿块		
	异物（包括假体）		
	乳腺内淋巴结		
	血管异常	动静脉畸形（AVM）	
		Mondor 病（前胸壁浅表血栓性静脉炎）	
	术后积液		
	脂肪坏死		

表 4-3　BI-RADS XMG 字汇

纤维纤体类型	脂肪型：几乎全部为脂肪成分	
	散在型：散在纤维腺体密度	
	混杂型：不均匀腺体密度，可能掩盖小肿块	
	致密型：纤维腺体致密，降低检测的敏感性	
肿块	形状	卵圆形
		圆形
		不规则
	边缘	清晰
		模糊
		微分叶
		不清楚
		毛刺
钙化	典型良性	皮肤
		血管
		粗糙或"爆米花样"
		圆形
		环形
		营养不良性
		积乳
		缝合
	可疑形态	无定形
		粗糙混杂
		细小多形
		细线或细线分支
	分布	弥漫
		区域
		成簇
		线样
		节段
结构扭曲		
不对称	不对称	
	整体不对称	
	局部不对称	
	发育不对称	
乳腺内淋巴结		
皮肤病变		
孤立扩张导管		
附属特征	皮肤回缩	
	乳头回缩	
	皮肤增厚	
	小梁间隔增厚	
	腋窝淋巴结增大	
	结构扭曲	
	钙化	
病灶定位	左右侧	
	象限或时钟位	
	深度	
	距乳头距离	

第一节 纤维腺体组织类型

纤维腺体组织类型（fibro glandular tissue，FGT）是指在一个乳房内，纤维腺体的分布和数量。在 MRI T1WI 上纤维腺体与脂肪比较呈低信号，纤维和腺体之间没有信号差别；在脂肪抑制的 T2WI 上，纤维腺体呈中等信号，高于同水平的肌肉，其信号随乳腺的内分泌状态改变而改变，分泌期腺体信号明显增高，以中央区导管明显。FGT 的个体差异比较大，同一个体不同时期差异也很明显。在 XMG 上，FGT 被划分为 4 个类型，不同的腺体对病灶的遮盖程度不一样，因此导致不同的诊断敏感性，笔者认为 FGT 类型的划分主要是针对 XMG 的，对 MRI 的意义不大。FGT 是导致乳腺 MRI 和 XMG 的诊断差别的关键因素之一，绝经后的女性随着年龄增长而 FGT 退变后脂肪型占主导，XMG 诊断效能逐渐增高，而绝经前的女性致密型 FGT 为主，XMG 诊断效能下降。早期版本 BI-RADS 对 FGT 类型的判断以 FGT 占乳腺体积的 25% 为递增进行定量分类，第 5 版放弃了这种划分标准。结合 MRI 图像可以发现，影响 XMG 诊断不单纯是 FGT 的数量，还包括分布方式，局部腺体的堆积同样可以遮盖病灶并造成不对称密度的假象。所以，笔者在定义这些分型时，对字汇表做了部分调整。

1. 脂肪型（almost fat） 乳腺几乎没有纤维腺体，全部为脂肪密度，在 XMG 上凸显病灶，诊断敏感性高（图 4-2）。

2. 散在型（scattered） 也有称少量型，主要指少量腺体在脂肪内散在分布，这种情况下 XMG 还是可以显示其中的病灶（图 4-3）。

3. 混杂型（heterogeneous） 也称多量型，纤维腺体和脂肪分布厚薄不均匀，一部分是脂肪密度、一部分是纤维腺体密度，这种分布容易形成不对称密度，部分病灶可能被掩盖，小病灶可能漏诊（图 4-4）。

4. 致密型（dense） 以致密的纤维腺体为主，连续分布，脂肪占少数。这种 FGT 类型容易遮盖病灶，XMG 检测病灶的敏感性显著降低（图 4-5）。

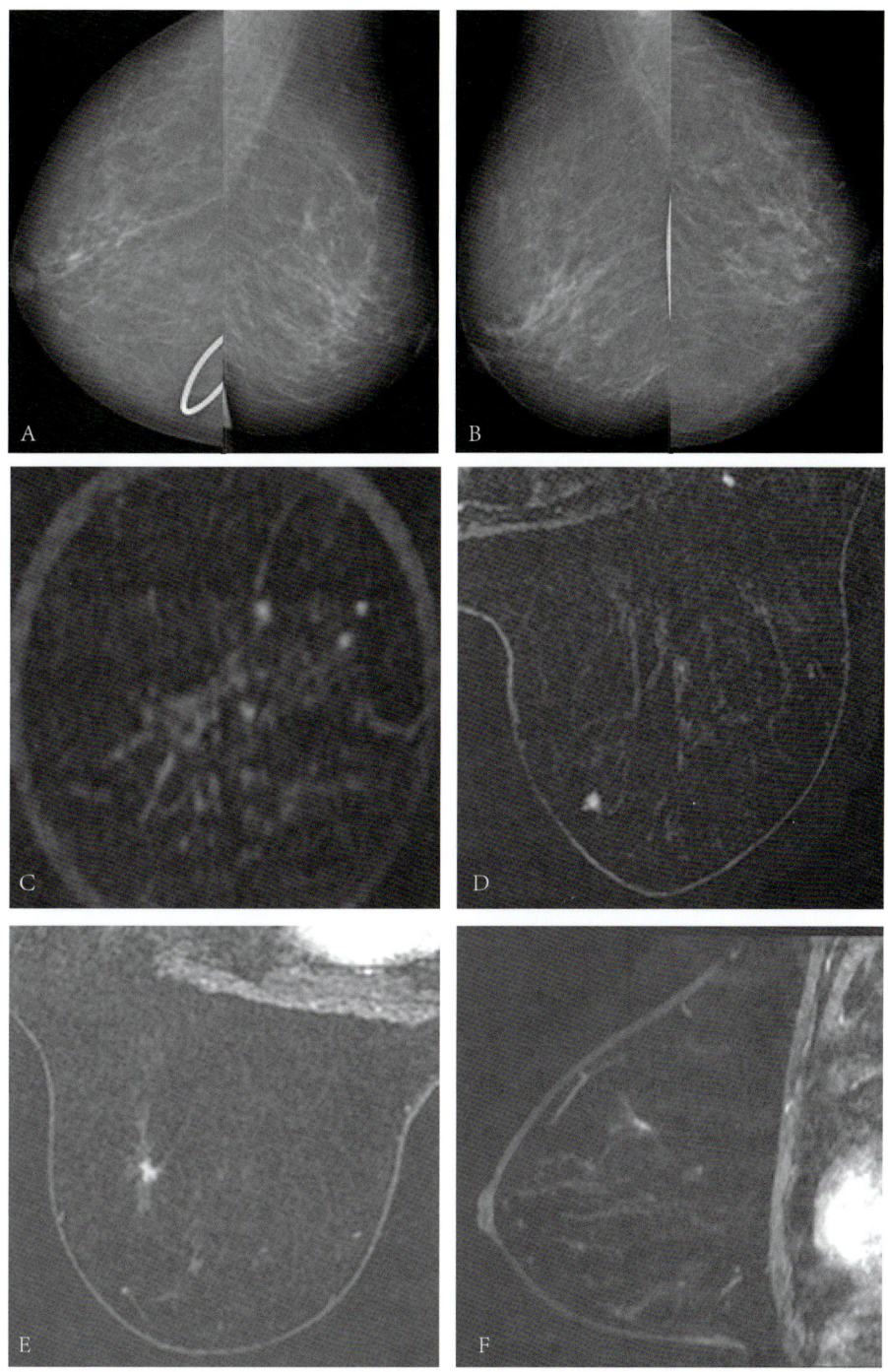

图 4-2 FGT 脂肪型

患者 52 岁，XMG 判断为散在型纤维腺体，MRI 判断为脂肪型，两者存在差别。MRI 显示左侧乳腺多发点状强化，DWI 呈等或略高信号，平扫 T1WI 和 T2WI 呈等信号，不能突出显示，判断为 3 类；右侧乳腺星芒状局灶强化，4 类，建议在 XMG 引导下活检。补充 XMG 发现左侧乳腺多个小肿块，3 类；右侧乳腺星芒状结构，4 类。病理检查示：右侧乳腺肿物和左侧乳腺肿物，局部呈腺病改变，部分导管扩张，部分导管上皮增生，建议随诊

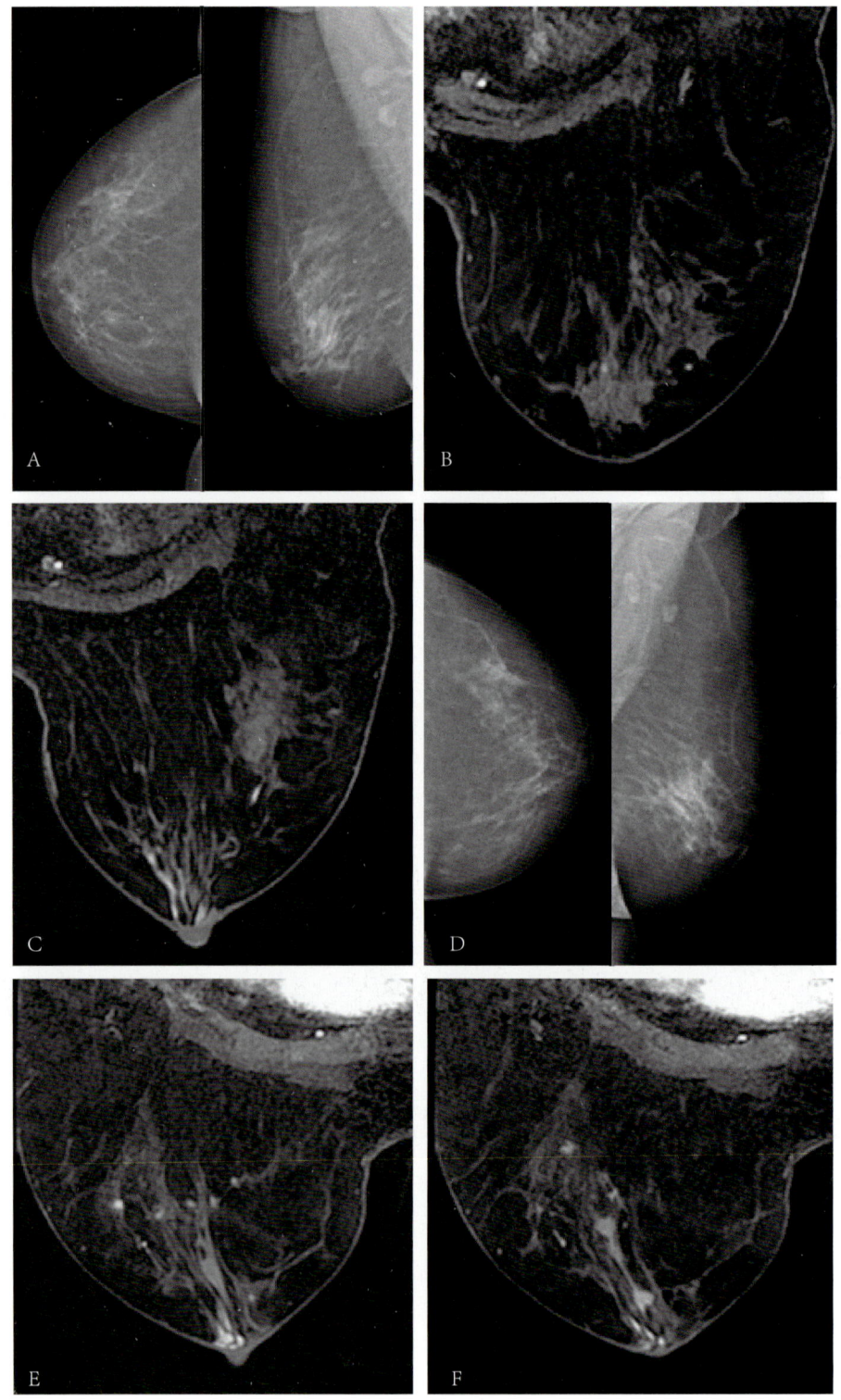

图 4-3　FGT 散在型

患者 57 岁，因泌乳申请 XMG 检查，显示右侧乳腺（A）不对称密度，建议 MRI 检查。双侧乳腺在 XMG（A、D）被判断为散在型，右侧乳腺 XMG 显示的不对称密度在 MRI 为局部的腺体，无异常强化。MG 和 MRI 在判断 FGT 类型上可能存在系统的差别。双侧乳腺均可见乳管扩张，T1WI 呈高信号，以左侧显著，其中左侧乳腺内可见多发的点状强化。如果将点状强化和乳管扩张联合考虑，则点状强化有导管内乳头状瘤的可能。由于 XMG 和 US 均不能显示病灶，且病灶为多发，给予 BI-RADS 3 类，建议定期随访

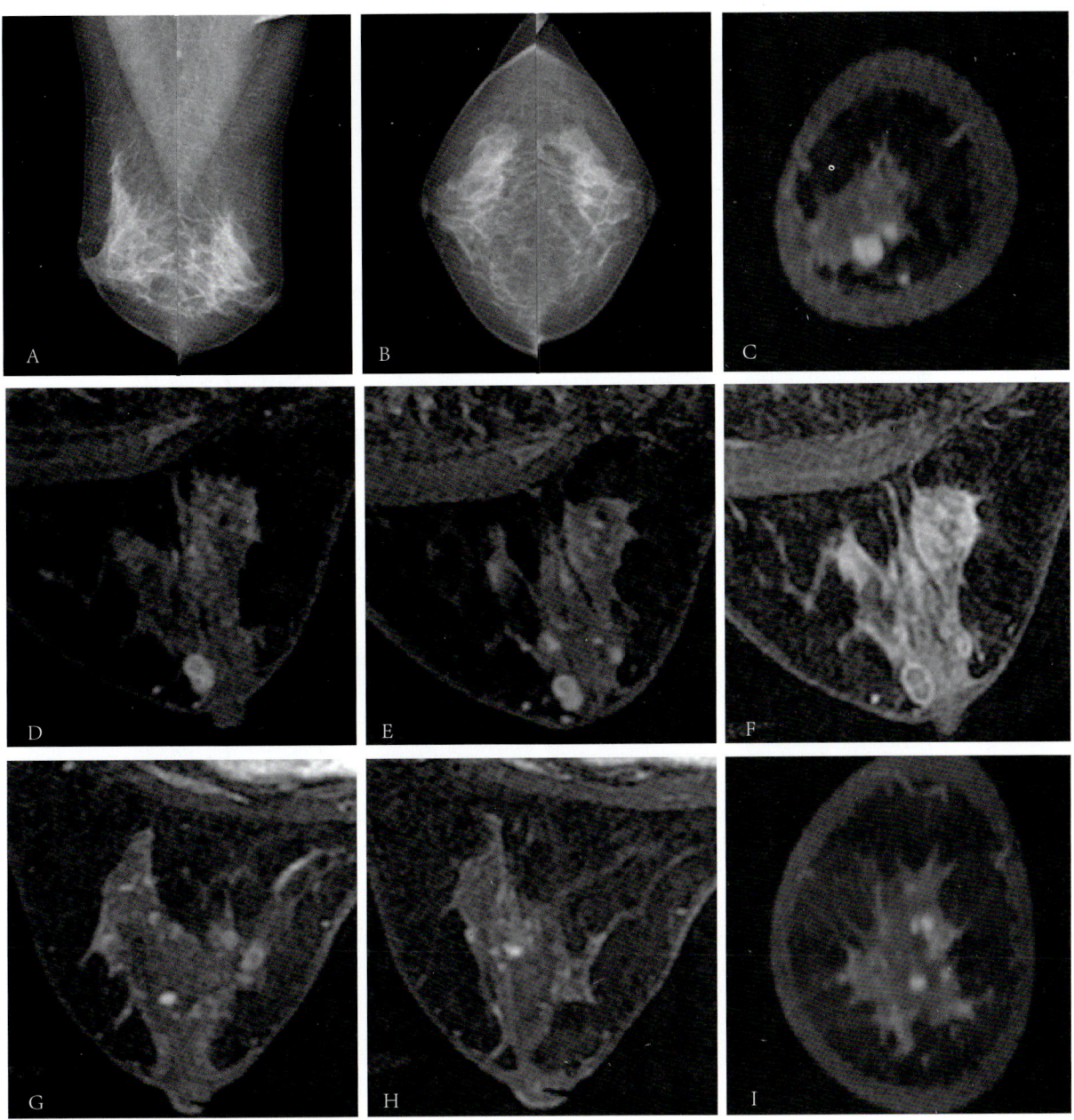

图 4-4　FGT 混杂型

患者 38 岁，XMG 和 MRI 均判断为混杂型或多量型纤维腺体，但是从 MRI 看由于腺体相对集中，对病灶的遮盖效应与致密型相似。XMG 未显示右侧乳腺病灶；左乳后区等密度结节，BI-RADS 4A。超声示：右侧乳腺内侧紧邻乳头处可见一低回声结节，大小约 0.9cm×0.8cm，边界清楚，形态欠规则，CDFI 示其内可见血流信号，3 类；左侧乳腺腺体内未见明确肿块。MRI 显示右侧乳腺乳头内后方肿块，分叶状、类圆形、环形强化，$ADC_{min}=0.89×10^{-3}cm^2/s$，TIC 廓清型，BI-RADS 4 类；左侧乳腺乳晕区后方簇集样强化，TIC_{max} 平台型，4 类。病理检查示：右乳腺腺病伴导管内乳头状瘤，局部上皮增生较著。免疫组化肌上皮染色结果：SMA（+），p63（+），CK5（+）。左乳腺腺病，部分导管上皮增生显著，个别导管上皮大汗腺化生

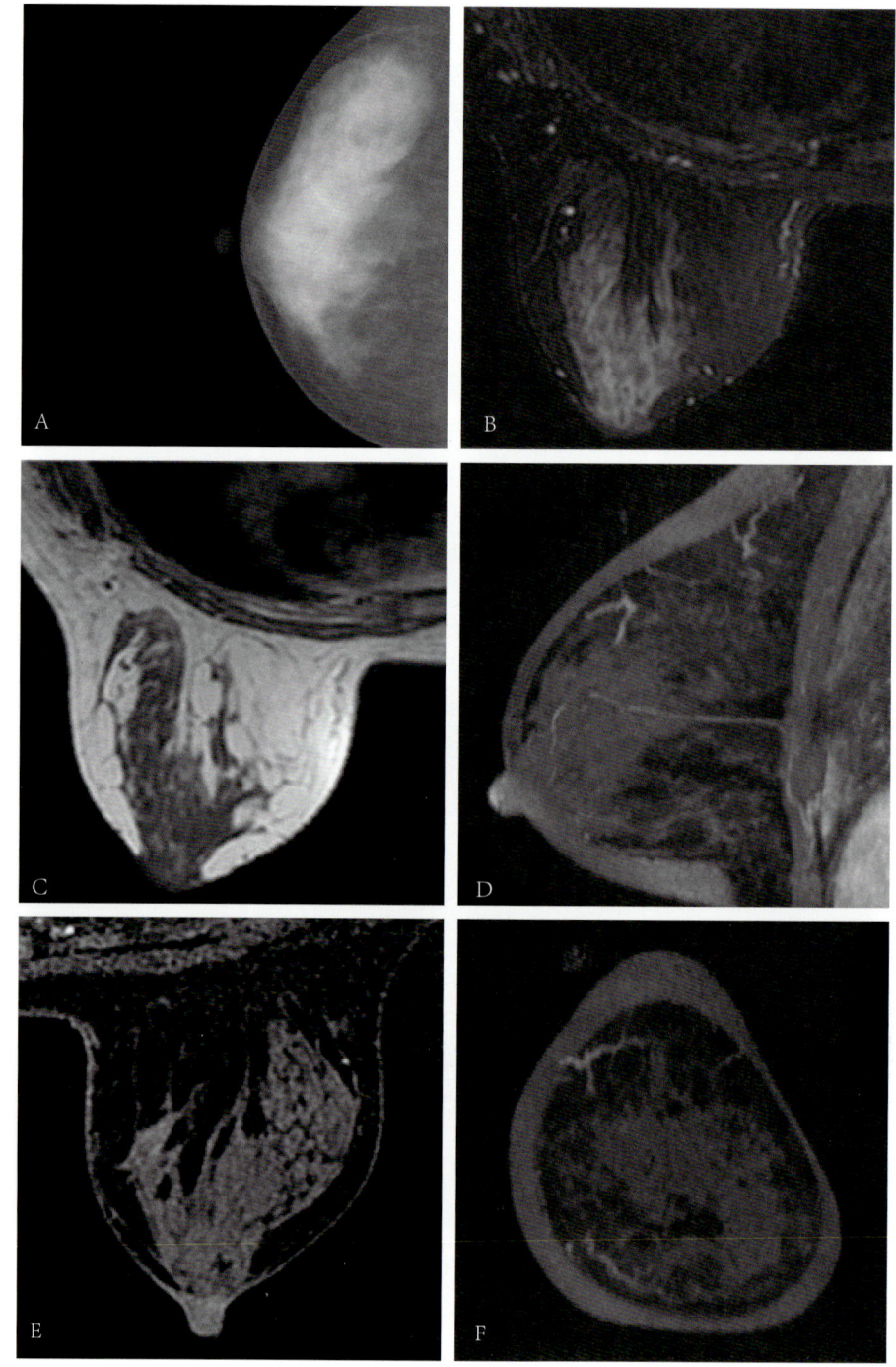

图 4-5 FGT 致密型

患者 46 岁，XMG 显示致密型 FGT，但是 MRI 从 FGT 的量判断为混杂型；XMG 报告左侧乳腺内侧象限不规则肿块。MRI 显示对应位置 FGT 堆积重叠，在 T2WI、DWI、T1WI 平扫序列未见异常信号和结构，无乳管扩张；DCE 各时相和重建图像未见异常强化。判断 1 类

第二节 背景实质强化

背景实质增强是第 5 版 BI-RADS 新增的概念。在 MRI 图像上，注入对比剂后，正常和异常的乳腺组织都发生强化，乳腺正常实质强化被称作 BPE。不同患者乃至同一患者不同时间检查，其 BPE 的程度和分布也不同。BPE 是一个动态过程，不同女性和同一女性不同时期各不相同。放射科医师需要认识各种 BPE 的特征和影响因素，提高影像解释精度。

一、BPE 的分布特征

早期的 BPE 参照强化的面积划分为 4 个 "M"：无或极少（minimal，< 25% 腺体组织显示增强）、轻度（mild，25%~50% 增强）、中度（Moderate，50%~75% 增强）或重度（marked > 75% 增强），这个判断标准存在操作困难，BPE 面积在哪个增强时相测量？参照乳腺的面积还是 FGT 的面积？最近的 BI-RADS 更新删除了这种分类方式，转而更加重视 BPE 的强化幅度和分布方式。BPE 的分布特征和强化程度主要与激素对乳腺组织的作用、乳腺血供分布解剖特征密切相关。

典型的 BPE 是双侧、对称、弥漫分布，缓慢的极少或轻度早期强化及持续的延迟增强（图 4-6）。乳腺的动脉供血从外围进入中央区，因此 BPE 通常开始于乳腺组织的边缘，从外侧、内侧、后方、上方、下方，逐渐过渡到乳腺的中央区域，乳晕后方最后强化。这种良性的血管流入分布被称为"相框征（picture framing）"，包括散在的或无法计数的相似描点样强化、对称的局灶或区域分布（图 4-7）。不典型的 BPE 呈非对称分布，可以被判断为局灶或区域分布的 NME（图 4-8）。BPE 概念的提出，很好地解决了一些非特异性的局灶、区域、多区域、弥漫、描点样强化，在执行第一版的 BI-RADS 时，这种不典型、不对称的 BPE 均作为延迟期强化的病变被划分至 3 类或 4 类，造成假阳性，相应的处理措施也失当（图 4-9）。引入 BPE 概念后，有效地降低了 MRI 过高的敏感性，提高了诊断特异性。

强化幅度是判断 BPE 的一个重要指标，目前尚没有统一的文献标准，笔者对 BPE 的强化幅度规定为增强早期 <60%@120s 为轻度，60%~90%@120s 为中度，90%~120@120s 为重度，但是不能是廓清型 TIC。轻中度 BPE 不会干扰病灶的识别和诊断，重度 BPE 会干扰 MRI 鉴别小病灶的能力，这些表现可能导致了诊断困难（图 4-10）。

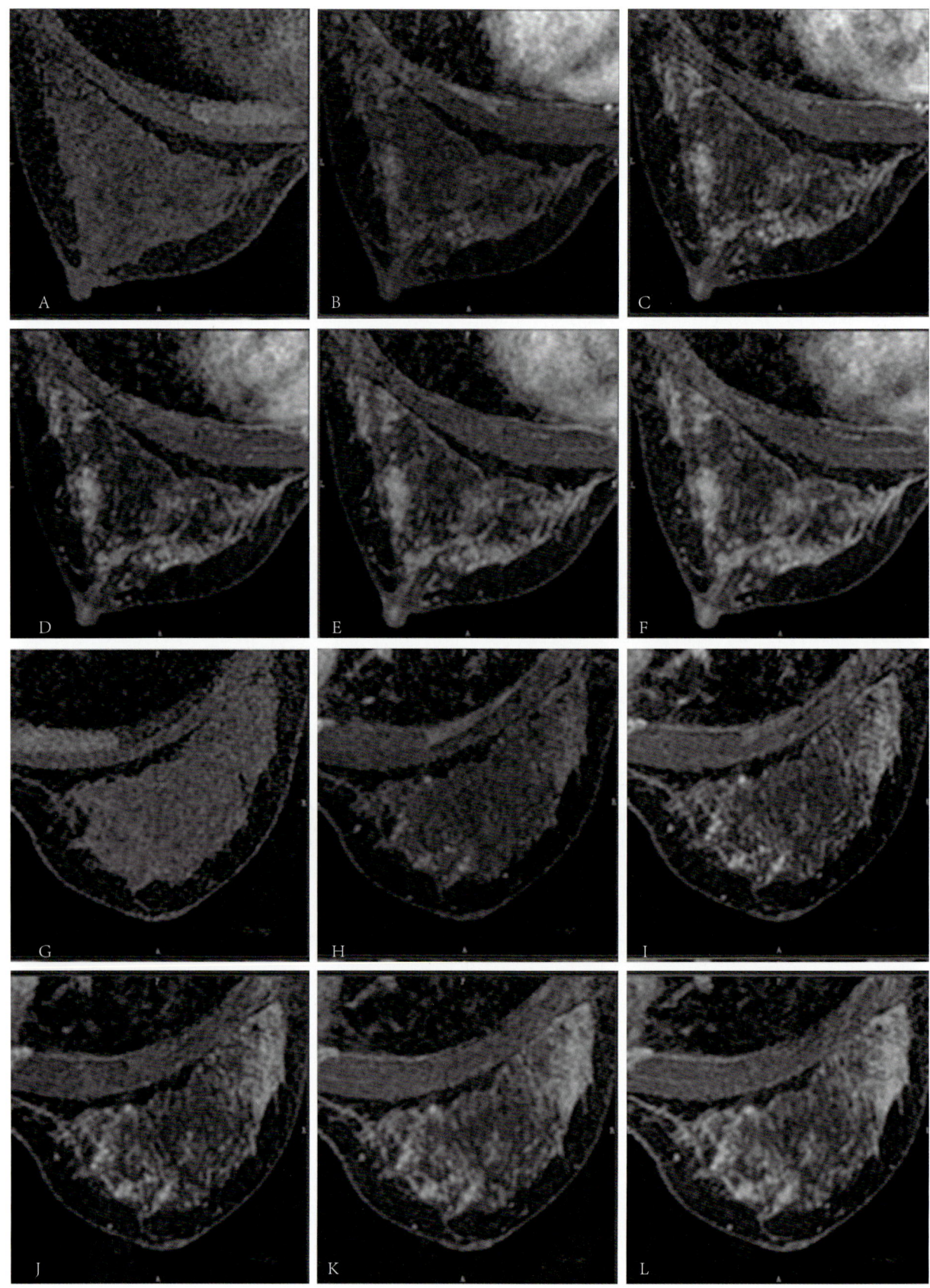

图 4-6　典型的 BPE

患者 37 岁，体检扪及肿块。双侧乳腺对称分布的、以乳腺周围强化为主，增强早期较少，延迟期向心性扩展且幅度增强，部分延迟期可见串环样强化。此类 BPE 虽然范围大，延迟期强化显著，但是对称分布且典型，可以直接判断为 1 类

第四章 BI-RADS MRI 字汇解析

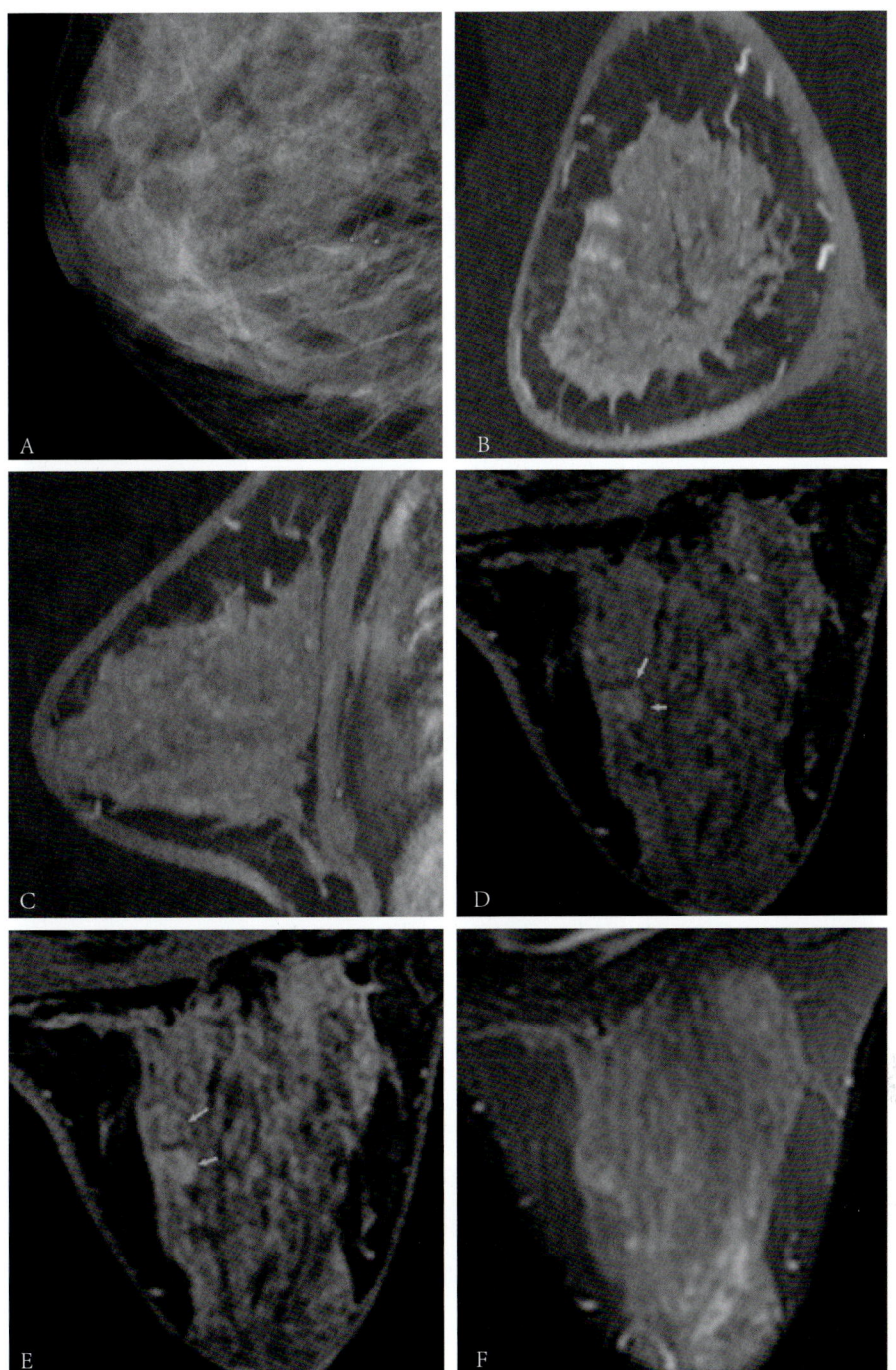

图 4-7 轻度局灶 BPE

患者35岁，致密型FGT。发现右侧乳腺肿物3个月余。US示：双侧乳腺腺体结构紊乱、回声强弱不均，乳导管不扩张，右侧乳腺外上象限、距乳头约2cm处可见一不规则偏低回声区，范围约 1.2cm×0.7cm，边界不清，内部回声杂乱，CDFI 示未见明确血流信号。双腋下未见明确异常肿大淋巴结。诊断印象：①右乳偏低回声区，考虑 BI-RADS 3 级，建议必要时行相关影像学检查；②双乳腺增生。XMG：双侧腺体呈致密型，见弥漫片状、大小不等类结节状影不均匀分布。右乳内下象限见散在分布点状钙化。双侧乳头对称，未见内陷。皮肤、乳晕无增厚。双侧腋前区域见浅淡淋巴结显示，并见淋巴门。印象：双乳腺体致密，请结合临床，必要时 MRI 评价；右乳内下象限点状钙化，BI-RADS 4 类，建议定期复查。MRI 仅能显示右侧乳腺外侧象限局灶强化，延迟期可见内部有导管扩张，早期强化率<60%@120s，T2WI 呈高信号，判断为 BI-RADS 2 类。患者因为对钙化不放心而采取开放活检。病理检查示：右乳肿物乳腺组织一块，大小 3cm×2cm×1cm，切面灰白间淡黄色、实性、质中，未见明显肿物。常规诊断：右侧乳腺腺病。此病例右乳内下象限及外上象限动脉早期均可见到小范围的局灶强化，但没有确切的边界，延迟扫描与周围强化的乳腺实质分界不清，考虑 BPE

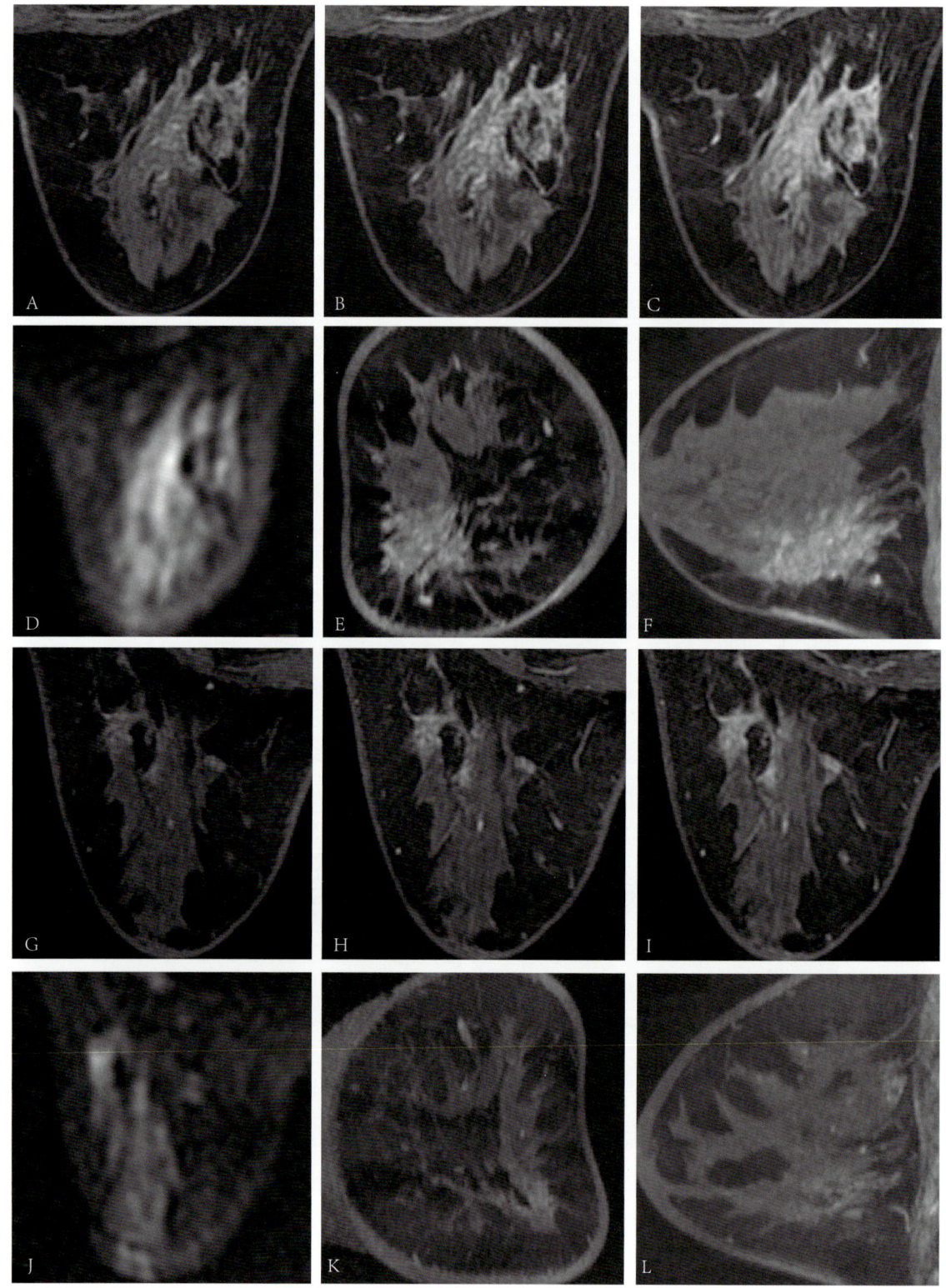

图 4-8 不典型 BPE

患者 42 岁，右侧乳腺外下象限和左侧乳腺外下象限非肿块样强化，动态增强（右侧 A-C、左侧 G-I）早期强化率 >90%@120s，呈渐进性强化并延迟期离散，DWI 呈略高信号（右侧 D、左侧 J），ADC 值在 $(1.3\sim1.5)\times10^{-3}\,mm^2/s$。结合冠状位和矢状位（右侧 E、F，左侧 K、L），右侧病灶在矢状位并未完全指向乳头，排除小叶节段分布，因此形态特征划分为区域强化（regional）；左侧病灶范围较小，属于局灶强化（focal area）。但是随着 BPE 概念的引入，这两种强化均被纳入非对称性或不典型 BPE，BI-RADS 2 类，右侧乳腺可以划分 3 类，建议补充 XMG 检查以排除可疑钙化灶，除外早期的乳腺癌。无病理证实

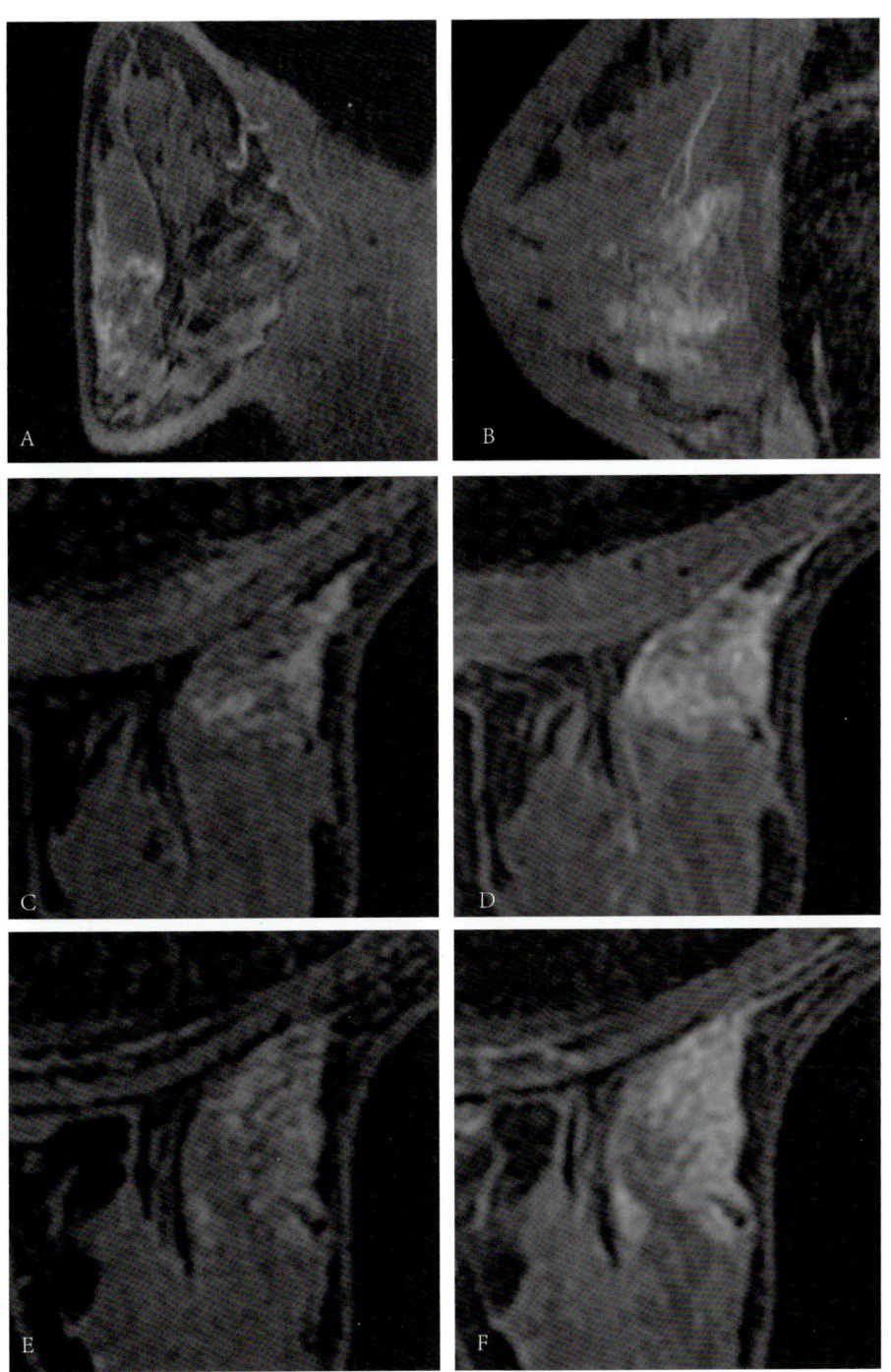

图 4-9 不典型 BPE

患者 45 岁，无意间发现左乳肿物 2 个月，无局部红、肿、热、痛，无乳头溢液。查体右侧乳腺未发现明显异常肿块，右侧腋下未扪及肿大淋巴结。MRI：右侧乳腺外上象限见非肿块样强化病变，分布特征为小叶节段分布，内部强化特征为不均匀强化，可测量病灶 TIC 呈平台型，DWI 呈等或略高信号，ADC_{min} 值不可测量，平扫不能显示。患者开放活检病理示：右乳肿物灰白色不规则组织 2 块，大者 6cm×5.5cm×1.5cm，未见包膜，切面局部见结节，灰白色，质中，与周围组织分界不清。小者 3cm×2.3cm×1cm，切面见一灰红色结节，大小 0.6cm×0.5cm×0.5cm，质中，与周围组织分界不清。常规病理检查示：右侧乳腺纤维腺病，局部导管上皮增生明显。回顾解释可以纳入不典型 BPE，但是前瞻诊断判断为 4 类，导致患者活检处理，误导因素主要是错误判断为小叶节段分布

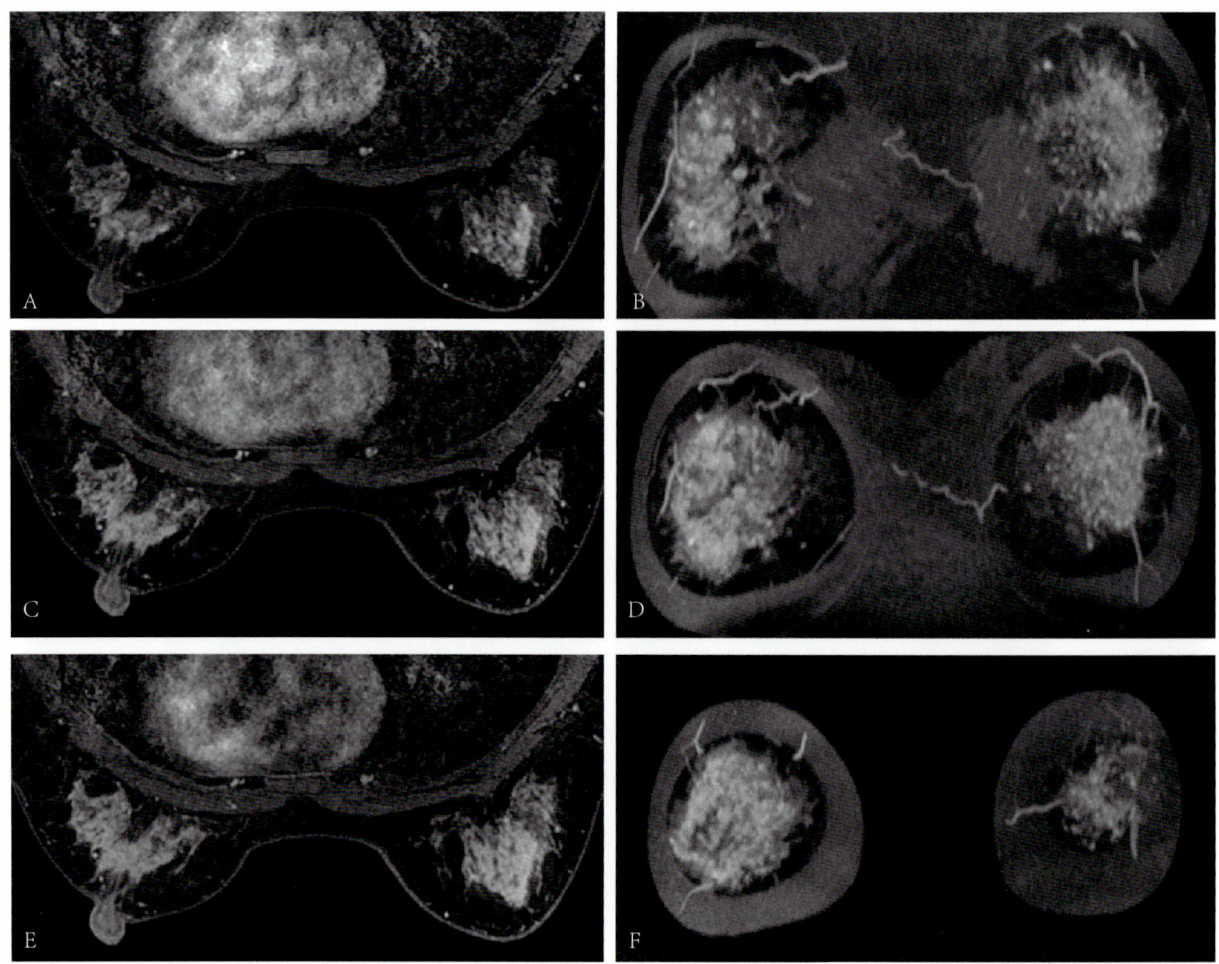

图 4-10 重度 BPE（双侧对称强化）

患者 37 岁，A、C、E. 横轴位同一层面增强早期、中期和延迟期图像，显示病灶为渐进性强化、离心扩散；B、D、F. 冠状位的增强早期薄层 MIP 图像。病灶呈双侧乳腺对称分布，在 BI-RADS 第 1 版这种强化被划归为双侧乳腺弥漫病变，评估为 BI-RADS 3 类；根据第 5 版 BI-RADS，笔者将其划分为重度 BPE（早期强化率 >90%@120s）或不典型 BPE，不典型之处在于乳腺中央区强化重于周围，没有明确的恶性征象，对于此类 BPE，可以判断为 2 类，也可以判断为 3 类，定期随访观察，也可以建议补充 XMG 排除其中可疑的钙化病灶

二、BPE 的激素依赖性

BPE 的发生与造影剂的组织通透性有关，反映的是乳腺的纤维腺体组织在激素刺激下的周期性、可复性充血增生，包括腺上皮和导管周围基质，这里强调：①激素刺激，包括月经周期的生理性激素水平变化导致的乳腺周期性的变化、外源性激素的改变、口服补充和激素治疗需要，鉴别这类的 BPE 需要询问月经记录和用药史；②可复性变化，即 BPE 是可以减退消失的，因而是动态变化的；如果充血增生后不可复，则可能导致继发的乳腺纤维囊性改变，即一般意义上的乳腺增生（图 4-11）。

正常乳腺组织的 BPE 是可变的并且受激素状态影响（图 4-12）。BPE 在月经周期第 21～28 天和第 1～6 天最高，在第 7～20 天最低，在 35～50 岁的患者高于其他年龄段。基于这些研究，建议非紧急的乳腺 MRI 筛查或短期随访安排在月经周期的第 2 周，即第 7～15 天。对于那些经期不规律或有时没有行经而仍有周期性激素变化的绝经前患者，测试血清黄体酮水平来决定患者行磁共振成像评价的优化时间，一般选择卵泡期以将 BPE 导致的诊断不确定性降至最低。哺乳期的变化可能对 BPE 产生重大影响，认识到这一点非常重要。哺乳期患者的 BPE 活跃，呈早期快速增强和延迟持续或平台型增强，归因于哺乳期血管及血管通透性的增加。部分女性会采用中药治疗，少量的随访病例发现，服用逍遥丸后确实存在 BPE 减少的案例。

绝经后妇女在乳腺 MRI 上所见的 BPE 程度通常小于绝经前妇女。绝经后妇女 BPE 和整个纤维腺体组织的数量（FGT）都有显著下降。当绝经后妇女接受激素替代治疗时，BPE 可能在数量、程度和分布上增加。激素替代疗法通常导致双侧、对称、持续增强，无可疑平台型或廓清型曲线。抗激素疗法的内分泌治疗，包括选择性雌激素受体调节剂或芳香酶抑制剂，是治疗 ER/PR 阳性肿瘤的一个重要组成部分。因为这些药物的抗雌激素作用能减少正常乳腺组织背景的激素刺激，但是在停药后的一段时间内可能出现 BPE 反弹现象。对于乳腺 MRI 的医师来说，知道对 BPE 的内源性或外源性影响十分重要。了解患者用药和治疗史，能为这种模棱两可的、或强或弱的区域强化提供合理的解释。

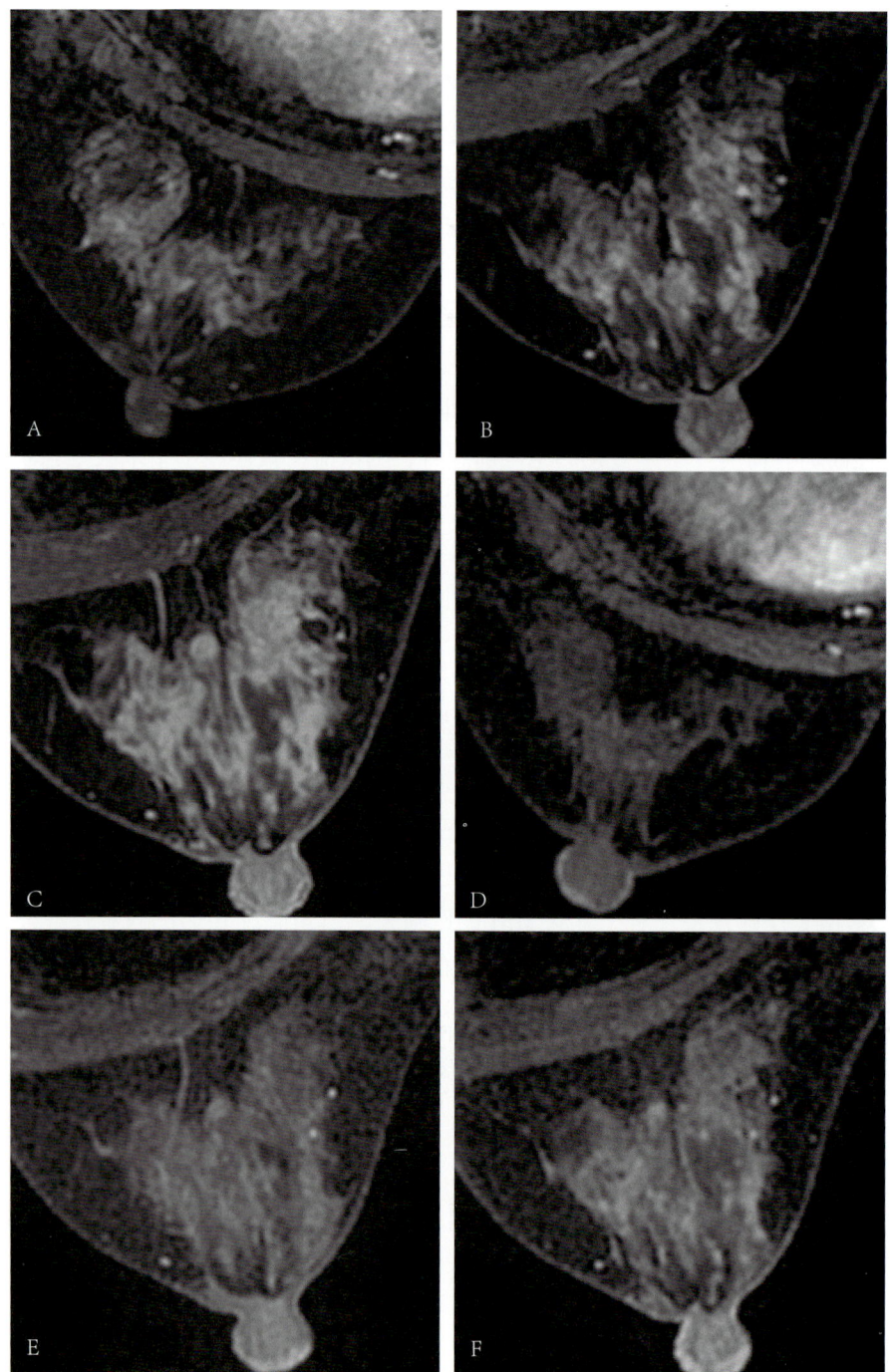

图 4-11 重度 BPE

患者 42 岁，查体 XMG 显示散在细小钙化。MRI 检查显示双侧乳腺弥漫强化，左侧乳腺内早期弥漫混杂中等程度强化，右侧乳腺弥漫混杂强化，各部分呈簇集样或小结节样，延迟期扩展。BI-RADS 3 类，建议结合 XMG 定位活检。中药治疗 6 个月后复查，显示强化范围明显缩小至消失

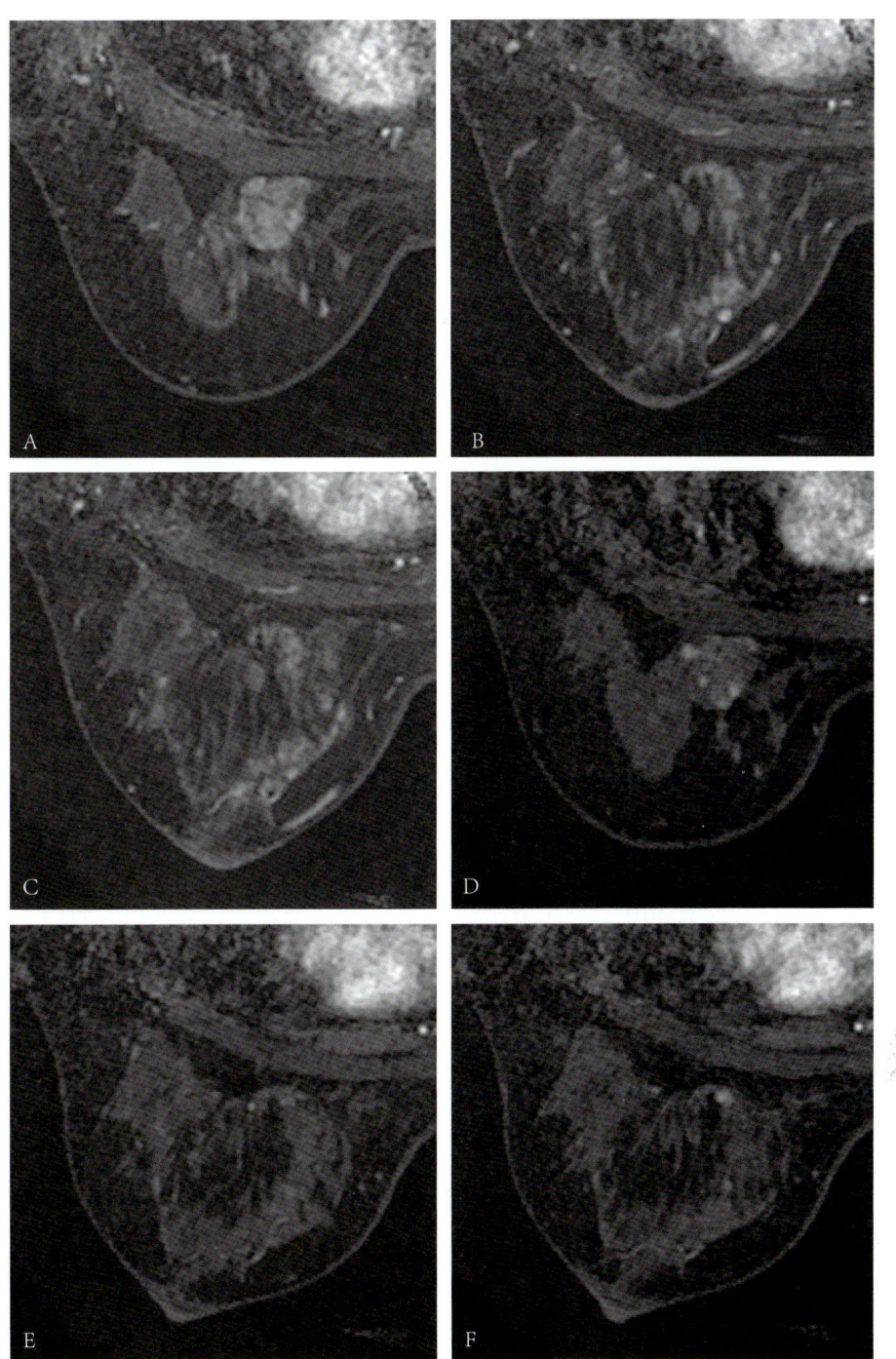

图 4-12 BPE 复查

患者 37 岁，体检扪及包块。MRI 检查左侧乳腺靠近胸壁处局灶强化，其余区域可见多发的片状强化，部分可见串环样强化，以周围分布为主。患者在月经前 4d 检查，判断 3 类，建议随访观察。7 个月后复查在月经后第 3 天，病灶范围明显缩小，腺体实质强化降低，仅见残存少量簇集强化。两组图像均为增强早期图像。回顾分析认为，首次检查的局灶强化与激素状态相关，可以划归不典型 BPE

三、BPE 的解释

放射科医师在解释乳腺 MRI 时应该熟知乳腺组织强化的正常血供特征、BPE 的不同表现、内源性和外源性激素对 BPE 的影响、由局灶或弥漫 BPE 导致的 MRI 假阳性和假阴性解释，并与 X 线、US、临床表现一起协同解释 MRI，达到最佳的诊断准确性。

BPE 首先容易造成假阳性解释。当 BPE 双侧对称时，一般不会导致假阳性解释。多发局灶或多发区域的 NME 病灶在引入 BPE 概念之前，往往判断为 3 类甚至 4 类，导致诊断的特异性降低。另外，重度 BPE 还可以造成假阴性诊断，在重度 BPE 时，一个小肿块或大面积 NME 可能会被相邻强化乳腺组织所屏蔽，这与乳腺钼靶上致密纤维腺体组织会隐藏癌性病变相类似。一些研究发现，MRI 上漏诊的癌灶均与重度 BPE 有关，尤其是动态增强参数控制和利用的不适更容易造成漏诊。对于重度不典型 BPE 与 NME 难以区分时，应该用排除方式先除外可疑的恶性征象，如小叶节段分布、TIC 廓清型和 ADC 值降低，如果被解释为 NME 而不是 BPE，放射科医师就需要考虑恶性的可能，必要时建议补充 XMG 检测可疑钙化补充诊断依据，但是补充 US 检查的意义不大，短期随访或偶尔活检是必要的。

在 BPE 病灶的分类上，典型对称分布的且强化幅度在中等或以下的 BPE，直接划分为 1 类，不另行评估（图 4-13）；典型对称分布且强化幅度在重度的，不对称分布强化在中等或以下的，可以划分为 2 类，常规随访。而重度不典型的 BPE 可以在延迟期图像上分辨出部分强化范围已经初步具备肿块形成的趋势，从图像分析类似于纤维腺瘤的特征，部分活检病理结果也报告为腺病合并纤维腺瘤样改变。从这一点看，重度或不典型 BPE 可能是一些疾病的早期形态，推测可能与部分上皮或导管周围间质增生后未充分复原有关，部分研究也认为，重度的 BPE 是乳腺癌的危险因素之一。这些重度的或不典型的 BPE，体检时可能表现为触痛、肿块，伴有或者不伴有乳管分泌物。由此认为，重度或不典型的 BPE 也应该受到重视，一般 MRI 会预报 BI-RADS 3 类（图 4-14），首先需要召回患者询问检查期间的月经周期状态，是否存在补充激素或激素治疗记录，部分患者还可以确认养容驻颜等营养品的使用历史，笔者认为虽然不能检测出雌激素成分，但是可能存在促进雌激素合成或分泌的成分，这也是此类药品的药理作用体现。而择期随访是处理中重度 BPE 的最佳选择，一般间隔 6 个月，选择月经周期的第 7～14 天，如果可能，停止相关的药物使用。

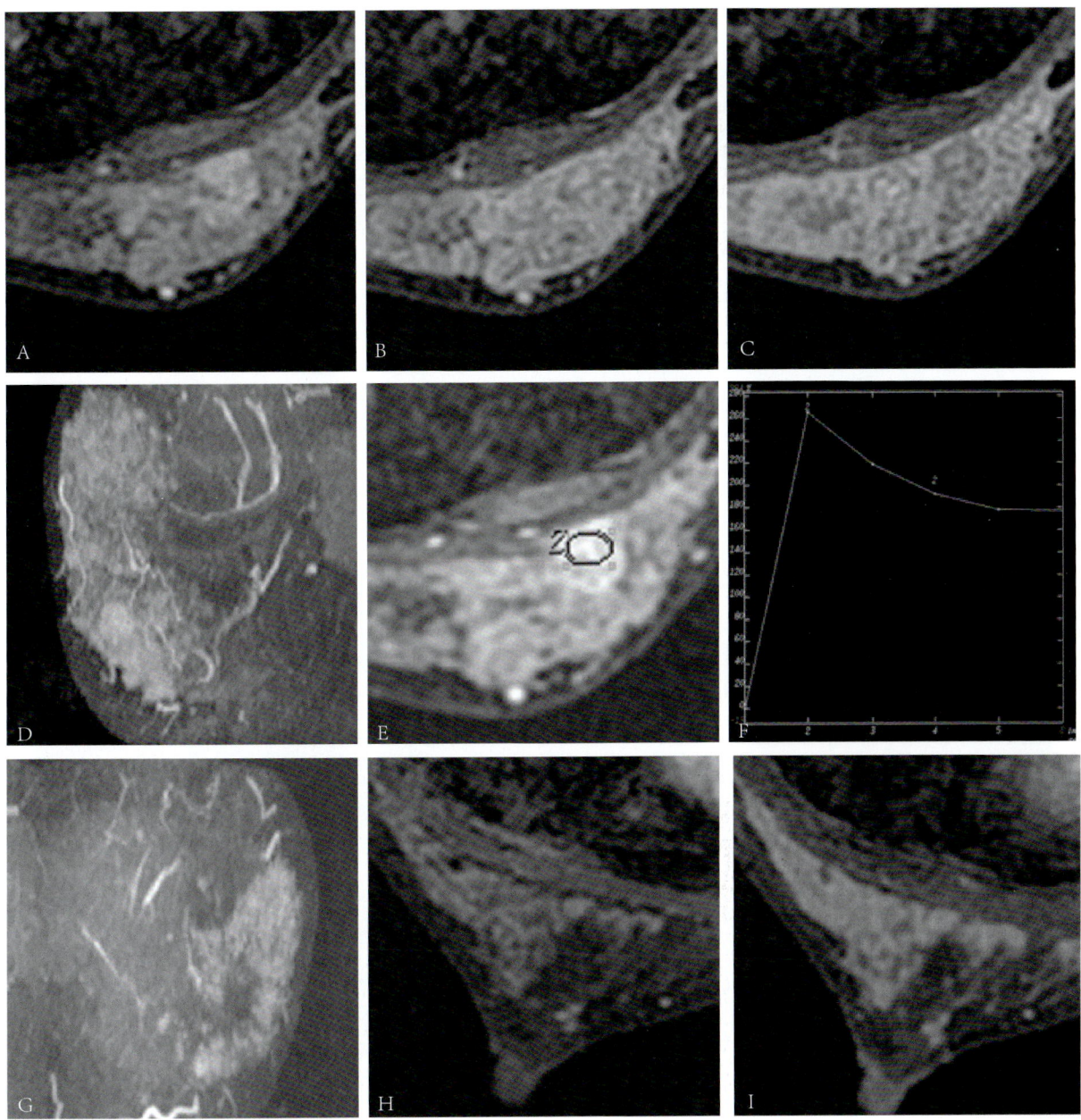

图 4–13　BPE 掩盖病灶

患者 31 岁，US 发现右乳腺肿物。MRI 显示右侧乳腺外下象限肿块仅早增强早期与重度 BPE 有对比差异，延迟期由于显著的 BPE 强化，病灶几乎不能被分辨显示，甚至信号低于 BPE。TIC_{max} 廓清型，早期强化率 >120%@120s，DWI 呈不均匀高信号，ADC_{min}=0.8×$10^{-3}mm^2/s$，帮助病灶的检出和定性。BPE 双侧对称，强化幅度显著。病理检查示：右乳腺浸润性癌，非特殊类型，部分为导管内癌（约占 40%），SBR 分级 Ⅱ～Ⅲ 级，肿瘤大小 3cm×3cm×1.5cm。癌组织紧邻基底切缘，未侵及乳头及皮肤。周围乳腺组织呈腺病改变。腋窝淋巴结见转移癌（1/15）。免疫组化染色结果：CK5（−），Cyclin D1（+25%～50%），ER（−），PR（−），HER-1（0），Ki-67（+25%～50%），HER-2（3+），p120（膜+），Topo-Ⅱα（+10%），p53（−），E-cadherin（+）

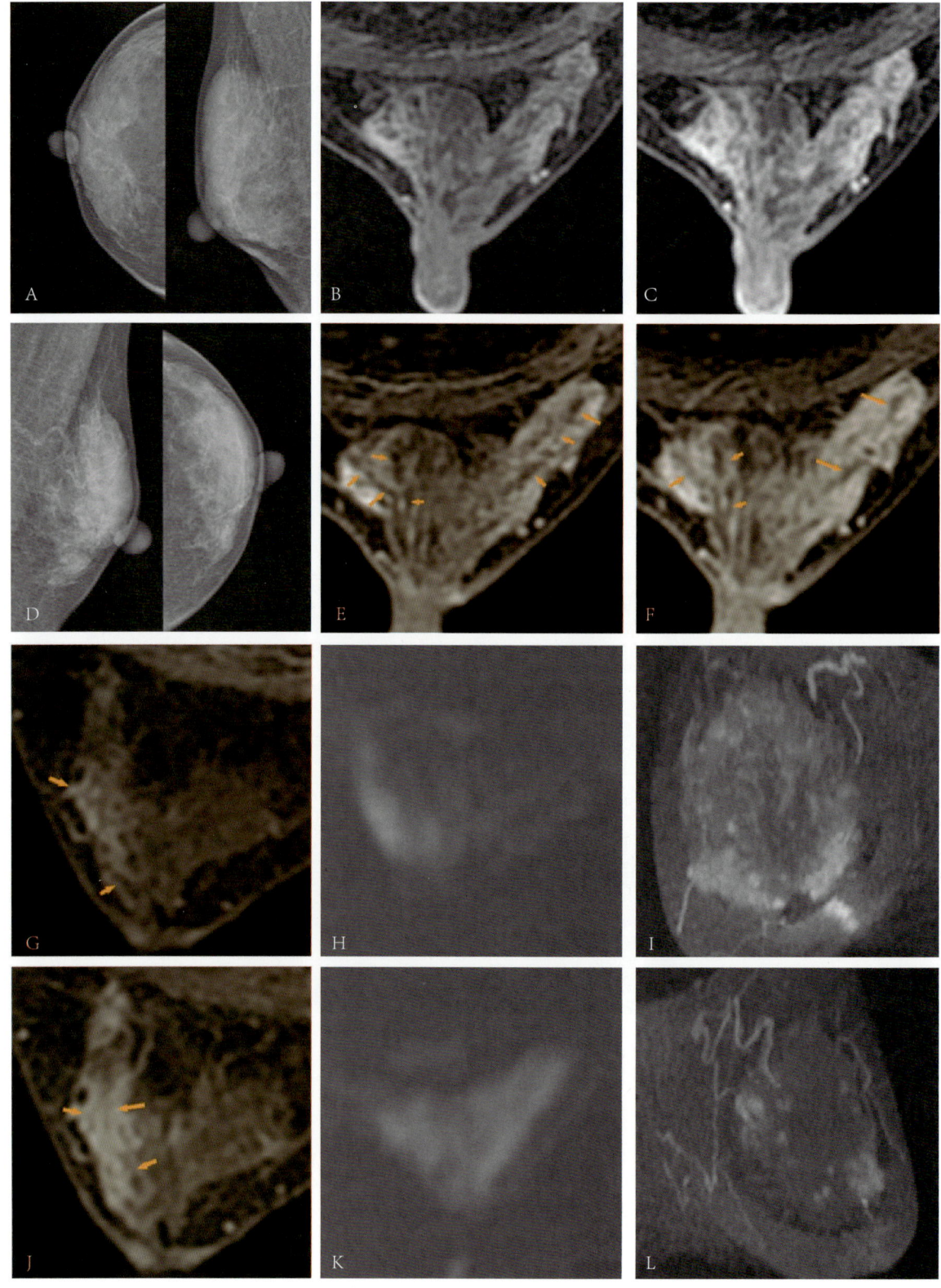

图 4-14 重度不对称 BPE

患者 43 岁，分别接受 XMG 和 MRI 检查。XMG 显示右侧乳腺节段分布的泥沙样钙化和无定形钙化，左侧乳腺亦显示节段分布或区域分布的无定形钙化，预报双侧 BI-RADS 4 类或 5 类。但是此患者的 MRI 显示对应区域为 BPE，边缘分布，无小叶节段分布特征，延迟强化明显，从强化程度和双侧非对称分布，预报 BI-RADS 3 级。仔细查看，可见右侧乳腺的病灶区域有乳管扩张，延迟期乳管周围间质渐进性强化明显。DWI 呈高信号，但是 ADC 值均在 1.5 以上。对于这种 XMG 与 MRI 不一致的病例，可采用 XMG 引导下活检。此病例无病理结果证实

第三节 点状强化

点状强化（focus/foci）是一种非特异性的独立的小点状强化，没有占位效应，在预扫描上也不可见，因病变太小无法分辨边缘和内部强化的形态学特征，US 和 XMG 也无法检测（图 4-15）。focus/foci 翻译成"点状"符合实际意思，而 focal area 被翻译成"局灶"，其范围比点状强化大，比区域强化（regional）小。点状强化在 MRI 检查中很常见，一般直接评估为 3 类，建议定期随访。

经典的点状强化定义指病灶直径 < 5mm。由于 MRI 的空间分辨率越来越高，在 1mm×1mm×1mm 的空间分辨率下，很多 < 5mm 的点状强化能清晰地分辨出毛刺、内部环形强化和脂肪信号，因而也就在报告中出现"小肿块"一词。从文献的角度追溯，早期的乳腺 MRI 空间分辨率在 2mm 以上，一个直径 5mm 的点状强化仅仅占 2 个体素的内容，确实无法分辨形态特征。第 5 版的 BI-RADBI 取消了最大直径 5mm 的限制。随着高空间分辨率扫描的普及，点状强化的定义也许会修改为最大直径 3mm，但是笔者认为目前还没有必要，病灶太小 DWI-ADC 和 TIC 的测量准确性都跟不上，后续定位处理措施有限。

在强化幅度方面，点状强化也是不好把握的。一般的定义认为，点状强化的幅度高于 BPE，包括增强早期和延迟期。点状强化要求早期强化率 >90%@90s，或者 >120%@120s，多数的点状强化是流入型曲线或平台型曲线，如果经排除测量误差确认为廓清型曲线，则需要将点状强化的分类升级到 4 类，虽然不一定能实施定位活检，但是应该给予更多的关注和密切的随访。点状强化与描点样强化鉴别主要依靠延迟期是否离心扩展。描点样强化在增强早期仅显示为轻度强化或无强化，一般在增强后的 3~4min 或更晚出现，随着时间延迟强化幅度和强化范围逐渐扩大，与其他的实质强化融为一体。描点样强化多数与乳腺增生或纤维囊性变有关，在月经周期的乳腺分泌期双乳对称性出现，在 DWI、T2WI 和 T1WI 与乳腺实质呈等信号。描点样强化曾经是 NME 的内部强化特征，新版 BI-RADS 被都纳入 BPE 范畴。

在病灶数量上，第 5 版的 BI-RADS 也取消了多发点状强化。而临床实践中，单个的点状强化很少，多数是多发的点状强化，单乳多发或双乳多发（图 4-16）。单发的点状强化一般是随机的，在病理上可以是腺病、增生、导管内乳头状瘤、乳腺内淋巴结，也有少量是早期的 DCIS，临床获得病理证实的病例少，但是很少有浸润性的癌灶。当表现为多发点状强化时，病灶的位置和分布就变得有提示意义（图 4-17）。当点状强化集中在乳头后方的乳管集中区时，来自导管上皮的病变概率增高，需要更多的关注，活检证实的病灶中以导管内乳头状瘤居多，包括部分 DCIS，尤其是伴有乳管扩张和高信号积液更需要关注。当点状强化位于乳腺周围区域时，则需要分辨出病灶是否有沿导管分布、小叶节段分布、簇集样分布的特征，这种分布特征的病灶是值得关注的。因此，多发点状强化的概念建议保留，将多发点状强化作为 NME 类病灶处理，或者将多发点状强化与描点样强化同样对待划分入 BPE，都有不妥之处。多发点状强化的分布特征有利于对这类病灶的早期定性诊断。

病理上证实的点状强化有增生、纤维囊性改变、旺炽增生、小的纤维腺瘤、硬化性腺病、乳头状瘤、ADH 或小的 DCIS 或 IDC，因此点状强化的性质是不确定的。无法像 MASS 类病灶那样描述形态、边缘和内部特征，甚至连 TIC 和 ADC 也测量不准确，也就无法进行性质判断，但是因为强化显著却不能忽视；如此小的病灶，US 和 XMG 都很难定位，即使手术后的病理也很难实现对应的病理检测，对于这样的病灶，采取定期随访是合适的处理建议。单个的点状强化一般分为 BI-RADS 3 类，如果 US 和 XMG 也未能定位病灶，应给予定期随访观察；如果单个的点状强化具有可靠的毛刺、廓清型曲线特征，且能被超声定位的，则建议在超声引导下活检甚至真空辅助旋切（图 4-18）。而对于多发点状强化的处理，如果其中没有值得特别关注的突出病灶，且 US 不能定位的，建议按照 BI-RADS 3 类随访处理。

如果发现其中有值得关注的病灶,具备毛刺和(或)廓清型曲线特征,则建议辅助 US 或 XMG 定位病灶,争取实现活检,否则需要密切随访观察,间隔周期为 6 个月—6 个月—12 个月—12 个月。

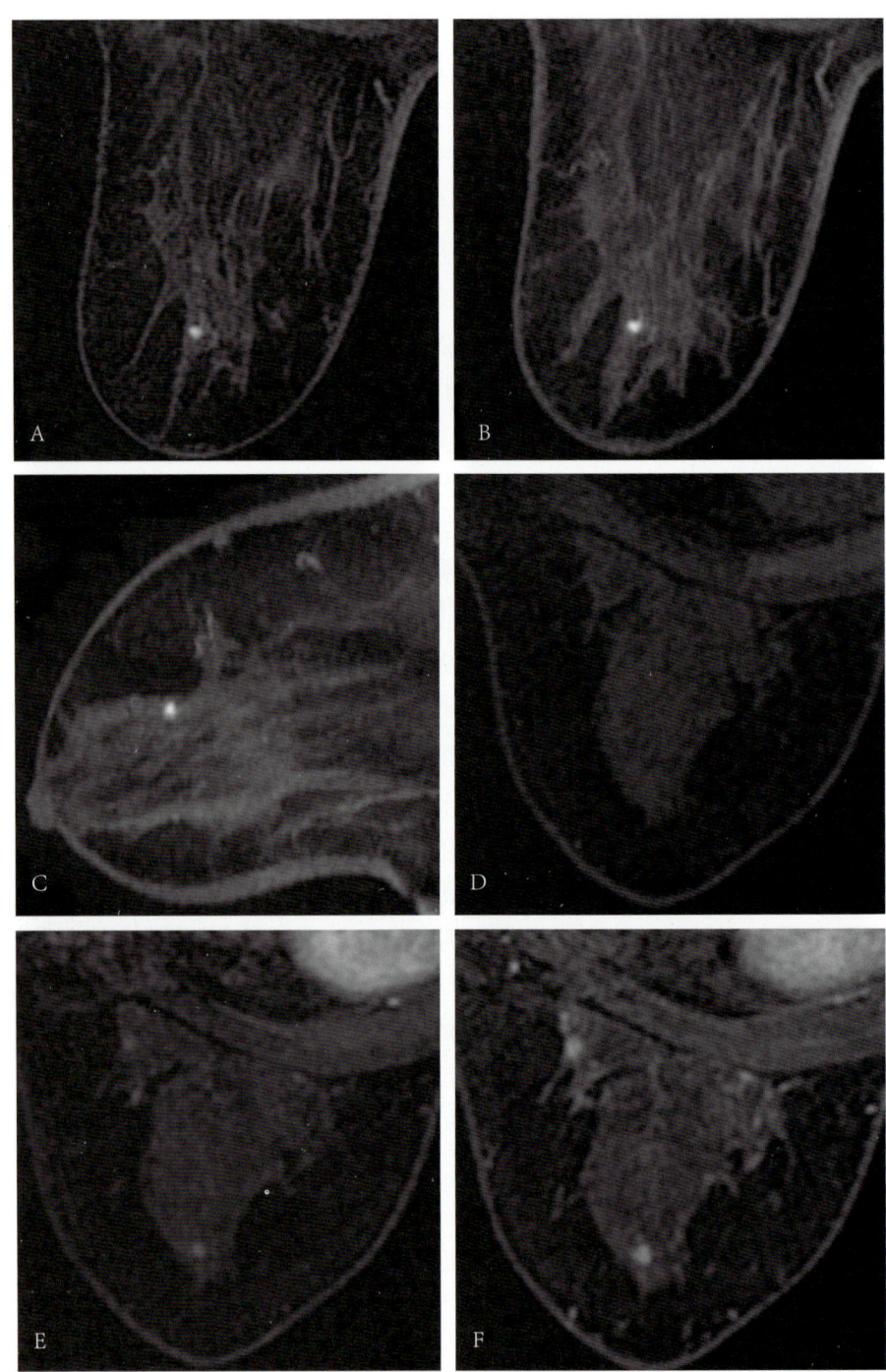

图 4-15　点状强化与描点样强化

A~C. 点状强化,直径＜5mm 无法准确分辨其形状、边缘和内部强化特征,增强早期(A)和延迟期(B)无明显离心扩展,DCE-TIC 和 DWI-ADC 因为病灶太小会出现部分容积效应导致的偏差或运动导致的偏移。无法确切定性却也不能忽视,判断 3 类,予以 6~12 个月追随观察其稳定性。D~F. 描点样强化,左侧乳腺两个点状强化灶,直径均＜5mm,增强早期边缘和内部特征不明确;延迟期强化范围较动脉期略增大,渐进性离心扩散。判断 2 类。活检病理示:纤维腺病

第四章 BI-RADS MRI 字汇解析

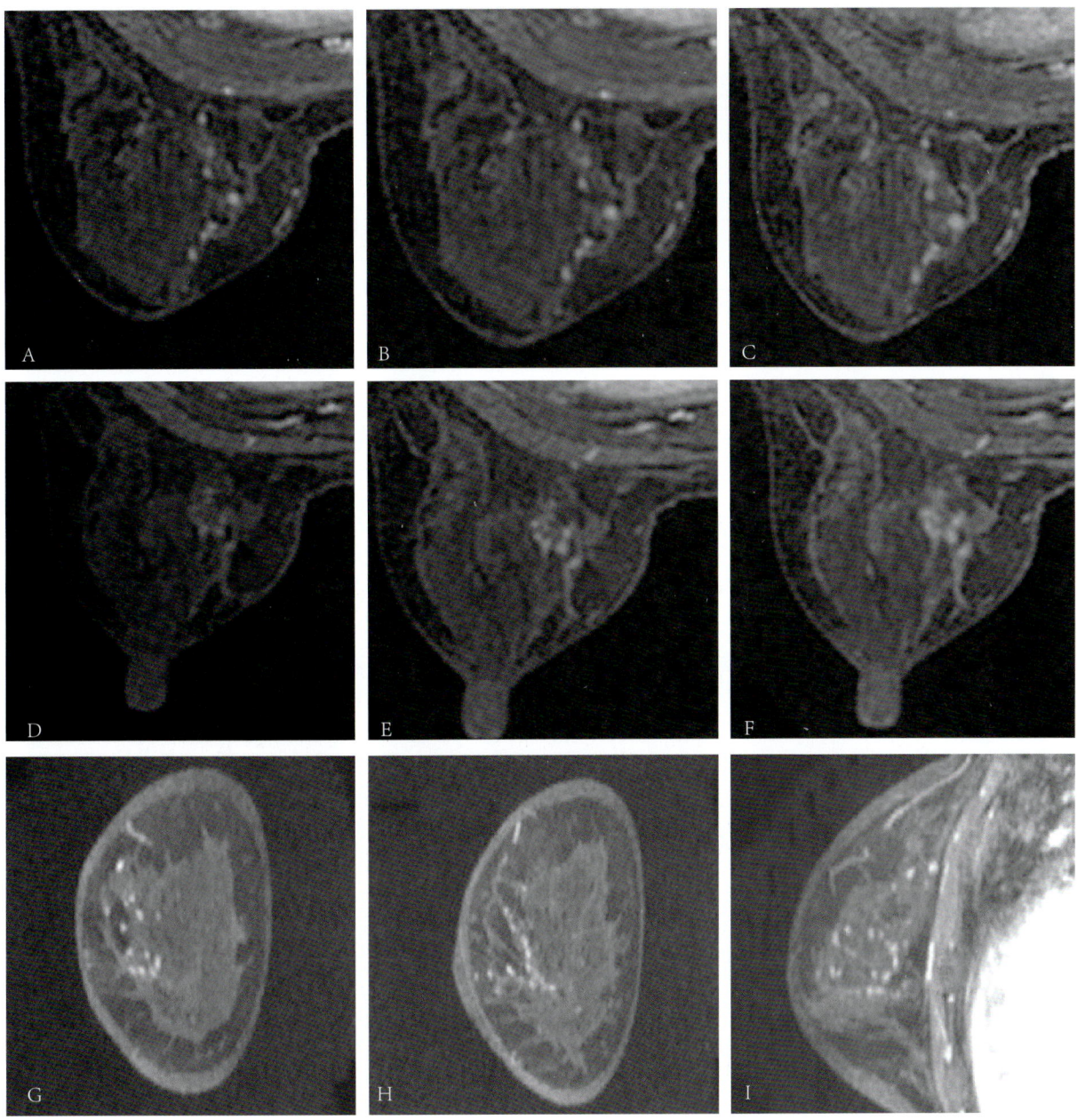

图 4-16 多发的点状强化

任意单个的点状强化直径都< 5mm，边缘和内部结构不能清晰辨认。早期强化> 120%@120s，延迟期没有明显的离心样扩散。A、B、C 和 D、E、F 分别为增强的第 120 秒、第 240 秒、第 480 秒时相。当点状强化为多发时，需要从整体的角度判断其分布特征。本例从 G、H、I 三个 MIP 重建图像看，是沿着导管不连续分布的点状强化，提示导管的病变，BI-RADS 3 类，建议提供 XMG 观察是否有细小的钙化，以利于早期 DCIS 的检出。无病理证实

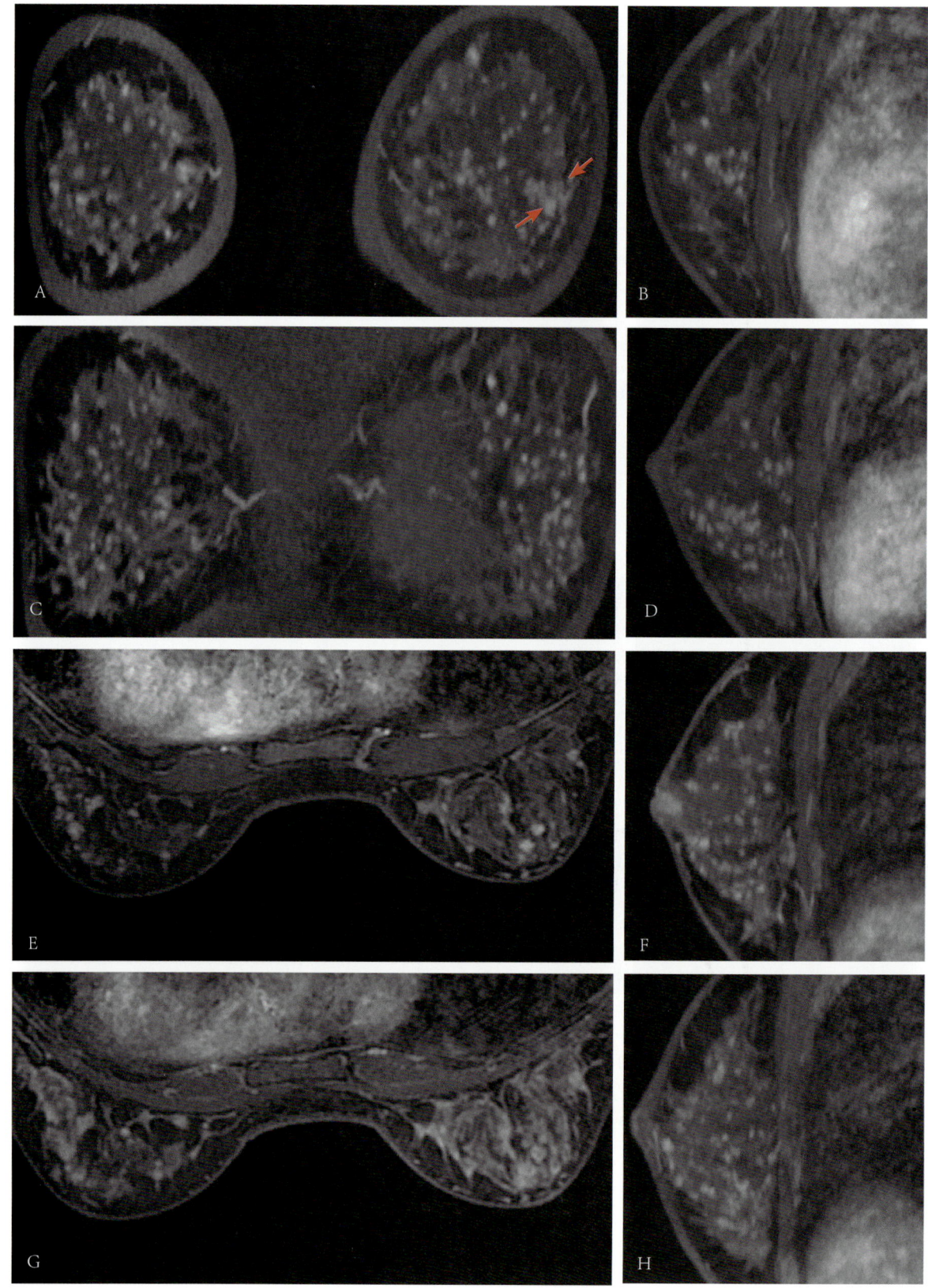

图 4-17 弥漫多发的点状强化病灶

患者 38 岁，双侧乳腺弥漫对称分布的点状强化，分布散在以乳腺外围区域为主，延迟期略有离心扩散和中心廓清的特征；部分较大的病灶形态不规则，左侧外下象限部分病灶有融合趋势，体积相对较大 DCE 观察到 TIC 廓清型。DWI 呈等信号，ADC 值无法测量。对于这些多发的点状强化，至少判断为 3 类，建议密切随访观察，6 个月随访 1 次。如果能在超声或 XMG 追溯到左侧乳腺外下象限的病灶或可疑的钙化，则可以报告 4 类，建议在 US/XMG 引导下穿刺。穿刺病理结果即使不存在可疑病灶，后续也要密切随访

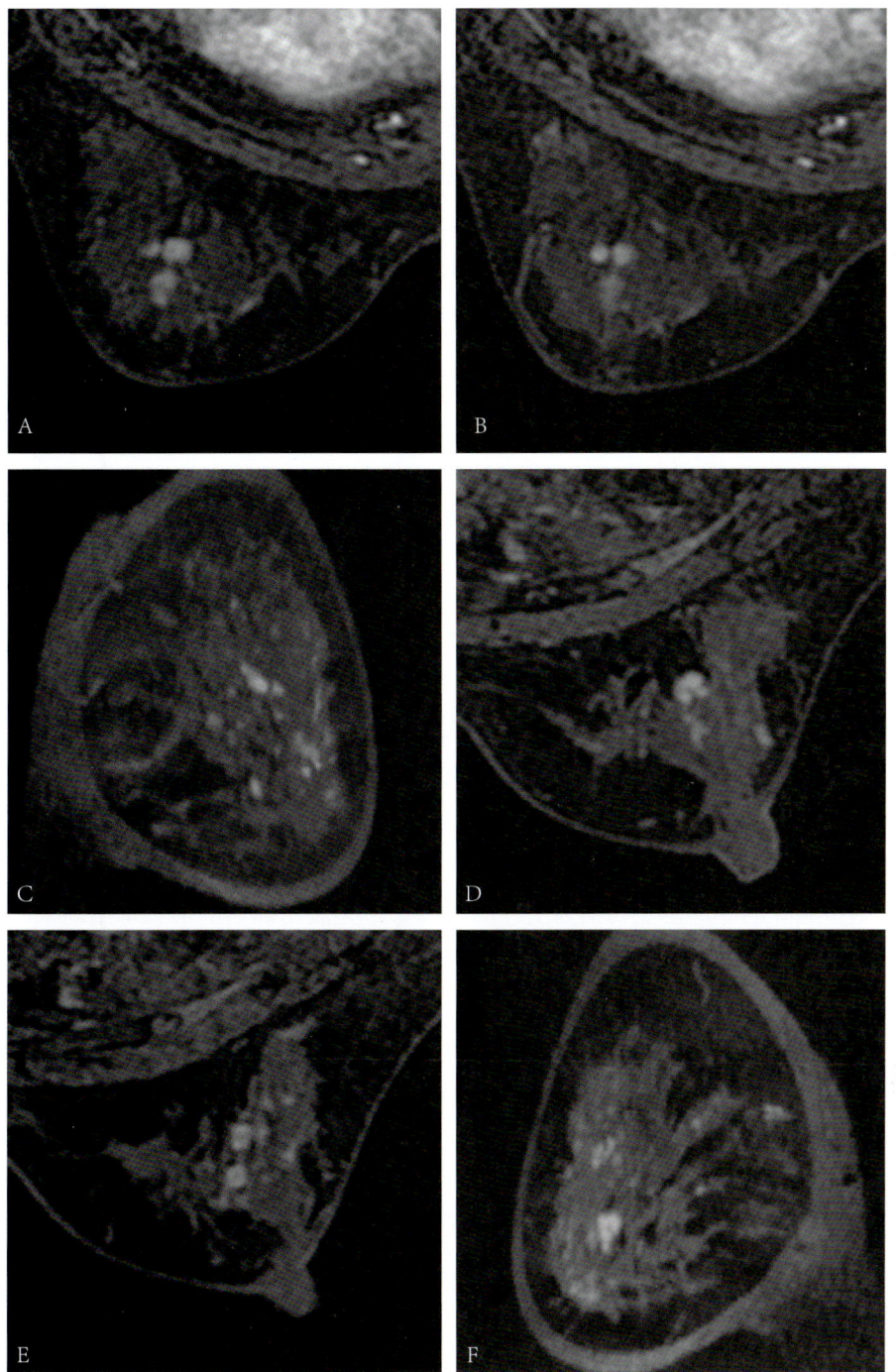

图4-18 从点状强化到小肿块

患者45岁,间断右侧乳头溢液5年余。MRI表现双侧集乳管区可见多发点状强化和小肿块,直径在8mm以下,呈簇集样分布,边缘不规则,增强扫描欠均匀,TIC平台型、廓清型并存,早期强化率>120%@120s,DWI呈不均匀高信号,$ADC_{min}=1.36\times10^{-3}cm^2/s$;T2WI呈稍高信号、T1WI呈等信号。评估为4类,预判为导管内乳头状瘤,建议临床穿刺活检或6个月密切随访。病理常规诊断:右侧乳腺腺病伴导管内乳头状瘤形成,局部导管扩张及大汗腺化生。免疫组化染色结果:CK5/6(斑片状+),p63(肌上皮+),Ki-67(+2%),SM-MHC(肌上皮+)。左侧乳腺腺病伴导管内乳头状瘤形成,部分导管扩张及大汗腺化生,局部导管上皮不典型增生。免疫组化染色结果:SM-MHC(肌上皮+),Ki-67(+2%),p63(肌上皮+),CK5/6(部分导管上皮+)

第四节 肿 块

肿块（mass），也有译为占位病变，指在三维空间上是具有占位效应、推压或牵拉周围正常乳腺的纤维腺体组织，单个的肿块性病变内部不会夹杂脂肪或者正常腺体组织（图4-19，图4-20）。判断病灶属于肿块还是非肿块类型主要利用平扫的T1WI和T2WI图像，而描述一个肿块的特征，需要选择动态增强的早期观察，避免廓清和周围乳腺组织渐进性强化带来的干扰（图4-21）。描述每一个肿块要求包括形状（shape）、边缘（margin）和内部强化方式（internal enhancement pattern）三个方面的形态学特征，与XMG和US类同。

一、形状

形状指病灶在三维空间上的几何学特征，划分为圆形（round）、椭圆形（oval）和不规则（irregular）3种类型。分叶状（lobulated）的概念被取消，分叶状的前提是边缘光滑。形状对病灶的良、恶性鉴别诊断提示意义不明确，缺乏特异性。

圆形和椭圆形可以是球形或椭圆形肿块在不同视角的形状表现，肿块的各向径线大抵相等时为圆形，不相等时为椭圆形，也可能是一个椭球形的肿块在不同剖面的差别而已，两者在鉴别病变良、恶性方面没有本质区别，因此统称为类圆形（图4-22～图4-24）。圆形或者椭圆形对肿块的良、恶性没有提示意义，统计表明即使边缘光滑的类圆形肿块活检也有5%~17%的为浸润性癌。判断类圆形的形状是需要摆脱边缘概念的干扰，并非只有边缘光滑的病灶才是类圆形的，边缘有毛刺的刺球样病灶，其形状也是圆形。

形状不规则指病灶的外形不能归纳为上述的类圆形，无法用确切的形态学用词来形容，因此称为不规则（图4-25）。形状不规则的病灶，边缘可以是清晰的，也可以是不清晰的。不规则肿块需要与NME类进行鉴别，NME病变范围较大时，在增强图像上同样可以形成类似占位效应的视觉效果，笔者的鉴别经验是肿块在平扫T1WI能够被识别且内部没有脂肪，而非肿块强化不能在T1WI直接识别内部可以含有脂肪信号。单独形状不规则的肿块对良、恶性的提示意义不明确，PPV为32%～97%，一般需要结合边缘或内部强化特征共同决定。

二、边缘

边缘强调病灶与周围组织的关系而不涉及病灶的形态，与周围组织分界清晰（circumscribed）或不清晰（uncircumsribed），从circumscribed的本义就是包绕的意思，如果边缘不清晰则进一步区分为毛刺（spiculated）和不规则（irregular）。

边缘清晰指病灶边缘与周围乳腺组织分界明确，有时候也表达成边缘光滑。多数良性病灶边缘清晰，但是并非边缘清晰的病灶就是良性病变，部分恶性肿瘤的边缘也可以是光滑的（图4-26），结合DCE-TIC曲线很重要。

毛刺是比较有特征的描述用词，毛刺指肿块边缘发散出放射状的线样结构（图4-27）。毛刺征提示病灶向周围组织侵犯，多数有毛刺征的强化肿块是侵袭性癌，包括IDC、ILC和DCIS。80%～91%的毛刺征提示恶性，硬化性腺病的放射状瘢痕、术后或外伤后可能会出现放射状的类似毛刺的强化。

当病灶边缘不清晰且没有毛刺时，就划归为不规则，没有确切的字汇来准确形容（图4-28）。不规则边缘的病灶除可以是侵袭性恶性肿瘤外，还可以是硬化性腺病、复杂腺病、ADH、纤维腺瘤和导管内乳头状瘤等；良性肿块也可以有不规则的边缘。单独的边缘不规则一般与形状不规则合并使用，结合内部强化特征决定良、恶性积分。

肿块的边缘特征对于鉴别良、恶性肿瘤的意义大于形状特征。在显示肿块边缘特征方面空间分辨率很重要，当空间分辨率未达到1mm时，部分细小的毛刺征象可能被忽略，一些减影处理也可能消除细小的毛刺特征，因此高空间分辨率优先于时间分辨率，图像后处理如无必要无须减影。

三、内部强化特征

内部强化特征指病灶内部强化幅度与空间分布的方式，包括均匀（homogeneous）强化、混杂（heterogeneous）强化、环形（rim）强化、不强化分隔（dark internal septations）。

均匀强化指肿块强化的空间分布连续、强化幅度一致。在高空间分辨率扫描、高对比度的显示器或合适的窗宽窗位上，很少见到均匀强化，笔者认为是可以取消的一个字汇。均匀强化对病灶的良、恶性并没有太多的提示意义，一些体积较小的恶性病灶可以是均匀强化，而良性的纤维腺瘤早期呈不均匀强化。

混杂强化指不同空间位置的强化分布不均匀、强化幅度高低不一致。heterogeneous 翻译为"混杂"，而不仅仅是不均匀"inhomogeneous"，inhomogeneous 为 ROI 范围的体素都强化，但是强化幅度不一致，总体在某一个阈值之上（图4-29）；而 heterogeneous 为 ROI 范围内各体素强化高低不等，甚至有不强化的区域，但是"混杂"和"不均匀"经常混用（图4-30）。逻辑上混杂强化包括环形强化和不强化分隔，是排除均匀强化、特征性的环形强化、不强化分隔后的非特异性描述用词。与均匀强化一样，不均匀强化单独对病灶良性诊断的提示意义不大。

环形强化指病灶周围部分强化幅度大于中央部分，主要是因为肿块周围的新生血管丰富。不规则的厚壁环形强化多数是恶性特征，而光滑的薄壁环形强化可能提示良性。环形强化对恶性病灶的阳性预测值为79%~92%，强化部分呈廓清曲线和不规则的环形更提示恶性。环形强化的病灶在 DWI-ADC 和 DCE-TIC 测量时尤其需要注意 ROI 的平均效应，以有利于功能参数的合理应用和解释。

不强化分隔指不强化的纤维带，一般动态增强的全程都不强化，也有延迟期强化的。这些纤维带在 T2WI 和 T1WI 都呈现低信号，一般提示纤维腺瘤或叶状肿瘤（图4-31），也见于黏液癌（图4-32）。

中心强化、分隔强化在第5版的字汇中被删除，实际上这两种强化方式偶见于黏液腺癌的延迟期强化，一些廓清型曲线的肿块在延迟期也表现为分隔强化。另外，在肿块类型的 DCIS、富血供的纤维腺瘤可以见到内部串环样强化，指病灶内部紧密排列的小环形强化，类似蜂窝状；这种强化方式提示病灶内导管壁的强化和轻度的乳管扩张，在鉴别诊断中至少提示导管增生性病变。

四、肿块形态学特征的综合识别

形状、边缘和内部强化特征三个方面的任何一个都不足以单独构成形态学恶性诊断指标。由于形态不规则和边缘不规则缺乏特征性且经常混同，归一为形态边缘不规则。一个肿块如果具备"形态边缘不规则"或"边缘毛刺"两者之一，同时内部强化具备"环形"或"混杂"两者之一，则被认为形态学有恶性特征，在后述的积分分类中积+1分。判断逻辑采用排除法，即首先排除构成积+1分的恶性特征（图4-33），其他指标如类圆形、边缘光滑、均匀强化都缺乏特异性而不具诊断标准。肿块类病变的诊断中 DCE-TIC 和 DWI-ADC 发挥至关重要的作用。

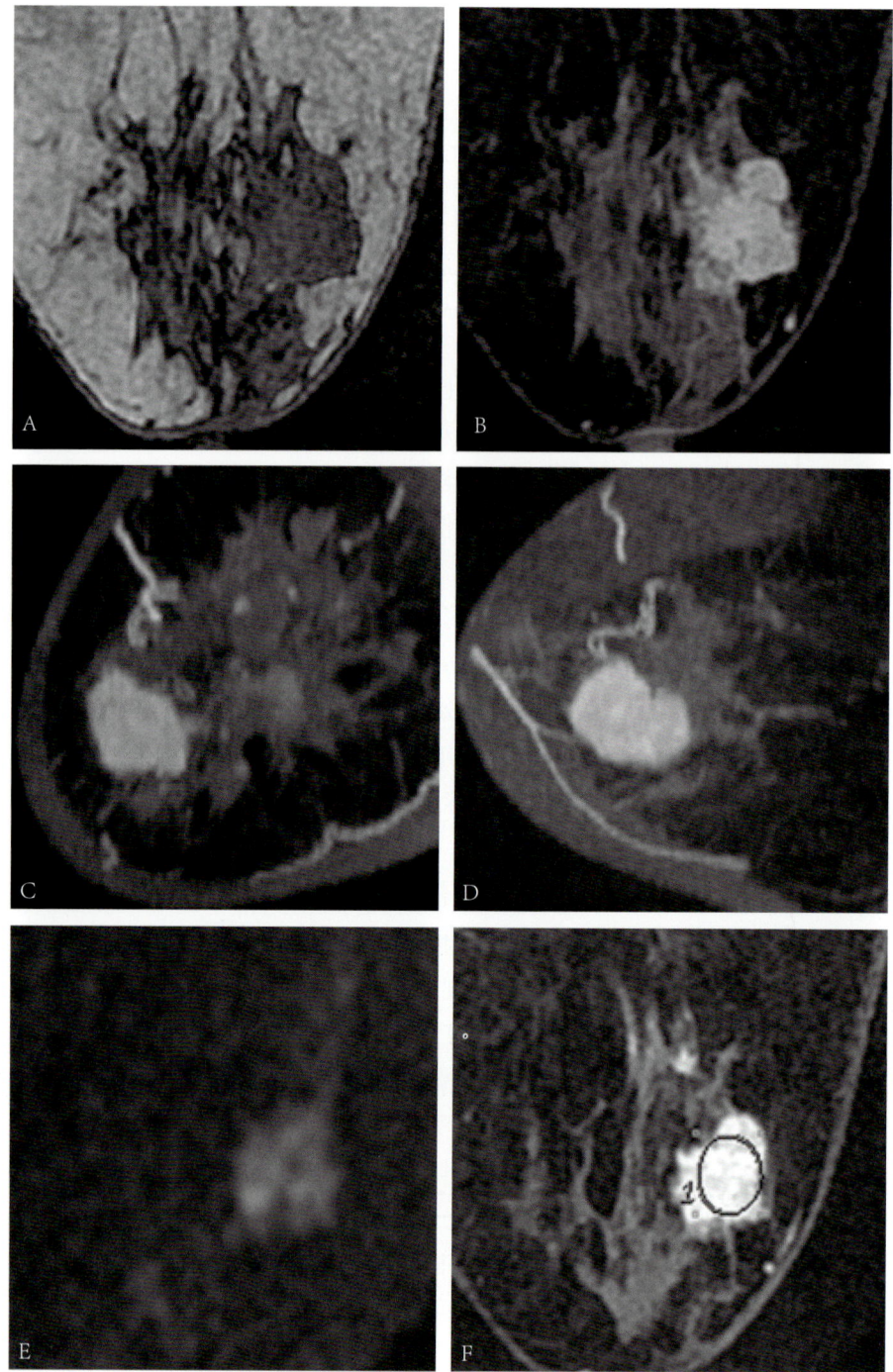

图 4-19 肿块的特征

患者 48 岁，发现右侧乳腺肿物 1 个月。MRI 显示右乳外下象限肿块在 T1WI 即可分辨，挤压周围的脂肪形成占位效应，病灶内部无脂肪信号（A）。DCE 显示形态呈不规则，边缘部分清晰，部分不规则，内部强化相对均匀，DWI 呈高信号，$ADC_{min}=1.03 \times 10^{-3} mm^2/s$，TIC 廓清型。评估为 5 类。病理：右侧乳腺外侧象限 9 点位置距乳头 3cm 处切面内见一肿物，大小 3.5cm×2cm×1.5cm，切面灰白色，质脆，与周围组织分界不清晰。常规诊断：右乳腺浸润性癌，非特殊型，SBR 分级 2～3 级，肿瘤大小 3.5cm×2cm×1.5cm，乳头、皮肤及基底均未见癌。免疫组化染色结果：CK5（-），Cyclin D1（+<35%），PR（-），ER（+25%～50%），Ki-67（+25%），HER-1（-），HER-2（局部 2+），p120（膜+），Topo-Ⅱα（+10%），p53（+<1%）

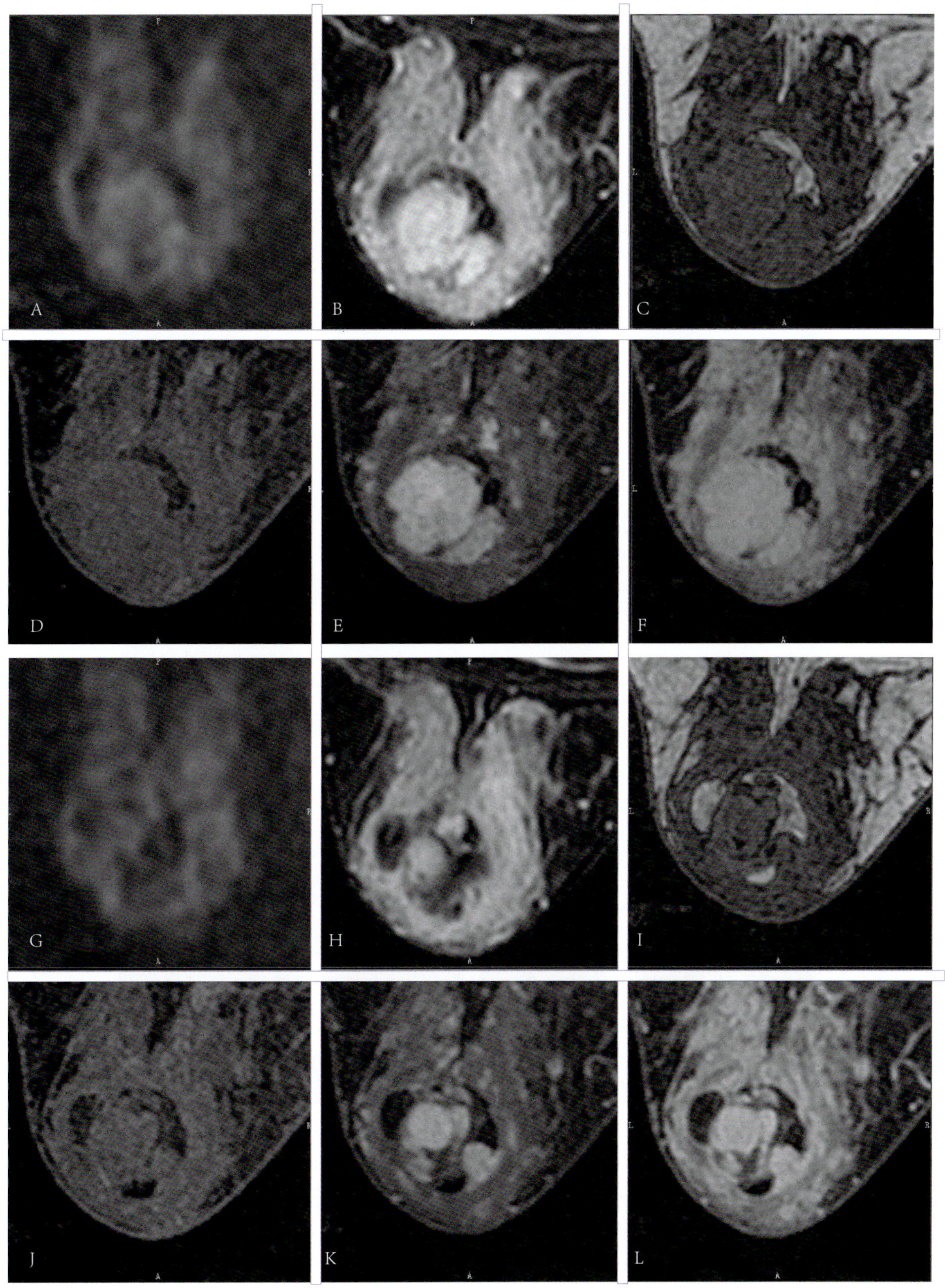

图 4-20 病灶范围的界定

左侧乳腺分叶状肿块,MRI 划定的范围包括中心的强化部分和周围的块状脂肪信号,强化部分 DWI 呈等信号,ADC=1.56×10^{-3} mm^2/s,T2WI 呈等信号,TIC 平台型,但是如果病灶包括脂肪,则考虑为错构瘤,预判为 2 类。病理检查示:纤维腺瘤。本病例需要结合大体病理考虑

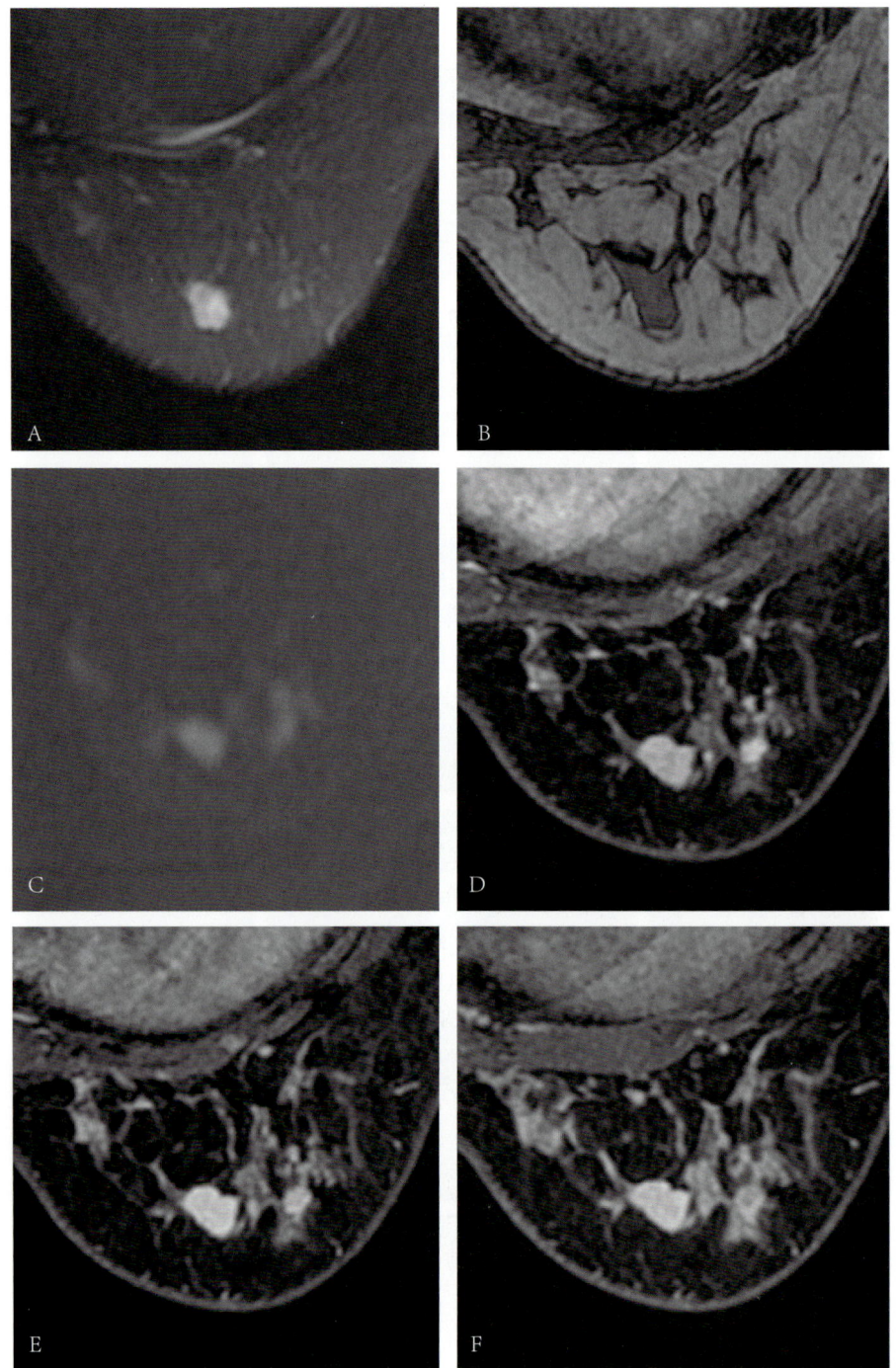

图 4-21 肿块的特征

右侧乳腺内下、内上象限多个大小不等肿块，T2WI 信号接近血管流入的高信号，T1WI 病灶内部没有脂肪混杂其中，但是由于与纤维腺体等信号，判断边缘需要用增强图像。DWI 呈高信号，ADC=$1.6×10^{-3}$ mm^2/s，增强扫描形态呈分叶状、边缘光滑、内部不均匀强化；TIC$_{max}$ 平台型，早期强化率 >120%@120s；病灶最大直径 13mm。但是旁边的小病灶延迟期有廓清。因为 T2WI 高信号（-1），预报 3 类，预测为纤维腺瘤。局灶切除肿物，大小 1.4cm×0.8cm×0.8cm，与周围组织分界清。病理检查示：右乳腺腺病伴纤维腺瘤，部分导管上皮增生明显

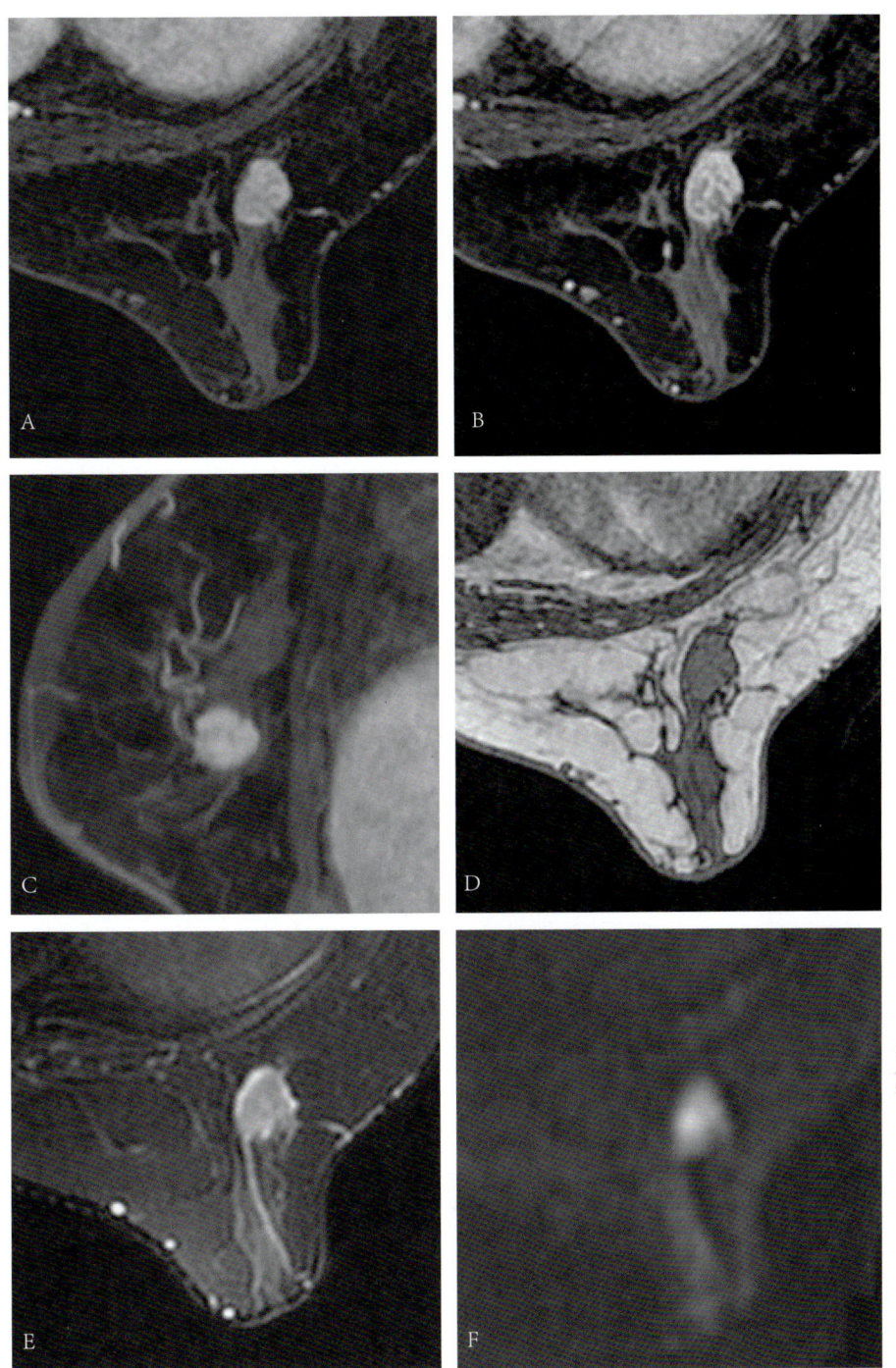

图 4-22　类圆形肿块

右侧乳腺外侧象限肿块，类圆形、边缘光滑，内部不均匀强化，DCE 图像观察延迟期廓清即 TIC 廓清型（+1），DWI 高信号，ADC= $1.05 \times 10^{-3} mm^2/s$（+1），此病灶的形态学没有典型的恶性征象，但是肿块病灶的 DWI-ADC 值和 TIC 测量准确性好，是关键的诊断依据。
病理检查示：浸润性乳腺癌

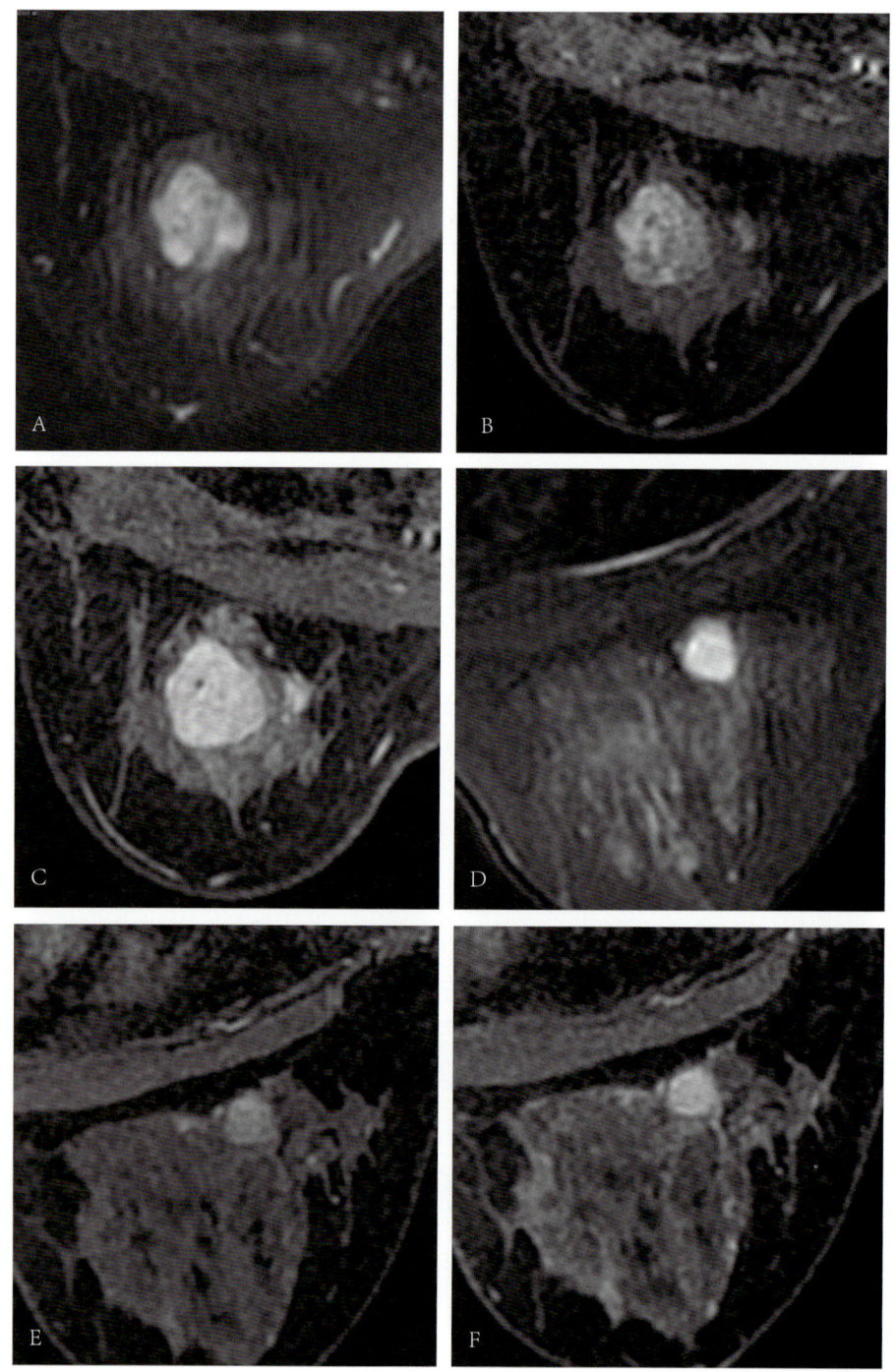

图 4-23 纤维腺瘤

患者 38 岁，发现双侧乳腺肿物 2 年。左侧乳腺 12 点位置肿块和右侧乳腺外上象限小肿块，形态类圆形，边缘光滑，动态增强早期强化显著，内部可见不强化分隔，分隔有延迟强化，TIC 曲线呈平台型，左侧肿块 ADC_{min} 值 1.59 单位，右侧肿块 ADC 值为 1.41 单位；DWI 呈高信号，平扫 T1WI 呈等信号，T2WI 呈高信号。双乳多发肿块评定为 BI-RADS 4 级（腺瘤可能大），建议外科会诊。病理检查示：左侧 12 点位置、右侧 9 点位置乳腺纤维上皮性肿瘤，考虑为纤维腺瘤，部分上皮增生。本例患者术中活检后采取了局部切除，双侧乳腺肿块病理均为腺瘤，MRI 表现相似，特点为 T2WI 上信号较高，DWI 信号较高但 ADC 值不低，病灶内可见纤维分隔，动态增强早期强化不明显，延迟期可见强化。两次 B 超检查均评定为 BI-RADS 3 级，术前 MRI 考虑纤维腺瘤可能性大，但评定为 4 级，MRI 似乎高估了，但笔者认较大的富血供纤维腺瘤，TIC 平台型曲线，需警惕叶状肿瘤或伴发概率较小的小叶原位癌或导管原位癌的可能。乳腺叶状肿瘤与纤维腺瘤同属于纤维上皮型肿瘤，病理性上比较类似，但前者有良性、交界性和恶性之分，术后容易复发。直径小的难以通过影像学手段与纤维腺瘤相鉴别，大的叶状肿瘤可根据肿瘤明显的分叶状外形、血供明显等相鉴别，肿瘤内出现囊腔有重要的鉴别诊断价值

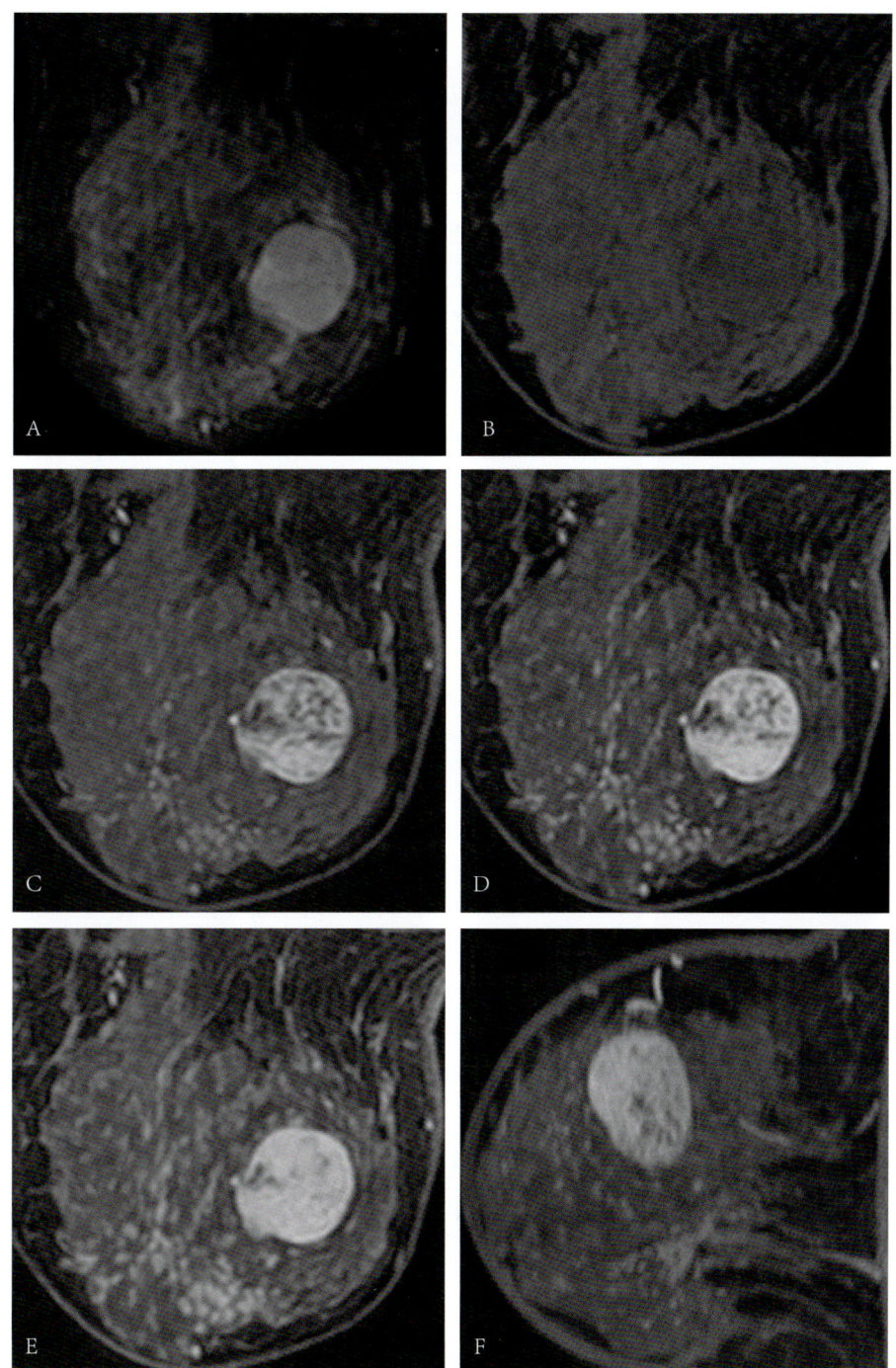

图 4-24 良性叶状肿瘤

患者 48 岁,无意中发现左侧乳腺内上象限有一肿物,约 3cm×2cm 大小,无红、肿、热、痛,无乳头溢液。超声显示左乳多发低回声结节及肿块,BI-RADS 3 级。MRI 显示左侧乳腺内上象限类圆形肿块,长 T2 长 T1 信号,$ADC_{min}=1.34\times10^{-3}mm^2/s$,轻度分叶,边缘光滑,内部不均匀强化,BI-RADS 3 级,提示富血供纤维腺瘤可能,建议局部切除。病理检查示:左侧乳腺良性叶状肿瘤,间质比例及细胞密度增加,核分裂象少见,肿瘤大小 5cm×3cm×2.5cm,部分肿瘤周围可见正常组织。这种良性叶状肿瘤与纤维腺瘤在 MRI 上几乎无法鉴别,良性特征比较明确,但是血供丰富可以作为建议局部切除的指标

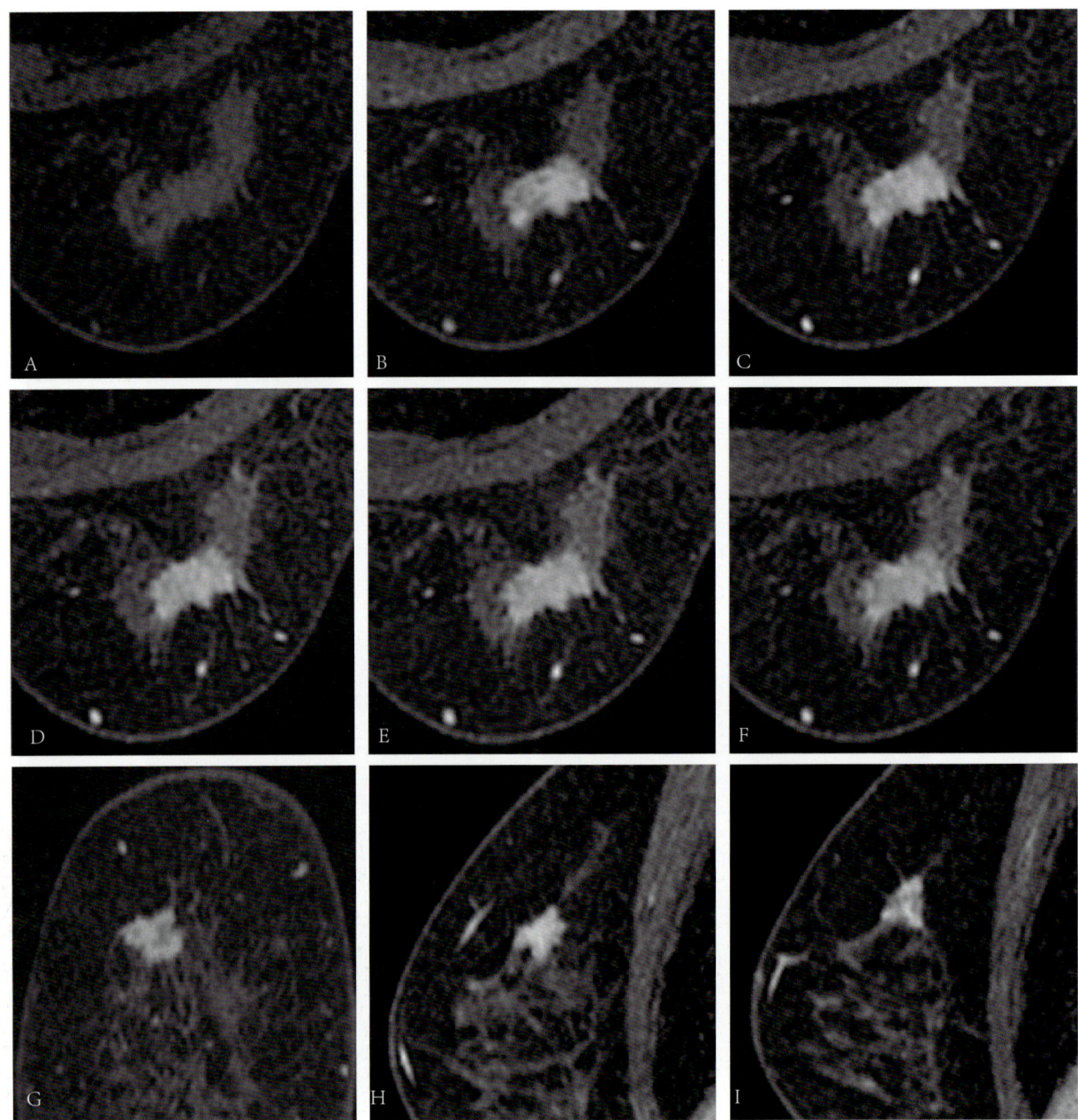

图 4-25 不规则肿块

患者 65 岁,无意中发现右侧乳腺肿物约半个月,不伴红、肿、热、痛,无表面皮肤橘皮样变,无乳头溢液。MRI 显示右侧乳腺外上象限肿块,形状不规则,边缘有明显的毛刺,内部混杂强化,提示向周围腺体浸润,形态学具备恶性特征,判断 5 类。病理检查示:右侧乳腺病变区质硬,大小 2cm×1.5cm×1.5cm,呈灰白色,与周围组织分界不清楚,周围乳腺灰白间灰黄色,质中。常规诊断:右侧乳腺浸润性小叶癌,肿瘤大小为 1.5cm×1cm×1cm,癌组织未累及乳头及皮肤,基底切缘未见癌,腋窝淋巴结未见转移癌(0/16)。免疫组化染色结果:CK5(-), Cyclin D1(-), PR(+1%), ER(+90%), HER-1(-), Ki-67(+40%), HER-2(2+), Topo-Ⅱα(+10%), p120(浆+), p53(-), CK 34βE12(-), LCA(-), E-cadherin(-), CK(-), CD68(+)

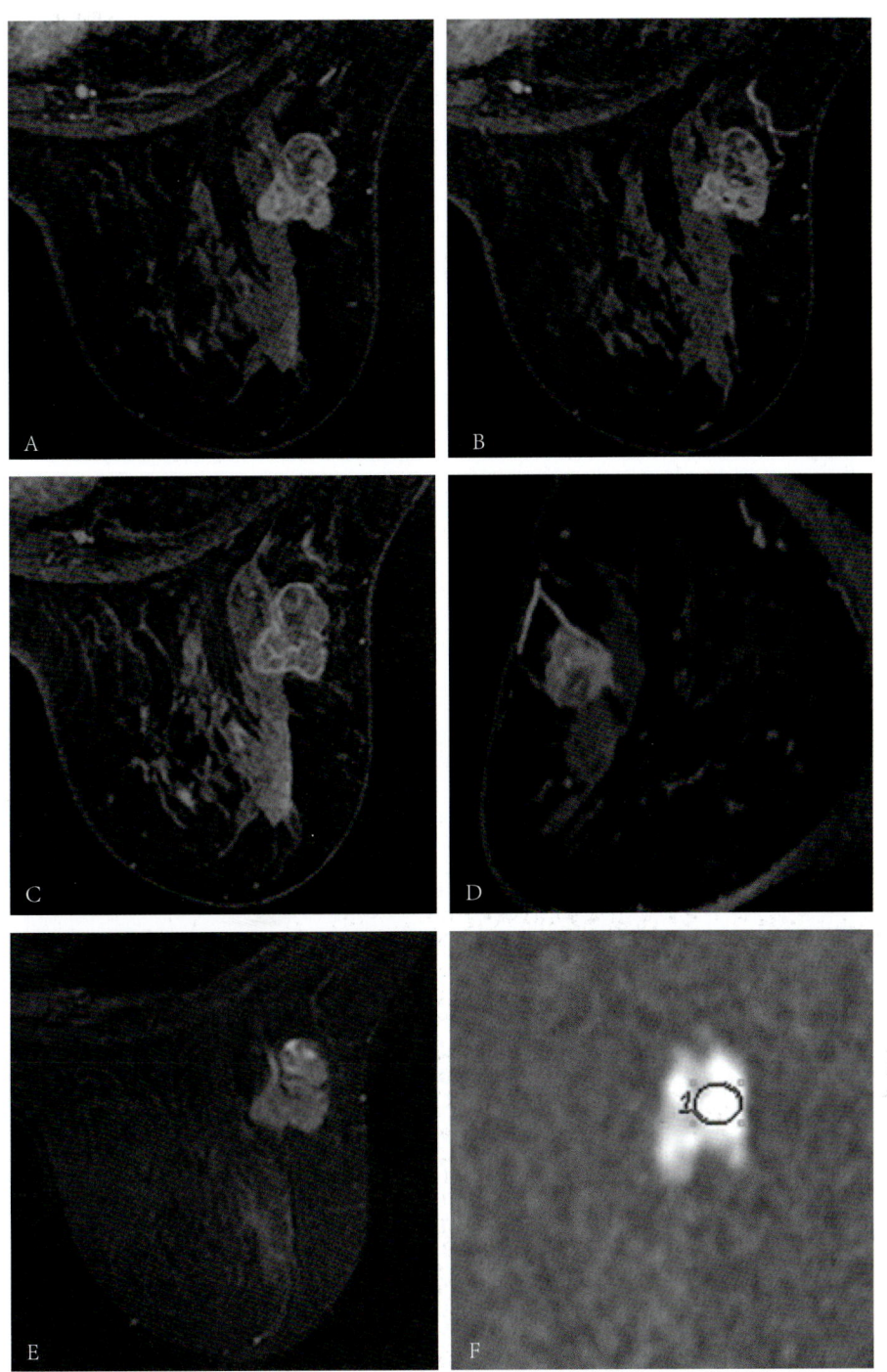

图 4-26　边缘光滑形态不规则

患者 49 岁，发现右侧乳腺肿物 1 周。右侧乳腺外上象限肿块，形态不规则（分叶状）、边缘光滑、内部混杂强化（有高有低），从 DCE 图像观察部分有廓清提示 TIC 廓清型，DWI 高信号，$ADC_{min}=0.88\times10^{-3}mm^2/s$，预报 5 类。病理检查示：右侧乳腺浸润性癌，非特殊类型，SBR 分级Ⅱ～Ⅲ级，周围见导管内癌成分，肿瘤大小为 1.8cm×1.8cm×1cm，癌组织未累及乳头及基底，腋窝淋巴结未见转移癌（0/17）。免疫组化染色结果：CK5（局部 +），Cyclin D1（+60%），PR（-），ER（-），Ki-67（+90%），HER-1（-），HER-2（-），p120（膜 +），Topo-Ⅱα（+70%），Calponin（-），p63（-），SM-MHC（部分 +），p53（-）

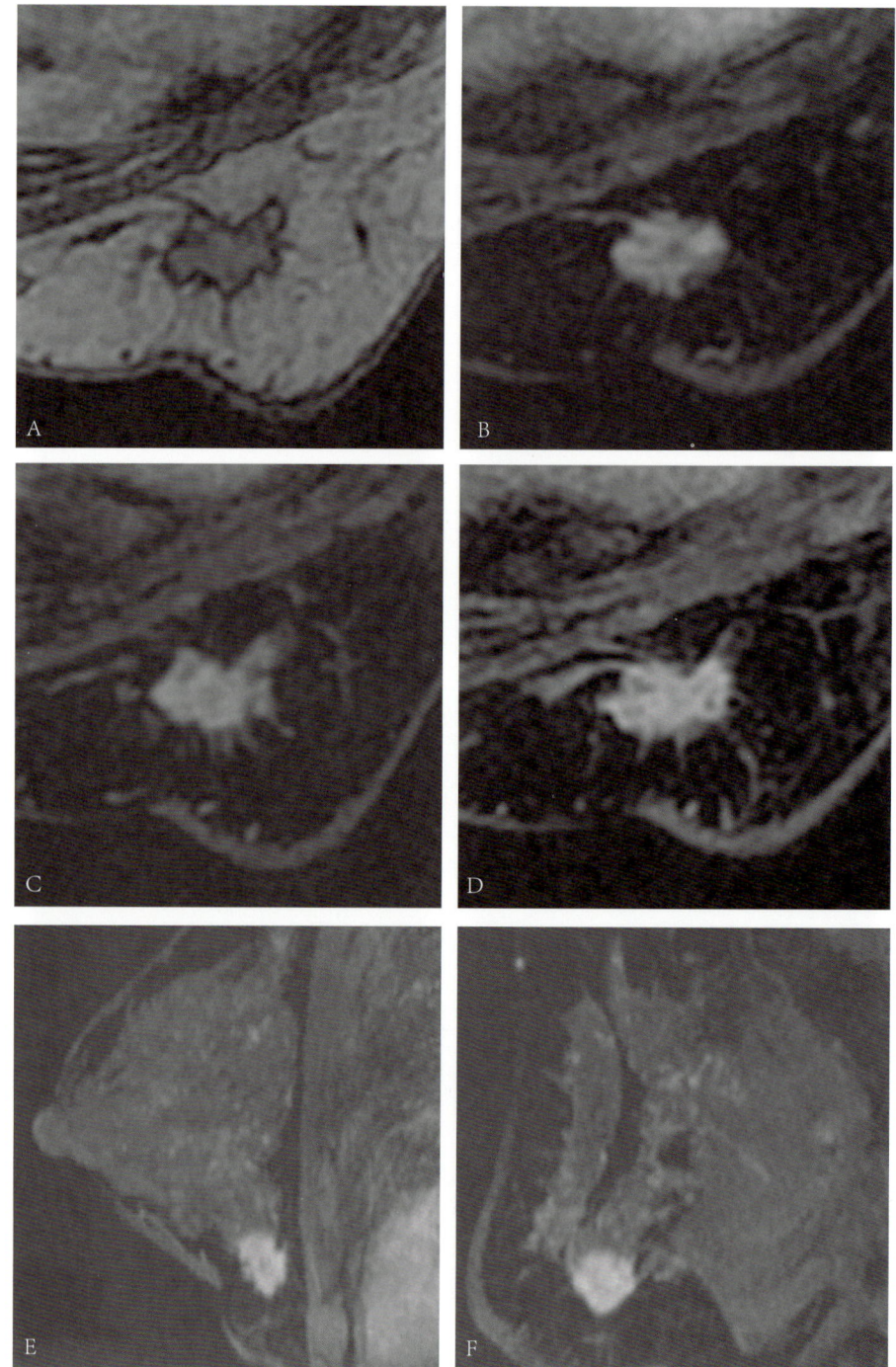

图 4-27 边缘毛刺

患者 46 岁，偶然发现乳腺肿块，US 报告 5 类。右侧乳腺下象限肿块，形态不规则，边缘毛刺征长短不一致，内部混杂强化。TIC 廓清型。病灶最大直径 2.1cm，DWI-ADC$_{min}$=0.82×10^{-3}mm^2/s。MRI 判断 5 类。病理检查示：右侧乳腺浸润性癌，非特殊类型，SBR Ⅱ级，部分为导管内癌。肿瘤大小为 2cm×2cm×1.2cm，癌组织侵犯神经，未侵犯乳头及皮肤。自取基底切缘未见癌。送检（前哨）淋巴结见转移癌（1/2），自取腋窝淋巴结未见转移癌（0/17）。免疫组化染色结果：HER-2（2+），Ki-67（+10%），HER-1（-），p53（弱+25%），ER（+85%），PR（+85%），CK5（-），AR（+90%），E-Cadherin（-），p120（膜+），CD117（-），CD56（-），Syn（-）

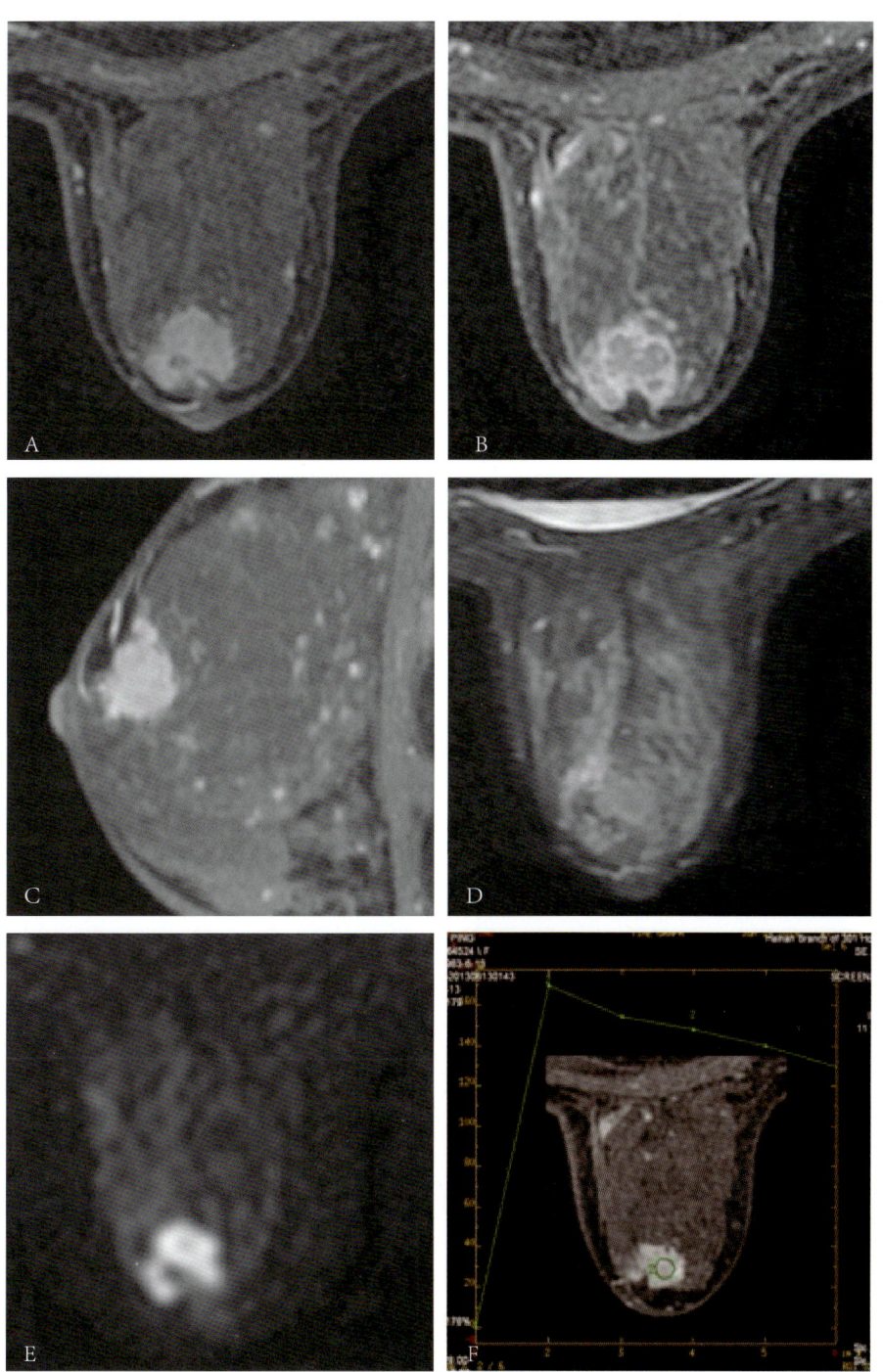

图 4-28 边缘不规则

患者 49 岁，发现右侧乳腺肿物。MRI 显示乳头后方类圆形肿块，边缘不规则，内部混杂强化并延迟期廓清，DWI 环形高信号，ADC=0.773×10^{-3} mm^2/s。病理检查示：浸润性乳腺癌

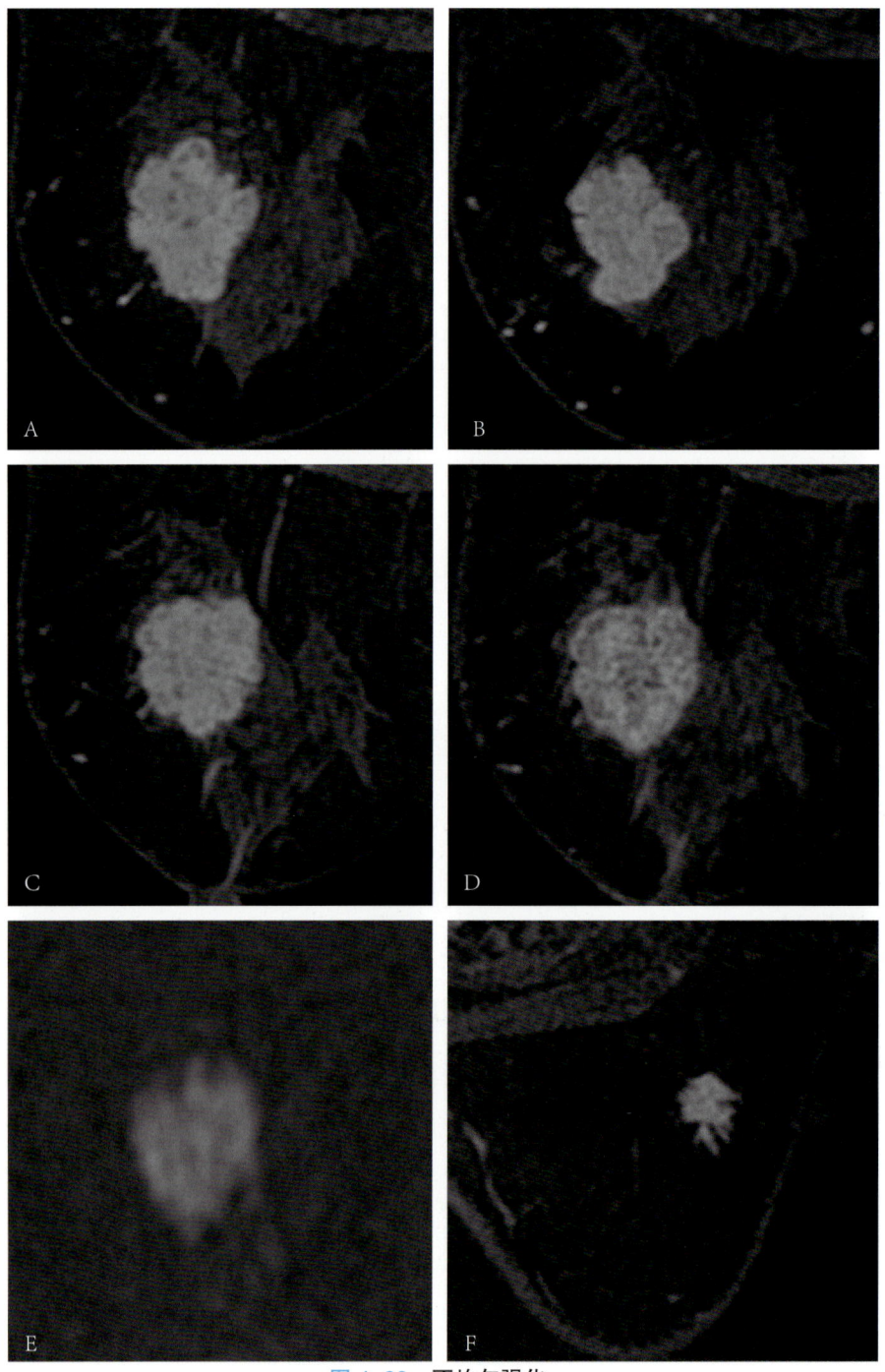

图 4-29 不均匀强化

患者 56 岁，发现左侧乳腺肿物 1 个月。MRI 显示左侧乳腺不规则肿块（分叶状），边缘清晰，增强早期内部强化特征为混杂强化，实际有蜂窝状的串环样特征，即中心低信号的小环形强化，排列规则；延迟期廓清特征更加明显，提示环形强化部分为廓清特征，DWI 高信号，ADC 值 $0.87 \times 10^{-3} mm^2/s$。右侧乳腺为不规则肿块，边缘规则，内部强化特征也是蜂窝状。右侧 BI-RADS 6 类，左侧 BI-RADS 5 类。病理检查示：左侧乳腺浸润性癌，非特殊类型，SBR Ⅱ 级，肿瘤大小为 4cm×3cm×2cm，癌组织未累及乳头及皮肤，基底切缘未见癌。腋窝淋巴结见转移癌（1/21）。免疫组化染色显示肿瘤细胞：CK5（-），Cyclin D1（+15%），ER（+60%），PR（+75%），Ki-67（+30%），HER-1（-），Topo-Ⅱα（+15%），p120（膜+），p53（弱+），HER-2（大部分区域 2+，局部 3+）。HER-2 基因扩增。右侧乳腺浸润性癌，非特殊类型，SBR Ⅱ 级，间质内伴大量淋巴细胞浸润，肿瘤大小约为 0.8cm×0.8cm×0.8cm，癌组织未累及乳头及皮肤，基底切缘未见癌。腋窝淋巴结未见转移癌（0/16）。免疫组化染色显示肿瘤细胞：Cyclin D1（+65%），CK5（-），ER（+75%），PR（+60%），HER-1（-），Ki-67（+25%），HER-2（3+），Topo-Ⅱα（+15%），p120（膜+），p53（+5%）。未见 HER-2 基因扩增

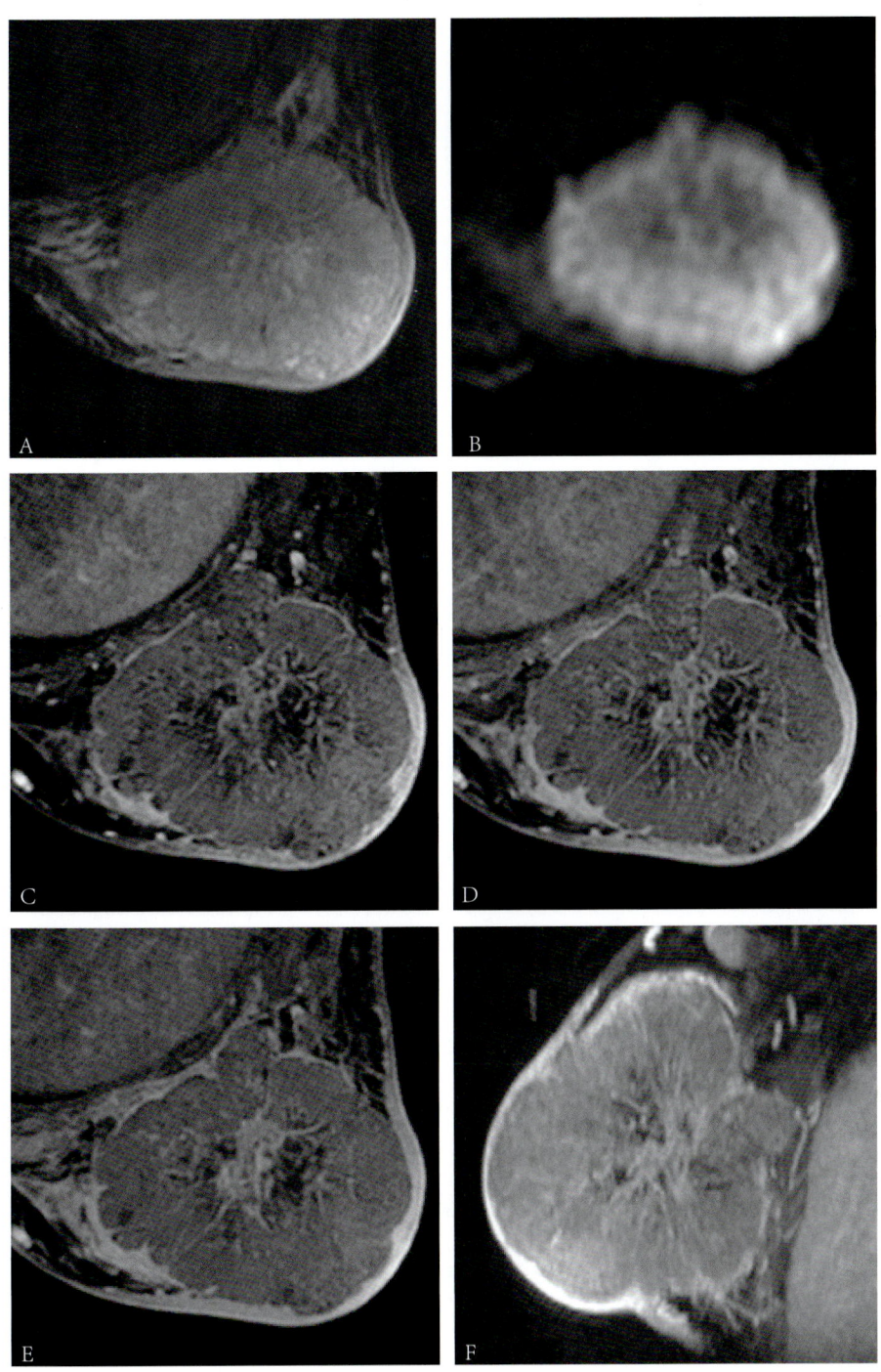

图 4-30 混杂强化

患者 46 岁，右侧乳腺肿物进行性增大 6 个月余。MRI 显示右侧肿块分叶状，T2WI 呈等信号，DWI 呈高信号，$ADC_{min}=0.8\times10^{-3}mm^2/s$；增强扫描显示病灶边缘光滑，内部呈橘瓣样结构，其强化幅度高低不等。病理检查示：增生的纤维间质内异形细胞团，结合免疫组化考虑为浸润性乳腺癌（NOS），ER（-），PR（-），HER-2（2+），Ki-67%（85%+）

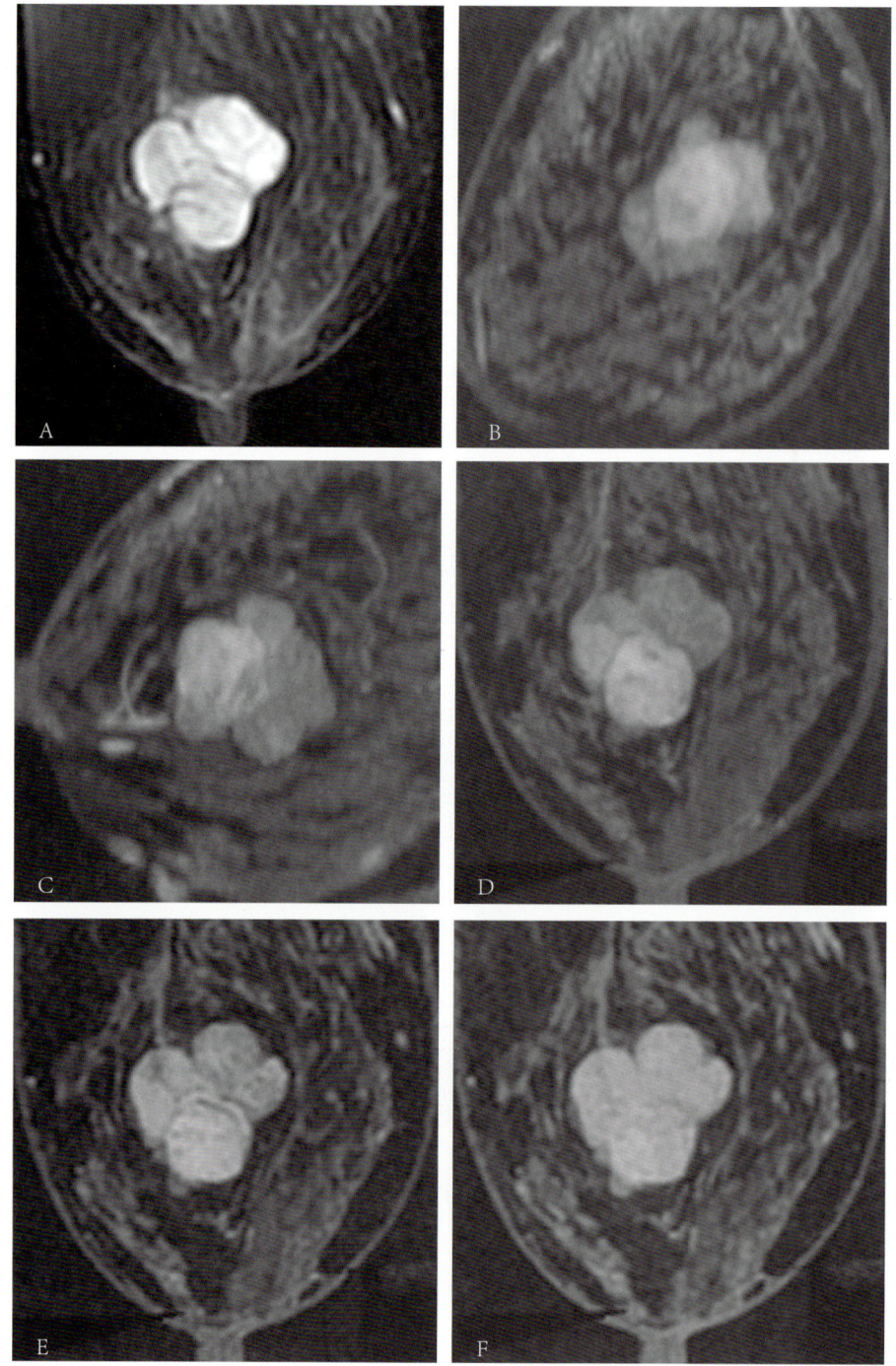

图 4-31 不强化分隔

患者 39 岁,右侧乳腺肿块 3 年。右侧乳腺类圆形(分叶状)长 T2 信号肿块,边缘光滑,内部可见不强化分隔,不强化分隔在延迟期逐渐强化,在 T2WI 呈低信号。DCE-TIC 流入型。MRI 判断 3 类,预测纤维腺瘤。病理检查示:右乳乳腺纤维腺瘤,边缘少许呈条索状分布的上皮

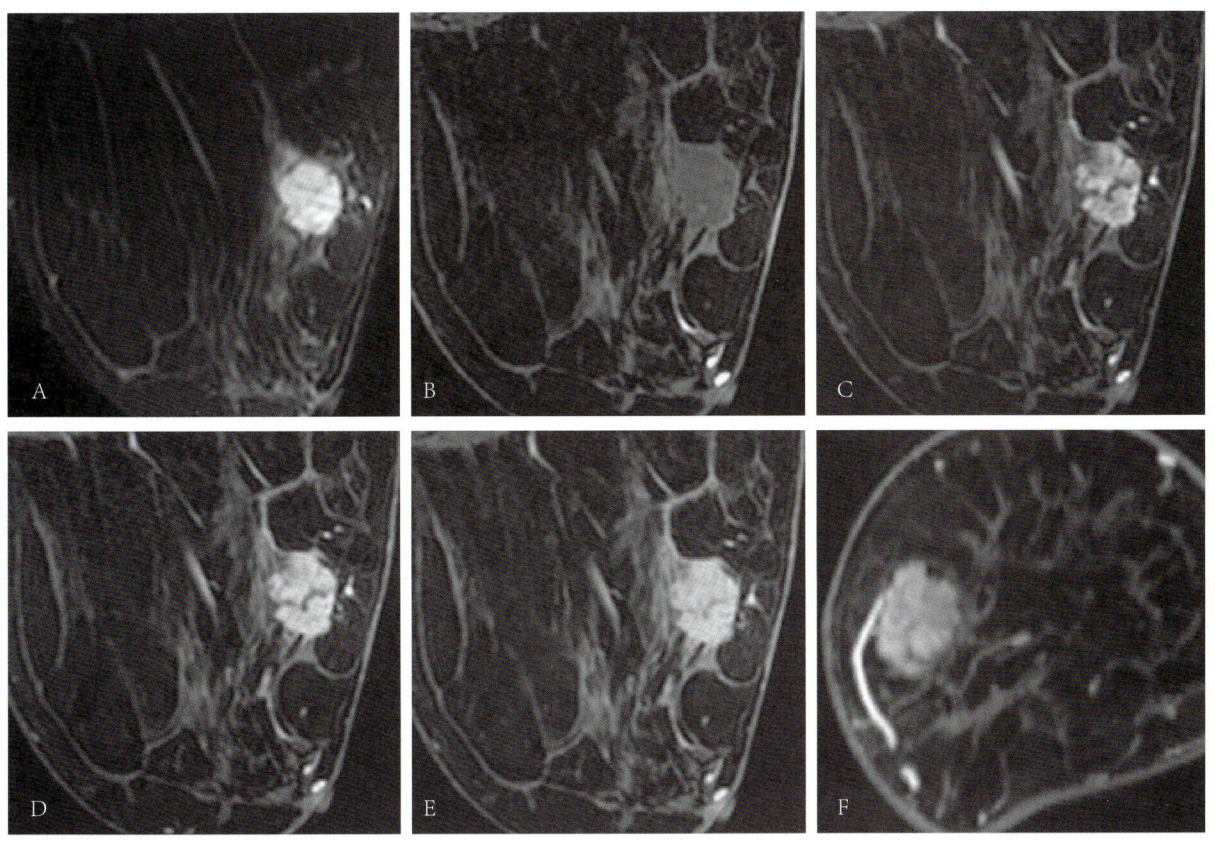

图 4-32 不强化分隔

患者 64 岁，超声体检发现右侧乳腺肿物，BI-RADS 5 类。无红、肿、热，无乳头溢液。MRI 显示长 T2 长 T1 信号的肿块（A、B），内部可见低信号分隔，分叶状，边缘光滑。动态增强（C-E）呈渐进性强化，流入型曲线，中心为不强化的分隔呈裂隙状，延迟期逐渐填充。DWI 呈中心高信号，ADC_{min} $1.92×10^{-3} mm^2/s$，判断为 5 类，预测黏液癌。病理检查示：右侧乳腺外上象限黏液腺癌，富于细胞型，部分伴神经内分泌分化，Ⅱ级，浸润癌范围 2.5cm×2.3cm×2cm，周围见少量导管原位癌（<5%），浸润癌周边未查见脉管浸润。癌组织未累及乳头及皮肤，其余乳腺组织无增生，乳腺基底及四周切缘未见癌。腋窝淋巴结未见转移癌（0/22）。免疫组化染色结果浸润癌及原位癌：HER-2（2+），ER（+>75%），AR（+>75%），p53（-），Ki-67（+15%～25%），PR（+>75%），CK5（-），CD31（-），Syn（部分+），CD56（-）。此病例具有典型的不强化分隔特征，但是病理结果并非纤维腺瘤。其中 DWI 虽然高信号，但是 ADC 值较高，被认为是黏液的特征，因此前瞻性诊断正确。一般纤维腺瘤的 ADC 值 $< 1.8×10^{-3} mm^2/s$

图 4-33 肿块的恶性特征判断

形态和边缘的特征中具备"形态边缘不规则"或"边缘有毛刺"的其中之一，内部强化特征中具备"环形强化"和"混杂强化"其中之一，同时具备这两条特征的肿块被认为在形态学上是恶性的，积分 +1 分

第五节 非肿块样强化

非肿块样强化（non-mass enhancement，NME）指病灶没有明确的占位效应，体现在病灶T1WI和预扫描T1WI上几乎不能分辨出病灶的轮廓，中间可以夹杂有正常的乳腺组织和脂肪组织，因此病灶也不可能均匀强化。在增强扫描后可能会因为对比差异而有突出显示的肿块视觉效果，有时候分辨不容易（图4-34）。与肿块不一样，NME需要从分布特征和内部强化特征两个方面进行描述。

一、分布方式

NME的分布特征包括局灶（focal）、线样（linear）、小叶节段（segmental）、区域（regional）、多区域（multiple regional）和弥漫（diffuse）。

局灶分布、区域和多区域分布、弥漫分布实际属于同一类型的概念，差别在于范围大小和数量差异，局灶分布也可以有多灶的（multiple focal）。局灶分布范围一般小于单个象限的25%，当范围＞25%个象限则划归为区域强化（图4-35，图4-36），区域强化也指超过单个导管系统范围，当范围＞2个象限时则可以认为是弥漫强化，空间不相连的多个病灶则定义为多发，弥漫强化一般会累及2个象限以上甚至全乳腺。局灶分布、区域和多区域分布、弥漫分布可呈地图样，没有突起的边缘，对定性分析没有明确的特异性，定性诊断更多地依靠内部强化特征和DCE-TIC曲线。

小叶节段分布指病灶累及单个或多个乳腺小叶范围，其形态分布符合乳腺小叶的尖端指向乳头的锥形或三角形。由于乳腺自身的锥形特征，在横轴位、矢状位多数范围较大的NME也可以呈现尖端指向乳头三角形，因此小叶节段分布的主要判断依据是在冠状位有尖端指向乳腺中央三角形或扇形，同时在矢状位和横轴位有尖端指向乳头的三角形（图4-37，图4-38）。当累及多个乳腺小叶且病灶互相融合时，则在冠状位呈现尖端指向乳腺中央、夹角大小不等的楔形。小叶节段分布特征对病灶的定性特异性很高，主要提示DCIS/IDC和浆细胞乳腺炎。由于乳腺导管扩张症也是沿导管和小叶播散，早期强化很显著，在有明确的脓肿特征形成之前，很难与乳腺癌鉴别诊断，除外病史提示，软组织肿胀可能有帮助。由于浆细胞乳腺炎需要引流处理，笔者一般会考虑为浆细胞乳腺炎，诊断列为BI-RADS 4类。

线样分布在新的BI-RADS概念中包含的内容有扩展，包括沿导管分布及原属于内部强化特征的分支样（dentric）、网格样（reticular）强化，均被归属于线样强化。线样强化的原定义指非导管来源的、与导管分布不一致的线样强化，有时可以大范围跨越腺体，在3D图像上这种增强在一个切面是线样分布而在另一个方向的视角上可能是区域分布。线样强化对恶性的提示意义不大，网状（分支）样强化一般是部分切除术后改变，表现为条带样的乳腺组织夹杂在条带样的脂肪中，显示为扭曲的小梁样增厚和正常指样结构短缩，与正常乳腺组织Cooper韧带逐渐变细相比，网状（分支）样强化提示纤维腺组织的增厚、扭曲或皱缩，导致失去与边缘脂肪组织扇贝样的分界。

导管样强化应该称为一个独立词汇，沿导管分布指与乳管分布一致的、尖端指向乳头的线样强化，可以有分支，光滑、不连续或者不规则，一般提示起源于导管上皮的早期乳腺癌（70%~80%），尤其是沿导管分布的簇集样强化，对恶性病灶有很高的阳性预测值（图4-39~图4-41）。因此笔者建议保留导管样分布的概念。孤立的导管样强化确实少见，一般发生在导管丰富的集乳管区，多数情况下合并乳管积液扩张，这种积液多数是血性的在T1WI呈高信号，如果不经过合理的图像减影处理，很难呈现这种导管样强化，如果补充XMG还可以显示沿导管分布的细线样钙化。

弥漫分布指病灶范围较大，至少大于1/2个乳腺，空间连续或不连续，空间连续的可能是上述更

第四章 BI-RADS MRI 字汇解析

大范围的区域强化或小叶节段强化，空间不连续的是多发病变的弥漫分布，必要时对弥漫病变进行拆分分析（图4-42）。当病灶有单个乳腺小叶发展到累及多个乳腺小叶时，变成区域分布或弥漫分布累及大范围乳腺时，小叶节段病变的特征不典型，在图像解释时需要注意鉴别，避免低估病灶甚至漏诊（图4-43）。

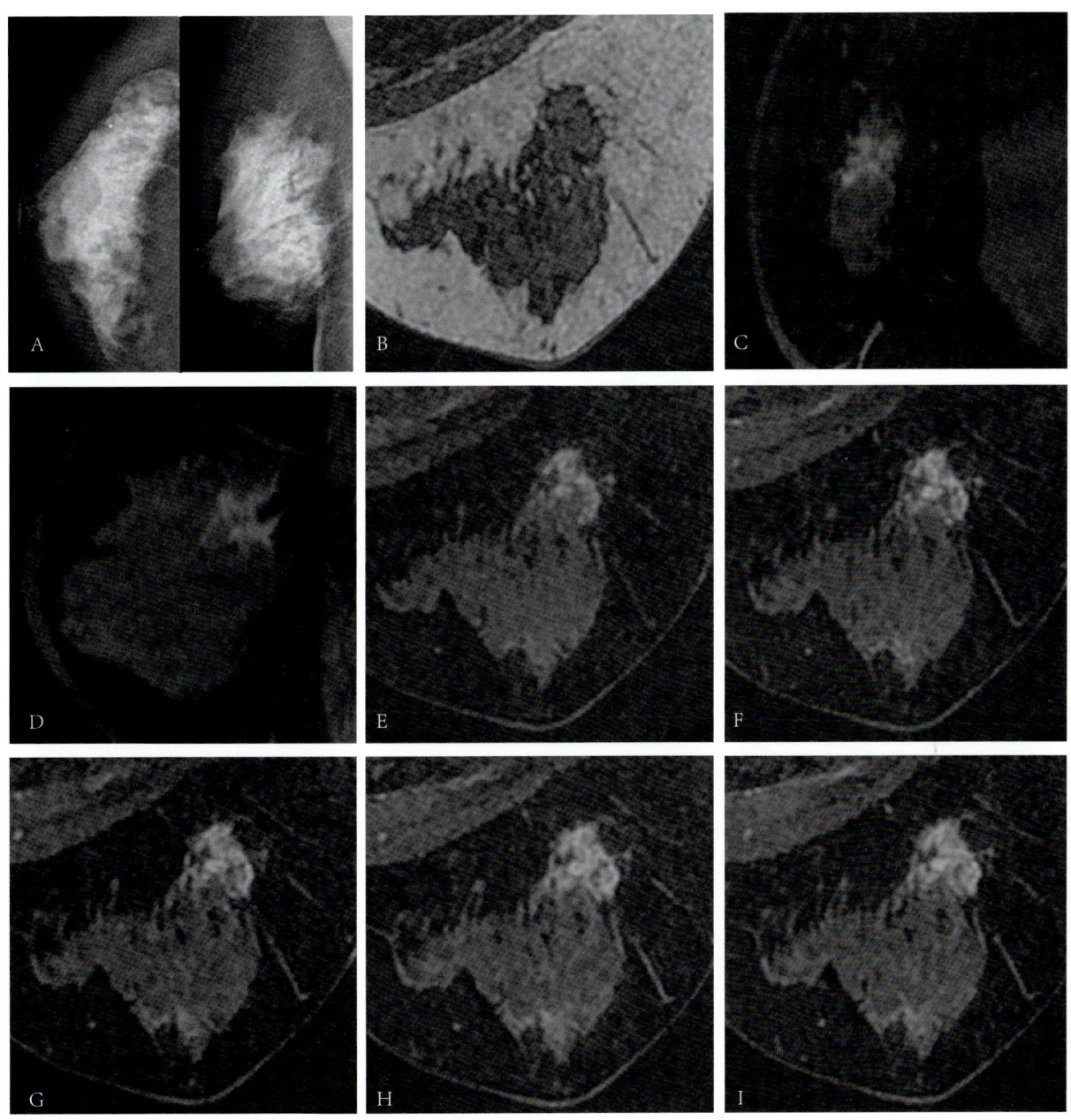

图4-34　非肿块强化的特征

患者60岁，MRI显示右侧乳腺外上象限NME，在未增强的T1WI（A、B）几乎与正常腺体信号一致而无法分辨，无明显占位效应。增强后病灶没有明确的小叶节段分布特征（C、D），范围略大（>1/4个象限），因此定义为区域强化（regional）。E-I为同一层面的动态增强变化，内部强化不均匀，无明确的特征性，部分可见细小的串环，串环中心呈低信号，部分甚至相连呈蚓状，提示为扩张的导管结构可能，延迟期强化范围扩大，串环特征保持且更加清晰。MRI预报为BI-RADS 5类（DCIS或复杂腺病）。病理检查示：高级别DCIS

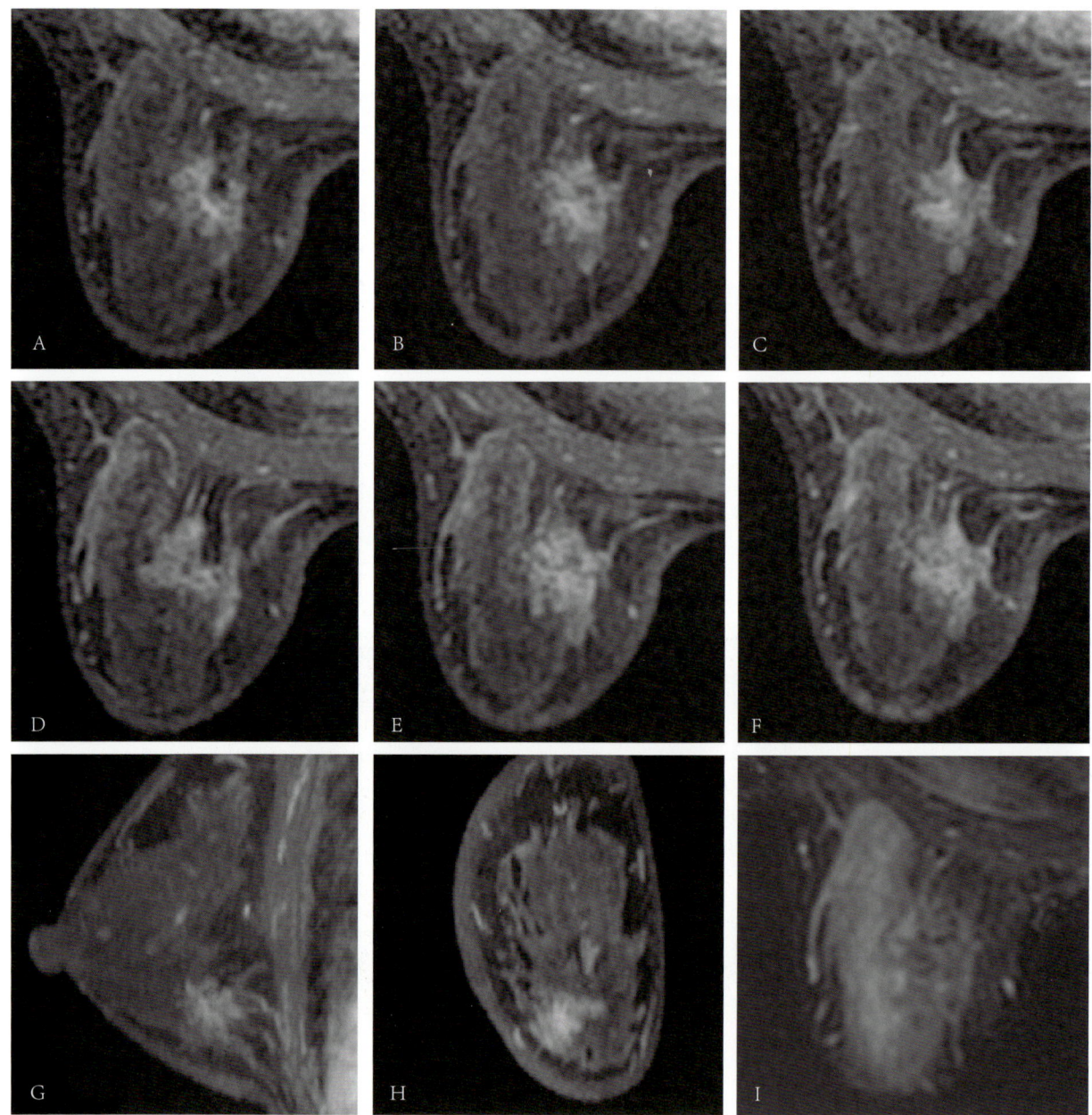

图 4-35 区域强化

患者 27 岁，发现左侧乳腺肿物 2 个月。左侧乳腺内非肿块样强化，呈区域强化（片状强化），范围较大但是无节段分布的特征，呈渐进性、离心样强化，延迟期显著且范围扩大，内部强化特征表现为串环样，类似"蜂窝样"结构，中心点状强化的部分为扩张的乳管，在 T2WI 表现为点状低信号可能与内容物性质相关。DWI 呈等信号。此病灶因为有早期的串环样强化和乳管扩张，考虑有乳腺炎的可能，判断为 4 类，建议活检。病理检查示：左侧乳腺纤维腺病伴导管内乳头状瘤改变，部分导管上皮增生显著伴轻 - 中度不典型增生，部分导管扩张伴泡沫细胞聚集，部分导管上皮大汗腺化生。免疫组化染色显示：HER-2（导管内 3+），ER（导管内 +75%），Ki-67（+5%），p63（导管周围 +），PR（导管内 +50%），SM-MHC（导管周围 +），CK5（+）

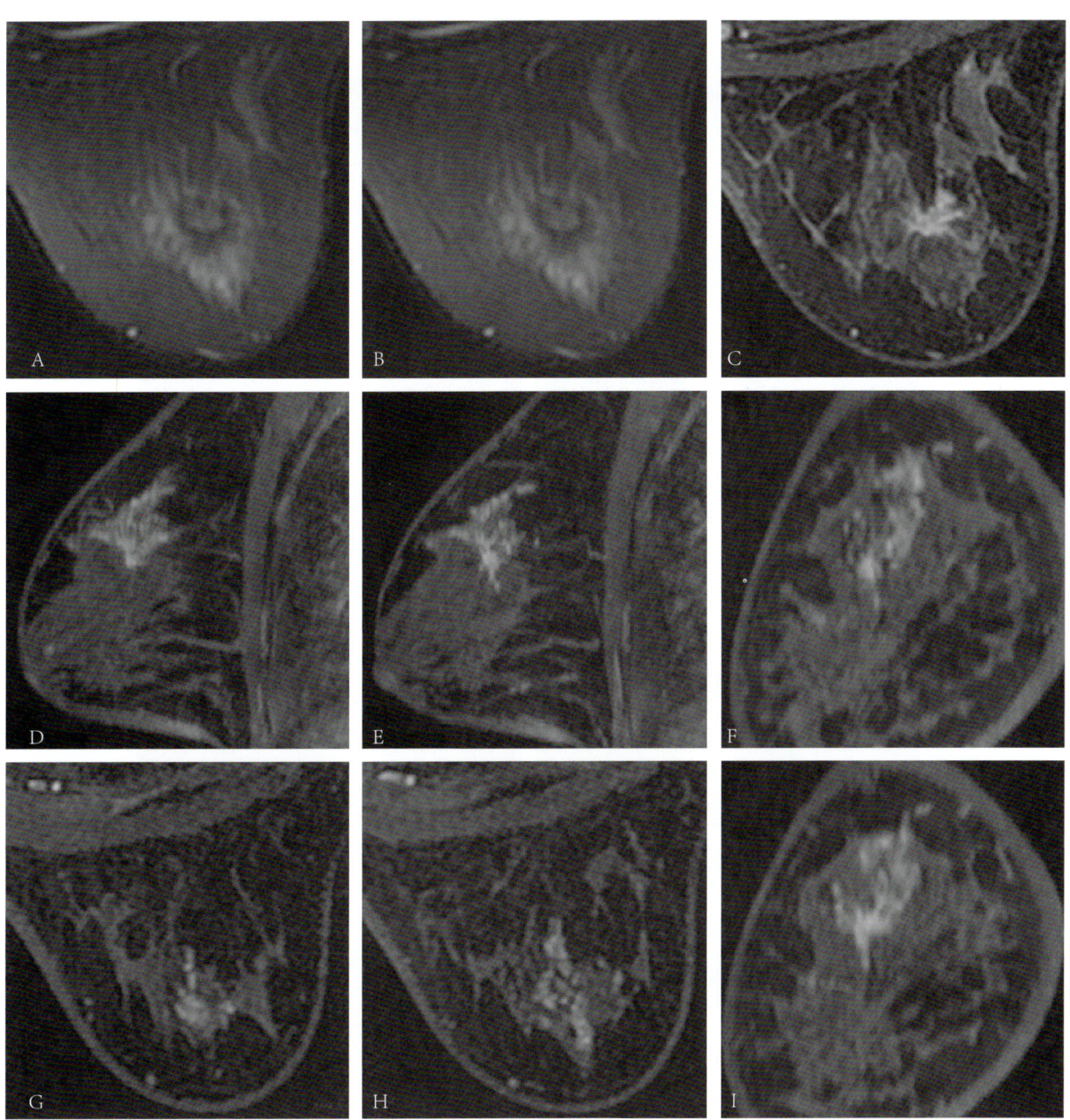

图 4-36 局灶强化

患者 31 岁,发现乳腺肿物 1 个月。US 示:右乳低回声区,考虑 BI-RADS 4a 类,建议超声引导下穿刺活检。MRI 显示 NME 病灶在横轴位和冠状位均呈尖端指向乳头的三角形,误判为小叶节段强化,实际上矢状位没有尖端指向乳头,分布属于局灶分布,内部混杂强化,TIC 廓清型,T2WI 上显示环形低信号提示出血灶的含铁血黄素沉积。MRI 判断为 5 类。常规病理检查示:导管内乳头状肿瘤,局部筛状增生,间质硬化显著。免疫组化提示导管周围肌上皮和基底膜完整。回顾分析可以判断为 4 类,判断小叶节段特征一定要从三个角度联合判断

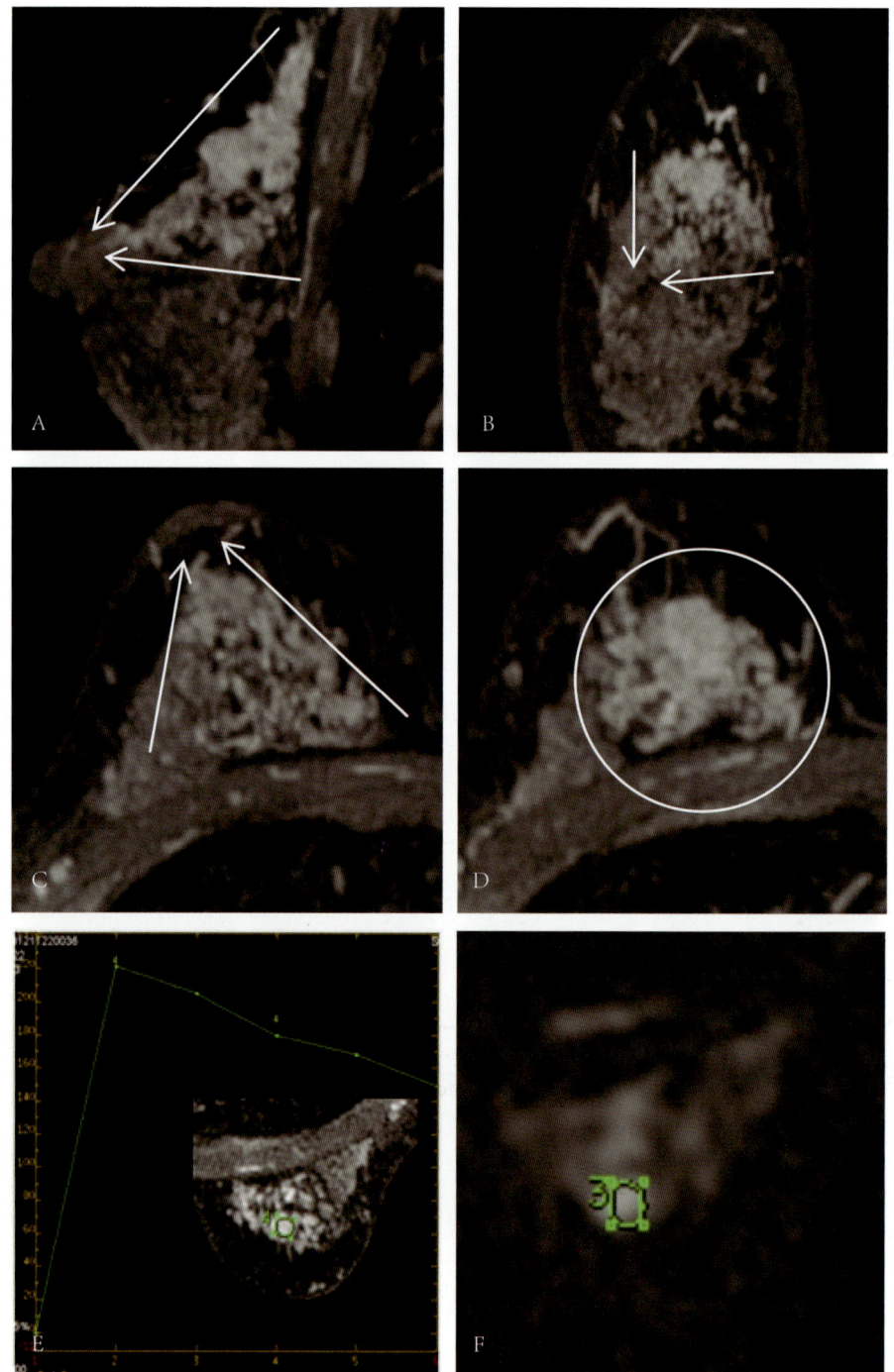

图 4-37 小叶节段分布

患者 42 岁，NME 病灶呈典型的小叶节段分布，横轴位、矢状位和冠状位均呈尖端指向乳头的三角形，内部簇集样强化，DCE-TIC$_{max}$ 廓清型，DWI-ADC$_{min}$=0.88×10^{-3}mm^2/s，判断 5 类。病理检查示：右乳腺浸润性导管癌，SBR 分级为Ⅱ～Ⅲ级，其中可见少部分为导管内癌成分，腔内见大量粉刺样坏死物，肿瘤总大小为 4.3cm×2.7cm×1.5cm，未侵及乳头及皮肤；周围乳腺组织呈纤维腺病改变，腋窝淋巴结见转移癌（2/19）

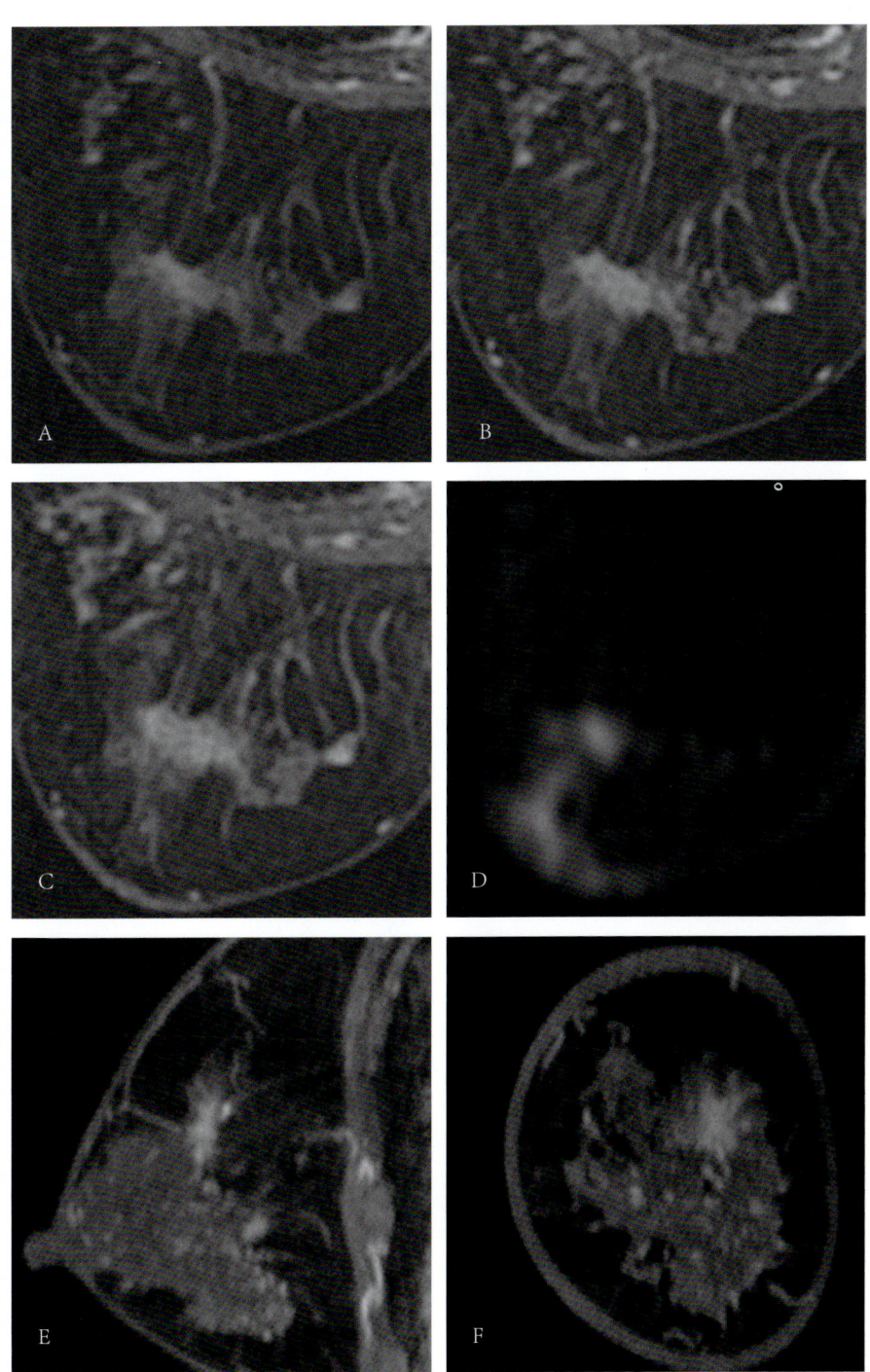

图 4-38 **区域强化**

左侧乳腺外上象限局灶分布的强化,没有小叶节段强化的特征,在矢状位(E)没有尖端指向乳头,在冠状位(F)没有尖端指向乳腺中央的三角形;内部呈渐进性离心扩展(A-C),内部可见少量串环样强化,以延迟期明显,DWI 呈高信号(D),ADC=1.22× $10^{-3}mm^2/s$。MRI 预报为 5 类,穿刺病理示:导管内乳头状瘤

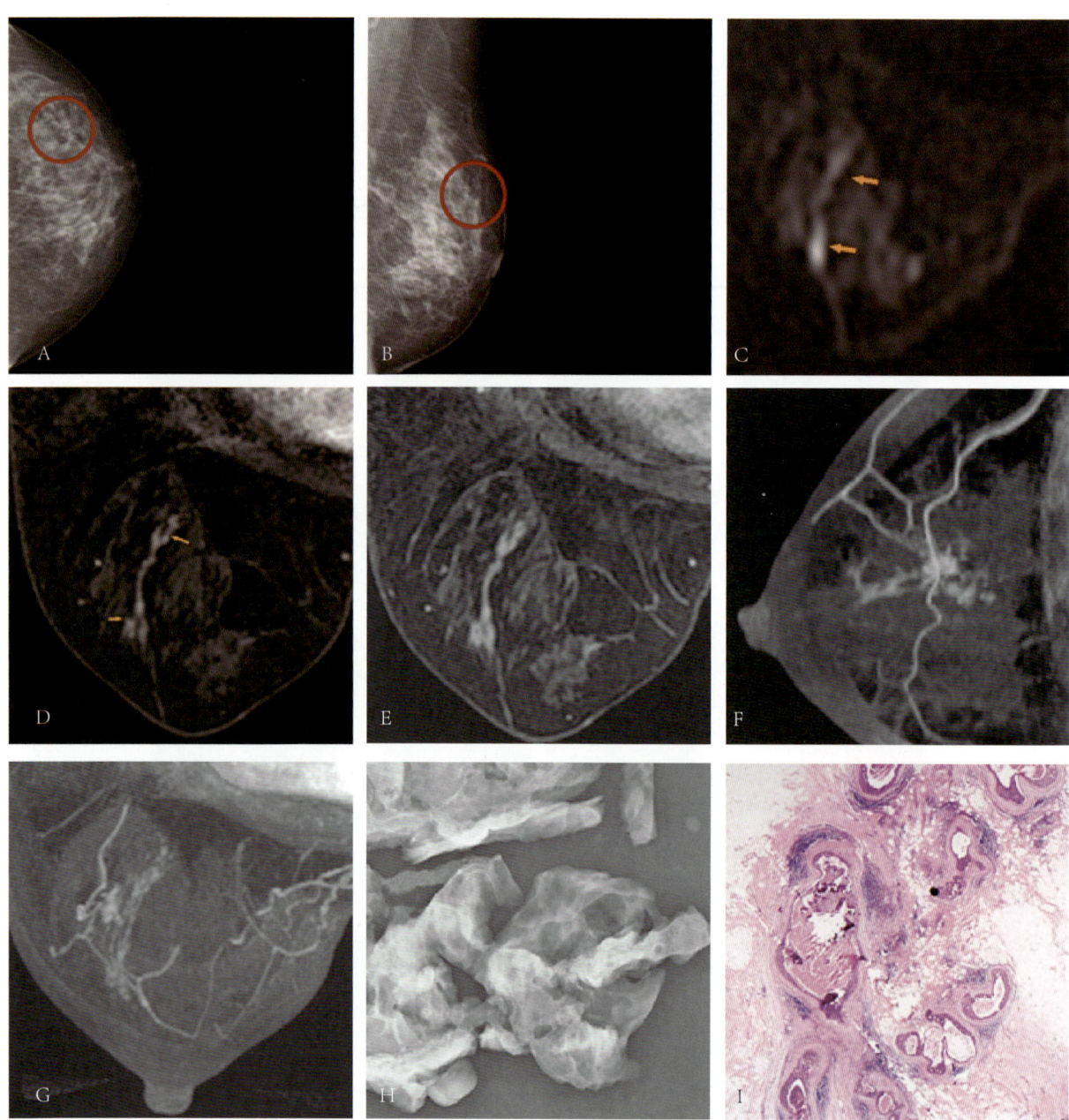

图 4-39 导管样强化

右侧乳腺显示导管样强化，DWI高信号，周围可见多发点状簇集样强化，延迟期无扩散，MIP图像可见多灶细线样强化。切除术后因病灶太小无法定位，将组织标本在XMG下寻找术前钙化灶后确认。病理检查示：导管内原位癌

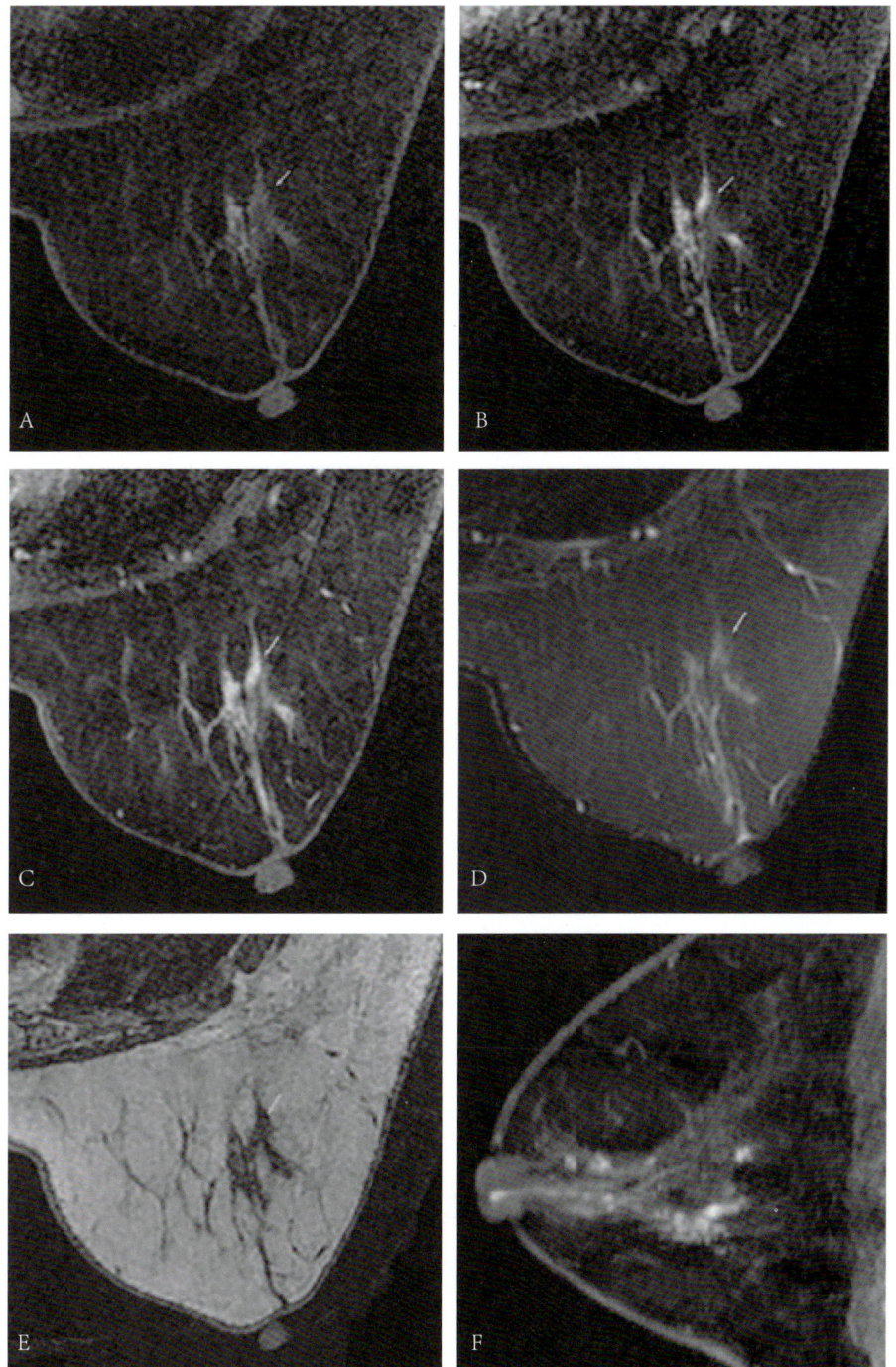

图 4-40 导管样（线样）强化

患者 62 岁，发现右乳头血性分泌物 1 个月，量少，无脓性分泌物，右乳无明显疼痛。MRI 表现：右侧乳伴乳管扩张，扩张的乳管在 T1WI 呈高信号，增强后可见沿导管分布的点状和线样强化，无法准确测量 DCE-TIC 和 DWI-ADC 值，判为 BI-RADS 4 类，考虑导管内乳头状瘤可能，建议定期随访观察。病理检查示：术中送检（右乳腺导管肿物）灰黄色组织一块，大小 4cm×2.5cm×1cm，切面灰白间灰黄色，局部亚甲蓝标记，质软。常规诊断：（右）乳腺低级别导管内癌，癌旁乳腺呈腺病伴导管扩张及增生。免疫组化染色结果：S-100（−），SMA（−），CK5（−），p63（−），p120（+），Ki-67（+35%）。早期 DCIS 导管内生长，乳管区点状强化伴有乳管扩张的很多为危险病变。病灶与正常组织常混杂存在，DCE-TIC 和 DWI-ADC 无法测量或者测量不准确。对于 DCIS 来说，形态特征评价的权重要大于动态增强曲线

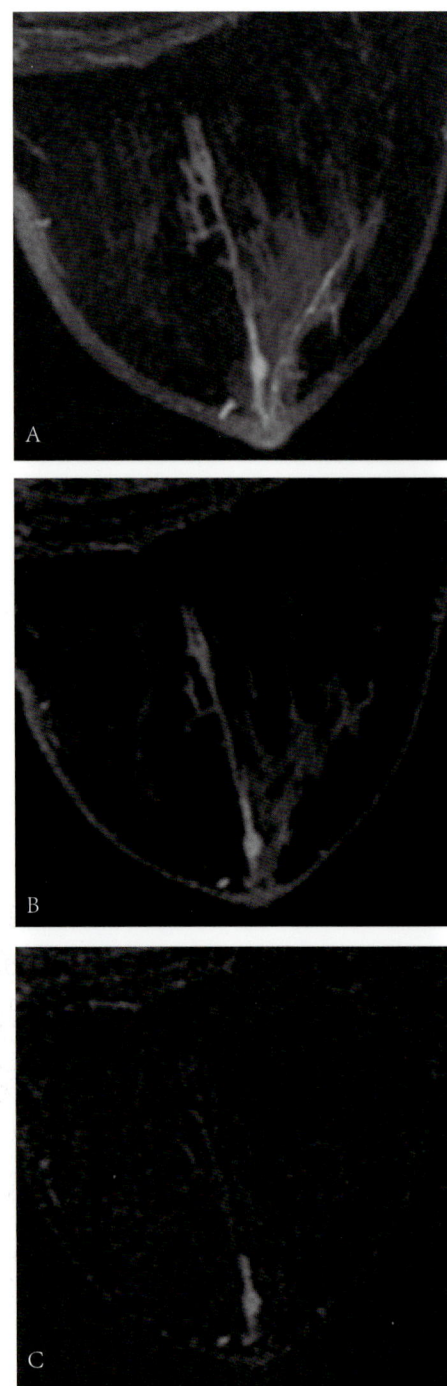

图 4-41 导管样强化

患者 23 岁，乳头溢液 1 年。右侧乳腺乳头下乳晕区乳管扩张 T1WI 呈高信号，经减影处理后发现导管强化合并点状强化，动态增强曲线和 ADC 值因强化部分小测量不准确，判断为 4 类，考虑为导管内乳头状瘤。病理检查示：右乳导管内乳头状肿瘤，部分上皮增生显著，并呈实性增生，未见明确坏死，局部组织挤压，建议做免疫组化进一步除外其他

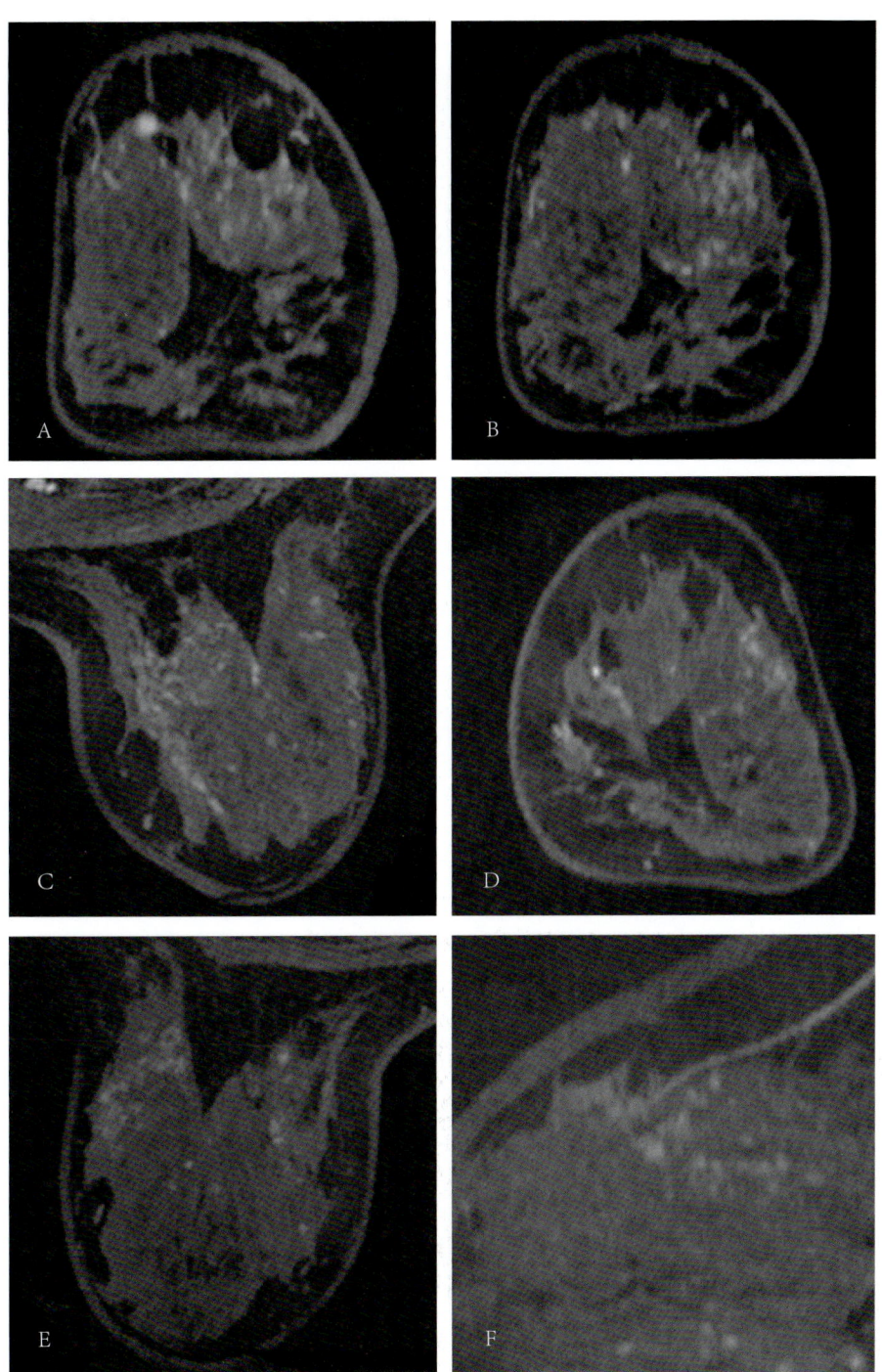

图 4-42 弥漫分布

右侧乳腺内上象限 NME 病灶，分布范围超过 2 个象限划归为弥漫分布，混杂强化，超出多发点状或描点样强化，簇集样强化的特征不明确，平扫病灶 DWI 呈不均匀略高信号，ADC_{min} 值无法测量，T1WI、T2WI 呈等信号，也可以划归为 BPE，判断为 2 类。病理检查示：右乳腺腺病伴纤维腺瘤形成，部分导管上皮增生。腺病和纤维腺瘤两者常可并存，纤维腺瘤一般表现为小肿块或肿块，有包膜，与正常乳腺组织分界清楚

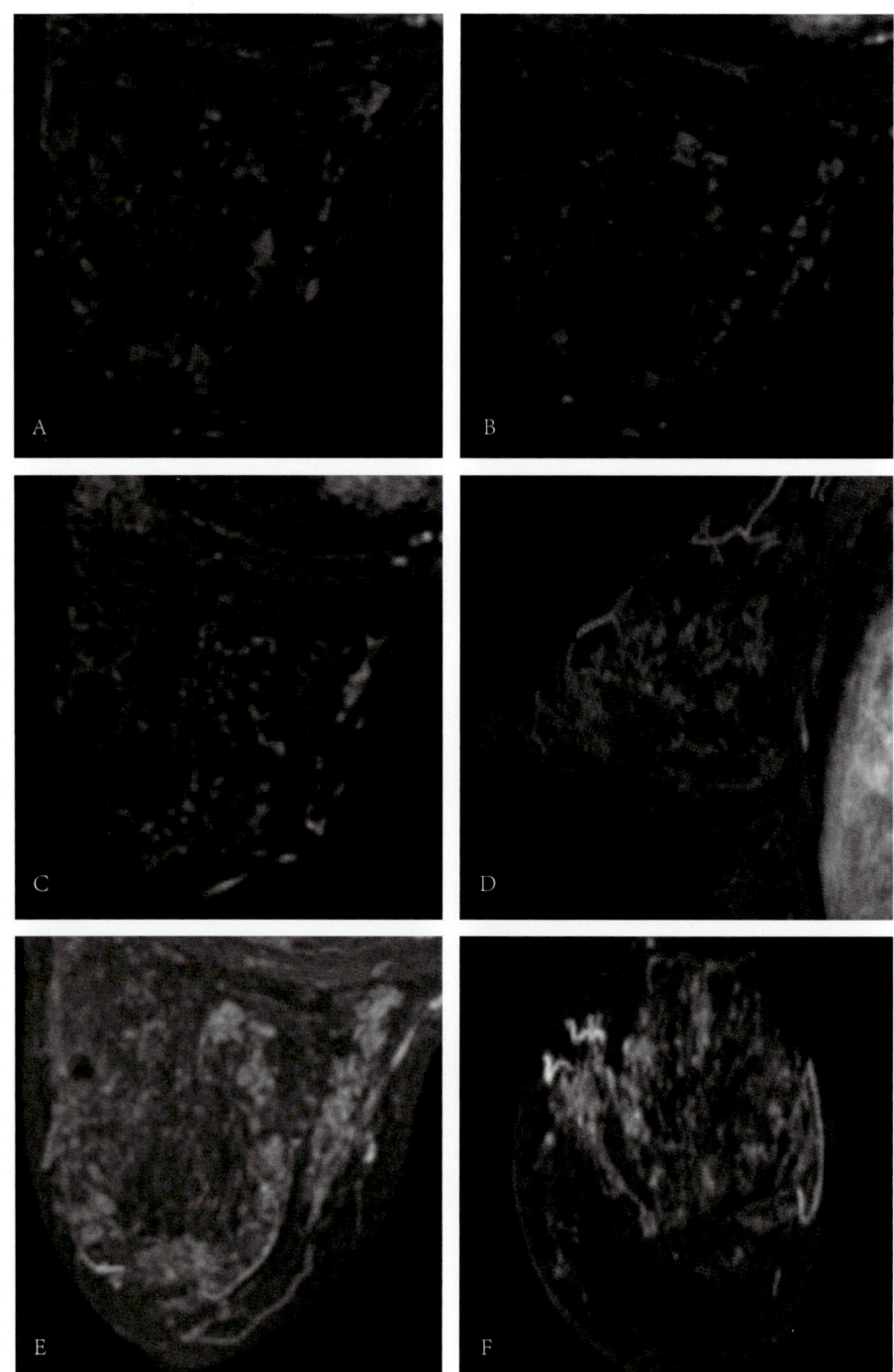

图 4-43 弥漫分布

患者 34 岁。发现左侧乳腺肿物约 6 个月。6 个月前微创旋切并活检提示左侧乳腺 2 点、3 点位置肿物为乳腺腺病，局部导管上皮非典型增生及导管原位癌。MRI 显示左侧乳腺大范围的 NME，从横轴位原始薄层图像看，属于一个空间范围的弥漫分布，从 MIP 看，可以分辨出多个小叶节段组合的特征，尤其是冠状位呈尖端指向乳头中央、矢状位尖端指向乳头。内部强化特征为簇集样强化，可测量部分的 TIC 廓清型，部分病灶 DWI 呈高信号，ADC_{min} 值 $0.8 \times 10^{-3} mm^2/s$。判为 BI-RADS 6 级。病理检查示：左侧乳腺高级别导管内癌，未见明确为浸润病灶，术后送检标本之外上、外下、内上象限均见肿瘤组织紧邻手术切缘，距离为 0.5~2mm，内下象限及基底切缘均未见肿瘤组织。免疫组化 SM-MHC、p63 及 CK5 均显示肌上皮细胞存在；肿瘤细胞：p53（+），Cyclin D1（灶状 +），PR（-），ER（-），Ki-67（+5%），HER-1（-），HER-2（2+），p120（膜 +），Topo-Ⅱα（-）。此簇集样强化，有沿导管和小叶结构分布的特征，似树干、树叶样表现，看到明确的导管

二、内部强化特征

NME 的内部强化方式包括均匀、混杂、簇集（clumped）、串环（cluster ring）。

均匀强化在 NME 中很少见或不存在，多数因为中间夹杂有脂肪或腺体组织呈混杂强化，强化幅度和分布式随机不一致，只有少量局部可能存在强化幅度一致、分布均匀的均匀强化。

簇集样强化指多个卵石样的强化或小灶融合聚集成团，在局部如葡萄串或串珠样，与病理的小叶腺泡对应。簇集样强化各病灶之间没有完全融合，完全融合可能形成小叶节段分布，如果把一串葡萄看作是一个小叶节段，则沿导管分布的强化是"葡萄杆"，簇集样强化则可以认为是"葡萄"（图 4-44，图 4-45）。因此簇集样强化更应该是一个分布特征词而不是内部强化特征词，在 XMG 上簇集样钙化即是指分布特征。簇集样分布的病灶来自导管上皮，包括乳头状瘤、DCIS、小叶癌等，提示恶性可能大。簇集样强化需要和多发肿块进行鉴别，笔者的经验是尽量将病灶归一按照 NME 处理，但是在 DCE-TIC 和 DWI-ADC 测量方面，如果各个小肿块之间空间互相独立且能各自准确测量，则按照肿块诊断标准处理；如果测量中 ROI 内部分容积效应大，则按照 NME 的诊断标准处理。

串环样强化是 BI-RADS 中的新概念，指多发连续排列小环形强化，呈蜂窝状（图 4-46）。经过与部分病理标本的对照，串环样强化的病理基础可能是导管壁或腺泡壁的强化，中心不强化的部分为轻度扩张的乳管及其内容物，轻度扩张的乳管三维空间上可以是连续或不连续的（图 4-47）。串环样强化提示导管壁的病变，包括上皮和导管周围间质，因此，串环样强化也并非恶性病灶独有的特征，在较明显的 BPE 中串环样强化主要是导管周围基质的强化所致，而在纤维腺瘤中，也可以观察到典型的串环样强化征象。笔者的经验是如果串环样强化出现在增强早期且强化幅度 >120%@120s，在延迟期廓清呈现类似肺部 CT 的铺路石征，则提示为恶性征象以 DCIS 为多见；而导管周围间质一般在延迟期强化，呈流入型曲线。串环样强化并非 NME 所独有，在早期的 BI-RADS 中，MASS 类病变的串环样强化可能被划归为环形强化或分隔样强化（图 4-48），当病灶范围较小且清晰可辨时，确实有环形强化的特征，而分隔样强化多数出现在增强的延迟期。

当内部强化既不均匀，又没有簇集样或者串环样强化的特征时，即划归为混杂强化，混杂强化没有特征性，不能单独作为诊断依据。

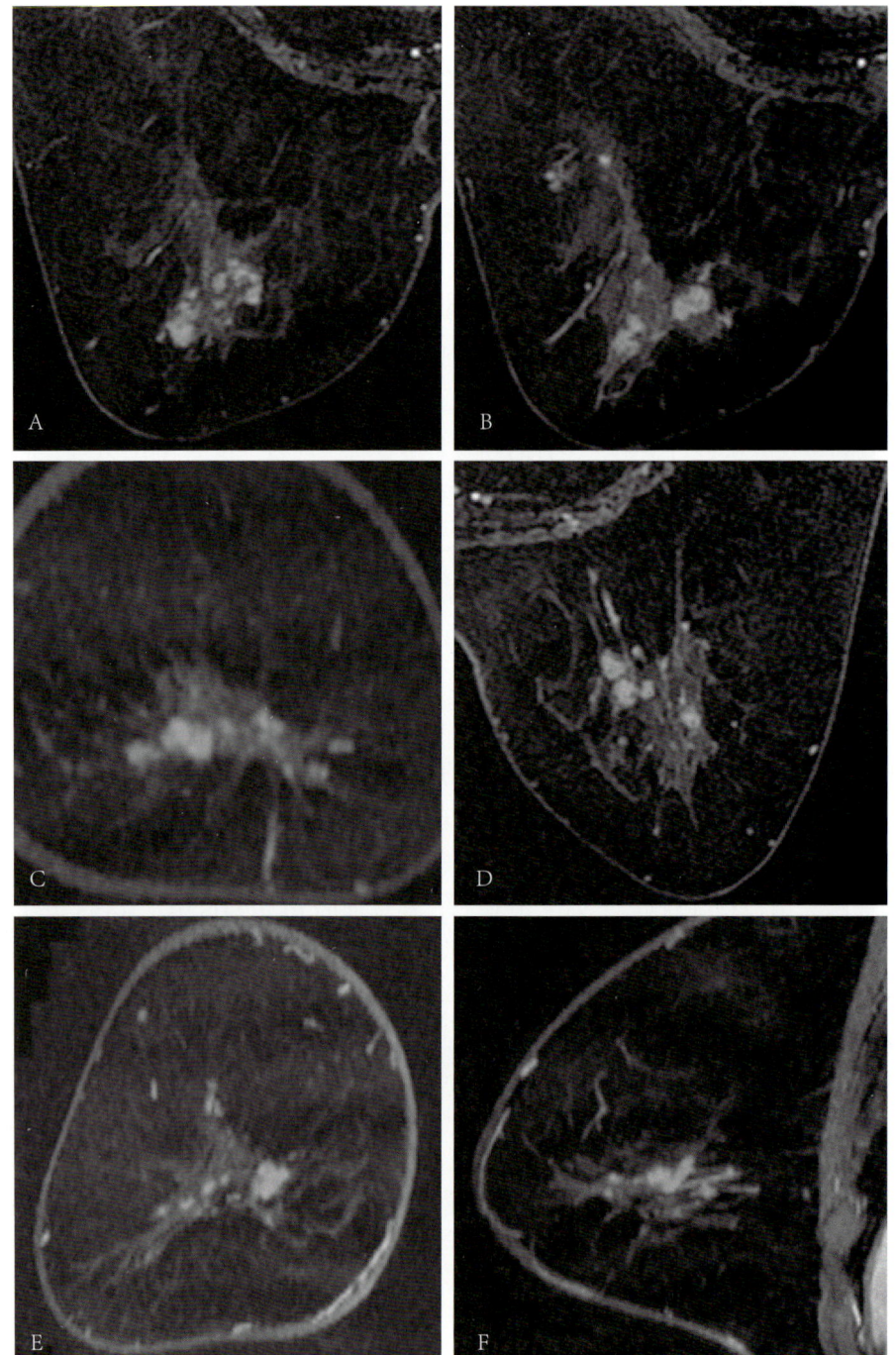

图 4-44 簇集样强化

患者 73 岁，4d 前查体发现双侧乳腺肿物，无红、肿、热、痛，无乳头溢液。MRI：双侧乳腺区域分布的簇集样强化，其中的多数病灶有小肿块的特征，大者位于左侧乳腺外上象限，呈不规则浅分叶状，边缘清晰，延迟期呈环形强化，TIC 廓清型；增强早期 120s 内强化显著（>120%）。平扫病灶 DWI 呈不均匀高信号，$ADC_{min}=0.89×10^{-3}cm^2/s$。病理检查示：左侧乳腺肿物灰黄色组织一块，大小 11.5cm×7cm×2.5cm，切面见多个肿物，最大者大小 1.2cm×1.2cm×0.8cm，最小者大小 0.3cm×0.2cm×0.2cm，切面灰白、灰红色，质中，与周围组织界线清晰，其余组织呈灰黄色，质软。右侧乳腺肿物灰黄色组织一块，大小 8.5cm×6cm×2.8cm，切面见多个结节，最大者为 0.8cm×0.8cm×0.6cm，最小者为 0.5cm×0.4cm×0.3cm，切面灰白、灰红色，质中，与周围组织界线清晰，其余乳腺组织切面灰白色，质略韧。常规诊断：左侧、右侧乳腺多灶性导管内病变，部分为低级别导管内癌，部分为导管内乳头状瘤，局灶可疑微浸润，补充免疫组化染色结果：HER-2（灶状 2+），Ki-67（+10%），PR（+90%），ER（+90%）。免疫组化染色结果：SM-MHC（部分+），Calponin（部分+），p63（部分+）。本病例双侧乳腺多发病灶，整体看属于区域分布、簇集强化，各自有肿块的特征，因此在 DCE-TIC 和 DWI-ADC 适用上采用肿块的标准

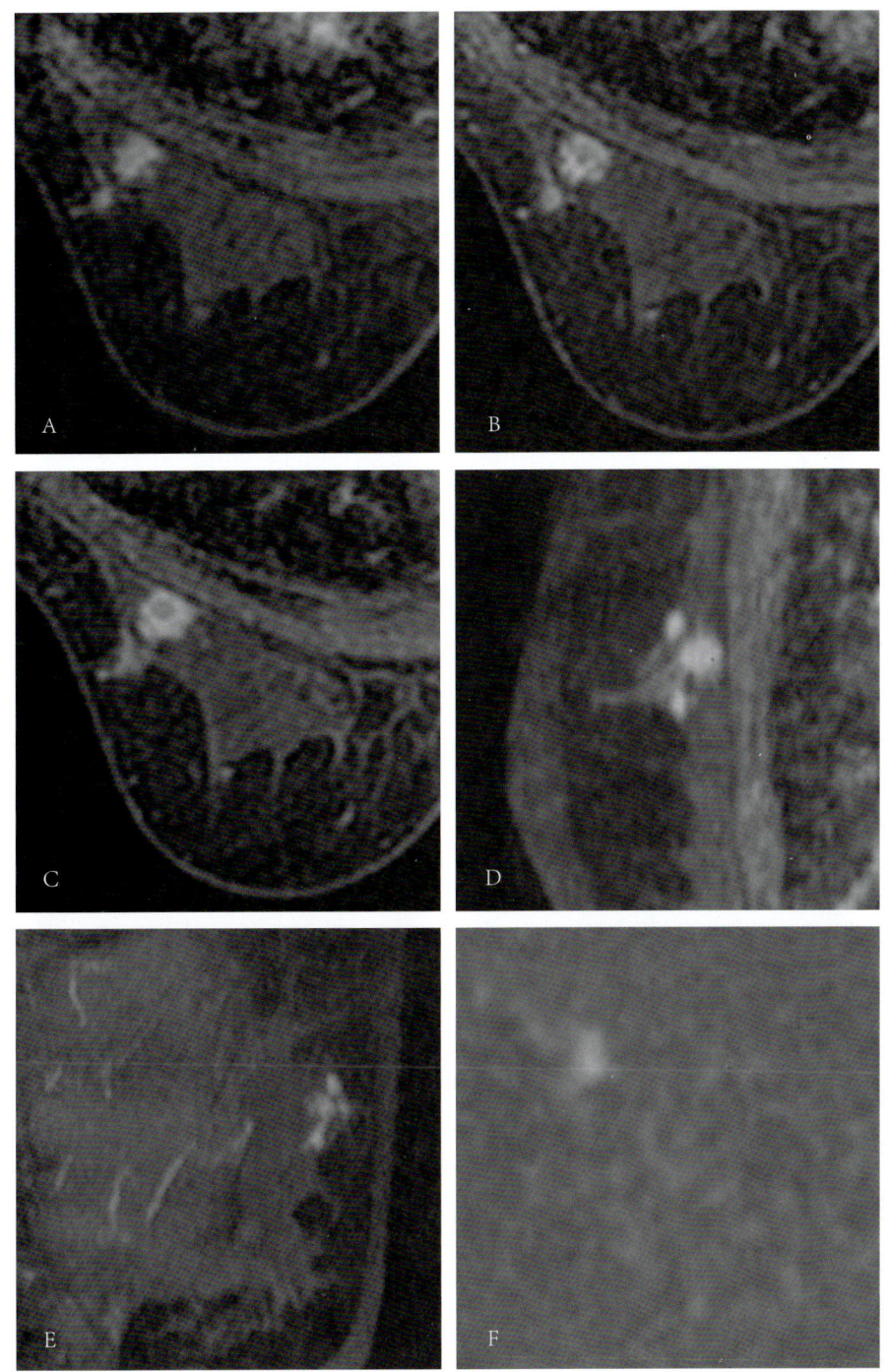

图 4-45 簇集样强化

患者 56 岁,US 检查左乳低回声区,考虑 BI-RADS 4 级。在横轴位上,病灶显示为单个肿块并邻近 1 个卫星病灶,测量曲线为流入型,从图像观察延迟期病灶中心廓清而范围扩展,$ADC_{min}=1.34×10^{-3}mm^2/s$。从矢状位重建看,此为典型的非肿块样强化的簇集样强化。如果以肿块类型判断,此病灶划分为 4 类,但是以簇集样强化判断,可以划分为 5 类。病理检查示:左侧乳腺外上象限浸润性导管癌,SBR 分级为Ⅱ级,肿瘤大小为 0.6cm×0.6cm×0.5cm,癌组织未累及乳头及皮肤,基底部切缘未见癌;其余乳腺组织呈纤维腺病改变,部分导管上皮伴大汗腺化生;腋窝淋巴结未见转移癌(0/11)。免疫组化染色显示肿瘤细胞:HER-1(1+),HER-2(2+),p53(+>75%),Cyclin D1(+1-10%),ER(-),Ki-67(+50%),PR(-),Topo-Ⅱα(+1-10%),p120(膜+),CK5(+)

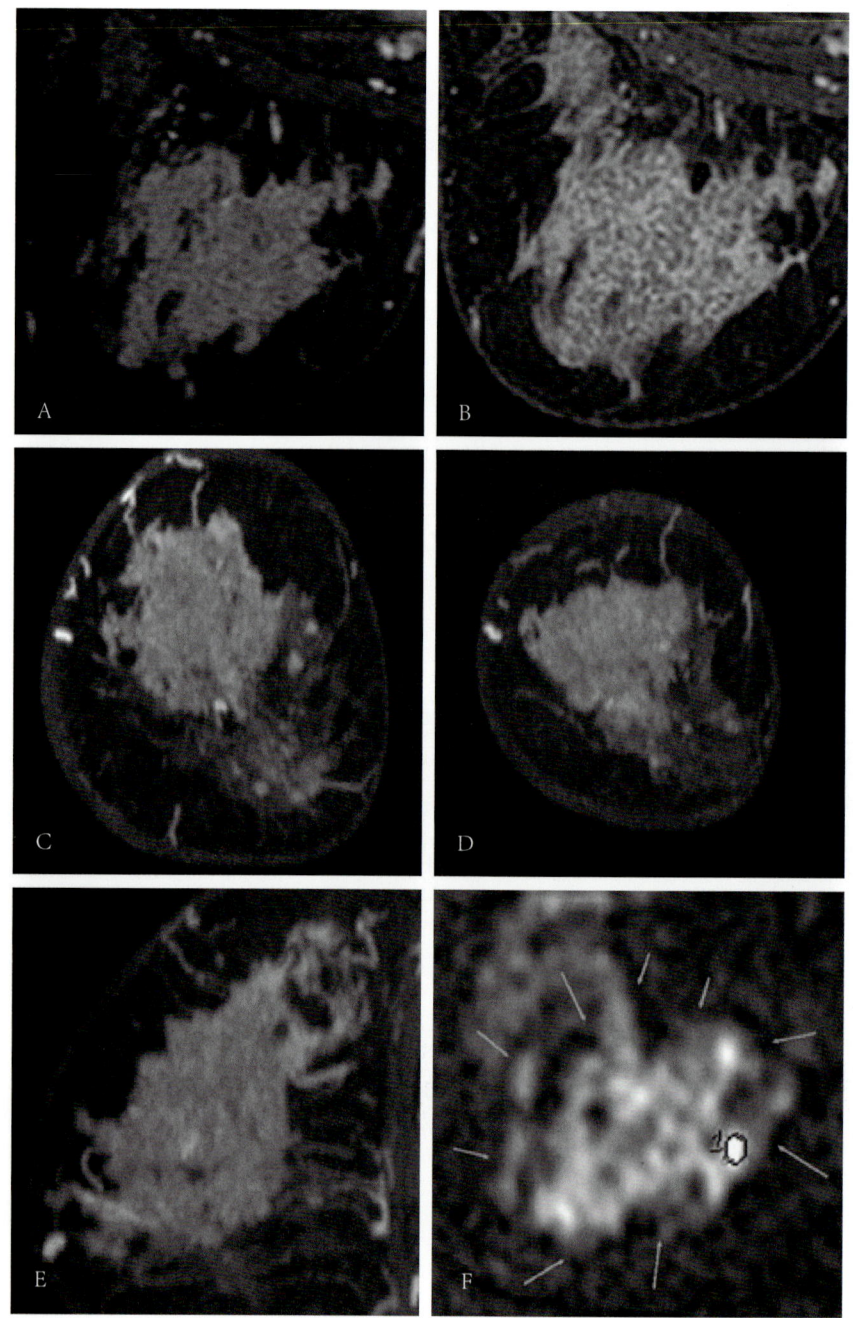

图 4-46 **串环样强化**

患者 42 岁，无意中发现左侧乳腺上象限肿物，约 5cm×5cm 大小，无红、肿、热，偶有乳头溢液，无疼痛。US 示：左侧乳腺内上象限可见一不规则稍低回声肿块，范围约 4.6cm×1.9cm×4.6cm，边界不清晰，内弥漫分布点状强回声，CDFI 内可见血流信号。MRI 显示左侧乳腺上侧象限异常强化横轴位特征性不明显，可以判断为区域强化，冠状位和呈尖端指向乳腺中央的三角形，矢状位呈尖端指向乳头的三角形，综合判断多个小叶节段融合。内部强化特征为串环样，类似蜂窝改变，中心为点状低信号不强化，延迟期更加明显。早期强化率 >102%@120s，TIC 呈廓清型。重建层厚增大时被遮盖。DWI 呈不均匀高信号，$ADC_{min}=1.28×10^{-3}mm^2/s$。判断为 BI-RADS5 类。病理检查示：左乳癌改良根治术，肿物主要位于内上象限，肿物大小为 6cm×6cm×4cm，切面灰红间灰黄色，质中，与周围组织边界不清晰，其余乳腺组织灰白间灰黄色，质韧。腋窝检出淋巴结 26 枚，大者 2.0cm×1.5cm×1.2cm，小者 0.3cm×0.3cm×0.3cm，切面灰黄色，质中。常规诊断：左乳腺浸润性导管癌，SBR Ⅱ级，部分为导管内癌伴粉刺样坏死（约占肿瘤 1/2），肿瘤大小为 6cm×6cm×4cm。癌组织未累及乳头及皮肤，基底未见癌。腋窝淋巴结查见转移癌（7/26）。免疫组化染色结果：Cyclin D1（+20%），CK5（肌上皮 +），ER（-），PR（-），HER-1（-），Ki-67（+30%），HER-2（3+），Topo-Ⅱ α（-），p120（膜 +），p53（+80%）

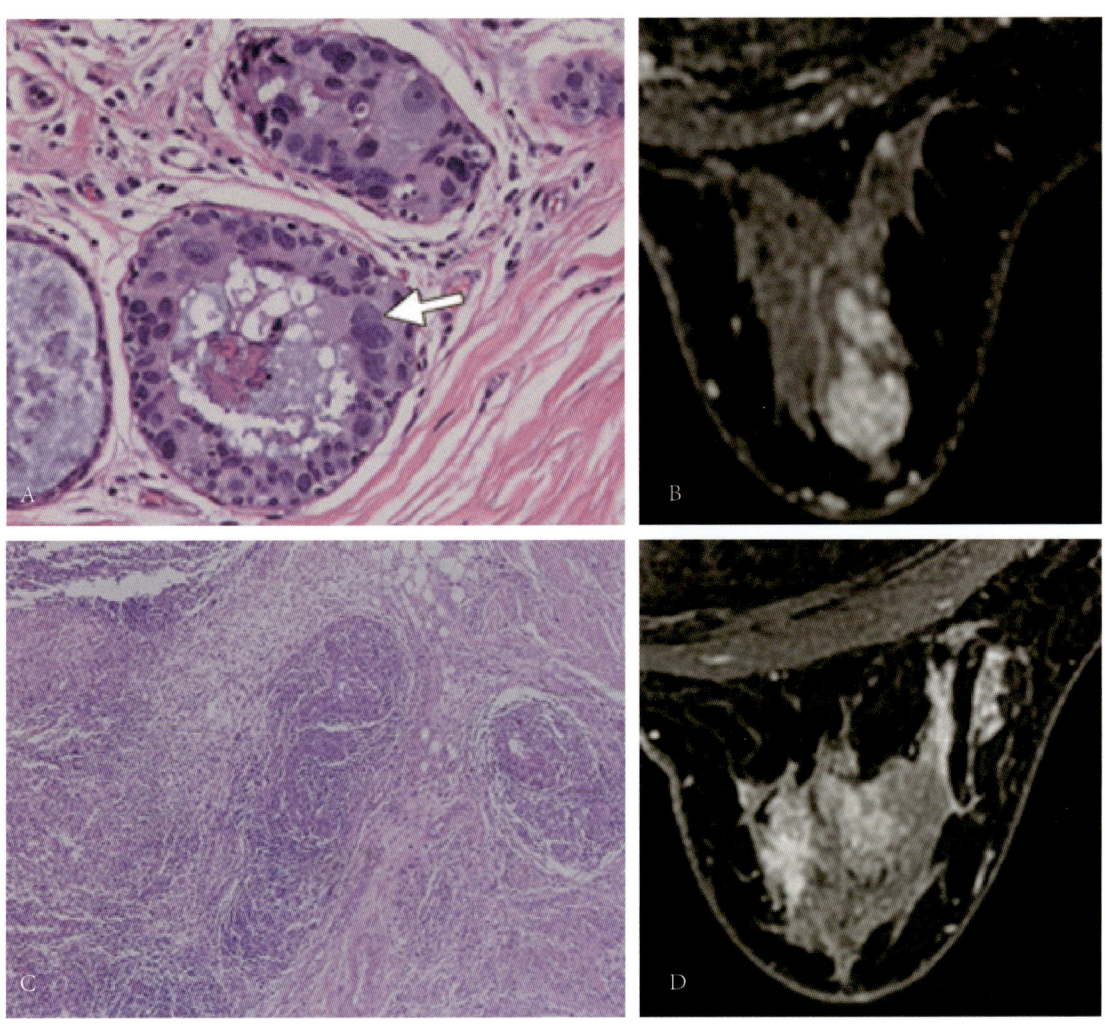

图 4-47　串环样强化的病理生理基础

导管壁或者腺泡壁的强化，中心不强化的部分为轻度扩张的乳管及其内容物。当病灶局限在导管周围时，多数提示导管上皮增生出现在纤维腺瘤，或者 DCIS、IDC 的恶性肿瘤；而当延迟期出现或与周围组织分界不清晰表现为区域强化时，多是提示导管周围基质的强化，多见于妊娠期正常乳腺和较显著的 BPE

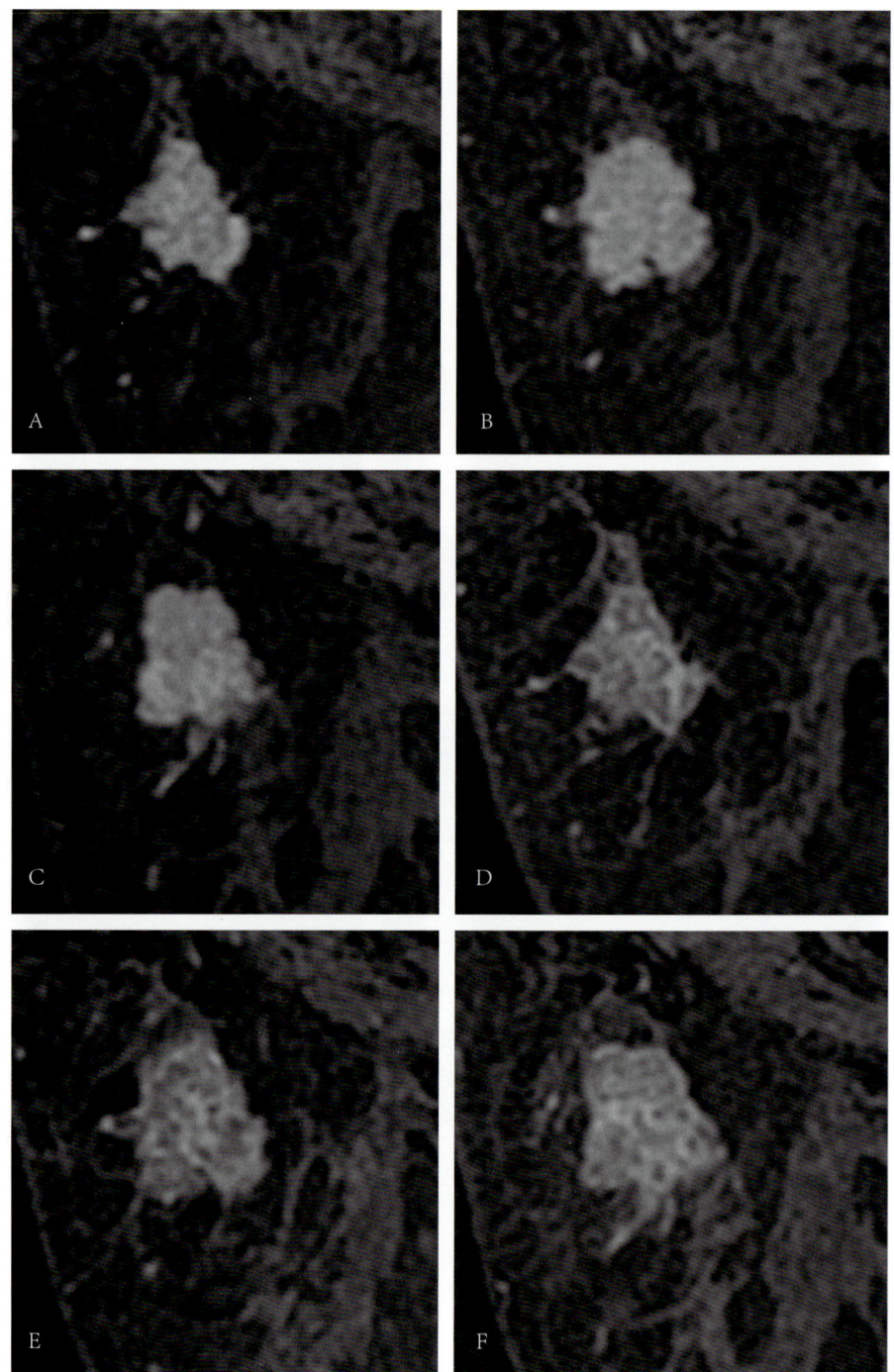

图 4-48　肿块的串环样强化

患者 53 岁，无意间发现左侧乳腺肿物 1 个月，按压时疼痛，无局部皮肤红、肿、热、橘皮样变，无乳头内陷、破溃溢液等不适。MRI 表现：左侧乳腺外上象限肿块，约 11mm×10mm×13mm，呈不规则形、浅分叶状，边缘不规则，延迟期呈环形强化，廓清型（Ⅲ型）曲线；增强早期 120s 内强化显著（>120%）。平扫病灶 DWI 呈不均匀高信号，$ADC_{min}=0.89\times10^{-3}cm^2/s$；T2WI 呈稍高信号，T1WI 呈等信号。判为 BI-RADS 5 类。病理检查示：距乳头 5.5cm 外上象限见一不规则肿物，大小 2.5cm×2.5cm×1.5cm，肿物切面灰白色，质中，与周围组织分界不清。周围乳腺组织灰白色，质韧。常规诊断：左侧乳腺浸润性癌，部分区域肿瘤细胞胞质较宽、丰富，SBR Ⅱ级，肿瘤大小为 2.5cm×2.5cm×1.5cm，癌组织未累及乳头及皮肤。免疫组化染色结果：CK5（个别细胞＋），Cyclin D1（＋50%），ER（－），PR（＋30%），HER-1（－），Ki-67（＋50%），HER-2（3＋），p120（膜＋），Topo-Ⅱα（＋10%），E-cadherin（＋），p63（－），p53（＋90%），SM-MHC（－）。特殊染色结果：PAS（－）。串环样强化常见于非肿块样强化，而此肿块内也有同样的强化类型（A、B、C 为增强早期，图 D、E、F 为延迟期）

三、非肿块强化形态学特征的综合识别

对 NME 的判断逻辑同样采用排除法。先排除病灶是否有诊断特异性的小叶节段分布或导管分布特征，如果不能划归小叶节段分布则考虑局灶、区域等的非特异性分布特征。导管样（ductal）、簇集样（clumped）、小叶节段样（segmental）三种应该成为一个大类的分布特征（图 4-49）；相应的，局灶分布、区域和多区域分布、弥漫分布属于另一个大类的分布特征。前者具有解剖特异性，与导管和小叶解剖界线有关，分别指病灶沿导管、小叶、导管＋小叶分布，更多地提示恶性或导管内增生性病变，如 ADH、DCIS（图 4-50），而后者模糊了小叶之间的界线，而对诊断没有特异性（图 4-51，图 4-52），甚至可能被划归为不典型的 BPE。内部强化特征如果不能划归为簇集样或串环样，则考虑混杂强化，均匀的强化几乎不存在。小叶节段分布（含沿导管分布）、簇集样强化、廓清型的串环样强化三个特征具备其中一个，即被认为 NME 的恶性形态特征，在后述的积分分类诊断中积 +1 分。与肿块病变比较，NME 病灶的 DCE-TIC 和 DWI-ADC 的作用受测量部分容积效应的影响没有肿块类病灶重要，需要结合图像合理解释。

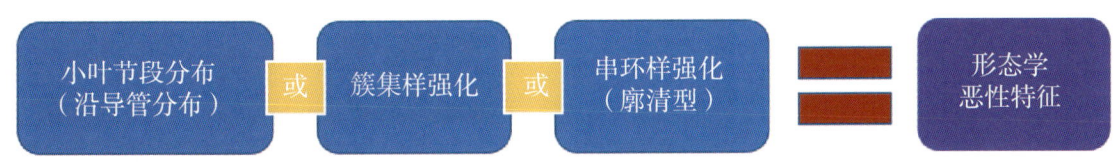

图 4-49　**NME 的特征判断**

当具有小叶节段分布、簇集样强化，或者廓清型的串环样强化三个征象的其中之一时，即认为病灶有恶性特征，形态学积分 +1 分

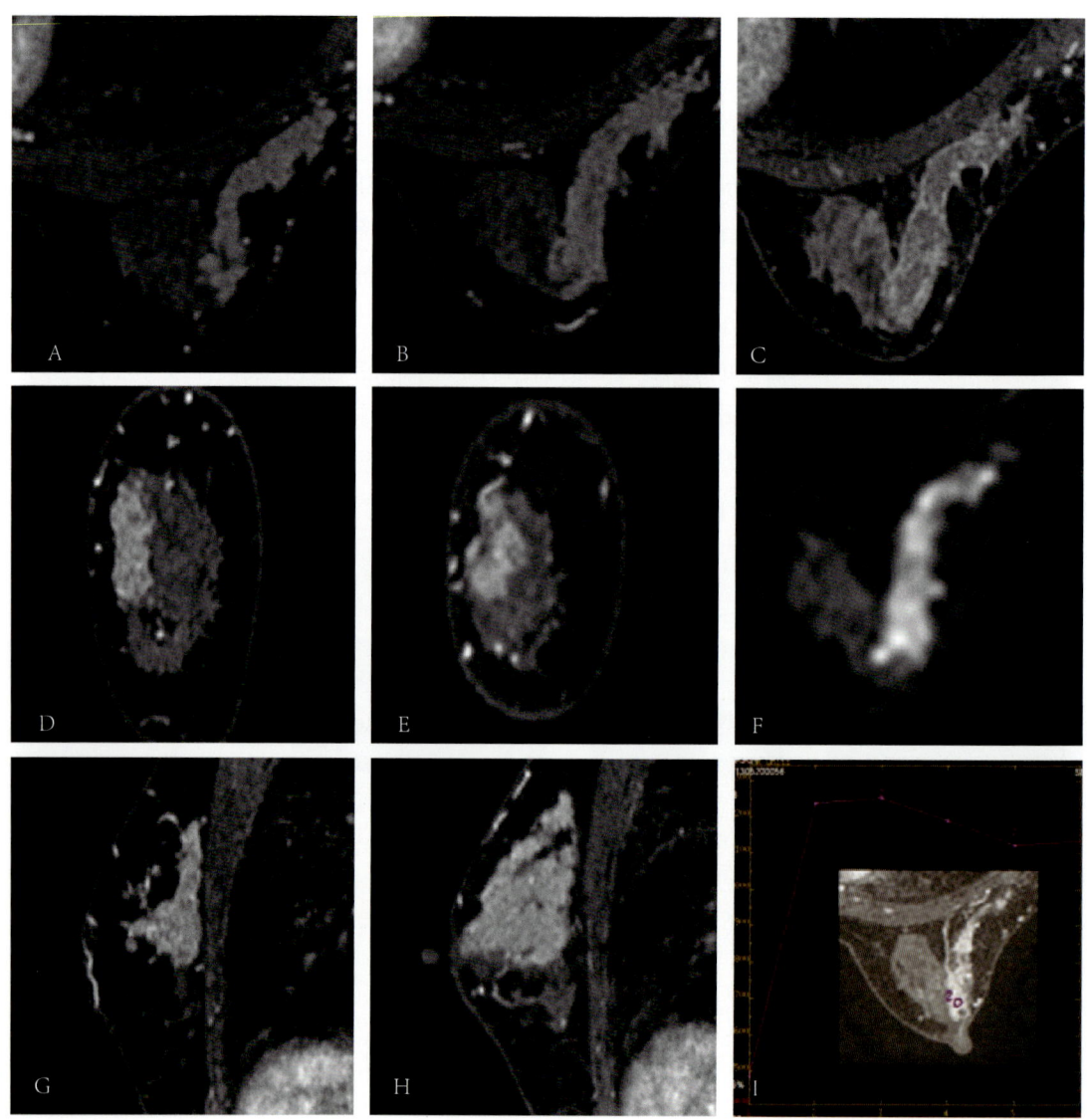

图 4-50　小叶节段分布和串环样强化

患者 44 岁，发现右乳房肿物 9 个月。右侧乳腺外上象限小叶节段分布的 NME，横轴位、矢状位呈尖端指向乳头的三角形，冠状位呈尖端指向乳腺中央的三角形。乳腺增强早期强化显著，内部呈串环样强化；延迟期廓清呈环形强化，TIC_{max} 呈廓清型，DWI 呈高信号，$ADC=0.89 \times 10^{-3} mm^2/s$。判断为 5 类。超声引导下右侧乳腺穿刺活检术，病理检查示：右侧乳腺少许乳腺组织，其中少许导管上皮增生伴明显异形及灶状坏死，考虑导管内癌。改良根治术切除的右侧乳腺及腋窝脂肪组织，总体积为 19cm×12cm×3cm，梭形皮肤面积为 13cm×6cm，乳头大小为 1cm×1cm×0.8cm，距乳头 1cm 处皮肤表面可见一新鲜手术切口，长 5.5cm，切面于该切口下方见一组织缺损区，周围乳腺组织呈灰白间灰黄色，质地韧；腋窝脂肪组织中检出淋巴结多枚，大者 1.5cm×1cm×0.6cm，小者 0.2cm×0.2cm×0.2cm。右侧乳腺高级别导管内癌，部分区域伴粉刺样坏死及钙化，肿物大小约为 7cm×4cm×1.3cm，其中可见多处微小浸润性导管癌灶，最大者约为 0.5cm×0.4cm×0.3cm，周围乳腺呈纤维腺病改变，乳头及皮肤未见癌组织累及。本病例说明：①小叶节段分布，病灶在横轴位的形态学特征不是很典型，可以判断为区域分布（regional），但是在冠状位和横轴位可以观察到，病灶呈三角形，尖端指向乳头的方向，即集乳管集中的方向。②串环样强化，指在增强早期病灶内部蜂窝样的结构，中心不强化的小点为扩张的乳管，环壁为强化的组织，这种强化方式在第 1 版 BI-RADS 被称为分隔样强化。这种串环样强化出现在增强早期时提示恶性可能大，在延迟期出现见于重度的 BPE 和部分富血供纤维腺瘤，应该进行区分。③各向同性体素，由于在延迟期病灶和周围腺体实质强化接近，导致病灶与周围组织分界不清晰，所以强调用增强早期的横轴位、矢状位和冠状位图像进行形态的识别，因此极力推荐的序列参数设置是各向同性体素（1mm×1mm×1mm），通过重建获得矢状位、冠状位图像，而不是在延迟期扫描获得冠状位。目前多数乳腺专用增强序列都可以达到这个设置。A、B 为横轴位增强早期（120s）；C 为横轴位的延迟期（480s）；D、E、G、H 分别为增强早期重建的冠状位和矢状位；F 为 DWI 图像，呈高信号，$ADC=0.89 \times 10^{-3} mm^2/s$；I 为 TIC_{max} 曲线，廓清型

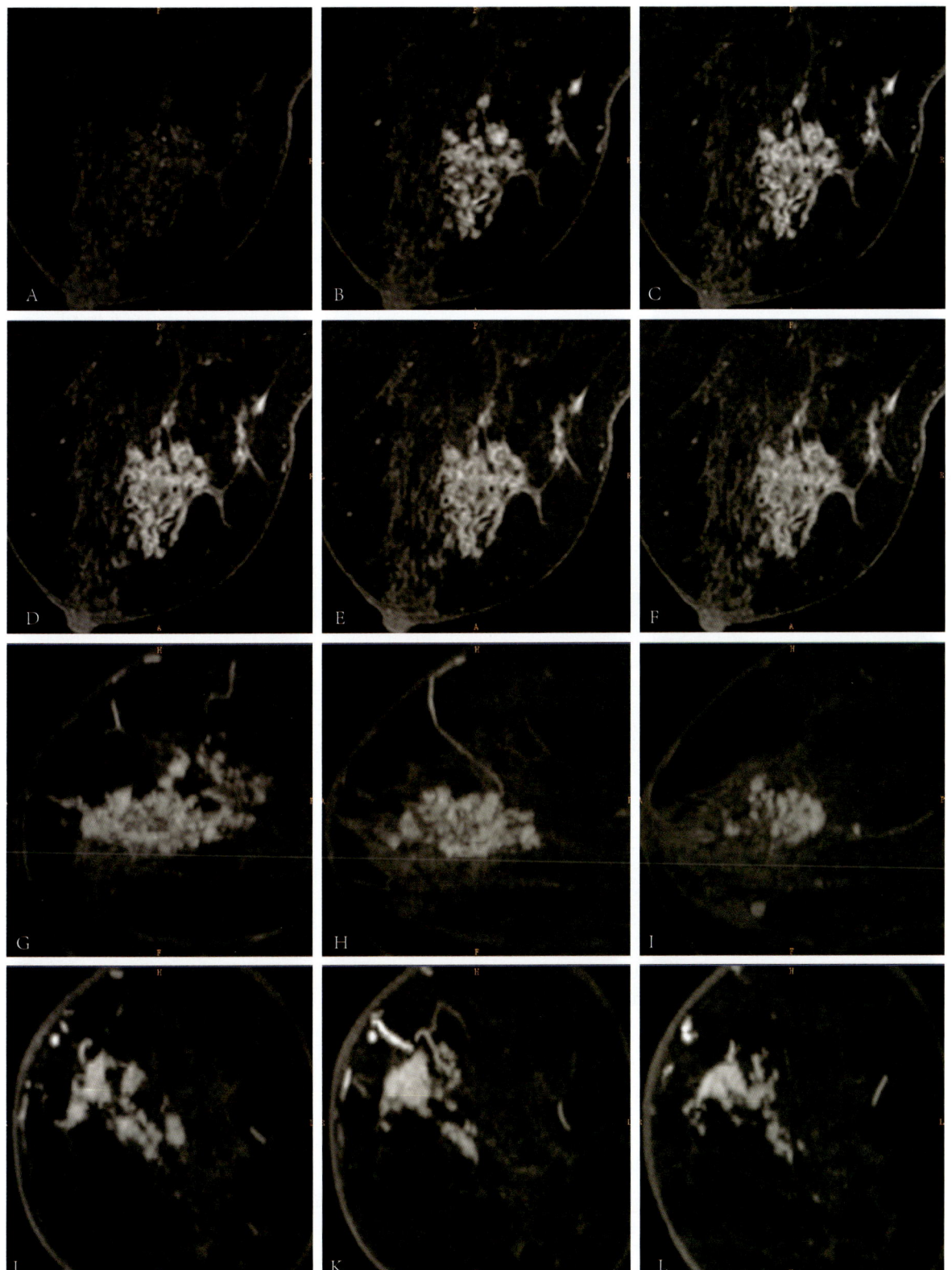

图 4-51 小叶节段分布、簇集样、串环样强化

右侧乳腺外上象限 NME 呈典型小叶节段分布，MPR 显示的 3 个方向均呈尖端指向乳头的三角形或锥形，各个小病灶似葡萄串堆积的簇集样分布，内部强化特征为串环样，顺序观察动态增强图像可以看到串环的"环"延迟期廓清，中心和周围渐进性增强，TIC 曲线平均后为平台型。病理检查示：左侧乳腺内上象限浸润性微乳头状癌，周围可见 DCIS（微乳头、粉刺型、中核级），免疫组化：ER（+ >75%），PR（-），HER-2（2+），FISH 检查测 HER-2 基因未见扩增，Ki-67（+35%），p53（弱+，约 10%）

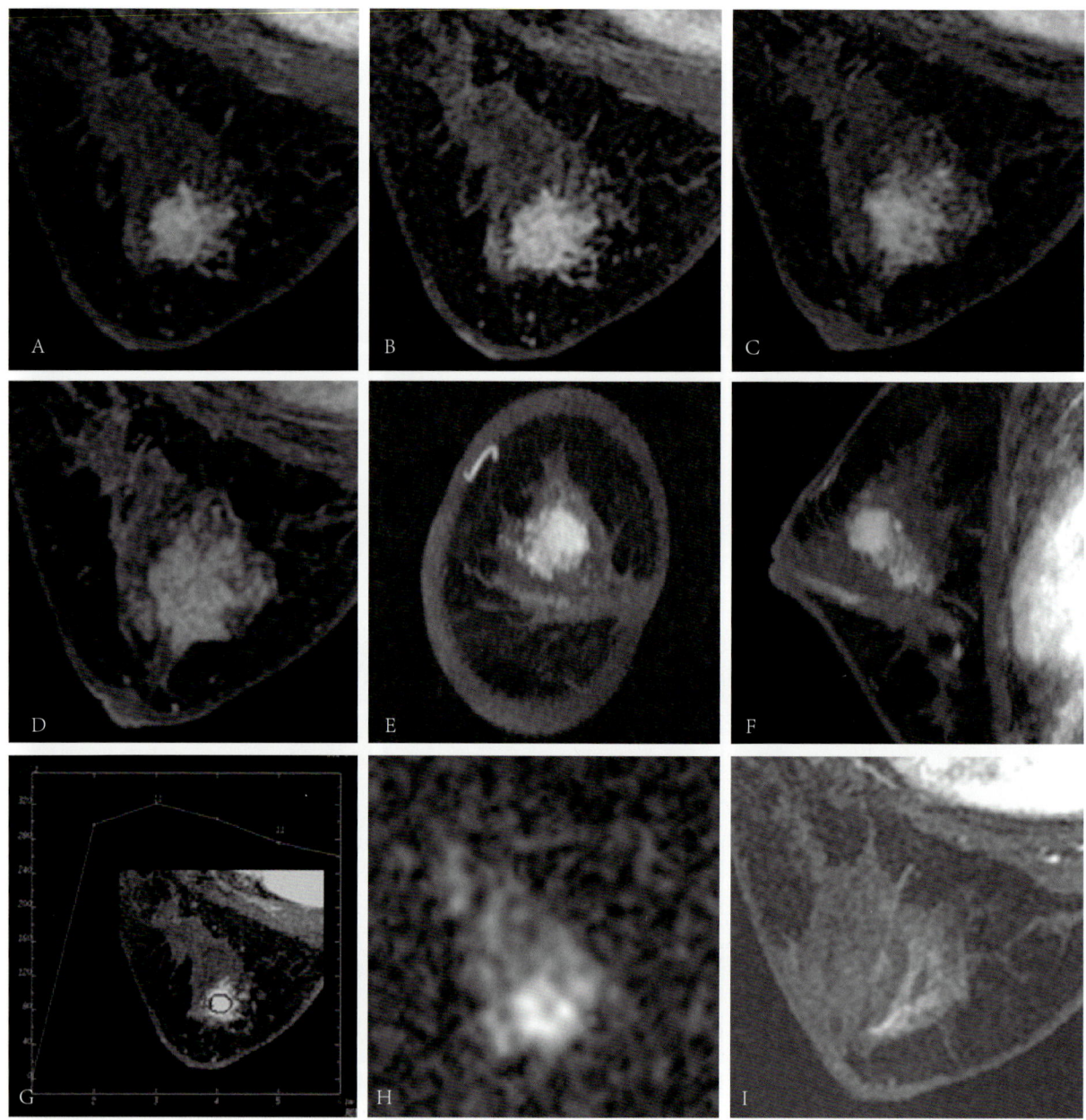

图 4-52 区域分布的混杂强化

患者 36 岁，超声报告乳腺肿块 2 年。MRI 显示左侧乳腺内上象限区域分布的串环样强化，无小叶节段分布特征，内部早期为混杂强化，延迟期串环样强化，TIC 廓清型，ADC 值 $1.35 \times 10^{-3} mm^2/s$。但是第一次被判断为肿块，形态边缘不规则，内部不均匀强化。从 T1WI 看，实为 NME。评估为 BI-RADS 5 类。术中可触及一直径约 2cm 肿物，质地硬，边界欠清。病理检查示：左乳纤维腺瘤，大小 11cm×8cm×4cm，间质细胞密度低，核分裂象 0～1/10HPF（计数 100HPF），局部生长活跃，肿瘤与周围乳腺组织分界清晰。本病例被高估为 BI-RADS 5 类，高估的主要原因是强化类型判断错误。在影像、术中所见和病理三者之间，病灶的形态有差异，MRI 和手术认为病灶边界不清晰，而组织病理认为是清晰的。在大体病理上，腺瘤有明确的边界，质地与周围的腺体接近；在显微镜下，腺病内保留有小叶结构，腺泡增生，而腺瘤没有正常的小叶结构。腺瘤属于肿瘤性病变，腺病属于增生性病变。A、C 为动态增强早期（120s），BD 是增强晚期（480s），EF 是增强早期的重建冠状位和矢状位，动态增强曲线为廓清型（G）；DWI 中心不均匀高信号（H）；此病灶的内下可见另一个导管样强化（I）

第六节 时间信号曲线（TIC）

TIC 常见的分析参数包括曲线轮廓（profile）、达峰时间（Time To Peak，TTP）、上升斜率（Increasing Slope）、峰值信号强度（peak）及下降斜率（decreasing slope）等。BI-RADS 对 TIC 曲线的分类从 2 个角度进行：①早期强化率：指注射对比剂后 2min 内的信号变化幅度，分为缓慢、中等和快速；②延迟期廓清：指注射对比剂 2min 后或 TIC 开始改变方向后的变化幅度，分为持续型、平台型和廓清型（图 4-53）。早期强化率和延迟期廓清这两个特征值的定量界值是因扫描方式变化而变化的，包括扫描参数、对比剂的浓度和特性。从不同类型的 TIC 曲线可以观察到，病灶的强化峰值及达峰时间是多变的，因此这两个参数不作为重点考虑。

一、早期强化率

早期强化率内含两个基本参数：①早期的具体时间是多少？②强化率的标准值是多少？需要明确的是早期强化率并非强化峰值。BI-RADS 对早期强化率的具体定义不甚明确，经典的定义是 2min 内的强化幅度，或者曲线轮廓开始改变的时间，后者实际是强化峰值，对于持续型曲线则无法确定，因此不建议采纳。而准确表达早期强化率，需要精确理解对比剂注射时机、K 空间采集时机、时间分辨率 3 个概念的相互关系。默认的讨论参数是 K 空间顺序采集、对比剂与扫描同时启动，分别以 60s、90s 和 120s 的时间分辨率为例（图 4-54）。

1. 采用 60s 时间分辨率时　K 空间中心填充的时间对应对比剂注射后约第 20 秒，可以被认为是病灶的动脉期，此时由于个体循环差异病灶强化并不充分，所以从显示病灶强化和形态出发，笔者不主张 60s 或者更短的时间分辨率，研究灌注成像参数的例外（图 4-55）。

2. 采用 90s 时间分辨率时　K 空间中心填充的时间对应对比剂注射后约第 30 秒，多数达到的动脉充盈高峰，是显示早期强化的最好时机，但是不一定是病灶的强化高峰；后续的第 2 个时相 90s 的 K 空间中心填充时间对应注射后的第 120 秒，此时病灶内的造影剂已经数次再循环，部分良性病灶也可以达到峰值，会降低阈值判断的特异性。

3. 采用 120s 时间分辨时　K 空间中心填充的时间对应对比剂注射后约第 4 秒，此时病灶已经完成造影剂的首剂通过，部分静脉开始显示，但是还没有开始对比剂的二次再循环，对比剂首次通过肿瘤动脉和静脉血管床且有快速渗出，是观察肿瘤形态的最佳时机。后续的第 2 个时相 120s 的 K 空间中心填充时间对应注射后的第 150 秒，与 90s 时间分辨率的第 2 时相一样，此时病灶内的造影剂已经数次再循环，部分良性病灶也可以达到峰值，一些重度的 BPE 开始强化，导致病灶模糊。

因此，不同扫描时相的早期强化率是不一样的，需要区别对待。经典的定义是早期强化幅度 <60% 为缓慢，60%~90% 为中等，>90% 为快速。经调查表明这是以 90s 时间分辨率为基础的。使用 120s 的时间分辨率时，笔者对早期强化幅度的界值为：<90% 为缓慢，90%~120% 为中等，>120% 为快速。为了不同扫描参数的表达，90s 时间分辨率的早期强化率 110% 习惯记录为"110%@90s"，120s 时间分辨率的早期强化率 110% 习惯记录为"110%@120s"。

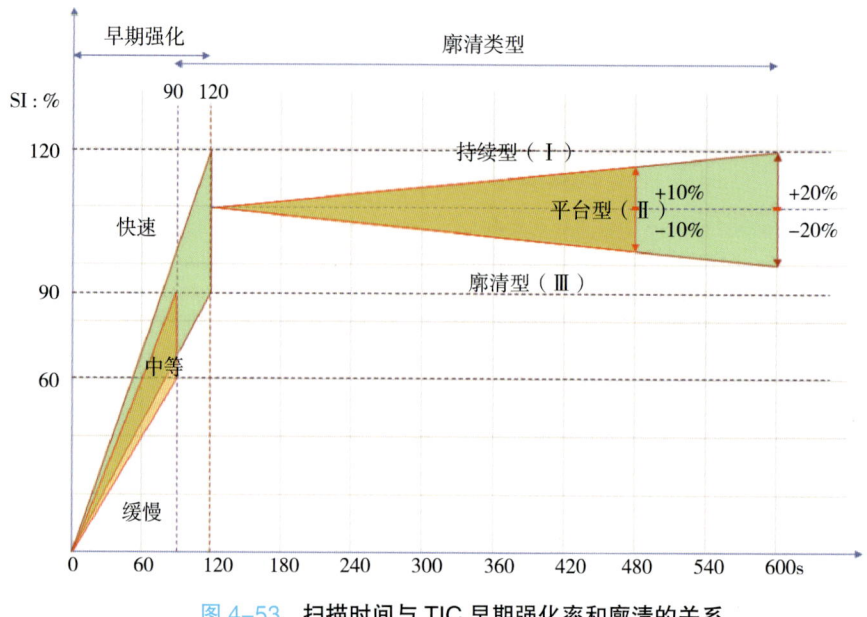

图 4-53 扫描时间与 TIC 早期强化率和廓清的关系

本图为动态增强曲线分型与参数示意图。早期强化的时间范围一般在 90 ~ 120s。由于扫描的时间变量是步进而非连续变量，且与 K 空间中心填充相关，因此需要结合扫描的参数解释，默认扫描参数为预扫描后注射对比剂与第 1 增强时相同时启动，K 空间中心顺序填充。采用 90s 的时间分辨率时，中等强化的强化率高低阈值分别为 60% ~ 90%（半透明黄色部分），采用 120s 的分辨率时，中等强化的强化率高低阈值分别为 90% ~ 120%（半透明绿色部分），两者之间有很大的重叠，但是总体上 120s 时间分辨率的判断阈值高于 90s。廓清的阈值也与延迟扫描的时间有关。当延迟扫描至注药后 8min，平台型曲线的上下阈值为 +/-10%，而当延迟扫描至注药后 10min 时，平台型的曲线上下阈值为 +/-20%

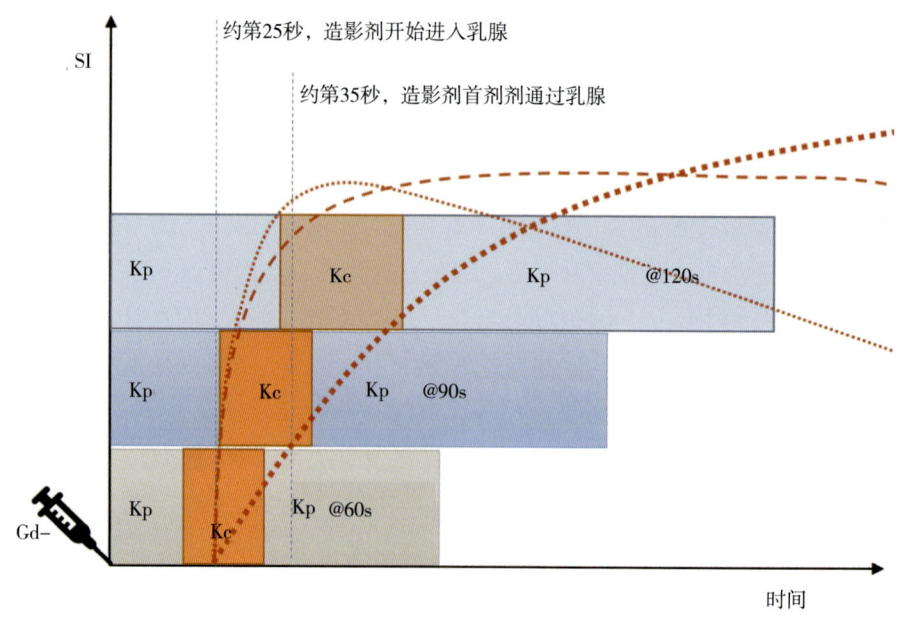

图 4-54 K 空间中心填充与早期强化率的关系

默认脉冲序列为 K 空间顺序填充，即 K 空间中心的 Kc 部分填充时间在前 1/3，对比剂注射与扫描同时启动。使用 60s 分辨率（@60s），Kc 开始填充时造影剂还未到达病灶；使用 90s 时间分辨率（@90s），Kc 填充时机与对比剂动脉充盈期吻合，但是不一定达到高峰；使用 120s 时间分辨率（@120s）时，Kc 填充与对比剂病灶充盈期吻合，多数恶性病灶达到高峰

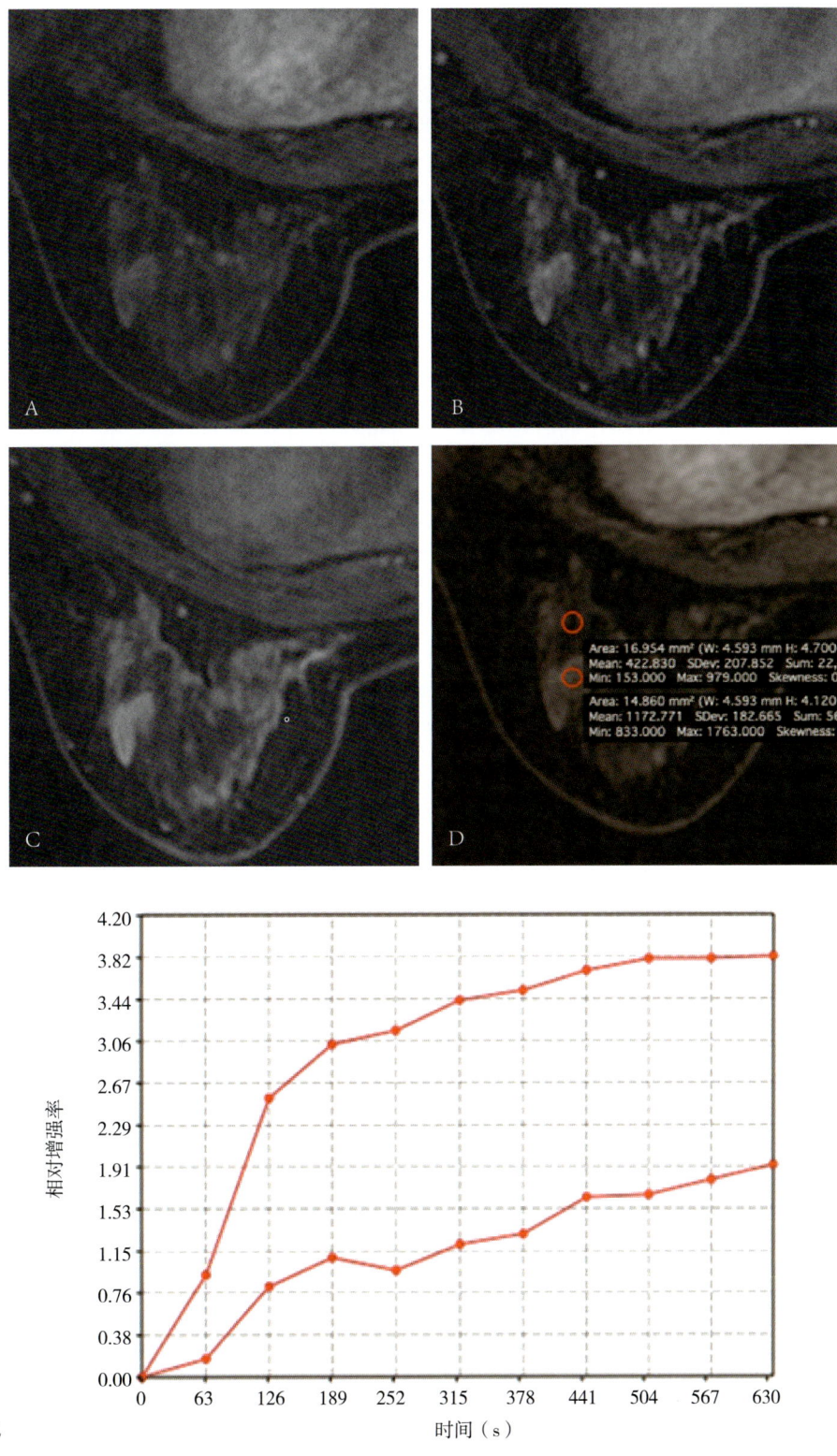

图 4-55　90s 强化率阈值

使用 90s 时间分辨率扫描，左侧乳腺外侧不规则肿块在第 1 时相强化不显著，曲线上发生显著强化的是第 1～2 期，从腋窝侧胸壁的静脉显影看，第 1 期静脉未见强化，不能明确病灶的灌注是否充分；第 2 期显示静脉强化，可以确定肿瘤为对比剂首剂通过后的强化形态，但是实际的对应的 K 空间中心填充时间为 120s，略微偏晚。病理检查示：纤维腺瘤

二、曲线轮廓

曲线的轮廓包括廓清型、平台型和流入型，也有分别称为Ⅲ、Ⅱ、Ⅰ型（图4-56～图4-58）。TIC轮廓的判断涉及两个方面的概念：①什么时机曲线下降是廓清型？这个在BI-RADS标准中语焉不详。对比剂廓清是一个时间相关的概念，因此必须给出一个明确的时间定义。笔者对此的定义是120s分辨率的第1、第2增强时相达到高峰为参照，以第2时相后的曲线变化趋势作为轮廓判断的基础。转化为时间单位，相当于在注射对比第3分钟以后的曲线变化，在90s的时间分辨率仍然是第2时相，在60s的时间分辨率可以在第3时相。② TIC幅度降低多少是廓清型？ BI-RADS推荐的数据为+/-10%之间为平台型，>10%为廓清型，持续增加>10%为持续型。但是这个数据是注射对比剂后8min的廓清值，笔者在注射对比剂后10min采取的值为+/-20%。随着时间扫描的延长，都有信号廓清下降。因此，一个动态增强扫描在注射对比剂后延续8～10min是一个必需的时间要求。

三、TIC曲线的测量与解释

乳腺肿瘤动态增强的理论基础是肿瘤与血管供血之间的相关性，Gd增强对比剂对乳腺肿瘤本身并没有特异性，病变出现强化主要依靠病变组织内肿瘤血管密度和对比剂在细胞外间隙渗透的多少。理论上，恶性肿瘤新生微血管密度大，同时这些血管的基底膜是不完整的，通透性较高，注入对比剂之后造影剂交换加快，可以清晰地显示分布情况，表现为早期强化。良性病变血管反应性增生，血管通透性略升高，交换速度也略加快，血流灌注介于恶性与正常腺体之间。所以恶性肿瘤内对比剂的浓聚较良性病变微血管内的剂量多、流速快，而良性肿瘤虽然有强化，但是交换速度慢，强化晚。这是DCE-TIC良、恶性病变的鉴别诊断的理论依据。

一般良性病变是持续型曲线，廓清型曲线提示恶性。DCE-TIC对形态学表现为良性病灶的诊断和指导治疗的帮助意义更大，而形态学怀疑恶性的病灶不管DCE-TIC如何均需要建议活检。一些极度增生的腺体或混合型的腺病强化较显著，加之呈小叶节段样特征，与乳腺癌表现极其相似，且TIC亦可呈廓清型，是造成乳腺癌诊断产生假阳性的重要原因之一。但是也有例外，流入型曲线也并非完全良性，一些恶性肿瘤如黏液癌，其黏液湖的强化是通过渗透实现的，其强化曲线呈持续型，这时会导致低估病灶的恶性程度，而一些良性肿瘤因为富血供状态，呈现廓清型曲线。笔者收集7例黏液腺癌，6例呈流入型，1例呈平台型；与此相比，15例纤维腺瘤6例呈流入型，8例呈平台型，2例呈廓清型；其DCE-TIC曲线与腺瘤有很大的交叉。

平台型曲线的解释需要更加谨慎。很多TIC平台型曲线实际是ROI范围内流入型和廓清型的平均结果，这种现象以NME病灶多见（图4-59）。NME病灶异质性大，ROI内廓清的成分、不强化的成分、延迟强化的BPE成分混同，其TIC曲线的测量值是ROI范围内可能被各种成分值平均为平台型曲线，但是结合动态增强图像从视觉可以弥补校正（图4-60，图4-61）。当病灶呈现为平台型曲线时，良、恶性的判断除了依靠形态学特征外，DWI-ADC值对良、恶性的判断有很大的帮助，尤其是DWI-ADC值测量重复性好的肿块类病变（图4-62）。笔者通过分析39例平台型曲线肿块发现，21例良性肿块性病变的DWI-ADC=（1.49±0.42）×10^{-3}mm^2/s；18例恶性肿块性病变的DWI-ADC=（1.0±0.34）×10^{-3}mm^2/s，两者统计学有显著性差异（t=3.949，P<0.01）。用ROC曲线分析，以DWI-ADC=1.24×10^{-3}mm^2/s为界值，对恶性病灶预测的敏感性为71.4%，特异性为88.9%，曲线下面积0.819。此结果说明，平台型曲线对良、恶性的判断没有明确的特异性，但是辅助以DWI-ADC值，可以显著提高诊断的特异性。因此，在解释DCE-TIC时，强调结合形态学特征和DWI信息进行联合判断。

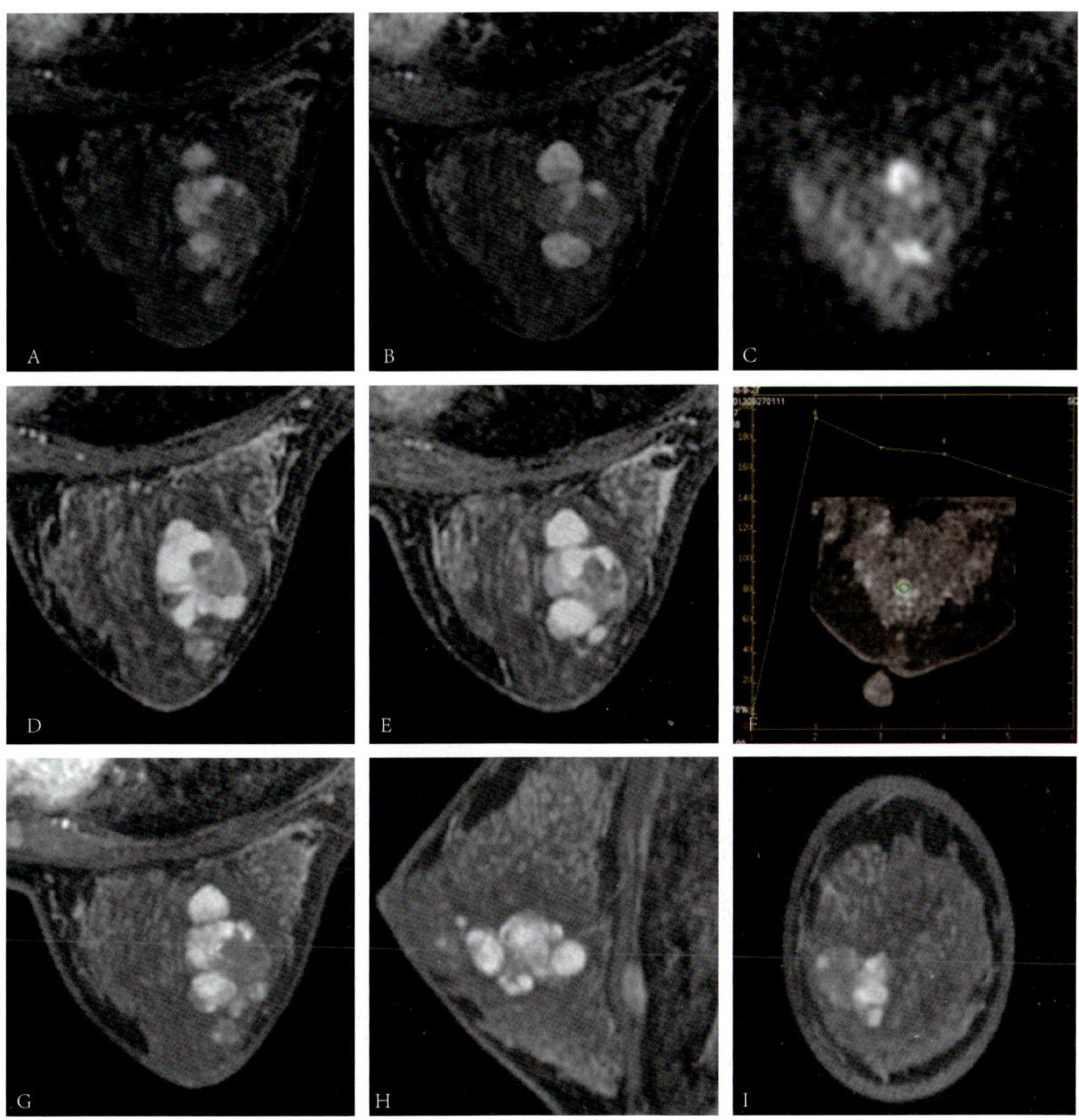

图 4-56 TIC 廓清型

患者 24 岁，发现乳腺肿物 3 年余。右侧乳腺分叶状肿块，边缘光滑，内部混杂强化和不强化的分隔，TIC 多数呈流入型，但是部分呈廓清型，早期强化率 200%@120s。判断为 3 类，预测为富血供的纤维腺瘤，建议局部切除。病理检查示：右侧乳腺多发性纤维腺瘤，少部分导管上皮增生

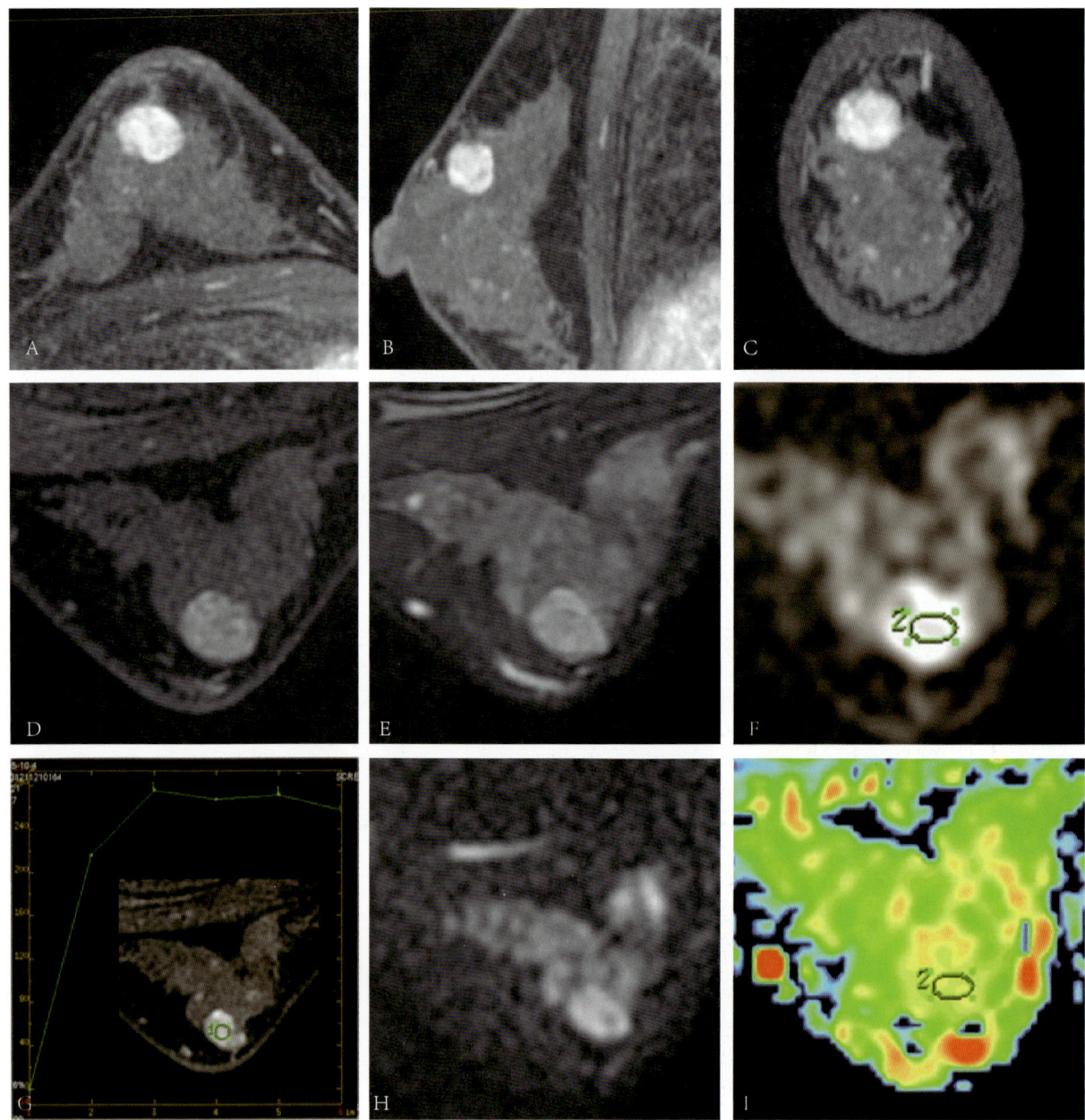

图 4-57　TIC 平台型

患者 37 岁，查体发现右侧乳腺肿物。不均匀强化的类圆形肿块，边缘光滑，TIC 曲线平台型，ADC=$1.55 \times 10^{-3} mm^2/s$，T2WI 高信号，判断 3 类。切除病理检查示：右侧乳腺纤维腺瘤，大小为 1.5cm×1.5cm×1.3cm，部分导管上皮增生活跃

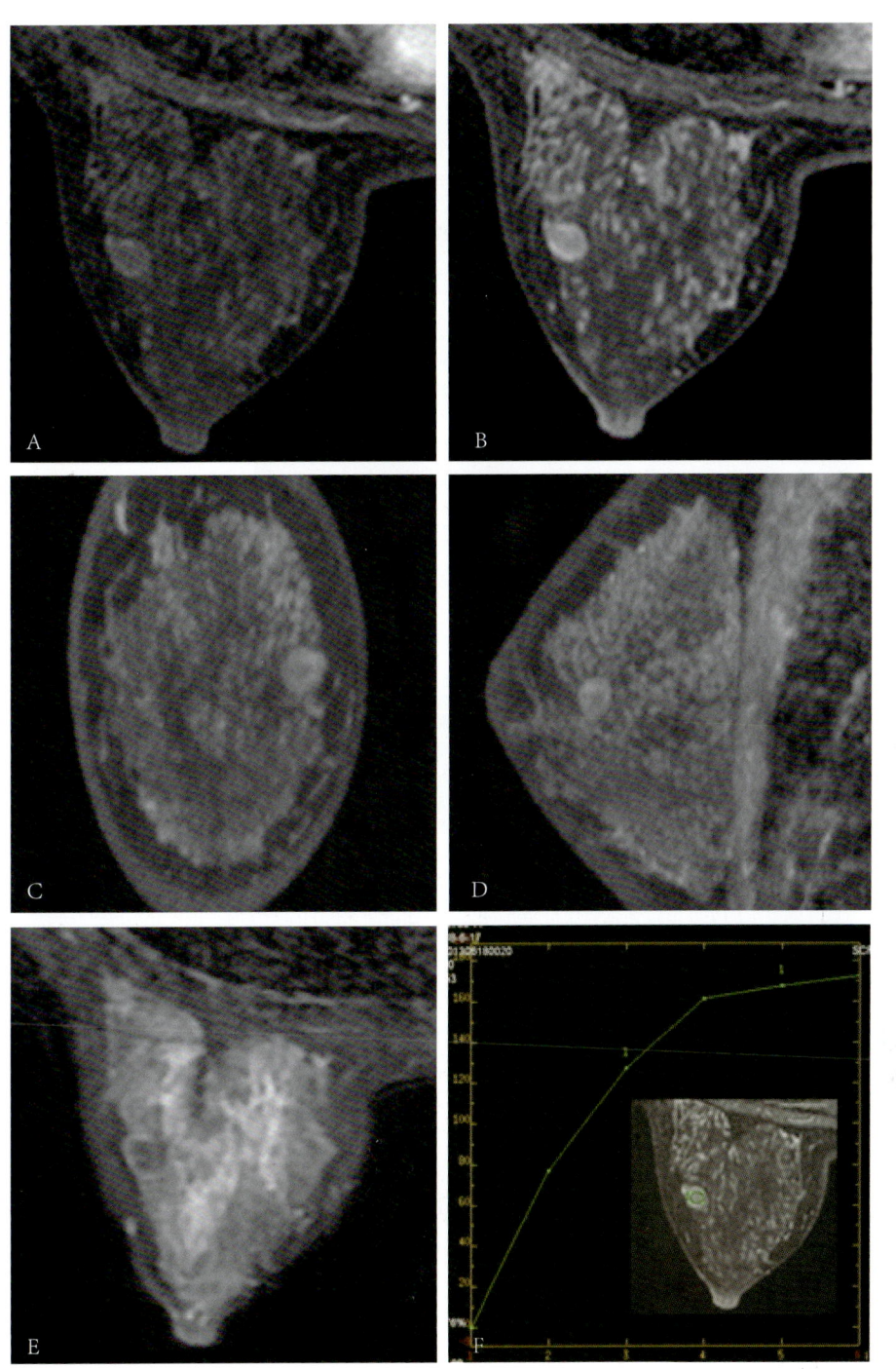

图 4-58 TIC 流入型

患者 24 岁，发现乳腺肿物 3 年余。左侧乳腺外侧象限类圆形肿块，轻度强化，早期强化率 <120%@120s，TIC 流入型，T2WI 低信号，判断为 2 类。病理检查示：左侧乳腺纤维腺瘤，少部分导管上皮增生

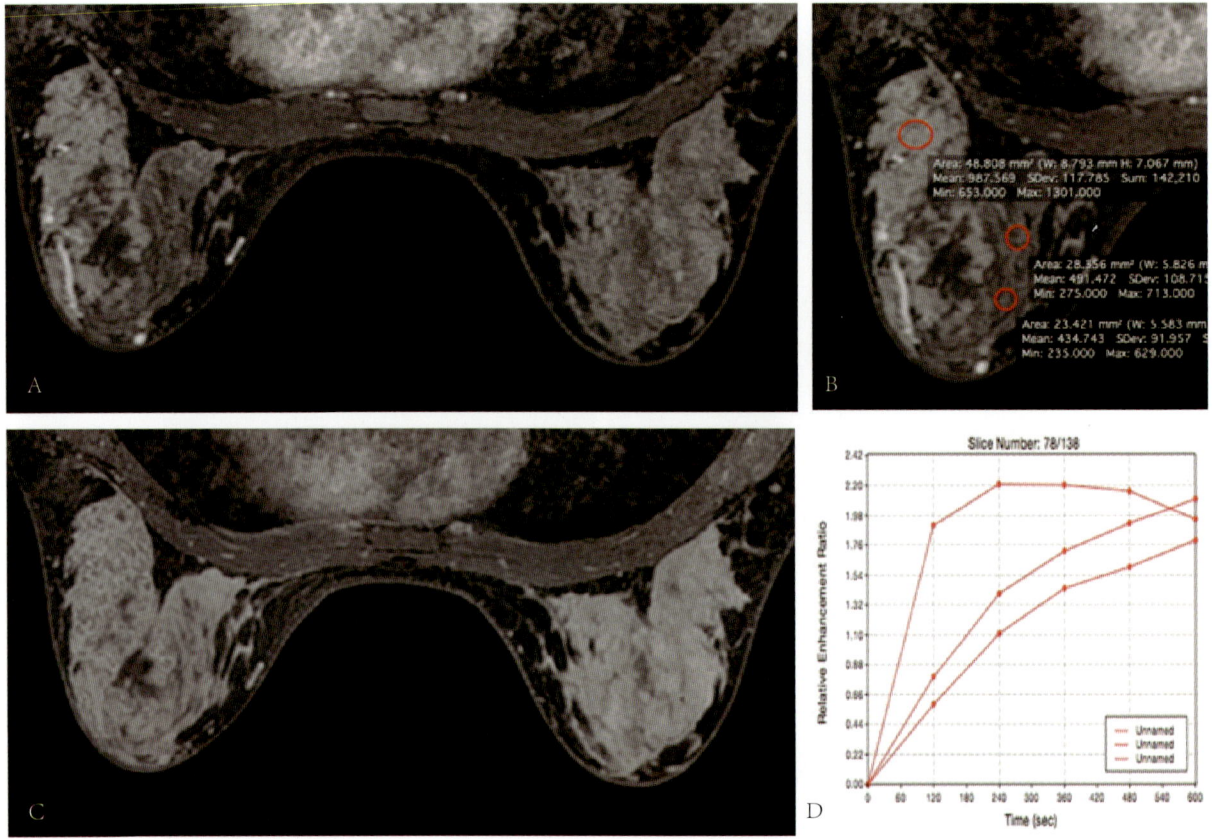

图 4-59 TIC 平台型

A. 增强早期，左侧乳腺外侧象限的小叶节段强化病灶与邻近的腺体对比清晰；B. TIC 测量时，ROI 分别放置在病灶区和邻近的正常区；C. 延迟期，小叶节段样强化病灶廓清，邻近和对侧乳腺的 BPE 信号高于癌灶信号，TIC 测量显示病灶的强化部分为平台型，但是通过图像观察可以发现，病灶内部实际有廓清，因此建议 NME 病灶用增强图像确定校正 TIC 的测量；D. 病灶区域和邻近正常区域的 TIC 曲线

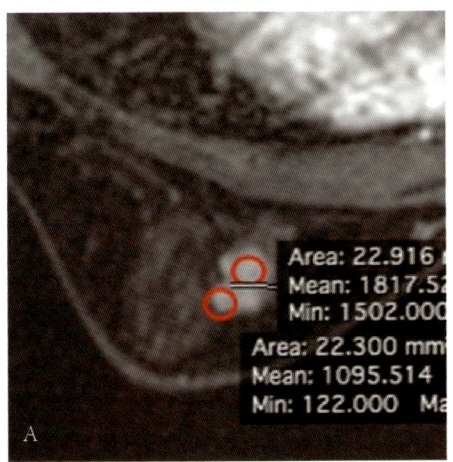

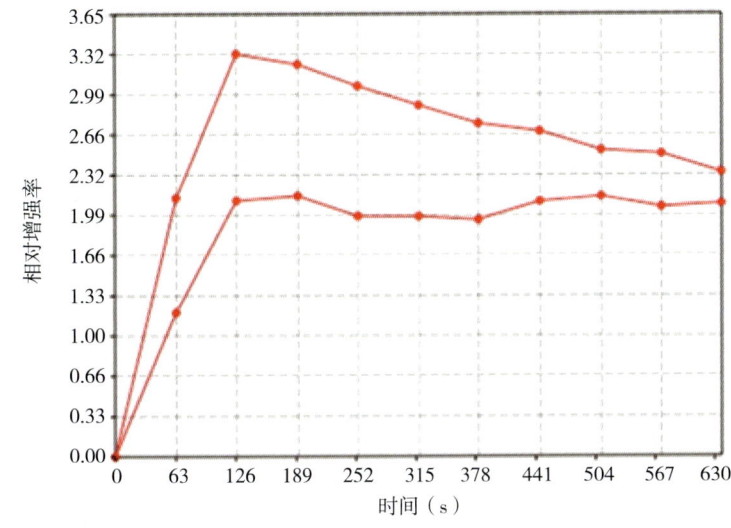

图 4-60　TIC 测量的平均效应

将 ROI 放在病灶强化主体部分时，测量结果为廓清曲线；但是当 ROI 内既包含强化部分，同时又包括边缘部分腺体时，测量结果为平台型曲线。这种现象在病灶中心有坏死时经常出现，需要在勾画 ROI 时回避或结合图像解释

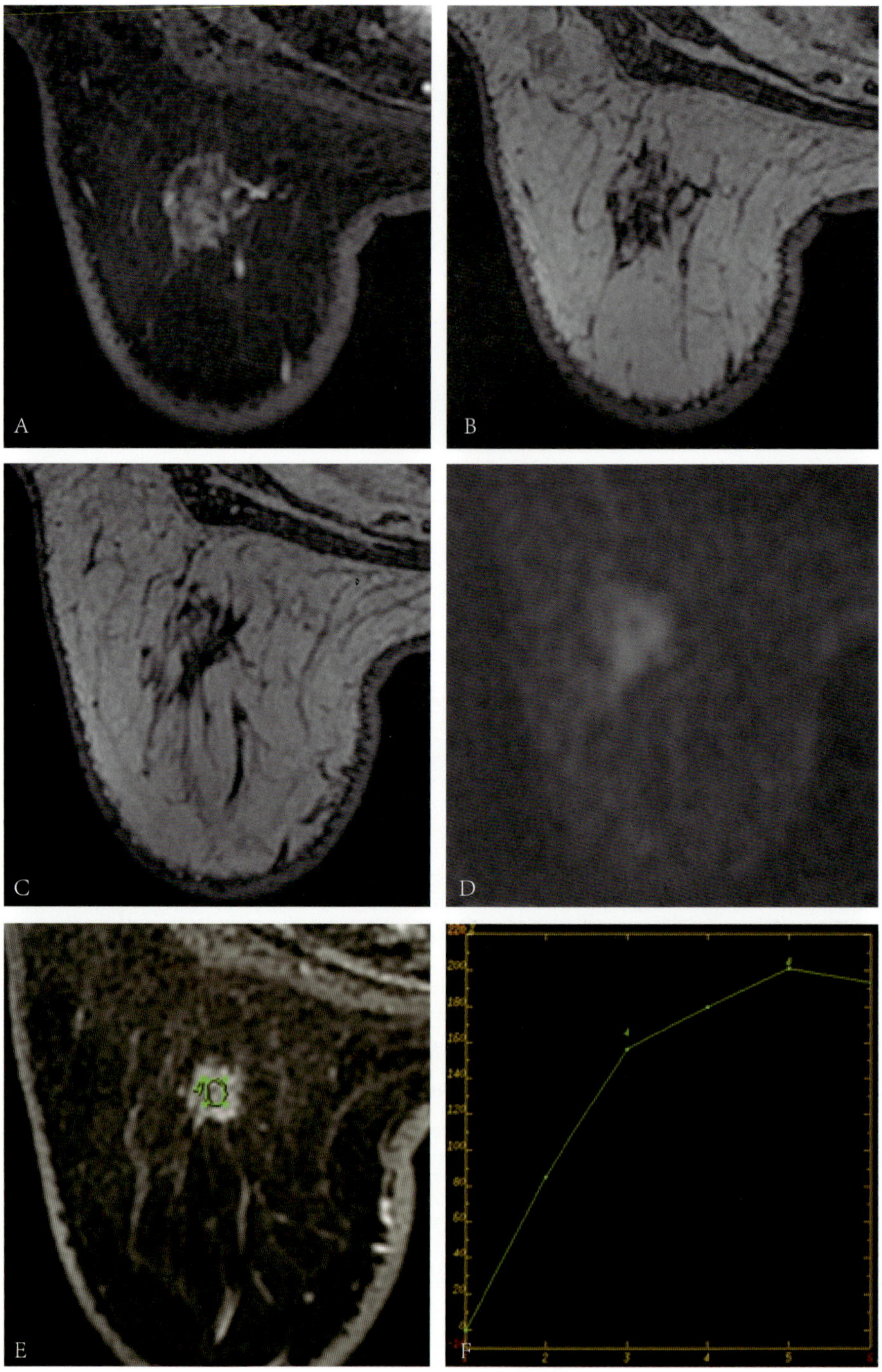

图 4-61 NME 的 TIC 测量解释

在脂肪型 FGT 背景下，左侧乳腺的浸润性乳腺癌灶被判断为肿块（A），但是从 T1WI（B、C）看病灶内部夹杂显著的脂肪组织，按照作者对 NME 的补充，此病灶划归为局灶分布的 NME 类型。回顾性分析增强图像（A）可见内部有串环样强化，也是属于 NME 的描述用词。DWI 呈不均匀高信号，但是测量的 ADC=1.42×10^{-3}mm^2/s，而 TIC 测量呈流入型曲线，两者均偏离浸润性乳腺癌的测量值范围。对此，解释为 ROI 范围内的测量存在部分容积效应，因为 ROI 范围内既包括肿瘤成分，同时包括夹杂其中的脂肪和腺体，导致测量值发生偏倚。病理检查示：左乳结节乳腺浸润性癌，中 - 高级别，累及周围脂肪。原单位免疫组化结果：CK8（+），C-erbB-2（2+），E-cad（+），p120（膜+），ER（+>75%），PR（+25～50%），ki67（+25%）；CK5/6（-），p63（-），Calponin（-）

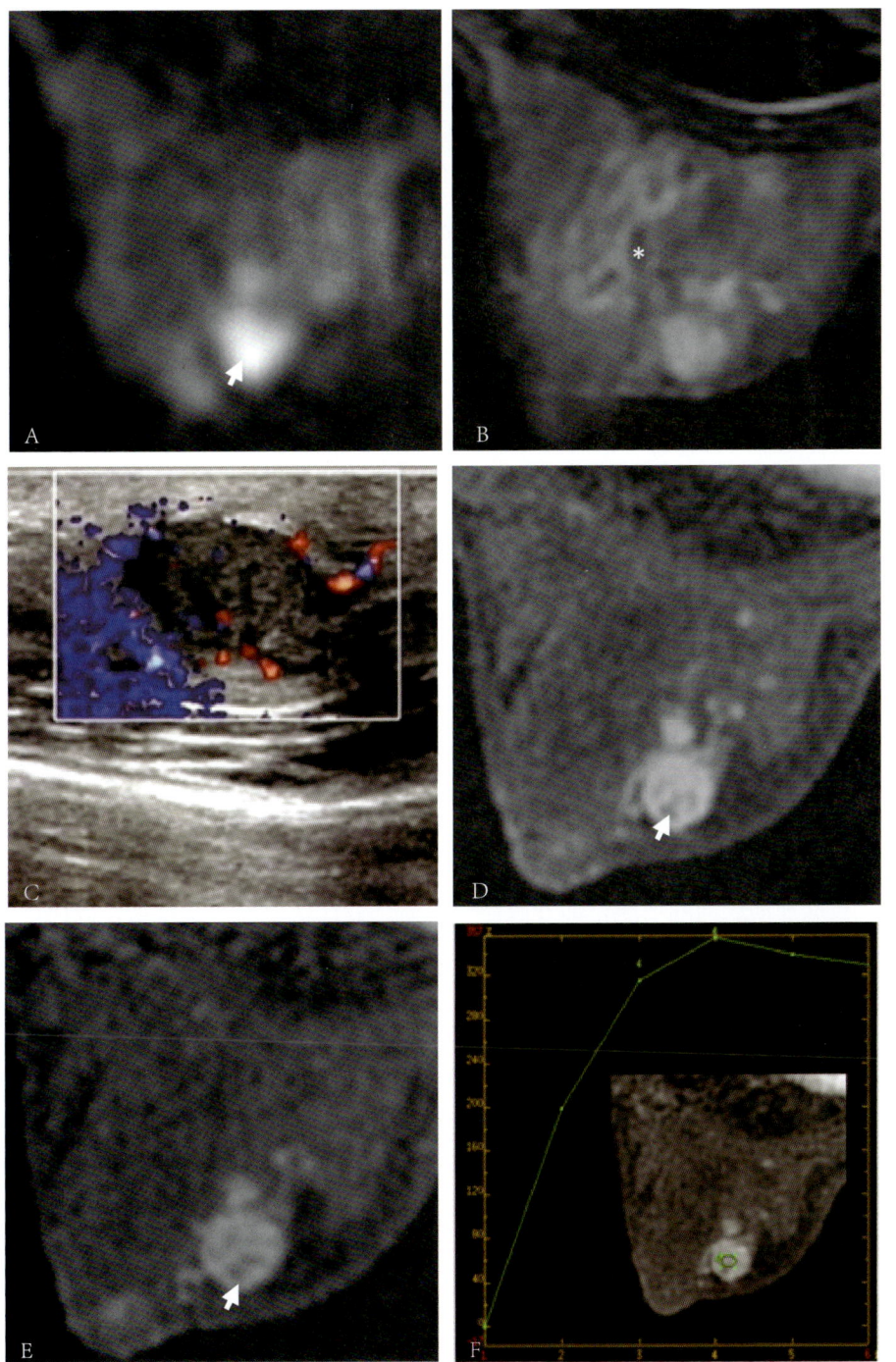

图 4-62 变异的平台型曲线

患者 41 岁,左侧乳腺肿块,类圆形,边缘不规则,内部强化不均匀,DWI-ADC=$1.16×10^{-3}$ mm^2/s;DCE-TIC 曲线延迟期有廓清,按照定义属于流入型或平台型。MRI 判读 BI-RADS 5 级。术中:有暗红色胶冻样坏死组织,考虑为乳腺导管扩张症。病理检查示:局部可见大片急、慢性炎细胞浸润并脓腔形成,周围乳腺小叶亦可见较多的慢性炎细胞浸润,考虑乳腺导管扩张症。回顾分析此病例:①此类 DCE-TIC 并无恶性特征;②DWI 高信号区域对应的为中心不强化区域,不强化区域有隧道征象,彼此相连,可能为扩张的乳管结构,内部积脓;③邻近可见导管扩张(*),这一点没有特异性

第七节　不强化肿块、含脂肪的病灶、假体

不强化肿块是乳腺 MRI 的另类，因为 MRI 上乳腺病灶都是以异常强化为判断依据的，恶性病变平扫甚至不能显示。这类病变包括预扫描 T1WI 高信号提示导管积乳扩张或出血、囊肿、术后血肿或积液、治疗后的皮肤小梁增厚、不强化的肿瘤（玻璃样变性的纤维腺瘤）、在 T2WI 和 T1WI 显示的不强化的结构扭曲及其他金属或置入物伪影（图 4-63）。这类不强化的病灶周围可能有纤维包膜包绕呈现环形强化，如术后的血肿和积液。不强化的病灶可以明确诊断为良性病灶，直接划分为 BI-RADS 2 类。

含有脂肪信号的病灶需要在 T2WI 和脂肪抑制的预扫描 T1WI 空间匹配观察，一旦能确定病灶内含有脂肪，多数可以认定为良性病变，但是一定要区分夹杂脂肪和腺体的 NME 病灶。一般的，含有脂肪的肿块是特指乳腺内淋巴结（图 4-64）、脂肪坏死（包括脂肪移植隆胸）、错构瘤、卷入脂肪的术后血肿或囊肿，补充 XMG 检查可见含有脂肪的部分为低密度的透光区，比较有特异性。在 MRI 上对比观察脂肪抑制和非脂肪抑制序列，足够分辨脂肪信号。含有脂肪的病灶均为良性，直接分类为 BI-RADS 2 类。

假体置入物比较复杂，奥美定注射置入已经被禁止（图 4-65），其他的置入物包括水囊、硅胶囊（图 4-66）、自体脂肪等，形成的 MRI 表现不一。对于硅胶置入物，MRI 有专门的 T2WI 序列，在抑制水和脂肪后凸显硅胶的特征以方便检出破裂渗漏的假体；对于假体置入，需要明确假体的位置（乳腺后间隙或胸肌后间隙）、假体的腔型和内容物、假体的完整性、假体的形态（局部突出、内部皱褶）等。硅胶假体破裂后，会在纤维腺体内形成无菌性的炎症反应，表现为无强化的长 T2 信号区域，范围广泛的可以形成皮肤和筋膜间隔增厚；部分假体破裂后，会在组织内发生移动，假体进入腋窝、腹壁锁骨上区域都可以见到。当置入假体后，MRI 是发现病灶的主要检查方式。

第八节　伴随征象

伴随征象指在主要病灶之外的发现，或者在没有异常的情况下的偶然发现。伴随征象可以提供诊断的辅助依据，有时候能影响治疗原则。包括：①皮肤增厚或回缩、直接侵犯皮肤或皮肤病灶、炎性病灶累及皮肤形成窦道（图 4-67，图 4-68）；②乳头侵犯或回缩（图 4-69）；③直接侵犯胸肌和胸壁（图 4-70）；④腋窝和胸廓内淋巴结增大。这些病灶一般是恶性肿瘤的提示征象，增加判断 BI-RADS 5 类的信心，同时也是病灶分期及后续治疗需要考虑的关键因素，在报告中务必有清晰的描述。在诸多伴随征象中，皮肤增厚水肿和筋膜间隔网格样增厚（图 4-71）可能是恶性征象，也可能是乳腺炎乳腺脓肿的伴随征象，需要结合病灶、病史综合判断。

淋巴结的增大与转移，仍然是 MRI 诊断的一个难点，很多研究者从淋巴结的大小、厚度、信号与强化特征试图鉴别转移与非转移，其特异性与敏感性都不足以支撑前瞻性诊断，乳腺、胸壁及上肢的各种病理生理状态都可以导致淋巴结的改变，其肾形的外观可以导致长径和厚度的差别，而淋巴结内紧密排列的淋巴细胞和自身富血供的特点无法将其与转移状态的淋巴结从信号和强化特征上进行鉴别。笔者多年的经验表明，目前唯有在高分辨率状态下，淋巴结肾形结构内的脂肪消失对转移的提示特异

性比较高（图 4-72）。因此，在笔者的医疗报告中，只报告淋巴结增大，不进一步决定是否存在转移，不能因为 MRI 未显示增大的淋巴结而否认前哨淋巴结活检。

在没有同侧腋窝、胸壁、手臂、皮肤感染和炎症的前提下，腋窝出现淋巴结增大怀疑转移时，乳腺会被划分为 4 类。如果这种淋巴结增大的因素确定是淋巴瘤、黑色素转移、卵巢癌或其他转移，或来自明确的感染、炎症，如结节病、红斑狼疮等，则乳腺病变独立评价。

乳管扩张也是重要的伴随征象之一。乳管扩张的形态与分布可以和乳腺小叶结构对应（图 4-73），内容物与乳头溢液对应（图 4-74）。例如，黄色或血性溢液时，扩张乳管的内容物在 T1WI 呈高信号，T2WI 可能呈高或低信号；清亮的乳头溢液则在 T2WI 呈高信号（图 4-75）。扩张的乳管周围的强化往往是溢液形成的原因，沿扩张导管的点状强化多提示导管内乳头状瘤，而沿导管的线样强化或非肿块强化多提示 DCIS，扩张乳管壁增厚强化提示炎性病变。

第九节　病灶的综合判断

在进行乳腺 MRI 报告描述时，尽量按照 BI-RADS 字汇逻辑顺序挑选分类描述中最符合病灶特征的基本字汇，有利于帮助临床医师理解 MRI 报告和选择处理方式，帮助不同研究者、不同设备之间的交流，也有利于大数据的统计处理。

病灶判断时首先区分 MASS 与 NME，这是后续功能参数测量的适用差别根源。从定义看，MASS 病灶除外占位效应，要求病灶在空间上是连续的，与此相对应，NME 病灶在空间上是不连续的，即病灶中夹杂有脂肪或者腺体成分。笔者对 MASS 和 NME 的鉴别有所补充，即在不加脂肪抑制的 T1WI 上不能直接发现病变，或者增强对应的范围内存在脂肪信号。

实际应用中，BI-RADS 字汇的理解可能存在歧义或判断差异。同一个病变在不同视角可能出现两种观察结果，或者一个病灶可能有多个征象描述。例如：部分病灶既具备 NME 分布的特征又具有占位效应，按照哪种分类处理？多发肿块各自有占位效应，但是从整体看有按照小叶节段分布的特征，这样的病灶是按照 MASS 描述还是按照 NME 描述？对于单个病灶，笔者倾向于优先划分为 MASS 类病变，只要病灶在 T1WI 有占位效应就划归为 MASS 类，DCE-TIC 和 DWI-ADC 值的测量与判断标准按照 MASS 执行（图 4-76）；如果夹杂脂肪或纤维腺体则划归为 NME 类，测量 DCE-TIC 和 DWI-ADC 值应该考虑到 NME 的部分容积效应。对于多发病灶，则首先判断是否满足某种 NME 的分布特征，如小叶节段分布，再根据具体病灶的形态特征决定 TIC 和 ADC 测量值的适用。多个征象并存时，应该优先选择提示恶性的特征纳入描述和诊断（图 4-77）。

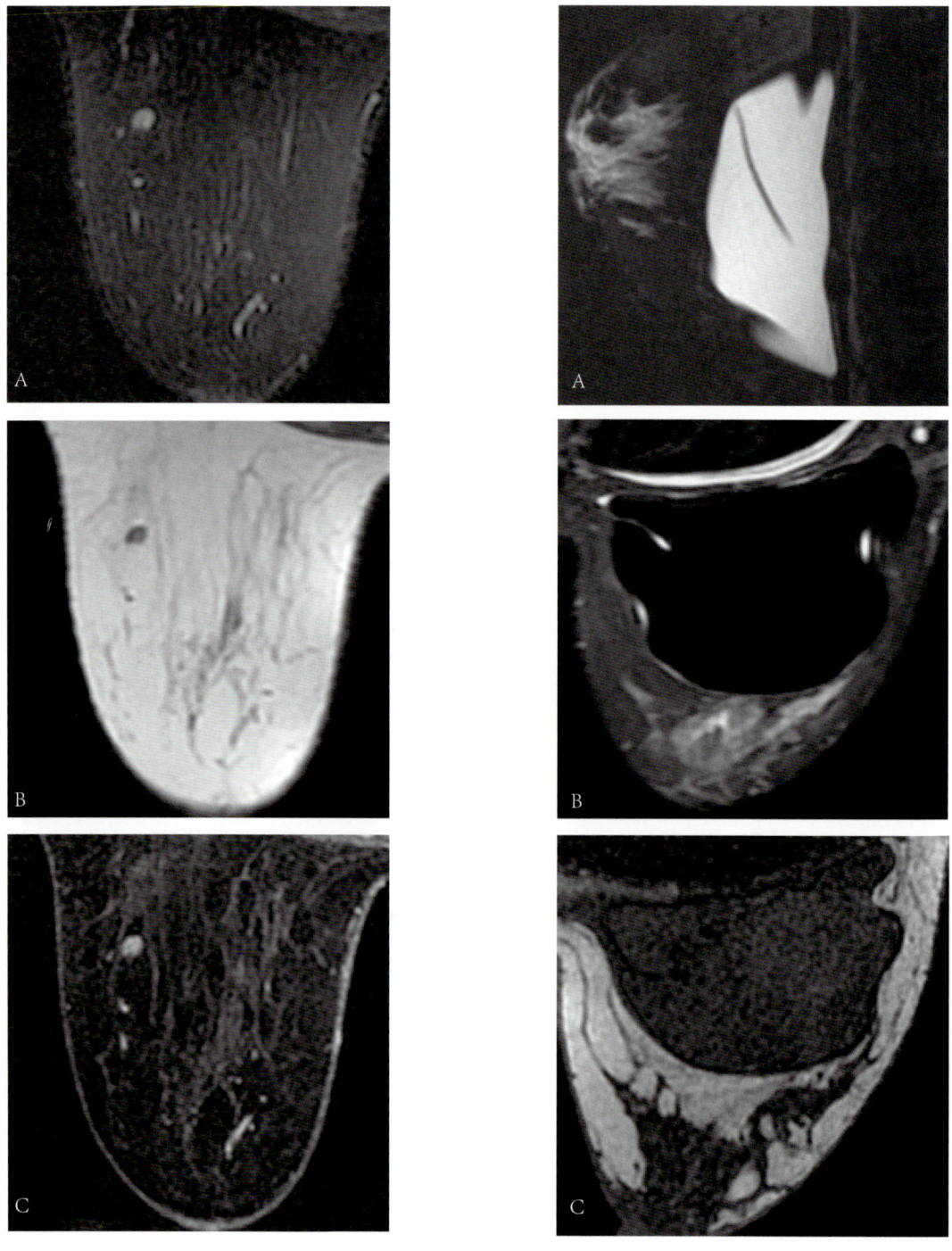

图 4-63　乳腺内淋巴结

在脂肪型乳腺呈长 T2 等 T1 信号，在 T1WI 一般与肌肉信号相等，在致密型腺体内一般很难区分。T1WI 呈肾形结构，淋巴结门内有脂肪信号比较有特异性。增强扫描后呈点状强化或小肿块样强化，边缘光滑，可以呈环形强化特征（由淋巴结门的脂肪不强化导致），有时候鉴别诊断比较困难

图 4-64　硅胶假体

在脂肪抑制 FSE T2WI 呈低信号（A），在无脂肪抑制的 FGRE T1WI 呈中等信号（B），但是脂肪抑制后呈低信号（C），使用专用的硅胶成像序列显示硅胶呈高信号，假体光滑，没有漏出。显示硅胶的序列是基于 STIR 的 T2WI 序列，IR 用于抑制脂肪信号，但是成像的中心频率选择脂肪峰，形成水抑制效果，凸显硅胶的信号

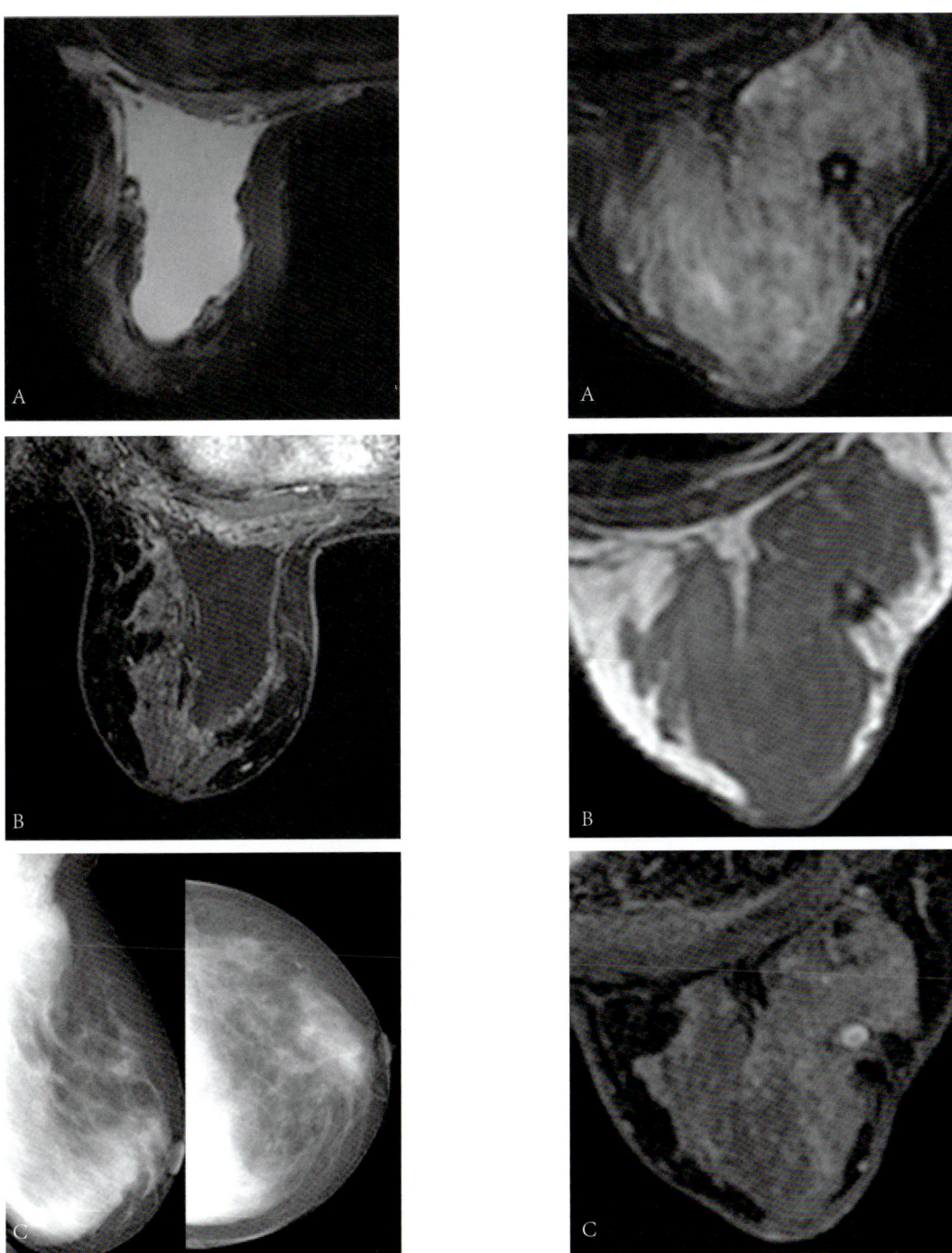

图 4-65 奥美定注射隆胸后

XMG 显示为不对称高密度重叠，无法判断乳腺情况。MRI 显示假体穿插在纤维腺体之间，软组织水肿，没有异常强化征象

图 4-66 信号缺失

活检术后放置标记夹，右侧乳腺实质内出现 T1WI 和 T2WI 均呈环形低信号的区域，增强扫描后可见病灶的中心有强化。穿刺活检病理检查示：乳腺腺病伴小钙化灶

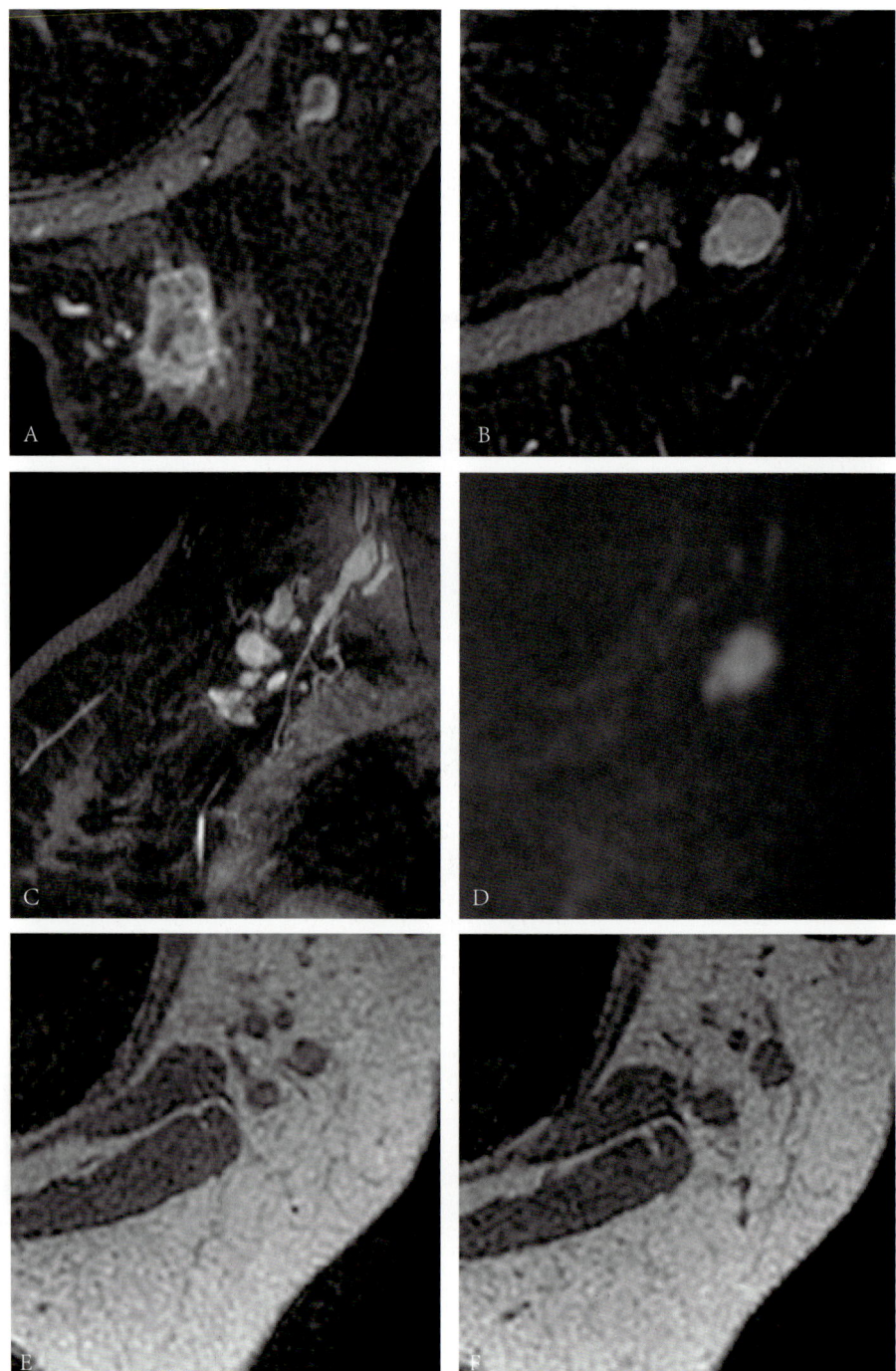

图 4-67　淋巴结转移

右侧腋窝内簇集样分布的大小不等的类圆形淋巴结，最大直径 1.6cm，无淋巴结门结构及脂肪信号；边缘清晰，T2WI 呈高信号，均无法提示恶性。增强扫描显著均匀强化。病理检查示：右侧乳腺浸润性乳腺癌，右侧腋窝淋巴结转移（19/21）

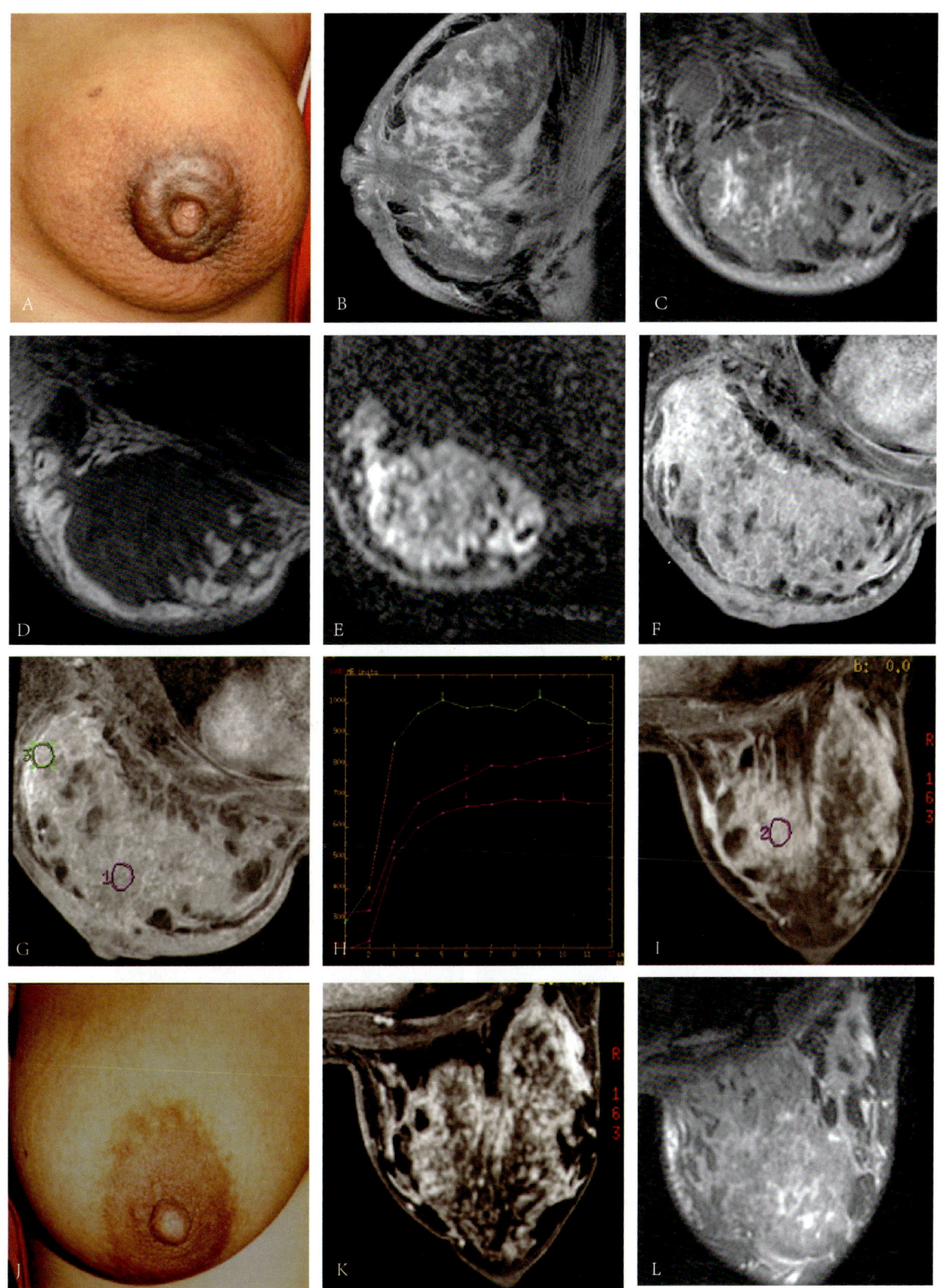

图 4-68　增厚的 Cooper 韧带（妊娠期乳腺癌）

患者 28 岁，妊娠末期发现左乳肿块，生产后 1 个月进行 MRI 检查，照片为化疗后，病灶侧（A）乳头内陷并色素沉着，皮肤橘皮样改变，与健侧（J）形成对比。T2WI 和 T1WI 显示皮肤增厚水肿呈长 T2 长 T1 信号，浅筋膜间隔呈幕状突起，腺体 T2 信号普遍增高，病灶 ADC=（1.2～1.3）×10^{-3}mm^2/s，增强扫描 TIC 曲线用信号绝对值表示腺体早期信号基线不同，强化的幅度也不同，病灶侧均呈平台型曲线，但是部分区域强化幅度甚至低于健侧。健侧区域的强化呈典型的 BPE 分布，强化幅度显著，相应区域的 ADC=2.2×10^{-3}mm^2/s

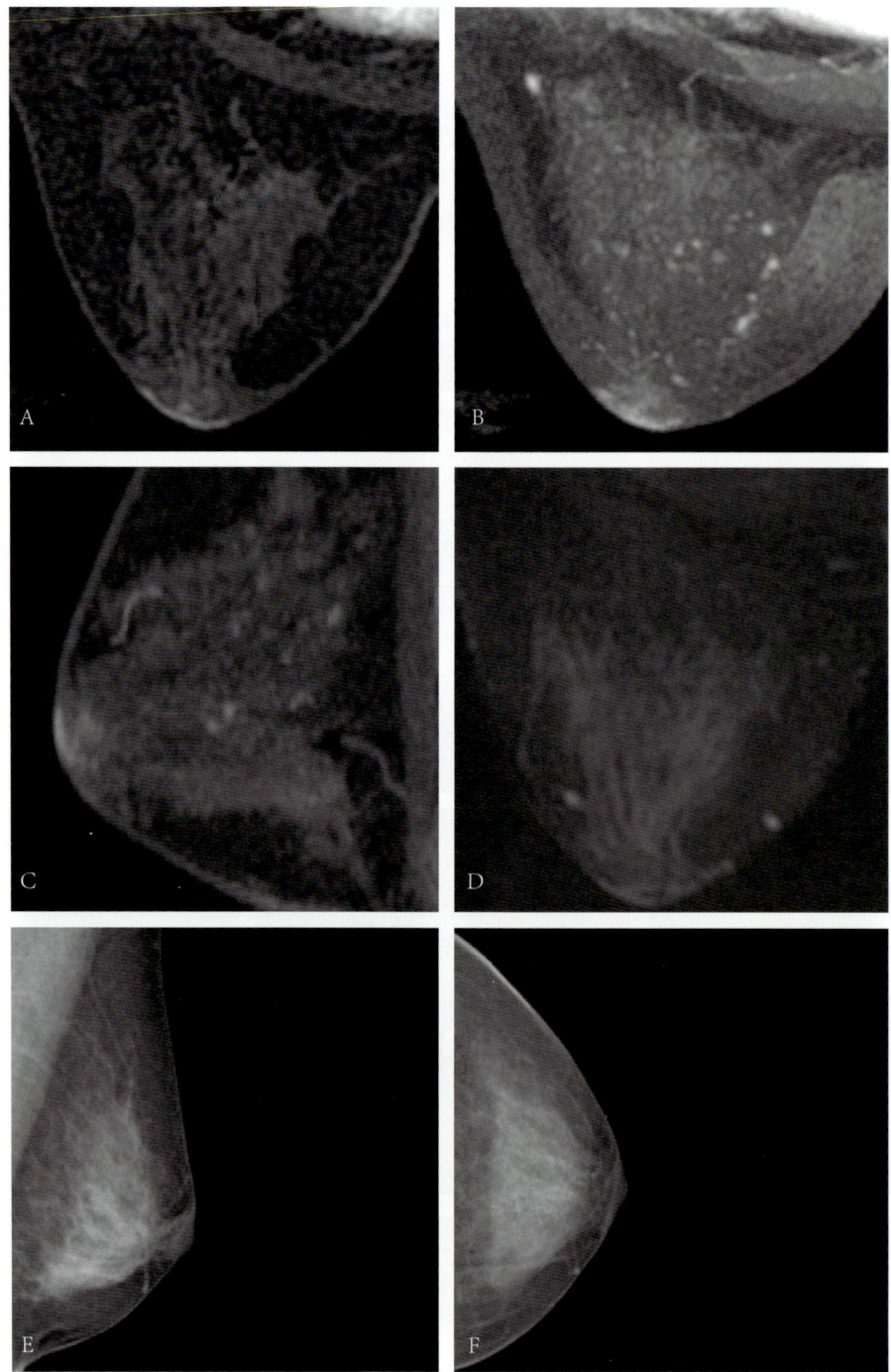

图 4-69 乳头病变

患者半年前发现左侧乳头糜烂、凹陷并有血性溢液,并逐渐加重。MRI 仅显示乳晕的皮肤线条样强化,内部未见乳管扩张,T2WI 未见水肿,XGM 显示乳头区皮肤增厚,MRI 未能做出前瞻性诊断。病理检查示:Paget 病

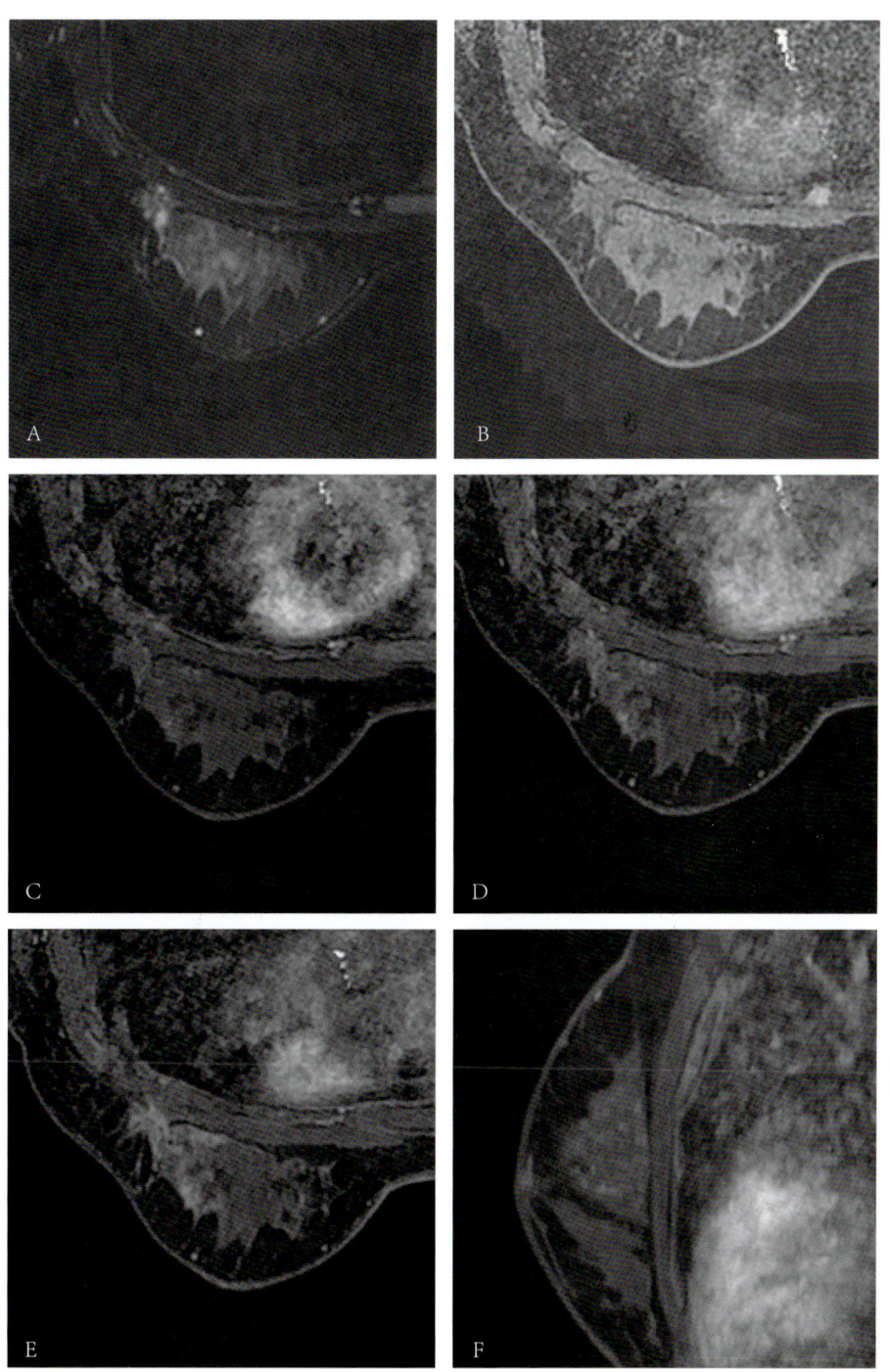

图 4-70 乳后间隙模糊

患者 26 岁，主诉乳腺结节。Fs-T2WI（A）显示左侧乳腺外上象限含有小囊的混杂信号，其后方间隙的脂肪信号模糊消失（B），病灶与胸大肌相连。DCE 表现为早期轻度的区域强化，以延迟期显著，胸大肌表面筋膜有强化。由于 DCE 不符合恶性的特征，考虑是炎性病变累及脂肪所致，预报 BI-RADS 2 类，考虑炎症可能。病理检查示：腺病

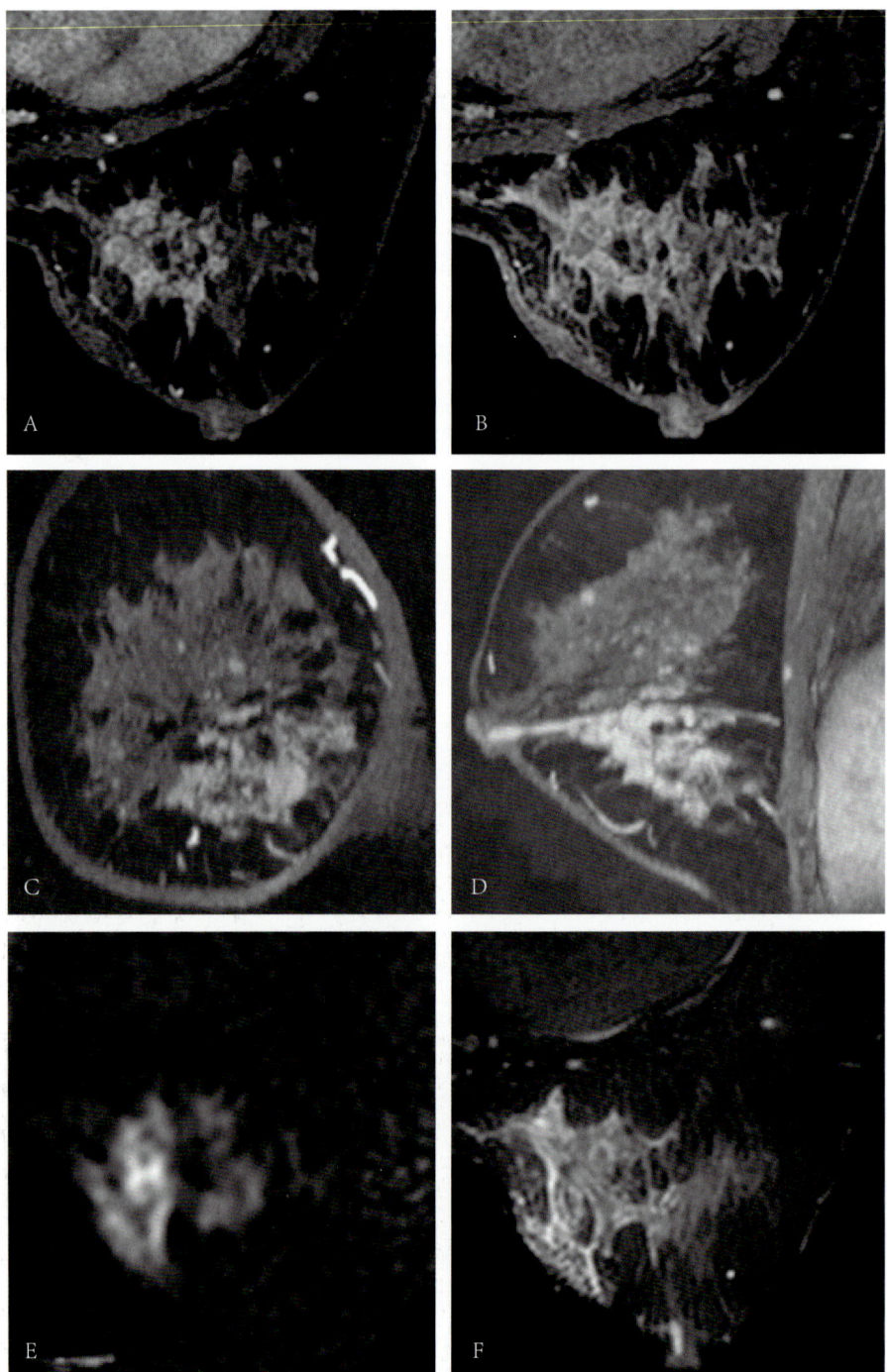

图 4-71 皮肤侵犯致水肿

患者 43 岁，无诱因发现右乳内下象限肿物，如红枣大小，无疼痛、乳头溢液等不适。US 示：右乳腺良性肿物，未处理，因肿物逐渐增大再次超声检查，提示右乳内下象限 3 点位置腺体边缘一低回声结节，大小约 1.2cm×1.0cm×0.9cm，BI-RADS 5 类。MRI 显示右侧乳腺内下象限非肿块样强化的病变，分布特征为小叶节段分布，内部不均匀强化，范围占 1 个象限。可测量的部分病灶主体呈廓清型曲线。ADC=0.79×10^{-3}mm²/s，邻近皮肤增厚水肿。判断为 BI-RADS 5 级，因 T2WI 水肿和 DWI 中心高信号建议除外浆细胞乳腺炎。病理理检查示：右侧全乳切除，右侧乳腺浸润性导管癌，SBR Ⅱ级，局部为导管原位癌（占比 20%），大小 3.5cm×2.5cm×1.8cm，乳头、皮肤及基底均未见肿瘤，免疫组化：ER（+90%），PR（+90%），HER-2（1+），FISH 基因检测未见扩增，Ki-67（+20%）。此病例 MRI 显示病变范围显著大于 US，US 对非 NME 病灶的检出敏感性低，因没有足够的回声差异

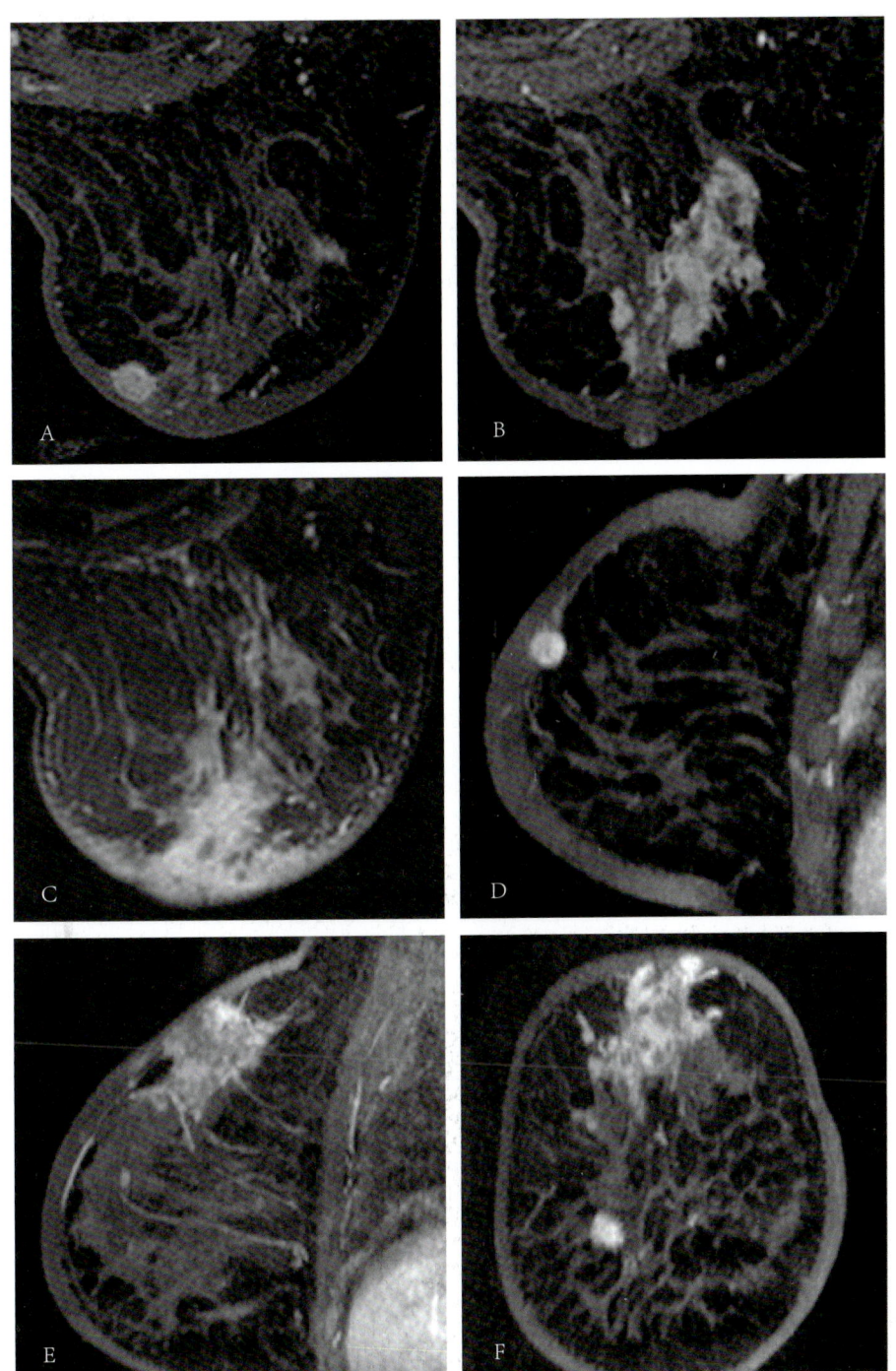

图 4-72　皮肤病灶

右侧乳腺内混杂强化的 NME 的病灶直接紧贴皮肤并与皮肤分界不清楚，皮肤弥漫增厚水肿；同时可见乳头内侧皮下单个圆形肿块，考虑为皮肤病灶。病理检查示：右侧乳腺浸润性癌，癌性淋巴管炎，皮肤浸润，右侧腋下和锁骨下多发淋巴结转移

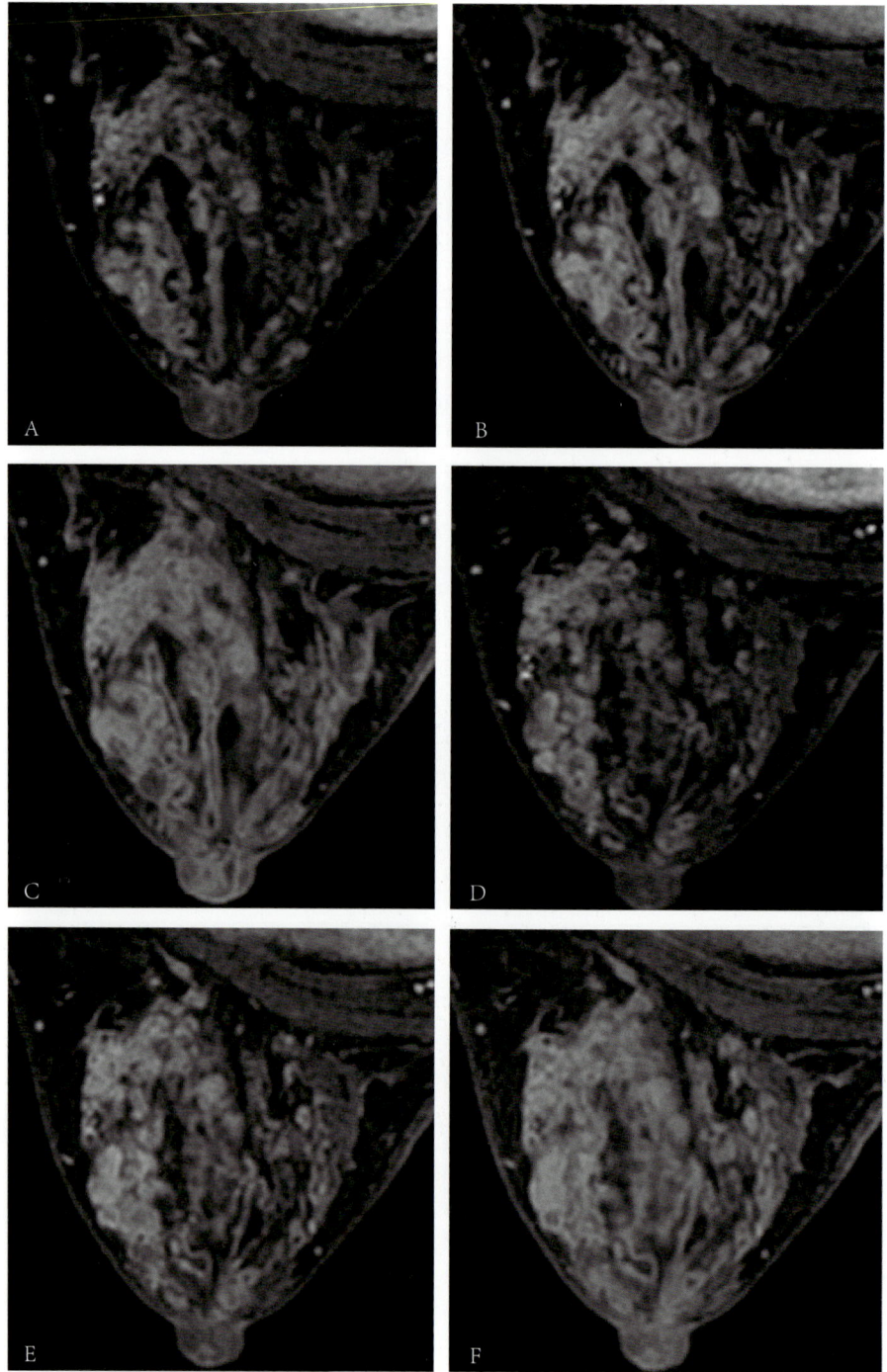

图 4-73 乳管扩张和沿乳管的强化

左侧乳腺外侧象限乳管不规则扩张，扩张的乳管周围基质强化呈"双轨征"或"串环样"，中心为无强化的管腔

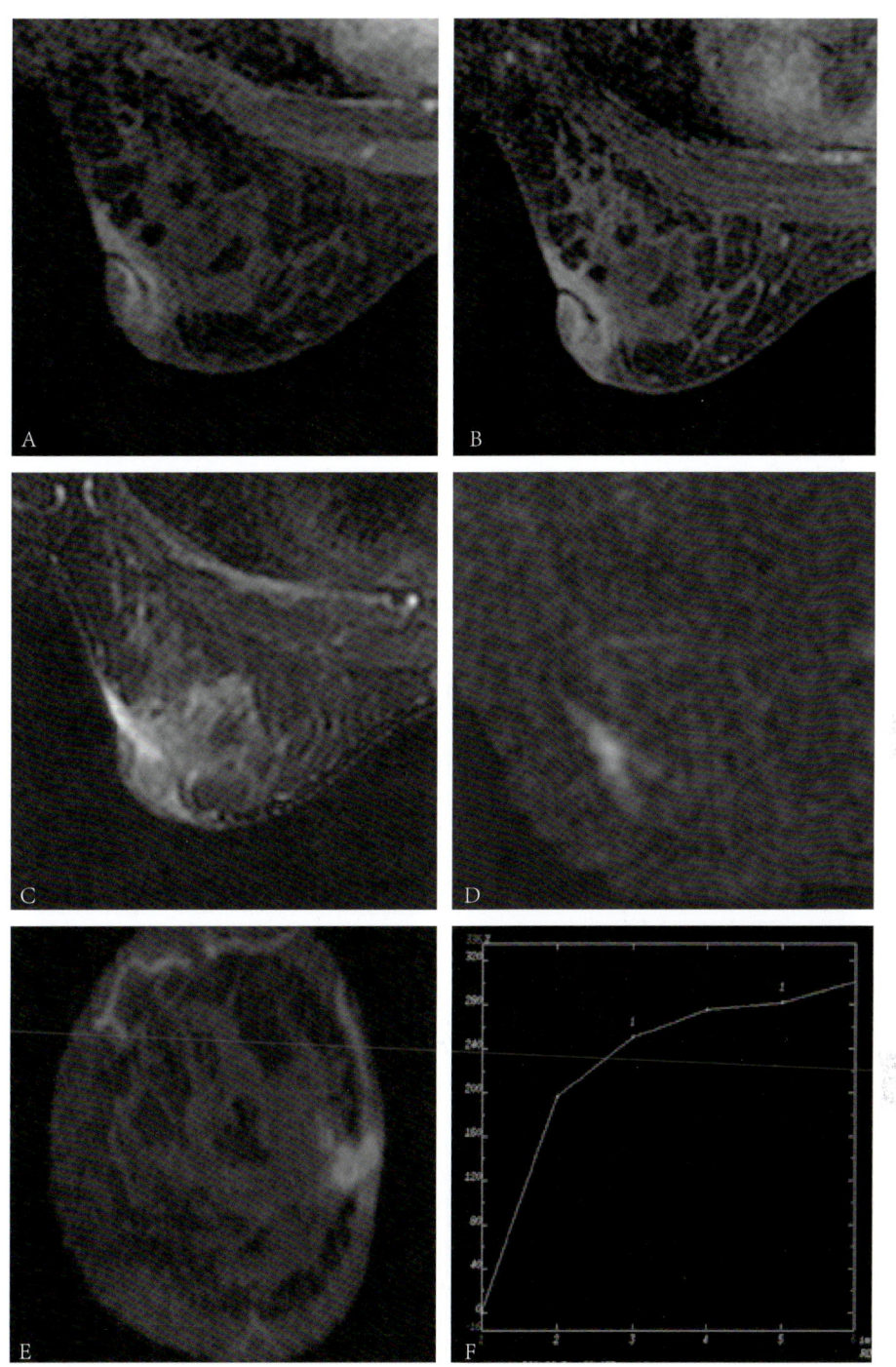

图 4-74 **皮肤窦道**

左侧乳腺肿块术后并切口反复流脓、不愈合 5 个月。患者于 5 个月前无明显诱因出现左侧乳腺肿块，伴有疼痛，局部皮肤发红，于当地医院就诊，给予手术治疗，术后病理示：慢性化脓性乳腺炎。术后常规拆线后出现切口流脓不愈合，病理会诊考虑"浆细胞性乳腺炎"。增强显示强化的皮肤上线样不强化的窦道，窦道周围组织渐进性强化，周围组织明显水肿增厚，DWI 呈线样高信号

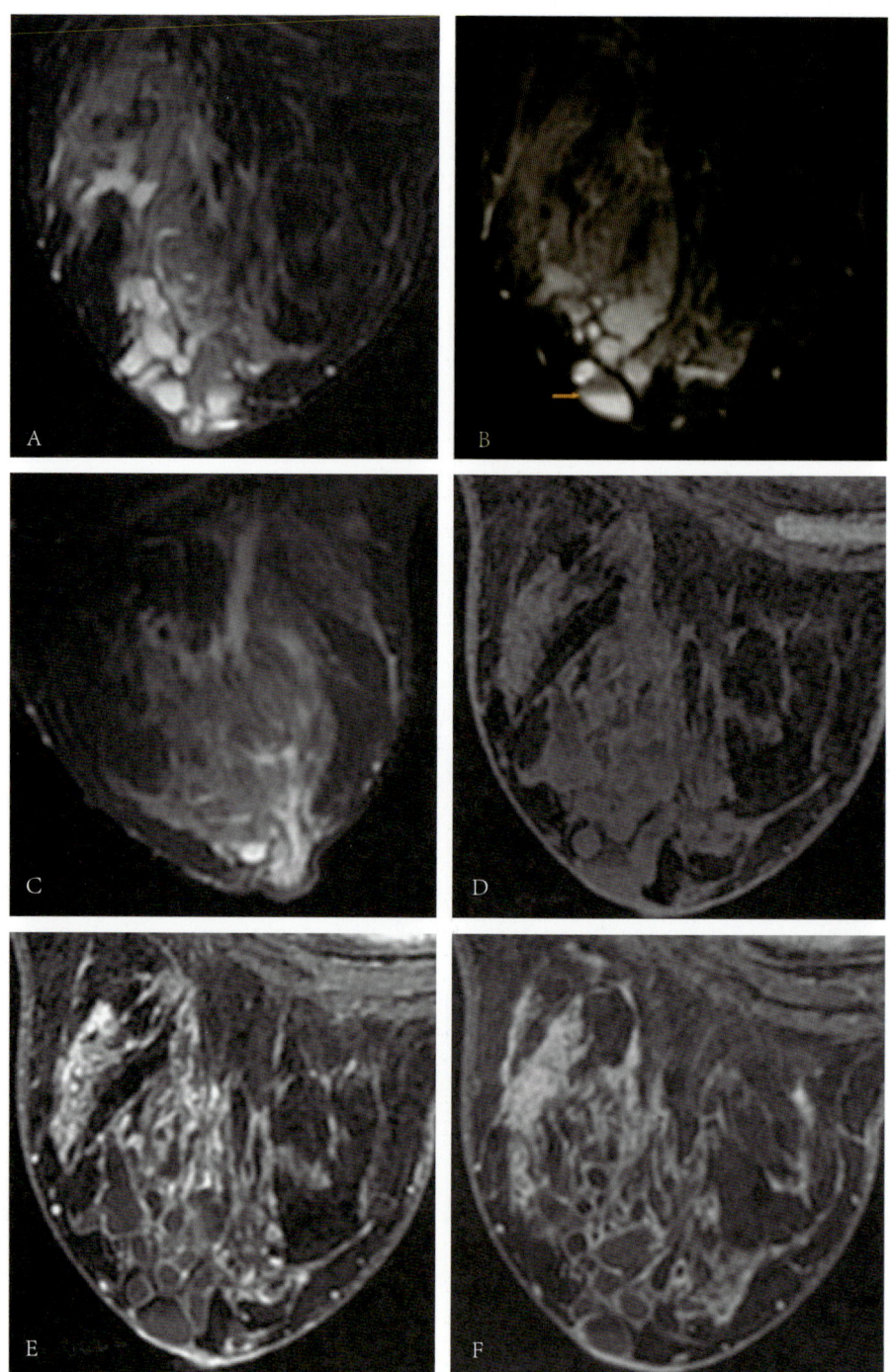

图 4-75 乳管囊状扩张

双侧乳管呈囊状扩张,以乳晕周围集乳管扩张为主,互相沟通,内部呈长 T2 长 T1 信号,并可见液-液平面,囊壁轻度均匀强化

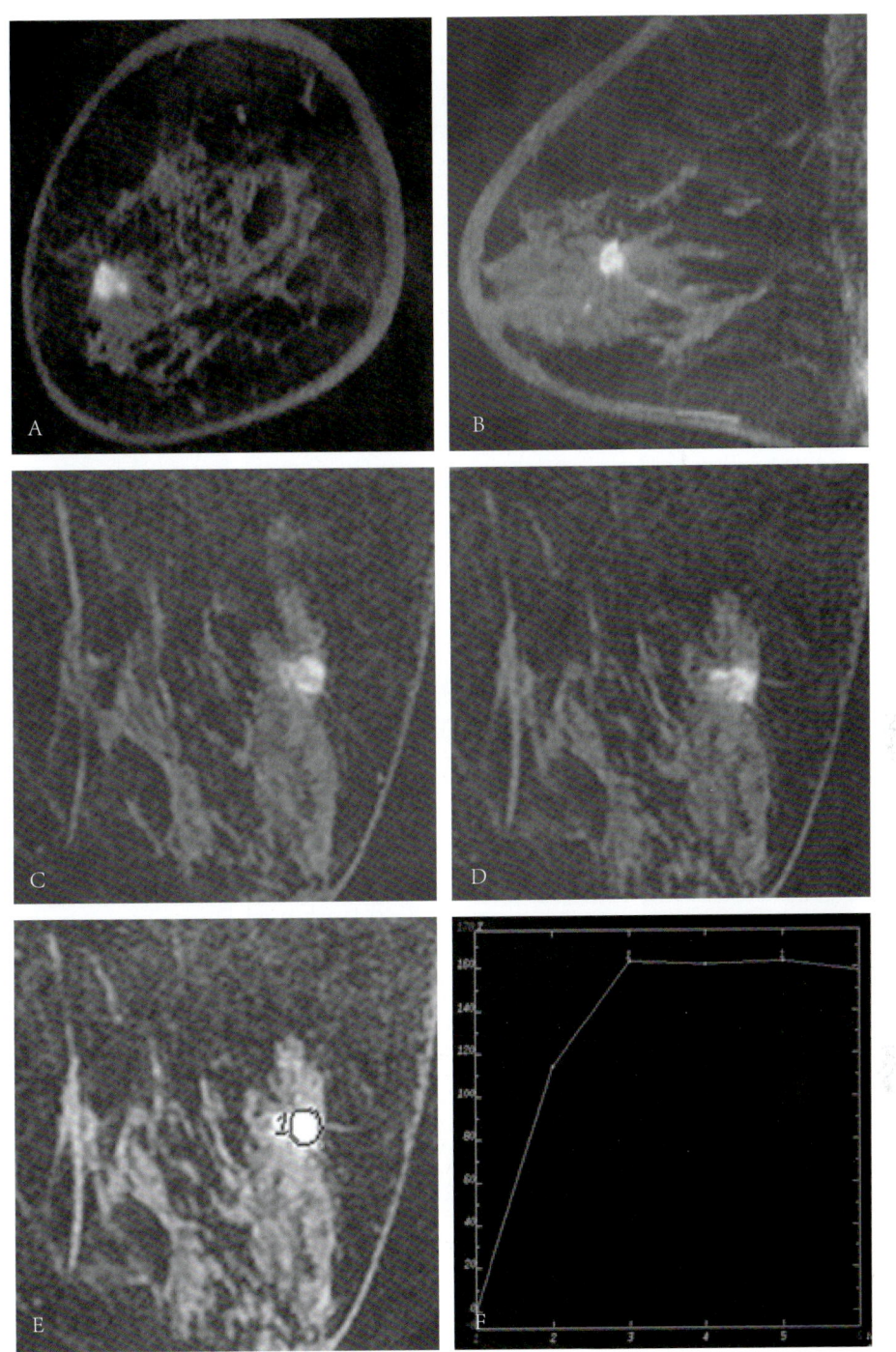

图 4-76　小肿块的综合判读

患者 52 岁，US 发现右侧乳腺肿物，BI-RADS 4 级。US 引导下穿刺活检除外恶性。穿刺病理诊断：右侧 9 点位置距乳头约 3cm 处乳腺浸润性癌。MRI 显示右侧乳腺外上象限肿块形态不规则，边缘毛刺状，内部混杂强化（+1），TIC_{max} 平台型。平扫病灶 DWI 呈不均匀稍高信号，ADC_{min} 值不可测量。本病例主要是 TIC 曲线测量有平均效应呈平台型，实际为廓清型。病理检查示：右侧乳腺浸润性癌，中分化，肿瘤大小约为 1cm×1cm×1cm，部分为导管内癌成分。癌组织未累及皮肤，自取基底及四周切缘镜下未见癌，癌组织距切缘最近处 0.4cm，周围乳腺组织呈纤维腺病改变，局部导管上皮增生显著。送检（右侧腋窝）淋巴结内未见癌（0/20）。免疫组化染色结果：ER（+80%），PR（+80%），HER-1（0），Ki-67（+10%），HER-2（2+），Calponin（肌上皮＋），p120（膜＋），p53（＋），CK5（－），p63（肌上皮＋），SMA（肌上皮＋）

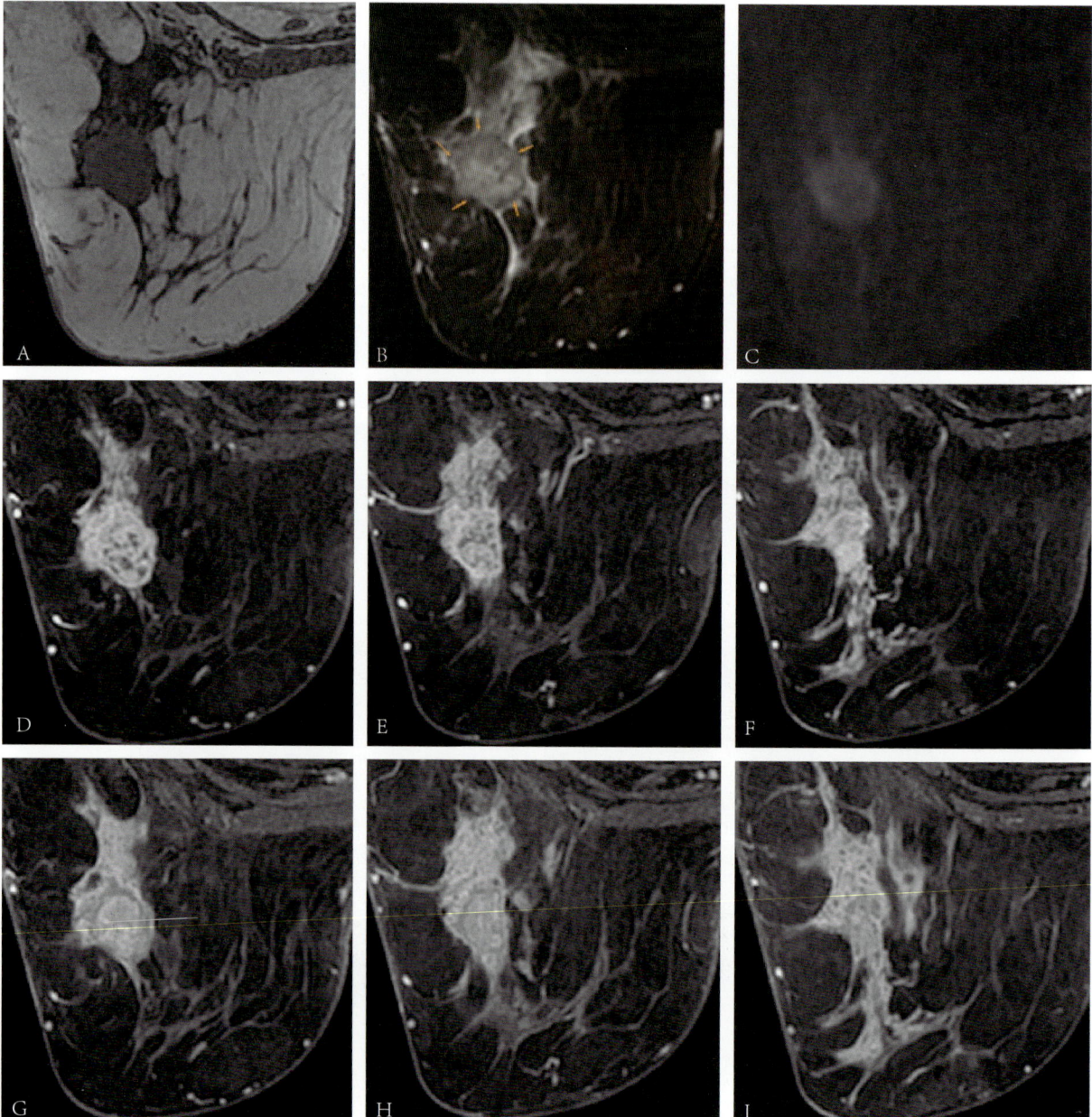

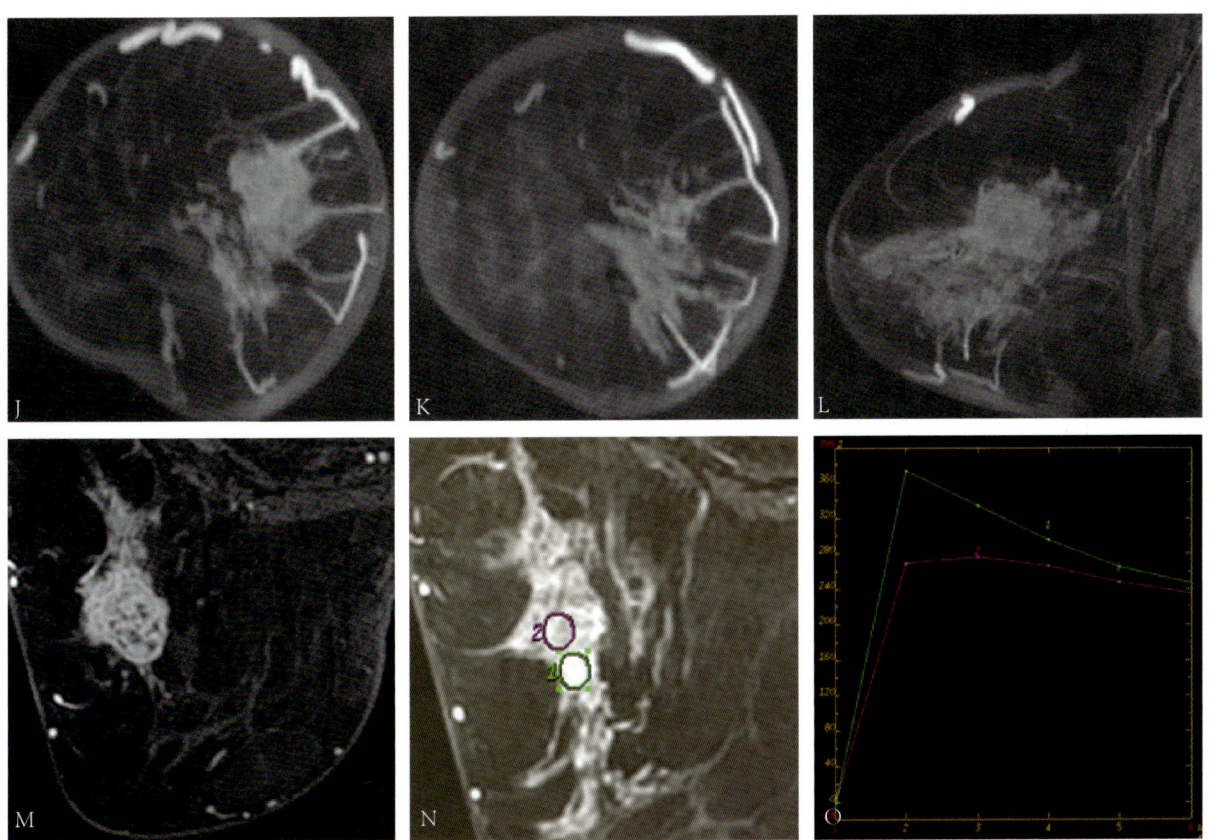

图 4-77　NME 的综合判读

MASS+NME。这是一个典型的肿块 +NME 的病灶。T1WI 可以分辨出其中类圆形肿块，其范围小于增强扫描显示的强化范围；肿块周围的 NME 部分，在 T1WI 上是和脂肪信号混杂存在的。T2WI 和 DWI 也只能辨别其中的肿块部分，NME 部分不能辨别。肿块呈圆形略呈分叶状，边缘光滑，在 T2WI 呈低信号的边缘，TIC 廓清型，内部混杂强化，对应的 DWI 部分呈不均匀高信号，ADC=1.2× $10^{-3}cm^2/s$。与此相比，病灶周围的 NME 呈小叶节段强化，串环状，串环的中心为扩张的小乳管，T1WI 非肿块成分内有脂肪信号，TIC 平台型，部分强化显著的位置呈廓清型，ADC 值从（1.38～1.50）× $10^{-3}cm^2/s$ 不等。此病例说明，肿块的 TIC 曲线和 ADC 值一定要根据测量范围内的成分来协助判定，推测认为，浸润性乳腺癌和导管内癌可能都是廓清型，但是由于导管内癌多数是 NME 类型，测量范围内可能存在非肿瘤成分如纤维腺体和脂肪，其中含有脂肪是可以直接在 MRI 显示的，因此测量的结果就会因为这种组织成分的部分容积效应而偏倚。总体上，非肿块样强化类型的病灶，ADC 值普遍增高且分布离散，ADC 的诊断效能不强。同样，如果在肿块中出现混杂的不强化信号，虽然不知道其中的成分，但是同样可以影响 ADC 测量的部分容积效应。因此认为，ADC 值的测量和判读需要根据 ROI 范围内的强化内容判断，而不是绝对的阈值。同理，TIC 测量也存在这个现象

第五章 BI-RADS MRI 分类诊断

本章系统介绍如何利用病灶的各种 MRI 征象给出最终的分类诊断和处理意见，即 BI-RADS 最终评估（final assessment）。ACR 对乳腺病变的 BI-RADS 分类要求是强制性的，即对每一个关注的病灶都必须给出 BI-RADS 分类，而不是做出某种组织病理学的诊断。这种分类方式在 US、XMG 和核医学是同样的，虽然检查设备不同，但是 BI-RADS 分类表达的含义是相同的。作为影像科医师和临床医师，都必须明确 BI-RADS 分类的具体含义及后续建议的处理措施。Category/Categorization 的直接翻译是"类"，笔者习惯翻译为"级"，"级"的阶梯层次感更加明确，当病变发生改变时会习惯表达为"病灶升级"或"病灶降级"，而不是"病灶升类"或"病灶降类"。

第一节 BI-RADS 分类评估与处理建议

乳腺疾病的病谱很广泛，即使在组织病理上也没有良、恶性的截然分界。在空间上，病理也存在异质性、存在病理活检取材的空间采样误差，可能出现一部分是良性而另一部分是恶性的可能；在时间上，病灶可以是持续进展或相对静止的，如 ADH 可以进展为 DCIS 或 IDC，而有些 DCIS 可能终身不会衍变成 IDC（图 5-1 ~ 图 5-7）。因此，在病理上将疾病进行良、恶性的二元分类是不充分的；同理，影像诊断以良、恶性二元方式预测也是存在缺陷的。BI-RADS 用代表不同恶性概率的 0 ~ 6 类评估替代良、恶性的二元分类诊断，这种分类评估的诊断方式最早见于 XMG 的诊断，后来被 US 和 MRI 继承，同时在其他的系统器官也得到借鉴和扩展应用，如甲状腺的 TI-RADS、前列腺的 PI-RADS 等，有利于影像报告数据的规范化和标准化，也有利于不同影像诊断的融合。这种根据影像特征给出病灶恶性概率并给出对应处理建议的方式，可能是将来影像诊断标准化的方式之一。

表 5-1 列出了 BI-RADS 分类的具体含义和处理建议。BI-RADS 对乳腺病灶的最终评估划分为 0 ~ 6 类，分别代表不同的诊断信心，或者判断为恶性病灶的概率。在分类与处理原则方面，XMG、US 和 MRI 等不同设备之间是统一的，只是 MRI 有不同的表述。无论是 XMG、US 还是 MRI，撰写报告时如果同时具备其他影像资料，建议合并为一个报告做出最终分类诊断，而不是各自独立报告。进行乳腺

的综合影像诊断时需要充分了解 XMG、US 和 MRI 的优势和不足并取长补短，XMG 在显示钙化方面有独到的优势，而 US 和 MRI 都不能，MRI 在软组织对比度方面优于 XMG 和 US，显示病灶主要以异常血供为基础，无强化的病灶、钙化可能被漏诊。

早期版本的 BI-RADS 要求，当一次乳腺检查有多个异常发现时，仅需针对最值得关注的病灶、以最高分类为最终诊断；而第 5 版的 BI-RADS 要求对每个关注的病灶均必须给出 BI-RADS 分类诊断。具体执行过程中，一般先排除恶性病灶，再确定良性病灶，因此本节采取倒叙方式。

表 5-1 BI-RADS 分类评估与建议

分类	定义	恶性概率	处理建议	XMG/US 的差别	
0 类	检查不充分	N/A	重做或补充信息	补充其他影像和（或）既往资料	
1 类	阴性	0	终身患乳腺癌概率≥20%者常规 MRI 筛查		
2 类	良性	0	终身患乳腺癌概率≥20%者常规 MRI 筛查		
3 类	良性可能大	≥0，≤2%	短期 6 个月随访		
4 类	可疑恶性	2%～95%	获取组织病理诊断	4A：恶性概率低 4B：恶性概率中等 4C：恶性概率偏高	4+（可定位） 4-（不可定位）
5 类	高度恶性可能	≥95%	获取组织病理诊断	高度恶性可能	
6 类	活检证实恶性		外科适当处理		

注：4 类病灶在 MRI 不再细分 A、B、C，但是笔者建议根据病灶是否可以 US 或 XMG 定位划分为 4+ 和 4-

一、6 类：活检已经确认恶性

此类病灶在 MRI 检查之前病灶已经活检且病理证实为恶性。MRI 的检查目的主要是对乳腺癌进行分期，排查单乳或双乳多发恶性病变，辅助外科治疗计划。但是 6 类的评估不适用于保乳术后的评价，保乳术后如果发现残留、新病灶，或者其他多发病灶，则按照上述 1~5 类重新独立分类和处理（图 5-8，图 5-9）。

二、5 类：高度提示恶性

预报 5 类的病灶有 95% 以上的概率是恶性，几乎可以确认是恶性的病灶（图 5-10，图 5-11）。早期版本的 BI-RADS 建议此类病灶可以在没有活检的情况下考虑一期手术，但是现代肿瘤学观点认为经皮穿刺组织活检是必要的，方便在外科处理中考虑前哨淋巴结活检或考虑新辅助化学治疗等情况。但是，鉴于 5 类病灶的高度恶性概率，如果活检出现非恶性的组织病理结果，建议重复、多灶、分时活检以排除。

三、4 类：可疑恶性

BI-RADS4 类病灶没有典型的恶性特征，但是有低到中等程度的恶性概率，为 2%～95%，比 3 类的恶性概率高。处理措施是建议召回患者进行活检，获得组织学确认。但是 2%～95% 是一个很宽泛的诊断区间，将更多的患者纳入活检确认范围会导致过度诊断和过度处理。笔者认为对4类病灶的诊断标准是形态学特征、DCE-TIC、DWI-ADC三者中有且只有1项出现可疑，如形态学不规则或TIC廓清型，或ADC值接近恶性阈值。在这个指标下，笔者诊断的一组病例的病理分布如图5-12，其病谱比较广泛，包括了腺病、乳腺炎和浸润性乳腺癌（图5-13～图5-16）。预报4类对影像科医师来说是很容易的选择，去掉筛查对象和阴性病例，如果所有的病灶都报4类，最终的统计都会在2%～95%的恶性范围，因此MRI应尽量减少4类的诊断。

对BI-RADS 4类的理解和执行一直是有争议的。对4类诊断的理解关键在于2%~95%的恶性概率和组织学的确认。笔者认为，预报4类首先是病灶需要获得组织学确认，而不仅仅是因为概率。一些TIC廓清型的富血供纤维腺瘤、典型的导管内乳头状瘤等良性病变，因为病灶的不稳定性而预报4类致使行外科处理。实践中即使是典型的浆细胞乳腺炎合并脓肿形成，因为需要引流或活检等有创处理，建议预报为4类。而早期的浆细胞乳腺炎和肉芽肿性乳腺炎，因为与乳腺癌鉴别困难，更应该报4类或以上。这样的诊断与其说是做良、恶性概率的判断，不如说是坚定做活检的决心，这也是笔者主张的"与其说是做出诊断，不如说是给出合理的处理建议"的基本出发点。

XMG和US的BI-RADS4类进一步划分4A、4B、4C，但是不主张MRI也如此划分，这一点与2013版的BI-RADS一致。但是笔者提出4+和4-的细分观点，细分的主要依据是MRI发现的4类病灶是否能被US或XMG定位。如果能被US或XMG定位，则划分为4+，建议在US和XMG引导下活检；如果不能被US或XMG定位，则划分为4-，建议短期内复查以观察稳定性，随访间隔为6个月。由于US引导活检的操作性好，且可以反复取样和多点穿刺，一般建议首选在MRI图像辅导超声进行再定位（second look或target scan），次之选用XMG立体定位，只有在US和XMG均不能准确定位病灶的时候才选择MRI定位。

BI-RADS还提到，在没有同侧腋窝、胸壁、手臂、皮肤感染和炎症的前提下，腋窝出现增大怀疑转移时，乳腺也会被划分为4类。如果能确定淋巴结增大的因素是淋巴瘤、黑色素转移、卵巢癌或其他转移，或由炎症与感染所致，则乳腺病变常规独立评价。

四、3类：良性可能性大

此类病灶良性概率很大，总体恶性概率≤2%。笔者在判读3类病灶时主要运用排除法的诊断方式，即排除可疑恶性特征（4类或5类）和特异性良性特征（2类）的病灶后，纳入为3类。对于3类病灶，预计随访期间稳定不变，因此需要密切随访观察确认（图5-17，图5-18）。3类病灶的随访间隔，第1次评价为3类后随访间隔为6个月，第2次随访如果仍旧评价为3类，则随访时间可以为6个月或1年不等，第3次病灶随访稳定后则认为是良性的，可以划分为2类纳入常规随访。

BI-RADS 3类病灶中可能存在2%的恶性病灶，但是文献证据表明，这些被证实的恶性病灶的随访处理并没有导致病灶的分期和治疗方式改变，并没有贻误病情，可以认为是安全合理的。一旦随访期间发生病灶增大、强化显著等趋势，建议活检。第5版BI-RADS要求总体上预报3类病灶<10%，笔者认为是不妥的，降低3类的比例意味着会增加更多的4类预测，从而导致更多的过度处理。3类病灶及其随访处理的方式，是降低过度诊疗的有效措施。

点状强化是因为病灶太小（<5mm）无法分辨边缘与内部强化特征，而无法定性，但是病灶强化显著（>120%@120s）且突出于BPE之上，各种定量测量指标可能存在误差而导致测量结果不准确，诊断比较困难具有不确定性，因此约定将点状强化划分为3类（图5-19）。如果病灶能分辨边缘和内部强化特征，则需要按照小肿块来处理。点状强化如果在T2WI上呈现接近液体的高信号，则提示良性可能性大，如乳腺内淋巴结、黏液样变性的纤维腺瘤等；当点状强化在T2WI和T1WI均呈等信号而不可分辨时，需要密切随访，一旦点状强化在随访过程中出现增大，必须高度警惕。点状强化的判断需要严格遵守定义，与描点样强化相鉴别，前者的活检结果包括IDC、DCIS、导管内乳头状瘤、ADH和腺病等，而后者更多的是BPE的一种表现。点状强化有单发和多发，多发的点状强化如果沿乳管分布，可能被判断为"沿导管分布的点状强化"，多数伴有乳管扩张或积液，尤其是短T1信号的积液，基本提示是导管内乳头状瘤或ADH，乃至DCIS。

3类肿块必须基于形态学、DCE-TIC和DWI-ADC值排除可疑恶性特征后才能做出诊断，一般建议6个月随访其稳定性。鉴于MRI随访的不便和经济能力方面的考虑，可以建议患者在MRI图像辅助经US确定后随访。例如，MRI前瞻判断为富血供的纤维腺瘤，因其TIC廓清型可能被判断为4类，但是可以预报3类，建议US做短期随访（图5-20）。

3类NME同样必须基于形态学、DCE-TIC和DWI-ADC值排除恶性可能后才能做出诊断（图5-21），为了提高诊断的特异性还要求排除BPE的干扰。T2WI高信号有利于做出良性的诊断，如纤维囊性改变或其他特异性2类病灶。一些不典型、不对称的BPE，在考虑到可能的激素干扰后，可以判断为3类并在消除激素影响后的2~3个月随访。3类NME的随访措施主要是MRI，必要时可以补充XMG排除MRI不能显示的可疑钙化，US在NME病灶的诊断效能有限，不做推荐。

五、2类：良性病变

此类病灶指在MRI上有特异性的良性表现，包括强化或不强化的纤维腺瘤（图5-22）、囊肿、陈旧性不强化瘢痕、含脂油性囊肿、乳管扩张、错构瘤、脂肪瘤、特征明确的乳腺内淋巴结。在MRI不强化的病灶如结构紊乱，如果补充XMG在对应位置未见可疑钙化，笔者建议纳入2类；既往列入2类的乳腺假体不需要做BI-RADS分类。评估为2类的病灶都有特征性的良性表现，确信无恶性征象，诊断有信心。处理与1类相同，纳入常规随访，随访间隔建议2~3年。

六、1类：阴性

1类指乳腺正常，没有可以描述的异常内容。具体指双侧乳腺对称，无肿块、无结构紊乱、无皮肤增厚、无异常对比强化，DWI、T2WI、T1WI无异常信号（图5-23，图5-24）。需要特别指出的是，一旦被确认为典型的BPE则评估为1类，因为BPE只是正常的生理变化。当检查被评估为1类时，患者按照乳腺疾病的筛查计划纳入常规随访。当XMG评估为1类时，这种常规随访的间隔为1年或2年；笔者认为当MRI评估为1类时，这种随访间隔可以延长至2年或3年。

七、0类：检查不充分

当检查不足以形成最终分类评估时，评价为0类。MRI判断为0类的原因包括：①本次MRI检查失败或不充分导致图像信息不能做出诊断，例如有严重的伪影、未做增强扫描或TIC测量等；②需要补充病史、体检特征或其他影像检查，如US或XMG辅助诊断。除非技术失败因素，多数情况下通过MRI检查就可以决定是否需要活检，因此在MRI检查中尽量避免划分为0类。一些MRI的前瞻性诊断，如果考虑到补充特定的检查措施就能确诊，则可以建议补充，不必划分为0类。例如，MRI考虑到乳腺内淋巴结，可以建议US帮助确诊，US显示乳腺内淋巴结有特异性；另一个特例是脂肪坏死，可以建议补充XMG，因为脂肪坏死在XMG显示为中心透光区比较有特异性。当病灶评价为4类或5类，建议US或XMG针对性定位以进行活检时，这种建议不属于BI-RADS 0类。

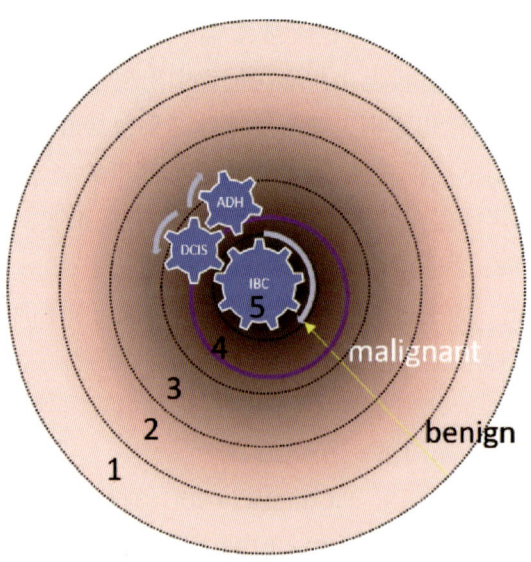

图 5-1　病灶的空间与时间变化

在时间顺序上，疾病由良性发展到恶性可能是一个渐进的过程（黄色箭指示的色阶演变方向），在良、恶性方面并没有明确的截断点；BI-RADS 分类诊断从概率的角度，把简单的"良性、恶性"二元诊断细化为 1～5 类，更加接近疾病发展的循序渐进过程。在空间分布上，由于活检或病理取材差异，病理诊断和影像可能会存在一定的误差，这在影像－病理匹配分析时必须考虑到，当影像预报为 4 类或以上，而活检病理为良性时，并不能否认后续的密切随访处理建议

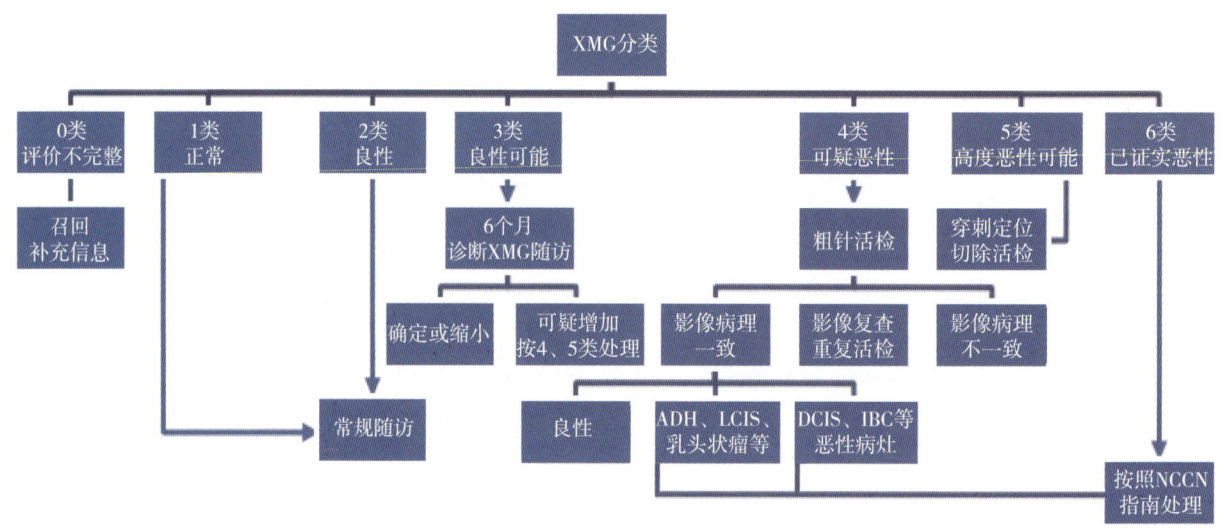

图 5-2　NCCN 对 XMG 筛查发现病灶的处理程序

XMG 筛查发现病灶后，NCCN 有标准的处理流程，其处理原则 MRI 可以借鉴

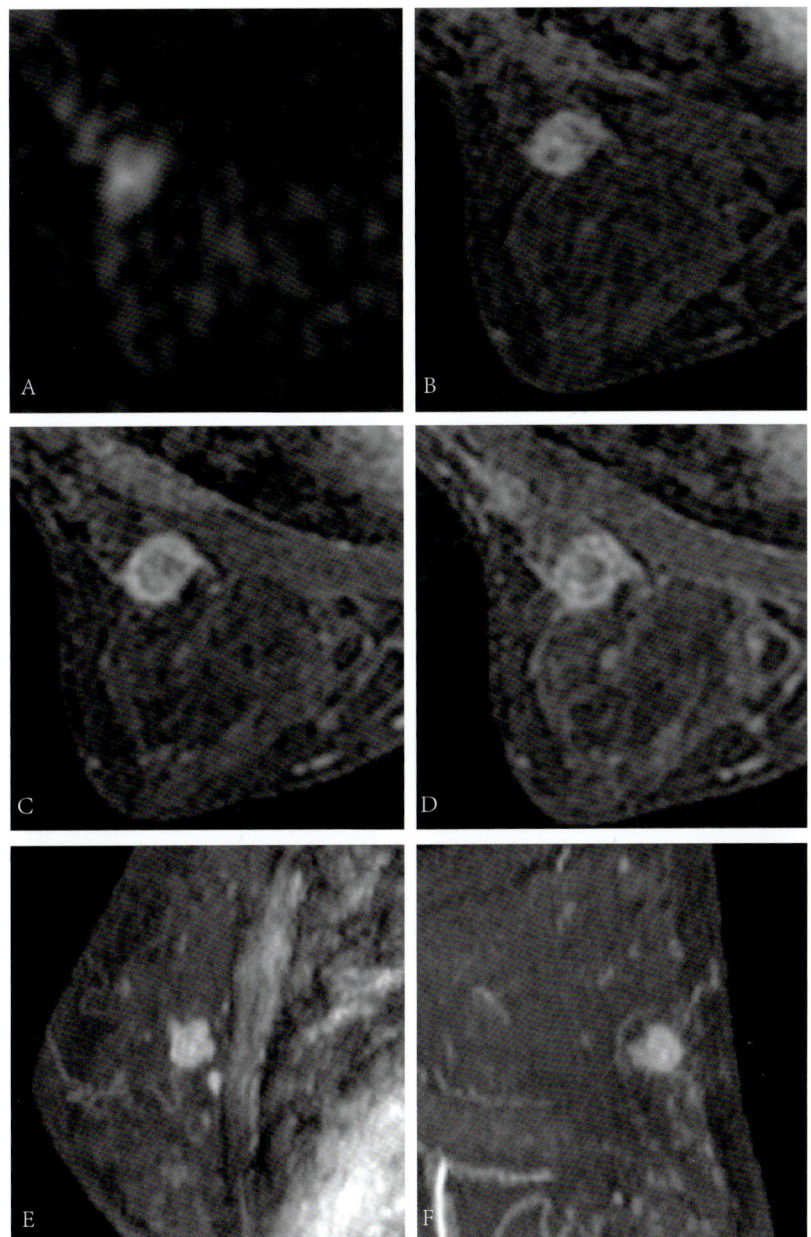

图 5-3 病灶的异质性

患者 44 岁，发现左侧乳腺结节 4d，质地较硬，不活动，偶有左侧乳腺隐痛，无乳头溢液、局部红肿、发热等。MRI 显示左侧乳腺外上象限肿块，形态呈类圆形，局部可见浅分叶和毛刺，不均匀强化；增强早期 >120%@120s，TIC_{max} 平台型。平扫病灶 DWI 高信号，$ADC_{min}=1.26\times10^{-3}cm^2/s$。MRI 评估 BI-RADS 5 类。病理检查示：左侧乳腺多个导管内上皮呈不典型增生，考虑为低级别导管原位癌；局部纤维组织增生，其间可见多量形状不规则的腺管样结构呈浸润性生长并伴炎细胞浸润，腺上皮呈中度不典型性，免疫组化染色显示：SMA（肌上皮细胞缺失），CK5（-），p63（肌上皮细胞缺失），ER（+75%），PR（+16%），HER-2（2+），p120（膜+），Ki-67（+4%），p53（弱 +20%），考虑为小管癌，病变仅镜下可见，范围约为 0.4cm×0.3cm×0.2cm；临床标记之上、外、下、内切缘及基底切缘均未见癌；周围乳腺组织呈腺病改变并伴纤维腺瘤形成。（左侧前哨）淋巴结未见转移癌（0/1）。本例肿瘤的组织类型较复杂，包括 ADH、DCIS、小管癌成分。不典型导管上皮增生（ADH）是一种癌前病变，DCIS 具有潜在但非必然进展为浸润性乳腺癌的倾向，目前将 DICS 定义为起源于乳腺组织导管上皮的新生物，病变局限于基底膜而未侵入周围间质，重度 ADH 与导管原位（DCIS）鉴别困难。小管癌是一种特殊类型浸润性乳腺癌，预后良好，其特征是具有高分化的小管结构且由单层上皮细胞组成，也称为高分化腺癌，小管癌常与一些上皮增生性病变共存，其中包括低级别 DCIS、小叶内肿瘤等。尽管肿瘤的组织类型为癌前病变或低度恶性，但 MRI 已能明确定性。值得一提的是，如果为穿刺诊断的 ADH 必须再行手术切除活检，特别是当穿刺组织病理性结果与影像学检查结果不符合时，应切除活检

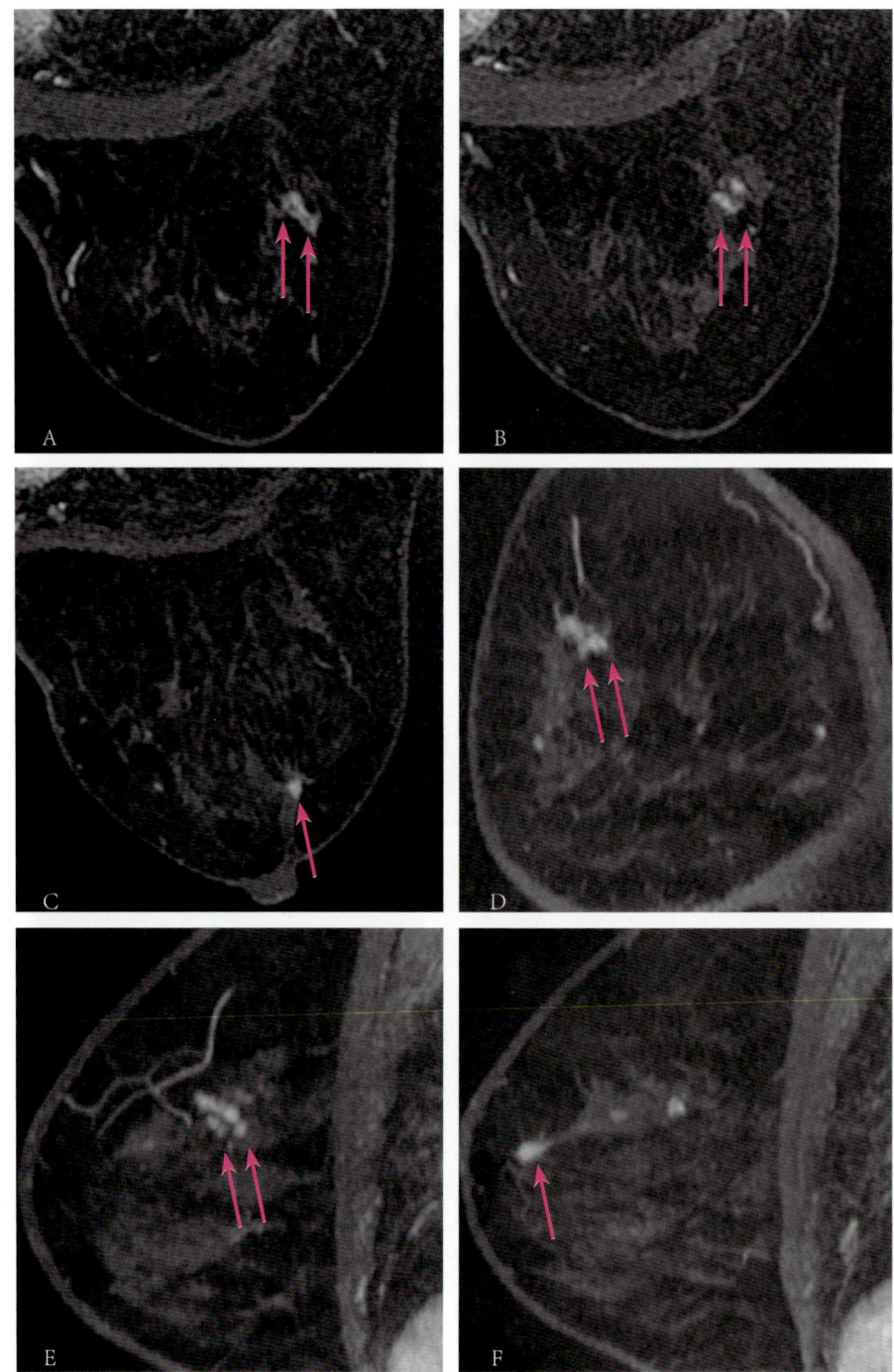

图 5-4 病灶的多样性

患者 49 岁，发现右乳肿物 1 个月。MRI 显示右侧乳腺外上象限多发病灶。一个在外上象限，簇集样分布（↑↑），一个在乳头后方，边缘毛刺的小肿块（↑），均被判断为 5 类。手术切除后病理报告：乳头后方病灶为腺病，部分导管上皮增生，伴导管内乳头状瘤；外上象限于纤维组织内见散在上皮样细胞呈条索状、巢状排列。免疫组化染色结果：PR（25%+），ER（−），HER-2（−），Ki-67（+2%），p53（−），CK5（上皮条索周围 −，导管周围肌上皮 +），p63（上皮条索周围 −，导管周围肌上皮 +），SMA（肌上皮 +），符合低级别的浸润性癌。同一乳腺内从腺病、上皮增生到乳头状瘤和浸润性癌具备多样性

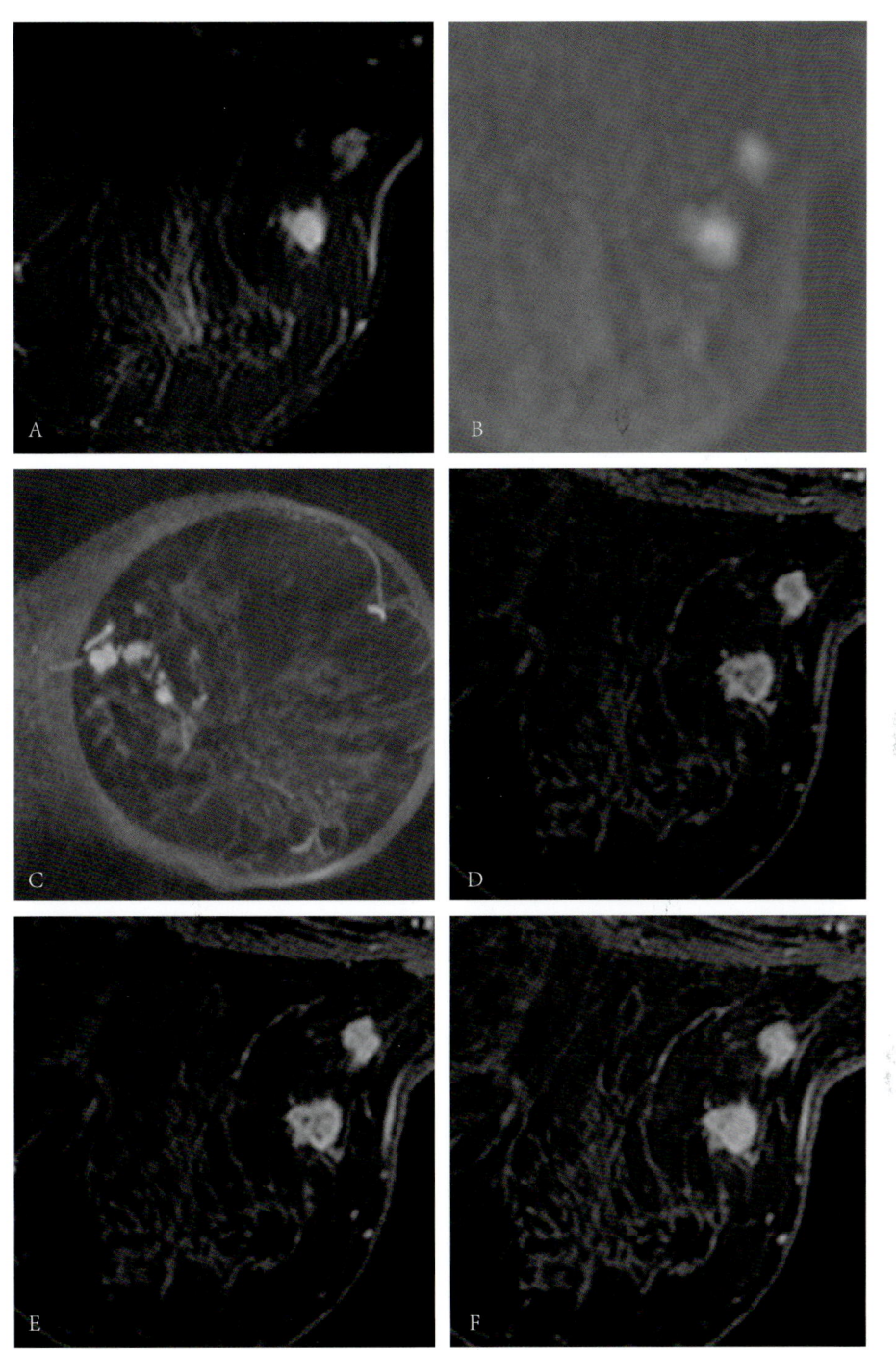

图 5-5　病理的多样性

患者 52 岁。无意中发现左侧乳腺肿物，约核桃大小，无触痛。US 提示左乳腺多发低回声结节，考虑 BI-RADS 4b 级，建议 US 引导下穿刺活检。MRI 显示左侧乳腺内上象限多个大小不一的肿块，主要病灶呈长 T2 信号（A），DWI 呈高信号（B），ADC= 1.0×10^{-3} mm^2/s，周围存在多个大小不一的卫星病灶（C，增强冠状位），动态增强病灶中心呈渐进性强化，早期呈不规则环形强化，延迟期中央填充。形态不规则，边缘似乎有毛刺。判断 BI-RADS 5 类。病理：左侧乳腺癌，2 处，大者为黏液腺癌，肿瘤大小 1.7cm×1.5cm×1.5cm；小者为浸润性癌，非特殊类型，SBR Ⅱ 级，肿瘤大小 0.9cm×0.7cm×0.5cm。癌组织未累及乳头及皮肤，基底切缘未见癌。腋窝淋巴结未见转移癌（0/18）。大肿物免疫组化染色结果：HER-2（3+），Ki-67（+50%），HER-1（-），p53（+10%），AR（+60%），PR（+5%），ER（+10%），CK5（-），p120（膜+），E-Cadherin（+）。小肿物免疫组化染色结果：HER-2（3+），ER（+10%），HER-1（-），Ki-67（+30%），AR（+60%），p53（+30%），PR（+2%），CK5（-），p120（膜+），E-Cadherin（+）。此病例为单乳多发不同类型的恶性肿瘤，一个为黏液腺癌，一个为浸润性癌，两者在 MRI 图像上并无信号特征差异，基本一致。实际上，在 MRI 显示病灶不止 2 个，周围还存在多发的小卫星病灶，这也是 MRI 与病理检查的不一致之处

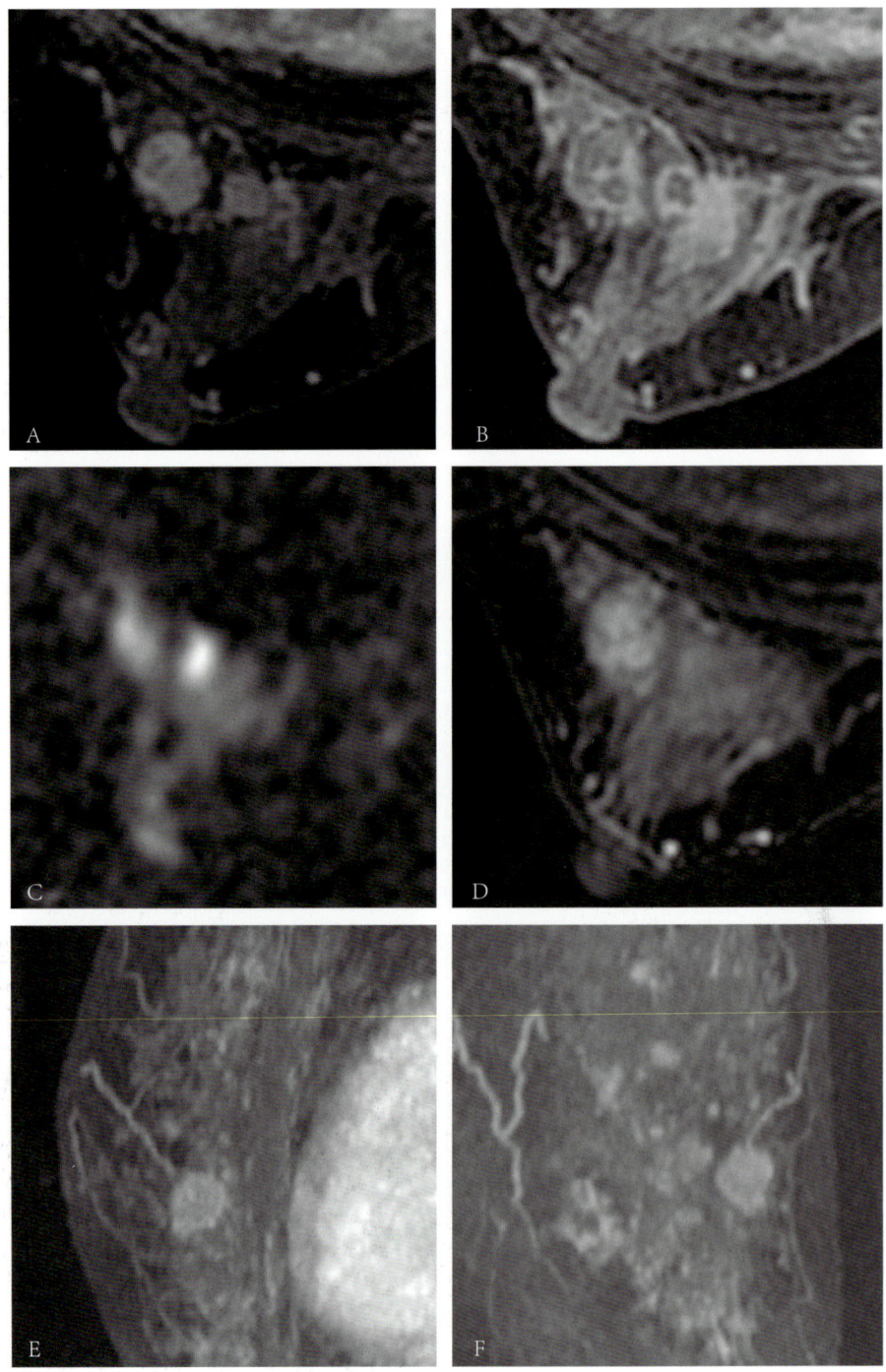

图 5-6　影像与病理不符合

左侧乳腺外下象限多发肿块，形态呈类圆形分叶状，边缘光滑，内部强化不均匀，TIC_{max} 廓清型（+1）；$DWI-ADC_{min}=1.12\times10^{-3}cm^2/s$。T2WI 可见低信号分隔。预报 5 类，建议外科切除。病理检查示：左侧乳腺导管内乳头状瘤病，肿瘤最大者 0.7cm×0.7cm×0.5cm，局部导管上皮增生显著，导管边界不清，与神经关系密切。建议做免疫组化进一步明确诊断及除外其他。此病例未有最后的病理确认。但是，影像特征显然提示恶性，且手术描述的大小与 MRI 显示的大小不一致，此类病例务必坚持随访

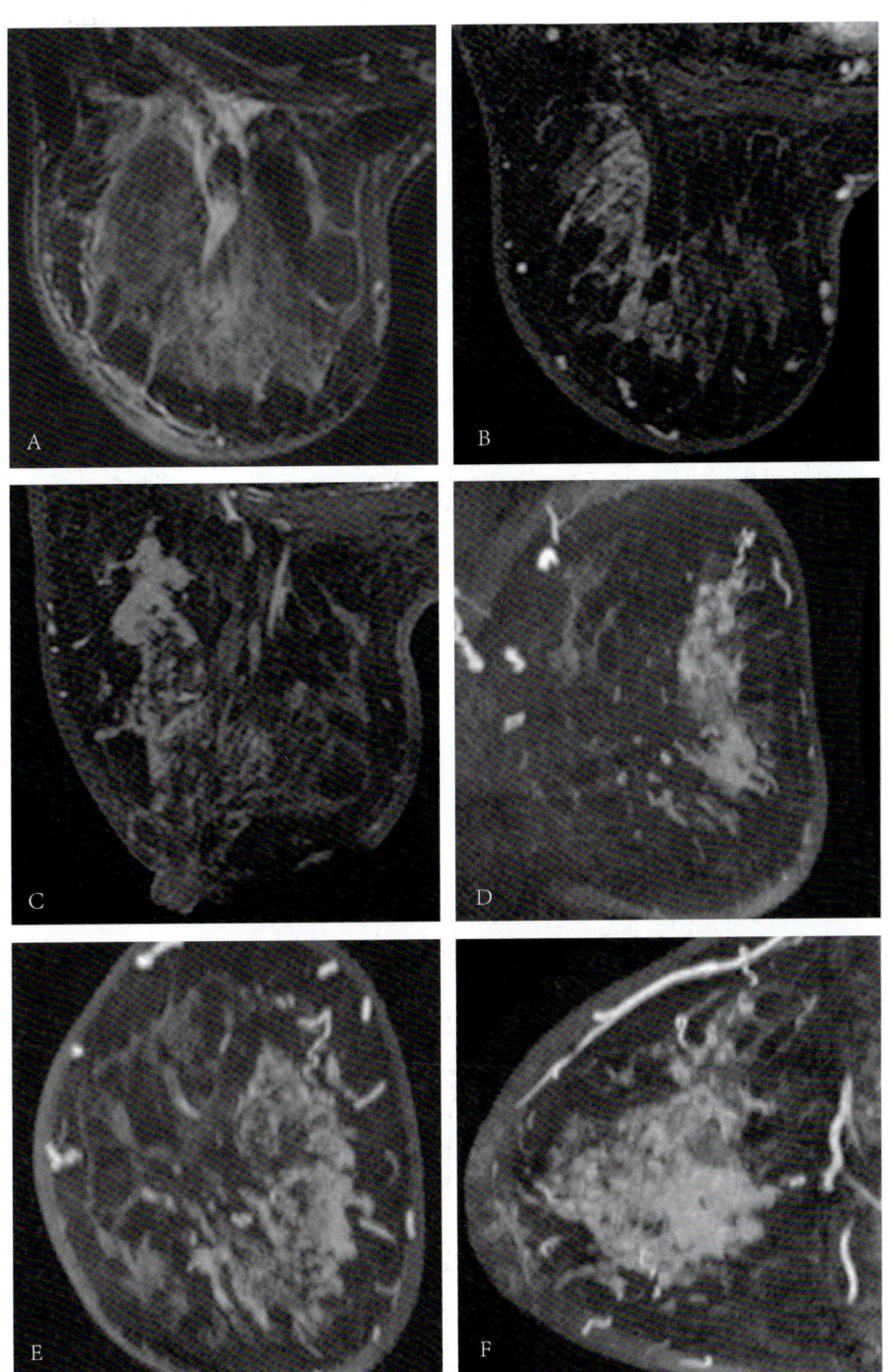

图 5-7 穿刺病理与影像不符合

患者先在超 US 引导下穿刺活检后进行 MRI 检查，T2WI 可见穿刺位置的水肿。病理检查示：左乳外上象限穿刺乳腺组织，小叶内少量慢性炎细胞浸润，周围间质硬化，小灶导管上皮呈轻 – 中度不典型增生，请结合临床，必要时再取材送检或术中冷冻进一步明确诊断。MRI 显示左侧乳腺外侧象限 NME：多个小叶节段分布，混杂强化，TIC_{max} 廓清型；$DWI-ADC_{min}=1.15 \times 10^{-3} cm^2/s$，由于与穿刺病理不符合，MRI 报告为 5 类，建议进一步处理。外科切除后病理为浸润性乳腺癌，左侧腋窝淋巴结片巢状肿瘤浸润转移

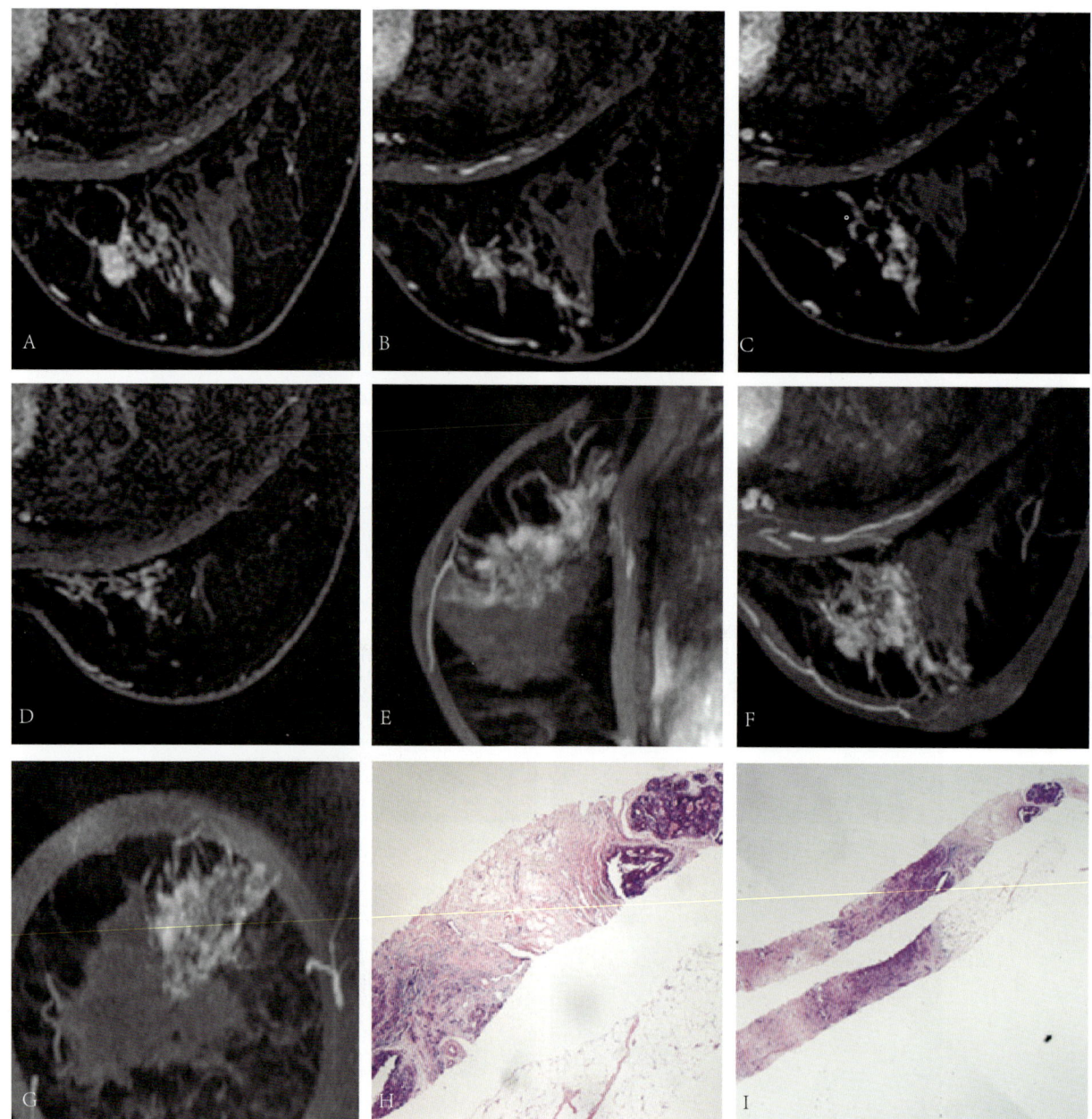

图 5-8 活检与切除病理的差异

患者 47 岁，活检提示"导管内乳头状瘤"。MRI 显示乳管扩张，预扫描呈高信号（A），MRI 在横轴位上显示为沿导管分布的簇集样强化，部分呈结节状（B-F），但是在 MIP 的横轴位、矢状位、冠状位，病灶呈典型的小叶节段分布，呈尖端指向乳头的锥形，内部呈不规则的簇集样强化，符合 5 类诊断标准，建议切除。术后病理检查示：浸润性导管癌，周围大量导管内成分。此病理提示，对范围较大的病灶，活检只能代表局部，且 US 或 XMG 引导范围小，不一定取材于最可能恶性的部分，对这类诊断信心比较充分的病灶，应该建议临床改变治疗策略

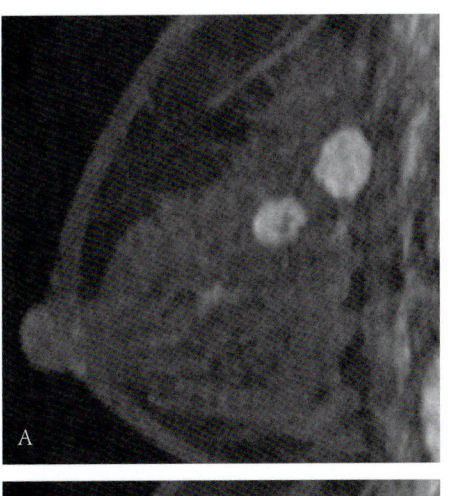

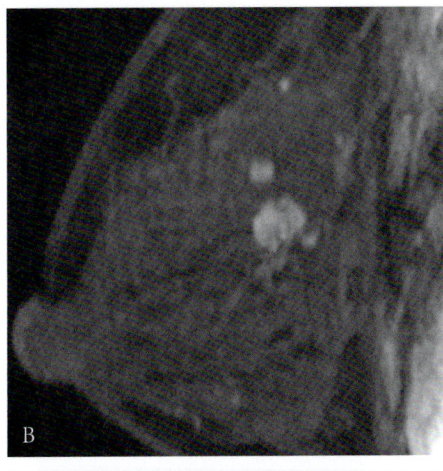

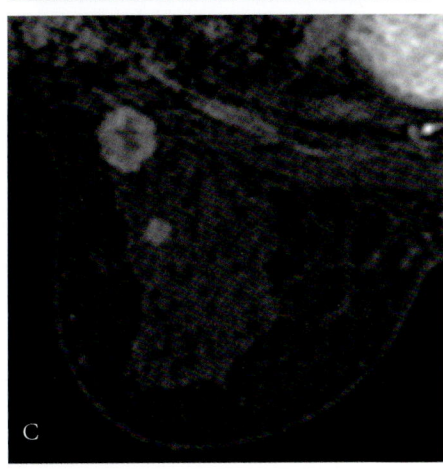

图 5-9　BI-RADS 6 类

患者 36 岁，体检发现左乳结节 1 年余，未处理发现结节逐渐增大，1 周前穿刺活检发现左乳浸润性癌。MRI 显示左侧乳腺外上象限多发肿块，最大者约 13mm×10mm×12mm，类圆形浅分叶状，边缘光滑，内部呈环形强化（+1），TIC 廓清型（+1），DWI 呈高信号，$ADC_{min}=0.88×10^{-3}cm^{2}/s$（+1）；T2WI 呈稍高信号，T1WI 呈等信号。组织病理检查证实为恶性，判为 BI-RADS 6 级，特别提示：左侧单乳多发恶性病灶，以利于制订手术切除计划。手术病理示：左乳灰白色肿物，大小 1.5cm×1.5cm×1cm，肿物紧邻基底，与周围组织分界欠清晰，周围乳腺组织呈灰白间灰黄色。常规诊断：左乳腺浸润性癌，非特殊类型，SBR 分级Ⅱ级，肿瘤大小为 1.5cm×1.5cm×1cm，乳头及皮肤未见癌，癌周脉管内见癌栓，癌组织距基底切缘 1mm，腋窝淋巴结未见转移癌（0/18）。免疫组化染色结果显示肿瘤细胞：CK5（−），Cyclin D1（+60%），PR（+20%），ER（+40%），HER-1（−），Ki-67（+10%），HER-2（2+），Topo-Ⅱα（+1%），p120（+），p53（+1%）

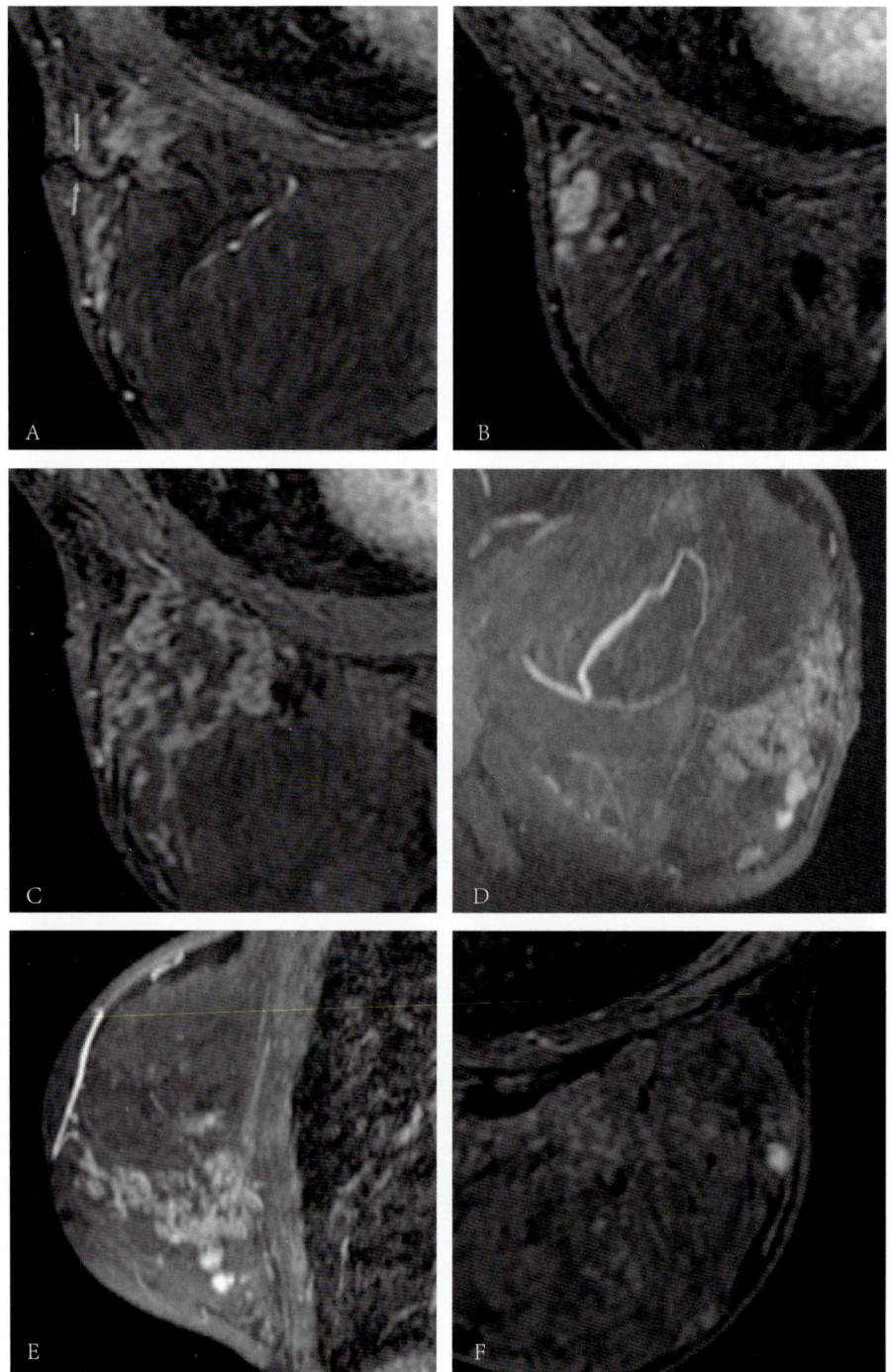

图 5-10 乳腺癌术后发现恶性病灶

患者35岁，体检发现左侧乳腺多发肿物，门诊按照良性肿物行切除并活检术，冷冻病理示：左侧乳腺浸润性癌，部分为导管内癌。术后MRI显示左侧乳腺切口周围小叶节段分布的强化（A-E），虽然已经有病理证实为6类，但是这种术后重新发现的恶性病灶，仍然报告为5类，提示临床进一步处理。同时右侧乳腺外侧单个强化小肿块（F），报告4类（↑）。患者基于双侧乳腺对称的美观要求及右侧病灶达到4类的状况，选择双侧乳腺切除。病理检查示：左侧乳腺组织内局部见中等级别导管内癌，腋窝淋巴结见转移癌（1/14）；免疫组化染色显示导管内癌成分：CK5（导管周围+），SM-MHC（导管周围+），Ki-67（+25%），ER（+>80%），PR（+>80%）。另：左侧乳腺多发纤维腺瘤，大者2cm×1.8cm×1.5cm，小者0.8cm×0.8cm×0.6cm，无法与MRI形成一一对应关系。右侧乳腺未检及肿物，病理报告为：右侧乳腺组织，呈腺病改变，部分导管扩张，部分导管上皮柱状细胞增生。回顾分析认为由于病灶无法定位，可能未取材到指定病灶

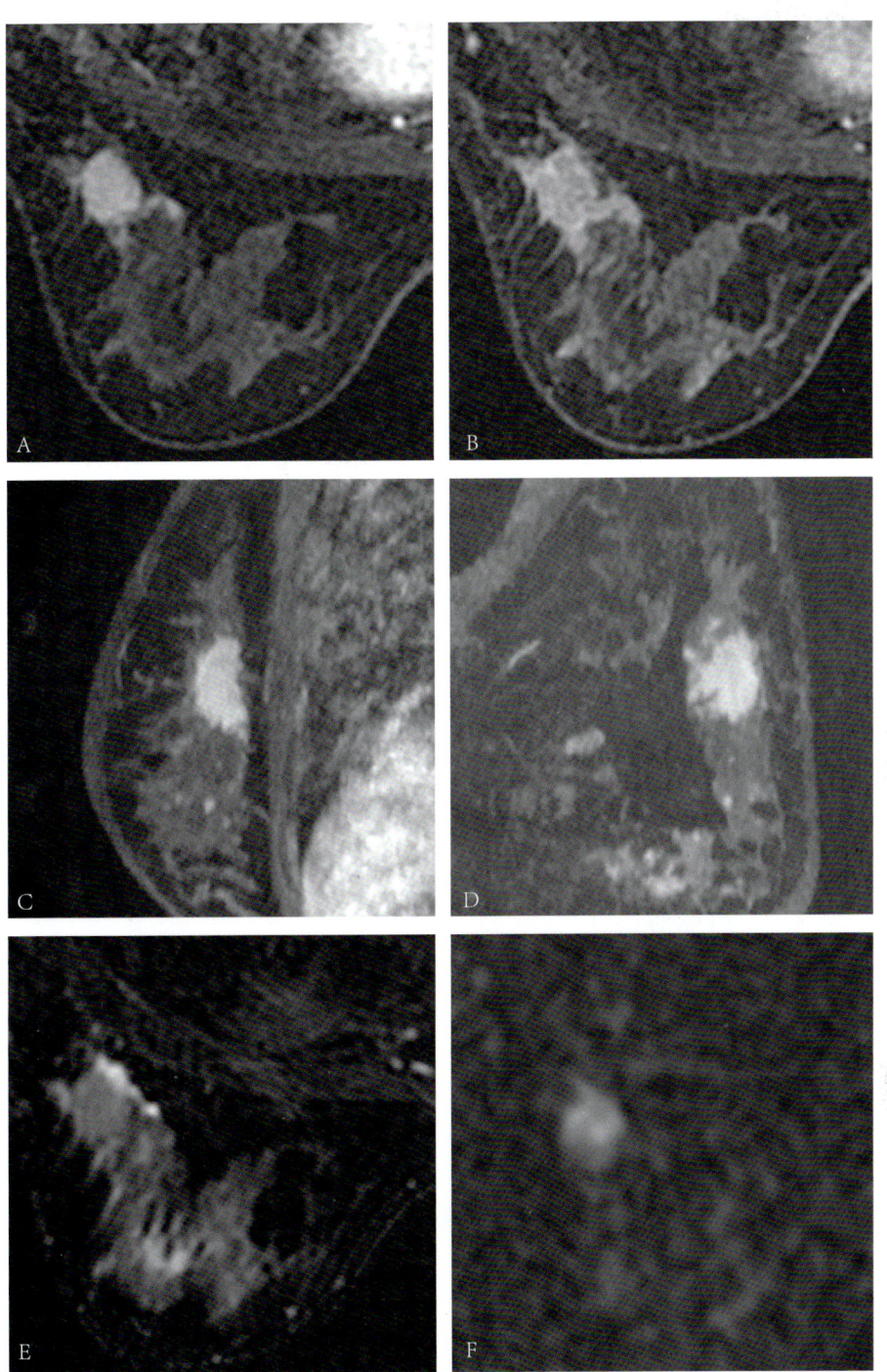

图 5-11 BI-RADS 5 类

左侧乳腺外侧象限不规则肿块,边缘毛刺(+1),内部均匀强化,TIC 廓清型(+1)(A-D),T2WI 呈等信号(E),周围有高信号围绕,DWI 呈不均匀的高信号(F),$ADC_{min}=0.85×10^{-3}mm^2/s$(+1),积 3 分,判断 5 类。病理检查示:左侧乳腺浸润性癌,非特殊类型,SBR-Ⅱ级,肿瘤大小 3cm×2.5cm×1.2cm,其中可见少部分导管内癌成分,送检标本的基底及切缘均未见癌,腋窝淋巴结及术中送检左腋窝前哨淋巴结内均见转移癌,分别为 1/11 及 1/2;免疫组化染色显示浸润性癌细胞:Cyclin D1(+75%),CK5(-),PR(+95%),ER(+80%),HER-1(-),Ki-67(+40%),HER-2(1+),p120(膜+),Topo-Ⅱα(+2%),p53(-)

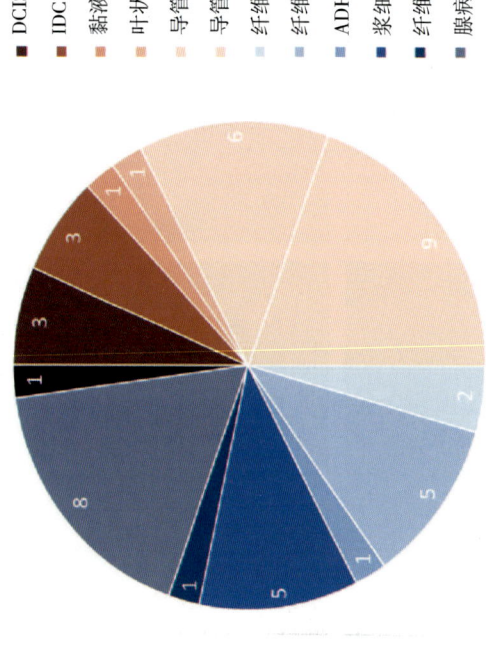

图 5-12 46 例 MRI 判断为 BI-RADS 4 类病灶的病理分布

恶性病灶 15.2%（7/46），良性病灶 43.5%（20/46），其余 41.3%（19 例）为叶状肿瘤、乳头状肿瘤、ADH 等交界性危险病变或需要外科处理的浆细胞乳腺炎

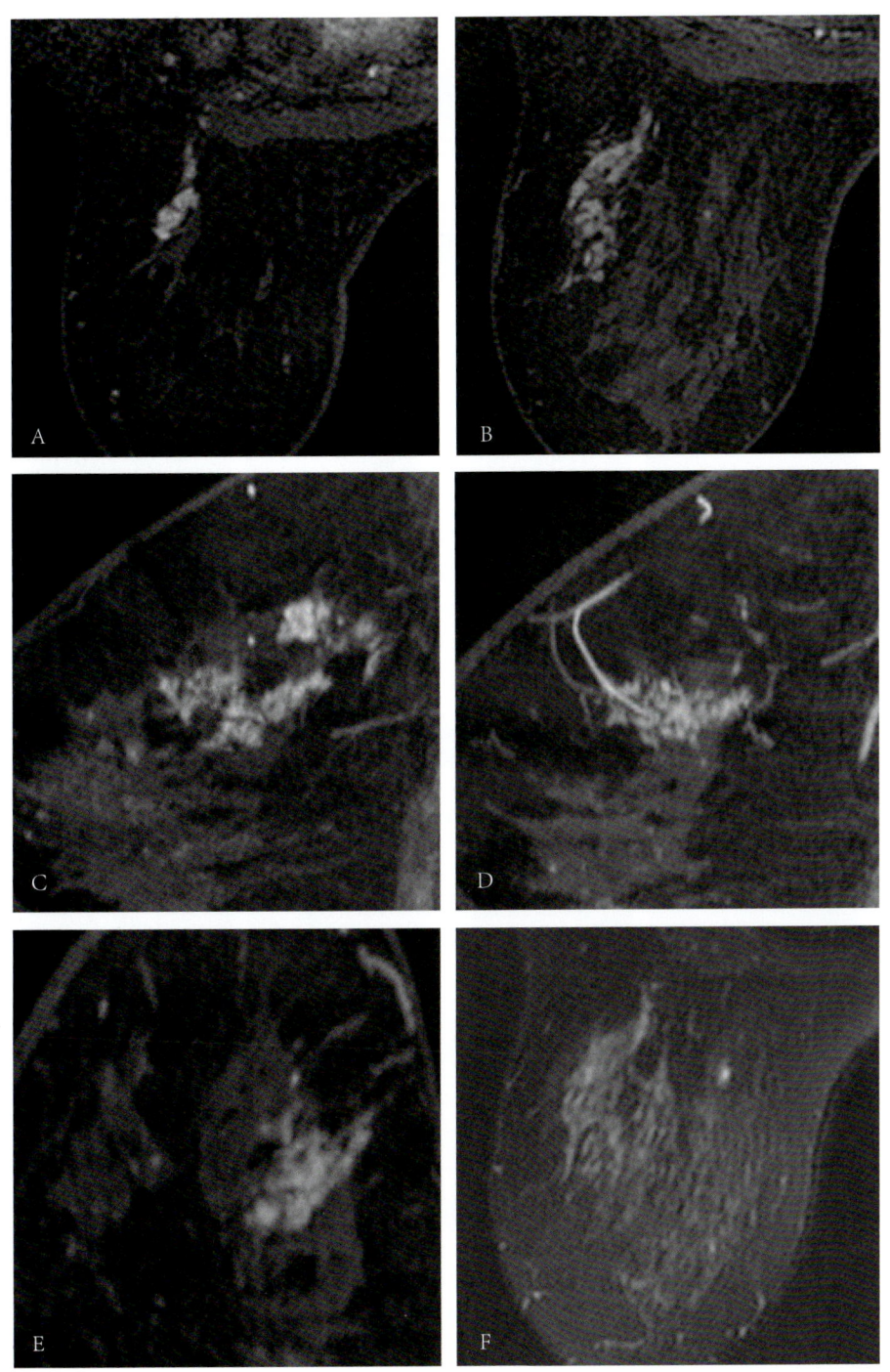

图 5-13 BI-RADS 5 类

患者 54 岁，双侧乳腺肿痛 7 年余，无乳头溢液、表面皮肤破溃等，当地多次超声检查提示左乳肿物，未行特殊治疗。MRI 显示左侧乳腺外上象限非肿块强化，小叶节段分布并内部串环样强化（+1 分），周围可见粗大血管供血，约占 1/2 象限（A-E）；DCE-TIC 呈平台型，DWI 呈不均匀稍高信号，$ADC_{min}=1.07×10^{-3}mm^2/s$（+1 分），平扫 T2WI 呈等信号或稍高信号（F），T1WI 呈等信号。累计积分 2 分，判断为 5 类，建议外科切除。病理检查示：左乳腺浸润性癌，非特殊类型，部分为导管内癌，SBR 分级 Ⅱ 级，镜下估计肿瘤大小 2.1cm×1.2cm×1cm，癌组织未累及乳头，基底切缘未见癌，周围乳腺呈腺病改变，自检腋窝淋巴结未见转移癌（0/29）。免疫组化染色结果：Cyclin D1（+11%），CK5（-），ER（+2%），PR（-），Ki-67（+15%），HER-1（-），HER-2（3+），Topo-Ⅱα（+15%），p120（膜+），SM-MHC（肌上皮部分缺失），p53（弱+40%），p63（肌上皮部分缺失）。本例外科认为"MRI 显示病变范围较大，边界不清晰，距离腋窝近，不符合保乳指征，且患者为下垂型乳腺，保乳术后易出现淋巴回流障碍，遂行左乳癌改良根治术

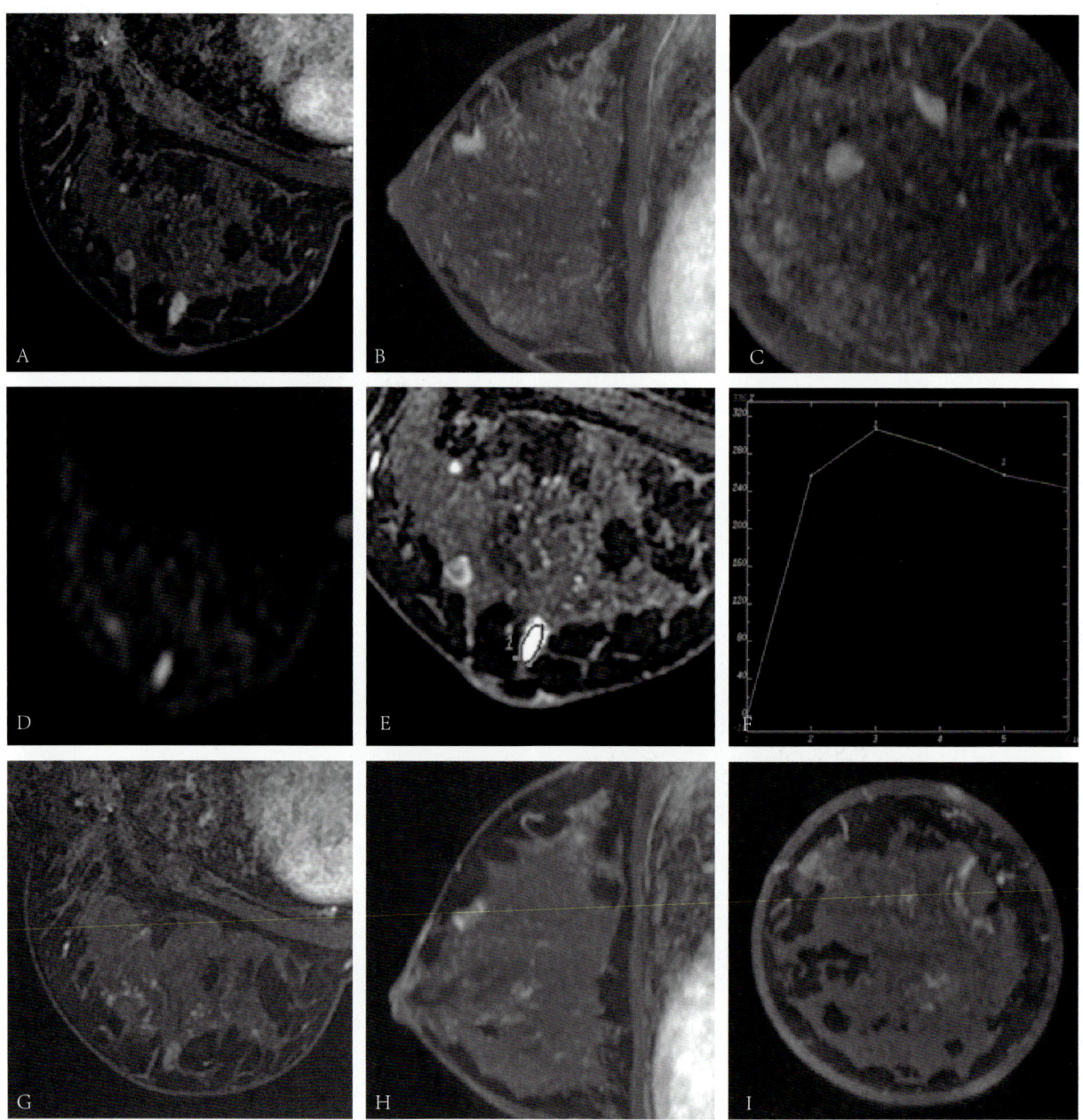

图 5-14　BI-RADS 4 类

患者 19 岁，乳腺多发肿物 5 个月。左侧乳腺乳头后方集乳管区内小肿块，形态不规则，边缘光滑（A~C），DWI 呈高信号（D），$ADC_{min}=1.30\times10^{-3}mm^2/s$；TIC 廓清型（+1）（E、F）。MRI 预报为 4 类；其余小肿块 3 类。采取 US 引导下活检并射频消融治疗，分多点对病灶行消融治疗，总能量为 20W×60s。术后 1d 复查 MRI。消融区域与纤维腺体呈等信号无强化（G~I），周围强化考虑 BPE 或水肿区域强化。病理检查示：纤维腺瘤伴上皮增生。预报 4 类局灶性病变，在具备适应证的前提下，可采取微创消融治疗

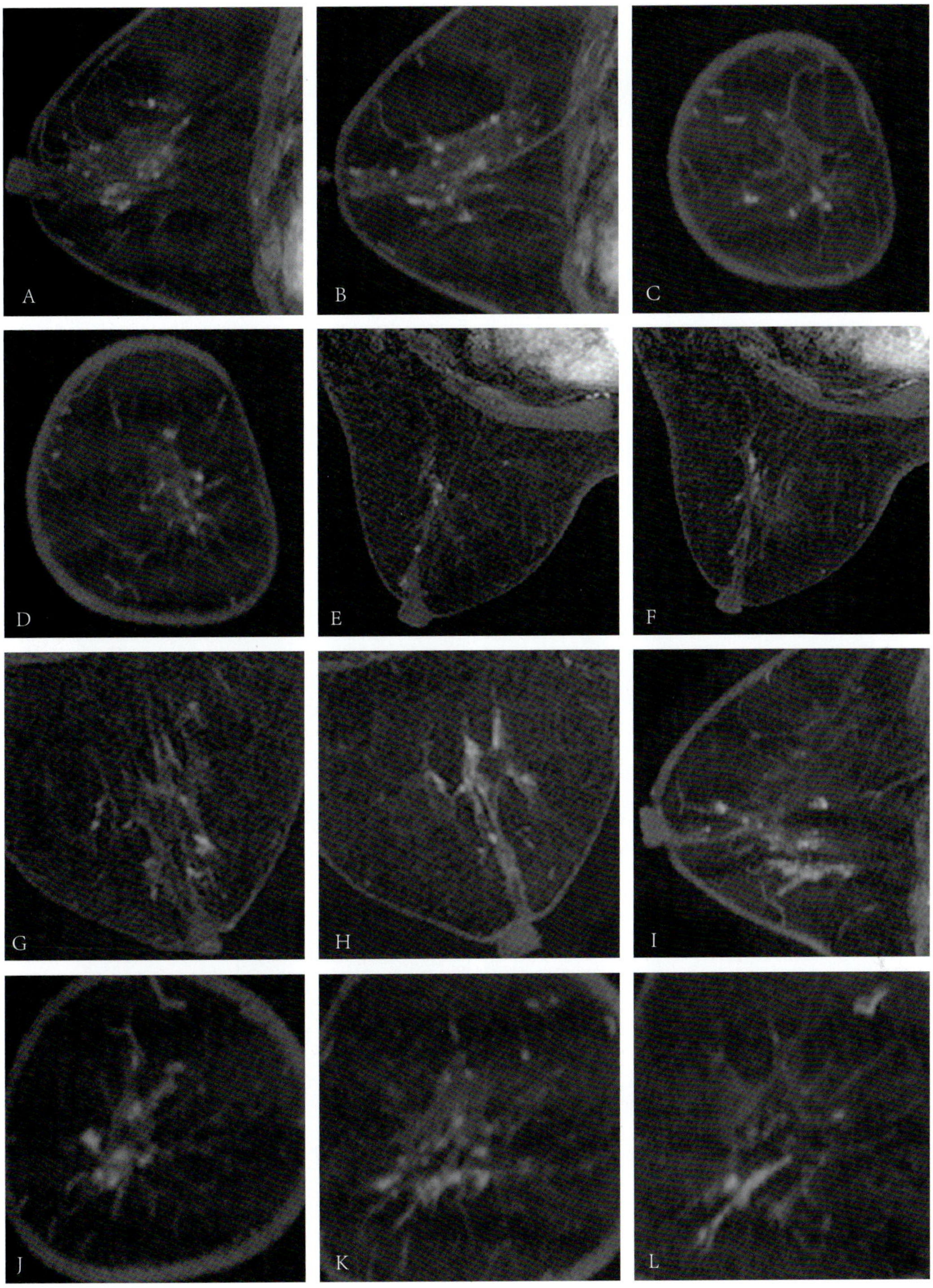

图 5-15 BI-RADS 4 类多发点状强化

患者 62 岁，右侧乳头血性分泌物 1 个月。A~F. 左乳病变，G~L. 右乳病变。左侧乳腺散在弥漫分布的多发点状强化，部分沿导管分布（+1），病灶较小无法分辨边缘和内部强化特征，早期强化幅度 >120%@120s，显著突出于 BPE 之上，ADC 和 TIC 曲线测量不准确，判断为 4 类。右侧乳腺扩张乳管内短 T1 信号，乳腺中央区多发点状强化沿导管分布（+1），病灶较小，ADC 和 TIC 均无法测量，部分略大的病灶边缘不规则，判断为 4 类。双侧乳腺多发 4 类病灶，建议密切随访。后补充 XMG 显示右乳下象限结构紊乱，并见一小簇沿导管分布微钙化，BI-RADS 4A 类，建议 XMG 引导活检。经患者同意后采取肿物切除，切除术后病理检查示：①左乳腺囊性增生病伴部分导管上皮重度不典型增生，局部呈导管内乳头状瘤改变。免疫组化染色结果：S-100（+），SMA（肌上皮 +），CK5（腺上皮 +），p63（肌上皮 +），Ki-67（+10%）。②右乳低级别导管内癌，癌旁乳腺呈腺病伴导管扩张及增生。免疫组化染色结果：S-100（-），SMA（-），CK5（-），p63（-），p120（+），Ki-67（+35%）。此病例双侧乳腺多发点状强化都有沿导管分布的趋势，沿导管分布是一种恶性征象，但是在新版的 BI-RADS 中被划归线样强化（笔者认为不妥），判断为 4 类。右乳腺多发点状强化在 XMG 相应位置有沿导管分布的微钙化，可以判断为 4+ 类，而左侧乳腺无法定位，可以判断为 4-。病理结果证实为导管内乳头状瘤、ADH 和 DCIS，均为可以认为是危险病变。即使处理其中一个病灶或一侧乳腺，其余病灶也需要密切随访。

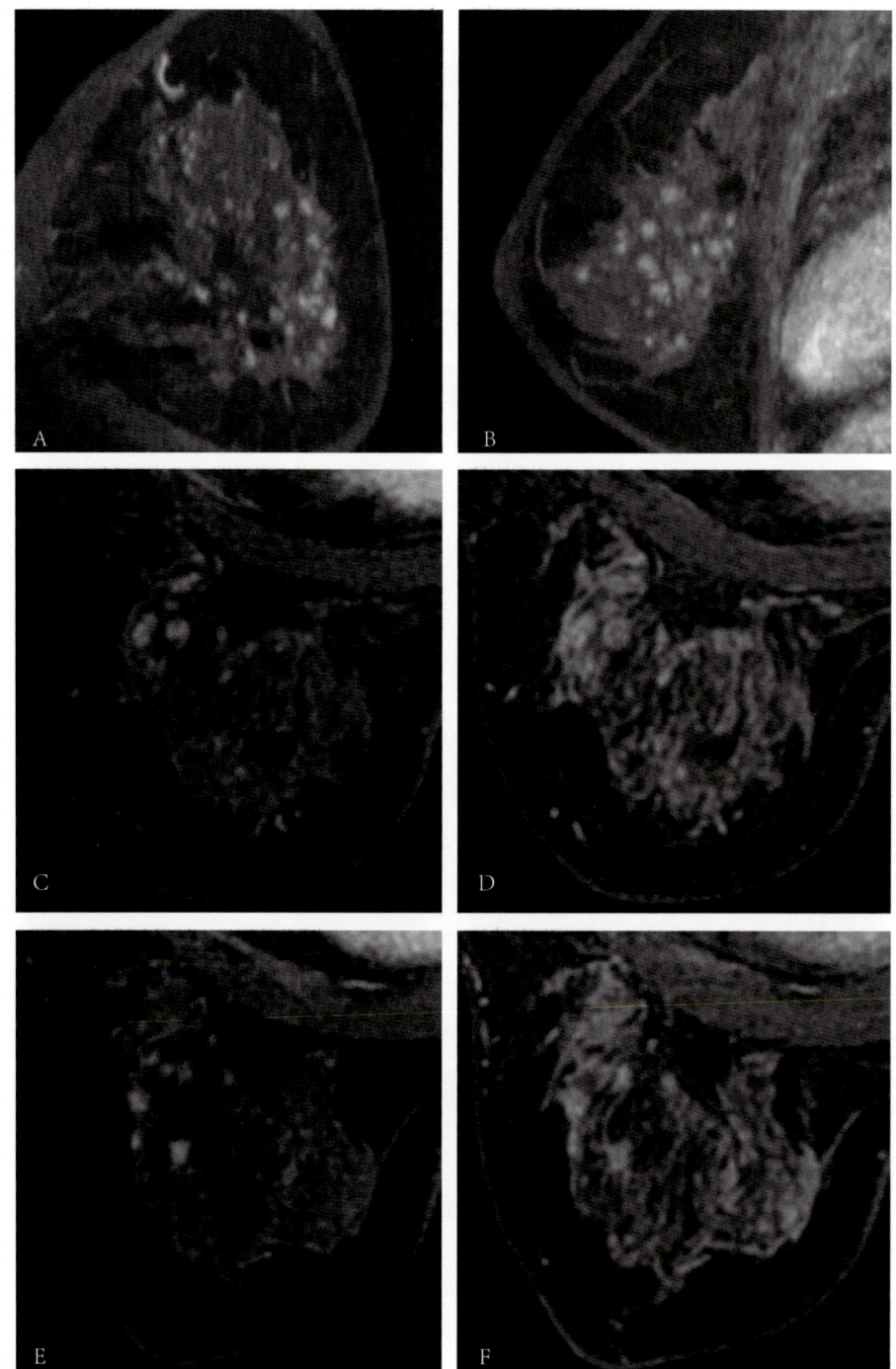

图 5-16 多发点状强化和小肿块的处理

患者 50 岁，体检发现双侧乳腺肿物 1 个月余。US 示：右侧乳腺低回声区 4 级；左侧乳腺多发低回声结节 3 级；左乳导管局限性扩张；XMG 报告右乳外上象限局部结构扭曲及内下象限可疑片状高密度影。MRI 显示多发的点状和小肿块强化（A、B），从图像观察，部分为廓清型并且边缘不规则似乎有毛刺（C-F）。此类病灶单个可以报 4 类，但是多发病灶，处理其中一个不等于肯定或否定其他病灶，因此可以预报为 4 类或 3 类，建议定期随访。本例 US 显示左侧乳腺多发低回声结节，XMG 对左侧乳腺无阳性发现，MRI 显示多发点状强化，且病变直径均小于 5mm。左侧乳腺病变以超声指导定位，进行了多点活检，组织病理诊断为"腺病伴腺瘤形成"，仔细查看手术记录，尚不能明确活检部位对应 MRI 上哪些病变。腺病在 MRI 上可表现为多发斑点状、小结节状强化，此时难以辨别是否合并其他病变，如微腺瘤等；MRI 上的点状强化病变直接评定为 BI-RADS 3 类，大部分为良性病变，少数为是恶性病变，如 DCIS

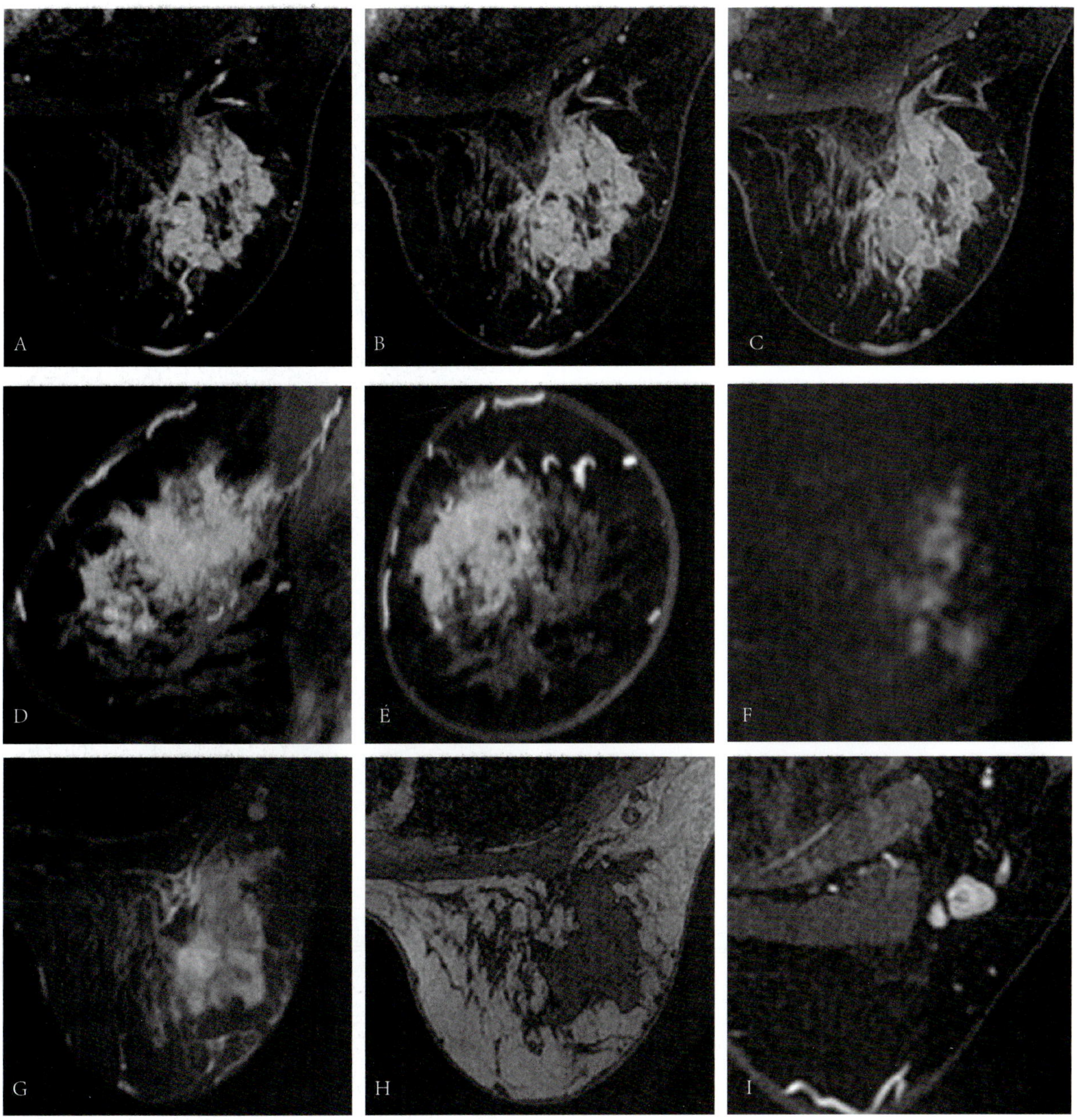

图 5-17　BI-RADS 4 类浆细胞乳腺炎

患者 40 岁，右侧乳腺肿物伴疼痛 4 个月。MRI 显示右乳腺外上象限 NME，因为皮肤和筋膜间隔增厚，前瞻性考虑浆细胞乳腺炎，诊断为 4 类。穿刺病理示：右外上象限低回声区穿刺乳腺组织，大部分小叶结构内及周围见大量急、慢性炎细胞浸润伴肉芽肿性炎症反应，考虑为炎性病变。本病例叶段样分布（+1）（A-E），DWI 呈结节样高信号（F），$ADC_{min}=1.0×10^{-3}mm^2/s$（+1）。增强扫描早期强化显著（27%），延迟期内部可见结节样的廓清（+1）；T2WI 信号偏高，但是没有明确的脓腔形成（G），T1WI 皮下的筋膜间隔（Cooper 韧带）（H）增厚水肿不明显，同侧腋窝淋巴结增大（I）。MRI 表现完全不能与 5 类的恶性病灶区别，无论从组织病理确诊的需要还是后续的诊疗，都需要活检或引流，因此，笔者建议前瞻性考虑为乳腺炎乳腺脓肿的病灶，评估为 4 类

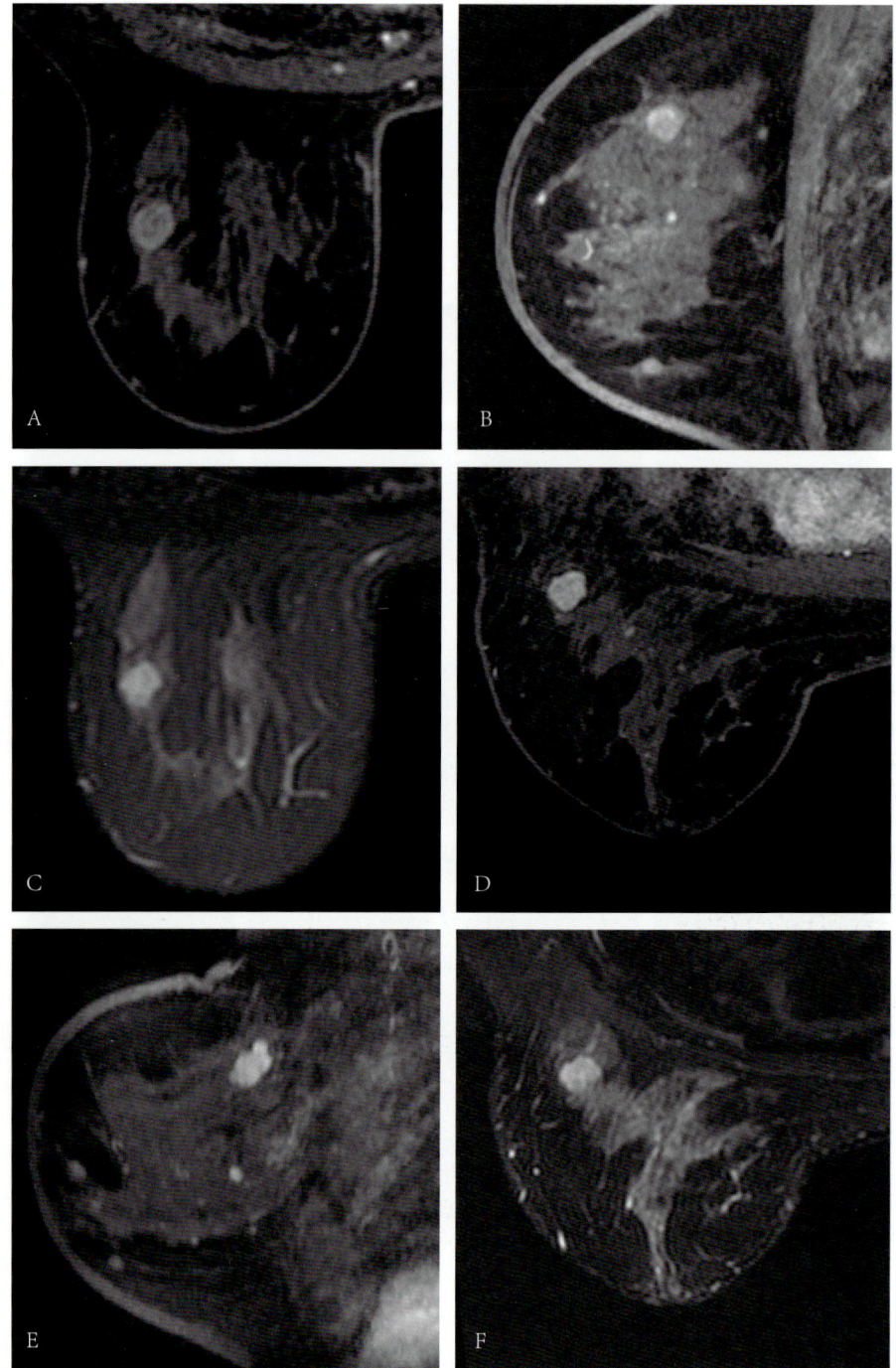

图 5-18 BI-RADS 3 类随访

患者 37 岁，A-C 与 D-F 检查间隔时间为 2 年。A-C. 左侧乳腺外上象限类圆形肿块，边缘光滑，内部不均匀强化，T2WI 呈高信号（-1），判断为 BI-RADS 3 类，建议随访。2 年后复查（D-F），病灶分叶状，在相同检查序列比较下，血供更加丰富，接近均匀强化，T2WI 信号增高，考虑到富血供纤维腺瘤或黏液癌的可能，升级为 BI-RADS 4 类，建议局部切除。病理检查示：纤维腺瘤

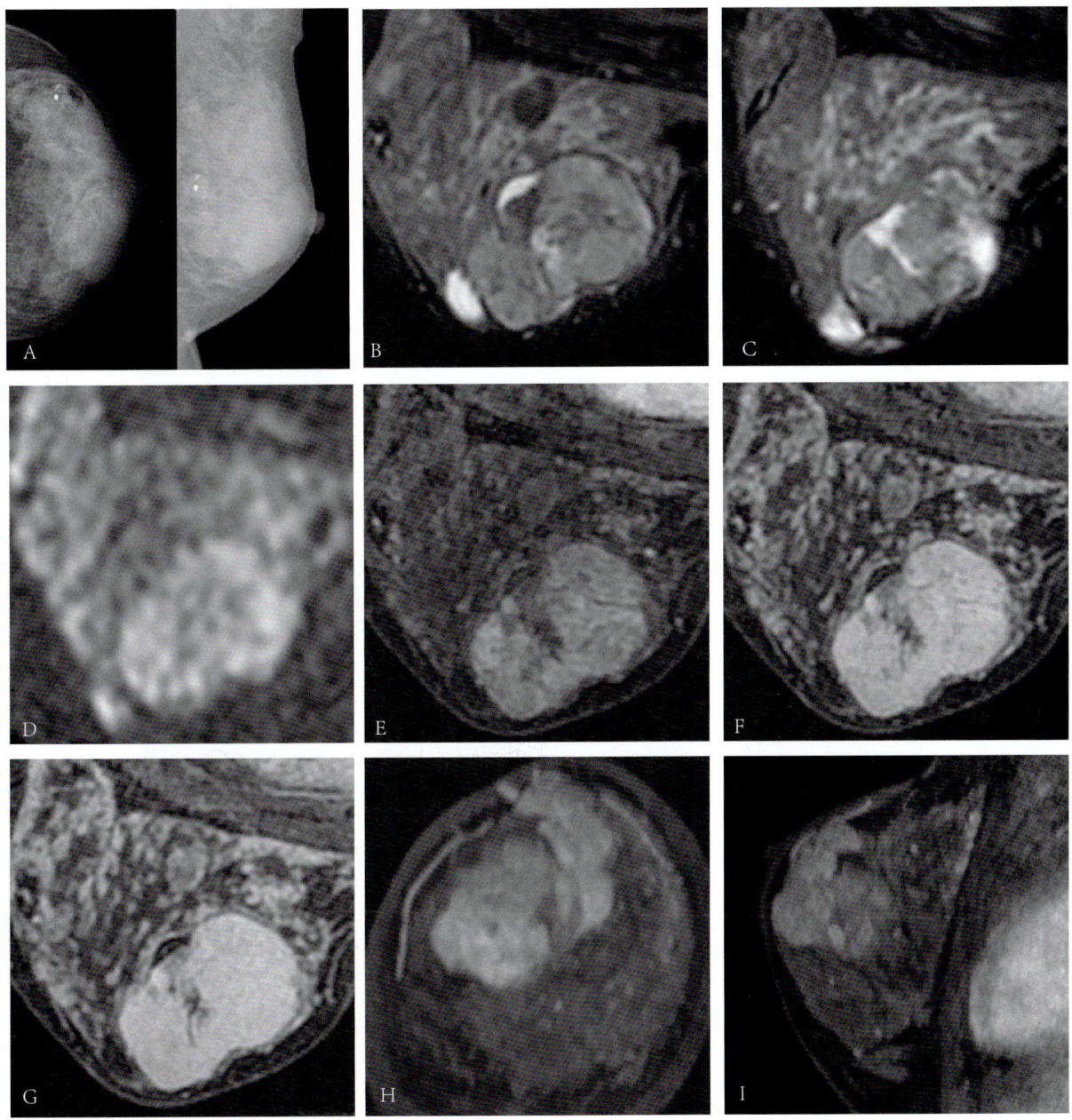

图 5-19 BI-RADS 3 类肿块

患者 31 岁，触诊乳腺多发肿块。超声显示左乳多发低回声结节及肿块，考虑 BI-RADS 3 类，建议外科手术治疗。XMG 检查左乳多发分叶状肿块（A、B），BI-RADS 4A 类。MRI 显示分叶状肿块边缘清楚，可见短 T2 信号包膜（C、D），内部较均匀强化（E、I）；TIC_{max} 流入型；动脉期早期强化不明显，延迟期呈渐进性强化。$ADC_{min}=1.84×10^{-3}mm^2/s$（D）。诊断：左侧乳腺内下象限和外下象限 2 个肿块，BI-RADS-MRI 3 级（叶状肿瘤或纤维腺瘤），建议外科局部切除。病理检查示：乳腺纤维腺瘤伴少部分导管上皮中 - 重度不典型增生（左乳外下象限肿物、左乳内上象限肿物），送检肿瘤大小分别为 3cm×2cm×1cm，5cm×4cm×3.5cm。免疫组化染色结果：Ki-67（+5%～10%），p63（+），CK5（+），SMA（+），S-100（+）。对于体积较大、血供丰富的 3 类病变，临床多数采取局部切除

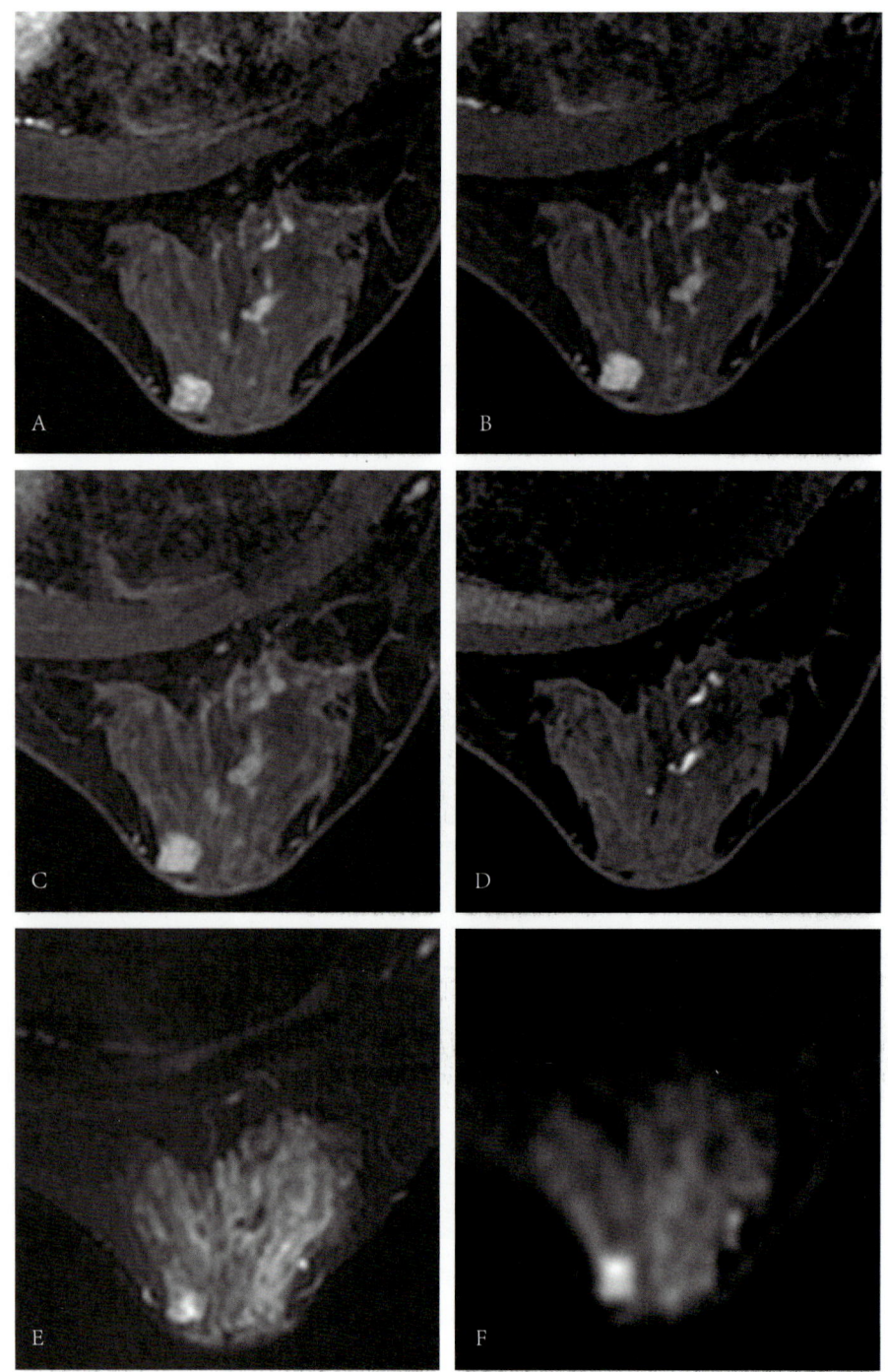

图 5-20　BI-RADS 3 类

患者 37 岁，1 年前无意中触及双侧乳腺有多发结节，US 示：左侧乳腺 9 点位置距乳头 1cm 处低回声结节，BI-RADS 3 类。MRI 显示乳腺乳头后方直径 11mm 的类圆形肿块，边缘光滑，内部不均匀强化，TIC 平台型；DWI 呈高信号（F），$ADC_{min}=1.25 \times 10^{-3} mm^2/s$，T2WI 高信号（-1 分），累计积 0 分，判断为 3 类，但是因为伴有扩张乳管内的高信号提示出血或积乳，考虑到导管内乳头状瘤的可能，建议局部切除。局部切除后病理示：纤维腺瘤，局部导管上皮增生及大汗腺化生

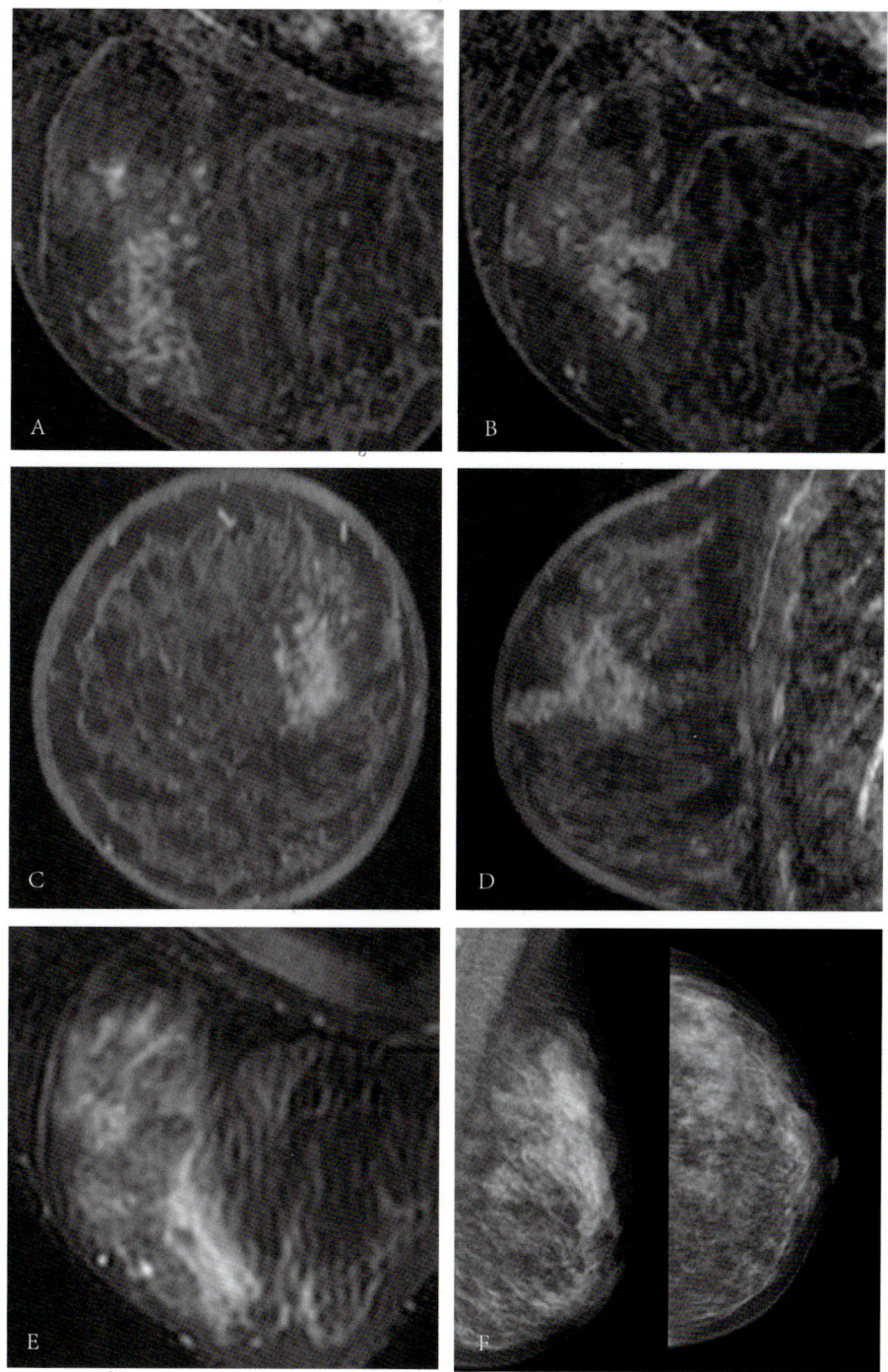

图 5-21 XMG 协助诊断 3 类 NME

患者 39 岁，区域分布的非肿块强化，TIC 流入型（A-E），ADC 值无法测量准确，T2WI 显示为局部腺体信号混杂（E）。此区域分布与小叶节段很难区分，被判断为 3 类，补充 XMG 显示的左乳外上象限不对称密度，内部没有钙化可以帮助提示良性（F）。患者在 XMG 和 MRI 图像辅助下开放活检，病理检查示：双侧乳腺多发性导管内乳头状瘤，部分上皮增生明显。周围乳腺呈腺病改变。免疫组化染色结果示：CK5（肌上皮+），SM-MHC（肌上皮+）。此类病灶，既不能纳入不典型 BPE，又无法判断为恶性，补充 XMG 是增加信心的一种方式，部分早期的导管内病灶可以在 XMG 上检出钙化，由此可以帮助定位活检；没有钙化可以预报 3 类，纳入随访

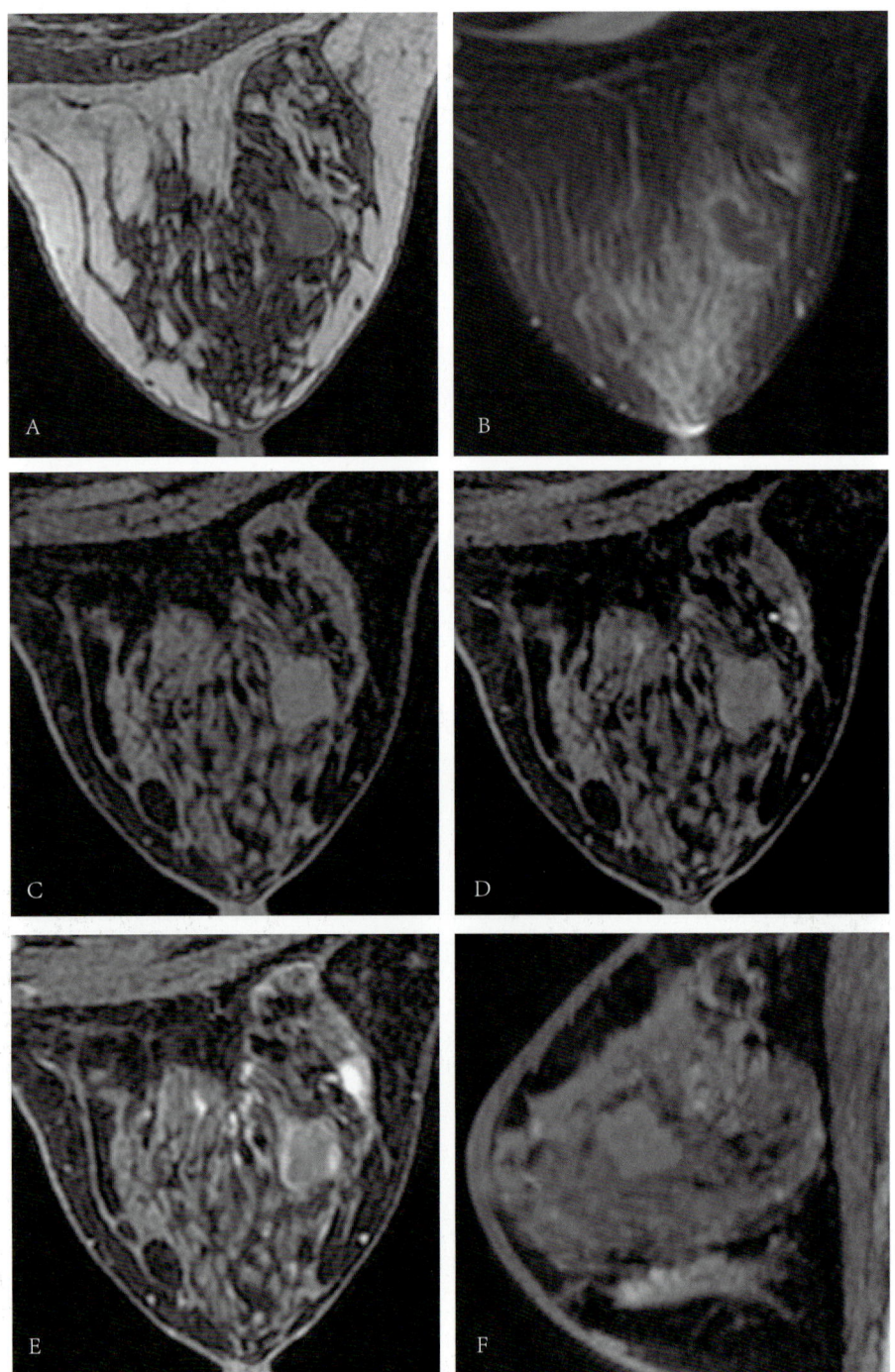

图 5-22 BI-RADS 2 类

患者 51 岁，右侧乳腺外上象限肿块，类圆形分叶状、边缘光滑，T1WI 与纤维腺体呈等信号（A），T2WI（B）呈低信号，动态增强仅延迟期少量边缘强化（C-F）。此类无血供的纤维腺瘤，特征明确，判断为 BI-RADS 2 类，建议随访观察。无病理证实

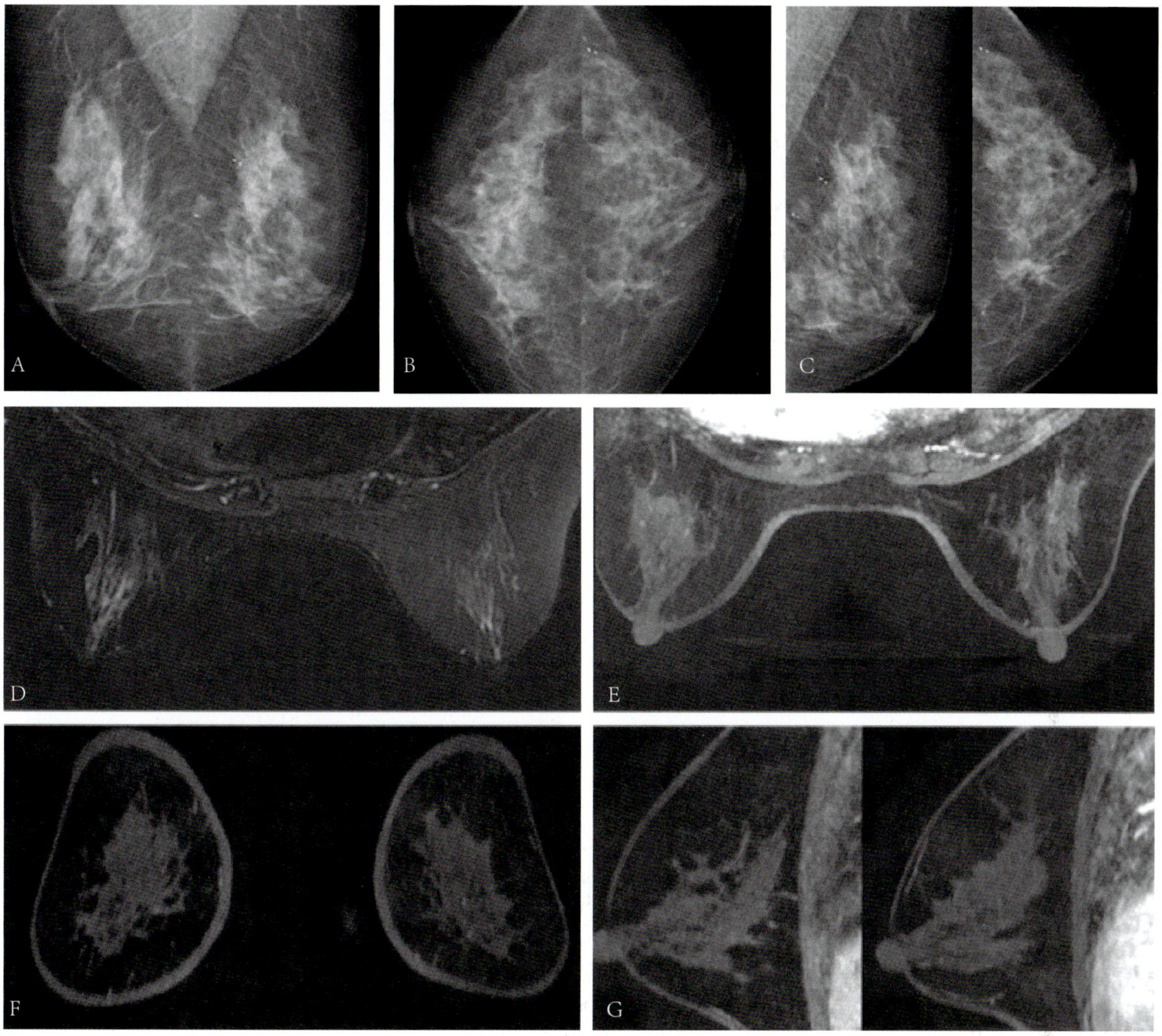

图 5-23 BI-RADS 1 类

XMG 显示多发可疑钙化灶，MRI 检查显示 T2WI 无异常信号，动态增强各时相及图像重建各方向均未见异常强化，判断为 BI-RADS 1 类

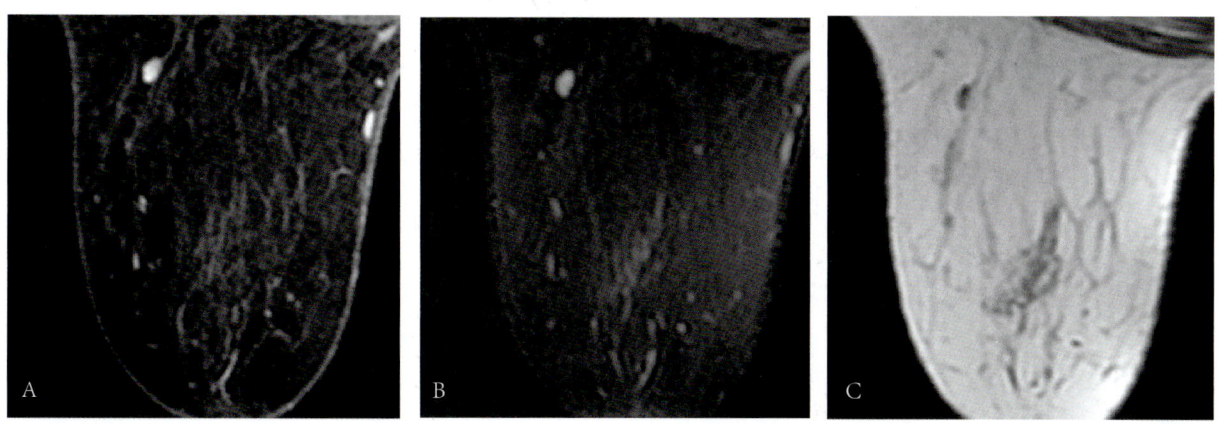

图 5-24 BI-RADS 1 类

常规随访。患者 48 岁，MRI 发现左侧乳腺内类圆形的小肿块并显著均匀强化，边缘光滑，但是 T2WI 呈显著高信号，与水平走行的血管内流入增强的信号接近，在高分辨率的 T1WI 可见病灶呈肾形外观和淋巴结门的脂肪信号，判断为乳腺内淋巴结。若需要进一步确认，建议补充 US 检查确认

第二节 BI-RADS 分类评估的 MRI 诊断指标

综合利用 MRI 检查的形态学、血流动力学及 DWI-ADC 和 MRS 等信息对乳腺疾病做出合理的诊断是乳腺 MRI 检查的主要任务。BI-RADS 字汇中各种征象的良、恶性诊断的意义一直是重点研究内容，各种单因素或多因素分析及人工智能的计算机辅助诊断都在研究这个问题。为了充分利用乳腺 MRI 检查的多参数信息优势，笔者创建了"五维诊断"和"积分分类"的诊断模式。

一、五维诊断

五维诊断是笔者自创的。五维中的"三维"指利用高分辨率扫描获得的各向同性体素图像重建，显示病灶的形态学特征；"第四维"是时间维（time domain），指动态增强检查及其时间-信号曲线（TIC）；"第五维"指 DWI-ADC、T2WI 和 T1WI 等多模态信息（图 5-25）。这种"五维诊断"的一个基本扫描要求是采用相同的扫描方位，使得 DCE、T2WI 与 T1WI、DWI 图像能同步观察有利于对信号及其分布特征的解释，目前多数的 PACS 系统均能实现。

在五维诊断模式中有 4 个关键的技巧：①强调在增强的早期判断病灶的形态学特征，这一点在 BI-RADS 字汇解释时已经充分强调其重要性。② DCE、DWI 和 T2WI、T1WI 四个对比度空间同步观察，以判断病灶的信号特征（图 5-26，图 5-27）。例如不强化的分隔在 T2WI 呈低信号，在 DCE 不强化或延迟强化；浆细胞乳腺炎和脓肿的强化区域与 DWI-ADC 降低区域刚好相反，而恶性肿瘤一般强化区域与 DWI-ADC 降低区域一致，由此可以帮助浆细胞乳腺炎的鉴别诊断。③ DCE-TIC 和 DWI-ADC 的测量，一定要结合 T1WI 图像，尽量避免 ROI 范围内的部分容积效应，并通过 ROI 的成分差异，微调判断阈值（图 5-28）。④ DCE 图像需要多时相连续观察，控制 DCE-TIC 的测量误差（图 5-29）。例如多数的平台型曲线是因为 ROI 范围内廓清成分与流入成分叠加平均形成的，通过动态图像观察，可以校正这种测量误差，这也是为什么在 NME 病灶中平台型曲线属于恶性特征而 MASS 病灶中属于良性特征，因为 MASS 测量的误差相对小而且可控。

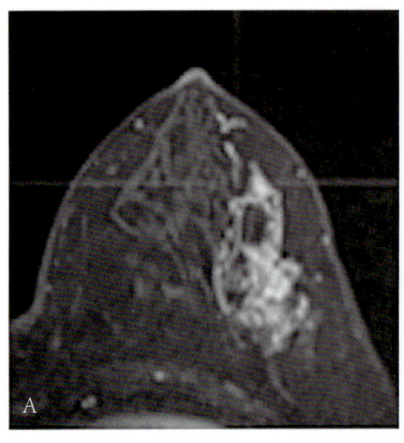 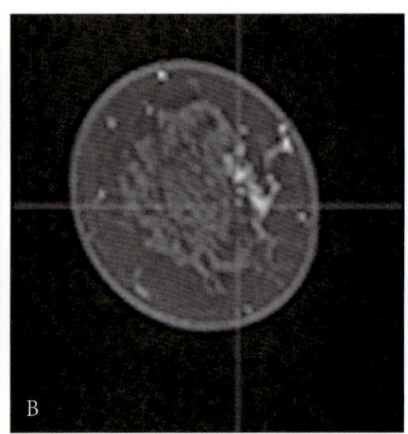 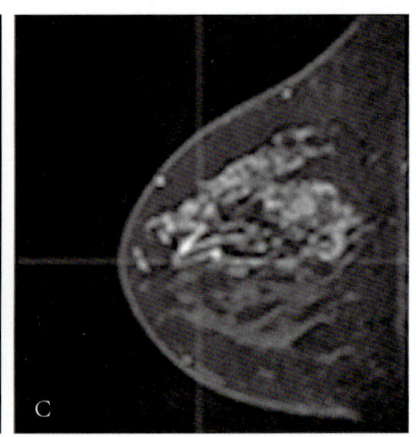

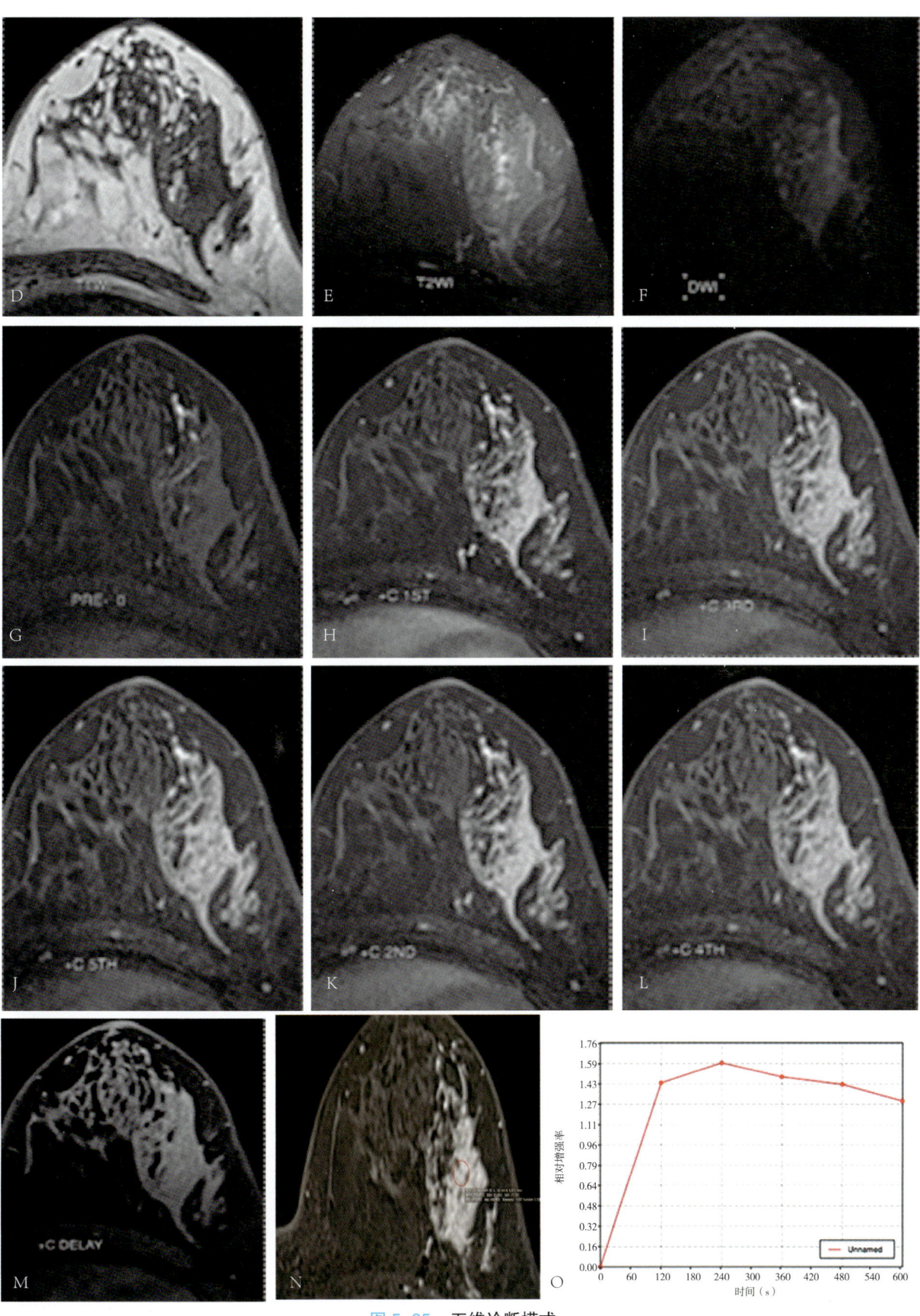

图 5-25　五维诊断模式

任何病灶都需要从三维的角度进行形态与分布的判断（A-C），在空间同步播放的方式下查看对应位置病灶的T2WI、T1WI、DWI和DCE特征（D-I），利用多时相动态增强图像观察演变（J-M）并测量曲线（N、O）

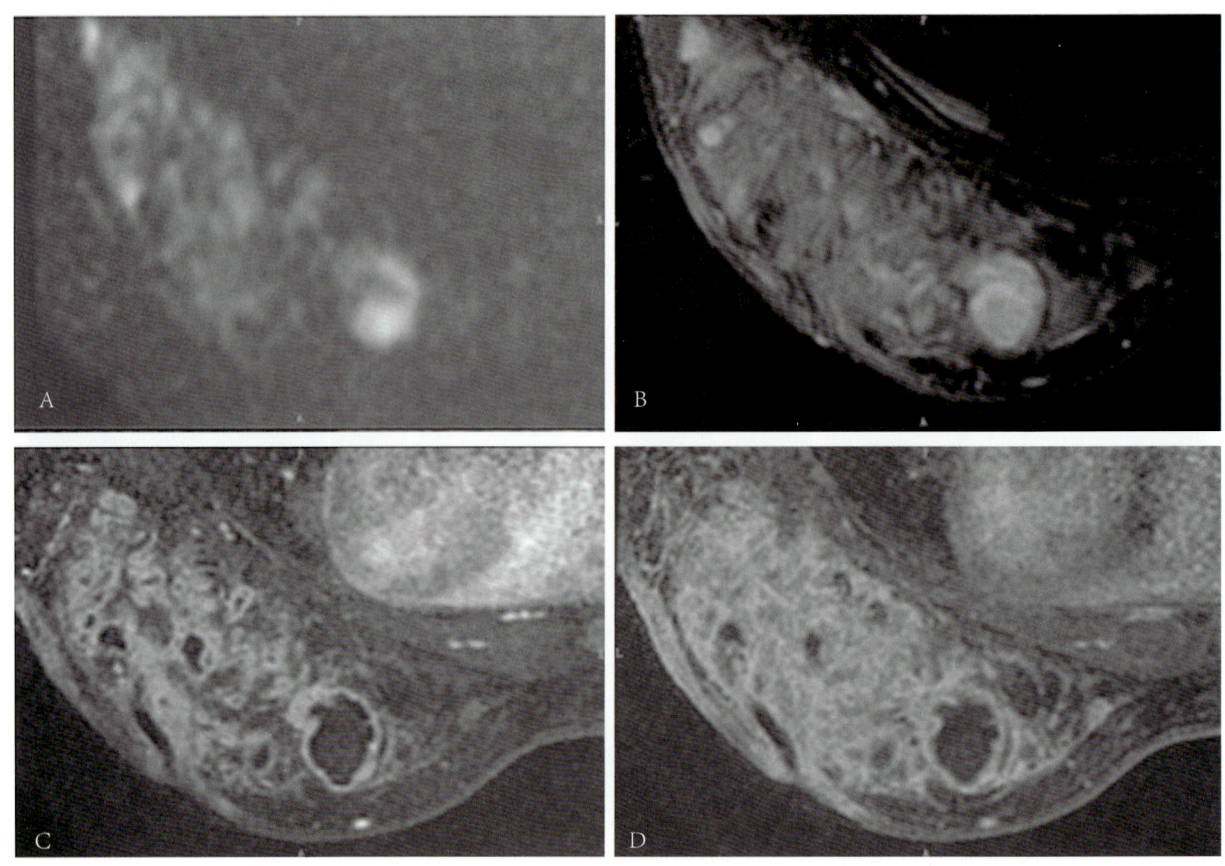

图 5-26　多参数对比观察

患者 31 岁，确诊浆细胞乳腺炎。病灶呈混杂 T2WI 信号，混杂和多发环形强化，TIC 廓清型，可见皮肤窦道形成。DWI 高信号对应的区域 T2WI 呈高信号，DCE 无强化（-1），虽然 DWI 高信号区域 ADC 值为 $0.78 \times 10^{-3}\,mm^2/s$，但是与恶性肿瘤的特征不一致

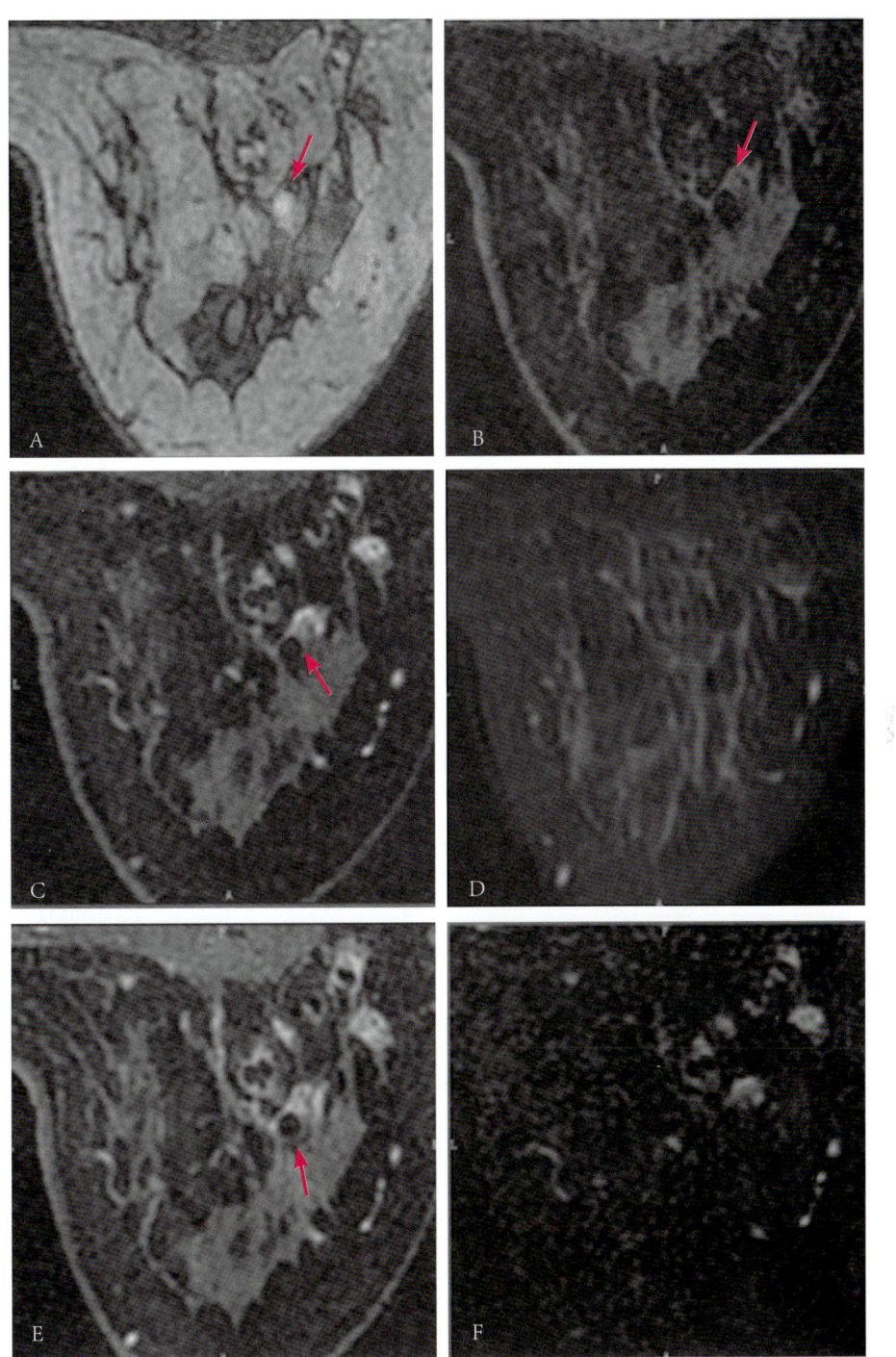

图 5-27　多参数匹配对照观察

右侧乳腺多发非肿块强化。T1WI 病灶中心呈点状高信号（↑），脂肪抑制序列（fs-T2WI 和预扫描 T1WI）在相同层面匹配位置这些点状高信号被抑制呈低信号提示为脂肪成分，病灶周围不均匀强化，减影仅显示强化的部分。追问病史患者有自体脂肪移植记录，脂肪信号为移植后可能液化的脂肪移植物，周围强化的部分被解释为炎症反应

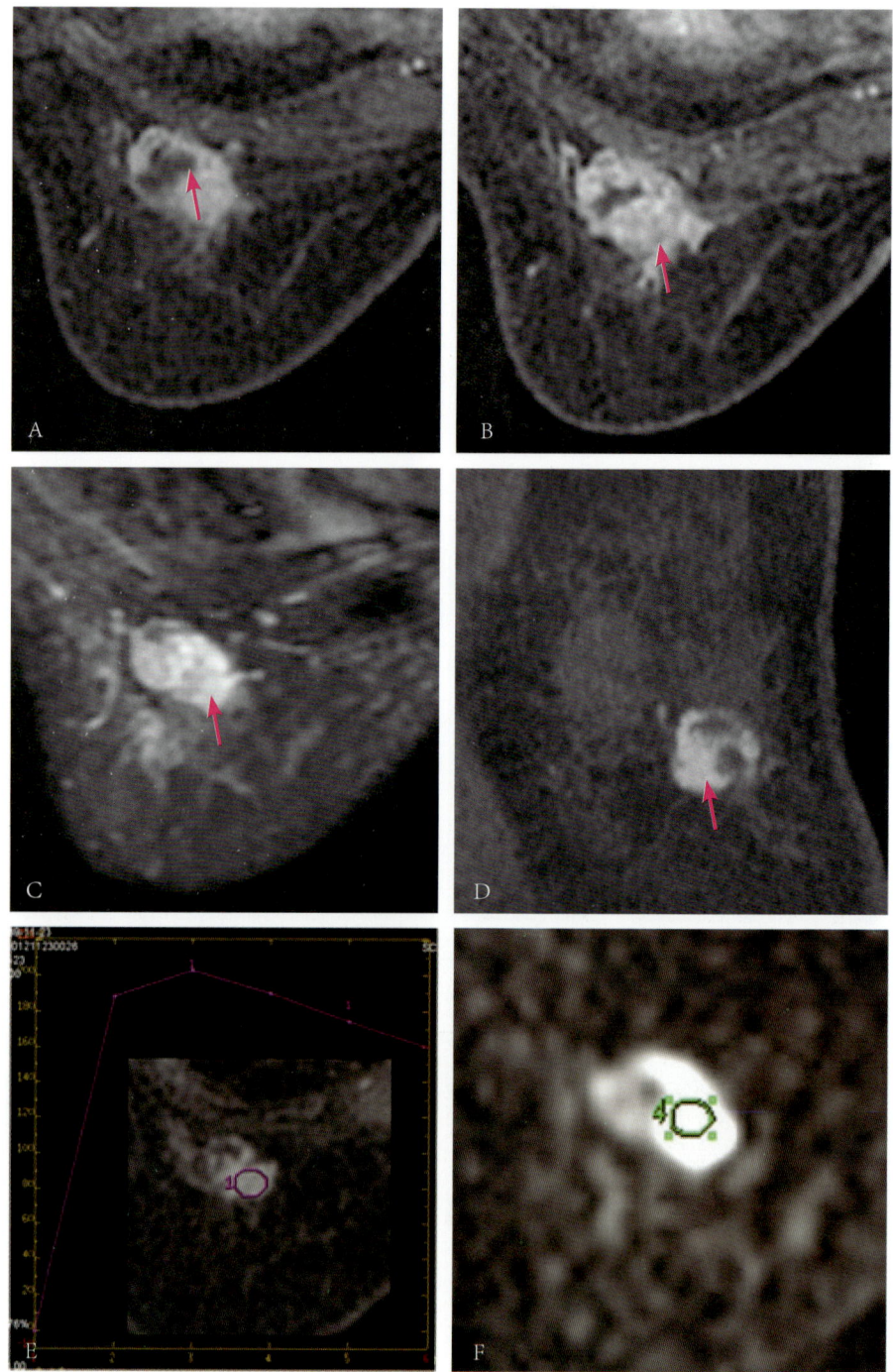

图 5-28 浸润性乳腺癌被误判 4 类分析

患者 73 岁，左侧乳腺肿物 9 个月余。US 检查左乳腺 8 点距乳头 1.1cm 处可见一低回声结节，大小约 2.1cm×1.1cm，边界欠清晰，形态欠规则，呈小分叶状，CDFI 示其内可见少许血流信号；MRI 显示不规则肿块，边缘不规则（A-C），内部不均匀强化（+1），廓清型曲线（+1）（D），T2WI 高信号（-1）（E），$ADC_{min}=1.31\times10^{-3}mm^2/s$（F）。MRI 判断 BI-RADS 4 类，将中心未强化的部分（↑）解释为纤维瘢痕，所以考虑为富血供的纤维腺瘤，但是建议外科局部切除。病理检查示：左侧乳腺浸润性导管癌，少数为导管内癌

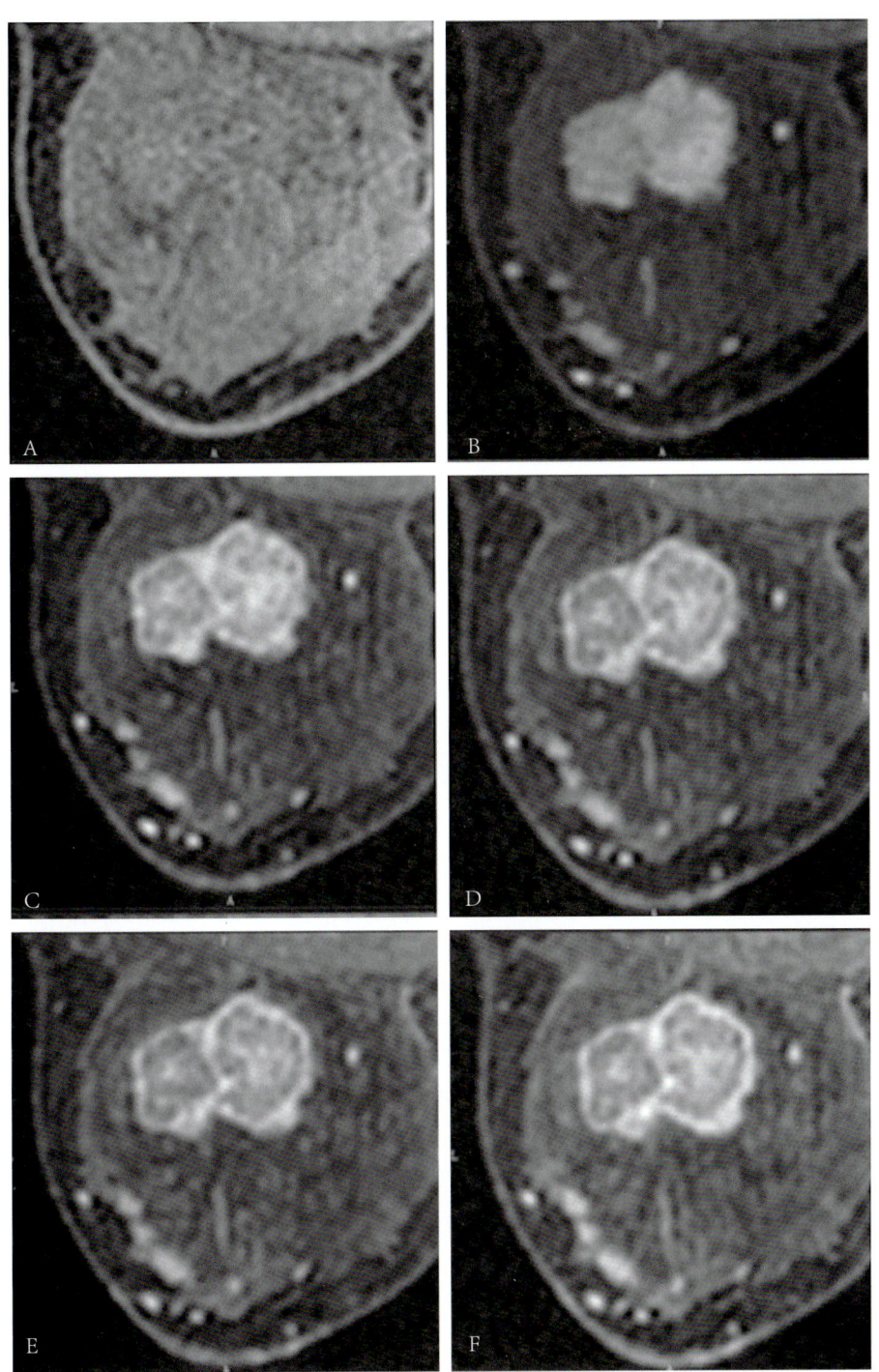

图 5-29 动态图像的顺序观察

左侧乳腺分叶状肿块，边缘清晰，增强早期内部可见串环样强化（虽然串环样强化不是 MASS 的描述词早期版本为分隔样强化），顺序观察动态增强图像可见第 2 时相病灶即呈环形强化或分隔强化，延迟期中央廓清明显。靠近皮肤的位置可见沿导管分布的簇集样强化，TIC 呈平台型，与图像观察接近。病理检查示：左侧乳腺浸润性癌，非特殊类型，SBR Ⅱ级。HER-1（-），HER-2（3+），p53（+50% ~ 75%），cyclin D1（+25%），ER（-），Ki-67（+50 ~ 75%），PR（-），Topo-Ⅱa（+<25%），p120（+），CK5（-）

二、积分分类诊断

借鉴 Fischer 和 Teifke 的积分方法，结合 BI-RADS 基本字汇笔者创建了自己的诊断模板（表5-2）和积分分类诊断模式（表5-3，表5-4）。这种积分分类诊断模式不是简单的良、恶性区分，而是直接与 BI-RADS 分类对应，而且在诊断指标中纳入 DWI-ADC 值作为一个关键的诊断参数，虽然 DWI 及其 ADC 值在 BI-RADS 中并无一席之地。与多因素分析方式比较，这个积分分类诊断模式比较简单。

首先将病灶按照 BI-RADS 字汇分类区分 MASS 和 NME 类型，这是后续测量指标的适用基础。判断病灶类型时一定要结合 T1WI 和 DCE 预扫描图像进行判断，否则很多 NME 病灶在强化后都在视觉上有占位效。

然后，将病灶的形态特征、DCE-TIC$_{max}$、DWI-ADC$_{min}$ 各作为一个积分要点，判断的前提是病灶的早期强化率 >120%@120s，当病灶形态学具有恶性特征时积 1 分、DCE-TIC$_{max}$ 为廓清型积 1 分、DWI-ADC$_{min}$ 低于良恶性阈值时积 1 分。此三项累计积 2 分或 3 分时判断为 5 类，累计积 1 分时判断为 4 类，积分为 0 或强化幅度 <120%@120s 时判断为 3 类，其他特异性良性病灶判断为 2 类，正常表现判断为 1 类（图 5-30 ~ 图 5-62）。

这个积分标准与笔者在本书第 1 版的表述略有不同，主要的更改体现在：①强化幅度的调整，早期快速强化的阈值调整为 120%@120s，这是经过实际积累的数据提炼的结果，而 90%@90s 是通过文献和对脉冲序列的分析理论上的数据，只有少量的病例证实，不一定准确。对于形态学可疑的如小叶节段分布，TIC 廓清型，ADC 值低于良、恶性阈值，但是强化幅度小于 120%@120s 的病灶，计 –1 分，进行校正。②增加了校正因素，分别是 T2WI 高信号时积分减 1 分、DWI-ADC 降低区域与 DCE 强化区域不匹配时积分 –1 分，这种调整的意义主要针对富血供的纤维腺瘤和浆细胞乳腺炎，但是容易导致黏液腺癌低估，黏液癌在 T2WI 可以呈高信号，且黏液癌早期强化不显著，TIC 呈流入型，需要作为特例处理，其比较有特征的表现为 ADC 值一般 >2.0 × 10^{-3}mm^2/s，高于正常腺体、纤维腺瘤等良性病变。③BI-RADS 字汇的调整，BPE 概念的引入使原来很多判断为 3 类的 NME 被划归 2 类甚至 1 类，只有不典型的 BPE 因强化幅度或者形态特征需要随访稳定性而保留在 3 类。④形态学判断标准的调整，肿块的恶性判断标准是病灶边缘呈毛刺或不规则的其中之一加上内部强化特征环形或混杂的其中之一，使得判断标准更加客观；NME 类病灶中增加了串环样强化，而且这个串环样强化必须是增强早期强化幅度 >120%@120s。⑤ NME 类病灶 DCE-TIC 的平台型曲线作为恶性指标被删除，这是因为由于 ROI 测量的部分容积效应形成的平台型曲线，经实际观察图像校正后，多数为廓清型。

在进行乳腺疾病诊断时，DCE-TIC 简单直观，DWI-ADC 是定量数据，而形态学特征复杂烦冗，个体判断差异明显，因此很多医师都希望通过 DCE-TIC 和 DWI-ADC 直接实现病灶定性诊断。与其他多因素分析结果不一样，本积分诊断模式中形态学恶性特征、DCE-TIC 和 DWI-ADC 各自权重相等。需要强调的是，在乳腺 MRI 诊断中，形态学特征优先于 DCE-TIC 和 DWI-ADC，后者处于辅助诊断的地位，合理解释 DCE-TIC 曲线和 DWI-ADC 值，有利于提高 MRI 诊断的特异性。DCE-TIC 和 DWI-ADC 的测量在 MASS 和 NME 类病变中有很大的适用差异，需要结合图像和 ROI 进行合理解释，而不是单纯凭阈值数据判断，这也是为什么必须首先进行 MASS 和 NME 区分的原因。笔者在早期的数据中总结的 NME 的 DWI-ADC$_{min}$ 阈值为 1.35 × 10^{-3}mm^2/s，在后来大样本的研究中发现，DWI-ADC$_{min}$ 在 NME 类病变的诊断效能很低，没有明确的显著性意义，但是作为诊断中的一个关键指标，当 NME 类病灶 DWI-ADC$_{min}$<1.35 × 10^{-3}mm^2/s 时，仍旧是一个关键的恶性可疑特征，需要更多的关注。

表 5-2　根据 BI-RADS 字汇整理的报告模板

项目	内容	说明
检查内容	乳腺 MRI 平扫＋动态增强（2ml/s，1+5 时相），ADC+TIC 测量，MPR 处理	
FGT	双侧乳腺大小形态对称，纤维腺体结构呈致密多量型/疏松脂肪型	在 MRI 上，FGT 简单地划分为致密多量型和疏松脂肪型 2 种类型，而不是 4 种类型，精细的 FGT 类型划分对于 MRI 来说意义不大，且不能完全与 XMG 对应，潜在的划分意义在于更好地理解 MG 的结果以及合理选择随访方式
BPE	双侧乳腺对称分布的散在描点样、局灶、片状强化，以乳腺周围为主要分布区域，早期强化率＜90%，等 T2、等 T1 信号，DWI 呈等信号，提示为少量中度背景实质强化（BPE）。 双侧乳腺多灶不对称分布的局灶、片状强化，主要分布在乳腺周围区域，早期强化率 90%～120%，内部可见腺体结构紊乱或小囊肿，部分延迟期融合成小肿块状或串环样强化，等 T2 等 T1 信号，DWI 呈等信号。提示为不典型的中重度背景实质强化（BPE）	（1）乳腺 BPE 经典划分为 4M，即无（minimum）、少量（mild）、中度（moderate）和重度（marked）。 （2）笔者倾向于 BPE 划分为典型和不典型，对称分布的轻度、中度的为典型 BPE，一般给予 1 类；显著强化或者不对称分布的为非典型 BPE，其中对称分布的为 2 类，不对称分布的为 3 类，3 类的建议补充 XMG 排除潜在可疑钙化病灶。 （3）病理上，BPE 包括正常腺体随激素周期的灌注变化、一般意义的纤维囊性增生、腺病、纤维腺瘤样增生，有可能漏诊，表现为点状或者小肿块样强化的 ADH、导管内乳头状瘤及不典型的 DCIS
点状强化	双侧乳腺多发散在点状强化，主要分布在乳晕后的中央导管区周围腺体区；早期强化率＞120%，延迟期周围无离心样强化；病灶直径＜5mm 边缘和内部分辨不清晰，动态增强曲线测量不准确，DWI 呈等或略高信号，ADC 值测量不准确；等 T2、T1 信号；不伴有邻近的乳管扩张。 左/右侧乳腺内外上下象限/中央乳晕区域单个点状强化；早期强化率＞120%，直径约 5mm，可分辨明确的不规则边缘毛刺，内部延迟期可见廓清提示为廓清型曲线，动态增强曲线测量不准确，DWI 呈略高信号，ADC 值测量不准确；等 T2、T1 信号；不伴有邻近的乳管扩张	（1）主要是与描点样强化鉴别诊断，描点样强化划归 BPE。 （2）点状强化一定是增强早期的显著强化，且延迟期只有少量的离心强化，因直径＜5mm，形态学和测量都不准确。 （3）多发病灶且不能定位的划归 3 类，随访处理。 （4）US 或 XMG 能协助定位的单个或者多发点状强化，划分为 4 类。 （5）伴有乳管扩张且内容为短 T1 信号的，划分为 4 类。 （6）多发点状强化且能归纳为小叶节段分布、簇集样强化的，按照非肿块类处理
肿块	左/右侧乳腺内外上下象限/中央乳晕区肿块：形态不规则/类圆形/分叶状，边缘光滑/毛刺/不规则，内部呈不均匀/混杂/环形强化可见不强化低信号分隔；TIC_max 呈廓清型（Ⅲ）/平台型（Ⅱ）/流入型（Ⅰ），早期强化率＞120%@120s；DWI 呈不均匀/环形/高等信号，ADC_min=___s；长等 T2、T1 信号。病灶最大直径=___cm，靠近乳头、皮肤胸壁未直接累及；病灶周围可见多发的点状强化/多发小肿块强化/不规则或节段样强化，信号与强化特征与主病灶类似	（1）典型的肿块中间必须没有脂肪信号分隔，不规则的肿块必须与 NME 相鉴别。 （2）能归纳为肿块的病灶且 TIC 和 ADC 测量可信的，按照肿块指标处理。 （3）多发病灶且空间完全分离的，按照多发病变处理，但是不同病灶可能有不同的形态，肿块优先描述和适用。 （4）所有的形态学特征均指增强早期的，特例为黏液腺癌等的延迟期，需另外标注

项目	内容	说明
非肿块强化	左右侧乳腺内外上下象限中央乳晕区域非肿块样强化：叶段局灶区域线样分布，内部强化特征为不均匀簇集样串环样；TIC_{max}呈廓清型（Ⅲ）平台型（Ⅱ）流入型（Ⅰ），早期强化率>120%@120s；DWI呈不均匀高等信号，可测量部分ADC_{min}=___s；长等T2、T1信号。病灶范围约1/24个象限，靠近乳头、皮肤胸壁未直接累及，局部皮肤增厚。病灶周围可见多发点状强化不规则节段样强化，信号与强化特征与主病灶类似	（1）NME的判断首先排除不是肿块，NME特征是病灶夹杂脂肪信号，因此也就不可能存在均匀强化。 （2）簇集样强化实际也是分布特征，实际上是一定范围内的多发大小不等的点状或不规则小肿块强化的集合，多发点状强化也可以划分为NME。 （3）NME的TIC和ADC受平面内部分容积效应影响，测量有偏差，应该结合图像ROI内容解释，TIC测量的平台曲线多数有廓清的成分在其中
腋窝淋巴结	双侧腋窝未见增大的淋巴结。同侧腋窝可见单多个增大的淋巴结，圆形，直径>1cm，显著异常对比强化并延迟期廓清，DWI呈高信号。双侧腋窝对称性增大的淋巴结，肾型可见淋巴结门的脂肪信号提示良性可能性大。	（1）腋窝淋巴结的判断须谨慎，淋巴结转移不以大小为判断标准。 （2）高分辨率条件下T1WI显示淋巴结门结构和脂肪信号有助于帮助良性的判断。 （3）结论只报告淋巴结增大，而不是淋巴结转移
乳管扩张	左右侧乳腺内外上下象限中央乳晕区域可见乳管扩张，T2WI呈高低信号，T1WI呈低信号，增强后减影处理未见乳管周围强化。病灶内部和病灶周围可见乳管扩张，T2WI呈高低信号，T1WI呈高低信号。	（1）前者为单纯的乳管扩张积乳，一般需要追问乳腺溢液的性质，血性溢液需要高度重视。 （2）后者为前述病灶的伴发征象，点状强化伴发T1WI高信号的乳管扩张在分类上需要提高1类
乳腺囊肿	左右侧乳腺内外上下象限中央乳晕区域可见单多发的囊性信号，类圆形，均匀长T2长T1信号，无异常对比强化均匀薄壁环形强化	（1）囊肿需要在T2WI观察，不要漏诊，须与黏液腺癌、脓肿相鉴别。 （2）不均匀厚壁强化和伴有乳管高信号积液的脓肿应格外关注
正常乳腺	双侧乳腺大小形态对称，纤维腺体结构呈致密多量型（疏松脂肪型）。平扫T1WI、T2WI和DWI均未见异常信号，动态增强各时相未见异常对比强化或者轻度少量秒点样强化。双侧腋窝未见增大的淋巴结	

注：此报告模板是基于BI-RADS字汇的标准化模板，需要在理解BI-RADS的基础上，对不同颜色的字汇进行删减并保留其中合适的一个，继而组合形成一个文本报告

表 5-3 乳腺病灶积分判断指标

项目	积分（+1）	校正因素与例外
形态学	肿块：不规则形状＋不规则边缘＋混杂强化、边缘毛刺、环形强化，具备 1 项或多项，积 +1 分	（1）强化幅度 <120%@120s，积 −1 分； （2）T2WI 高信号（接近流入增强的血管信号），积 −1 分； （3）强化区域与 ADC 低值区域不匹配，积 −1 分； （4）$ADC_{min} > 2.0 \times 10^{-3} mm^2/s$ 且延迟期强化，积 +1 分，提示黏液腺癌； （5）强化病灶内或者周围有乳管 T1WI 高信号提示出血的，积 +1 分； （6）辅助 XMG 检查有可疑钙化，积 +1 分
	非肿块：节段样强化或者导管强化、簇集样强化、增强早期的串环样强化，具备 1 项或多项，积 +1 分	
曲线	肿块：TIC_{max} = Ⅲ型，积 +1 分	
	非肿块：TIC_{max} = Ⅱ型或Ⅲ型，积 +1 分	
ADC 值	肿块：$ADC_{min} \leq 1.05 \times 10^{-3} mm^2/s$	
	肿块：$ADC_{min} \leq 1.35 \times 10^{-3} mm^2/s$	

表 5-4 BI-RADS 积分诊断指标

分类	积分	内容
0	−	MRI 检查很少 0 类诊断，除非检查失败；需要补充病史、辅助 XMG 检查、US 随访等召回或者处理建议不作为 0 类
1	−	正常乳腺：DCE 无异常强化，DWI 无异常信号，T2WI 和 T1WI 无异常信号。典型的双侧对称的轻度或者中度 BPE
2	−	特指的良性病变，包括强化幅度很低的纤维腺瘤、囊肿、陈旧性不强化的瘢痕、含脂油性囊肿、明确的脂肪坏死、错构瘤、脂肪瘤、特征明确的乳腺内淋巴结、假体植入术后。典型的双侧对称的重度 BPE，或表现为没有强化的结构紊乱、无 T1WI 高信号的乳管扩张
3	0	明确为良性病变，但是需要随访观察稳定性或者补充证据。包括点状强化；不典型、不对称的重度 BPE 需要补充 XMG 察看可疑钙化；富血供的纤维腺瘤；没有恶性积分的其他病灶
4	=1	在形态学特征、TIC 曲线和 ADC 值三个主要方面，有且只有 1 项可疑，积 +1 分，即纳入 4 类
5	≥2	在形态学特征、TIC 曲线和 ADC 值三个主要方面，有 2 或 3 项可疑，积分 +2 或者 +3 分，5 类

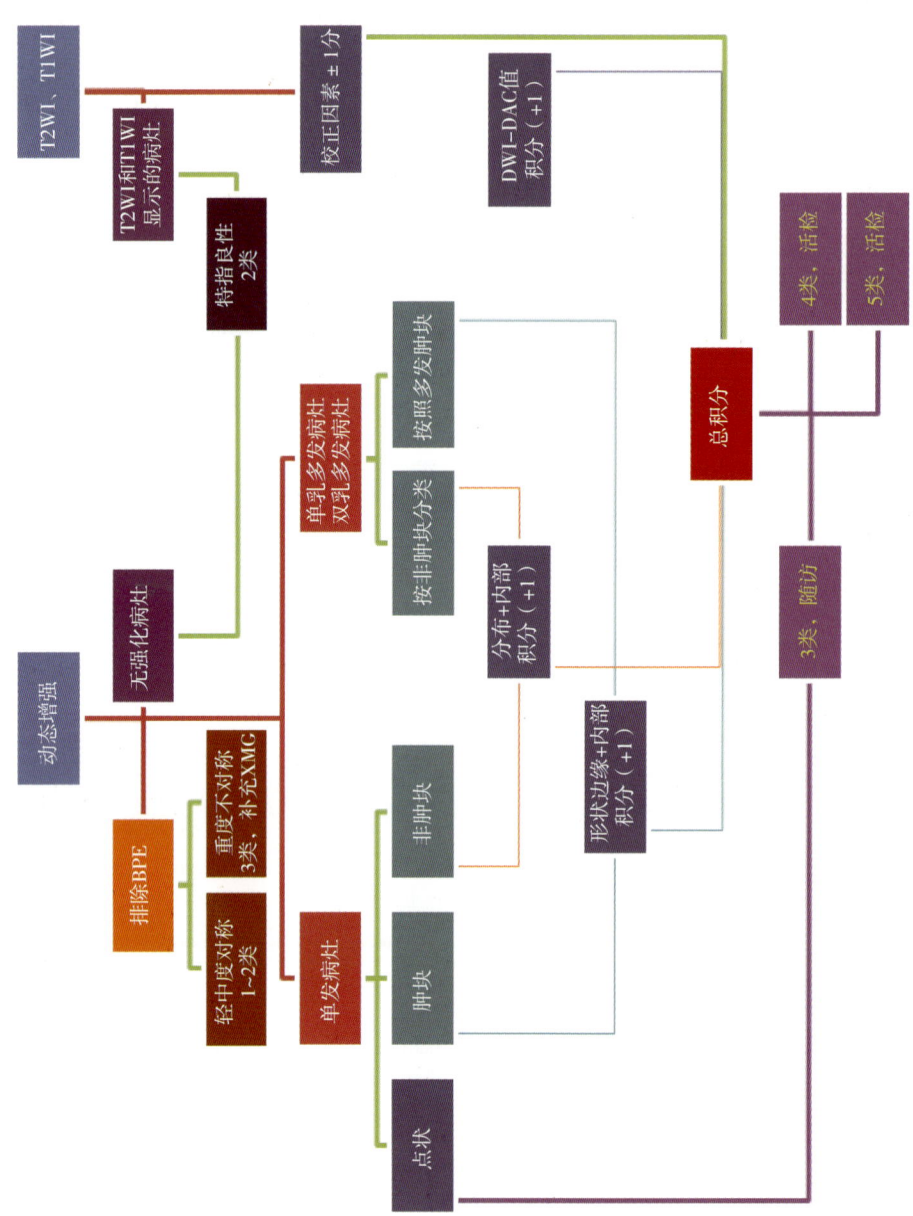

图 5-30 诊断逻辑顺序

第五章　BI-RADS MRI 分类诊断

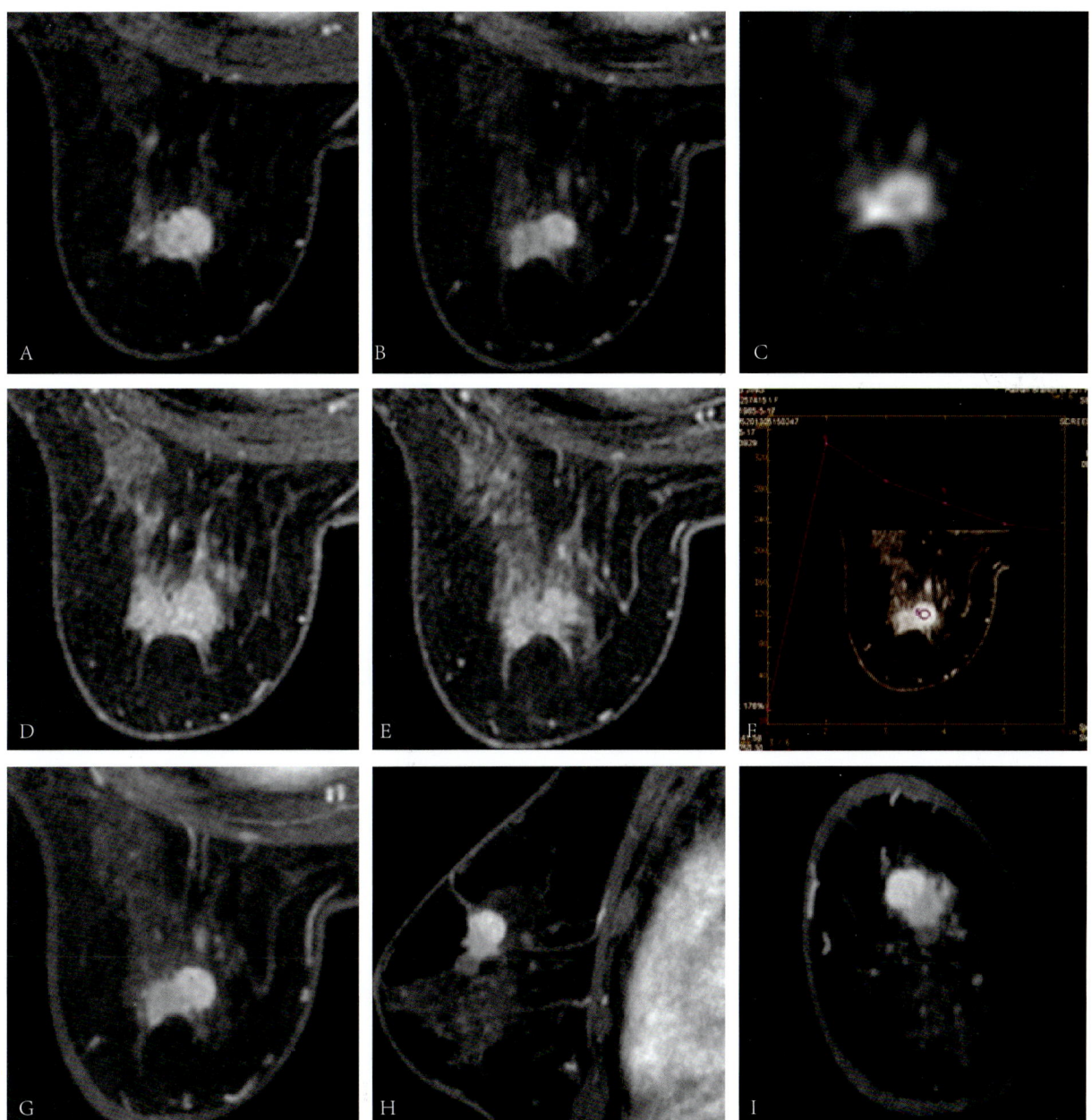

图 5-31　BI-RADS 5 类肿块积 +3 分

患者 47 岁，发现左乳肿块 3 个月。此病灶从部分层面看是圆形肿块，有细小的分叶切迹；部分层面看是不规则肿块，总体看属于不规则肿块，边缘有毛刺构成恶性病灶的特征（+1）。TIC 廓清型（+1），DWI 呈环形高信号，$ADC_{min}=1.05 \times 10^{-3} mm^2/s$（+1）。病理检查示：左侧乳腺浸润性导管癌，SBR 分级为 Ⅱ 级，肿瘤大小为 2cm×1.5cm×1.2cm，周围见少许高级别导管内癌成分，未累及乳头及皮肤，基底未见癌，腋窝淋巴结未见转移癌（0/16）。免疫组化检查显示：Her-1（-）、Her-2（+）、ER（+>7）

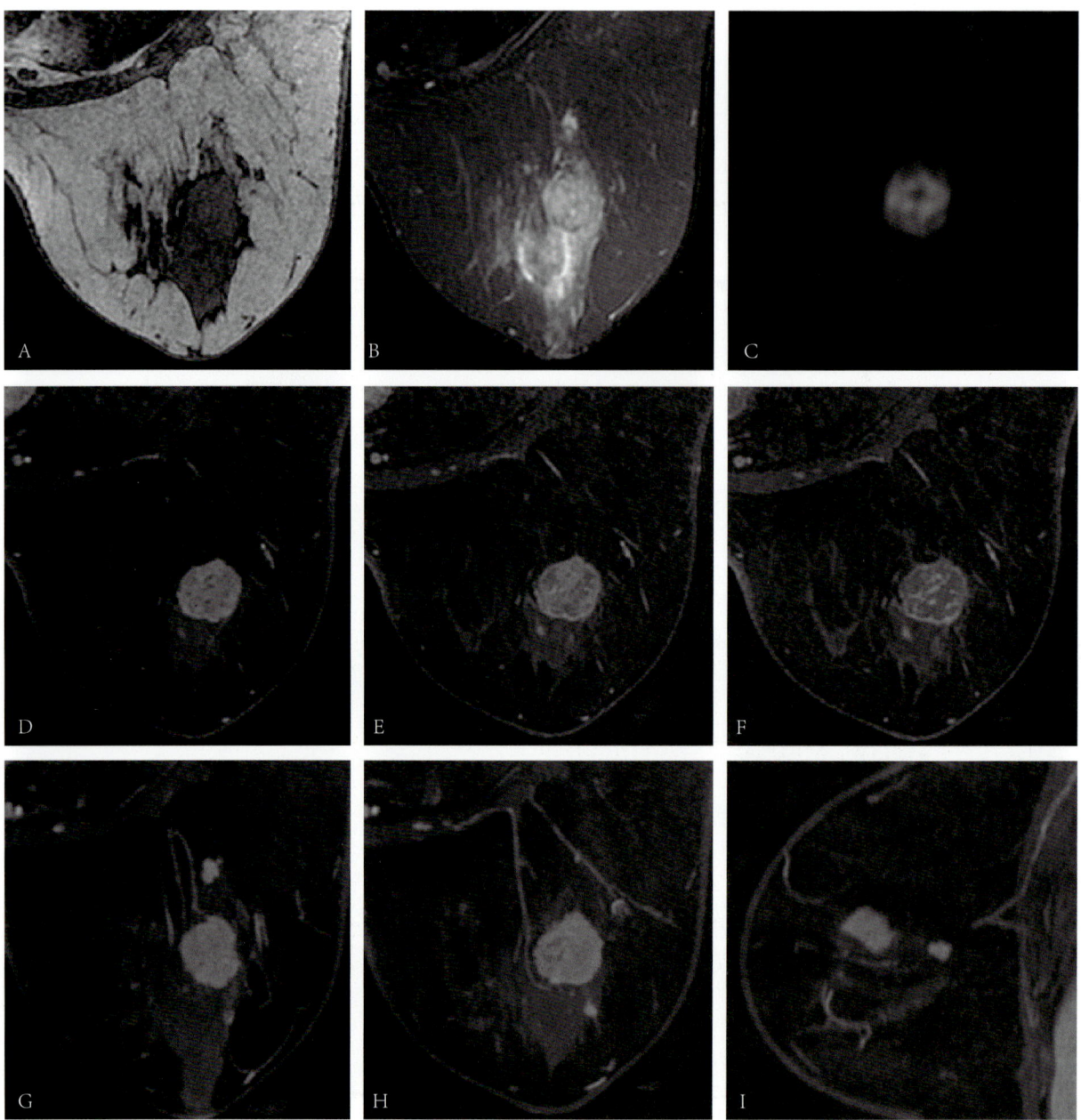

图 5-32 BI-RADS 5 类肿块积 +2 分

患者 62 岁，US、XMG 检查提示右乳腺肿物。右侧乳腺内 3 个大小不等的肿块，T1WI 占位效应明显，T2WI 呈等信号。较大肿块直径 2.6cm，分叶状，边缘光滑，内部不均匀强化，从图像观察 TIC 呈廓清型（+1 分），DWI 不均匀高信号，DWI-ADC=（0.66～0.80）×$10^{-3}cm^2/s$，累计积 2 分，判断为 5 类。改良根治手术术后病理示：浸润性乳腺癌，非特殊类型，中等分化。本病例中，形态学特征没有典型的恶性征象，与纤维腺瘤很难区分，发挥鉴别诊断作用的关键指标是 DWI-ADC 值，虽然部分富血供的纤维腺瘤也可以是 TIC 廓清型，但是两者累计积 2 分，符合 5 类诊断标准。另外，此病例可在延迟期看见分隔强化，实际上这个分隔在早期就强化，只是在延迟期由于周围的强化部分廓清才凸显出强化的分隔，对应的部位并未见短 T2 信号特征，所以不能作为不强化或延迟强化的分隔，后者是纤维腺瘤的特征性表现

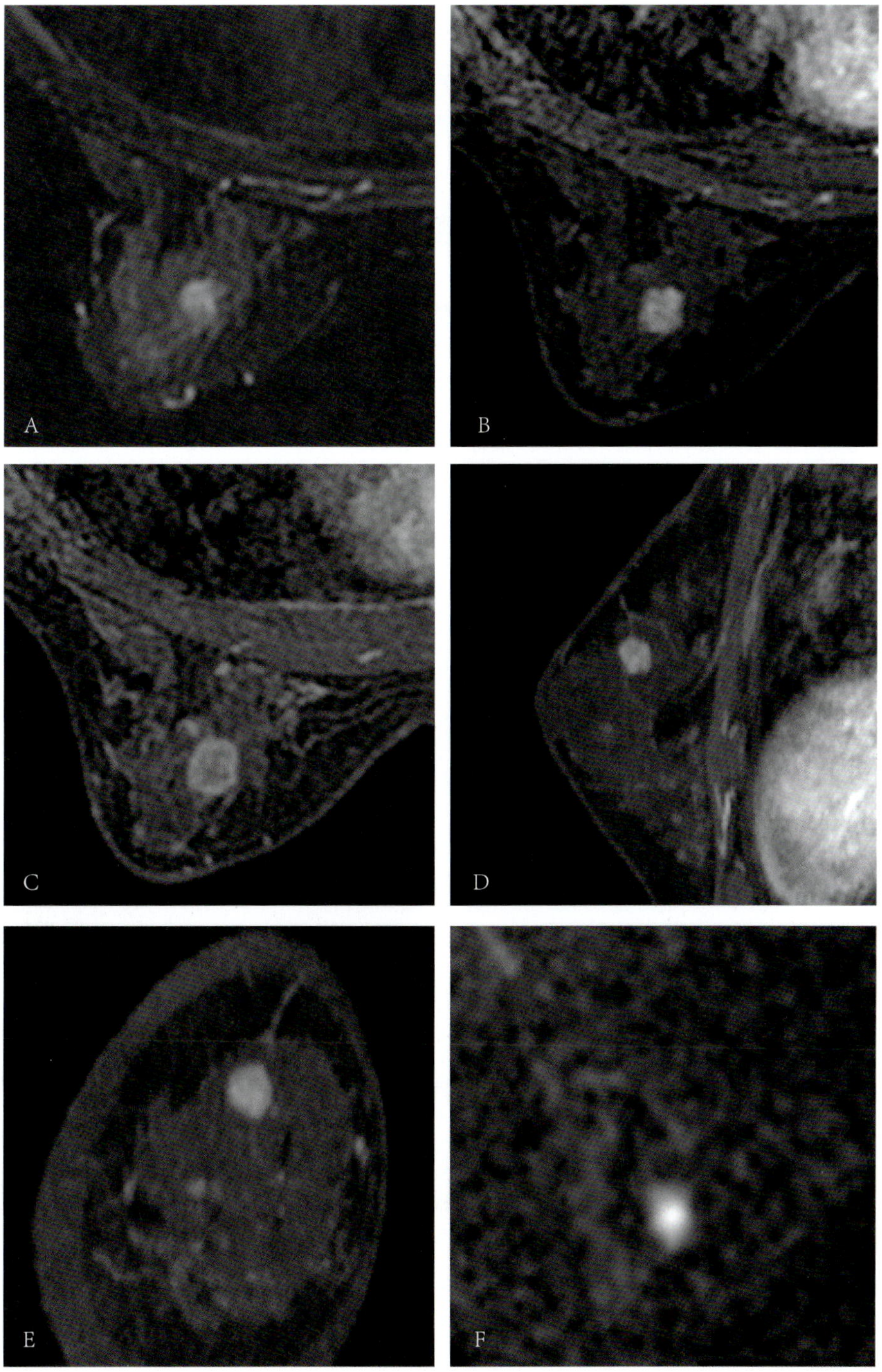

图 5-33　BI-RADS 5 类肿块积 +2 分

患者 46 岁，发现乳腺肿物 6d。左侧乳腺内上象限类圆形肿块，边缘不清晰，不均匀强化（+1），TIC 廓清型边缘毛糙（+1），DWI 呈高信号，$ADC_{min}=1.1 \times 10^{-3} mm^2/s$，判断为 5 类。病理检查示：左乳腺浸润性癌，非特殊类型，SBR 分级Ⅱ级，周围见导管内癌成分，约占 20%，肿瘤大小为 1cm×1cm×1cm，癌组织未累及乳头及皮肤。基底切缘未见癌。腋窝淋巴结见转移癌（0/6）。免疫组化染色结果：HER-2（1+），HER-1（0），Ki-67（+20%），p53（-），ER（+70%），PR（+85%），AR（+70%），CK5（-），E-Cadherin（+），p120（膜+）

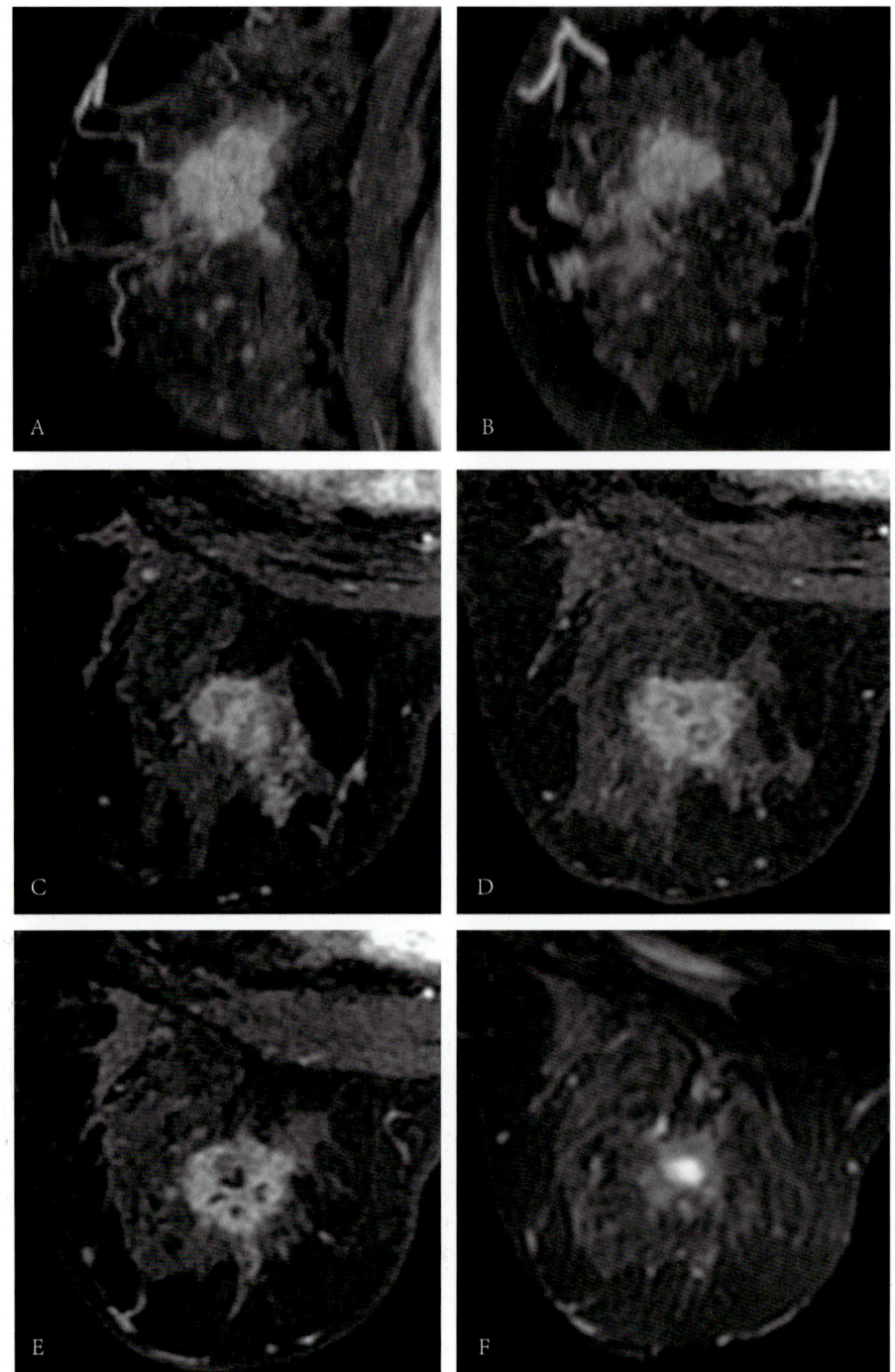

图 5-34　BI-RADS 5 类肿块与卫星病灶，积 +3 分

患者 46 岁。2 个月前体检发现左侧乳腺肿物，超声预报 4 级建议超声引导下穿刺活检。MRI 表现为形态边缘不规则肿块（+1），周围有多发的非肿块强化；ADC_{min}=0.97×$10^{-3}$$mm^2$/s（+1），$TIC_{max}$ 廓清型（+1）。预报 5 类。病理检查示：左侧乳腺浸润性癌，非特殊类型，SBR Ⅱ级，少部分为导管内癌。肿瘤大小 3cm×2cm×2cm。癌组织侵及脂肪组织，未累及乳头及皮肤。基底切缘未见癌，腋窝淋巴结未见转移癌（0/19）。免疫组化染色肿瘤细胞显示：Cyclin D1（-），CK5（-），PR（+65%），ER（+40%），HER-1（0），Ki-67（+25%），HER-2（2+），p120（膜+），Topo-Ⅱα（+10%），p53（+55%）。此类病灶诊断信心充分，且因为多灶病变无保乳的可能性，因此建议患者在切除前开放活检取冷冻病理确认

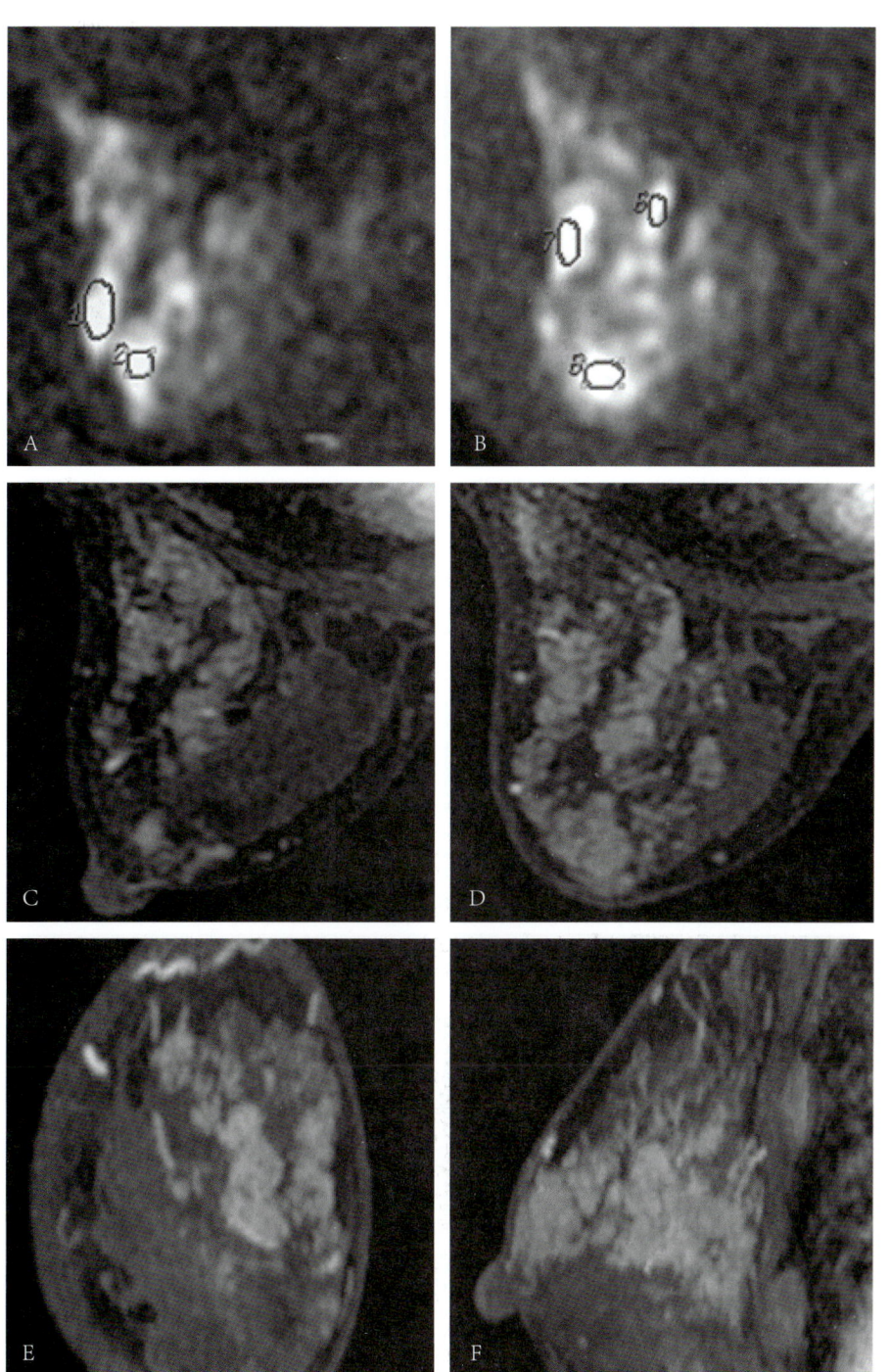

图5-35　BI-RADS 5类NME，积+3分

患者45岁，无意间发现左乳肿物2个月。MRI表现左侧乳腺外上象限多个小叶节段融合(+1)，范围约2个象限，内部强化特征为混杂强化。多点测量DCE-TIC$_{max}$廓清型(+1)；DWI呈不均匀的高信号，多点测量ADC$_{min}$=1.3×10^{-3}mm^2/s(+1)。平扫显示病灶T2WI呈等信号，T1WI呈等信号。累计积3分，判断为5类。常规病理检查示：左侧乳腺浸润性癌，非特殊类型，Ⅱ～Ⅲ级，其中可见多量高级别导管内癌成分并伴坏死，肿瘤总大小约为2cm×2cm×1.5cm，脉管内见癌栓，乳头及皮肤未见癌组织累及，基底切缘未见癌，腋窝淋巴结见转移癌（2/11）。免疫组化染色显示肿瘤细胞：Cyclin D1（浸润癌+5%，原位癌+50%），ER（浸润癌+10%，原位癌+50%），PR（浸润癌+5%，原位癌+40%），Ki-67（浸润癌+50%，原位癌+15%），HER-1（-），HER-2（浸润癌1+，原位癌2+），p120（+），Topo-Ⅱα（+10%），p53（浸润癌-，原位癌30%），CK5（-）

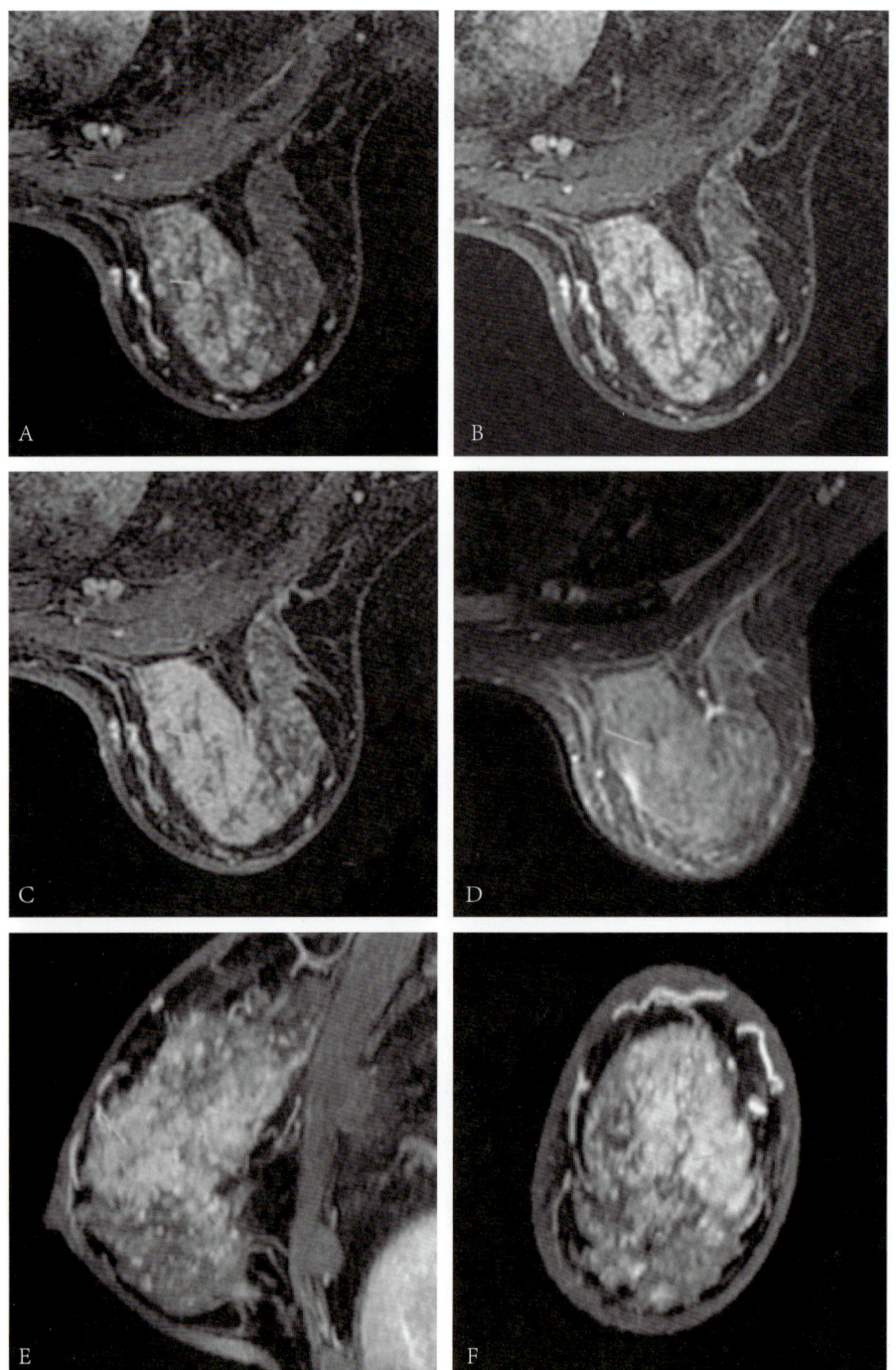

图 5-36　BI-RADS 5 类 NME，积 +2 分

患者 50 岁，右侧乳腺肿痛、溢液 1 个月余。右侧乳腺内上象限 NME 病灶在 T2WI 呈等高信号，T1WI 呈等信号，几乎不可辨别。呈小叶节段分布，病灶范围大于 1 个象限，内部强化特征为串环样（+1 分），可测量的部分病灶主体部分 TIC 呈持续型；病灶 DWI 呈不均匀高信号，$ADC_{min}=1.05 \times 10^{-3} mm^2/s$（+1 分），累计积 2 分，判断为 5 类。病理检查示：右乳腺内上象限考虑为导管内癌，未见明确浸润证据，周围可见散在淋巴细胞浸润，肿瘤呈多处小灶分布，癌组织未侵犯皮肤及乳头，未累及基底切缘，周围乳腺呈腺病改变。免疫组化染色结果：SMA（肌上皮+），CK5（肌上皮+），p63（肌上皮+），Calponin（肌上皮+），Ki-67（+20%），SM-MHC（肌上皮+），PR（-），ER（-）

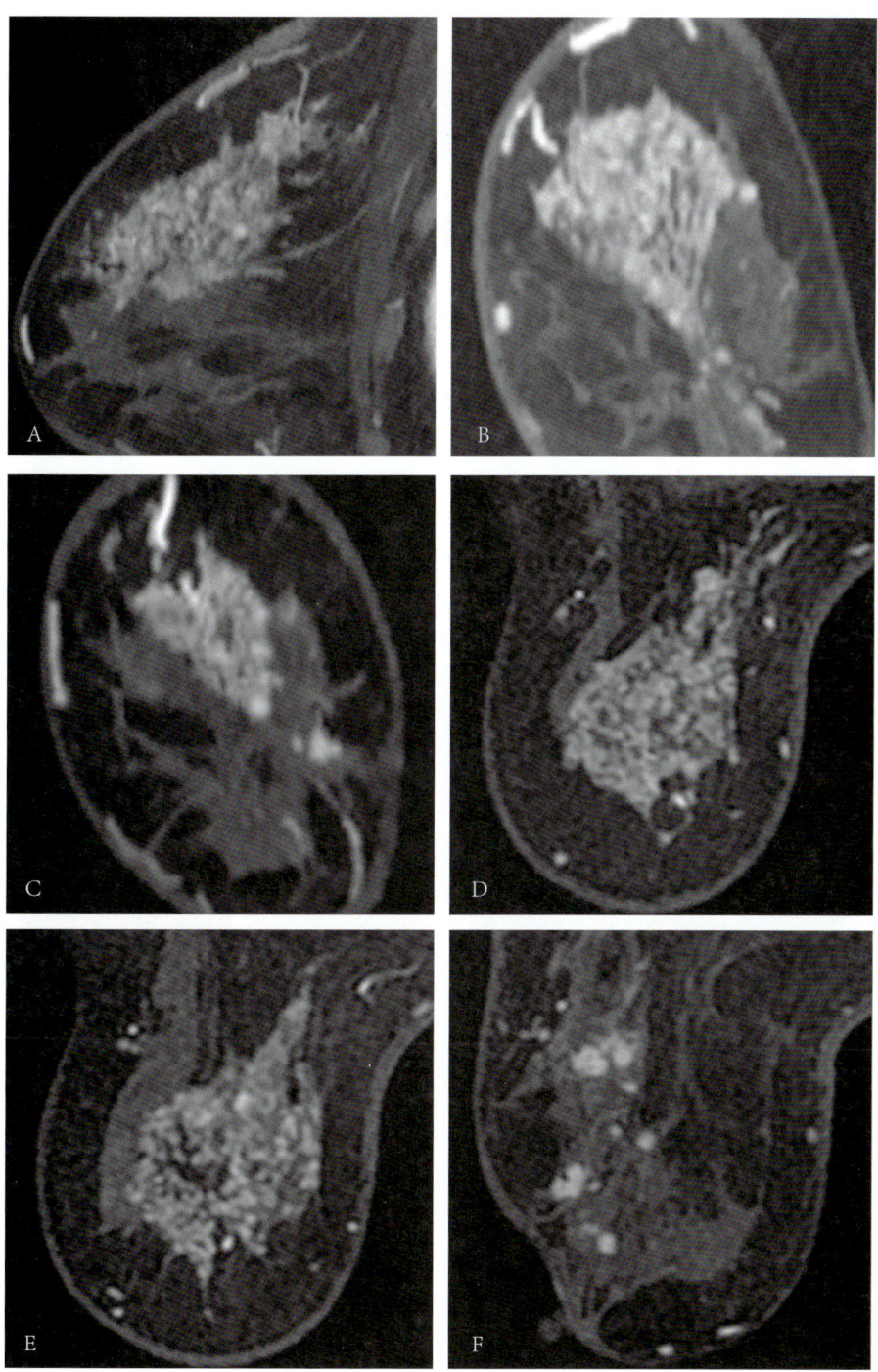

图 5-37　BI-RADS 5 类 NME，积 +3 分

患者 46 岁。左侧乳头间断溢液 2 年。左侧乳腺内上及外下象限非肿块样强化，小叶节段分布占 2 个象限，内部可见串环样强化（+1）；$ADC_{min}=1.0×10^{-3}mm^2/s$（+1），$TIC_{max}$ 廓清型（+1），判断为 5 级，建议外科会诊。左侧乳腺浸润性癌，非特殊类型，SBR Ⅱ 级，肿瘤大小为 3cm×2cm×2cm。癌组织未累及乳头及皮肤。基底切缘未见癌。周围乳腺组织内见导管内癌。腋窝淋巴结未见转移癌（0/19）。免疫组化染色结果：CK5（−），Cyclin D1（+50%），PR（+50%～75%），ER（+50%～75%），HER-1（0），Ki-67（+15%～25%），HER-2（2+），Topo-Ⅱα（+10%～15%），p120（+），p53（+50%～75%）。献报道小叶节段分布的病变、串环样强化恶性概率的阳性预测值高达 85%、77%。这种强化类型的病理基础是导管周围间质及导管内癌细胞的强化，扩张导管内可见的微小钙化

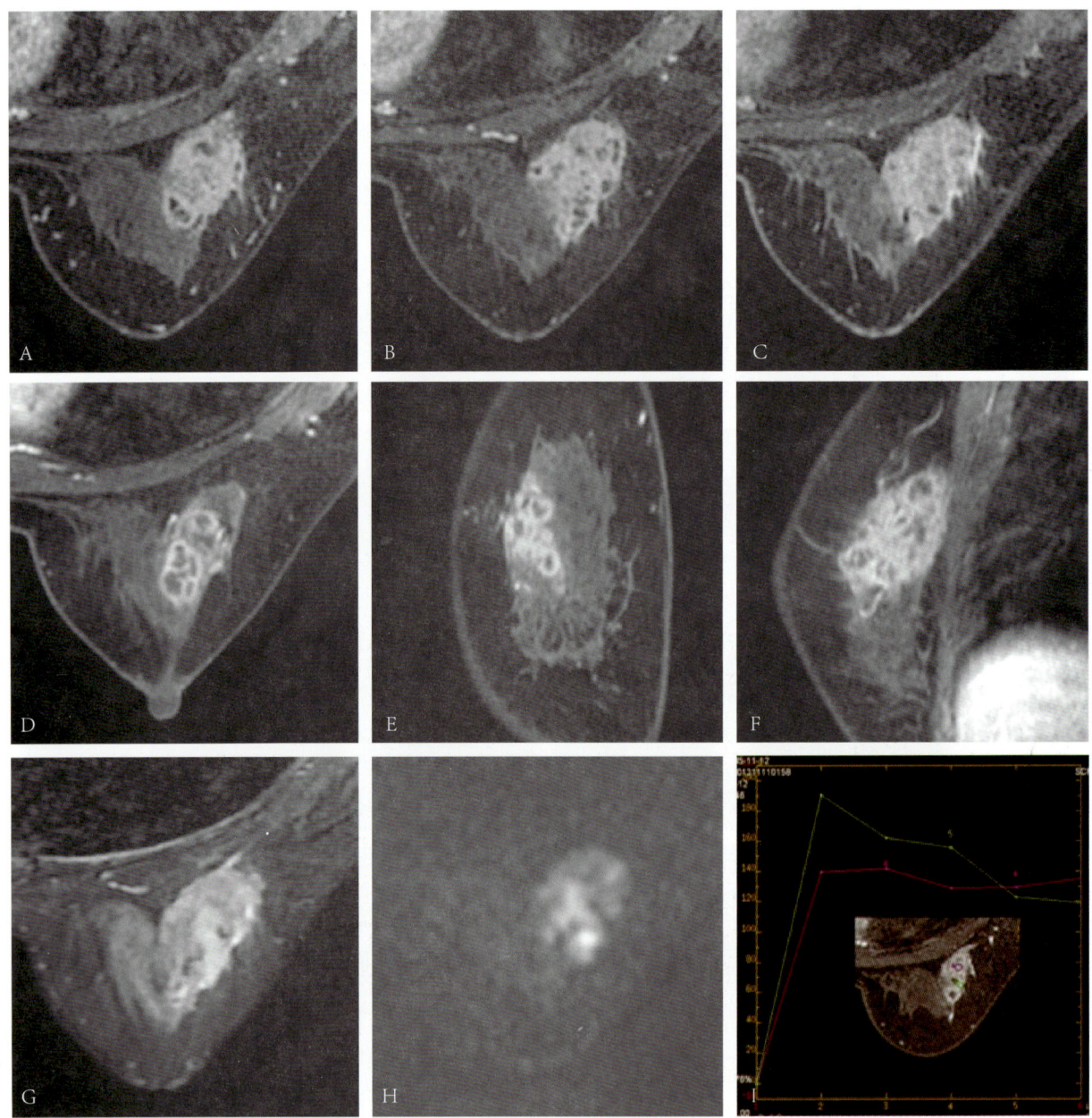

图 5-38 校正因素，DWI 高信号区域不增强

患者 28 岁，右侧乳腺肿痛 1 周。穿刺病理检查示：急、慢性炎症。右侧乳腺外侧象限区域强化的 NME，有小叶节段分布的趋势，不均匀环形强化（+1），DWI 不均匀高信号，ADC=（0.6～0.8）×10^{-3}mm²/s（+1），TIC_{max} 廓清型（+1），从积分看影像指标符合 5 类。但是此病灶 DWI 中心高信号部分对应的 DCE 不强化的部分（-1），符合典型的浆细胞乳腺炎乳腺脓肿形成，前瞻性诊断考虑浆细胞乳腺炎，但是在病理证实之前，由于与乳腺癌特征有交叉，建议判断为 4 类或 5 类，在处理上需要穿刺确认和切开引流

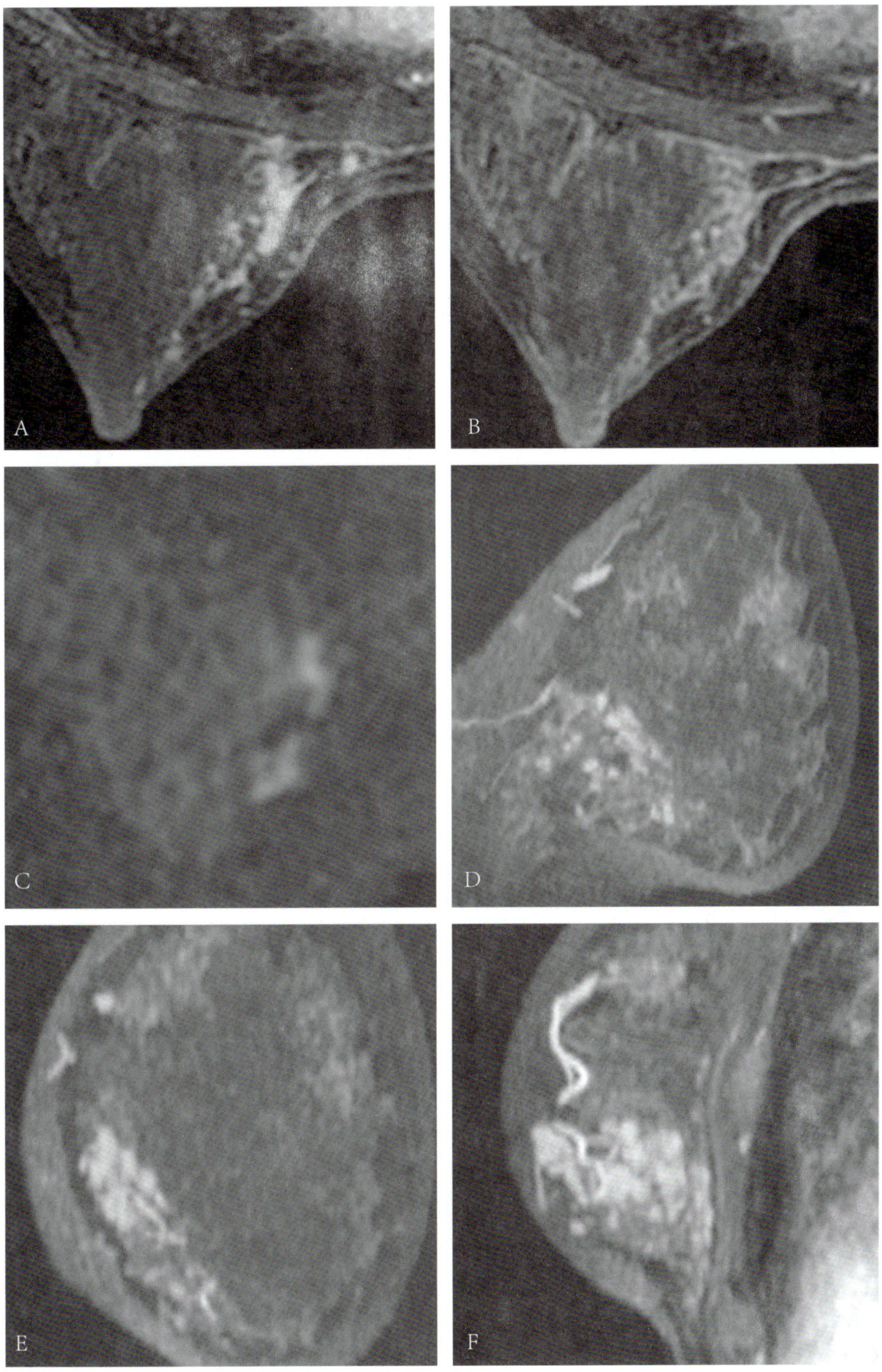

图 5-39 BI-RADS 5 类 NME，积 +3 分

患者 37 岁，发现左侧乳头溢液半个月余，呈深红色，无红、肿、热，偶伴疼痛，超声评价 3 类。MRI 显示左侧乳腺内下象限非肿块样强化（NME）病灶：小叶节段分布和簇集样分布，内部强化特征为串环样强化，可测量的病灶主体部分动态增强曲线（TIC$_{max}$）呈廓清型（Ⅲ型），增强早期 120s 内强化显著（>120%），平扫病灶 DWI 呈不均匀高信号，ADC$_{min}$=1.28×10^{-3}cm^2/s，T2WI 呈等信号，T1WI 呈等信号，病灶内多发乳管扩张，T1WI 呈高信号，评估为 BI-RADS 5 类。冷冻病理诊断：左侧乳腺纤维腺病，部分导管上皮实性增生伴中－重度不典型增生，不除外导管内癌，待石蜡多取材进一步明确诊断。常规诊断：左侧乳腺实性型导管内乳头状癌伴间质、脂肪组织浸润，肿瘤大小 6.5cm×5cm×1cm；周围乳腺呈腺病改变。-10 号切片免疫组化染色结果：CK5（-），p63（个别细胞＋），Ki-67（＋>75%），SM-MHC（局灶＋），CD10（-），HER-2（2+），ER（＋>75%），PR（＋>75%）。-11 号切片免疫组化染色结果：CD10（-），CK5（-），p63（个别细胞＋），SM-MHC（局部＋）。-21 号切片免疫组化染色结果：p63（个别细胞＋），CK5（-），CD10（-），SM-MHC（局灶＋）

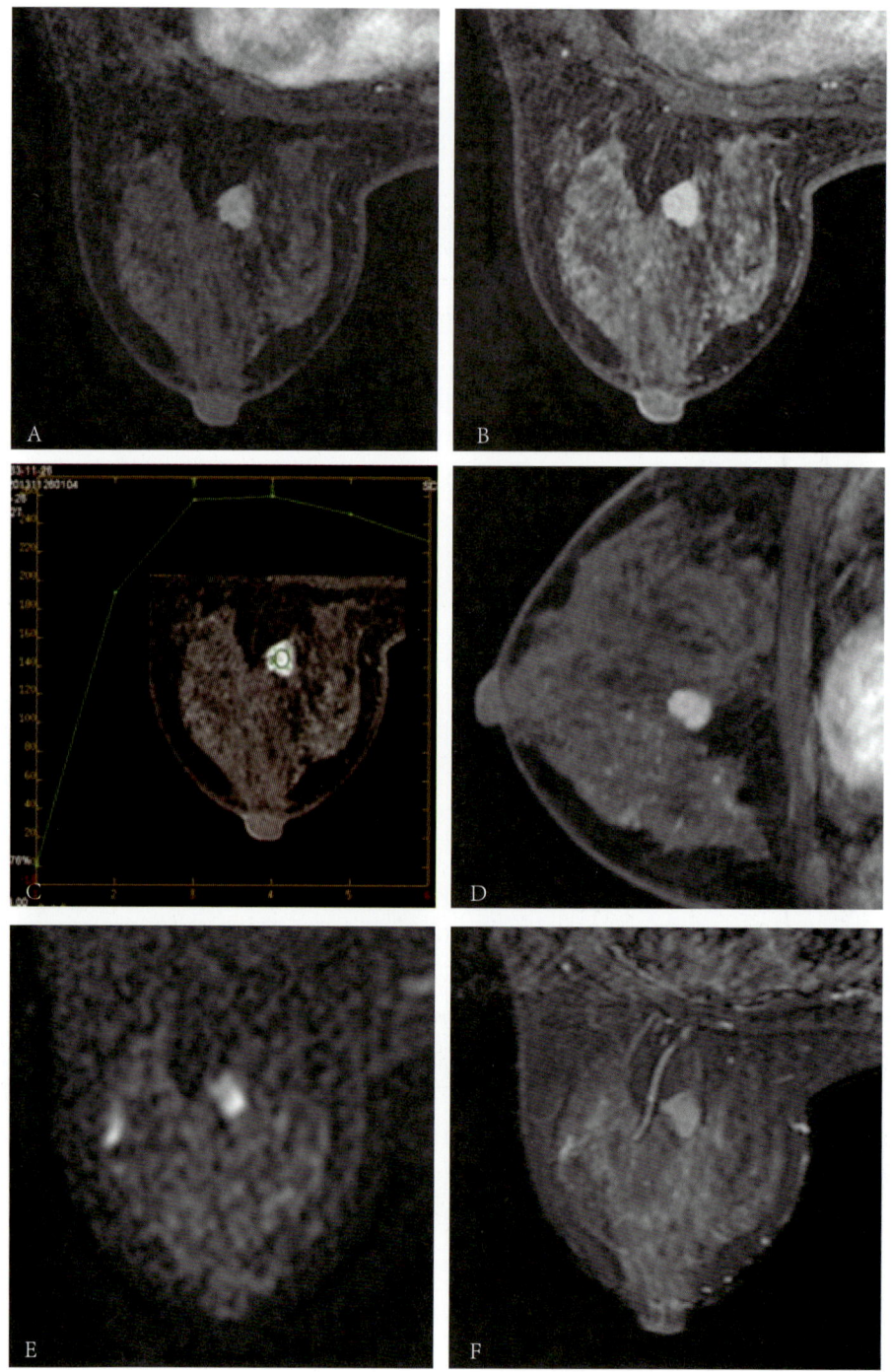

图 5-40 BI-RADS 4 类肿块积 +1 分

患者 50 岁，查体发现左侧乳腺肿块。MRI 显示类圆形肿块略分叶状，边缘光滑，内部均匀强化，T2WI 呈略高信号，TIC 判断为平台型，$ADC_{min}=1.02\times10^{-3}mm^2/s$（+1）。判断为 4 类。病理检查示：左侧乳头后方良性病变，考虑为腺瘤

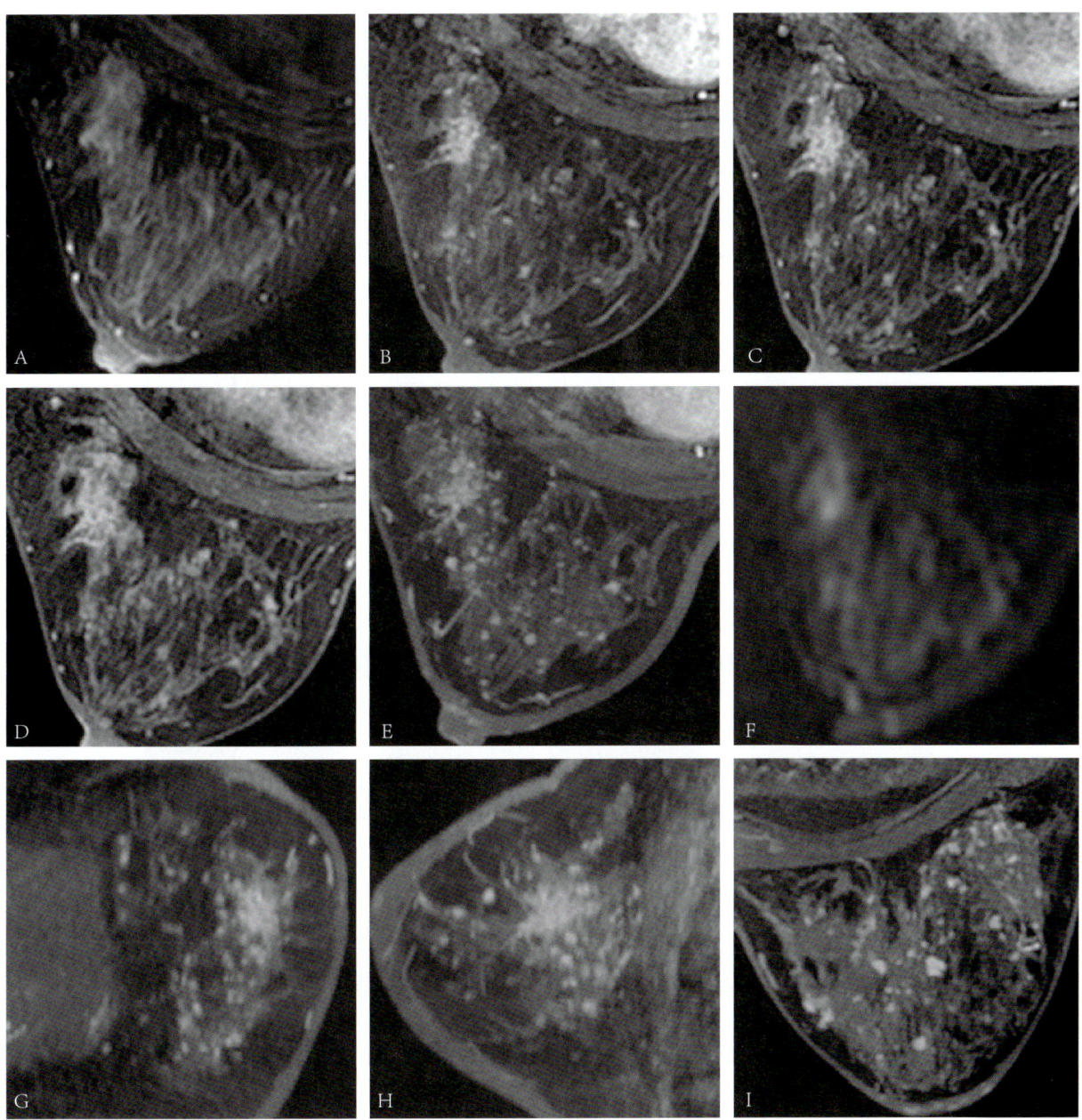

图 5-41　BI-RADS 4 类 NME，积 +1 分

左侧乳腺外侧象限区域分布的 NME，无小叶节段分布特征，内部混杂强化，呈渐进性离心扩散，TIC 平台型，DWI 呈高信号，ADC_{min}= $1.23 \times 10^{-3} mm^2/s$（+1）；同时在乳腺内可见弥漫分布多发的大小不等的点状强化。对侧乳腺（I）可见多发点状强化，弥漫分布，部分较大成为小肿块，分叶状，边缘光滑。左侧乳腺 NME 预报 4 类，其余多发点状强化和小肿块预报为 3 类，建议对左侧乳腺外侧象限病灶活检。活检病理示：腺病，内部可见导管内乳头状瘤。根据经验，多发的点状强化以导管内乳头状瘤可能大，导管内乳头状瘤高于腺病，建议按照乳头状瘤病处理，每 6 个月复查直至病灶稳定

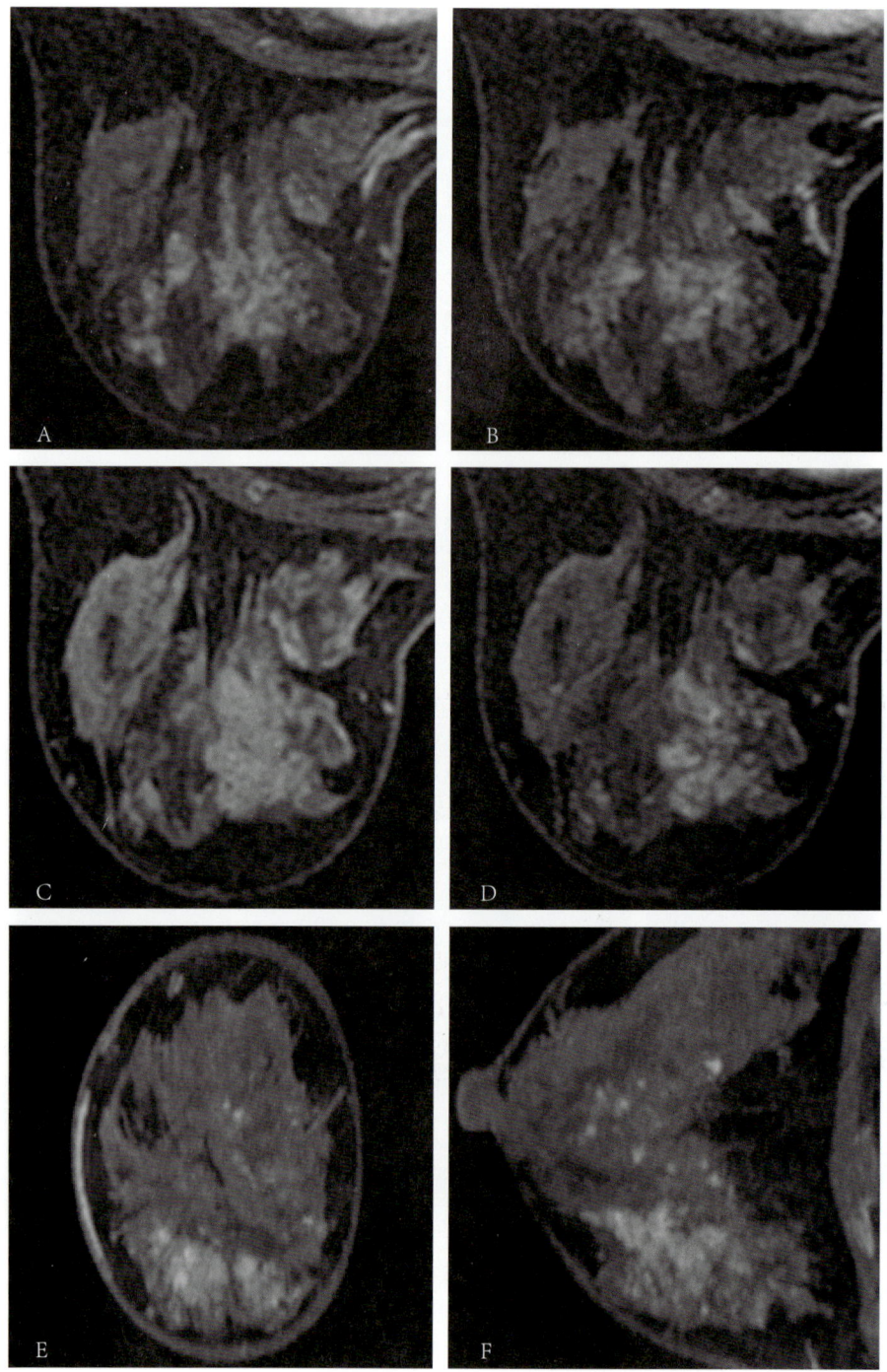

图 5-42 BI-RADS 4 类 NME，积 +1 分

患者 44 岁，左侧乳房疼痛 1 个月。MRI 表现为区域分布的混杂强化，延迟期出现串环样强化，且延迟期 BPE 显著。$ADC_{min}=1.1 \times 10^{-3} mm^2/s$（+1）（+1 分），$TIC_{max}$ 平台型，早期强化率 190%@120s。累计积 1 分，判断为 4 类。病理检查示：左乳腺腺病，局部呈硬化性腺病改变，局部可见导管内乳头状瘤形成，部分导管上皮大汗腺化生，部分导管扩张，部分导管上皮挤压明显，呈条索状，建议免疫组化进一步明确诊断及除外其他

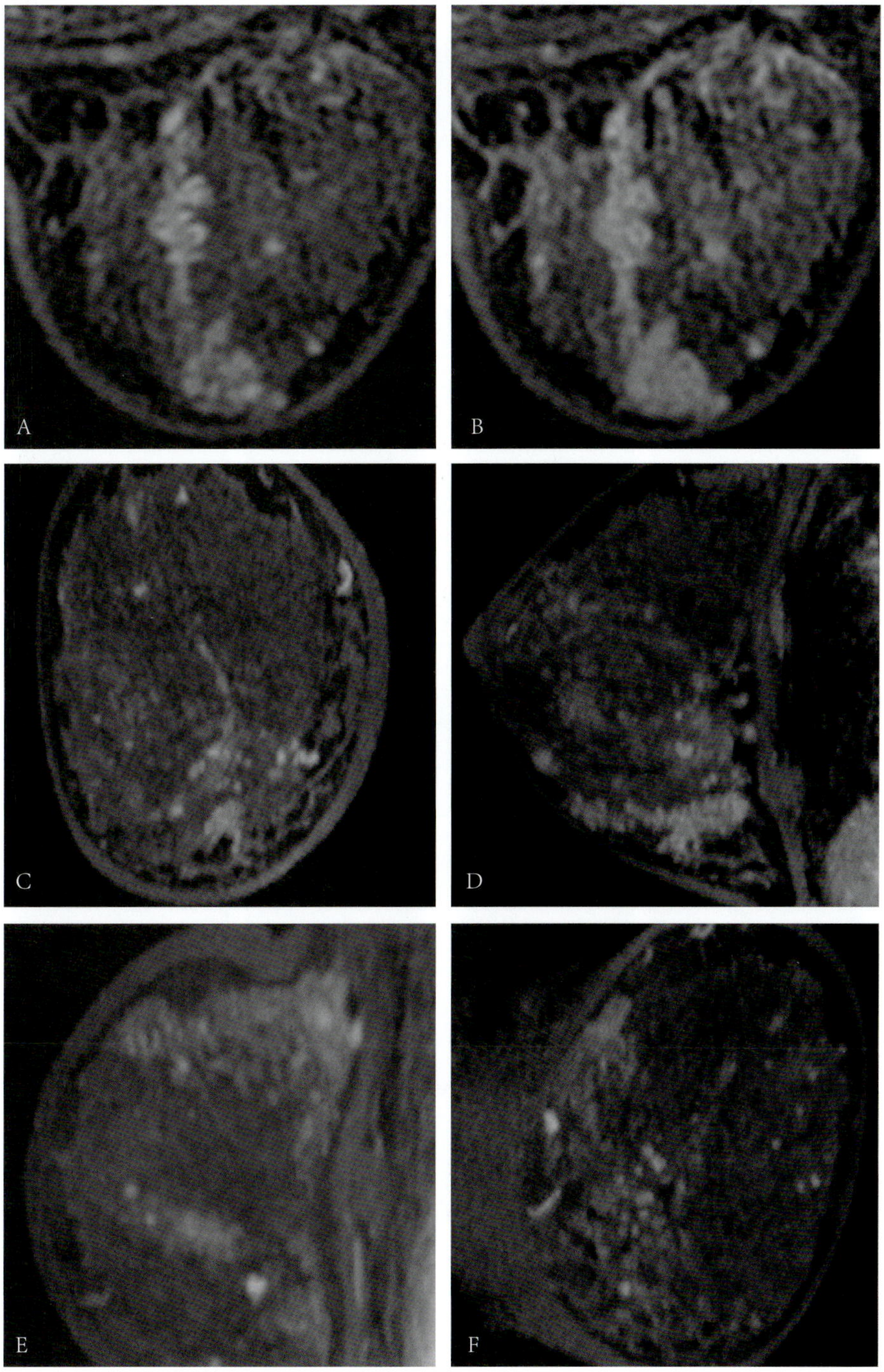

图 5-43 **不典型的表现**

患者 39 岁，发现右侧乳腺肿物约 10 年。US 显示右侧乳腺内下 5 点位置见低回声结节，大小约为 1.5cm×0.9cm，评定为 BI-RADS 4a 级，建议 US 引导下穿刺活检。MRI 显示右侧乳腺中部沿导管走行的串环样强化（+1）（A-C），TIC$_{max}$ 流入型，预测 4 类。病理检查示：右乳腺腺病，个别导管上皮大汗腺化生，部分导管上皮增生显著。D、E、F 为对侧孔腺，多发点状强化，区域分布

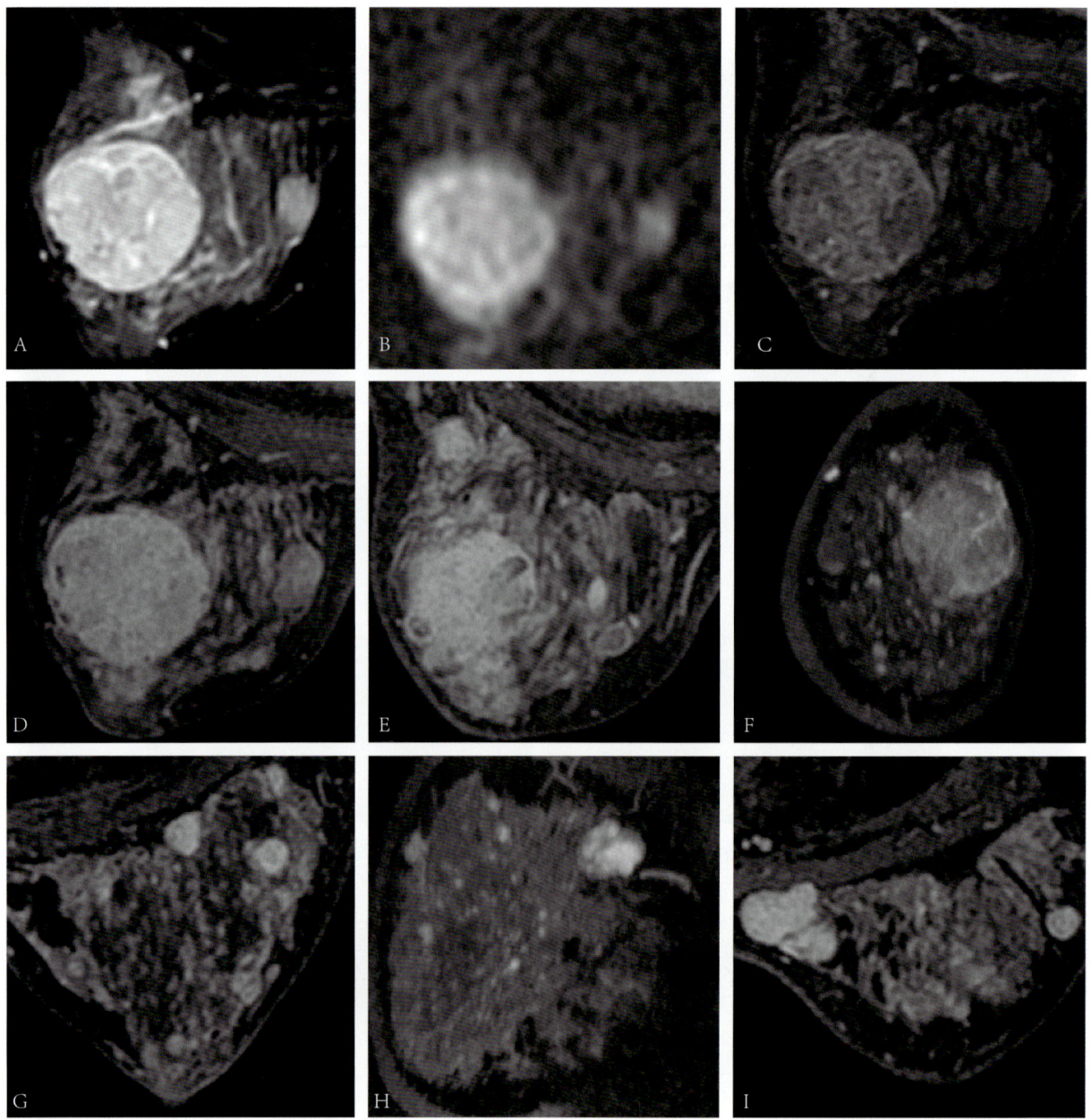

图 5-44 BI-RADS 3 类多发肿块

患者 34 岁，发现乳腺多发肿物。双侧乳腺多发大小不等肿块：形态类圆形、边缘清晰、内部混杂强化；TIC_{max} 持续型。早期强化率 >120%@120s，平扫病灶 DWI 呈不均匀高信号，$ADC_{min}= 1.6 \times 10^{-3} mm^2/s$；T2WI 呈高信号、T1WI 呈等低信号。根据积分，所有病灶均判断为 3 类，考虑纤维腺瘤。病理检查示：左侧乳腺肿物（大小为 4cm×3.5cm×3.5cm）乳腺纤维腺瘤伴叶状瘤形成，间质细胞增生显著伴轻度异型性，局部核分裂象 4 个 /10HPF，考虑为良性叶状肿瘤，建议密切随诊。右侧乳腺肿物（2 个，大小为 3cm×2cm×1.3cm、2.2cm×1.7cm×0.5cm）、左侧乳腺（3 个，大小为 3.5cm×2.8cm×1cm、2cm×2cm×0.8cm、3cm×2cm×0.7cm）考虑为乳腺纤维腺瘤，局部间质硬化，导管上皮挤压明显

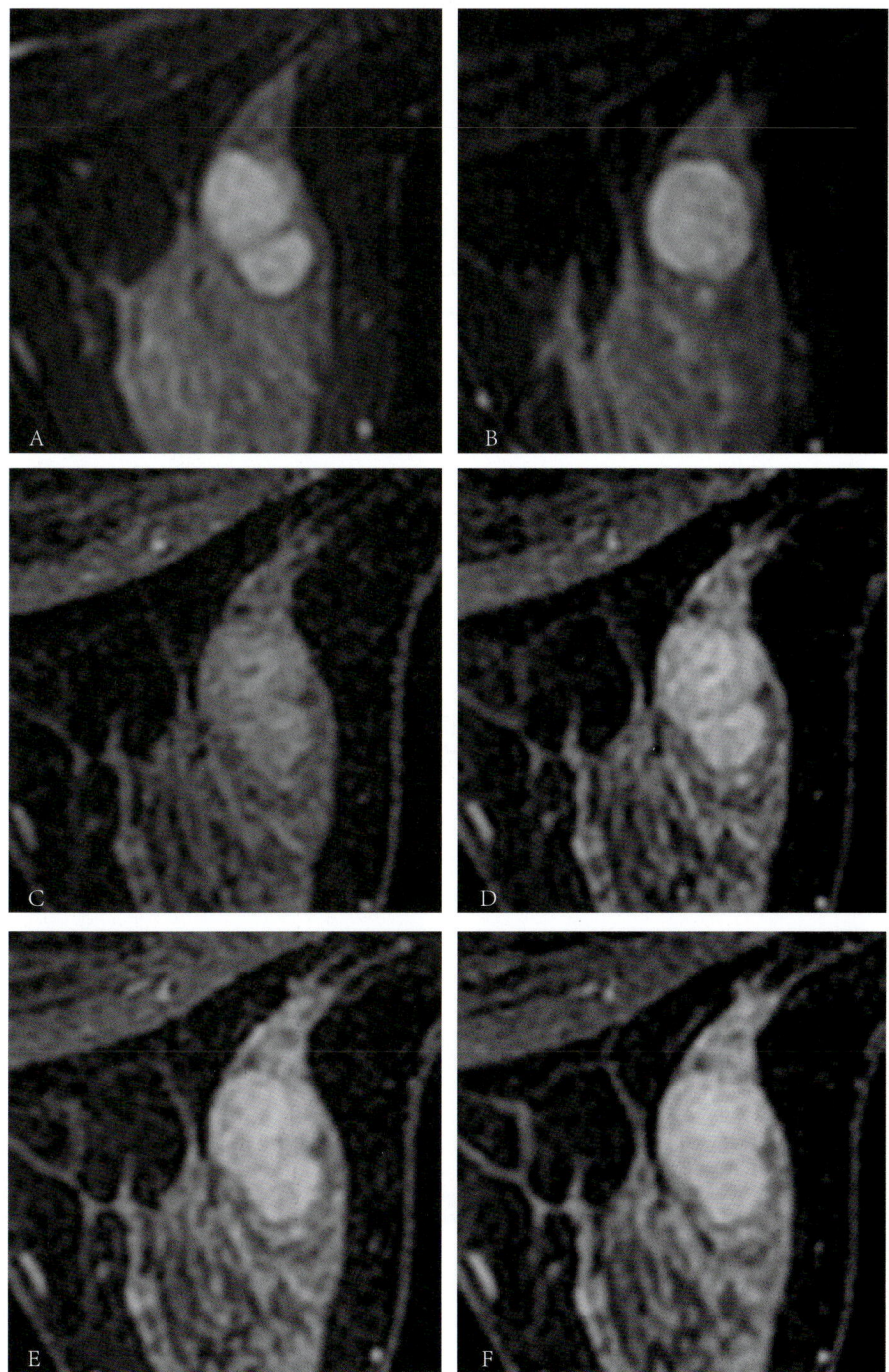

图 5-45 BI-RADS 3 类肿块

患者 45 岁，查体发现右侧乳腺肿物 2 年。MRI 显示右侧乳腺外上象限类圆形肿块，边缘清晰，内部不强化分隔，DCE 图像观察 TIC 流入型，平扫 DWI 不均匀高信号，ADC=1.81×10^{-3} cm^2/s，T2WI 呈高信号（-1 分）。早期强化率 >120%@ 120s，判断 BI-RADS 3 类（纤维腺瘤）。常规诊断：右乳腺纤维腺瘤，大小为 2cm × 2cm × 1.5cm，局部肿瘤与周围组织分界欠清晰，建议随诊。本病例形态特征、TIC 和 ADC 值都未构成积分，即无可疑恶性征象。不强化的纤维分隔在 T2WI 呈低信号，但是延迟期逐渐填充呈等信号，是纤维腺瘤的特异性表现

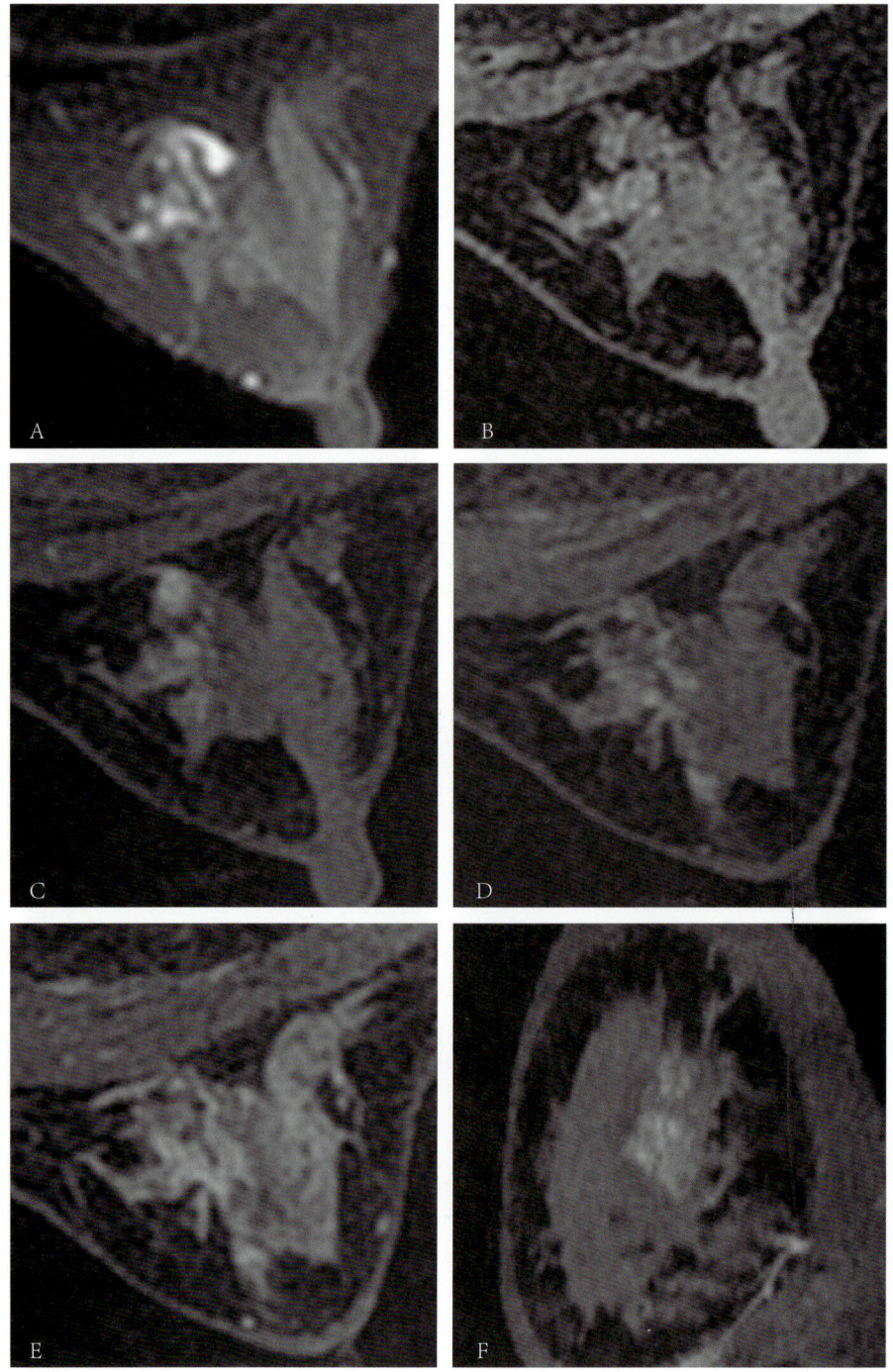

图 5-46 校正因素，早期强化率（120%@120s）

患者 34 岁，发现右乳肿物 3 个月余。MRI 表现右乳腺内上象限 NME 小叶节段分布、混杂强化（+1 分），TIC 平台型，但是早期强化率 <120%；DWI 呈高信号，$ADC_{min}=1.1×10^{-3}mm^2/s$。平扫 T2WI 呈稍高信号（−1 分），结合 DCE 图像可见 T2WI 高信号为连续扩张的导管，在延迟期增强上呈轨道征。小叶节段分布（+1）、ADC 值降低，但是中心高信号与环形强化相反（−1），且早期强化率 <120%@120s，T2WI 高信号（−1），判为 3 类。常规病理诊断示：右侧乳腺腺病，部分导管上皮增生伴大汗腺化生，部分导管扩张，管腔内见泡沫细胞聚集，个别导管内见小脓肿形成。此病例的关键是早期强化率 <120%@120s，且有 2 个减分因素，其中的小脓肿可能是导致 ADC 值降低的原因

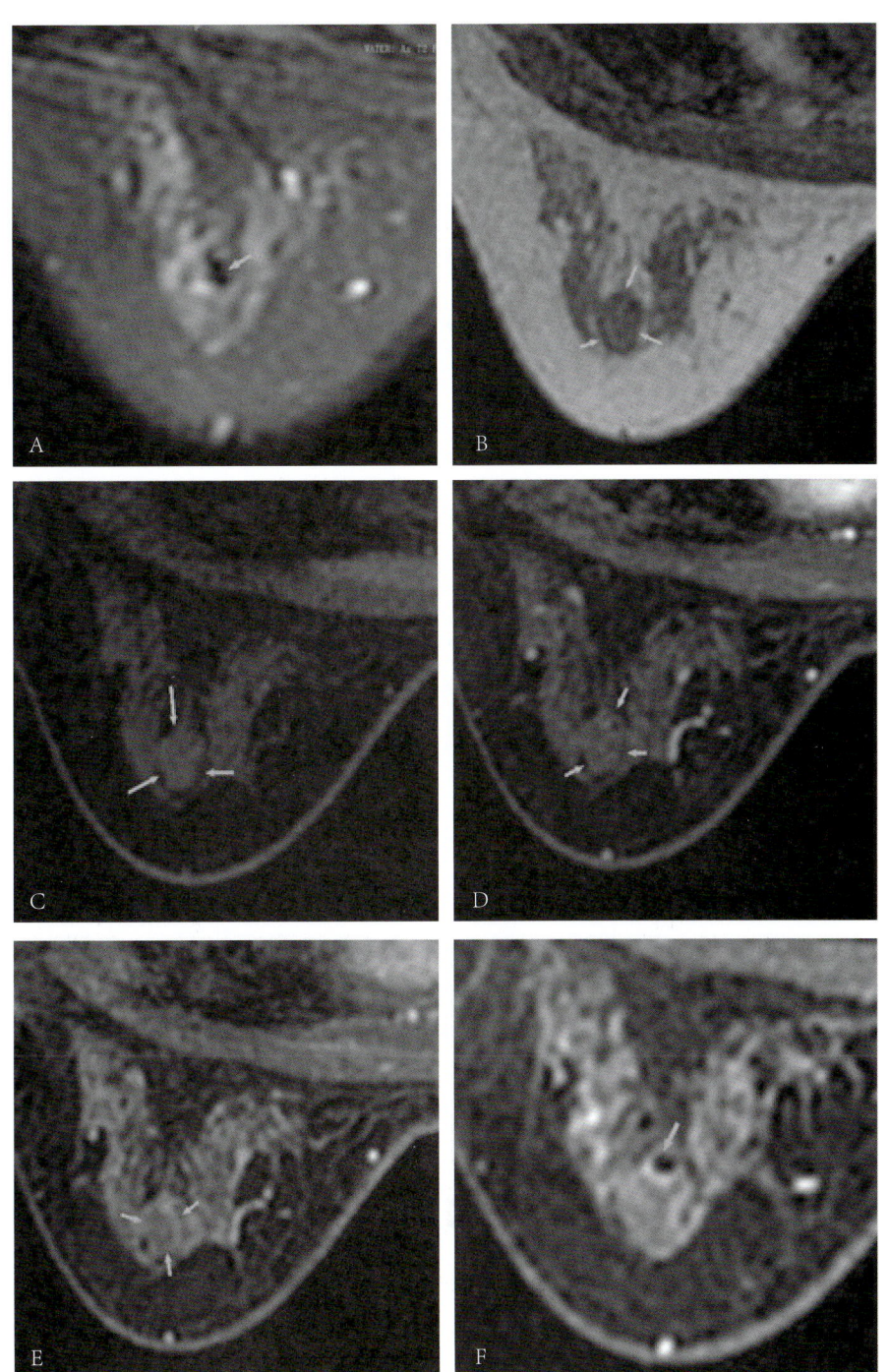

图 5-47　BI-RADS 2 类（不强化的纤维腺瘤）

患者 56 岁，fs-T2WI 基本不能分辨肿块，在 T1WI 可见被周围脂肪衬托呈椭圆形的肿块，增强扫描后无明显强化，肿块靠近胸壁侧可见圆形点状的低信号（钙化），MRI 预报 2 类，不强化的纤维腺瘤，建议常规随访。局部切除病理示：纤维腺瘤

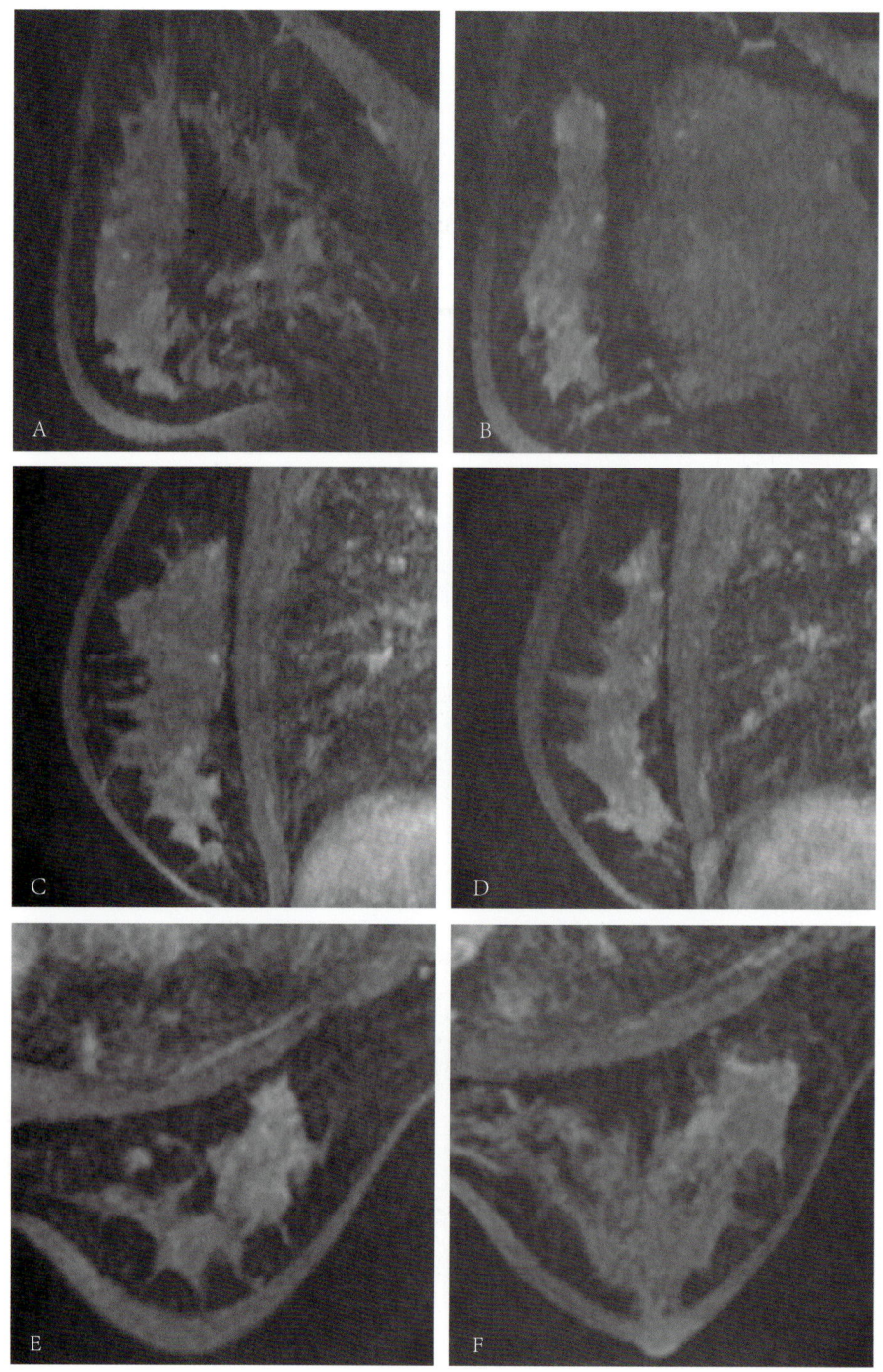

图 5-48 BPE2 类

患者 74 岁，MRI 显示致密乳腺，右侧乳腺外下象限周围部分灶分布 NME，轻度强化（<120%@120s），DWI 等信号，判断为 BPE，2 类。患者因 XMG 异常接受手术。病理检查示：右侧上、下乳腺纤维腺病，部分导管扩张显著，腔内见分泌物潴留；其中右侧上部分区域见纤维腺瘤形成趋势。这是比较典型的 BPE 特征，可以分为 1 类；因患者为 74 岁老年女性，所以认为应划分为 2 类。病理结果与 MRI 显示的强化区域略有差异，病理取材的右上区域未见异常强化

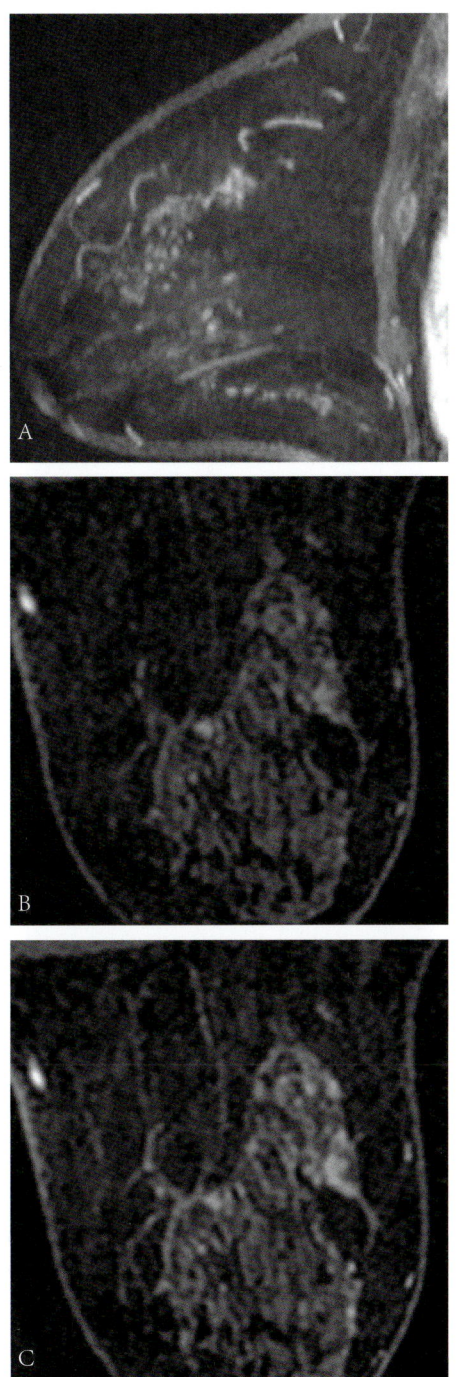

图 5-49　BPE 轻度

患者54岁,查体发现左侧乳腺钙化灶10余天。双侧乳腺中度背景实质强化,BI-RADS 2级,建议常规随访。患者因为左乳钙化而选择手术,病理检查示:左乳钙化结节乳腺腺病伴部分导管扩张,部分间质纤维组织增生伴局灶慢性炎细胞浸润,并见少许钙化

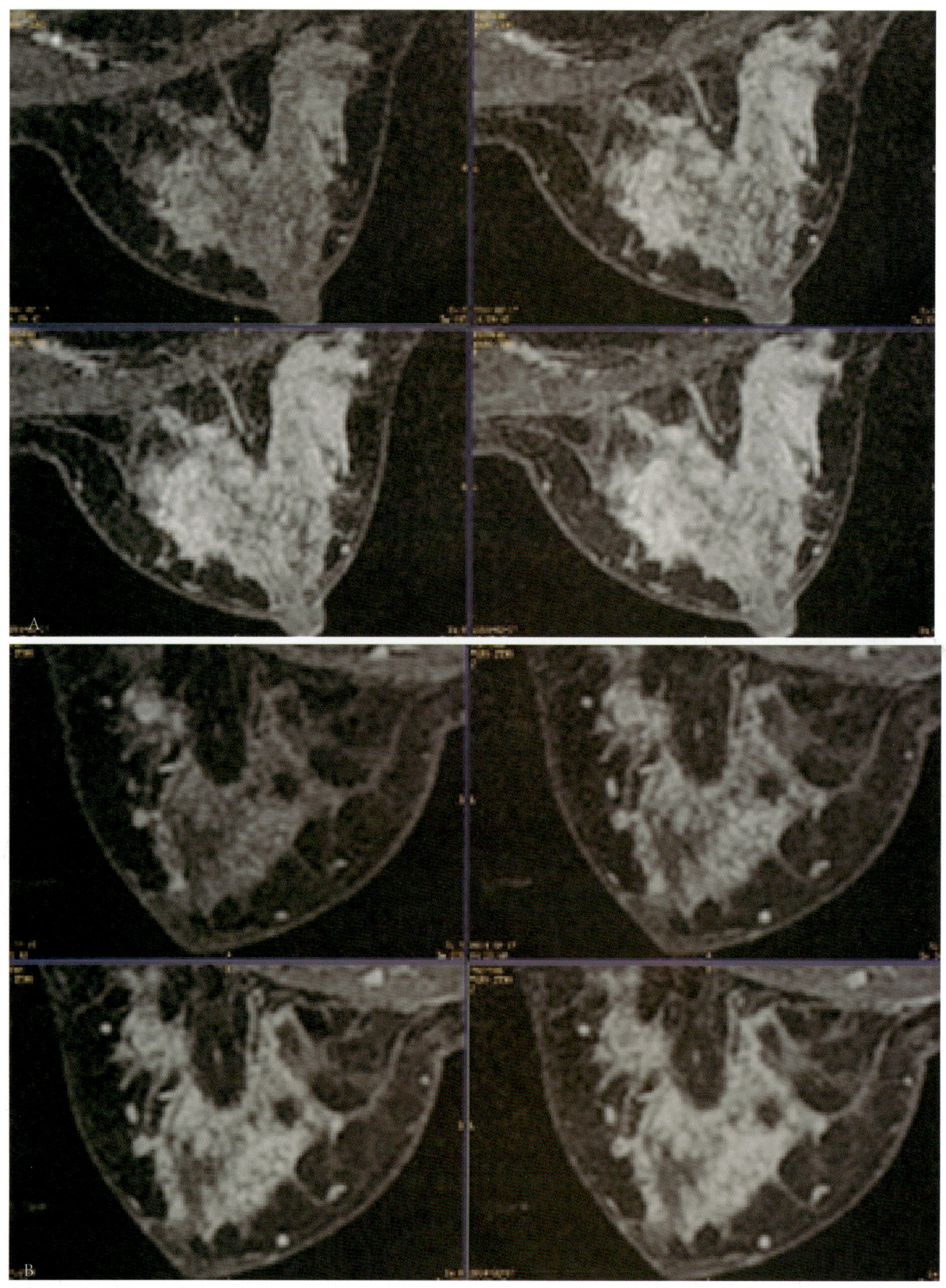

图 5-50　BPE 2 类

双侧乳腺对称性渐进性强化，自周围向中央扩展，内部有少量成分在延迟期呈小肿块样，既往被描述为双乳对称性弥漫强化，判断为 3 类。判断为中度 BPE，2 类或 1 类，随访观察

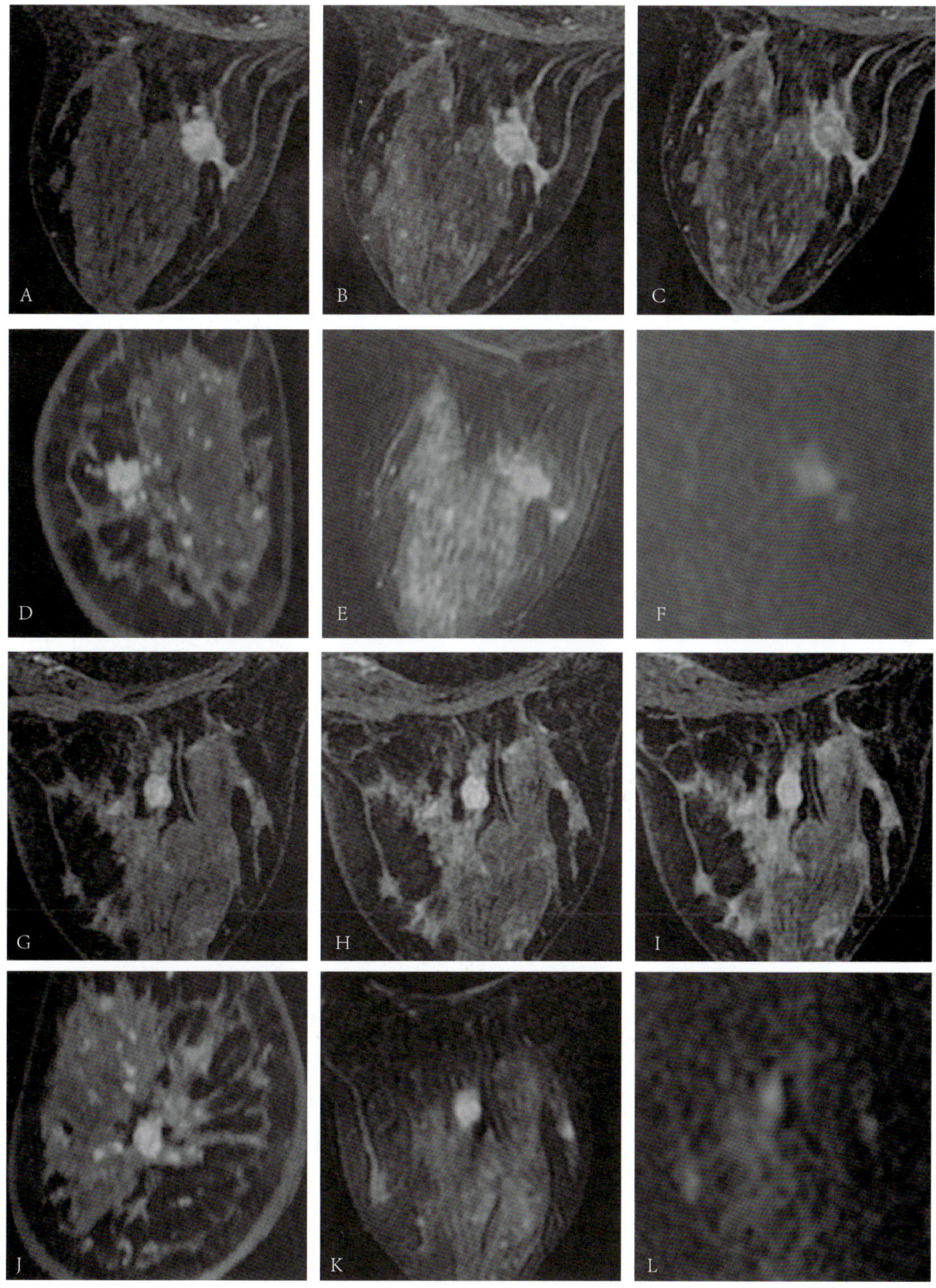

图 5-51 多发肿块综合分析

患者 43 岁，体检超声发现双侧乳腺肿物。左侧乳腺（A-F）不规则肿块并边缘毛刺，内部混杂强化并可见串环样强化（+1 分），DCE 图像可以观察到 TIC 呈廓清型（+1 分），DWI 呈高信号，$ADC_{min} = 0.89 \times 10^{-3} mm^2/s$（+1 分）。冠状位显示病灶周围有多发的点状强化，T2WI 与其他腺体呈等信号，累计积 3 分，判断为 5 类。右侧乳腺（G-L）分叶状肿块，边缘光滑，内部不均匀强化，TIC 平台型，周围也可见多灶的点状强化卫星病灶，DWI 呈略高信号，$ADC_{min} = 1.05 \times 10^{-3} mm^2/s$（+1 分），T2WI 呈高信号（-1 分），累计积 0 分判断为 3 类（前瞻性考虑为纤维腺瘤，但是建议局部切除）。病理检查示：左侧乳腺浸润性癌。免疫组化染色显示肿瘤细胞：HER-2（++），ER（+＞75%），PR（+50%～75%），Ki-67（+50%～75%），FISH 技术检测 HER-2 基因未见扩增。右侧乳腺纤维上皮性肿瘤，间质稍丰富，异型性不明显，考虑纤维腺瘤

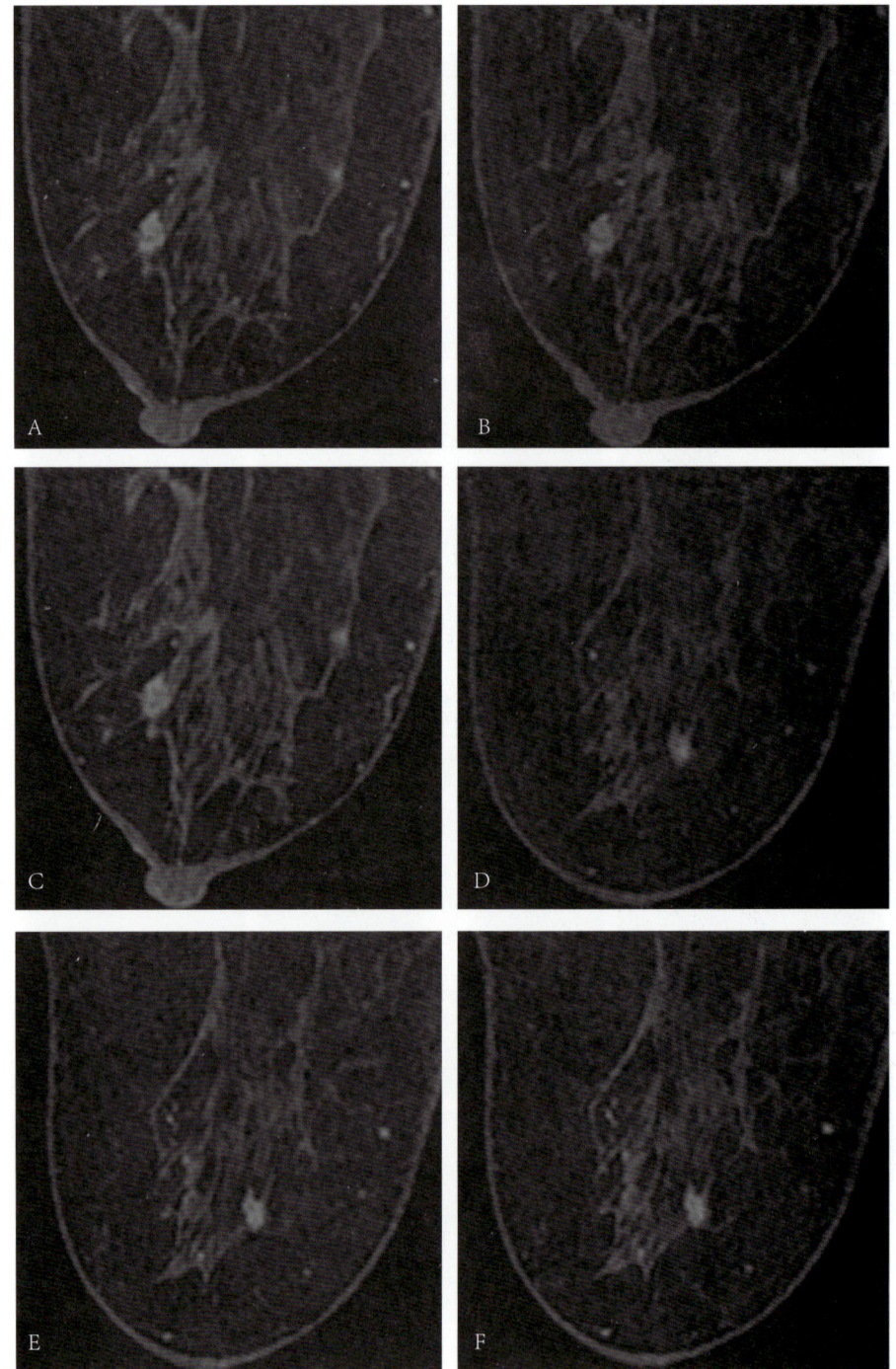

图 5-52 校正因素，早期强化率不足

患者 61 岁，发现左乳腺肿物。左侧乳腺肿块，形态及边缘不规则、内部不均匀强化；早期强化幅度 <120%@120s，TIC_{max} 廓清型；DWI 呈稍高信号，虽然 ADC 值无法测量，符合 4 类。病理检查示：乳腺导管内导管内乳头状瘤（左乳外侧结节、左乳结节），局部导管上皮增生活跃。免疫组化染色显示：HER-2（1+），ER（+50%），Ki-67（+2%），p63（+），PR（+50%），SMA（肌上皮+），CK5（肌上皮+）。此类病灶采取局部切除是合理的处理措施

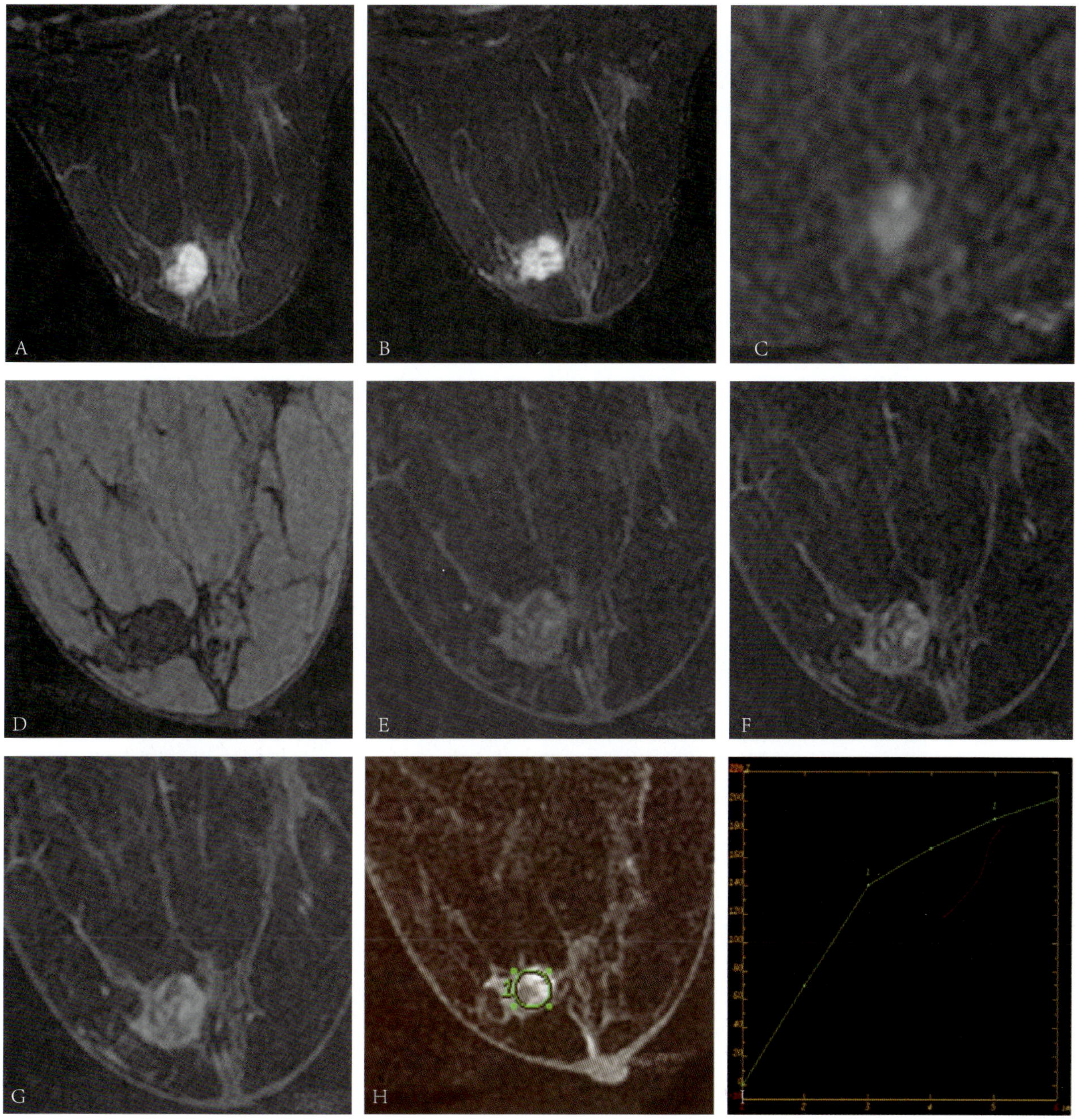

图 5-53 校正因素，T2WI 高信号

患者 59 岁，右侧乳腺发现肿块。MRI 显示混杂的长 T2 信号，DWI 呈高信号，ADC=2.2×10^{-3} mm^2/s。类圆形，边缘清晰，呈混杂渐进性强化，TIC 流入型。此病灶以延迟强化为主，容易低判，但是 ADC$_{min}$ 超出一般正常纤维腺体和良性病灶范围，前瞻预测为黏液腺癌，判断为 5 类。病理检查示：右侧乳腺黏液癌，肿瘤大小为 1.5cm×1cm×0.7cm，各象限边缘未见病变，乳头及距肿物最近皮肤未见累及，基底未见累及。腋窝淋巴结未见转移癌（0/1）。术中送检（前哨）淋巴结未见转移癌（0/3）。免疫组化染色显示：HER-1（-），HER-2（2+），p53（+70%~80%），Cyclin D1（+50%~60%），ER（3+），Ki-67（+30%~40%），PR（2+），Topo-Ⅱα（+10%~15%），p120（膜+），CK5（-）

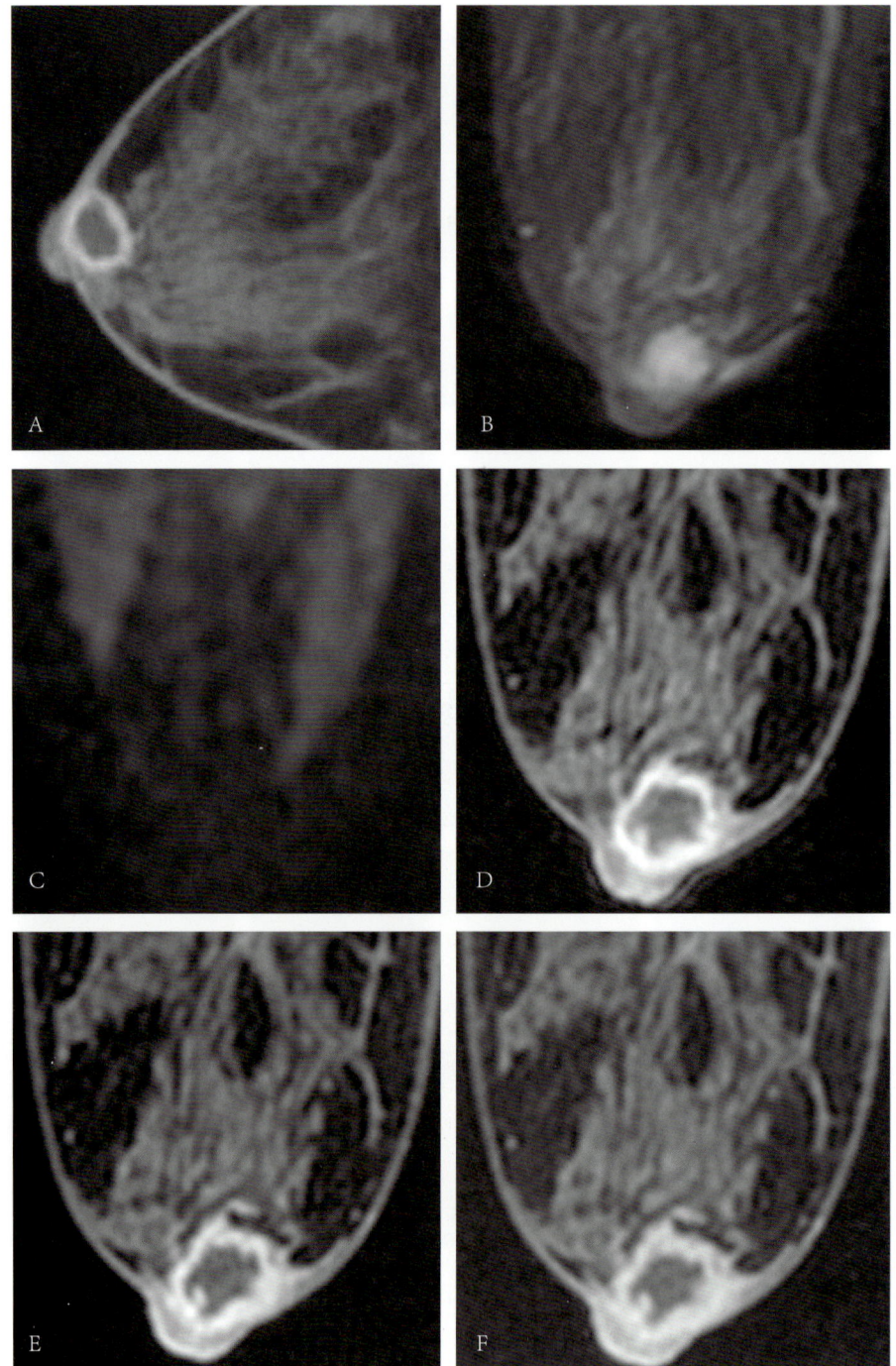

图 5-54 校正因素、DWI 高信号与 DCE 增强不匹配

患者 34 岁。左侧乳腺半年前有溢液，左乳头区可扪及一肿物，大小约为 1.5cm×1.5cm，质韧，表面光滑，边界清，活动度好，轻压痛，表面皮肤未见橘皮样改变。MRI 显示乳头后方环形强化，病灶中心呈长信 T2 号，但是 DWI 呈低信号，增强呈厚薄不均匀的环形强化且强化部分呈流入型曲线。考虑到脓肿可能，预判为 4 类，敦促患者穿刺引流。病理检查示：左侧乳腺病，部分导管上皮扩张，间质较多急、慢性炎细胞浸润。符合浆细胞性乳腺炎。结合影像表现为脓肿，与其他脓肿不同的是 DWI 呈低信号而非高信号，可能与脓肿内容物性质有关，病程有 6 个月，病理也没有明确报告脓液，推测可能是内容物有固化

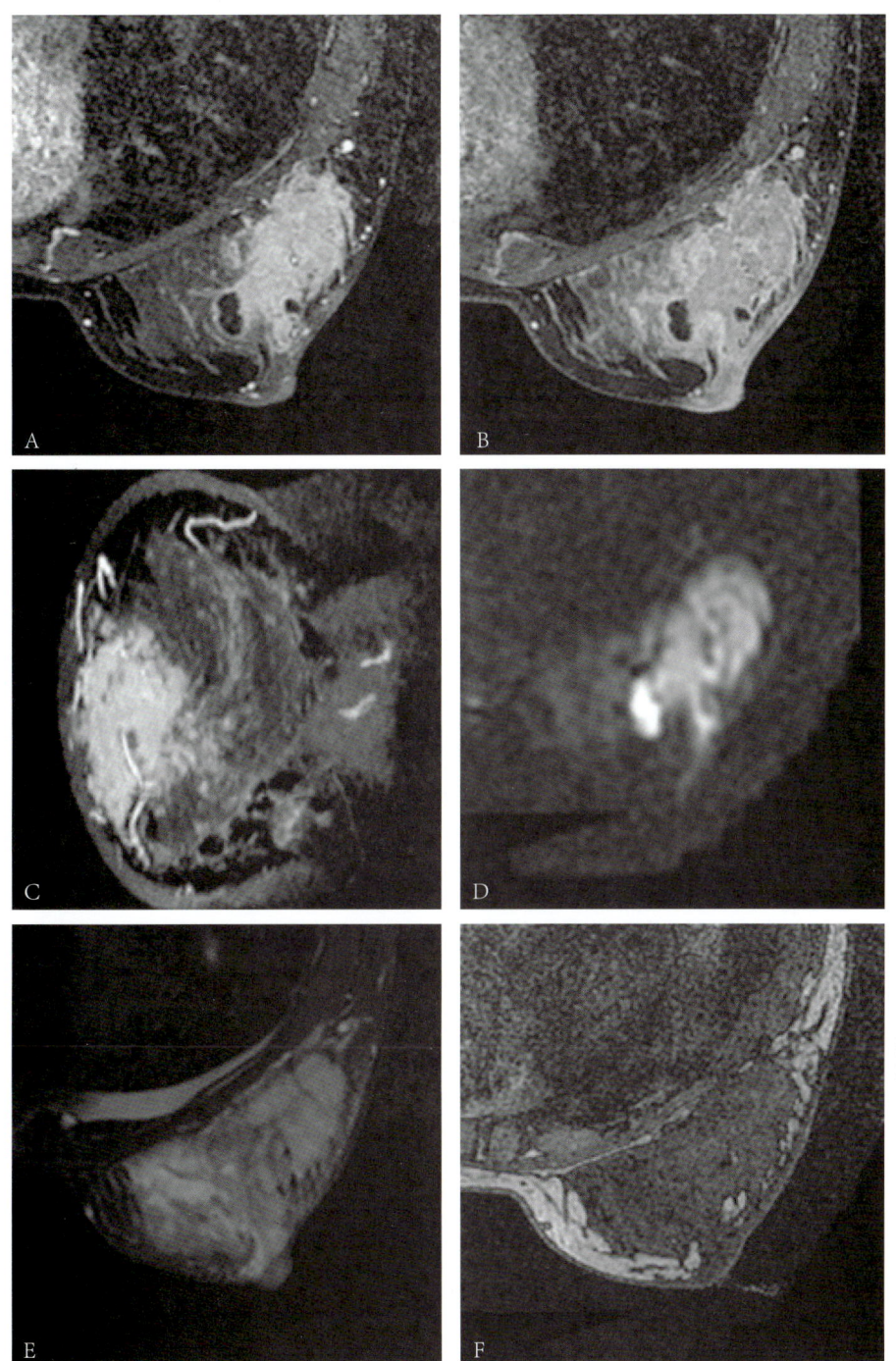

图 5-55　校正因素，DWI 高信号区域不增强

患者 28 岁。右乳疼痛，并出现进行性增大的乳腺肿块。甲硝唑、莫西沙星治疗后乳腺疼痛好转，但肿块未消退。MRI 显示右侧乳腺小叶节段分布的强化（+1）、廓清型曲线（+1），DWI-ADC=0.7×10^{-3} mm^2/s（+1）。但是 DWI 高信号区域无强化，提示为脓肿（-1），辅助 T2WI 高信号和皮肤水肿增厚，前瞻性判断为乳腺炎脓肿形成，但是划分为 4 类，建议穿刺引流。US 引导下乳腺结节穿刺活检，病理检查示：乳腺肉芽肿性病变，考虑结核可能性大，建议做特染。乳腺组织病理特殊染色结果：上皮样肉芽肿性炎伴多核巨细胞反应，不除外结核，建议结合临床血清学检测结果综合考虑。特殊染色：PAS（-），抗酸染色（-）。给予洛索洛芬钠片 60mg 口服 3 次 / 日，硫酸依替米星氯化钠注射液 0.15g 1 次 /12 小时治疗 1 周

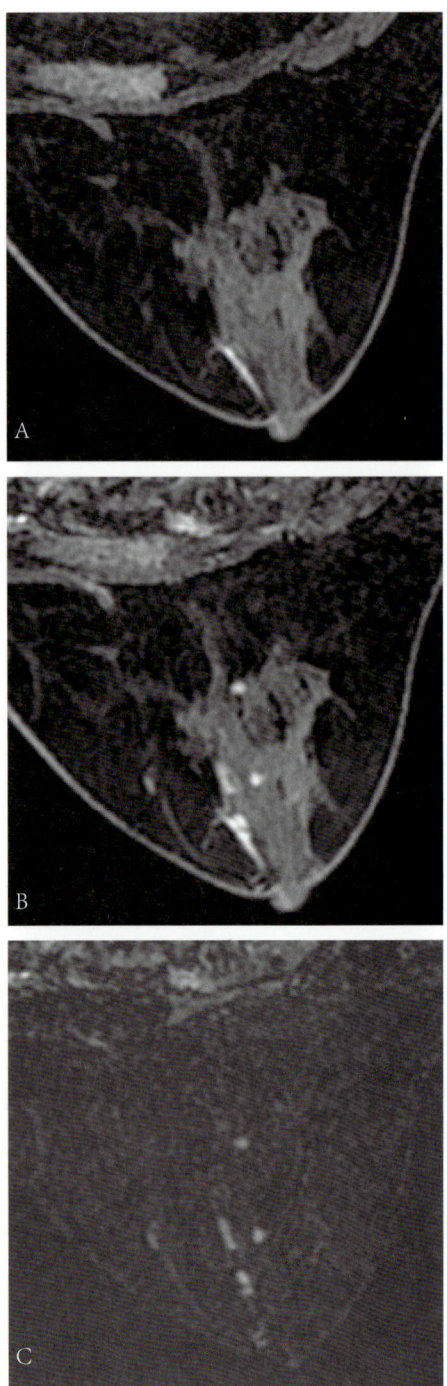

图 5-56 校正因素，预扫 T1WI 高信号

右侧乳腺乳管扩张并 T1WI 高信号，经减影处理后，可见沿导管分布的多发点状强化，判断为 4 类，预测为导管内乳头状瘤，因为病灶多发且无法定位，建议密切随访观察。患者因溢乳问题手术治疗，术后病理示：乳腺导管原位癌合并乳头状瘤，伴神经内分泌分化，病灶最大径 0.5cm。免疫组化原位癌：CK5/6（-），ER（+>75%），CD56（灶状+），Syn（+）

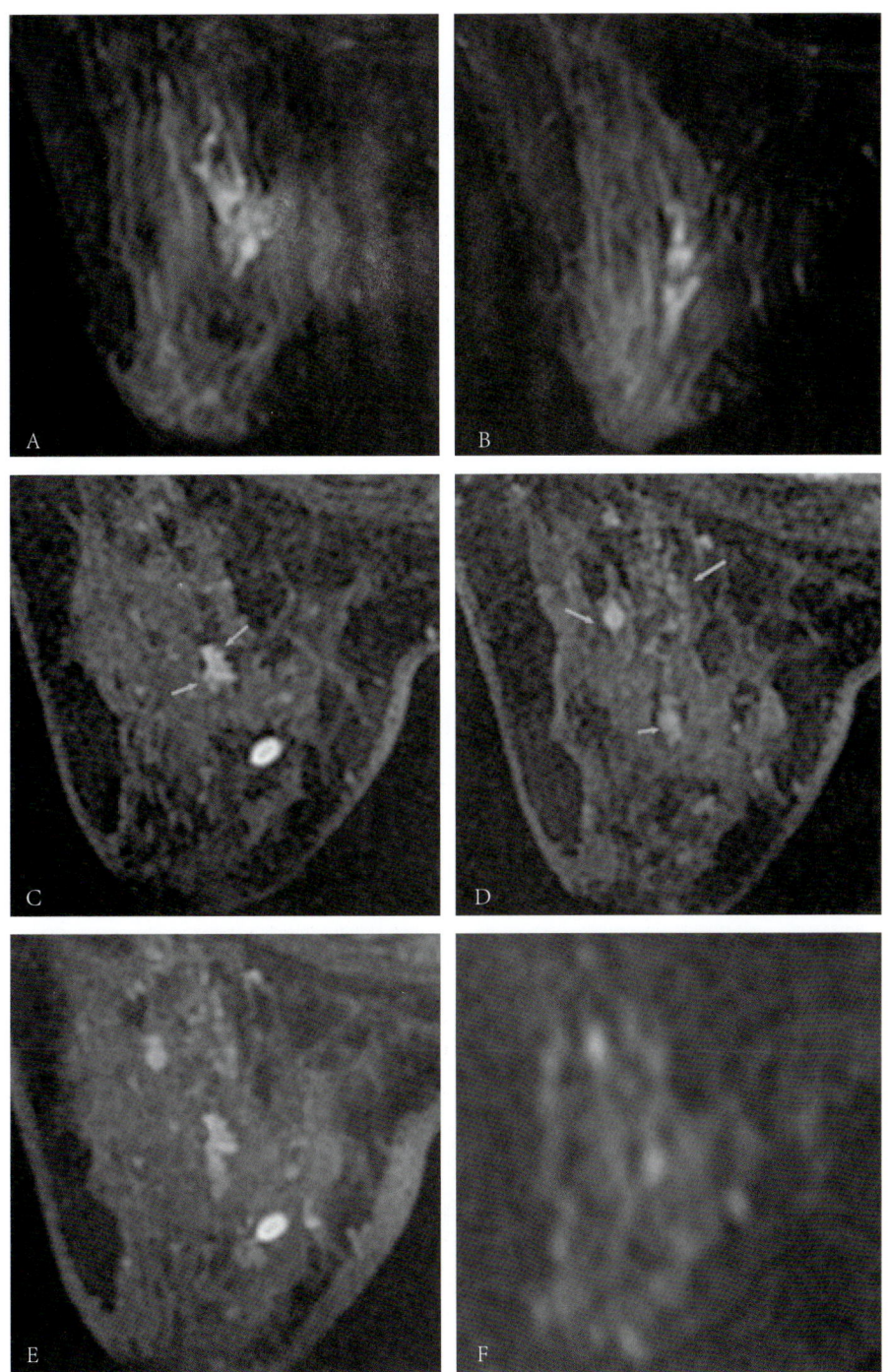

图 5-57 校正因素，伴有乳管积乳高信号（+1）

左侧乳腺乳管扩张呈 T2WI 高信号，增强扫描病灶早期中等强化幅度，有沿导管分布的趋势（+1），部分呈小肿块强化，预测为导管内乳头状瘤，判断为 4 类。病理检查示：左乳乳头下方导管内结节乳腺腺病，局部导管上皮增生，伴导管内乳头状瘤形成，并可见大汗腺化生。免疫组化：ER（+<5%），PR（+<25%），p63（肌上皮+），CK（肌上皮+），Ki-67（+<5%），SM-MHC（肌上皮+）。乳管扩张且 T1WI 高信号，或者体检乳头血性溢液，积分（+1）

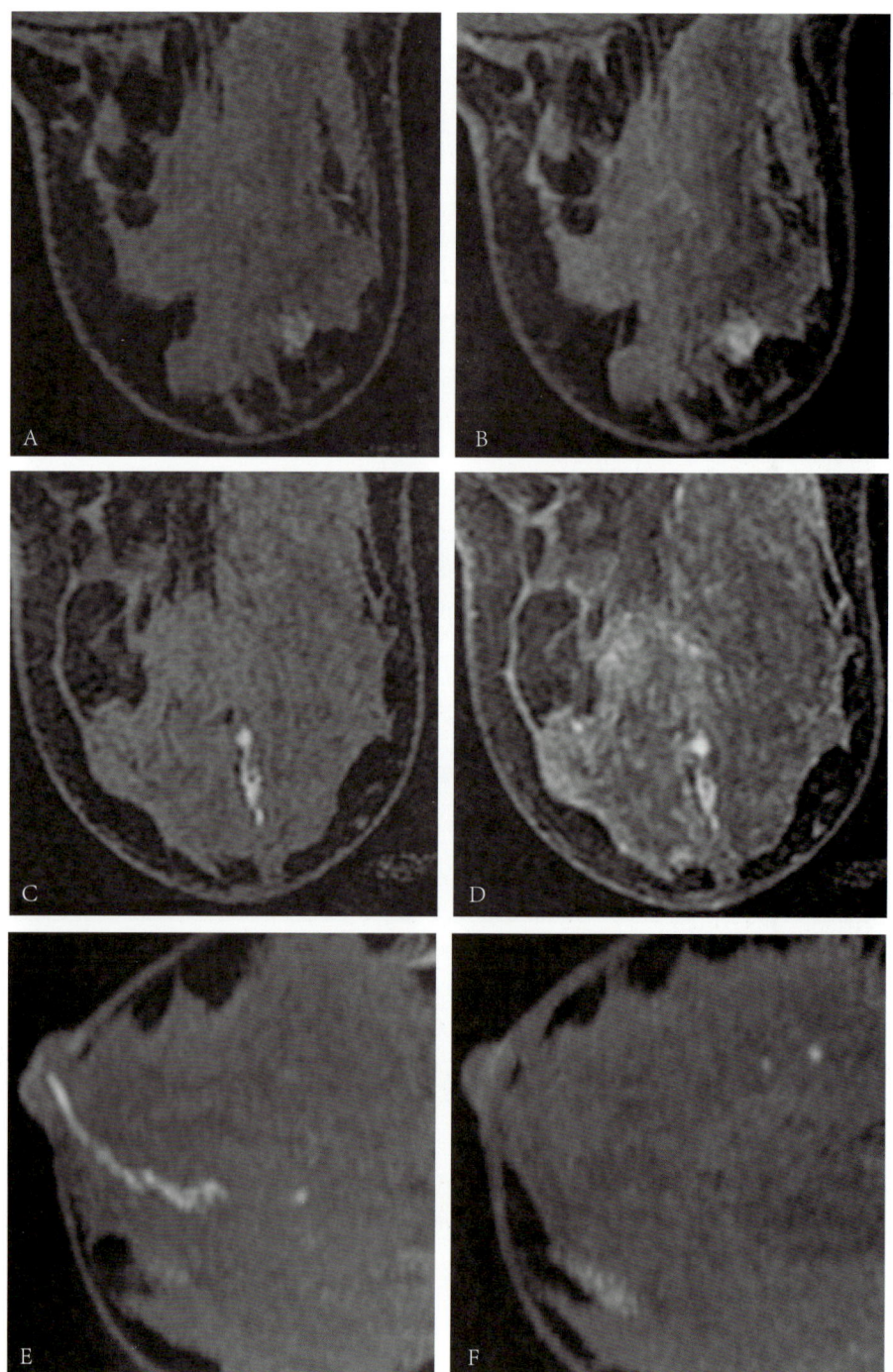

图 5-58 校正因素，预扫描 T1WI 高信号

患者 37 岁，发现右侧乳头溢液 4 年余，血性溢液 1 个月余，曾在外院行 XMG，未发现明显病灶。MRI 示：右侧乳头后方点样强化伴输乳管及乳管扩张呈短 T1 信号，评定为 BI-RADS-MRI 3 级（导管内乳头状瘤）；右侧乳腺外下象限非肿块样强化病灶，局灶分布，描点样强化，TIC 流入型曲线，T1WI 和 T2WI 呈等信号，评定为 BI-RADS-MRI 3 级，建议常规随访。病理检查示：乳腺腺病伴部分导管囊性扩张（右），其内充满红染分泌液，个别导管上皮呈乳头状增生。免疫组化染色结果：Calponin（肌上皮 +），p63（肌上皮 +），SMA（肌上皮 +），SM-MHC（肌上皮 +）。点评：本例 MRI 考虑导管内乳头状瘤，主要原因是乳管的扩张和输乳管附近可见强化灶，但属于瘤前病变。导管内乳头状瘤分为中央型和外周型，一般认为中央型不增加乳腺癌的风险，外周型是一种癌前病变。MRI 上清晰显示了乳管扩张伴积乳，平扫 T1WI 上呈高信号，而 XMG 及 US 无阳性发现，体现了 MRI 发现病变敏感性高的优势。再次强调的是，平扫 T1WI 上呈高信号的病灶，应该减影观察病变强化特点。右乳外下象限局灶 NME 为腺病

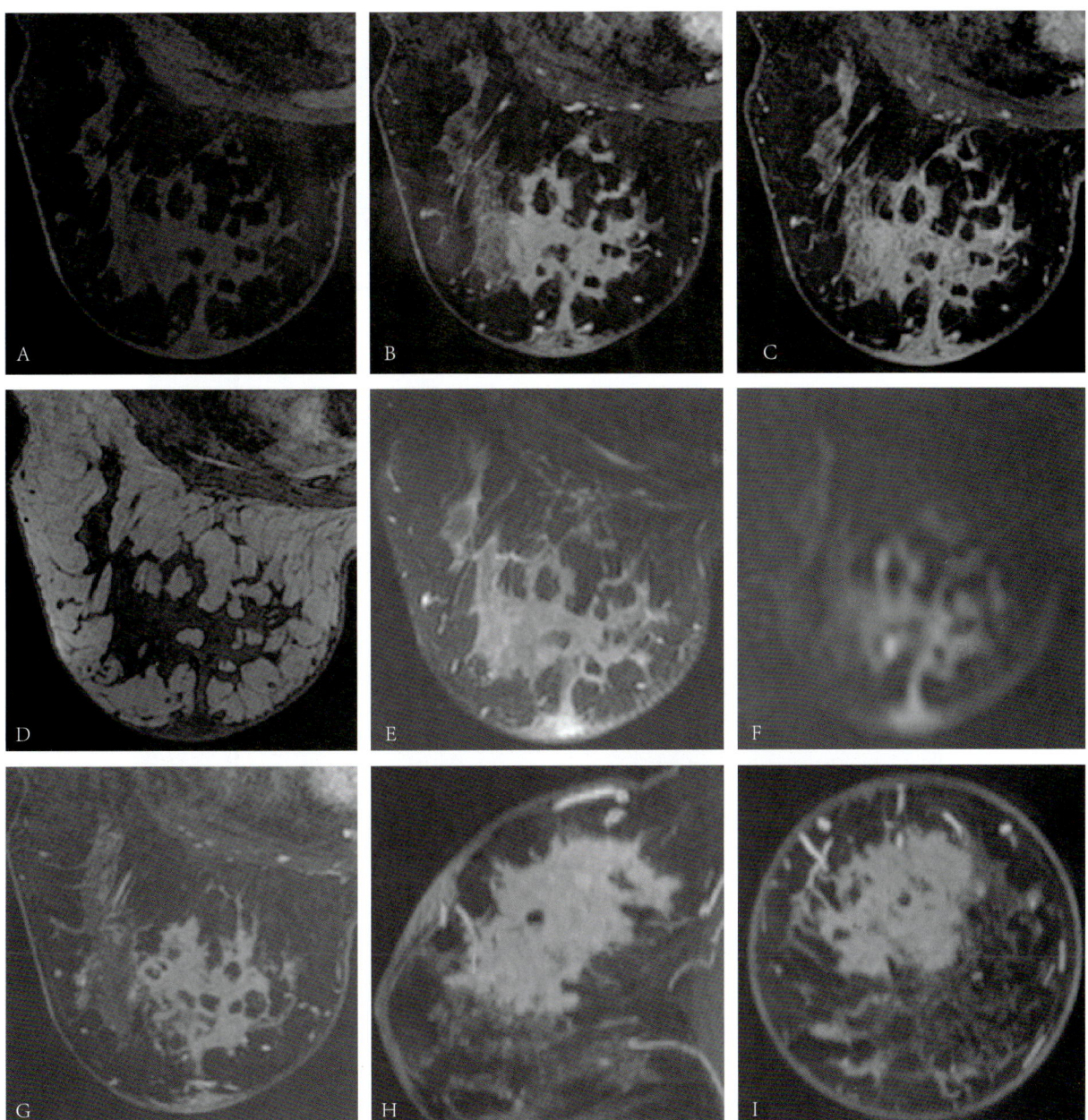

图 5-59 校正因素，皮肤水肿或增厚

左侧乳腺区域分布的混杂强化，TIC 廓清型（+1），DWI-ADC$_{min}$=0.93×10^{-3}mm^2/s，累计积 2 分，评价 5 类，因为病灶内很多增厚的间隔和水肿，需要考虑浆细胞乳腺炎的可能，因此建议穿刺除外浆细胞乳腺炎。此病灶与肿瘤灶的浸润很难区分，且 DWI 出现中心点状的高信号，根据经验考虑为浆细胞乳腺炎，这种脓肿形成前的浆细胞乳腺炎和乳腺癌几乎无法区分。病理检查示：浆细胞乳腺炎

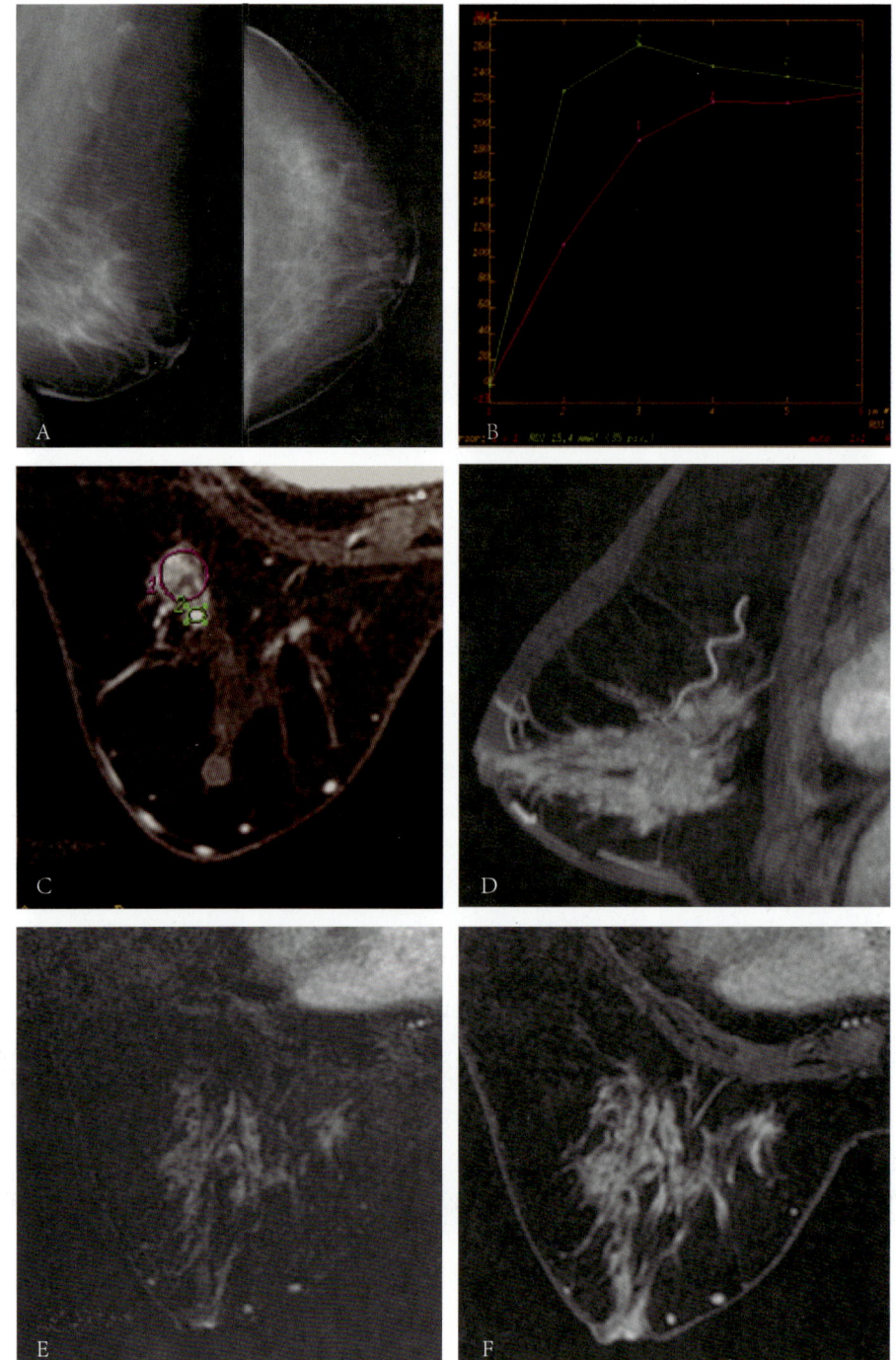

图 5-60 校正因素，XMG 可疑钙化

当病灶分布特征不典型，强化显著时，可以考虑补充 XMG 检查，部分乳腺癌在早期可以有可疑的或恶性钙化，但是这种钙化多在早期出现。病理检查示：左侧乳腺外上象限高级别导管内癌，累及输入管和乳头皮肤，皮肤呈 Paget 病改变，癌周围组织呈腺病和大汗腺化生。免疫组化：ER（−）、PR（−）、HER-2（+++），肌上皮（+）、CK5（+）

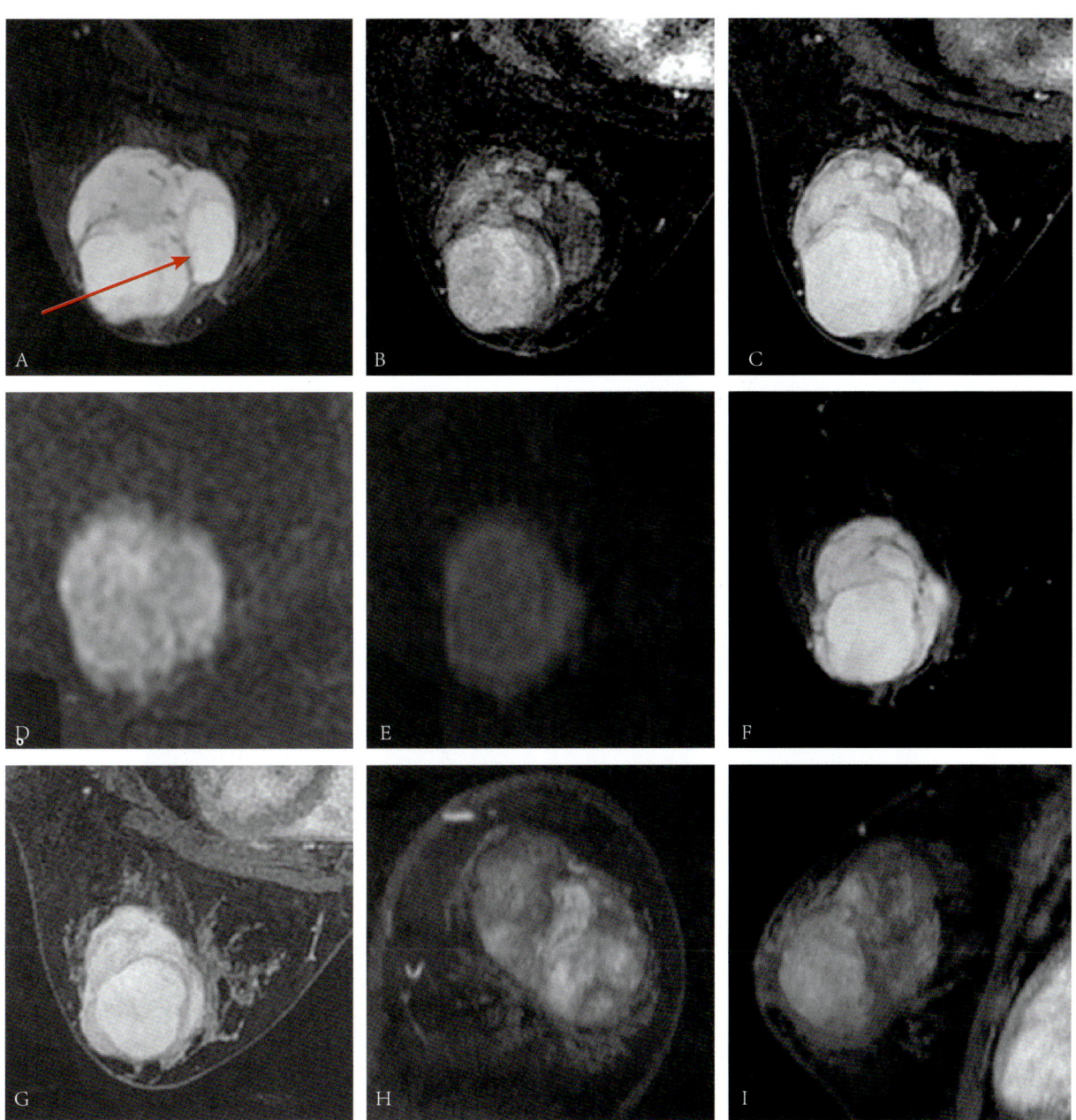

图 5-61 校正因素，不强化分隔（-1）

患者 21 岁。US 示：左乳上象限巨大低回声包块，不除外纤维瘤或分化较好的癌，建议结合增强 MRI 检查。动态增强扫描显示左侧乳腺上部肿块，类圆形，内部强化不均匀并不强化分隔（↑），TIC_{max} 平台型，$ADC_{min}=1.95$。考虑为纤维腺瘤合并黏液样变。判读为 4 类，因为病灶巨大且血供丰富，建议外科切除。病理左侧乳腺纤维腺瘤，肿瘤间质细胞增生伴黏液样变，导管上皮增生显著，核分裂象易见，建议随诊。

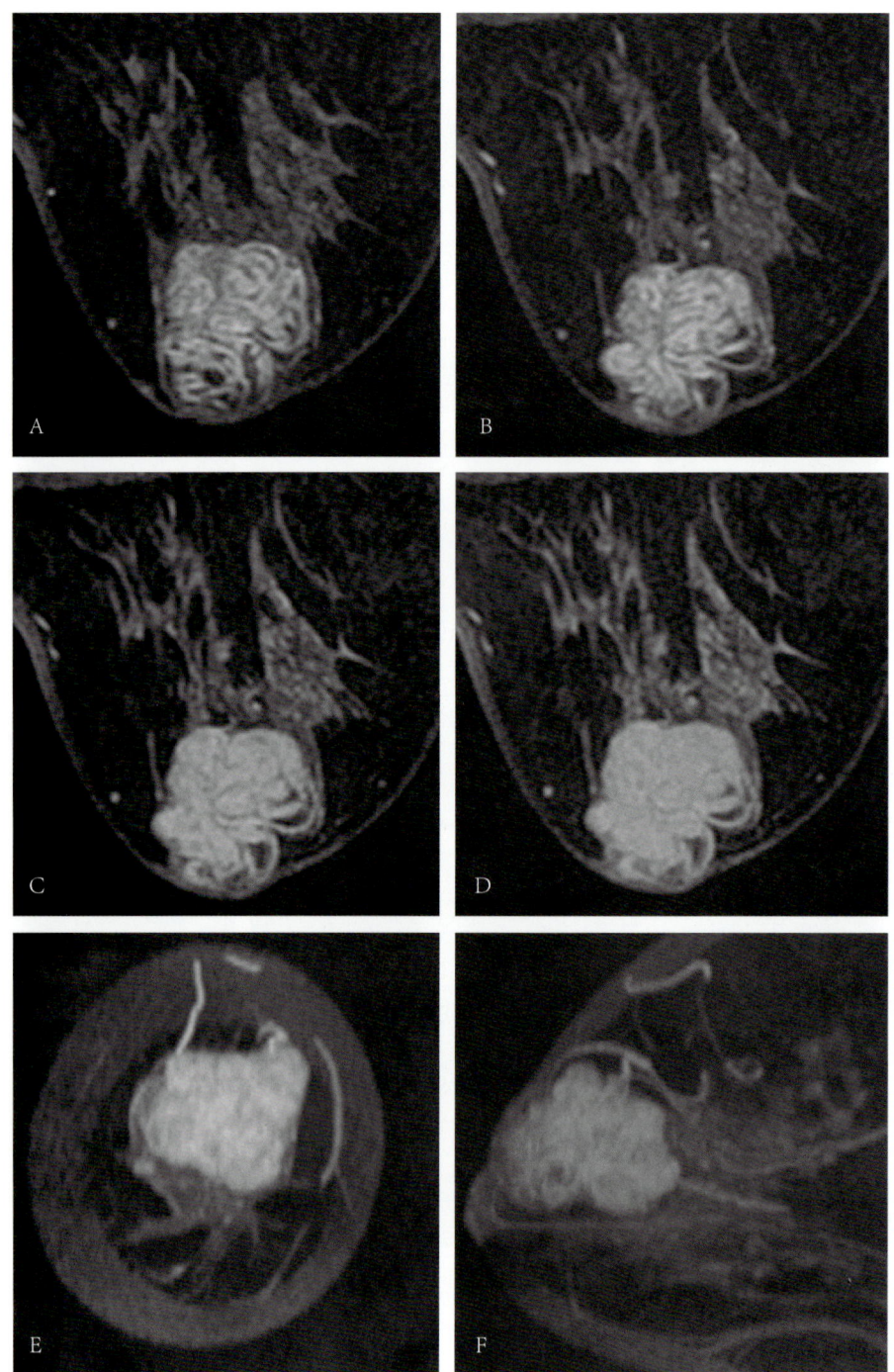

图 5-62 病史辅助判断

患者 44 岁，3 年前无意间发现右乳肿物，无局部皮肤红、肿、热、痛、橘皮样变、乳头内陷、破溃溢液等不适，于当地医院行乳腺肿物切除，术后病理示：乳腺纤维腺瘤，不除外叶状肿瘤。7 个月前再次因同一位置乳腺肿物行乳腺肿物切除术，术后病理均提示叶状肿瘤。1 年后，手术后原手术位置再次出现乳腺肿物，包块进行性增大。MRI 显示分叶状肿块，边缘光滑，内部脑回样强化，其中早期不强化的分隔延迟期渐进性强化，平扫呈长 T2 长 T1 信号，DWI 呈高信号，$ADC_{min} = 1.66$。叶状肿瘤在影像甚至病理上与纤维腺瘤相似而难以区分，病史很重要，一般年龄在绝经前，迅速增大的肿块或切除后复发的肿块需要考虑到叶状肿瘤的可能，而在 MRI 上，体积大且类似纤维腺瘤的肿块、显著强化呈 Ⅱ 型或 Ⅲ 型曲线的应考虑有叶状肿瘤可能，对这种富血供的肿块，虽然考虑良性，但是可以建议局部切除

第三节　积分分类方式的诊断效能验证

在本书的第 1 版中总结了用积分分类方式诊断的 301 个病灶的诊断效能。由于 BI-RADS 字汇的更新和诊断经验的积累，积分诊断方式进行了微调，为此笔者总结了 2015 年经病理证实的数据，验证上述积分分类方式的诊断效能。

一、年龄分布特征

除外 MRI 检查前已经有病理结果的病例，连续纳入 2015 年全年有病理证实的 665 例患者，共计 696 个病灶，年龄 13～84 岁，平均（45.7±11.4）岁。年龄与病理分布特征见图 5-63。需要说明的是此年龄分布特征只能代表解放军总医院接收的患者，其疾病的年龄分布特征有偏差，恶性病灶年龄分布偏年轻。

二、MRI 检查参数与评价方式

由技师独立完成检查、MPR 重建、DCE-TIC 和 DWI-ADC 测量，目标病灶未测量的按照缺损值计算。报告由乳腺专项进修医师或笔者本人撰写，按照 BI-RADS 字汇组建的模板逐条确认。最终分类诊断由笔者决定并形成医疗报告。病理以最终的病理报告为参照，结合手术记录确保影像报告的病灶与病理报告的病灶一致。

三、病灶的影像与病理分类评价

点状强化 14 例，肿块 506 例，非肿块样强化 145 例，31 例未明确者被报告为 BPE 或未作为病灶报告。696 个病灶的病理与 BI-RADS 分类的对应关系见表 5-5。

四、总体的诊断效能

表 5-5 显示，MRI 判断为 5 类病灶 445 个，其中恶性病灶 382 个（85.8%），危险病灶 34 个（7.6%），良性 29 个（6.5%）；4 类病灶 49 个，其中恶性 7 个（14.3%），危险病灶 21 例（42.9%），良性病灶 21 个（42.9%）；3 类病灶 156 个，其中恶性 3 个（1.9%），危险病灶 23 个（14.7%），良性病灶 130 个（83.3%）；1 类和 2 类合计 46 例，其中 MRI 漏诊 3 个恶性病灶，回顾分析都能追溯到病灶而非阴性发现。为了与传统的诊断效能进行比较，需要合理解决病理上危险病灶的归属，为此用 ROC 曲线进行筛选，以获得最大的诊断效能指标（图 5-64，图 5-65）。

上述统计结果表明，病理上危险病灶的影像表现在两种分组方式下其诊断曲线下面积差别不大，提示两者之间有很大的交叉。危险病灶的组织病理类型包括普通型导管上皮增生（UDH）和非典型导管上皮增生（ADH）等导管内增生性病变、乳头状肿瘤、LCIS 和 ALH、DCIS 和叶状肿瘤，活检发现这类病灶时一般建议切除，因此可以将危险病变划分为恶性组。但是，在 BI-RADS 分类诊断上，4 类病灶应该按照良性对待，在处理建议上一般为密切随访或活检，这样可以有效提高诊断的特异性，避免过度处理。由此，本组数据获得的总体的诊断敏感性为 92.9%，特异性为 82.9%。肿块类病灶的诊断敏感性为 92.7%，特异性为 90.3%，非肿块类的敏感性为 92.2%，特异性为 33.3%。

五、TIC 曲线的诊断效能优化

仅用廓清型曲线作为恶性指标，获得总体的敏感性为 80.2%，特异性为 78.2%，但是如果平台型纳入恶性指标，获得总体的敏感性为 93.9%，特异性为 47.6%。在肿块类型中纳入平台型曲线后，敏感性由 84.9% 提高到 96.1%，但是特异性由 81.4% 降低为 51.0%；在 NME 类型中纳入平台型曲线后，敏感性从 64.4% 提高到 87.8%，但是特异性由 57.1% 降低为 28.6%。因此，在积分分类诊断指标中，平台型曲线作为良性特征，这样可以有效提高诊断的特异性。

六、ADC 值的诊断效能的优化

图 5-66 显示各种不同组织学类型的 ADC 值，不同组织病理类型之间 ADC 值交叉很明显，腺病与腺瘤、叶状肿瘤的 ADC 值平均在 $(1.4\sim1.5)\times10^{-3}\ mm^2/s$，但是与 DCIS、乳头状瘤有很大的交叉，笔者推测可能与 DCIS 以 NME 类型为主所致；IDC 和 ILC 的 ADC 值普遍较低，但是也有向上的离散数据，且与乳腺炎交叉。黏液癌（MC）的 ADC 值反倒升高，这是比较特异性的表现。从病灶的影像类型看，恶性病灶（M）的 MASS 类 ADC 值低于 NME 类，危险病灶（R）的 ADC 值在 MASS 和 NME 类之间无明显区别，在良性病变中 NME 的 ADC 值反而降低，可能与其中的炎性病变或小脓肿有关，未分类（蓝色）的病灶主要是 BPE，其 ADC 值接近正常纤维腺体组织。结合上述 ADC 在 BI-RADS 分类的曲线下面积，笔者认为 DWI-ADC 的良、恶性界值需要视病灶类型而定，ADC 值对 MASS 类病灶的鉴别诊断有意义，良、恶性界值建议取值为 $1.05\times10^{-3}\ mm^2/s$；在 NME 类的良、恶性界值没有统计意义，在没有更具说服力的数据之前依旧采用 $1.35\times10^{-3}\ mm^2/s$ 作为界值，但是需要谨慎解释其测量值的变化。

七、两组数据的比较分析

本组数据和本书第 1 版的 301 个病灶的数据是笔者积分分类法诊断的校验。为了更加准确地理解本指标，将对这组数据进行如下的分析讨论。

（一）非肿块类病灶依旧是 MRI 诊断的难点

如果不区分 MASS 和 NME，本组数据获得的敏感性为 92.9%，特异性为 82.9%，这个数据让 MRI 诊断很有信心，TIC 和 ADC 值的测量在良、恶性之间也有统计学差异。但是，如果拆分为 MASS 和 NME 两种分类，发现 NME 的诊断效能很低，尤其是特异性很低，其 ADC 值甚至在良、恶性之间没有统计学差异。因为在这组数据中，肿块类 506 例占 72.7%，而非肿块类 145 例占 20.8%，在总体数据中肿块类拉高了平均值。由此看出，MRI 的诊断中，非肿块类的诊断依旧需要深入研究，判断时更要谨慎。

（二）数据校正前后的差异

本组数据在诊断过程中，并没有纳入诊断标准的校正因素。例如，TIC 廓清型的富血供纤维腺瘤呈长 T2 信号，但是没有执行积 -1 分的标准，在诊断上仍然划分为 4 类，但是前瞻诊断时标注考虑为纤维腺瘤，建议考虑局部切除。对浆细胞乳腺炎的诊断也存在类似现象，由于浆细胞乳腺炎的形态学、ADC 值和 TIC 能累积 3 分，当 DWI-ADC 降低的部分与 DCE 强化部分不一致时，虽然已经考虑到浆细胞乳腺炎或脓肿可能，但是在分类上依旧保持了 4 类或 5 类，这就是浆细胞乳腺炎主要被划分为 4 类和 5 类的原因。如果纳入此校正因素，敏感性和特异性可以提高约 2%。

（三）未归类病变的影响

14 例点状强化和 31 例 MRI 未分类的病灶未纳入分类诊断的效能统计，这类病灶在 MRI 部分是

BPE，其能获得组织病理的主要原因是在 XMG 发现可疑钙化或 US 分类可疑而采取了活检或切除措施。此类病灶从图 5-66 ADC 分布中可以看出，主要是良性病变，另有 3 例被漏诊的恶性病灶。由于这些点状强化和未分类病灶多数可以纳入 NME 类，如果纳入此校正因素，NME 的特异性提高至 70.2%，总体的特异性可以提高到 87.3%，这个诊断效能上在数据上是可以接受的。

（四）肿块和非肿块病变诊断标准的差异

第 1 版本的 DCE-TIC 在肿块和非肿块是有区别的，现在将 NME 的 TIC 平台型纳入良性特征，主要是因为基于 ROI 测量的曲线被基于图像的判断所校正。另外，由于 NME 的 DWI-ADC 值测量因部分容积效应而可信度差，基本不被采纳，只取信 ROI 内没有部分容积效应的测量值，此时采用的阈值与肿块类型是一致的。因此，除外形态学差异，肿块与非肿块类病灶在 TIC 和 ADC 的界值由第 1 版的不同转变为趋同。

表 5-5　696 例病灶的病理与 BI-RADS 分类的对应关系

病理类型		BI-RADS 分类					合计
		1	2	3	4	5	
良性（B）	腺瘤	0	11	88	9	5	113
	腺病	3	19	39	8	10	79
	乳腺炎	0	1	3	4	14	22
	囊肿	0	1	0	0	0	1
危险（R）	UDH	1	3	7	1	0	12
	ADH	0	0	1	2	4	7
	乳头状瘤	0	4	13	18	30	65
	叶状肿瘤	0	0	2	0	0	2
恶性（M）	IDC	1	0	3	1	316	321
	ILC	0	0	0	0	4	4
	MC	0	0	0	0	10	10
	DCIS	2	0	0	6	52	60
合计		7	39	156	49	445	696

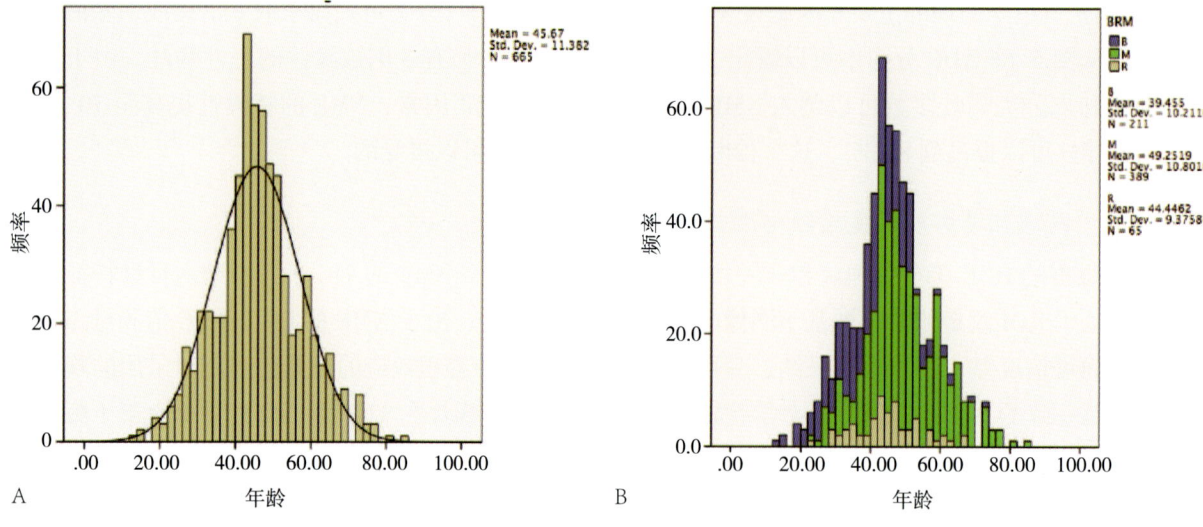

图 5-63 患者与病理的分布特征

接受乳腺 MRI 检查患者的年龄呈正态分布,中位年龄为 45.7 岁。其中蓝色部分为良性病灶,主要分布在 52 岁以下,且在各年龄段均衡分布。绿色部分为恶性病灶,平均年龄为 49 岁,且呈正态分布。危险病灶样本量较少,平均年龄 44 岁,接近正态分布

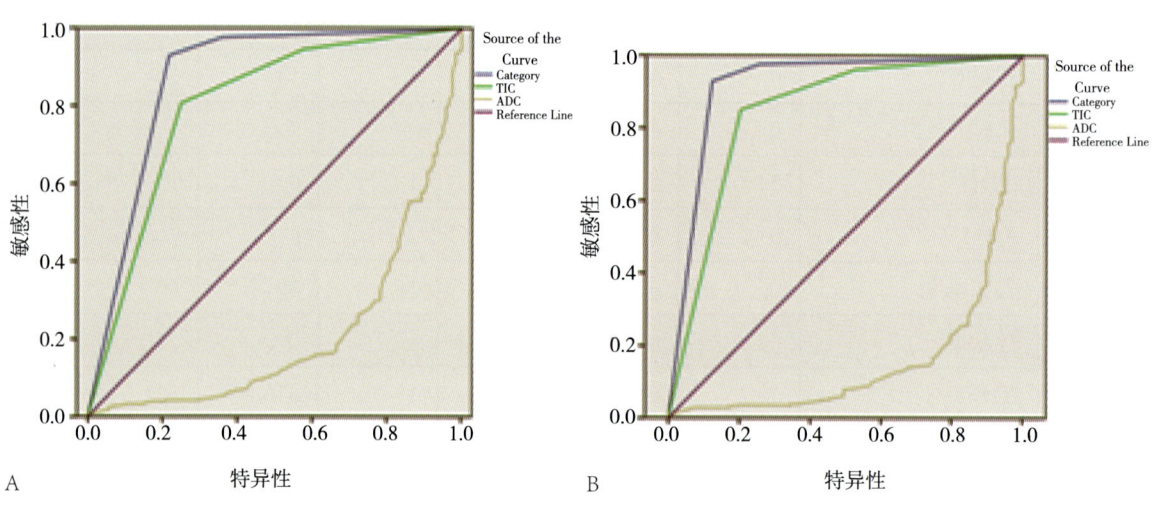

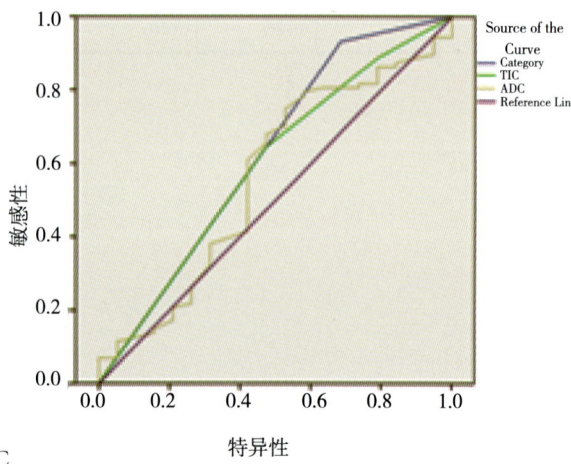

图 5-64 将危险病变作为恶性组的统计

依次为不区分肿块和非肿块类型(MASS+NME)、肿块类型(M)和非肿块类型(NM)。不区分类型时,融合了形态、TIC 和 ADC 的 BI-RADS 综合分类曲线下面积为 0.869(category),DEC-TIC 的曲线下面积为 0.798,DWI-ADC 的曲线下面积为 0.791,均具有统计学显著意义。MASS 病灶三者曲线下面积为分别为 0.918(category)、0.843(TIC)、0.847(ADC);NME 病灶三者曲线下面积为分别为 0.623(category)、0.592(TIC)、0.447(ADC),的曲线下面积为 0.791,ADC 值在两者之间没有统计学差异,其余均具有统计学显著意义

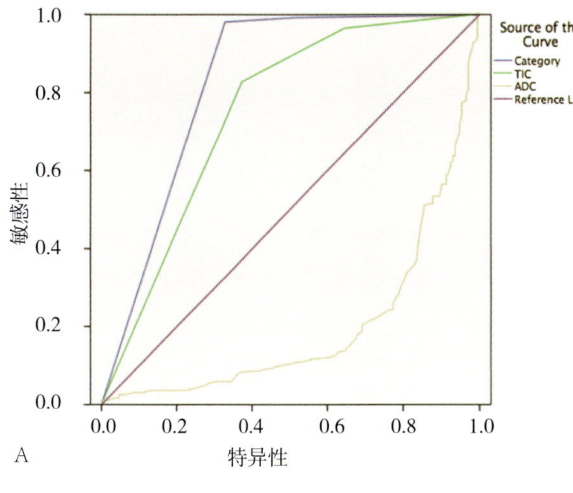
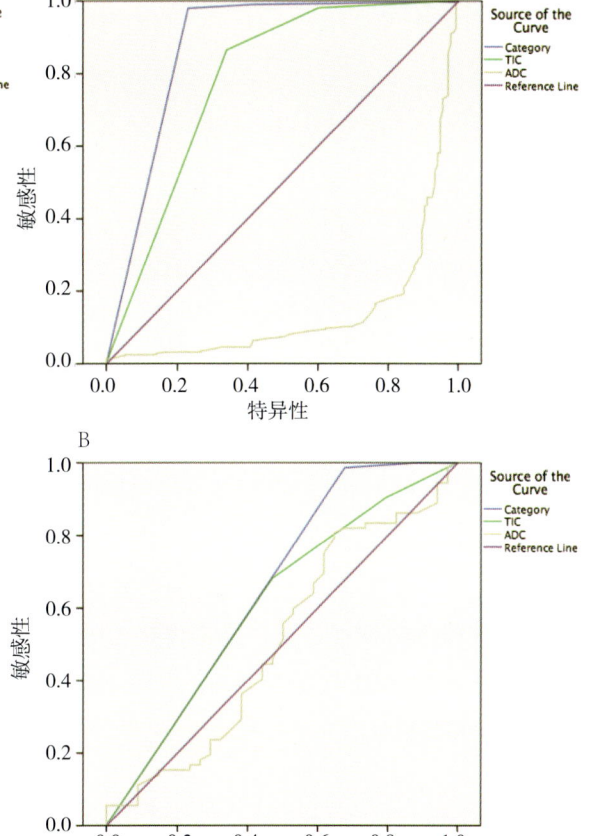

图 5-65 将危险病变作为良性组的统计

依次为不区分肿块和非肿块类型（MASS+NME）、肿块类型（M）和非肿块类型（NM）。不区分类型时，融合了形态、TIC 和 ADC 的 BI-RADS 综合分类曲线下面积为 0.857（category），DEC-TIC 的曲线下面积为 0.767，DWI-ADC 的曲线下面积为 0.801，均具有统计学显著意义。MASS 病灶三者曲线下面积为分别为 0.876（category）、0.782（TIC）、0.856（ADC）；NME 病灶三者曲线下面积为分别为 0.656（category）、0.612（TIC）、0.491（ADC），的曲线下面积为 0.791，ADC 值在两者之间没有统计学差异，其余均具有统计学显著意义

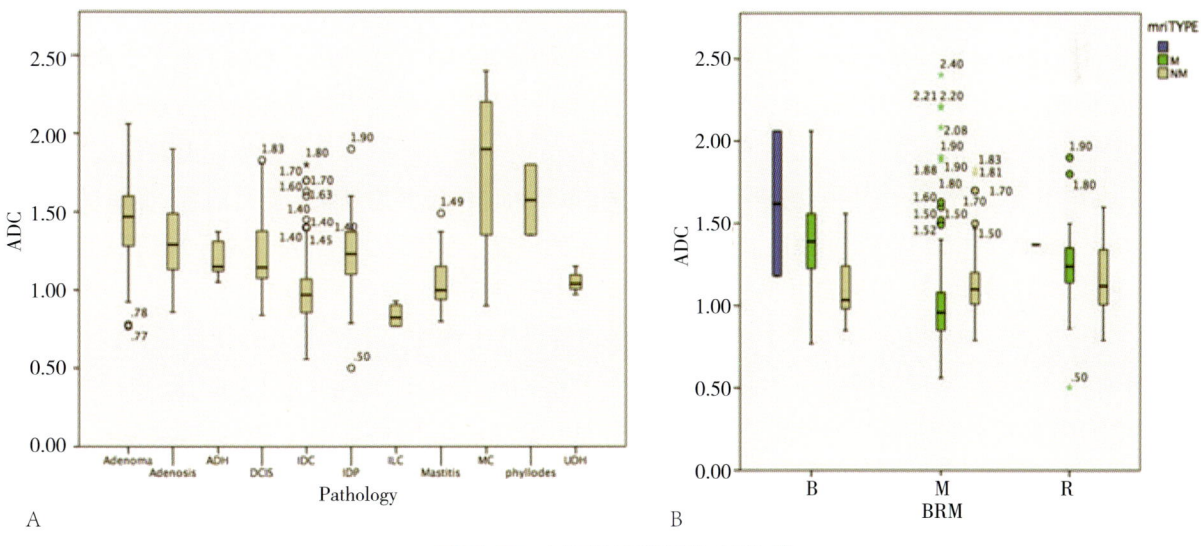

图 5-66 不同病理类型的 ADC 值

A.不同组织病理类型的 ADC 值分布特征。B.病灶划分为良性（B）、危险（R）和恶性（M）并区分肿块（M）和非肿块（NME）的 ADC 分布值特征，非肿块类的 ADC 值分布在良性 - 危险 - 恶性分类中几乎没有明显的差异，而肿块类恶性病灶的 ADC 值低于非肿块类，肿块类良性病灶的 ADC 值高于非肿块类，两者均有统计学差异；恶性肿块中异常增高的 ADC 值来源于黏液腺癌

第六章 磁共振成像的基本原理

磁共振成像的原理很复杂。本章仅对 MRI 原理和与乳腺相关 MRI 知识做简单介绍，目的是帮助非 MRI 专业人员对 MRI 有基本了解，熟悉 MRI 术语、优势及与其他影像措施的差别，能够掌握 MRI 成像的适应证和禁忌证。

第一节 磁共振现象

自旋（spin）是带电粒子的基本属性，即质子、中子和电子围绕自身轴进行旋转，这种带电粒子的自旋会产生感应磁场，其产生符合右手螺旋法则。当原子核中含有多个质子或中子时，方向相反的自旋会互相抵消；只有当原子核含有奇数的质子或奇数的中子时，自旋不能互相抵消并在微观局部产生磁场即核磁。核磁的磁矩（m）是矢量，具备大小和方向。质子和中子自旋产生的磁共振现象叫核磁共振，而电子自旋产生的磁共振现象叫电子磁共振，本章讨论的磁共振现象主要是前者，即核磁共振；后者在磁共振造影剂中发挥主要作用。因此，核磁共振的"核"与核医学的"核"是两个不同的含义，前者没有电离辐射的危险，这是磁共振成像应用于乳腺检查的重要优势之一。

生物组织中的 ^1H、^{13}C、^{19}F、^{23}Na 和 ^{31}P 等元素均可以产生核磁，但医学 MRI 使用最多的是 ^1H，因为 ^1H 磁化率及自然丰度均很高，^1H 占活体组织原子数量的 2/3，^1H 大部分位于生物组织的水和脂肪中，医学 MRI 非特别注明即指 ^1H 成像或质子成像。

在无外加磁场的自然状态下，质子产生的磁矩因为方向各异而互相抵消为零。当生物组织置于一个大的外加磁场（B_0）时，质子自旋产生的磁距与主磁场长 B_0 发生相互作用，使质子自旋出现两种变化（图 6-1）：一种是排列变化，另一种是进动或旋进（precession）。排列变化表现为相对多数质子磁矩方向顺 B_0 方向排列，相对少数质子磁矩逆 B_0 方向排列。在微观分布中，这两种状态的质子分布特征符合 Boltzmann 统计，即 $N-/N+ = e^{-E/kT}$。进动是指质子围绕主磁场方向旋转，质子的自旋和进动分别相当于地球的自转和公转运动，进动的频率即 Larmor 频率：

$$\omega = \gamma /2\pi B_0$$

公式中 ω 为 Larmor 频率，B_0 为外加主磁场，γ 为磁旋比，是原子核的固有属性，氢原子核的 γ=42.58MHz/T。

在进动的过程中，自旋磁场 m 并非与主磁场 B_0 方向完全一致，而是成一定的角度，这样自旋磁场 m 在主磁场中可以分解为两个方向的投影：在 B_0 方向的 m_z 和垂直 B_0 方向的 m_{xy}。在主磁场 B_0 的排列作用下，顺 B_0 方向的 m_z 要多于逆 B_0 方向的 m_z，两者的差别就产生了与主磁场方向一致的纵向宏观磁化矢量 M_z。平衡状态下 m_{xy} 在各方向均匀分布，在 XY 平面的矢量和为零；纵向宏观磁化矢量 M_z 即宏观磁化矢量 M。

顺着主磁场方向排列的质子处于低能态，逆着主磁场方向排列的质子处于高能态。当质子由高能态转变为低能态时，会释放一定能量的光子 $E=hγB_0$（h 为 Planck 常数）；相应地，如果低能态的质子要转变为高能态时，需要吸收相应光子的能量，这种能量的光子就是 Larmor 频率的射频脉冲（radiofrequency，RF）。对主磁场中进动的质子施加一个 ω 频率的 RF 时，进动的质子和 RF 脉冲发生能量交换，低能态的质子吸收能量转变为高能态，而当射频脉冲停止后，处于高能态的质子会释放出能量，恢复到平衡状态。RF 使部分顺 B_0 排列的低能态质子在吸收 RF 的能量后跃迁为逆 B_0 排列的高能态的过程为核磁激励，当 RF 激励停止时，高能态的质子释放能量恢复至低能态，这个过程称为核磁弛豫。核磁共振由核磁激励和核磁弛豫两个过程构成（图 6-2）。

核磁激励时 RF 脉冲有两个作用，一个作用是使低能态质子跃迁为高能态，使 M_z 变小；另一个作用是使分散在 XY 平面内不同方向的质子磁矩 m_{xy} 方向集中一致，在 XY 平面出现宏观磁化矢量 M_{xy}。宏观表现为质子群纵向宏观磁化矢量 M_z 逐渐变小，M_{xy} 逐渐增大，相当于宏观磁化矢量 M 以螺旋倾倒的运动形式离开平行 B_0 方向的平衡状态进入 XY 平面。根据激励 RF 施加强度和时间的不同，M_z 和 M_{xy} 此消彼长，两者的矢量和形成不同的倾斜角度，这就是在 MRI 中常使用的射频脉冲角度的产生机制，常用的脉冲角有 90°、180° 和小于 90° 的 RF。

核磁弛豫是指激励脉冲停止后，质子恢复平衡状态的过程。在这个过程中，首先是各个质子的自旋磁场 M 因为周围电化学环境导致的进动差异使 M_{xy} 的方向迅速分散，导致 XY 平面内的横向宏观磁化矢量（M_{xy}）由大变小直至消失，此部分为横向弛豫。而随着更多的进动质子由高能态恢复到低能态，M_z 也在发生变化，导致纵向宏观磁化矢量 M_z 由小变大，直至 M_z 完全恢复，此部分为纵向弛豫。

横向弛豫又称自旋-自旋或 T2 弛豫，激励脉冲结束的瞬间，各质子的 M_{xy} 方向一致，横向宏观磁化矢量 M_{xy} 值最大。但是 RF 停止后，M_{xy} 很快由大变小终于到 0（图 6-3）。当不同质子由于其所处的电化学环境差别出现细微的进动频率差异时，这种衰减过程加快。短 T2 者信号低，在 MRI 图像为黑色；长 T2 者信号高，在 MRI 图像为白色。由于横向磁化矢量衰减也表现为一种指数曲线，T2 值规定为 M_{xy} 衰减到其原来值 37% 的时间。人体各种组织 T2 弛豫时间为 30～100ms。由图 6-3 可看出，对于 T2 弛豫时间长短不同的两种组织，于激励脉冲后某时间点（如 TE），T2 弛豫时间长的组织 M_{xy} 大，T2 弛豫短的组织 M_{xy} 小。

纵向弛豫又称为自旋-晶格或 T1 弛豫，鉴于 M_z 的恢复过程表现为一种指数曲线，T1 值规定为 M_z 达到最终平衡状态 63% 的时间。当分子的布朗运动频率、质子的进动频率和中心频率一致时，质子的 M_z 恢复最快，T1 缩短，否则 T1 延长。短 T1 者信号高，在 MRI 图像上为白色；长 T1 者信号低，在 MRI 图像为黑色。由图 6-3 可看出，对于 T1 弛豫时间长短不同的两种组织，在激励脉冲后的某时间点（如 TE），T1 弛豫短的组织 M_z 大，T1 弛豫时间长的组织 M_z 小。

弛豫过程的宏观磁化矢量的变化可以被线圈检测形成 MR 信号通过一系列的解析处理形成磁共振图像，通过控制激励脉冲的施加方式和信号检测方式，形成丰富的多对比图像。而生物组织的不同分子类型和电化学环境可以导致 M_z 和 M_{xy} 的差别，是 MRI 成像检测病理变化的基础。

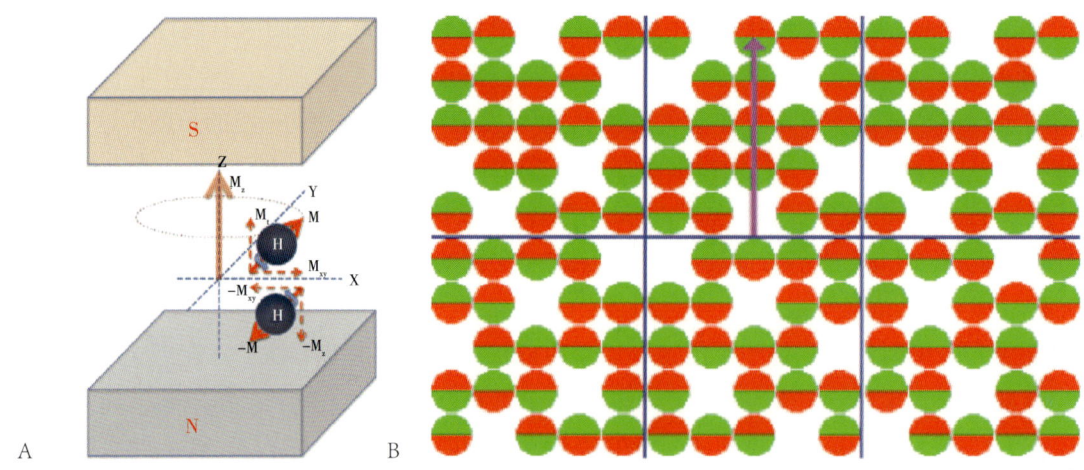

图 6-1 核磁现象

A. 图中 NS 为相对的外加磁场两极，处于磁场环境下的质子（H），一方面绕自身的轴旋转（蓝色弯箭），并按照右手螺旋法则产生一个小的磁场，即核磁 M；同时，质子以磁力线（Z）为轴进行圆周运动（红色虚线），两者共同构成进动（procession），其核磁 M 与磁力线形成固定的夹角。顺磁力线方向的质子处于低能态（M），逆磁力线的质子处于高能态（-M），两者在 Z 轴的投影分量（M_z）的矢量和形成宏观磁化矢量 M_z，在 XY 平面的投影量（M_{xy}）随机分布而互相抵消。所以静息态的宏观磁化矢量 M_z 没有 M_{xy} 成分，只有 M_z 成分。B. 生物组织内的氢质子在磁场作用下的排列，按照成像的方式划分为体素（分格），每个体素为一个信号单位，每个体素内顺磁场排列的质子略多于逆磁场排列，形成纵向磁化矢量（箭头），红色代表 N 极，绿色代表 S 极

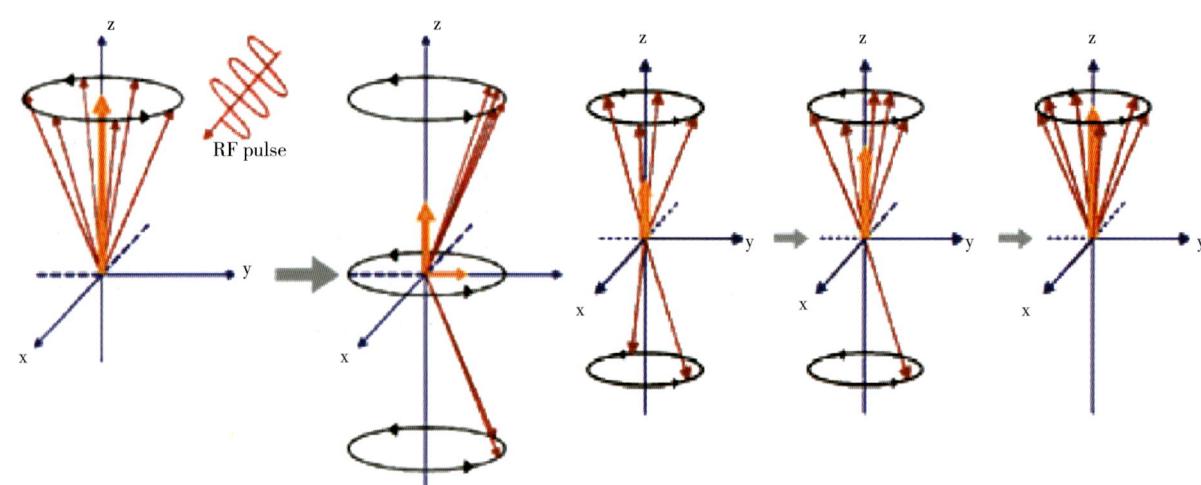

图 6-2 核磁激励与核磁弛豫

核磁激励（A）时给磁场中的质子一个 Larmor 频率的射频脉冲，质子的个体自旋矢量（红箭）由低能态跃迁至高能态，同时使随机分布在 XY 平面的 M_{xy} 聚集形成相位一致，宏观磁化矢量 M（黄箭）螺旋式偏离 Z 轴倒向 XY 平面，偏转的角度与激励脉冲施加的方式有关（$\theta = 2\pi \gamma \tau B_1$，$\gamma$ 为脉冲频率，τ 为脉冲施加的时间，B_1 为脉冲的强度），自旋回波一般使用 90° 激励脉冲，梯度回波使用小于 90° 脉冲。激励的结果使 M_z 缩小，M_{xy} 相位聚集而增大。核磁弛豫（B）指激励脉冲结束后，被激励到 M_{xy} 平面的宏观磁化矢量，一方面由于质子之间的自旋差别和互相影响，使 M_{xy} 的进动不一致出现相位分散，使 M_{xy} 迅速缩小（T2 弛豫），实际成像时受 B_0 不均匀性、组织磁化率差异等因素出现 T2* 弛豫；另一方面由于逆磁力线排列的质子恢复到顺磁力线排列，M_z 逐渐恢复增大（T1 弛豫）。T2 弛豫和 T1 弛豫在脉冲激励停止后同时发生，但是 T2 衰减很快，而 T1 恢复相对较慢（图引自 SIEMENS 资料）

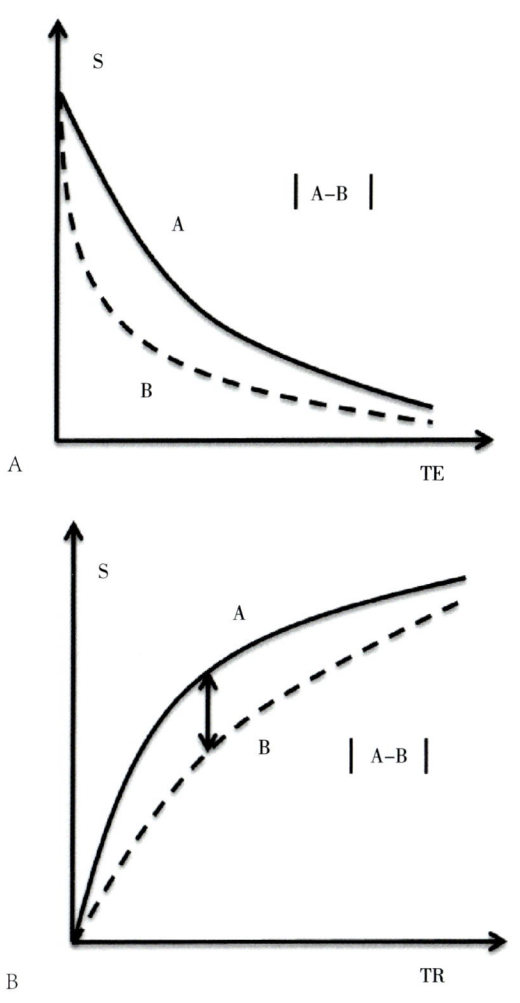

图 6-3　T1 与 T2 弛豫曲线

T1 弛豫表现为一种指数曲线（A），不同组织的 T1 弛豫特性不一样。短 T1 的分子弛豫快（A），即 M_z 恢复快，成像表现为高信号。选择合适的 TR 值使两种组织 A 和 B 之间差距最大，形成 T1 加权对比图像。T2 弛豫也表现为一种指数曲线（B），不同组织的 T2 弛豫特性不一样。长 T2 的分子相位分散慢（B），即 M_{xy} 逐渐减小，成像表现为高信号。选择合适的 TE 值使两种组织 A 和 B 之间差距最大，形成 T2 加权对比图像

第二节 脉冲序列

磁共振成像需具备几个基本条件：一个足够大的主磁场 B_0、一套进行图像空间编码的梯度磁场、一个发射激励脉冲的发射线圈、一个接收信号的接收线圈及配套的控制和处理系统（图 6-4）。主磁场 B_0 是发生核磁共振的前提，理论上，主磁场 B_0 越大，获得的 MR 信号就越大，但是 B_0 的大小受制作工艺和生理刺激的制约，目前临床常用的场强为 1.5T 或 3.0T，对应的脉冲频率分别为 63.89MHz 和 127.74MHz，这种频率的电磁波没有电离辐射效应，对生物组织相对安全。发射线圈用于发射激励脉冲，接收线圈用于接收 MR 信号。由于接收和发射的频率是一致的，因此可以是发射/接收一体化的 T/R 线圈；但是更多的情况是各自独立的，发射线圈发射射频，接收线圈可以做成各种适形的表面线圈，放在被检测器官的表面，提高信号检测的效能。现在的 MRI 系统一般采用多通道的相控阵列线圈，提高图像的信噪比。乳腺 MRI 检查建议使用专用的乳腺线圈，4~12 个信号通道或更多，其人体工学的构造也使检查更加舒适和人性化。

梯度磁场用于图像空间编码，包括 X、Y、Z 3 个梯度方向的梯度磁场，分别对成像空间进行层面编码、相位编码和频率编码。均匀的 B_0 磁场使图像空间的各点处于相同的共振频率，而梯度磁场使不同空间位置的质子共振的进动频率发生差异，或者使 XY 平面的相位角发生差异，从而实现频率编码和相位编码，获取三维物体的空间信息，形成图像（图 6-5）。成像由计算机通过控制激励射频脉冲发射、按照一定的顺序启动和关闭梯度磁场、启动线圈检测 MR 信号等一系列复杂过程完成，这一过程包含的计算机硬件和软件工作控制与过程称为脉冲序列。

笔者根据自己的理解对脉冲序列进行了一个简单的分类（图 6-6）。按照激励脉冲的方式划分为自旋回波和梯度回波，按照信号采集方式划分为单回波、多回波、平面回波或非线性回波，按照编码方式划分为二维采样和三维采样，激励脉冲之前可以有不同的准备脉冲，采集完毕后可以有各种恢复脉冲，这几个模块部分可以自由组合，形成不同类型的脉冲序列。基本的脉冲序列有自旋回波（spin echo，SE）（图 6-7）、快速自旋回波（fast/turbo SE，FSE/TSE）（图 6-8）、梯度回波（gradient recall echo，GRE）（图 6-9）、回波平面成像（echo planar imaging，EPI）（图 6-10）、反转恢复快速自旋回波（图 6-11）、扰相位梯度回波、平衡稳态梯度回波等都是在此基础上衍生获得的。

采集的原始 MRI 信号形成 K 空间数据，经过傅立叶变换等处理，形成灰阶图像，反映组织弛豫时间 T1、T2 的变化特征。由于检测到的 MRI 信号并非是 T1、T2 值，因此 MRI 称为加权像（weighted image，WI），把分别主要反映组织 T1、T2 弛豫时间和氢原子密度的图像相应地称为 T1WI、T2WI 及 N（H）WI。脉冲序列是磁共振成像中变化最多的，也是磁共振成像具有吸引力的特征之一，脉冲序列的多样性构成了磁共振成像对比度的多样性，满足不同的诊断信息要求。MRI 成像首先要根据显示目的选择合适的脉冲序列，根据目标器官的特征确定图像的物理参数，如视场大小（field of view，FOV）和图像的矩阵（频率编码×相位编码）。一个脉冲序列常见的调节参数包括重复时间（repetition time，TR）、回波时间（echo time，TE）、脉冲角（flip angle，FA）、采集或平均次数（number of excitation，NEX）等，以控制图像基本的对比度（contrast-to-noise ratio，CNR）和信噪比（signal-to-noise ratio，SNR）为目的；精细的参数调节包括回波链长度（echo trained length，ETL）、接收带宽（receiver band width，RBW）、流动补偿（flow compensation）等以提高图像质量、匹配生理变化、减少伪影为目的。

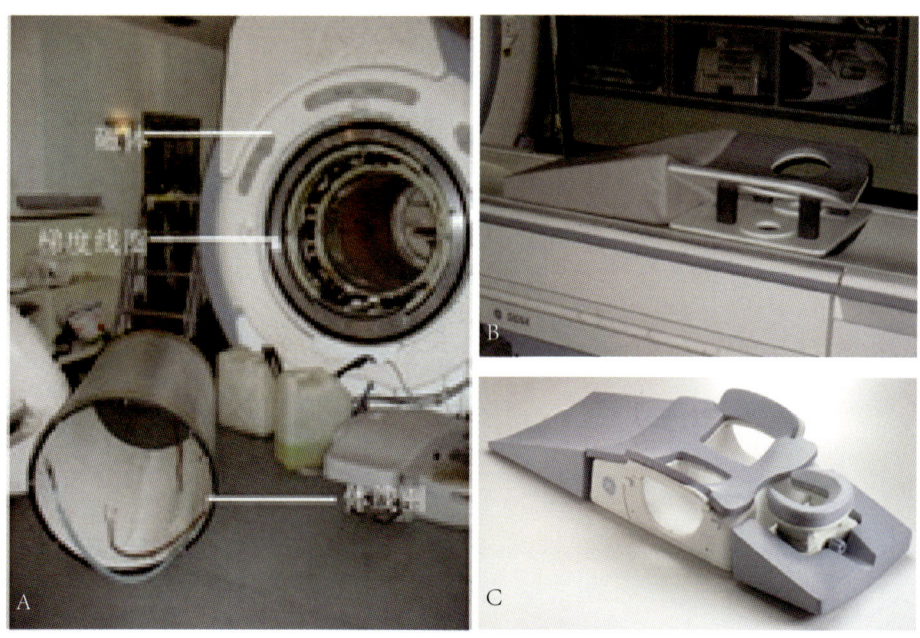

图 6-4 磁体与线圈

A. 部分拆解的 MRI 磁体系统，主磁场线圈及主动屏蔽线圈被包覆在白色的机盖内，孔洞周围的环形结构为梯度线圈和冷却系统，地面圆桶状的部件为体线圈（body coil），放置在孔洞的最内层。B. 4 通道乳腺相控阵线圈，患者俯卧位将双乳置于孔洞内，4 个接收线圈单元嵌在上下的面板内，靠近乳腺以提高图像的 SNR。C. 8 通道乳腺相控阵线圈，8 个接收线圈单元置于线圈的周围和下面，对乳腺形成包围，可以比 4 通道线圈提供更高的 SNR

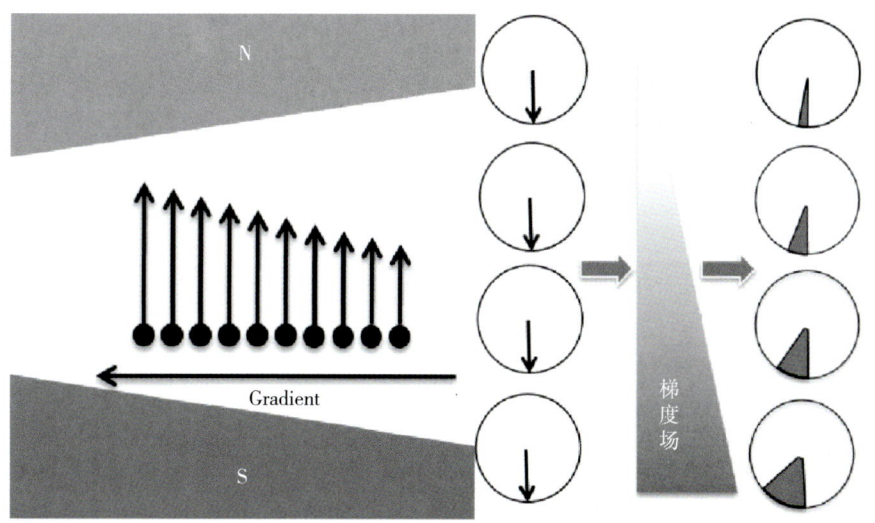

图 6-5 梯度场的效应

处于梯度磁场的质子，不同空间位置的质子所处的磁场强度存在差异，其 Larmor 频率顺序变化是 MR 空间识别的基础；当梯度场开启一段时间然后关闭，这种进动频率差别累积形成相位角（φ）差别，前者在层面选择和频率读出时分别配合激励脉冲和数据读出，后者主要是进行相位编码和三维成像时的层面编码

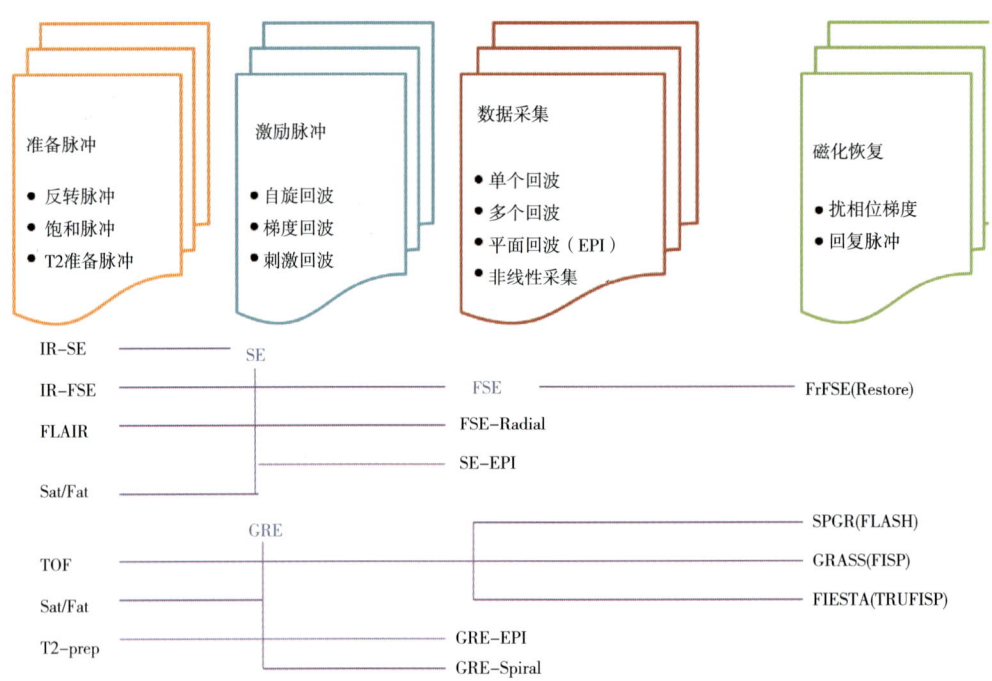

图 6-6 脉冲序列的基本构成

一个脉冲序列由一个激励脉冲和数据采集方式组成一个简单的脉冲序列。例如，自旋回波采用 90° 激励，单个 180° 回波脉冲采集，构成自旋回波序列（SE）；如果用多个 180° 回波脉冲采集数据，则构成快速自旋回波序列（FSE）；如果 90° 激发脉冲之前施加 IR 可以分别反转消除脂肪（STIR）和水（FLAIR）信号。梯度回波（GRE）同样如此，采用小于 90° 的激发脉冲，采集方式利用反转梯度重聚信号，如果施加扰相位准备脉冲或扰相位梯度，则形成 T1WI 对比，如果施加相位重聚梯度，则形成 T2WI 对比。常见的磁化准备脉冲包括反转（IR）脉冲、各种饱和脉冲等

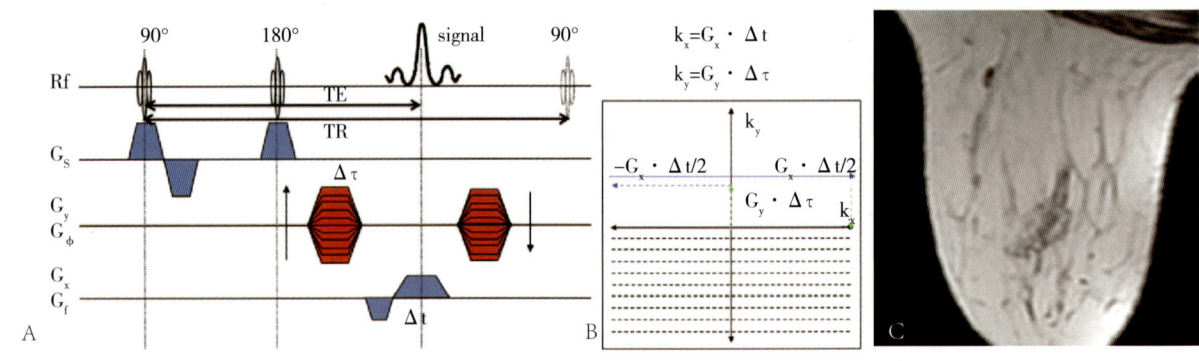

图 6-7 自旋回波

启动层面选择梯度的同时施加 90° 的激发脉冲使宏观磁化矢量 M_z 偏向 XY 平面形成横向磁化矢量 M_{xy}，90° 脉冲停止后开始发生 T1、T2 弛豫；延迟 TE/2 时间后，启动 180° 重聚脉冲，使分散在 M_{xy} 平面的磁化矢量重聚产生回波，在延迟 TE 时间后启动频率编码梯度，检测回波信号即 MR 信号。通过调节重复时间（time repetition，TR，两个 90° 脉冲的间隔）和回波时间（time echo，TE，90° 和回波之间的时间间隔）改变 T1 和 T2 的对比差别，实现 T1、T2 加权对比或质子加权对比（A）。每个一个 90°～180° 脉冲激励周期中，启动一定时间（Δτ）的相位编码梯度 G_ϕ，在回波产生的同时启动频率编码梯度 G_f 读取信号，形成一个自旋回波信号，填充一条 K 空间线。每次重复采集启动大小不同的相位编码梯度 G_ϕ，重复 N 次形成相位编码为 N 编码的图像，在频率编码梯度启动的时间（Δt）内完成 f 次频率编码读出，从而构成一幅完成的 K 空间（B）。K 空间是一个数学的概念，是采集数据按照一定顺序排列的集合，并非与图像的物理空间（C）一一对应。K 空间中心部分为低频部分，决定图像的亮度和对比度，K 空间周围部分为高频部分，决定图像的空间分辨率。K 空间指数据集的排列方式，并非物体或图像的物理空间（C），也不是一一对应的关系。每一条 K 空间数据都包含有整个图像的信息，因此可以经过数学处理实现在相位编码方向、频率读出方向或层面编码方向的部分 K 空间采样，或者利用相控阵线圈的空间敏感度编码差异（sensitivity encoding）实现并行采样，以此实现快速成像的目的

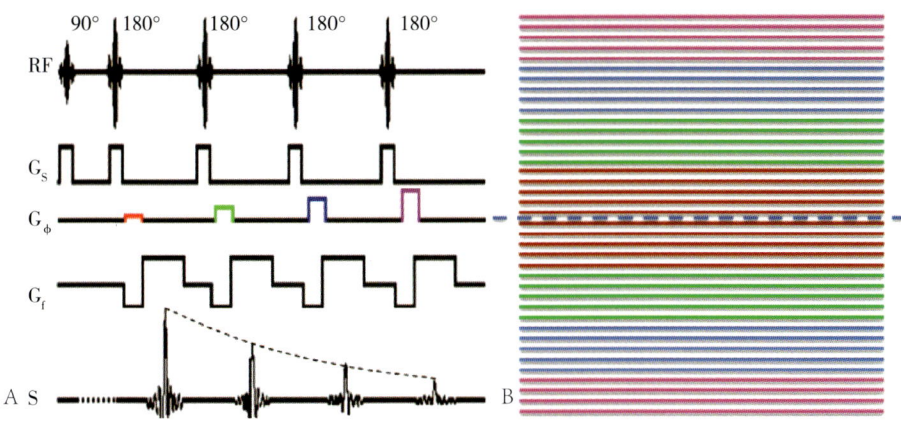

图 6-8　快速自旋回波序列

FSE/TSE 由 SE 序列衍生而来，FSE 序列在 90° 激发后，连续施加 N 个 180° 脉冲产生对应数量的回波，并对应不同的相位编码梯度大小，从而在一次 90° 激发后完成 N 个 K 空间线的采样，采样时间缩短为原 SE 的 1/N，大大缩短了成像时间，使 FSE 成为临床最常用的脉冲序列。N 在不同厂商的设备有不同的表述，例如在 GE MRI 为回波链长度（echo trained length，ETL），在 SIEMENS MRI 为加速因子（turbo factor）

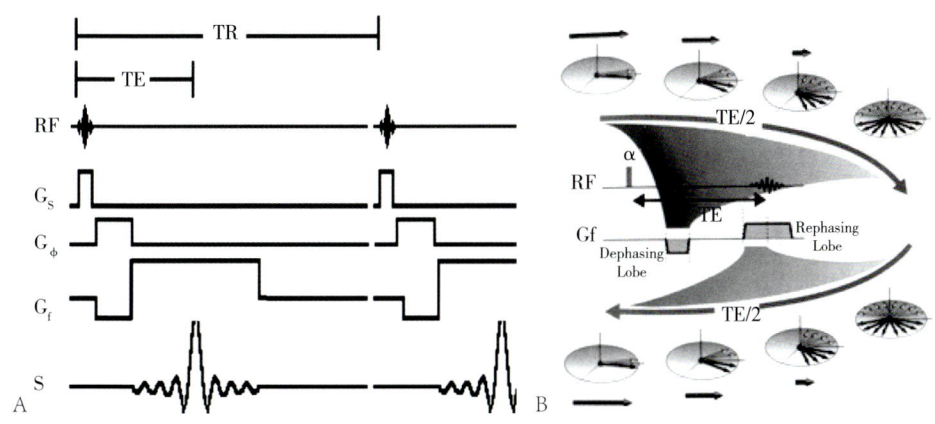

图 6-9　梯度回波序列

梯度回波与 SE 回波在射频激发和信号采集方面均不同。梯度回波采用小于 90° 的激发脉冲使宏观磁化矢量 M 偏移一定的角度 θ，使宏观磁化矢量在 Z 轴和 XY 平面都存在的一定的投影分量，这种激发方式也称为快速小角度激励（FLASH），使 M_z 的恢复更快，从而缩短 TR 间隔实现快速成像目的。与 SE 序列 TR 大于 2000ms 的设置相比，GRE 的 TR 时间可以缩短为数毫秒，从而显著提高成像速度。信号采集方式的差别在于 GRE 在频率读出时施加相位重聚梯度替代 SE/FSE 的 180° 相位重聚脉冲，实现 M_{xy} 的相位重聚产生回波，因此称为梯度回波（gradient recall echo，GRE）。在图像对比度差别上，GRE 产生的回波对组织的磁化率差别更加敏感。梯度回波组织对比度的控制参数包括三个主要方面，TR/TE、反转角 θ 和准备脉冲或梯度。TR/TE 对组织对比度的影响与 SE 序列类似，但在 GRE 序列不是决定因素。增大 θ 角（>45°），缩短 TE，则增加组织的 T1 对比，实现 T1 加权成像；缩小 θ 角（<45°），延长 TE，则缩小 T1 对比差别，实现 T2 加权成像。在梯度回波中，决定组织对比度更重要的因素在于准备脉冲或梯度，施加扰相位的梯度或者脉冲，使 M_{xy} 消失，从而实现 T1 加权对比，如扰相位梯度回波序列 SPGR、FLSAH 等；如果施加相位重聚梯度，M_z 方向由于信号饱和，主要是 M_{xy} 的信号差别，从而实现 T2 加权对比，如稳态进动序列 TruFISP、FIESTA。梯度回波成像速度快、信噪比高，更多地用于骨关节的高分辨三维成像检查，例如乳腺动态增强的序列就是基于 3D-FSPGR 序列可以实现亚毫米的空间分辨率

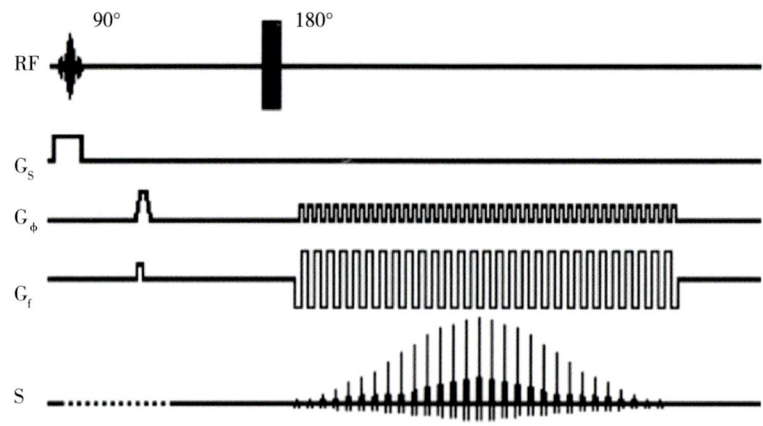

图 6-10　回波平面成像序列

EPI 与 SE 和 GRE 序列的差别在于信号读出方式，EPI 序列可以采用 SE 序列的 90°～180° 激发方式，也可以采用 GRE 的小角度激励方式，但是信号采集时使用连续切变的频率读出梯度和相位编码梯度，从而实现在很短的时间内完成 K 空间的填充，实现快速成像。使用 SE 激发方式的 EPI 为 SE-EPI 序列，而使用 GRE 激发方式的 EPI 为 GRE-EPI 序列。由于大量使用梯度切换，使组织的磁化率差别增大，因此在 EPI 序列中磁化率导致的图像畸变比较明显，乳腺 MRI 检查的弥散加权成像（diffusion weighted imaging，DWI）主要使用 EPI 序列采集

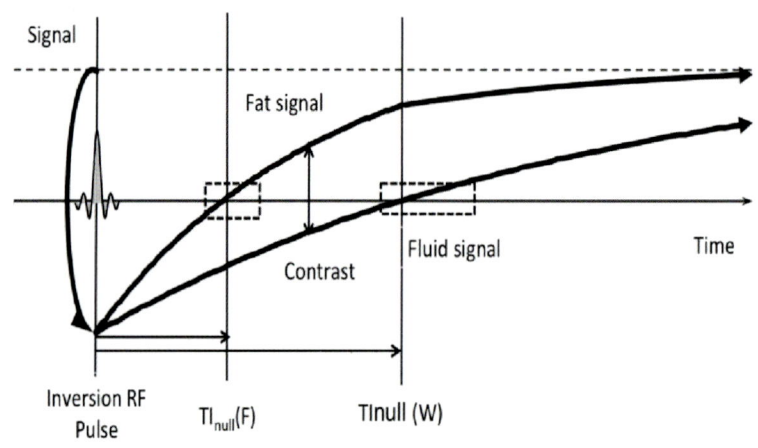

图 6-11　反转脉冲

使用非选择性的 180° 反转脉冲，使所有组织 M_z 呈负向并开始弛豫恢复，由于脂肪的 T1 恢复快，在脂肪恢复经过零点时进行采样，获得的图像没有脂肪信号，但是与脂肪 T1 值重叠的物质信号同样被抑制，SNR 降低。也可以使用选择性的脉冲，可以根据组织的 T1 值，实现选择性地组织抑制，例如抑制水信号的 T2-FLAIR 序列等。如果与频率选择化学饱和法结合，可以形成 SPECIAL 或 SPAIR 准备脉冲，实现更好的脂肪抑制效果

第三节 磁共振信号的病理生理基础

生物组织的磁共振信号特征极其复杂，其中BPP公式（bloembergen、urcell、pound，BPP）和交叉弛豫理论是理解组织弛豫时间T1、T2的变化特征、对生物组织的MRI信号给出合理解释、进行MRI诊断的前提。所有影响到质子发生磁共振的电化学环境和分子热运动环境都直接影响MR信号，包括组织和细胞排列、分子结构和分子的相互作用。

$$1/T_1 = K \left[\frac{Tc}{1+\omega_0^2 Tc^2} + \frac{4Tc}{1+4\omega_0^2 Tc^2} \right]$$

$$1/T_2 = \frac{K}{2} \left[3Tc + \frac{5Tc}{1+\omega_0^2 Tc^2} + \frac{2Tc}{1+4\omega_0^2 Tc^2} \right]$$

BPP公式的适用范围为各向同性条件下的单纯转动运动，室温下，非黏液样液体（自由水）：$Tc=10^{-12}s$，$\omega_0^2 Tc^2 \ll 1$，$1/T_1=1/T_2=5KTc$（无频率依赖性）；固体：$Tc=10^{-5}s$，T1延长，T2缩短；黏液：$Tc=10^{-9}s$，$\omega_0^2 Tc^2=1$ 具有频率依赖性。

BPP理论中，分子热运动的相关时间（Tc），是分子热运动旋转一个弧度所需要的时间，代表分子热运动的频率。影响分子热运动的因素除温度外，分子量的大小是一个主要的内在原因。分子量越大，其热运动的频率越低，这种运动缓慢的大分子产生的电化学环境的影响是固定的，其内部的质子受相对固定微磁环境的影响，T2弛豫在数毫秒内迅速消失而无法检测，所以这些大分子的固体物质及其内部的水分子的T2时间极短，在任何序列上均呈低信号，人体中骨皮质、肌腱等固体组织均呈低信号，这是生物组织中结构水呈低信号的主要原因。相反，如果分子量越小，其热运动的频率很快，各分子之间电化学环境因为快速的运动而互相抵消中和，使得质子处于一个相对"均匀"的电化学环境中，这时候质子在XY平面的进动是一致的，因此T2衰减慢，T2延长，这是生物组织中自由水T2弛豫信号的特征，如脑脊液。因此可以这样理解，分子越小、热运动越快的分子，T2时间越长，T2信号越高，反之，则T2时间缩短、T2信号降低。生物组织中，黏液样物质具有中等的分子量，如脂肪、多肽、小分子蛋白质和多糖等，分子热运动频率比较接近MR的中心频率，T2弛豫比水快而比固体慢。

当分子的热运动频率（1/Tc）与氢质子的共振频率（Larmor频率）一致时，组织分子处于共振状态。在人体中，脂肪、中等分子量的蛋白质、多肽等物质，其分子的热运动频率与Larmor频率一致，所以T1弛豫迅速，表现为短T1信号，即高信号；其他大分子物质如大分子蛋白质或小分子物质，如水，因为热运动频率过慢和过快，与Larmor频率不一致，因此弛豫减慢，表现为长T1信号，即低信号。T2与T1弛豫不一样，分子量越大，热运动越慢，分子周围形成固定的微观磁环境，导致M_{xy}迅速失相位，T2弛豫加速，形成短T2信号，即低信号；分子量越小，分子运动越快，分子周围的微观磁环境互相抵消，M_{xy}相位消失减缓，形成长T1信号；相对固定的结构水如韧带、肌腱结构，其运动受限且受周围组织的磁场影响，其T2弛豫迅速，不容易被检测到，因此在T1WI和T2WI均呈现低信号（图6-12）。

而生物组织内影响T2和T1信号的主要是黏液样液体，分子量和热运动频率位于自由水和固体之间。对MRI信号的影响包括两个方面，一方面是自身的弛豫，另一方面影响水分子的弛豫，即亲水大分子与水分子之间有交叉弛豫现象（cross-relaxation）。这些大分子物质根据自身的亲水基团和疏水基团而具有不同的电负性，对水分子的吸附能力不一样，形成自由水、结构水、结合水（图6-13）；大分子物质内氢质子与周围的水分子的氢质子发生自旋交换，形成交叉弛豫现象，从而表现出生物组织内的信号弛豫特征，形成复杂的组织信号（图6-14）。

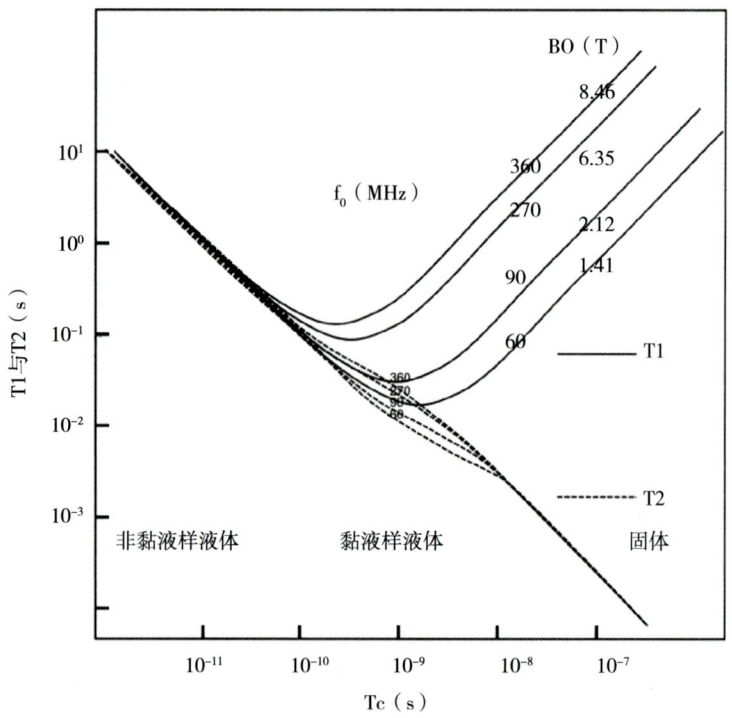

图 6-12 Tc 与 T2、T1 弛豫的关系

中等分子量的黏液样液体的分子热运动频率（1/Tc）与其中 H 质子的 Larmor 频率一致而发生共振，纵向弛豫快，T1 值最短；显著小于或显著大于 1/Tc 频率的小分子量或大分子量物质因与 H 的 Larmor 频率不一致，纵向弛豫慢，T1 值延长。而 T2 弛豫随着分子量的增大，横向失相位加快，T2 值缩短

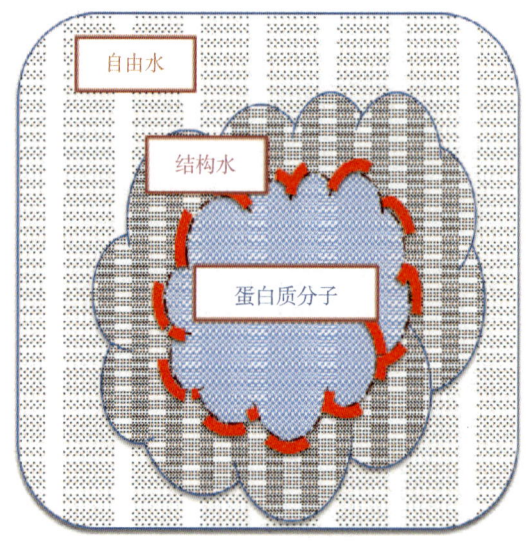

图 6-13 交叉弛豫中大分子蛋白质与水分子的关系

紧贴蛋白质分子表面的红色部分为结合水，包括超结合和极性结合，与多肽极性部分平均距离为 2.9A，$Tc=2\times10^{-9}s$，典型黏液特征；结构水分子与多肽极性部分平均距离为 3.7A，$Tc=5\times10^{-11}s$；自由水与大分子相距甚远，其运动已近于纯水，$Tc=6\times10^{-12}s$，非极性基使邻近水分子以各向异性方式转动

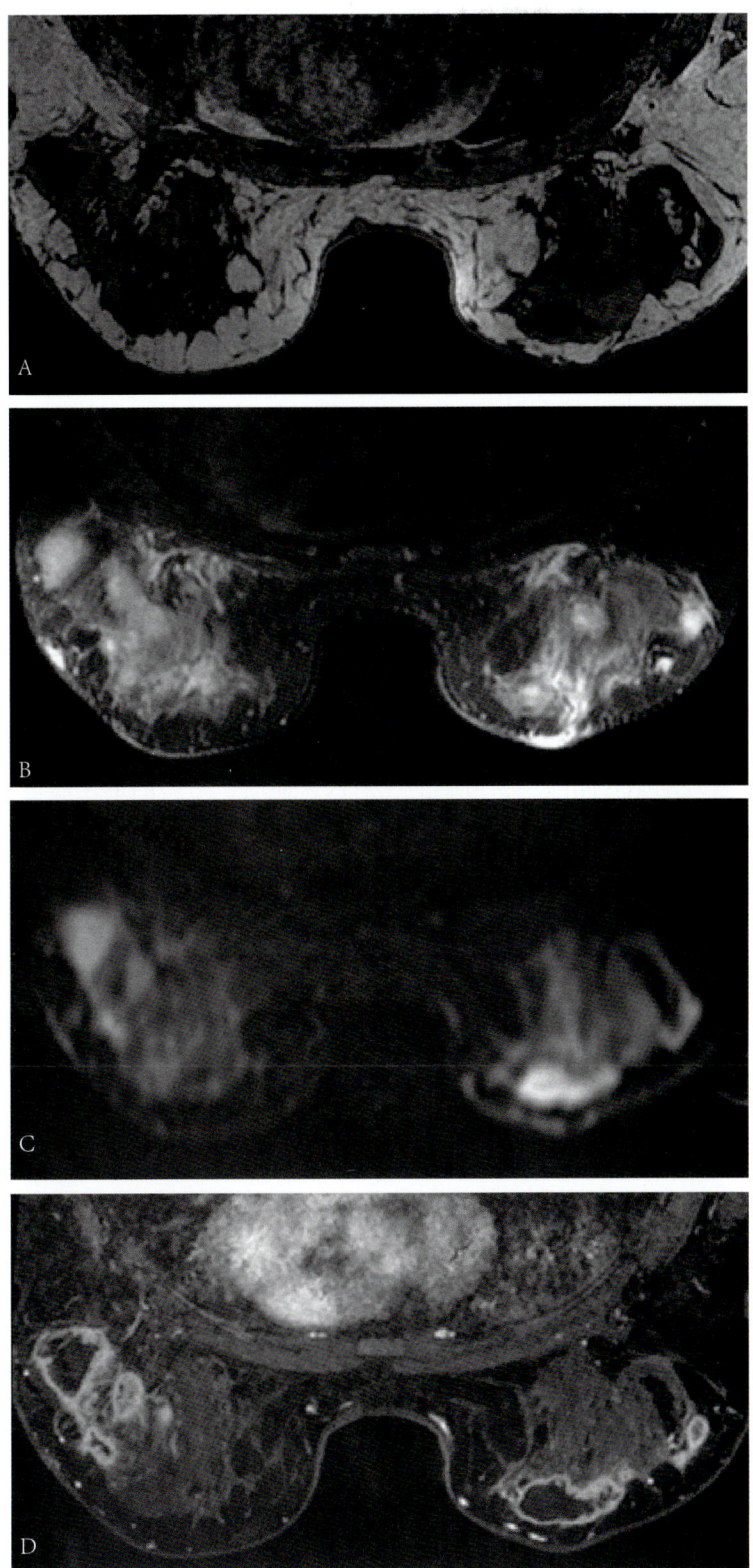

图 6-14 不同分子类型的信号（双侧乳腺炎乳管扩张）

T1WI 信号最高的是脂肪信号，即脂肪分子处于共振频率，在 T2WI 序列中使用饱和脉冲使脂肪信号抑制。乳腺纤维腺体以黏液的中等成分为主，T2WI 呈等信号，T1WI 呈等信号；病灶中心的脓肿部分因自由水含量高而呈长 T2 长 T1 信号，但是由于脓液内大分子的亲水效应，DWI 呈高信号。增强扫描主要反映 Gd- 对比剂的分布，造影剂含量高的区域，T1 弛豫增强呈高信号

第四节 磁共振造影剂

目前,临床常用的造影剂是含钆造影剂,如 Gd-DTPA、Gd-BOPTA 等。Gd 是含有 7 个不成对电子的稀土金属离子,这种不成对电子在局部形成顺磁效应,使局部的磁场加强;同时 Gd 与 DTPA 等螯合后,其分子的热运动导致局部的磁场发生振荡,这种顺磁效应和磁场振荡对周围参与弛豫分子产生弛豫增强的作用,弛豫率 1/T1 和 1/T2 增加,缩短 T1 和 T2。在 MRI 常规图像解释中,出血的血红蛋白中 Fe 含量及其状态的转变导致的 MR 信号改变与 Gd- 对比剂的信号变化有类似的解释(图6-15)。MRI 造影剂与碘造影剂不一样,碘造影剂直接导致 X 线的衰减,其衰减程度与碘的浓度呈线性关系;Gd 造影剂通过自身磁特性影响周围分子的 T2 和 T1 弛豫,是间接作用,与浓度不成线性关系。在常规浓度下,T1 缩短效应大于 T2 缩短效应,表现为选择性 T1 弛豫增强,由于缩短 T1 表现为 T1WI 信号增高,一般临床均使用 T1WI 增强;浓度较高时,T2 缩短效应占优势,造影剂在局部形成的 T2* 效应,反而导致 MRI 信号的降低,这种 T2* 效应一般在灌注时使用,属于负性灌注曲线。其他类型的 MRI 造影包括含 Mn、Fe 等金属离子,以及一些纳米颗粒包被的超声 PIO 等,但是在临床应用并不广泛且安全性有待进一步的证实。

根据造影剂的药物代谢特征,MR 造影剂可以划分为血管内造影剂、血管外细胞外造影剂、细胞内或靶向造影剂。目前,临床常用的 Gd 造影剂主要是血管外细胞外造影剂,其螯合物分子量在 1000 左右,主要分布在血管外细胞外间隙,当造影剂注射入人体后,造影剂迅速通过毛细血管进入周围的间质,但是不进入存活的组织细胞内,只有细胞膜的通透性被破坏时,发生造影剂的积聚,表现为异常强化。在标准剂量下(0.1mmol/kg 体重)使用,钆造影剂被认为对儿童和成人是安全的,推荐的安全剂量可以达到 0.3mmol/kg 体重,不良反应包括恶心、皮疹等症状,发生率很低。近几年出现一种与 Gd- 造影剂相关的造影剂肾病,即肾源性系统纤维化(nephrogenetic systematic fibrosis, NSF),这是一种致死性的严重并发症,被认为与 Gd 离子离析后在肾和皮肤沉积有关,有鉴于此,目前对有严重肾功能不全的患者(肌酐清除率< 60ml/min),不推荐使用 Gd 造影剂。

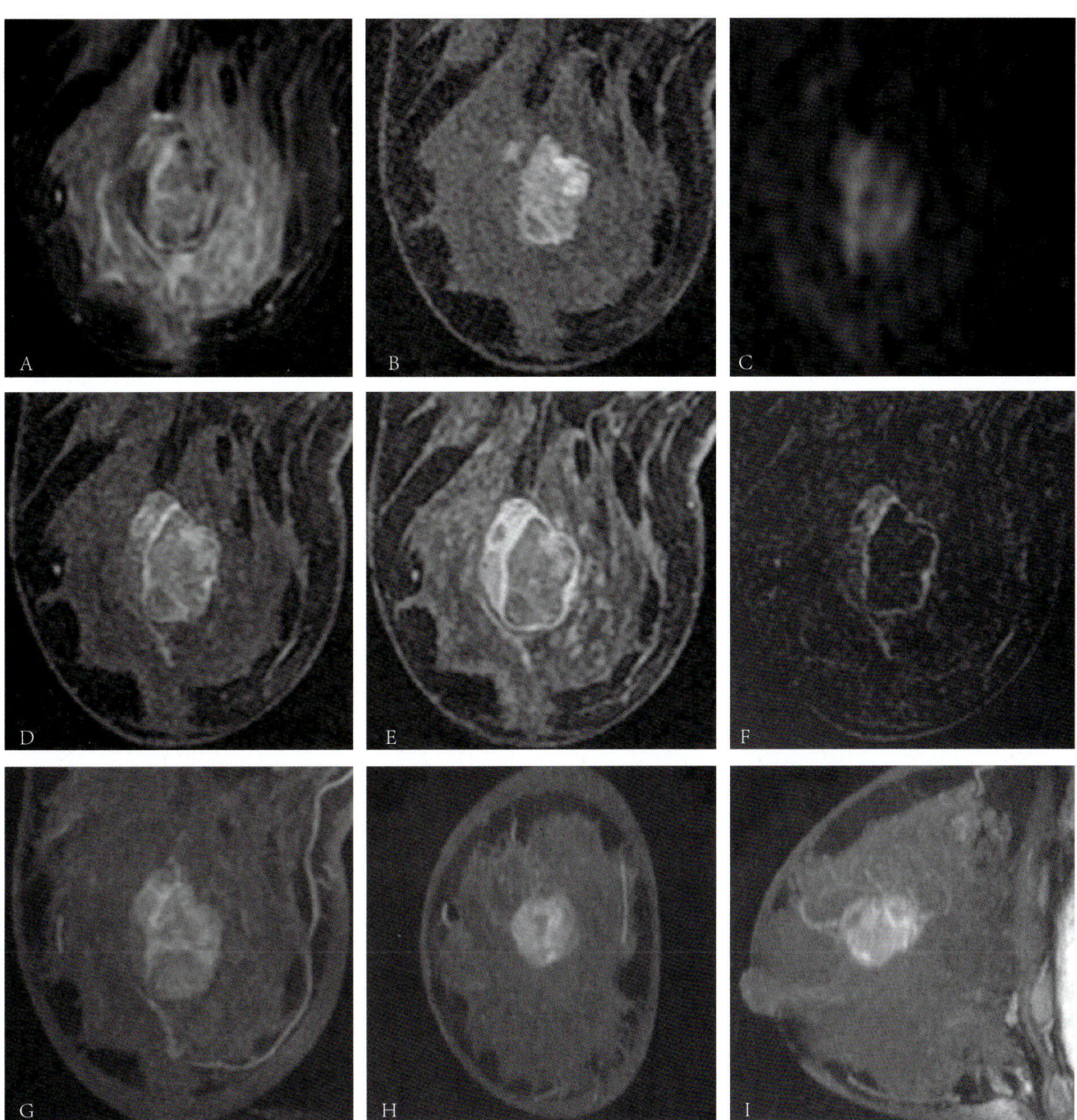

图 6-15 纤维腺瘤出血与增强

患者 25 岁，发现左乳肿物 8 个月。MRI 显示左侧乳腺上象限肿块，T2WI 混杂信号的肿块，病灶的主体呈短 T1WI（B），提示肿瘤内出血，DWI 呈混杂高信号（C），此 ADC 值测量受出血干扰不符合常规 ADC 阈值；增强扫描病灶部分强化（B），部分瘤体延迟期渐进性强化（E），减影显示病灶长 T2 信号部分环形强化，形似强化的分隔，多平面 MIP 重建（G、H、I）显示未分叶状肿块。预报 BI-RADS 3 类（腺瘤出血），建议必要时局部切除。病理检查示：纤维腺病伴纤维腺瘤形成，局部可见囊性区域，囊壁内可见较多的炎细胞浸润，并有多组织细胞聚集。出血的信号解释十分复杂，主要是红细胞内外含铁的氧合血红蛋白、去氧血红蛋白、正铁血红蛋白、含铁血黄素的演变与分布导致质子信号弛豫的变化

第五节　乳腺磁共振检查的注意事项

从 MRI 基本原理可以获悉，与其他的影像检查措施比较，乳腺 MRI 检查具有下列优势：①无辐射成像。目前，1.5T 和 3.0T 的磁共振分别使用频率为 63.5MHz 和 127MHz 的电磁波进行成像，从当前的研究看，磁场和射频均没有可预见的辐射损伤，这对于具有增殖能力、对电离辐射敏感的乳腺导管上皮组织及暴露在检查环境中的生殖系统具有安全性。②良好的组织对比度。正常乳腺主要由纤维腺体组织和脂肪组织构成，XMG 能进行很好的分辨；但是 XMG 对纤维腺体内的病变，尤其是肿瘤性病变，更多的是通过形态学的改变进行分辨。MRI 可以通过简单的脉冲序列参数调整或编程控制射频脉冲的激发和采集形成新的脉冲序列，例如脂肪抑制、水激发等，选择性地显示某些组织或成分，达到显示病变的目的。③多参数成像。与 US 和 XMG 或 CT 的单一成像参数相比，MRI 可以进行多参数成像，通过不同参数的成像表现，显示病灶的病理特征，甚至提取病灶代谢的结构或功能信息，如磁共振波谱或血氧水平依赖（BOLD），揭示病灶的病理生理变化。④任意层面成像。通过控制梯度场和空间编码方式，无须患者改变体位，可以实现任意的层面成像，满足病灶的空间显示要求；也可以将获得的高分辨图像进行三维处理，增强对病灶的显示。目前，市场上高端配置的 1.5T 或 3.0T 可以满足乳腺 MRI 的检查要求。各种快速成像序列如分段 K 空间技术和快速成像技术如并行成像技术（如 SENSE、iPAT、ASSET 等），可以提高成像效率，有利于获得更多的诊断信息。

临床应用中，乳腺 MRI 检查最需要注意的是安全。由于高场磁场的持续存在，具有磁力吸引的金属物品禁止进入磁共振检查室，这包括两个方面的原因，一方面是磁力吸引导致的投射效应造成损伤，另一方面是对成像的干扰形成伪影。这同时也给 MRI 引导的乳腺穿刺活检或旋切带来很多材料学要求和操作困难。对乳腺 MRI 检查来说，患者在检查前需要去除身上所有的金属物品，包括胸罩、耳环、衣服上的饰品，部分节育环金属伪影明显可能干扰匀场从而导致图像畸变或伪影。对于患者体内的金属置入物需要区别对待，冠状动脉搭桥术后、部分人工关节，因其使用的材料为磁兼容（MR compatible），均可以接受心脏 MRI 检查。但是，对于心脏起搏器及体内埋置其他电刺激装置者、眼眶内金属异物者、动脉瘤金属结扎者、胸部有弹丸或其他不明金属性质异物存留者，均为 MRI 检查禁忌。

参考文献

程流泉, 李席如, 刘梅, 杨娜, 等. 2015. 多参数 MRI 的 BI-RADS 分类对乳腺病变的诊断效能. 中国医学影像学杂志, 03:176–182.

程流泉, 龙莉艳. 2013. 乳腺 MRI 手册. 北京：人民军医出版社.

程流泉, 王建东, 刘梅, 等. 2011. MRI 引导乳腺活组织穿刺检查的初步研究. 中国医学影像学杂志, 02:129–133.

龚良庚, 程流泉. 2011. 乳腺非肿块性浸润性导管癌的 MRI 诊断. 中国医学影像学杂志, 08:601–604.

黄焰, 张保宁. 2015. 乳腺肿瘤实用外科学. 北京：人民军医出版社.

李晓, 程流泉, 刘梅, 等. 2013. MRI、钼靶和超声对乳腺非肿块样强化病变诊断的对比研究. 中国医学影像学杂志, 05:336–340.

张保宁. 2013. 乳腺肿瘤学. 北京：人民卫生出版社.

张静, 安宁豫, 程流泉, 等. 2012. 动态增强磁共振成像结合扩散加权成像诊断乳腺病变的多参数分析. 中国医学影像学杂志, 10:745–749.

张静, 程流泉, 安宁豫, 等. 2013. 磁共振扩散加权成像在乳腺肿块和非肿块性病变中应用价值的对比研究. 功能与分子医学影像学 (电子版), 01:39–43.

朱志清, 姚明, 律苗, 等. 2016. MRI 随访在乳腺 BI-RADS4 类病变的诊断价值. 中国医学影像学杂志, 04:266–269.

Amant F, Deckers S, Van Calsteren K, et al. 2010. Breast cancer in pregnancy: recommendations of an international consensus meeting. Eur J Cancer, 46(18):3158–3168.

Bennani-Baiti B, Baltzer PA: 2017. MR Imaging for Diagnosis of Malignancy in Mammographic Microcalcifications: A Systematic Review and Meta-Analysis. Radiology, 283(3):692–701.

Bennani-Baiti B, Bennani-Baiti N, Baltzer PA: 2016. Diagnostic Performance of Breast Magnetic Resonance Imaging in Non-Calcified Equivocal Breast Findings: Results from a Systematic Review and Meta-Analysis. PLoS One, 11(8):e0160346.

Chou CP, Lewin JM, Chiang CL, et al. 2015. Clinical evaluation of contrast-enhanced digital mammography and contrast enhanced tomosynthesis——Comparison to contrast-enhanced breast MRI. Eur J Radiol, 84(12):2501–2508.

Fancellu A, Turner RM, Dixon JM, et al. 2015. Meta-analysis of the effect of preoperative breast MRI on the surgical management of ductal carcinoma in situ. Br J Surg, 102(8):883–893.

Giess CS, Raza S, Birdwell RL. 2013. Patterns of nonmasslike enhancement at screening breast MR imaging of high-risk premenopausal women. Radiographics, 33(5):1343–1360.

Harnan SE, Cooper KL, Meng Y, et al. 2011. Magnetic resonance for assessment of axillary lymph node status in early breast cancer: a systematic review and meta-analysis. Eur J Surg Oncol, 37(11):928-936.

Houssami N, Turner R, Morrow M: 2013. Preoperative magnetic resonance imaging in breast cancer: meta-analysis of surgical outcomes. Ann Surg, 257(2):249-255.

Lee JM, Ichikawa L, Valencia E, et al. 2017. Performance Benchmarks for Screening Breast MR Imaging in Community Practice. Radiology, 285(1):44-52.

Lewin AA, Heller SL, Jaglan S, et al. 2017. Radiologic-Pathologic Discordance and Outcome After MRI-Guided Vacuum-Assisted Biopsy. AJR Am J Roentgenol, 208(1):W17-W22.

Mann RM, Balleyguier C, Baltzer PA, et al. 2015. Breast MRI: EUSOBI recommendations for women's information. Eur Radiol, 25(12):3669-3678.

Marinovich ML, Macaskill P, Irwig L, et al. 2013. Meta-analysis of agreement between MRI and pathologic breast tumour size after neoadjuvant chemotherapy. Br J Cancer, 109(6):1528-1536.

Marinovich ML, Macaskill P, Irwig L, et al.2015. Agreement between MRI and pathologic breast tumor size after neoadjuvant chemotherapy, and comparison with alternative tests: individual patient data meta-analysis. BMC Cancer, 15:662.

Palestrant S, Comstock CE, Moy L. 2014. Approach to breast magnetic resonance imaging interpretation. Radiol Clin North Am, 52(3):563-583.

Phi XA, Houssami N, Obdeijn IM, et al. 2015. Magnetic resonance imaging improves breast screening sensitivity in BRCA mutation carriers age >/= 50 years: evidence from an individual patient data meta-analysis. J Clin Oncol, 33(4):349-356.

Phi XA, Saadatmand S, De Bock GH, et al.2016. Contribution of mammography to MRI screening in BRCA mutation carriers by BRCA status and age: individual patient data meta-analysis. Br J Cancer, 114(6):631-637.

Plana MN, Carreira C, Muriel A, et al. 2012. Magnetic resonance imaging in the preoperative assessment of patients with primary breast cancer: systematic review of diagnostic accuracy and meta-analysis. Eur Radiol, 22(1):26-38.

Rao AA, Feneis J, Lalonde C, et al. 2016. A Pictorial Review of Changes in the BI-RADS Fifth Edition. Radiographics, 36(3):623-639.

Sardanelli F, Boetes C, Borisch B, et al. 2010. Magnetic resonance imaging of the breast: recommendations from the EUSOMA working group. Eur J Cancer, 46(8):1296-1316.

Schulz-Wendtland R. 2012. Neoadjuvant chemotherapy--monitoring: clinical examination, ultrasound, mammography, MRI, elastography: only one, only few or all?Eur J Radiol, 81 Suppl 1:S147-148.

Siegmann-Luz KC, Bahrs SD, Preibsch H, et al. 2014. Management of breast lesions detectable only on MRI. Rofo, 186(1):30-36.

Siu AL, Force USPST. 2016. Screening for Breast Cancer: U.S. Preventive Services Task Force Recommendation Statement. Ann Intern Med, 164(4):279-296.

Spick C, Baltzer PA.2014. Diagnostic utility of second-look US for breast lesions identified at MR imaging: systematic review and meta-analysis. Radiology, 273(2):401-409.

Sughra Raza, Robyn L. 2010. Birdwell. Specialty imaging. Breast MRI: a comprehensive imaging guide. AMIRSYS.

Wengert GJ, Helbich TH, Woitek R, et al. 2016. Inter- and intra-observer agreement of BI-RADS-based subjective visual estimation of amount of fibroglandular breast tissue with magnetic resonance imaging: comparison to automated quantitative assessment. Eur Radiol, 26(11):3917-3922.

Wu LM, Hu JN, Gu HY, et al. 2012. Can diffusion-weighted MR imaging and contrast-enhanced MR imaging precisely evaluate and predict pathological response to neoadjuvant chemotherapy in patients with breast cancer?Breast Cancer Res

Treat, 135(1):17-28.

Zhang L, Tang M, Min Z, et al. 2016. Accuracy of combined dynamic contrast-enhanced magnetic resonance imaging and diffusion-weighted imaging for breast cancer detection: a meta-analysis. Acta Radiol, 57(6):651-660.